"十三五"高等医学院校本科规划教材

供基础、护理、预防、口腔、中医、药学、医学技术类等专业用

临床医学概论
Outline of Clinical Medicine

主　编　陈　红

副主编　匡　铭　陈江天　李晓明　徐家丽　董　擂

编　委（按姓名汉语拼音排序）

艾丽菲热·买买提（新疆医科大学第一附属医院）
卜培莉（山东大学齐鲁医院）
步召德（北京大学肿瘤医院）
陈　红（北京大学人民医院）
陈江天（北京大学人民医院）
陈良安（解放军总医院第一医学中心）
董　擂（大连医科大学第一临床医学院）
董问天（北京大学第六医院）
高蕾莉（北京大学人民医院）
郭丹杰（北京大学人民医院）
纪立农（北京大学人民医院）
匡　铭（中山大学附属第一医院）
李　春（北京大学人民医院）
李晓明（西南医科大学附属医院）
李玉慧（北京大学人民医院）
栗占国（北京大学人民医院）
刘传芬（北京大学人民医院）
刘　靖（北京大学人民医院）
刘　俊（邯郸市中心医院）
刘理静（湖南医药学院临床学院）
刘　铭（西南医科大学附属医院）
刘永年（青海大学医学院）
刘元生（北京大学人民医院）
卢长林（首都医科大学附属北京朝阳医院）
卢　剑（北京大学第三医院）
马　慧（北京大学人民医院）
马艳良（北京大学人民医院）
毛　薇（首都医科大学附属北京宣武医院）
毛熙光（西南医科大学附属医院）
邱泽武（解放军总医院第五医学中心）
屈晨雪（北京大学第一医院）
任景怡（中日友好医院）
任连坤（首都医科大学附属北京宣武医院）
宋海庆（首都医科大学附属北京宣武医院）
孙宇庆（北京积水潭医院）
王晶桐（北京大学人民医院）
王　宁（首都医科大学附属北京宣武医院）
王宁华（北京大学第一医院）
王荣丽（北京大学第一医院）
王声兴（海南医学院临床学院）
卫洪波（中山大学附属第三医院）
吴寸草（北京大学人民医院）
吴　楠（北京大学肿瘤医院）
吴新宝（北京积水潭医院）
武力勇（首都医科大学附属北京宣武医院）
肖春雷（北京大学第三医院）
邢　燕（同济大学附属东方医院）
徐　斌（首都医科大学附属北京佑安医院）
徐家丽（蚌埠医学院临床医学院）
许俊堂（北京大学人民医院）
闫振宇（华北理工大学附属医院）
杨　超（大连医科大学第二临床医学院）
杨素清（中山大学附属第一医院）
杨　震（解放军总医院第一医学中心）
于红卫（首都医科大学附属北京佑安医院）
张　韬（北京大学人民医院）
张小明（北京大学人民医院）
张晓敏（滨州医学院附属医院）
张　悦（河北医科大学临床实践教学部）
赵慧颖（北京大学人民医院）
周里钢（复旦大学浦东医院）
左　力（北京大学人民医院）

北京大学医学出版社

LINCHUANG YIXUE GAILUN

图书在版编目（CIP）数据

临床医学概论 / 陈红主编 . —北京：北京大学医
学出版社，2019.12（2024.9 重印）
ISBN 978-7-5659-2129-2

Ⅰ . ①临… Ⅱ . ①陈… Ⅲ. ①临床医学 – 医学院校 –
教材 Ⅳ. ① R4

中国版本图书馆 CIP 数据核字（2019）第 276795 号

临床医学概论

主　　编：陈 红
出版发行：北京大学医学出版社
地　　址：（100191）北京市海淀区学院路 38 号　北京大学医学部院内
电　　话：发行部 010-82802230；图书邮购 010-82802495
网　　址：http://www.pumpress.com.cn
E-mail：booksale@bjmu.edu.cn
印　　刷：北京瑞达方舟印务有限公司
经　　销：新华书店
责任编辑：郭 颖　　责任校对：靳新强　　责任印制：李 啸
开　　本：850 mm×1168 mm　1/16　印张：34.25　插页：1　字数：995 千字
版　　次：2019 年 12 月第 1 版　2024 年 9 月第 5 次印刷
书　　号：ISBN 978-7-5659-2129-2
定　　价：79.00 元

修订说明

国务院办公厅颁布《关于深化医教协同进一步推进医学教育改革与发展的意见》、以"5+3"为主体的临床医学人才培养体系改革、教育部本科临床医学专业认证等一系列重要举措，对新时期高等医学教育人才培养提出了新的要求，也为教材建设指明了方向。

北京大学医学出版社出版的临床医学专业本科教材，从 2001 年开始，历经3 轮修订、17 年的锤炼，各轮次教材都高比例入选了教育部"十五""十一五""十二五"国家级规划教材。为了顺应医教协同和医学教育改革与发展的要求，北京大学医学出版社在教育部、国家卫生健康委员会和中国高等教育学会医学教育专业委员会指导下，经过前期的广泛调研、综合论证，启动了第 4 轮教材的修订再版。

本轮教材基于学科制课程体系，在院校申报和作者遴选、编写指导思想、临床能力培养、教材体系架构、知识内容更新、数字资源建设等方面做了优化和创新。共启动 46 种教材，其中包含新增的《基础医学概论》《临床医学概论》《诊断学》《医患沟通艺术》4 种。《基础医学概论》和《临床医学概论》虽然主要用于非临床医学类专业学生的学习，但须依托于临床医学的优秀师资才能高质量完成，故一并纳入本轮教材中。《诊断学》与《物理诊断学》和《实验诊断学》教材并存，以满足不同院校课程设置差异。第 4 轮教材修订的主要特点如下：

1. 为更好地服务于全国高等院校的医学教育改革，对参与院校和作者的遴选精益求精。教材建设的骨干院校结合了研究型与教学型院校，并注重不同地区的院校代表性；由各学科的委员会主任委员或理事长和知名专家等担纲主编，由教学经验丰富的专家教授担任编委，为教材内容的权威性、院校普适性奠定了坚实基础。

2. 以"符合人才培养需求、体现教育改革成果、教材形式新颖创新"为指导思想，以深化岗位胜任力培养为导向，坚持"三基、五性、三特定"原则，密切结合国家执业医师资格考试、全国硕士研究生入学考试大纲。

3．部分教材加入了联系临床的基础科学案例、临床实践应用案例，使教材更贴近基于案例的学习、以问题为导向的学习等启发式和研讨式教学模式，着力提升医学生的临床思维能力和解决临床实际问题的能力；适当加入知识拓展，引导学生自学。

4．为体现教育信息化对医学教育的促进作用，将纸质教材与二维码技术、网络教学平台相结合，教材与微课、案例、习题、知识拓展、图片、临床影像资料等融为一体，实现了以纸质教材为核心、配套数字教学资源的融媒体教材建设。

在本轮教材修订编写时，各院校对教材建设提出了很好的修订建议，为第4轮教材建设的顶层设计和编写理念提供了翔实可信的数据储备。第3轮教材的部分主编由于年事已高，此次不再担任主编，但他们对改版工作提出了很多宝贵的意见。前3轮教材的作者为本轮教材的日臻完善打下了坚实的基础。对他们的贡献，我们一并表示衷心的感谢。

尽管本轮教材的编委都是多年工作在教学一线的教师，但囿于现有水平，书中难免有不当之处。欢迎广大师生多提宝贵意见，反馈使用信息，以臻完善教材的内容，提高教材的质量。

"十三五"高等医学院校本科
规划教材评审委员会

序

国务院办公厅《关于深化医教协同进一步推进医学教育改革与发展的意见》（以下简称《意见》）指出，医教协同推进医学教育改革与发展，加强医学人才培养，是提高医疗卫生服务水平的基础工程，是深化医药卫生体制改革的重要任务，是推进健康中国建设的重要保障。《意见》明确要求加快构建标准化、规范化医学人才培养体系，全面提升人才培养质量。要求夯实 5 年制临床医学教育的基础地位，推动基础与临床融合、临床与预防融合，提升医学生解决临床实际问题的能力，推进信息技术与医学教育融合。从国家高度就推动医学教育改革发展作出了部署、明确了方向。

高质量的医学教材是满足医学教育改革、培养优秀医学人才的核心要素，与医学教育改革相辅相成。北京大学医学出版社出版的临床医学专业本科教材，立足于岗位胜任力的培养，促进自主学习能力建设，成为临床医学专业本科教学的精品教材，为全国高等医学院校教育教学与人才培养工作发挥了重要作用。

在医教协同的大背景下，北京大学医学出版社启动了第 4 轮教材的修订再版工作。全国医学院校一大批活跃在教学一线的专家教授，以无私奉献的敬业精神和严谨治学的科学态度，积极参与到本轮教材的修订和建设工作当中。相信在全国高等医学院校的大力支持下，有广大专家教授的热情奉献，新一轮教材的出版将为我国高等医学院校人才培养质量的提高和医学教育改革的发展发挥积极的推动作用。

前　言

北京大学医学出版社于 2001 年组织国内知名医学院校出版了第 1 轮全国高等医学院校临床医学专业本科系列教材。教材出版后受到了各医学院校师生的广泛好评。此后历经 2 轮修订，教材先后高比例入选教育部"十五""十一五""十二五"本科国家级规划教材。为反映最新的医学教学模式、教学内容和医学进展的新成果，北京大学医学出版社启动第 4 轮全国高等医学院校临床医学专业本科教材的修订再版工作，同时新增 4 册教材，包括《临床医学概论》《基础医学概论》《诊断学》和《医患沟通艺术》。

随着各医学院校一些本科医学相关专业，如医学信息、医学法学、医学影像学、医学检验、医学技术、药学、应用心理学、医学英语专业等的不断涌现，"临床医学概论"已经成为这些非临床专业本科医学生的重要必修课程之一。为提高这些非临床专业的本科教学质量，根据专业培养目标和要求，参照相关专业的教学大纲，我们组织了来自 12 个省、市、自治区，28 个学科，29 所高等医学院校，59 位具有丰富临床、教学经验的专家，反复研讨，共同编撰了《临床医学概论》。

本书共分为上篇诊断篇、中篇操作篇和下篇疾病篇。上篇重点介绍物理诊断和辅助检查的基本方法；中篇涉及无菌术、常用操作技术、呼吸机辅助呼吸以及血液净化；下篇不仅包含呼吸、循环、消化、泌尿生殖、血液、内分泌、风湿、神经和精神、运动等系统疾病，还包括术前医学评估、危重症患者的风险评估、老年综合评估和妊娠风险评估等临床风险评估内容。本教材覆盖面广、概括性强、重点突出、由浅入深、简明扼要，注重基础理论、基础知识和基本技能，体现了教材编写的思想性、科学性、先进性、启发性和实用性。

另外，本书还配有可通过二维码扫描获取的数字资源，读者可通过数字平台上的学习资源拓展知识面，将线上和线下课程有机结合，充分调动学习的积极性和主动性。

值本书出版之际，衷心感谢全体编委在本书撰写中的倾力付出，也感谢出版社编辑们的努力和心血。对于本书编写过程中存在的疏漏，恳请广大师生和读者批评指正！

陈　红

二维码资源索引

目　录

第一篇 诊断篇

物理诊断学

第一节　问诊的内容和方法

一、问诊的内容

问诊（inquiry）是医师通过收集患者疾病状况以及患者对疾病认识的所有相关信息，经过整合分析而做出临床判断的一种方法。全面系统的问诊对收集完整详尽的病史很有帮助。以下是全面系统的病史采集即住院病历所要求的内容。

（一）一般项目

一般项目（general data）包括姓名、性别、年龄、出生地、民族、婚姻、职业、工作单位、通讯地址、电话号码、入院日期、记录日期、病史陈述者及可靠程度、身份证号等。

（二）主诉

主诉（chief complaint）是患者感觉最痛苦的症状或最明显的体征及持续时间，也是患者就诊的最主要原因。主诉应简明扼要，用一两句话高度概括。

（三）现病史

现病史（history of present illness）是导致患者本次入院（就诊）的主要症状或体征相关的病史，是病史的主体部分。包括患者疾病的发生、发展、演变和诊治经过。

1. 起病情况与患病的时间　每种疾病的起病或发作都有各自的特点，详细询问起病的情况对诊断疾病具有重要的鉴别作用。有的疾病起病急骤，如脑栓塞、心绞痛、动脉瘤破裂和急性胃肠穿孔等；有的疾病则起病缓慢，如高血压、肿瘤等。患病时间是指从起病到就诊或入院的时间。患病时间长短可按数年、数月、数日计算，发病急骤者可以小时、分钟为计时单位。

2. 主要临床表现　患者诉说的临床表现多为症状，如腹痛、胸痛，也可以是体征，如淋巴结肿大。医生需询问患者主要症状或体征出现前的表现，如短暂意识丧失的患者需询问之前有无不适；询问患者主要症状或体征出现的部位、性质、持续时间和程度，缓解或加剧的因素，了解这些特点对判断疾病所在的系统或器官以及病变的部位、范围和性质很有帮助。

3. 病因与诱因　尽可能了解与本次发病有关的病因（如外伤、中毒、感染等）和诱因（如气候变化、环境改变、情绪、过劳、起居饮食失调等），有助于明确诊断与拟定治疗措施。

4. 病情的发展与演变　包括患病过程中主要症状的变化或新症状的出现。如肺结核合并肺气肿的患者，在衰弱、乏力、轻度呼吸困难的基础上，突然感到剧烈的胸痛和严重的呼吸困难，应考虑自发性气胸的可能。

5. 伴随症状　在主要症状的基础上又同时出现一系列的其他症状。这些伴随症状常常是鉴别诊断的依据，或提示出现了并发症。如腹泻伴呕吐，可能为饮食不洁或误食毒物引起的急性胃肠炎；腹泻伴里急后重，结合季节和进餐情况更容易考虑为痢疾。反之，按一般规律在某一疾病应该出现的伴随症状而实际上没有出现时，也应将其记述于现病史中以备进一步观察，或作为诊断和鉴别诊断的重要参考资料，这种阴性表现有时称为阴性症状。

6. 诊治经过 患者于本次就诊前已经接受过其他医疗单位诊治时，应询问已经接受过什么诊断措施及其结果；若已进行治疗则应问明使用过的药物名称、剂量、时间和疗效，为本次诊治疾病提供参考。

7. 病程中一般情况的变化 在现病史的最后应记述患者患病后的精神状态、食欲及食量的改变、睡眠与二便的情况，以及体重的变化等。

（四）既往史

既往史（past history）包括患者既往的健康状况和曾经患过的疾病（包括各种传染病）、外伤史、手术史、预防注射史、过敏史、输血史，特别是与目前所患疾病有密切关系的情况。例如对肝大的患者，应了解过去是否有过黄疸；对冠状动脉粥样硬化性心脏病和脑血管意外的患者应询问过去是否有过高血压。

（五）系统回顾

系统回顾（review of systems）由很长的一系列直接提问组成，用以作为最后一遍搜集病史资料，避免问诊过程中被患者忽略或遗漏的症状或未曾诊断的疾病。它可以帮助医师在短时间内扼要地了解患者除现在所患疾病以外的其他各系统是否发生目前尚存在或已痊愈的疾病，以及这些疾病与本次疾病之间是否存在着因果关系。如问诊结果为阳性，应全面深入地询问该系统的症状；若为阴性，可进入下一个系统。

1. 头颅五官 有无视力障碍、耳聋、耳鸣、眩晕、鼻出血、牙痛、牙龈出血及声嘶等。

2. 呼吸系统 有无咳嗽、咳痰、咯血、呼吸困难、胸痛、发热、盗汗等。

3. 循环系统 有无心悸、心前区疼痛、端坐呼吸、头晕、晕厥、水肿等。

4. 消化系统 有无腹痛、腹泻、腹胀、食欲改变、嗳气、反酸、呕吐、便秘、便血、黑便、口腔疾病、皮肤和巩膜黄染等。

5. 泌尿生殖系统 有无尿痛、尿急、尿频、排尿困难、尿潴留、尿失禁等，尿道口或阴道口有无异常分泌物，外生殖器有无溃疡等。

6. 造血系统 皮肤黏膜有无苍白、黄染、出血点、瘀斑、血肿，有无淋巴结、肝、脾大；有无乏力、头晕、眼花、耳鸣、烦躁、记忆力减退、心悸、舌痛、吞咽困难、恶心等。

7. 内分泌系统及代谢 有无怕热、多汗、乏力、畏寒、头痛、视力障碍、心悸、食欲异常、烦渴、多尿、水肿、肌肉震颤及痉挛等，有无骨骼、甲状腺、体重、皮肤、毛发的改变。

8. 肌肉与骨骼系统 有无肢体肌肉麻木、疼痛、痉挛、萎缩、瘫痪等，有无关节肿痛、运动障碍、外伤、骨折、关节脱位、先天畸形等。

9. 神经系统 有无头痛、失眠、嗜睡、记忆力减退、意识障碍、晕厥、痉挛、瘫痪、视力障碍、感觉及运动异常等。

10. 精神状态 有无情绪改变、焦虑、抑郁、幻觉、妄想、定向障碍等。

（六）个人史（**personal history**）

1. 社会经历 包括出生地、居住地区和居留时间（尤其是疫源地和地方病流行区）、受教育程度、经济生活和业余爱好等。

2. 职业及工作条件 包括工种、劳动环境、与工业毒物的接触情况及时间。

3. 习惯与嗜好 起居与卫生习惯、饮食的规律与质量，烟酒嗜好时间与摄入量，以及其他异嗜物和麻醉药品、毒品等。

4. 性生活史 有无不洁性交史，是否患过淋菌性尿道炎、下疳、尖锐湿疣等。

（七）月经史

月经史（menstrual history）包括月经初潮的年龄、月经周期和经期天数、经血的量和颜色、经期症状、有无痛经与白带、末次月经日期（last menstrual period，LMP）、闭经时间、绝经年龄。记录格式：

$$初潮年龄\frac{行经期（天）}{月经周期（天）}末次月经时间（LMP）或绝经年龄$$

$$如14\frac{3\sim7天}{28\sim30天}2018年9月16日或52岁$$

（八）婚姻史

婚姻史（marital history）包括未婚或已婚、结婚年龄、配偶健康状况、夫妻关系等。

（九）生育史

生育史（childbearing history）包括妊娠与生育次数，人工或自然流产的次数，有无死产、手术产、围生期感染及计划生育状况等。对男性患者应询问是否患过影响生育的疾病。

（十）家族史

家族史（family history）包括双亲与兄弟、姐妹及子女的健康与疾病情况，特别应询问是否有与患者同样的疾病，有无与遗传有关的疾病，如血友病、糖尿病、精神病等。对已死亡的直系亲属应问明死因与年龄。

二、问诊的方法

为了保证临床问诊工作的顺利进行，保证问诊资料的完整性、准确性和可靠性，问诊中提问技巧十分重要，重点介绍如下：

1. 问诊开始，医生应主动创造一种宽松和谐的环境，以消除患者的不安情绪。注意保护患者隐私。一般从礼节性的交谈开始，可先做自我介绍，讲明自己的职责。使用恰当的言语或体语表示愿意尽自己所能解除患者的病痛和满足其要求，这样的举措会有助于建立良好的医患关系，缩短医患之间的距离，使病史采集能顺利地进行下去。

2. 病史采集一般从本次就诊最痛苦或首发的症状和（或）体征入手，追溯主要症状或体征开始的确切时间，直至目前的演变过程。一定要按问诊的内容要求全面问诊，把主要症状或体征问深、问透，然后再针对与鉴别诊断相关的阳性或阴性症状进行询问。

3. 问诊语言要通俗易懂，特别应避免使用患者听不懂的医学术语进行问诊，以保证问诊内容的准确性和问诊的顺利进行。医生应对难懂的术语做适当解释后再使用，如："你是否有过血尿，换句话说，有没有尿色变红的情况"？

4. 根据具体情况采用不同类型的提问。开放式提问常用于问诊开始，可获得某一方面的大量资料，让患者像讲故事一样叙述其病情。这种提问应该在现病史、既往史、个人史等每一部分开始时使用。如："你今天来，有哪里不舒服"？待获得一些信息后，再着重追问一些重点问题。直接提问，用于收集一些特定的有关细节。如"扁桃体切除时你多少岁？""你的疼痛是锐痛还是钝痛？"为了系统有效地获取准确的资料，询问者应遵循从一般提问到直接提问的原则。

5. 不正确的提问可能得到错误的信息或遗漏有关的资料。以下各种提问应予避免：①诱导性或暗示性提问，使患者易于默认或附和医生的提问，如："你的胸痛放射至左手，对吗？""用这种药物后病情好多了吧？"。②责难性提问，常使患者产生防御心理，如："你为什么吃那样脏的食物呢？"。连续提出一系列问题，可能造成患者对要回答的问题混淆不清，如："饭后痛得怎么样？和饭前不同吗？是锐痛，还是钝痛？"

6. 询问病史的每一部分结束时进行归纳小结，可达到以下目的：①唤起医生自己的记忆和理顺思路，以免忘记要问的问题；②让患者知道医生如何理解他的病史；③提供机会核实患者所述病情。

7. 问诊结束时，应感谢患者的合作，告知患者或体语暗示医患合作的重要性，说明下一步对患者的要求、接下来做什么、下次就诊时间或随访计划等。

（任景怡）

第二节　常见症状及其临床意义

一、体温异常

体温（body temperature）一般是指机体内部的温度，正常人的体温受体温调节中枢所调控，并通过神经、体液因素使产热和散热过程保持动态平衡，维持体温在相对恒定的范围内。临床上通常以口腔、腋窝或直肠的温度代表体温。正常口腔温度通常为 36.3 ~ 37.2℃，腋窝温度 36 ~ 37℃，直肠温度 36.5 ~ 37.7℃。生理情况下，正常体温在不同个体间略有差异，且受机体内、外因素的影响稍有波动。在 24 小时内下午体温较早晨稍高，剧烈运动、劳动或进餐后体温也可略升高，但一般波动范围不超过 1℃。妇女月经前及妊娠期体温略高于正常。老年人因代谢率偏低，体温相对低于青壮年。另外，在高温环境下，体温也可稍升高。

（一）发热

发热（fever）是指机体在致热原（pyrogen）的作用下或由各种原因引起体温调节中枢功能紊乱，导致体温升高以至超过正常范围。

【病因与分类】

发热是临床最常见的症状之一，其病因很多。根据致热原的性质和来源不同，可分为感染性发热和非感染性发热两大类，以前者多见。

1. 感染性发热　各种病原体如细菌、病毒、支原体、立克次体、真菌、螺旋体、寄生虫等侵入机体后，均可引起相应的疾病，不论是急性或慢性、局部性或全身性，均可引起发热，通常称为感染性发热。其中以细菌感染最常见，其次是病毒感染。

2. 非感染性发热

（1）无菌性坏死物质的吸收：由组织细胞坏死、组织蛋白分解及坏死物质吸收所致无菌性炎症引起的发热，也称为吸收热（absorption fever）。常见于物理或化学性损伤，如大面积烧伤、内出血、手术组织损伤等；血管栓塞或血栓形成所引起的心、肺、脾等内脏梗死或肢体坏死；组织细胞坏死如恶性肿瘤、溶血反应等。

（2）抗原抗体反应：如风湿热、血清病、药物热、结缔组织病等。

（3）内分泌与代谢障碍：如甲状腺功能亢进症、重度脱水等。

（4）皮肤散热减少：如广泛性皮炎、鱼鳞病、慢性心力衰竭等，此种情况下多表现为低热。

（5）体温调节中枢功能失常：由于体温调节中枢直接受损，引起产热大于散热所致，又称为中枢性发热（centric fever），特点为高热无汗。如中暑、安眠药中毒、脑出血及颅脑外伤等。

（6）自主神经功能紊乱：属功能性发热，多为低热。常见于原发性低热（由自主神经功能紊乱所致）、感染后低热（感染已控制，但体温调节功能尚未恢复正常）、夏季低热（多见于幼儿，因体温调节中枢功能不完善所致，多在营养不良或脑发育不全者发生）、生理性低热（排卵后、妊娠期、精神紧张、剧烈运动后）等。

【发生机制】

由于各种原因导致产热增加或散热减少，则出现发热。一般根据发热机制不同，可将其分为两类：致热原性发热和非致热原性发热。

1. 致热原性发热

（1）外源性致热原：种类很多，包括各种微生物病原体及其产物，如细菌、病毒、真菌等；炎性渗出物及无菌性坏死物质；抗原抗体复合物；某些类固醇物质等。因其多为大分子物质，不能通过血－脑脊液屏障直接作用于体温调节中枢。

（2）内源性致热原：也称白细胞致热原，是指外源性致热原通过激活血液中的中性粒细胞、嗜酸性粒细胞和单核巨噬细胞系统，产生和释放的能引起体温升高的致热物质，如白细胞介素 -1（IL-1）、肿瘤坏死因子（TNF）、干扰素（IFN）等，这些物质相对分子量较小，可通过血－脑脊液屏障直接作用于体温调节中枢，使调定点上移。

2. 非致热原性发热

（1）体温调节中枢直接受损：如颅脑外伤、出血、炎症等。

（2）引起产热过多的疾病：如甲状腺功能亢进症、癫痫持续状态等。

（3）引起散热减少的疾病：如广泛性皮肤病、心力衰竭等。

【临床表现】

1. 发热的分度　以口腔温度为标准，按发热程度可分为：

（1）低热：$37.3 \sim 38℃$。

（2）中等度热：$38.1 \sim 39℃$。

（3）高热：$39.1 \sim 41℃$。

（4）超高热：$41℃$以上。

2. 临床过程及特点　发热的临床过程一般分为三个阶段。

（1）体温上升期：发热的早期阶段，产热大于散热。常表现为疲乏无力、皮肤苍白、肌肉酸痛、畏寒或寒战等。体温上升有两种形式：骤升型（体温在几小时内达 $39 \sim 40℃$或以上，多伴有寒战，见于疟疾、大叶性肺炎、败血症、急性肾盂肾炎或某些药物反应等）和缓升型（体温逐渐上升，在数日内达到高峰，多不伴寒战，见于伤寒、结核病等）。

（2）高热期：产热和散热在较高水平保持相对平衡。表现为体温上升达高峰后维持一定时间，持续时间的长短因病因不同而有差异，如疟疾可持续数小时，大叶性肺炎、流行性感冒可持续数天，伤寒可持续数周。常伴有头痛、颜面潮红、皮肤灼热、呼吸深快、心率加快、口干舌燥、食欲减退等症状。

（3）体温下降期：散热大于产热，体温降至正常水平。表现为出汗多、皮肤潮湿。体温下降有两种形式：骤降型（体温于数小时内迅速降至正常，如疟疾、急性肾盂肾炎、大叶性肺炎等）和缓降型（体温在数日内逐渐降至正常，如伤寒、风湿热等）。

3. 热型及临床意义　在临床上，将发热患者在不同时间的体温数值记录在体温单上，绘制所形成的体温曲线形态称为热型（fever type）。

（1）稽留热（continued fever）：体温恒定维持在 $39 \sim 40℃$以上，达数日或数周，24 小时内波动范围不超过 $1℃$（图 1-1-1）。常见于伤寒、大叶性肺炎等。

（2）弛张热（remittent fever）：又称败血症热。体温常在 $39℃$以上，24 小时内波动范围超过 $2℃$，但最低体温仍高于正常水平（图 1-1-2）。常见于败血症、风湿热、重症肺结核及化脓性炎症等。

（3）间歇热（intermittent fever）：体温骤升达高峰后持续数小时，又迅速降至正常水平，无热期可持续 1 日或数日，如此高热期与无热期交替反复出现（图 1-1-3）。常见于疟疾、急性肾盂肾炎等。

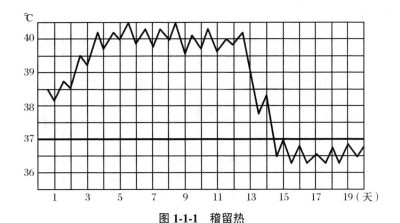

图 1-1-1 稽留热

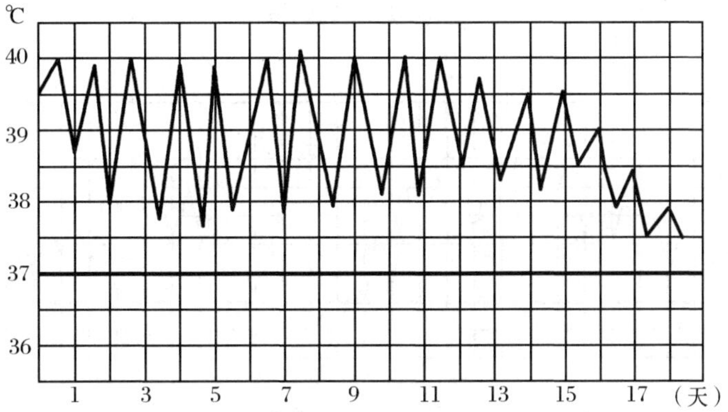

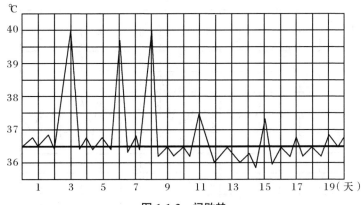

图 1-1-2 弛张热

图 1-1-3 间歇热

（4）回归热（recurrent fever）：体温骤升至39℃或以上，持续数日后又骤降至正常水平，高热期与无热期各持续数日后规律地交替出现（图 1-1-4）。常见于回归热、霍奇金病等。

（5）波状热（undulant fever）：体温逐渐升至39℃或以上，数日后逐渐降至正常水平，持续数日后又逐渐升高，如此反复多次（图 1-1-5）。常见于布鲁菌病。

（6）不规则热（irregular fever）：发热时体温波动无一定规律（图 1-1-6）。常见于结核病、风湿热、支气管肺炎、渗出性胸膜炎等。

热型的不同有助于对发热病因的诊断或鉴别诊断。但应注意：①药物的影响：抗生素、解热药或糖皮质激素的应用，可使某些疾病的特征性热型变得不典型或呈不规则热型；②个体差异：热型与个体反应的强弱也有关，如体质衰弱、老年人或危重患者，感染时可表现为低热或无发热。

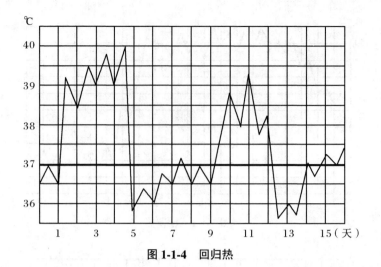

图 1-1-4　回归热

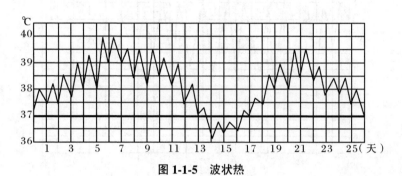

图 1-1-5　波状热

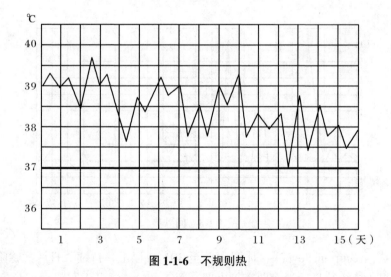

图 1-1-6　不规则热

【伴随症状】

发热的伴随症状有助于诊断或鉴别诊断，常见的伴随症状与疾病的关系如下：

1. 伴寒战　常见于大叶性肺炎、败血症、急性胆囊炎、急性肾盂肾炎、流行性脑脊髓膜炎、疟疾、钩端螺旋体病、药物热、急性溶血或输血反应等。

2. 伴结膜充血　多见于麻疹、流行性出血热、斑疹伤寒、钩端螺旋体病等。

3. 伴单纯疱疹　口唇单纯疱疹多见于急性发热性疾病，如大叶性肺炎、流行性脑脊髓膜炎、间日疟、流行性感冒等。

4. 伴淋巴结肿大　见于传染性单核细胞增多症、风疹、淋巴结结核、局灶性化脓性感染、丝虫病、淋巴瘤、白血病、转移癌等。

5. 伴肝、脾大 常见于传染性单核细胞增多症、病毒性肝炎、肝及胆道感染、布鲁菌病、疟疾、结缔组织病、白血病、淋巴瘤等。

6. 伴关节肿痛 见于败血症、猩红热、布鲁菌病、风湿热、结缔组织病、痛风等。

7. 伴皮疹 常见于麻疹、猩红热、风疹、水痘、斑疹伤寒、风湿热、结缔组织病、药物热等。

8. 伴昏迷 先发热后昏迷常见于流行性乙型脑炎、斑疹伤寒、流行性脑脊髓膜炎、中毒性菌痢等；先昏迷后发热见于脑出血、巴比妥类药物中毒等。

（二）体温过低

体温过低（hypothermia）指体温低于正常范围。

【常见病因】

1. 散热过多 长时间暴露在低温环境中，使机体散热过多、过快；在寒冷环境中大量饮酒，使血管过度扩张导致热量散失。

2. 产热减少 重度营养不良、极度衰竭，使机体产热减少。

3. 体温调节中枢受损 中枢神经系统功能不良，如颅脑外伤、脊髓受损；药物中毒，如麻醉剂、镇静剂过量；重症疾病，如败血症、大出血等。

【临床分度】

轻度：32.1～35.0℃。

中度：30.0～32.0℃。

重度：＜30.0℃，常伴瞳孔散大，对光反射消失。

致死温度：23.0～25.0℃。

【临床表现】

体温过低时，患者多表现为皮肤苍白冰冷，发抖，血压降低，心跳、呼吸减慢，躁动不安，嗜睡，意识障碍，重者可出现昏迷。

（张 悦）

二、疼痛

（一）胸痛

胸痛（chest pain）是临床上常见的症状，主要由胸部疾病所致，少数由其他疾病引起。胸痛的程度因个体痛阈的差异而不同，与病情轻重程度不完全一致。

【病因与发生机制】

引起胸痛的原因主要为胸部疾病。常见的有：

1. 胸壁疾病 急性皮炎、皮下蜂窝织炎、带状疱疹、肋间神经炎、肋软骨炎、流行性肌炎、肋骨骨折、多发性骨髓瘤、急性白血病等。

2. 心血管疾病 冠状动脉硬化性心脏病（心绞痛、心肌梗死）、心肌病、二尖瓣或主动脉瓣病变、急性心包炎、胸主动脉瘤（夹层动脉瘤）、肺栓塞（梗死）、肺动脉高压以及神经症等。

3. 呼吸系统疾病 胸膜炎、胸膜肿瘤、自发性气胸、血胸、支气管炎、支气管肺癌等。

4. 纵隔疾病 纵隔炎、纵隔气肿、纵隔肿瘤等。

5. 其他 过度通气综合征、痛风、食管炎、食管癌、食管裂孔疝、膈下脓肿、肝脓肿、脾梗死等。

放射痛（radiating pain），又称牵涉痛，其原因是内脏病变与相应区域体表的传入神经进入脊髓同一节段并在后角发生联系，引起相应体表区域的痛感。如心绞痛时除出现心前区、胸骨后疼痛外，也可放射至左肩、左臂内侧或左颈、左侧面颊部。

【临床表现】

1. 发病年龄   青壮年胸痛多考虑结核性胸膜炎、自发性气胸、心肌炎、心肌病、风湿性心瓣膜病，40 岁以上则须注意心绞痛、心肌梗死和支气管肺癌。

2. 胸痛部位   胸壁疾病所致的胸痛常固定在病变部位，且局部有压痛，炎症性病变，局部可有红、肿、热、痛表现；带状疱疹所致胸痛，可见成簇的水疱沿一侧肋间神经分布，伴剧痛，且疱疹不超过体表中线；肋软骨炎引起胸痛，常在第一、二肋软骨处见单个或多个隆起，局部有压痛；心绞痛及心肌梗死的疼痛多在胸骨后方和心前区或剑突下，可有放射痛；夹层动脉瘤引起的疼痛多位于胸背部，呈向下放射；胸膜炎引起的疼痛多在胸侧部；食管及纵隔病变引起的胸痛多在胸骨后；肝胆疾病及膈下脓肿引起的胸痛多在右下胸，侵犯膈肌中心部时疼痛放射至右肩部；肺尖部肺癌（肺上沟癌、Pancoast 癌）引起疼痛多以肩部、腋下为主，向上肢内侧放射。

3. 胸痛性质   根据胸痛的程度可呈剧烈、轻微和隐痛。胸痛的性质可有多种多样。例如带状疱疹呈刀割样或灼热样剧痛，食管炎多呈烧灼痛，肋间神经痛为阵发性灼痛或刺痛；心绞痛呈绞榨样并有重压窒息感，心肌梗死则疼痛更为剧烈并有恐惧、濒死感；气胸在发病初期有撕裂样疼痛；胸膜炎常呈隐痛、钝痛和刺痛；夹层动脉瘤常呈突然发生的胸背部撕裂样剧痛或锥痛；肺梗死亦可突然发生胸部剧痛或绞痛，常伴呼吸困难与发绀。

4. 疼痛持续时间   呈阵发性或持续性。如心绞痛发作时间短暂（持续 1 ～ 5 分钟），而心肌梗死疼痛持续时间很长（数小时或更长）且不易缓解。

5. 疼痛影响因素   心绞痛发作可在劳力或精神紧张时诱发，休息后或含服硝酸酯类药物于 1 ～ 2 分钟内缓解，而心肌梗死所致疼痛则服上述药物无效。食管疾病多在进食时发作或加剧，服用抗酸剂和促动力药物可减轻或消失。胸膜炎及心包炎的胸痛可因咳嗽或用力呼吸而加剧。

【伴随症状】

1. 伴咳嗽、咳痰和（或）发热   常见于气管、支气管和肺部疾病。

2. 伴呼吸困难   常提示病变累及范围较大，如大叶性肺炎、自发性气胸、渗出性胸膜炎和肺栓塞等。

3. 伴咯血   主要见于肺栓塞、支气管肺癌。

4. 伴苍白、大汗、血压下降或休克   多见于心肌梗死、夹层动脉瘤、主动脉窦瘤破裂和大块肺栓塞。

5. 伴吞咽困难   多提示食管疾病，如反流性食管炎等。

【问诊要点】

1. 一般资料   包括发病年龄、发病急缓、诱因、加重与缓解的方式。

2. 胸痛表现   包括胸痛部位、性质、程度、持续时间及有无放射痛。

3. 伴随症状   包括呼吸、心血管、消化系统及其他各系统症状和程度。

【临床常见胸痛鉴别】

表1-1-1   临床常见胸痛的鉴别

	胸壁疾病	主动脉夹层	心绞痛/心肌梗死	肺栓塞	胸膜炎
发病年龄	青壮年	中年以后	中老年多见	中老年多见	所有年龄段
胸痛部位	局部胸壁	胸背部	胸骨后、心前区	胸部	胸侧部
胸痛性质	固定且有压痛	撕裂样剧痛	压榨样、紧缩样	突发剧痛	隐痛、钝痛或刺痛

续表

	胸壁疾病	主动脉夹层	心绞痛/心肌梗死	肺栓塞	胸膜炎
持续时间	持续性	持续性	心绞痛呈阵发性，心肌梗死呈持续性	持续性	持续性
诱发因素	不明确	血压急骤升高	劳力、饱食、情绪激动、寒冷等	长期卧床或久坐后下地	感染诱发
伴随症状	疱疹（见于带状疱疹）	苍白、大汗、休克、偏瘫、血尿、便血	放射痛，心肌梗死时可伴随恶心、呕吐、大汗、血压下降等	呼吸困难，咯血，甚至血压下降	发热、咳嗽、咳痰等

（艾丽菲热·买买提）

（二）腹痛

腹痛（abdominal pain）是临床极其常见的症状。多数由腹部脏器疾病引起，但腹腔外疾病及全身性疾病也可引起。腹痛的性质和程度，既受病变性质和刺激程度的影响，也受神经和心理因素的影响。临床上一般将腹痛按起病缓急、病程长短分为急性腹痛和慢性腹痛。

【常见病因】

1. 急性腹痛　急性腹痛指不超过 24 小时的腹痛。

（1）腹腔器官急性炎症：如急性胃炎、急性肠炎、急性胰腺炎、急性胆囊炎、急性阑尾炎、急性出血坏死性肠炎等。

（2）空腔脏器阻塞或扩张：如肠梗阻、肠套叠、胆道结石、胆道蛔虫症、泌尿系统结石梗阻等。

（3）脏器扭转或破裂：如肠扭转、肠绞窄、肠系膜或大网膜扭转、卵巢囊肿蒂扭转、肝破裂、脾破裂、异位妊娠破裂等。

（4）腹膜炎症：多由胃肠穿孔引起，少部分为自发性腹膜炎。

（5）腹腔内血管阻塞：如缺血性肠病、腹主动脉夹层、门静脉血栓形成等。

（6）腹壁疾病：如腹壁挫伤、脓肿及腹壁皮肤带状疱疹等。

（7）胸腔疾病：如肺炎、肺梗死、心绞痛、心肌梗死、急性心包炎、胸膜炎、食管裂孔疝、胸椎结核、急性纵隔炎等。

（8）全身性疾病：如腹型过敏性紫癜、糖尿病酸中毒、尿毒症、铅中毒、卟啉病等。

2. 慢性腹痛

（1）腹腔脏器慢性炎症：如反流性食管炎、慢性胃炎、慢性胆囊炎及胆道感染、慢性胰腺炎、结核性腹膜炎、溃疡性结肠炎、克罗恩病等。

（2）消化道运动障碍：如功能性消化不良、肠易激综合征及胆道运动功能障碍等。

（3）消化性溃疡。

（4）腹腔脏器扭转或梗阻：如慢性胃、肠扭转，十二指肠壅滞、肠粘连所致的慢性肠梗阻等。

（5）实质性脏器增大：如肝淤血、肝炎、肝脓肿、肝癌等。

（6）腹内肿瘤的压迫与浸润：以恶性肿瘤居多，如胃癌、结肠癌、肝癌、胰腺癌等。

（7）中毒与代谢障碍：如铅中毒、尿毒症等。

（8）神经精神因素：如胃肠神经症、肠易激综合征等。

【发生机制】

腹痛是腹部神经受到疾病刺激的一种反应，其发生机制可分为三种：内脏性腹痛、躯体性腹痛和牵涉痛。

1. 内脏性腹痛   临床上最为常见，是指腹内某一器官受到刺激，痛觉信号由交感神经传入脊髓引起。其特点为：①疼痛部位弥散，定位不确切，接近腹中线；②疼痛感觉模糊，多为痉挛、不适、钝痛、灼痛、绞痛；③常伴有恶心、呕吐、出汗等其他自主神经兴奋症状。

2. 躯体性腹痛   多见于腹膜炎或腹膜癌性浸润，是由来自腹膜壁层及腹壁的痛觉信号，经体神经传至脊神经根，反映到相应脊髓节段所支配的皮肤所引起。其特点为：①定位准确，一般位于受累器官附近的腹壁区域；②疼痛程度尖锐、剧烈而持续；③可伴有局部压痛、反跳痛和腹肌强直；④疼痛可因咳嗽、体位变化而加重。

3. 牵涉痛   指内脏疾病引起体表相应部位的疼痛或痛觉过敏。其特点为：①定位明确，常发生在远离病变器官的体表，也可发生在病变脏器的体表，其部位所属与病变器官的神经阶段性分布是一致的；②疼痛剧烈，可伴有局部压痛、肌紧张和皮肤感觉过敏等。

【临床表现】

1. 腹痛部位   一般腹痛部位多为病变所在部位。如胃、十二指肠和胰腺疾病，疼痛多在中上腹部；肝和胆囊疾病，疼痛多在右上腹部；阑尾和回盲部病变，疼痛在右下腹部；小肠疾病，疼痛多在脐部或脐周；结肠疾病，疼痛多在下腹或左下腹部；膀胱炎、盆腔炎及异位妊娠破裂，疼痛亦在下腹部。弥漫性或部位不定的疼痛，见于急性弥漫性腹膜炎、机械性肠梗阻、急性出血坏死性肠炎、卟啉病、铅中毒、腹型过敏性紫癜等。

2. 腹痛性质和程度   突发的中上腹剧烈刀割样痛、烧灼样痛，多为胃、十二指肠溃疡穿孔；中上腹持续性隐痛，多考虑慢性胃炎及胃、十二指肠溃疡；上腹部持续性钝痛或刀割样疼痛，呈阵发性加剧，多为急性胰腺炎；阵发性剧烈绞痛，提示空腔脏器痉挛，多见于肠梗阻、胆石症或泌尿系统结石；阵发性剑突下钻顶样疼痛是胆道蛔虫症的典型表现；持续性、广泛性剧烈腹痛伴腹壁肌紧张或板样强直，提示为急性弥漫性腹膜炎。其中隐痛或钝痛多为内脏性疼痛，多由胃肠张力变化或轻度炎症引起，胀痛可能为实质脏器包膜牵张所致，如慢性肝炎、淤血性肝大。

3. 诱发因素   高脂饮食可诱发胆囊炎或胆石症；不洁饮食可引起急性胃肠炎；急性胰腺炎发作前则常有酗酒、暴饮暴食史；部分机械性肠梗阻多与腹部手术有关；腹部受暴力作用引起的剧痛并有休克者，可能是肝、脾破裂所致。

4. 发作时间   餐后痛可能由于胆胰疾病、胃部肿瘤或消化不良所致；周期性、节律性上腹痛见于胃、十二指肠溃疡；子宫内膜异位者，腹痛与月经来潮相关；卵泡破裂者发作在月经间期。

5. 与体位的关系   胃黏膜脱垂者左侧卧位可使疼痛减轻；十二指肠壅滞症者，膝胸或俯卧位可使腹痛及呕吐缓解；胰体癌患者仰卧位时疼痛明显，而前倾位或俯卧位时减轻；反流性食管炎患者灼痛在躯体前屈时明显，直立位时减轻。

6. 腹痛的放射   胆道疾病疼痛向右肩背部放射，胰腺炎常向左腰背部放射，泌尿系结石向会阴部放射。此外，心绞痛、心肌梗死、大叶性肺炎可放射到上腹部。

【伴随症状】

1. 伴发热、寒战   提示腹腔内有炎症存在，见于急性胆道感染、胆囊炎、肝脓肿、腹腔脓肿、阑尾炎等，也可见于腹腔外感染性疾病。

2. 伴黄疸   可能与肝、胆、胰疾病有关。

3. 伴休克   同时有贫血者可能是腹腔脏器破裂（如肝、脾或异位妊娠破裂），无贫血者则见于胃肠穿孔、绞窄性肠梗阻、肠扭转、急性出血坏死性胰腺炎等。腹腔外疾病，如心肌梗死、肺炎等，也可有腹痛与休克，应高度警惕。

4. 伴呕吐、腹泻   提示胃肠病变，如急性胃炎、食物中毒等。

5. 伴反酸、嗳气　见于慢性胃炎或消化性溃疡。

6. 伴血尿　见于泌尿系结石所致。

（张　悦）

（三）头痛与头晕

头痛（headache）是指额、顶、颞及枕部的疼痛。可见于多种疾病，大多无特异性，例如全身感染发热性疾病往往伴有头痛，精神紧张、过度疲劳也可有头痛。但反复发作或持续的头痛，可能是某些器质性疾病的信号，应认真检查，明确诊断，及时治疗。

头晕（dizziness）是多个系统发生病变时所引起的主观感觉障碍。患者感到自身或周围环境物体旋转或摇动，常伴有客观的平衡障碍，一般无意识障碍。主要由迷路、前庭神经、脑干及小脑病变引起，亦可由其他系统或全身性疾病所引起。

【病因及机制】

1. 头痛

（1）颅脑病变

1）感染：如脑膜炎、脑炎、脑脓肿等。

2）血管病变：如蛛网膜下腔出血、脑出血、脑血栓形成、脑栓塞、高血压脑病、脑供血不足、脑血管畸形等。

3）占位性病变：如脑肿瘤、颅内转移瘤、颅内囊虫病或包虫病等。

4）颅脑外伤：如脑震荡、脑挫伤、硬膜下血肿、颅内血肿、脑外伤后遗症等。

5）其他：如偏头痛、丛集性头痛、头痛型癫痫、腰椎穿刺后及腰椎麻醉后头痛。

（2）颅外病变

1）颅骨疾病：如颅底凹陷症。

2）颈部疾病：颈椎病及其他颈部疾病。

3）神经痛：如三叉神经、舌咽神经及枕神经痛。

4）其他：如眼、耳、鼻和牙齿疾病所致的头痛。

（3）全身性疾病

1）急性感染：如流感、伤寒、肺炎等发热性疾病。

2）心血管疾病：如高血压、心力衰竭。

3）中毒：如铅、乙醇、一氧化碳、有机磷、药物（如颠茄、水杨酸类）等中毒。

4）其他：尿毒症、低血糖、贫血、肺性脑病、系统性红斑狼疮、月经及绝经期头痛、中暑等。

（4）神经症：如神经衰弱及癔症性头痛。

2. 头晕　发生机制有多种，可因病因不同而异。

（1）梅尼埃（Meniere）病：可能是由于内耳的淋巴代谢失调、淋巴分泌过多或吸收障碍，引起内耳膜迷路积水所致，亦有人认为是变态反应，维生素 B 族缺乏等因素所致。

（2）迷路炎：常由于中耳病变（胆脂瘤、炎症性肉芽组织等）直接破坏迷路的骨壁引起，少数是炎症经血行或淋巴扩散所致。

（3）药物中毒性：由于对药物敏感、内耳前庭或耳蜗受损所致。

（4）晕动病：由于乘坐车、船或飞机时，内耳迷路受到机械性刺激，引起前庭功能紊乱所致。

（5）椎-基底动脉供血不足：可由动脉管腔变窄、内膜炎症、椎动脉受压或动脉舒缩功能障碍等因素所致。

【临床表现】

1. 头痛

（1）发病情况：急性起病伴有发热者常为感染性疾病所致；急剧的头痛，持续不减，并有不同程度的意识障碍而无发热者，提示颅内血管性疾病（如蛛网膜下腔出血）；长期的反复发作头痛或搏动性头痛，多为血管性头痛（如偏头痛）或神经症；慢性进行性头痛伴有颅内压增高的症状（如呕吐、缓脉、视神经乳头水肿），应注意颅内占位性病变；青壮年慢性头痛，但无颅内压增高，常因焦虑、情绪紧张而发生，多为肌紧张性头痛。

（2）头痛部位：了解头痛部位是单侧或双侧、前额或枕部、局部或弥散、颅内或颅外，对病因的诊断有重要价值。如偏头痛及丛集性头痛多在一侧；颅内病变的头痛常为深在性且较弥散；颅内深部病变的头痛部位不一定与病变部位相一致，但疼痛多向病灶同侧放射；高血压引起的头痛多在额部或整个头部；眼源性头痛为浅在性且局限于眼眶、前额或颞部；鼻源性或牙源性头痛也多为浅表性疼痛；蛛网膜下腔出血或脑脊髓膜炎除头痛外尚有颈痛。

（3）头痛的程度与性质：头痛的程度与病情轻重并无平行关系，一般分轻、中、重三种。三叉神经痛、偏头痛及脑膜刺激的疼痛最为剧烈；脑肿瘤的疼痛多为中度或轻度。高血压性、血管性及发热性疾病的头痛往往呈搏动性；神经痛多呈电击样痛或刺痛；肌肉收缩性头痛多为重压感、紧箍感或钳夹样痛。

（4）头痛出现的时间与持续时间：某些头痛可发生在特定时间，如颅内占位性病变往往清晨加剧，鼻窦炎的头痛也常发生于清晨或上午；丛集性头痛常在晚间发生；女性偏头痛常与月经期有关；脑肿瘤的头痛多为持续性，可有长短不等的缓解期。

（5）头痛加重及缓解因素：咳嗽、打喷嚏、摇头、俯身可使颅内高压性头痛、血管性头痛、颅内感染性头痛及脑肿瘤性头痛加剧；与职业有关的颈肌痉挛所致的头痛，可因活动按摩颈肌而逐渐缓解；丛集性头痛在直立时可缓解；偏头痛在应用麦角胺后可缓解。

2. 头晕

（1）脑血管病变：脑动脉粥样硬化、脑血栓形成，可突发眩晕伴恶心、呕吐，出现一侧肢体麻木或无力等症状。

（2）脑肿瘤：一方面由于颅内压增高，另一方面由于肿瘤压迫而致血液循环障碍，使前庭神经受损，多出现轻度眩晕，呈摇摆感、不稳感，常伴有单侧耳鸣、耳聋等症状，严重时出现邻近脑神经受损的体征（如患侧面部麻木、感觉减退、周围性面瘫等）。

（3）血压改变：高血压患者血压波动时，可引起头晕，常伴有头胀、心慌、烦躁、失眠等不适；低血压引起的眩晕，多在体位变化时发生，很快消失，但易复发。

（4）贫血：易引起脑缺氧而出现眩晕，患者常伴有乏力、面色苍白等表现。

（5）内耳病症：如梅尼埃病、迷路炎、内耳药物中毒、前庭神经炎等，表现为发作性眩晕伴耳鸣、听力减退及眼球震颤，严重时可伴有恶心、呕吐、面色苍白、出汗等迷走神经兴奋症状，行走时出现偏斜或倾倒，但神志清醒。

（6）颈部疾病：颈椎及有关软组织发生器质性或功能性变化可引起头晕。常见于颈椎肥大性骨质增生，刺激颈交感神经引起椎动脉痉挛，导致椎 – 基底动脉供血不足。发作与头颈部转动有关，常伴有颈、枕部疼痛，手臂麻木、乏力等。

（7）晕动病：常伴恶心、呕吐、面色苍白、出冷汗等。

【伴随症状】

1. 头痛

（1）伴剧烈呕吐：为颅内压增高所致，头痛在呕吐后减轻者见于偏头痛。

（2）伴发热：见于感染性疾病，包括颅内或全身性感染。

（3）伴眩晕：见于小脑肿瘤、椎 – 基底动脉供血不足。

（4）伴精神症状：慢性进行性头痛出现精神症状应注意颅内肿瘤。

（5）伴意识障碍：慢性头痛突然加剧并有意识障碍者提示可能发生脑疝。

（6）伴视力障碍：见于青光眼、脑肿瘤等。

（7）伴脑膜刺激征：见于脑膜炎、蛛网膜下腔出血等。

2. 头晕

（1）伴耳鸣、听力下降：见于前庭器官疾病、脑肿瘤等。

（2）伴恶心、呕吐：见于梅尼埃病、晕动病等。

（3）伴共济失调：见于小脑、颅后窝或脑干病变。

（4）伴眼球震颤：见于脑干病变、梅尼埃病。

（张　悦）

三、咳嗽与咳痰

咳嗽（cough）是一种反射性防御动作，通过咳嗽可以清除呼吸道内的分泌物和进入气道内的异物，但咳嗽也可使呼吸道内感染扩散，长期、频繁、剧烈的咳嗽，可影响工作与休息，甚至对机体造成损害。咳痰（expectoration）是通过咳嗽将呼吸道内的病理性分泌物或渗出物排出口腔之外的过程。

【常见病因】

1. 呼吸系统疾病　呼吸道各部位受到刺激时，均可引起咳嗽。如咽喉炎、喉结核、喉癌等可引起干咳，气管 – 支气管炎、支气管扩张、支气管哮喘、支气管内膜结核及各种物理（包括异物）、化学、过敏因素对气管、支气管的刺激，以及肺部细菌、结核分枝杆菌、真菌、病毒、支原体或寄生虫感染以及肺部肿瘤等均可引起咳嗽和（或）咳痰。其中呼吸道感染是引起咳嗽、咳痰最常见的原因。

2. 胸膜疾病　见于各种原因所致的胸膜炎、自发性或外伤性气胸、血胸等。

3. 心血管疾病　见于二尖瓣狭窄、左心衰竭引起肺淤血、肺水肿，或因右心及体循环静脉栓子脱落引起的肺栓塞。

4. 中枢神经系统疾病　如脑炎、脑膜炎可影响大脑皮质或延髓咳嗽中枢引起咳嗽。

5. 其他　如服用血管紧张素转化酶抑制剂（如卡托普利）后可出现刺激性干咳，胃食管反流所致咳嗽及心理性咳嗽等。

【发生机制】

咳嗽是由于延髓咳嗽中枢受刺激引起。来自耳、鼻、咽、喉、支气管、胸膜等感受区的刺激传入延髓咳嗽中枢，经喉下神经、膈神经与脊神经等传出神经，分别引起咽肌、膈肌与其他呼吸肌的运动，从而完成咳嗽动作。表现为深吸气后，声门关闭，继以突然剧烈的呼气，冲出狭窄的声门裂隙产生咳嗽动作和发出声音。

咳痰是一种病态现象。正常支气管黏膜腺体和杯状细胞只分泌少量黏液，以保持呼吸道黏膜的湿润。当呼吸道发生炎症时，黏膜充血、水肿，腺体分泌增加，毛细血管壁通透性增强，浆液渗出，渗出物与黏液、吸入的尘埃和某些组织坏死物等混合成痰，借助咳嗽动作排出体外。在呼吸道感染和肺寄生虫病时，痰中可查到病原体。肺淤血和肺水肿时，毛细血管通透性增高，肺泡和小支气管内有不同程度的浆液漏出，也会引起咳痰。

【临床表现】

1. 咳嗽的性质　咳嗽无痰或痰量很少，称为干性咳嗽。刺激性干咳常见于急、慢性咽喉炎、喉癌、急性支气管炎初期、气管受压、支气管肿瘤或二尖瓣狭窄等。咳嗽伴有痰液，称为湿性咳嗽。常见于慢性支气管炎、支气管扩张症、肺炎、肺脓肿及空洞型肺结核等。

2. 咳嗽的时间与规律 突发性咳嗽常由于吸入刺激性气体或异物、淋巴结或肿瘤压迫气管或支气管分叉处所引起。发作性咳嗽多见于支气管内膜结核、百日咳、支气管哮喘等。长期反复发作的咳嗽，多见于慢性呼吸道疾病，如慢性支气管炎、肺脓肿、支气管扩张症、肺结核等。晨起或体位变动时咳嗽伴脓痰常见于肺脓肿、支气管扩张等。清晨起床及夜间睡眠时咳嗽明显，多见于慢性支气管炎。夜间咳嗽多见于左心衰竭、肺结核患者等，可能与夜间迷走神经兴奋性增高及肺淤血加重有关。

3. 咳嗽的音色 咳嗽声音嘶哑，多见于声带的炎症、喉癌和喉返神经麻痹所致。金属音调的咳嗽，常见于原发性支气管肺癌、纵隔肿瘤、主动脉瘤等直接压迫气管所致。鸡鸣样咳嗽，表现为连续阵发性剧咳伴有高调吸气回声，多见于百日咳、气管受压、会厌及喉部疾患等。咳嗽声音低微或无力，见于严重肺气肿、极度衰竭、声带麻痹等。

4. 痰的性质和痰量 黏液性痰多见于急性支气管炎、支气管哮喘及大叶性肺炎的初期，也可见于慢性支气管炎、肺结核等；浆液性或泡沫样痰多见于肺水肿；血性痰是由于呼吸道黏膜受侵害、损害毛细血管或血液渗入肺泡所致，多见于支气管扩张、肺结核、支气管肺癌等。支气管扩张、肺脓肿时，痰量多且呈脓性，静置后可出现分层现象：上层为泡沫，中层为浆液或浆液脓性，下层为坏死组织。痰液白、黏稠且牵拉成丝，难以咳出，提示真菌感染。每日咳数百至上千毫升浆液泡沫样痰，应考虑肺泡癌的可能。

5. 痰的颜色与气味 铁锈色痰为典型肺炎球菌肺炎的特征；砖红色胶冻状痰见于肺炎克雷伯杆菌肺炎；粉红色泡沫状痰见于急性肺水肿；黄绿色痰见于铜绿假单胞菌感染。痰有恶臭味常提示厌氧菌感染，见于肺脓肿、支气管扩张。

【伴随症状】

1. 伴发热 多见于急性呼吸道感染、肺结核、胸膜炎等。

2. 伴胸痛 见于肺炎、胸膜炎、自发性气胸、支气管肺癌、肺栓塞等。

3. 伴呼吸困难 见于喉头水肿、喉肿瘤、支气管哮喘、慢性阻塞性肺疾病、重症肺炎、肺结核、大量胸腔积液、气胸等。

4. 伴咯血 见于肺结核、支气管扩张、肺脓肿、支气管肺癌、二尖瓣狭窄、支气管结石、肺含铁血黄素沉着症等。

5. 伴大量脓痰 见于支气管扩张、肺脓肿、肺囊肿合并感染和支气管胸膜瘘等。

6. 伴哮鸣音 多见于支气管哮喘、慢性喘息性支气管炎、心源性哮喘、气管与支气管异物、支气管肺癌所致气管与大支气管不完全阻塞等。

7. 伴杵状指（趾） 见于支气管扩张、慢性肺脓肿、支气管肺癌、脓胸等。

（张 悦）

四、呼吸困难

呼吸困难（dyspnea）是指患者主观感到空气不足、呼吸费力，客观上表现呼吸运动用力，严重时可出现张口呼吸、鼻翼扇动、端坐呼吸，甚至发绀、辅助呼吸肌参与呼吸运动，并且可有呼吸频率、深度、节律的改变。

【病因】

1. 呼吸系统疾病 常见于：①气道阻塞；②肺部疾病；③胸壁、胸廓、胸膜腔疾病；④神经肌肉疾病；⑤膈运动障碍。

2. 循环系统疾病 常见于各种原因所致的左心和（或）右心衰竭。

3. 中毒

4. 神经精神性疾病　颅脑疾病引起呼吸中枢功能障碍和精神因素所致的呼吸困难。

5. 血液系统疾病

【发生机制及临床表现】

1. 肺源性呼吸困难　呼吸系统疾病引起的通气、换气功能障碍导致缺氧和（或）二氧化碳潴留所致。临床上常分为三种类型：

（1）吸气性呼吸困难：主要特点为吸气显著费力，严重者吸气时可见"三凹征"（three depression sign），表现为胸骨上窝、锁骨上窝和肋间隙明显凹陷，此时亦可伴有干咳及高调吸气性喉鸣。常见于喉部、气管、大支气管的狭窄与阻塞。

（2）呼气性呼吸困难：主要特点为呼气费力、呼气缓慢、呼气时间明显延长，常伴有呼气性哮鸣音。常见于慢性支气管炎（喘息型）、慢性阻塞性肺气肿、支气管哮喘、弥漫性泛细支气管炎等。

（3）混合性呼吸困难：主要特点为吸气相及呼气相均感呼吸费力、呼吸频率增快、深度变浅，可伴有呼吸音异常或病理性呼吸音。常见于重症肺炎、重症肺结核、大面积肺栓塞（梗死）、弥漫性肺间质疾病、大量胸腔积液、气胸、广泛性胸膜增厚等。

2. 心源性呼吸困难　主要是由于左心和（或）右心衰竭引起，尤其是左心衰竭时呼吸困难更为严重。

左心衰竭发生的主要原因是肺淤血和肺泡弹性降低。其特点为：①有引起左心衰竭的基础病因，如风湿性心脏病、高血压心脏病、冠状动脉硬化性心脏病等；②呈混合性呼吸困难，活动时呼吸困难明显，休息时减轻，卧位明显，坐位或立位时减轻；③两肺底部或全肺出现湿啰音；④改善左心功能后呼吸困难症状随之好转。

右心衰竭严重时也可引起呼吸困难，但程度较左心衰竭轻，其主要原因为体循环淤血所致。临床上主要见于慢性肺源性心脏病、某些先天性心脏病或由左心衰竭发展而来。另外，也可见于各种原因所致的急性或慢性心包积液。其发生呼吸困难的主要机制是大量心包渗液致心包压塞或心脏纤维性增厚、钙化、缩窄，使心脏舒张受限，引起体循环静脉淤血所致。

3. 中毒性呼吸困难

（1）代谢性酸中毒可导致血中代谢产物增多，刺激颈动脉窦、主动脉体化学感受器或直接兴奋刺激呼吸中枢引起呼吸困难。其主要表现为：①有引起代谢性酸中毒的基础病因，如尿毒症、糖尿病酮症等；②出现深长而规则的呼吸，可伴有鼾音，称为酸中毒深大呼吸（Kussmaul 呼吸）。

（2）某些药物如吗啡类、巴比妥类等中枢抑制药物和有机磷杀虫药中毒时，可抑制呼吸中枢引起呼吸困难。

（3）化学毒物中毒可导致机体缺氧引起呼吸困难，常见于一氧化碳中毒、亚硝酸盐和苯胺类中毒、氰化物中毒。

4. 神经精神性呼吸困难　神经性呼吸困难主要是由于呼吸中枢受增高的颅内压和供血减少的刺激，使呼吸变得慢而深，并常伴有呼吸节律的改变，如双吸气（抽泣样呼吸）、呼吸遏制（吸气突然停止）等。临床上常见于重症颅脑疾患，如脑出血、脑炎、脑膜炎、脑脓肿、脑外伤及脑肿瘤等。

精神性呼吸困难主要表现为呼吸快而浅，伴有叹息样呼吸或出现手足搐搦。临床上常见于癔症患者，患者可突然发生呼吸困难。其发生机制多为过度通气而发生呼吸性碱中毒所致，严重时也可出现意识障碍。

5. 血源性呼吸困难　多由红细胞携氧量减少，血氧含量降低所致。表现为呼吸浅、心率快。临床常见于重度贫血、高铁血红蛋白血症、硫化血红蛋白血症。除此以外，大出血或休克时，因缺氧和血压下降，刺激呼吸中枢，也可使呼吸加快。

【伴随症状】

1. 伴哮鸣音　多见于支气管哮喘、心源性哮喘；突发性重度呼吸困难见于急性喉水肿、气管异物、大面积肺栓塞、自发性气胸等。

2. 伴发热　多见于肺炎、肺脓肿、肺结核、胸膜炎、急性心包炎等。

3. 伴一侧胸痛　见于大叶性肺炎、急性渗出性胸膜炎、肺栓塞、自发性气胸、急性心肌梗死、支气管肺癌等。

4. 伴咳嗽、咳痰　见于慢性支气管炎、阻塞性肺气肿继发肺部感染、支气管扩张、肺脓肿等；伴大量泡沫痰可见于有机磷中毒；伴粉红色泡沫痰见于急性左心衰竭。

5. 伴意识障碍　见于脑出血、脑膜炎、糖尿病酮症酸中毒、尿毒症、肺性脑病、急性中毒、休克型肺炎等。

【问诊要点】

1. 呼吸困难发生的诱因　包括有无引起呼吸困难的基础病因和直接诱因，如心肺疾病、肾病、代谢性疾病病史和有无药物、毒物摄入史及头痛、意识障碍、颅脑外伤史。

2. 呼吸困难发生的快慢　询问起病是突然发生、缓慢发生还是渐进发生，或者有明显的时间性。

3. 呼吸困难与活动、体位的关系　如左心衰竭引起的呼吸困难。

4. 伴随症状　如发热、咳嗽、咳痰、咯血、胸痛等。

（艾丽菲热·买买提）

五、咯血

咯血（hemoptysis）是指喉及喉以下呼吸道任何部位的出血，经口腔排出。少量咯血有时仅表现为痰中带血；大咯血时血液从口、鼻涌出，可阻塞呼吸道，造成窒息死亡。咯血须与口腔、鼻咽部出血或上消化道出血引起的呕血（hematemesis）相鉴别。咯血与呕血可根据下表进行鉴别（表 1-1-2）。

表1-1-2　咯血与呕血的鉴别

要点	咯血	呕血
病因	肺结核、支气管扩张、肺癌、肺炎、心脏病等	消化性溃疡、肝硬化、急性胃黏膜病变、胃癌等
出血前症状	喉部痒感、胸闷、咳嗽等	上腹部不适、恶心、呕吐等
出血方式	咯出	呕出，可呈喷射状
出血颜色	鲜红	暗红色、棕色，有时为鲜红色
血中混有物	痰、泡沫	食物残渣、胃液
酸碱反应	碱性	碱性
黑便	无，若咽下可有	有，可为柏油样便
出血后痰的性状	常有血痰数日	无痰

【病因与发生机制】

1. 支气管疾病　多见于支气管扩张、支气管肺癌、支气管结核和慢性支气管炎等，发生机制主要是炎症、肿瘤等损伤支气管黏膜或病灶处毛细血管，使毛细血管通透性增加或黏膜下血管破裂所致。

2. 肺部疾病　多见于肺结核、肺脓肿、肺炎等，较少见于肺淤血、肺梗死、肺寄生虫病等。在我国，引起咯血的首要原因为肺结核。其发生机制为病变使毛细血管通透性增高，血液渗出，可致痰中带血或小血块；小血管受病变侵蚀破裂，可造成中等量咯血；如空洞壁肺动脉分支形成的小动脉瘤破裂，或继发的支气管扩张形成的动静脉瘘破裂，则可引起危及生命的大量咯血。

3. 心血管疾病　较常见的是二尖瓣狭窄，其次为先天性心脏病所致的肺动脉高压或原发性肺动脉高压、高血压病、肺梗死等。表现为小量咯血或痰中带血、大量咯血、咳粉红色泡沫样血痰和黏稠暗红色血痰。其发生机制多为肺淤血致肺泡壁或支气管内膜毛细血管破裂和支气管黏膜下层支气管静脉曲张破裂所致。

4. 其他　血液病（如白血病、血小板减少性紫癜、血友病、再生障碍性贫血等）、急性传染病（如流行性出血热、肺出血型钩端螺旋体病等）、风湿性疾病（如系统性红斑狼疮、结节性多动脉炎等）或气管、支气管子宫内膜异位症等。

【临床表现】

1. 年龄　青壮年咯血多见于肺结核、支气管扩张、风湿性心脏病二尖瓣狭窄等。40 岁以上有长期吸烟史者，应高度警惕支气管肺癌。

2. 咯血量　一般认为每日咯血量少于 100 ml 为小量，100 ～ 500 ml 为中等量，500 ml 以上或一次咯血 100 ～ 500 ml 为大量。大量咯血主要见于空洞型肺结核、支气管扩张和慢性肺脓肿。支气管肺癌少见大咯血，主要表现为痰中带血，呈持续或间断性。慢性支气管炎和支原体肺炎也可有痰中带血或血性痰，且常伴有剧烈咳嗽。

3. 颜色及性状　咯鲜红色血痰，见于肺结核、支气管扩张、肺脓肿及出血性疾病；咯铁锈色痰，主要见于肺炎球菌性肺炎；咯砖红色胶冻样血痰，见于肺炎克雷伯杆菌肺炎；二尖瓣狭窄肺淤血时，痰呈暗红色；左心衰竭肺水肿时，咯粉红色泡沫状痰；肺梗死时，咯黏稠暗红色血痰。

4. 并发症

（1）窒息：表现为大咯血过程中咯血突然减少或中止，气促、胸闷、烦躁不安或紧张、惊恐、大汗淋漓、颜面青紫，重者可有意识障碍。见于极度衰竭无力咳嗽，或应用镇静剂、镇咳药的患者。

（2）失血性休克：表现为大咯血后出现脉搏细速、血压下降、四肢湿冷、烦躁不安、少尿等症状。

（3）肺不张：咯血后出现呼吸困难、胸闷、气急、发绀，呼吸音减弱或消失。

（4）继发感染：咯血后出现发热、体温持续不退、咳嗽加剧，伴肺部干、湿啰音。

【伴随症状】

1. 伴发热　多见于肺炎、肺结核、肺脓肿、流行性出血热、肺出血型钩端螺旋体病、支气管肺癌等。

2. 伴胸痛　见于肺炎球菌肺炎、肺结核、肺梗死、支气管肺癌等。

3. 伴呛咳　见于支气管肺癌、支原体肺炎等。

4. 伴脓痰　见于支气管扩张、肺脓肿、空洞型肺结核继发细菌感染等。

5. 伴皮肤黏膜出血　见于血液病、风湿病、流行性出血热、肺出血钩端螺旋体病等。

6. 伴杵状指（趾）　见于支气管扩张、肺脓肿、支气管肺癌等。

（张　悦）

六、发绀

发绀（cyanosis），亦称紫绀，是指血液中还原血红蛋白增多，致使皮肤和黏膜呈青紫色改变的一种表现。常发生在皮肤较薄、色素较少和毛细血管丰富的部位，如口唇、舌、鼻尖、颊部、耳垂、指（趾）、甲床等。

【发生机制】

一般认为当血液中还原血红蛋白的绝对含量增多，超过 50 g/L 时，可出现发绀。血液中高铁血红蛋白达到 30 g/L，或硫化血红蛋白达到 5 g/L 时，也可引起发绀，后者临床较为少见。临床上，发绀并不能确切反映动脉血氧下降情况，如严重贫血患者（Hb ＜ 60 g/L），虽动脉血氧饱和度（SaO_2）明显降低，但常不出现发绀。

【病因及临床表现】

1. 血液中还原血红蛋白增多

（1）中心性发绀：发绀表现为全身性，除四肢与面颊外，亦见于舌、口腔黏膜与躯干皮肤，但受累部位的皮肤是温暖的。多由心、肺疾病引起呼吸衰竭、通气与换气功能障碍、肺氧合作用不足，导致 SaO_2 降低所致。一般可分为：

1）肺性发绀：由于肺通气、换气功能障碍导致血液在肺内氧合不全，血中还原血红蛋白增多所致，常见于各种严重的呼吸系统疾病，如呼吸道阻塞、肺部疾病（肺炎、肺气肿、肺淤血、肺水肿等）。

2）心性发绀：由于异常通道分流，使部分静脉血未经肺内氧合作用而流入体循环动脉，当分流量超过心排血量的 1/3 时，即可出现发绀，见于发绀型先天性心脏病，如法洛四联症、艾森门格综合征等。

（2）周围性发绀：发绀常出现于肢体末梢与下垂部位，如肢端、耳垂与鼻尖等，受累部位皮温低，若加温或按摩使之温暖，发绀可消退。常由于周围循环血流障碍所致。此型发绀可分为：

1）淤血性发绀：由于体循环淤血、周围血流缓慢，氧在组织中被过多摄取所致，常见于右心衰竭、大量心包积液、缩窄性心包炎、上腔静脉阻塞综合征等。

2）缺血性发绀：由于心排血量减少，有效循环血容量不足，周围血管收缩，周围组织缺血、缺氧所致，常见于重症休克。另外，血栓闭塞性脉管炎和雷诺（Raynaud）病等因局部血流不足也可引起局部发绀。

（3）混合性发绀：中心性发绀和周围性发绀同时存在，见于心力衰竭。

2. 血液中存在异常血红蛋白衍化物

（1）高铁血红蛋白血症：某些药物或化学物质中毒时，可使血红蛋白分子中的二价铁被氧化成三价铁，失去与氧结合的能力。常见于苯胺、硝基苯、伯氨喹、亚硝酸盐、磺胺类等中毒。特点是发绀出现急剧，抽出的静脉血呈深棕色，虽给予氧疗但发绀不能改善，只有静脉注射亚甲蓝或大量维生素 C 时，发绀方可消退，用分光镜检查可证实血中高铁血红蛋白存在。由于大量进食含亚硝酸盐的变质蔬菜而引起的中毒性高铁血红蛋白血症，也可出现发绀，称"肠源性青紫症"。

（2）硫化血红蛋白血症：有致高铁血红蛋白血症的药物或化学物质存在，同时有便秘或服用硫化物者，可形成硫化血红蛋白。特点是持续时间长，可达数月以上，血液呈蓝褐色，分光镜检查可证明有硫化血红蛋白的存在。

（3）先天性高铁血红蛋白血症：自幼即有发绀，而无心、肺疾病及引起异常血红蛋白的其他原因，有家族史，身体一般状况较好。

【伴随症状】

1. 伴呼吸困难　见于重症心、肺疾病和急性呼吸道梗阻、气胸等。

2. 伴杵状指（趾）　见于发绀型先天性心脏病及某些慢性肺部疾病，提示病程较长。

3. 伴意识障碍及衰竭　见于某些药物或化学物质中毒、休克、急性肺部感染等。

（张　悦）

七、心悸

心悸（palpitation）是人们感到心脏异常跳动的一种现象。心悸有时被描述为心慌、间歇脉、漏跳、早跳、心跳剧烈、心跳快或是心跳不规则。这些不适的原因可能来源于心脏跳动的节奏（心律）、快慢（心率）或者心肌收缩力增强的变化。心悸可见于自主神经功能紊乱，也可见于器质性心脏疾病或非心脏疾病。

【病理生理】

心悸发生的机制较复杂。目前认为心脏搏动的起源异常或传导异常是心悸发生的基础，主要与心率快慢、心搏节律以及搏动强弱变化等有关。在心动过速时，舒张期缩短、心室充盈不足，心室收缩时心室肌与心瓣膜的紧张度突然增加，可引起心脏搏动增强而出现心悸。期前收缩时一个较长的间歇之后心室充盈时间长，使心脏搏动增强，也会令人感到心脏跳动加剧。突然发作的心律失常往往心悸症状较明显，而慢性心律失常如慢性持续性房颤，可能因长期适应而无明显心悸表现。对心脏异常搏动的感受也因人而异，常与精神因素和本身的注意力有关，在焦虑、紧张及注意力集中时更易出现。总的来说，个体对心脏搏动的感知差异很大，同样的心律失常有人感觉明显心悸，有人却感觉不明显。

【病因】

心悸的病因很多，最常见的是心律失常。某些非心律失常性心脏疾病、全身性疾病、心因性疾病和一些药物等也可引发心悸。

1. 心律失常　多种心律失常可诱发心悸，包括窦性心动过速或窦性心律不齐、室上性或室性期前收缩、心房扑动或心房颤动、房室传导阻滞或窦房结功能异常所致心动过缓、慢快综合征（病态窦房结综合征）、室上性心动过速、室性心动过速、预激综合征等等。有些心律失常尚有头晕、黑矇甚至意识丧失，这是鉴别心悸原因的重要临床特点。

2. 焦虑或惊恐　精神心理因素造成的心悸占 15% ～ 31%。诊断主要依据病史，其特点为反复发作。此类异常多见于育龄或围绝经期女性，与此类人群更易出现躯体化、疑病症等心理异常有关。精神紧张、工作和生活压力大、内分泌紊乱、激素代谢失常等均可导致心理异常，从而产生心悸症状。鉴别精神心理因素所致的心悸可藉由心理问卷等诊断工具，但做出最终诊断必须先排除器质性疾病所致的心悸。

3. 器质性心脏病　此类疾病包括冠状动脉粥样硬化性心脏病、各种心肌病、充血性心力衰竭、瓣膜性心脏病（如主动脉瓣关闭不全、主动脉瓣狭窄、二尖瓣脱垂等）、心包炎、房间隔缺损或室间隔缺损等。心悸一般不是此类患者的首要临床症状，全面的病史询问、细致的体格检查和有针对性的辅助检查足以明确心悸病因。

4. 心脏以外的原因　有些心悸的患者同时伴随发热、水和电解质紊乱、低血糖、低血压、甲状腺代谢疾病、贫血等临床情况，有些呼吸系统疾病也会产生心悸的症状。咖啡因、乙醇、可卡因、烟草等物质会引起心悸，麻黄、麻黄碱、洋地黄类、茶碱类、吩噻嗪、β 受体阻滞药、钙拮抗药等血管活性药物也会引起心悸。

【诊断】

对心悸的诊断需包括详细而全面的病史询问和细致的体格检查，确诊则依赖心电图检查。病史应包括现病史、系统回顾、家族史、用药史等。体格检查重点包括一般情况、头颈部、心脏听诊、神经系统查体等。陈旧性心梗、结构性心脏病、心功能不全的患者，如果有心悸症状，须警惕恶性心律失常。心悸伴晕厥或有心肌病、猝死家族史的患者，也是恶性心律失常的高危人群。不同的临床表现可提示对应的可能诊断：偶然发生（尤其是静卧时）的早搏往往提示室性期前收缩；快速、不规律的跳动往往提示心房颤动；阵发性心搏突发、突止往往提示阵发性室上速。部分患者，尤其是年轻女性，发生心悸常被诊断为焦虑、惊恐等心理疾病，做出此类诊断必须首先排除真正的心律失常。心电图的特异性表现对诊断意义较大，如短 PR 间期及 delta 波等提示预激综合征，I、aVL、$V_4 \sim V_6$ 导联深 Q 波伴明显的左室肥厚提示肥厚型心肌病。其他可能需要的检验和检查包括动态心电图、植入式循环记录仪、血常规、电解质、心肌损伤标志物、甲状腺功能、倾斜试验、心脏超声、心脏磁共振、运动试验、电生理检查等。诊断的重点在于识别患者有无心律失常，心律失常的病因，以及心悸是否由心律失常引起，如此方能指导治疗。

【治疗】

首先要明确病因，针对病因进行治疗。如排除高危因素且心悸可以耐受，无需特殊治疗。孤立的室性早搏或房性早搏，祛除诱发因素如乙醇、咖啡因等往往有效，如果祛除后症状仍然明显，则可考虑使用 β 受体阻滞药，从小剂量开始逐渐加量。心房扑动或心房颤动的治疗聚焦于控制心室率还是控制节律，前提是评估血栓栓塞风险（必要时评估出血风险）以及抗凝治疗，以预防卒中。心房扑动、心房颤动、房性心动过速、室性心动过速或阵发性室上性心动过速等通常可经导管射频消融治愈并获得根治。高危的恶性心律失常则需电生理检查、抗心律失常药物以及植入型自动除颤仪等治疗。如心悸原因为器质性心脏病、精神心理原因或心脏以外的原因，则需治疗原发病。如心悸由药物引起、症状难以耐受，可考虑停用并更换其他药物。部分心悸患者虽经全面的病史询问和体格检查以及必要的辅助检查等仍不能确定病因，应停用咖啡因、乙醇等，并纠正可能引起心悸的精神心理因素等。

（卢长林　刘明皓）

八、黄疸

黄疸（jaundice）系由于血清内胆红素升高，导致皮肤、黏膜和巩膜以及其他组织和体液发黄的症状和体征。正常情况下，人体胆红素的代谢保持动态平衡，正常血清总胆红素浓度为 $1.7 \sim 17.1$ μmol/L（$0.1 \sim 1$ mg/dl），当血清总胆红素浓度超过 17.1 μmol/L 时称为黄疸；当血清总胆红素浓度在 $17.1 \sim 34.2$ μmol/L 之间时难以被察觉，称之为隐性黄疸（latent jaundice）；当血清总胆红素浓度超过 34.2 μmol/L 时，为临床上肉眼所见的黄疸。

【胆红素的正常代谢】

黄疸是胆红素代谢紊乱所致。胆红素代谢包括胆红素的生成、运输、摄取、结合、排泄和肠肝循环等过程。

1. 胆红素的生成　体内的胆红素来源于衰老的红细胞、骨髓幼稚红细胞的血红素和肝内含有的亚铁血红素，其中 80% ～ 85% 主要来源于血红蛋白。血循环中衰老的红细胞经单核 – 巨噬细胞系统破坏，降解为血红蛋白，血红蛋白在组织蛋白酶的作用下形成血红素和珠蛋白，血红素在催化酶的作用下转变为胆绿素，后者再经还原酶还原为胆红素。另外，$171 \sim 513$ μmol（$10 \sim 30$ mg）的胆红素（15% ～ 20%）来源于骨髓幼稚红细胞的血红素和肝内含有的亚铁血红素（如过氧化氢酶、过氧化物酶、细胞色素氧化酶与肌红蛋白等），这些胆红素称为旁路胆红素（bypass bilirubin）。

2. 胆红素的运输　上述形成的胆红素是游离的、非结合的、不溶于水的，不能从肾小球滤出，故不会出现于尿中，称为游离胆红素或非结合胆红素（unconjugated bilirubin，UCB）。非结合胆红素对中枢神经系统有特殊的亲和力，能透过血脑屏障引发核黄疸。由于非结合胆红素对重氮盐试剂呈间接反应，故又称之为间接胆红素（indirect bilirubin）。其与血清白蛋白结合而运输。

3. 胆红素的摄取　非结合胆红素通过血液循环运输至肝，与白蛋白分离后被肝细胞摄取，在肝细胞内与 Y、Z 两种载体蛋白结合，并被运输至肝细胞光面内质网的微粒体部分。

4. 胆红素的结合　非结合胆红素经葡糖醛酸转移酶的催化作用与 1 分子或 2 分子葡糖醛

酸结合，形成胆红素葡糖醛酸单酯或双酯，也称为结合胆红素（conjugated bilirubin，CB）。结合胆红素为水溶性，可通过肾小球滤过从尿中排出，大部分从胆汁排出。由于结合胆红素对重氮盐试剂呈直接反应，故又称为直接胆红素（direct bilirubin）。

5. 胆红素的排泄　结合胆红素在肝细胞内经高尔基复合体运输至毛细胆管微突，经毛细胆管至各级胆管而排入肠道。结合胆红素进入肠道后，经肠道细菌的脱氢酶作用还原为尿胆原。尿胆原（urobilinogen）大部分氧化为尿胆素（urobilin），从粪便中排出称粪胆素（stercobilin）。

6. 胆红素的肠肝循环　小部分尿胆原（10%～20%）可被肠黏膜重吸收，经肝门静脉回到肝内，其中大部分再转变为结合胆红素，又随胆汁排入肠内，形成胆红素的肠肝循环（entero hepatic circulation）；被吸收回肝的小部分尿胆原经体循环由肾排出体外，每日不超过6.8 μmol（4 mg）。尿胆原接触空气后被氧化为尿胆素，后者是尿的主要色素成分。

正常情况下，胆红素进入与离开血液循环保持动态平衡，故血中胆红素的浓度保持相对恒定。

【分类】

1. 按病因学分类

（1）溶血性黄疸

（2）肝细胞性黄疸

（3）胆汁淤积性黄疸（又名阻塞性黄疸或梗阻性黄疸）

（4）先天性非溶血性黄疸（罕见）

2. 按胆红素性质分类

（1）以非结合胆红素增高为主的黄疸

（2）以结合胆红素增高为主的黄疸

【病因】

1. 溶血性黄疸（hemolytic jaundice）　所有能引起溶血的疾病均能导致溶血性黄疸的发生。发生溶血性黄疸的常见疾病：①先天性溶血性贫血：如珠蛋白生成障碍性贫血和遗传性球形红细胞增多症；②后天性获得性溶血性贫血：如新生儿溶血、自身免疫性溶血性贫血、不同血型输血后的溶血以及伯氨喹、蚕豆病、毒蕈、蛇毒、阵发性睡眠性血红蛋白尿等所致溶血性贫血。

2. 肝细胞性黄疸（hepatocellular jaundice）　多由导致肝细胞严重损伤的疾病引起。常见疾病有病毒性肝炎、肝硬化、钩端螺旋体病、中毒性肝炎、败血症等。

3. 胆汁淤积性黄疸（cholestatic jaundice）　可分为肝内与肝外两种情况。常见疾病：①肝内阻塞性胆汁淤积，如肝内泥沙样结石、癌栓、寄生虫病（华支睾吸虫病）；②肝胆汁淤积，如毛细胆管型病毒性肝炎、原发性胆汁性肝硬化、药物性胆汁淤积（氯丙嗪、甲睾酮、避孕药等）、妊娠期肝内胆汁淤积症等；③肝外胆汁淤积，如胆总管结石、狭窄、炎性水肿、肿瘤及蛔虫等阻塞导致。

4. 先天性非溶血性黄疸　系肝细胞对胆红素的摄取、结合和排泄有缺陷所致的黄疸，本组疾病临床上罕见。主要分为 Gilbert 综合征、Dubin-Johnson 综合征、Crigler-Najiar 综合征、Rotor 综合征四种临床类型。

【临床表现】

1. 溶血性黄疸

（1）轻度黄疸，皮肤黏膜呈浅柠檬色，无皮肤瘙痒。

（2）急性溶血时可出现发热、寒战、头痛、呕吐、腰痛，同时有不同程度的贫血和血红蛋白尿（尿呈酱油色或茶色），严重者可发生急性肾衰竭；慢性溶血多为先天性，可同时伴有贫血与脾大。

（3）非结合胆红素明显增高，结合胆红素轻度增高；尿中无胆红素，尿胆原增加。

2. 肝细胞性黄疸

（1）表现为较重黄疸，皮肤、黏膜浅黄至深黄色，可伴有轻度皮肤瘙痒。

（2）肝原发疾病表现，如乏力、食欲减退，严重者可有出血倾向、腹水、昏迷等。

（3）结合胆红素与非结合胆红素均增高；尿中胆红素阳性，尿胆原轻度增加。

3. 胆汁淤积性黄疸

（1）重度黄疸，皮肤黏膜呈暗黄色，完全阻塞者颜色更深，甚至呈黄绿色，尿色深，粪便颜色变浅或呈白陶土色。

（2）伴有皮肤瘙痒、心动过缓。

（3）结合胆红素增高为主，尿胆红素阳性，尿胆原减少或消失。

4. 先天性非溶血性黄疸   临床上罕见，在儿童期、青年期可被发现，有家族史，黄疸多为轻度或重度、慢性波动性或间歇性。除少数类型（如 Crigler-Najiar 综合征）外，大多全身情况良好，预后好。

【伴随症状】

1. 伴发热   见于急性胆管炎、肝脓肿、败血症、大叶性肺炎、钩端螺旋体病、病毒性肝炎及各种原因所致的急性溶血等。

2. 伴上腹剧烈疼痛   见于胆道结石、胆道蛔虫病或肝脓肿。夏科（Charcot）三联征：右上腹剧痛、寒战高热及黄疸，提示急性化脓性胆管炎；持续性右上腹钝痛或胀痛可见于病毒性肝炎、肝脓肿或原发性肝癌。

3. 伴肝大   肝轻至中度大、质地软或中等硬度且表面光滑，见于病毒性肝炎、急性胆道感染或胆道阻塞；明显肿大、质地坚硬、表面凹凸不平有结节者，见于原发性或继发性肝癌；肝大不明显而质地较硬、边缘不整、表面有小结节者，见于肝硬化。

4. 伴胆囊肿大   提示胆总管有梗阻，常见于胰头癌、胆总管癌、壶腹癌、胆总管结石等。

5. 伴脾大   见于肝硬化、钩端螺旋体病、疟疾、败血症、各种原因引起的溶血性贫血及淋巴瘤等。

6. 伴腹水   见于重症肝炎、肝硬化失代偿期、肝癌等。

7. 伴皮肤瘙痒   见于胆汁淤积性黄疸、肝细胞性黄疸（轻度瘙痒）。

（刘理静）

九、呕血及便血

呕血（hematemesis）系上消化道疾病（指屈氏韧带以上的消化道，包括食管、胃、十二指肠、肝、胆、胰及胃空肠吻合术后的空肠上段疾病）或全身性疾病所致的上消化道出血，血液经口腔呕出。

便血（hematochezia）系下消化道出血，血液从肛门排出。出血量少不造成粪便颜色改变，需经隐血试验才能确定者，称为隐血（occult blood）。

【病因】

呕血多由上消化道疾病及全身疾病引起，便血多由下消化道疾病及全身疾病引起。常见的呕血与便血原因如下：

1. 上消化道疾病

（1）食管疾病：如食管炎、食管静脉曲张破裂、食管憩室炎、食管癌、食管异物、食管 – 贲门黏膜撕裂综合征（Mallory-Weiss syndrome）、食管裂孔疝等。

（2）胃及十二指肠疾病：如消化性溃疡、由服用非甾体抗炎药（如阿司匹林、吲哚美辛等）和应激所引起的急性胃十二指肠黏膜病变、胃癌、胃泌素瘤（Zollinger-Ellison 综合征）等。

（3）肝、胆道疾病：如肝硬化肝门静脉高压引起的食管–胃底静脉曲张破裂出血、肝恶性肿瘤（如肝癌）、肝脓肿或肝动脉瘤破裂出血；胆囊或胆道结石、胆道寄生虫、急性出血性胆囊炎、胆囊癌、胆管癌等。

（4）胰腺疾病：如急性胰腺炎合并脓肿或囊肿、胰腺癌破裂出血等。

2. 全身性疾病

（1）血液系统疾病：如血小板减少性紫癜、过敏性紫癜、白血病、血友病、霍奇金病、弥散性血管内凝血及其他凝血功能障碍（如应用抗凝药过量）等。

（2）感染性疾病：如流行性出血热、钩端螺旋体病、登革热、败血症等。

（3）结缔组织病：如系统性红斑狼疮、皮肌炎、结节性多动脉炎累及上消化道。

（4）其他：如尿毒症、肺源性心脏病、呼吸衰竭等。

3. 下消化道疾病

（1）小肠疾病：如急性出血性坏死性肠炎、肠结核、肠伤寒、钩虫病、克罗恩病、小肠肿瘤、小肠血管瘤、空肠憩室炎或溃疡、肠套叠等。

（2）结肠疾病：如急性细菌性痢疾、阿米巴痢疾、血吸虫病、溃疡性结肠炎、结肠憩室炎、结肠癌、结肠息肉病、缺血性结肠炎等。

（3）直肠肛管疾病：如直肠肛管损伤、非特异性直肠炎、直肠息肉、孤立性直肠息肉、直肠癌、痔、肛裂、肛瘘等。

【临床表现】

1. 呕血　呕血前多数患者有上腹部不适及恶心，随后呕出血性胃内容物。呕血颜色可呈鲜红色、混有血凝块、暗红色或咖啡色。呕血的颜色应根据出血量的多少、在胃内停留时间的长短及出血部位的不同而不同。呕血的同时因部分血液经肠道排出体外，可致便血或形成黑便。大多数呕血可伴有黑便，幽门以上部位出血可兼有呕血与黑便；而幽门以下部位出血则多有黑便而无呕血，若出血量多，血液反流入胃也可引起呕血。

2. 便血　便血主要为下消化道出血。便血颜色取决于出血部位、出血量、出血的速度以及血液在肠道内停留的时间。若下消化道出血量多、速度快、部位低，多呈鲜红色；若出血量少、停留时间长、部位高，则多呈暗红色。血液可与粪便相混合或单独排出。若颜色鲜红、单独排出、黏附于粪便表面或排便前后有鲜血滴出或喷血，均提示直肠或肛管疾病，如痔、肛裂或直肠肿瘤引起的出血。上消化道出血或小肠出血，在肠内停留时间较长，粪便呈黑色，由于附有黏液而发亮，类似柏油，故又称柏油便。消化道出血每日出血量 5 ~ 10 ml 以内时，肉眼无粪便颜色改变，需经隐血试验才能确定，称为隐血便。

3. 失血性周围循环衰竭　出血量少于循环血容量的 10% 时，一般临床症状不明显；出血量为循环血容量的 10% ~ 20% 时，表现为头晕、乏力，一般无血压、脉搏等的变化；出血量达循环血容量的 20% 以上时，表现为头晕、出冷汗、四肢厥冷、口渴、心悸、脉搏增快等循环系统代偿症状；若出血量达循环血容量的 30% 以上时，则可表现为急性周围循环衰竭，即意识不清、面色苍白、心率加快、脉搏细弱、血压下降、呼吸急促及休克等。

4. 血液学改变　早期改变不明显，出血 3 ~ 4 小时以后由于组织液的渗出及输液等情况，血液被稀释，血红蛋白及红细胞计数可逐渐减少。

【伴随症状】

了解伴随症状有助于估计失血量或确定病因。

1. 伴腹痛　中青年人慢性反复发作的周期性与节律性上腹痛，多考虑消化性溃疡；中老年人慢性无明显规律性的上腹痛，同时伴厌食、消瘦、贫血者，应考虑胃癌。较剧烈腹痛见于急性出血性坏死性肠炎、肠套叠、肠系膜血栓形成或栓塞等；腹痛时排血便或脓血便，便后腹痛减轻，见于细菌性痢疾、阿米巴痢疾或溃疡性结肠炎；排血便后腹痛不减轻，常为小肠疾病。

2. 伴肝、脾大　脾大、腹水、蜘蛛痣、肝掌及腹壁静脉曲张者，常提示肝硬化；肝区疼痛、肝大、质地坚硬、表面凹凸不平或有结节，同时伴有体重下降，应警惕肝癌。

3. 伴黄疸　黄疸、寒战、发热及右上腹绞痛考虑肝胆疾病；黄疸、发热及全身皮肤黏膜有出血倾向，常见于败血症或钩端螺旋体病等感染性疾病。

4. 伴皮肤黏膜出血　常与血液疾病或凝血功能障碍性疾病有关，如白血病、血小板减少性紫癜、败血症、重症肝炎等。

5. 伴左锁骨上淋巴结增大　见于胃癌或胰腺癌等。

6. 伴吞咽困难、胃食管反流、胸骨后烧灼样疼痛　提示为食管病变，如食管炎、食管癌等。

7. 伴头晕、黑矇、口渴、出冷汗　提示血容量不足，早期可伴随体位变动（如由卧位变为坐、立位时）而发生。

8. 伴里急后重　自觉排便未净，排便频繁，但每次排便量甚少，且便后未见轻松，提示肛门、直肠疾病，如痢疾、直肠炎、直肠癌等。

9. 伴发热　见于传染性疾病，如伤寒、败血症、流行性出血热、钩端螺旋体病或部分恶性肿瘤，如肠道淋巴瘤、白血病等。

10. 伴全身出血倾向　见于急性细菌性痢疾、流行性出血热、重症肝炎、败血症及某些血液疾病，如白血病、血小板减少性紫癜、过敏性紫癜、血友病等。

11. 伴腹部肿块　见于肠道恶性淋巴瘤、结肠癌、肠结核、肠套叠及克罗恩病等。

（刘理静）

十、恶心、呕吐

恶心（nausea）为上腹部不适和紧迫欲吐的感觉，可伴随迷走神经兴奋的症状，如皮肤苍白、流涎、出汗、心动过缓及血压降低等。呕吐（vomiting）是指通过胃的强烈收缩使得胃或部分小肠内容物经食管、口腔排出体外的现象。恶心与呕吐均为临床常见症状，是复杂的反射动作，可由多种原因引起。恶心常为呕吐的前奏，但是有呕吐不一定伴恶心，反之亦然。

【分类与病因】

1. 中枢性呕吐

（1）神经系统疾病

1）颅内感染：各种脑膜炎、脑炎、脑脓肿。

2）脑血管疾病：脑血栓形成、脑栓塞、脑出血、高血压脑病及偏头痛等。

3）癫痫：尤其是癫痫持续状态。

4）颅脑损伤：脑挫裂伤、颅内血肿或蛛网膜下腔出血。

（2）全身疾病：尿毒症、糖尿病酮症酸中毒、肝性脑病、甲状腺功能亢进危象、甲状旁腺危象、肾上腺皮质功能不全、低血钠或早孕反应等。

（3）药物与中毒：某些药物（如抗生素、抗癌药、吗啡、洋地黄等）或毒物（如重金属、一氧化碳、乙醇、鼠药、有机磷农药等）中毒。

（4）精神因素：胃神经官能症、神经性厌食、癔症。

2. 反射性呕吐

（1）消化系统疾病

1）口咽部炎症，物理、化学刺激。

2）胃、十二指肠疾病：如急（慢）性胃肠炎、消化性溃疡、幽门梗阻、功能性消化不良、急性胃扩张或胃癌等。

3）肠道疾病：如急性阑尾炎、各型肠梗阻、急性出血坏死性肠炎、腹型过敏性紫癜等。

4）腹膜及肠系膜疾病：如急性腹膜炎、急性肠系膜淋巴结炎等。

5）肝、胆、胰腺疾病：如急性肝炎、肝硬化、肝淤血、急慢性胆囊炎或胰腺炎。

（2）循环系统疾病：急性心肌梗死、心力衰竭、休克等。

（3）泌尿与生殖系统疾病：急性肾盂肾炎、肾输尿管结石、急性盆腔炎、异位妊娠破裂等。

（4）眼部疾病：青光眼、屈光不正等。

3. 内耳前庭功能障碍性呕吐 迷路炎、晕动病、梅尼埃病等。

【发病机制】

呕吐是需要中枢神经参与的复杂的反射动作，其过程可分为三个阶段，即恶心、干呕与呕吐。恶心时胃张力和蠕动减弱，十二指肠张力增强，可伴或不伴有十二指肠肠液反流；干呕时胃上部放松而胃窦部短暂收缩；呕吐时胃窦部持续收缩、贲门开放、腹肌收缩、腹压增加，迫使胃内容物急速而猛烈地从胃反流，经食管、口腔而排出体外。

呕吐中枢位于延髓，由两个解剖学上相邻而功能不同的结构组成：一是神经反射中枢，即呕吐中枢（vomiting center），位于延髓外侧网状结构的背部；二是化学感受器触发区（chemoreceptor trigger zone），位于延髓第四脑室的底面。前者直接支配呕吐的动作，接受来自消化道、大脑皮质、内耳前庭、冠状动脉以及化学感受器触发带的传入冲动，直接支配呕吐动作；后者接受各种外来的化学物质或药物（如阿扑吗啡、洋地黄、吐根碱等）及内源性代谢产物（如感染、酮中毒、尿毒症等）的刺激，引发神经冲动，传至呕吐中枢而引发呕吐。

【临床表现】

1. 呕吐的发生时间 尿毒症、慢性乙醇中毒、功能性消化不良或早期妊娠的妇女通常表现为晨起呕吐；鼻窦炎患者因起床体位改变，脓液经鼻后孔流出刺激咽部，亦可引起晨起恶心、干呕；幽门梗阻者常见于晚上或夜间呕吐。

2. 呕吐与进食的关系 幽门管溃疡或精神性呕吐表现为进食过程中或餐后立刻呕吐；胃张力下降或胃排空延迟表现为餐后 1 小时以上呕吐，亦称为延迟性呕吐；幽门梗阻表现为餐后较久或数餐后呕吐，呕吐物有隔夜宿食；食物中毒表现为集体餐后呕吐。

3. 呕吐的特点 神经性或颅内高压性呕吐，恶心很轻或缺如，颅内高压性呕吐以喷射状呕吐为特点，而反射性或周围性呕吐常伴有恶心，呕吐为非喷射性。长期反复发作而营养状态不受影响，多为神经官能性呕吐。

4. 呕吐物的性质 呕吐物发酵、腐败气味考虑胃潴留；呕吐物呈粪臭味考虑低位小肠梗阻；呕吐物不含胆汁提示梗阻平面多在十二指肠乳头以上，若含多量胆汁则提示在此平面以下；呕吐物含大量酸性液体考虑促胃液素瘤或十二指肠溃疡，若无酸味者考虑贲门狭窄或贲门失弛缓症。

【伴随症状】

了解相关伴随症状有利于恶心、呕吐的病因诊断。

1. 伴腹痛、腹泻 多考虑急性胃肠炎、细菌性食物中毒、霍乱、副霍乱或各种原因引起的急性中毒。

2. 伴发热、寒战及右上腹痛 考虑胆囊炎或胆石症。

3. 伴眩晕、眼球震颤 多见于前庭器官疾病。

4. 伴头痛及喷射性呕吐 多见于颅内压增高或青光眼。

5. 应用药物　如使用抗生素与抗癌药物，多考虑药物不良反应。

6. 育龄妇女晨起呕吐伴停经　考虑早孕。

（刘理静）

十一、腹泻与便秘

腹泻（diarrhea）是指排便次数增多或粪便总量增多，粪质稀薄，或带有黏液、脓血或未消化的食物。腹泻可分为急性与慢性腹泻，超过 2 个月者属于慢性腹泻。

便秘（constipation）是指不用通便剂的情况下排便次数减少，每周内排便次数少于 3 次，且排便困难、粪便干结。慢性便秘是指症状持续时间超过 3 个月者。便秘是临床常见症状，多长期持续存在，不仅影响生活质量，而且可能成为痔、肛裂、肝性脑病、结肠癌等的诱发因素。

【病因】

1. 急性腹泻

（1）肠道疾病：由病毒、细菌、真菌、原虫等感染引起的肠炎、变态反应性肠炎、急性出血坏死性肠炎、溃疡性结肠炎急性发作、急性肠道缺血以及抗生素使用不当引发的小肠、结肠炎等。

（2）急性中毒：食用被金黄色葡萄球菌或沙门菌等污染的食物、毒蕈、河豚、鱼胆，及发芽的马铃薯和含砷、磷、铅、汞等的化学药物。

（3）全身感染性疾病：常见于伤寒、副伤寒、疟疾、黑热病、败血症、钩端螺旋体病、急性病毒性肝炎、麻疹等。

（4）其他：过敏性紫癜、甲状腺功能亢进症、肾上腺皮质功能减退危象、变态反应性肠炎等，及服用某些药物如氟尿嘧啶、利血平及新斯的明等。

2. 慢性腹泻

（1）消化系统疾病

1）胃部疾病：如慢性萎缩性胃炎、胃萎缩及胃大部切除术后胃酸缺乏等。

2）肠道感染：如肠结核、慢性阿米巴性痢疾、血吸虫病、慢性细菌性痢疾、梨形鞭毛虫病、钩虫病或绦虫病等。

3）肠道非感染性疾病：如克罗恩病、结肠多发性息肉、溃疡性结肠炎、吸收不良综合征等。

4）肠道肿瘤：如结（直）肠癌、结肠绒毛状腺瘤或小肠淋巴瘤等。

5）胰腺疾病：如慢性胰腺炎、胰腺癌、囊性纤维化疾病、胰腺切除术后等。

6）肝胆疾病：如肝硬化、胆汁淤积性黄疸、慢性胆囊炎与胆石症等。

（2）全身性疾病

1）内分泌及代谢障碍性疾病：如甲状腺功能亢进症、肾上腺皮质功能减退症、胃泌素瘤、促胃液素瘤、血管活性肠肽（VIP）瘤、类癌综合征及糖尿病性肠神经病变等。

2）其他系统疾病：如系统性红斑狼疮、硬皮病、尿毒症及放射性肠炎等。

（3）药物不良反应：如利血平、甲状腺素、双胍类降糖药、洋地黄类药物及考来烯胺等。此外，还包括某些抗肿瘤药物和抗生素。

（4）神经功能紊乱：如肠易激综合征等。

3. 便秘

（1）功能性因素

1）摄食量少、食物缺乏纤维素或水分不足：食物残渣不足，对结肠运动的刺激减少。

2）正常排便习惯受干扰：可由紧张的工作、快节奏的生活、工作性质和时间变化、精神因素或不良排便习惯等造成。

3）结肠运动功能紊乱：常由于年老体弱、活动减少或结肠痉挛导致，可见于肠易激综合征，部分患者亦表现为便秘与腹泻交替。

4）腹肌及盆腔肌张力不足：排便推动力减弱，粪便排出体外困难。

5）滥用泻药：易引发药物依赖，停止使用则排便困难。

6）结肠冗长症：如横结肠、乙状结肠冗长等。

（2）器质性因素

1）直肠与肛门病变：如痔疮、肛裂、肛周脓肿和溃疡、溃疡肛门狭窄、直肠膨出、孤立性直肠溃疡等。

2）局部病变导致排便无力：如大量腹水、膈肌麻痹、肌营养不良和系统性硬化症等。

3）各种原因导致的肠梗阻、肠粘连、肠扭转：如结肠良恶性肿瘤、腹部手术后、克罗恩病、先天性巨结肠症、肠粘连、肠扭转和肠套叠等。

4）盆腔或腹腔内肿瘤压迫：如卵巢肿瘤、子宫肌瘤等。

5）内分泌、代谢性疾病及脑血管疾病干扰排便功能，使排便无力：如尿毒症、糖尿病、甲状腺功能低下症、截瘫、脑血管意外、皮肌炎、多发性硬化症等。此外，血卟啉病及铅中毒引起肠肌痉挛，也可导致便秘。

（3）医源性因素

1）药物不良反应：如抗胆碱药、吗啡类药、神经阻滞剂、镇静剂、抗抑郁药、钙通道阻滞剂、非甾体抗炎药、抗肿瘤药、止泻药、三环类抗抑郁药等。

2）肛肠手术：如麻醉、镇静药物的应用，术后长时间卧床及肛门局部疼痛等。

【临床表现】

1. 腹泻

（1）起病与病程：急性腹泻起病急，病程短，大多见于感染或食物中毒；慢性腹泻起病缓慢，病程长，大多由慢性感染、非特异性炎症、吸收不良及肠道肿瘤等所致。

（2）腹泻与腹痛的关系：急性腹泻常有腹痛，以感染性腹泻为主；小肠疾病所致腹泻疼痛多在脐周，便后腹痛缓解不明显；结肠疾病疼痛常在下腹，便后疼痛常可缓解；分泌性腹泻一般无明显腹痛。

（3）腹泻次数及粪便性质：急性感染性腹泻，多伴不洁饮食史，进食后 24 小时内发病，每日排便次数可高达 10 次以上，粪便常呈糊状或水样，少数可为脓血便。阿米巴痢疾的粪便呈暗红色或果酱样；粪便和呕吐物呈米泔水样，失水严重，兼有流行病学史者，常提示霍乱。慢性腹泻常呈每日排便次数增多，可见稀便，亦可带黏液和脓血，常提示慢性痢疾、炎症性肠病及结肠、直肠癌等可能。粪便奇臭而黏附提示消化吸收不良或严重感染性肠病可能；粪便中带黏液而无病理成分者，多提示肠易激综合征；粪便量多、油腻泡沫样，提示脂肪泻；腹泻与便秘交替出现，多提示肠结核、结肠癌、克罗恩病、慢性非特异性结肠炎、肠易激综合征等。

2. 便秘　急性便秘常有诱因和原发性疾病的临床表现，若患者有腹胀、腹痛，甚至恶心、呕吐，多考虑各种原因所致的肠梗阻。慢性便秘部分患者诉口苦、食欲减退、腹胀、下腹不适或有头痛、头晕、疲乏等神经功能症状。便秘者排出的粪便坚硬如羊粪，排便时可有左腹部或下腹痉挛性疼痛与下坠感，常可在左下腹触及痉挛的乙状结肠。排便困难者可因痔或肛裂而有粪便带血或便血，患者亦可因紧张、焦虑导致临床表现加重。

【伴随症状】

1. 腹泻的伴随症状

（1）伴腹痛：腹痛位于脐周，排便后不缓解，见于小肠疾病；左下腹痛、便后缓解见于结肠疾病。

（2）伴发热：见于急性细菌性痢疾、伤寒或副伤寒、肠结核、急性血吸虫病、克罗恩病、溃疡性结肠炎急性发作期、败血症等。

（3）伴体重下降：见于恶性肿瘤、炎症性肠炎、肠结核和甲状腺功能亢进。

（4）伴里急后重：见于结肠、直肠病变，如急性痢疾、直肠炎症或肿瘤等。

（5）伴皮疹或皮下出血：见于败血症、伤寒或副伤寒、麻疹、过敏性紫癜等。

（6）伴腹部包块：见于胃肠肿瘤、克罗恩病、肠结核及血吸虫性肉芽肿等。

（7）伴关节痛或关节肿胀：见于克罗恩病、系统性红斑狼疮、溃疡性结肠炎、肠结核、Whipple 病等。

2. 便秘的伴随症状

（1）伴呕吐、腹痛、腹胀：见于各种原因引起的肠梗阻。

（2）与便秘交替：见于肠结核、溃疡性结肠炎、肠易激综合征等。

（3）伴腹部包块：见于肠道肿瘤、肠结核、克罗恩病等。

（4）伴生活环境改变、精神紧张：见于功能性便秘。

（刘理静）

十二、尿频、尿急与尿痛

尿频（frequent micturition）是指单位时间内排尿次数增多。正常成年人白天排尿 4 ～ 6 次，夜间 0 ～ 2 次，平均每次尿量 200 ～ 400 ml。尿急（urgent micturition）是指患者一有尿意就难以控制迫不及待需要排尿，且每次尿量较正常尿量减少，甚至可仅有尿意而无尿液排出。尿痛（odynuria）是指患者排尿时感觉耻骨上区、会阴部和尿道内疼痛或烧灼感。尿频、尿急和尿痛合称为膀胱刺激征。

【病因与临床表现】

1. 尿频

（1）生理性尿频：①常见于饮水过多、精神紧张或气候寒冷等，属正常现象；②临床特点：常单独出现，每次尿量不少，不伴尿急、尿痛等症状。

（2）病理性尿频

1）多尿性尿频：①常见疾病：如糖尿病、尿崩症、精神性多饮和急性肾衰竭的多尿期等；②临床特点：排尿次数增多且每次尿量正常，全日总尿量增多。

2）炎症性尿频：①常见疾病：如膀胱炎、尿道炎、前列腺炎和尿路结核等；②临床特点：排尿次数增多但每次尿量减少，往往与尿急、尿痛同时出现，尿液镜检可见炎性细胞。其发生机制为兴奋尿意中枢而引起反射性尿频。

3）非炎症性尿频：常见尿路结石、异物的非炎症性刺激。

4）神经性尿频：①常见于精神紧张或癔症，也见于中枢及周围神经病变如神经源性膀胱；②临床特点：尿频仅见于白昼或夜间入睡前，排尿次数多而每次量少，可伴或不伴有尿急、尿痛。

5）膀胱容量减少性尿频：①常见疾病：如膀胱占位性病变、妊娠子宫增大、卵巢囊肿、膀胱结核或较大的膀胱结石等；②临床特点：持续性尿频，药物治疗难以奏效，每次尿量少，常伴排尿困难。

6）尿道口周围病变：见于尿道口息肉、处女膜伞和尿道旁腺囊肿等刺激尿道口引起尿频。

2. 尿急

（1）炎症性刺激：如肾盂肾炎、肾结石合并感染、肾结核、急性膀胱炎、尿道炎、前列腺炎、阴道炎等疾病；尿急在急性炎症和活动性泌尿系结核时最为明显，尤其是膀胱三角区和后尿道的炎症。急性前列腺炎常有尿急；慢性前列腺炎因伴有腺体增生肥大，还伴有排尿困难、尿线细和尿流中断。

（2）结石与异物：尿急为膀胱、尿道、输尿管下 1/3 段结石以及膀胱、尿道、前列腺肿瘤、膀胱或尿道内异物的非炎症性刺激所致。

（3）其他：精神因素、神经源性膀胱、膀胱瘘和妊娠压迫亦可导致尿急。高温环境下高浓缩高酸性尿液的刺激、有些女性在性交后或节育环放置不合适时也可产生尿急。

3. 尿痛　引起尿急的病因几乎都可以引起尿痛，疼痛部位多在耻骨上区、会阴部和尿道内，尿痛性质可为灼痛或刺痛。尿道炎多在排尿开始时出现疼痛，后尿道炎、膀胱炎和前列腺炎常出现终末性尿痛。

【伴随症状】

1. 尿频伴尿急、尿痛　见于膀胱炎和尿道炎。膀胱刺激征存在但不剧烈，伴高热、畏寒、肾区叩击痛，见于急性肾盂肾炎；伴会阴部、腹股沟和睾丸胀痛，见于急性前列腺炎。

2. 尿频、尿急伴有午后低热、乏力、盗汗　见于膀胱结核。

3. 尿频伴烦渴、多饮　见于精神性多饮、糖尿病和尿崩症。

4. 尿频、尿急伴无痛性血尿　见于膀胱癌。

5. 老年男性尿频伴有尿线细、进行性排尿困难　见于前列腺增生。

6. 尿频、尿急、尿痛伴有尿流突然中断　见于膀胱结石堵塞开口或后尿道结石嵌顿。

7. 尿频、尿急、尿痛伴尿道口脓性分泌物　见于性传播疾病。

（刘理静）

十三、血尿

血尿（hematuria）是指尿液中红细胞异常增多，分为镜下血尿和肉眼血尿。尿外观正常，通过离心沉淀后的尿液镜检每高倍视野有 3 个以上红细胞，称为镜下血尿（microscopic hematuria）；每升尿中出血量＞1 ml 时，尿呈洗肉水色、茶色或血色，称为肉眼血尿（gross hematuria）。正常人尿液中无或偶见红细胞。

【病因】

血尿是泌尿系统疾病最常见的症状之一。98% 的血尿由泌尿系统疾病引起，余由全身性疾病或泌尿系统邻近器官病变所致。

1. 泌尿系统疾病

（1）肾内科疾病

1）病因：①肾小球疾病：如肾小球肾炎、IgA 肾病、遗传性肾炎和薄基底膜肾病等；②各种间质性肾炎、泌尿系结核等；③其他：如多囊肾、血管异常、尿路憩室和息肉等。

2）发生机制：肾小球基底膜损害，红细胞穿过裂隙时因挤压变形和（或）经受肾小管内渗透压、pH 值及代谢产物的影响，而导致红细胞形态呈多形性。

（2）泌尿外科疾病

1）病因：①泌尿系统结石、肿瘤或感染等；②泌尿系统损伤，如外伤或手术器械损伤。

2）发生机制：由于各种原因导致尿道损伤、血管破坏出血，尿中红细胞形态正常，呈均一性。

2. 尿路邻近器官疾病　如急（慢）性前列腺炎、精囊炎、急性盆腔炎或脓肿、输卵管炎、宫颈癌、阴道炎、急性阑尾炎、直肠和结肠癌等，邻近器官病变累及输尿管、膀胱时导致血尿。

3. 全身性疾病

（1）血液系统疾病：如白血病、再生障碍性贫血、血小板减少性紫癜、过敏性紫癜和血友病。

（2）免疫和自身免疫性疾病：如系统性红斑狼疮、结节性多动脉炎、皮肌炎、类风湿关节炎、系统性硬化症等。

（3）感染性疾病：如败血症、流行性出血热、猩红热、钩端螺旋体病、丝虫病等。

（4）心血管系统疾病：如亚急性感染性心内膜炎、急进型高血压、慢性心力衰竭、肾动脉栓塞和肾静脉血栓形成等。

4. 药物副作用   如磺胺药、解热镇痛药、甘露醇、头孢菌素类药、抗凝剂、抗肿瘤药等。

5. 理化因素   如放射性肾炎、放射性膀胱炎、重金属中毒、动植物毒素中毒等。

6. 功能性血尿   如平时运动量小的健康人突然剧烈活动后出现血尿，但没有其他症状，称为运动后血尿。

【临床表现】

1. 尿液颜色的改变   尿液颜色的改变是血尿的主要临床表现。镜下血尿液时尿液颜色正常，肉眼血尿则根据出血量多少而呈现不同颜色。若尿液呈淡红洗肉水样，提示每升尿液含血量超过 1 ml；若尿液呈血液状，提示出血严重；若尿色暗红，且尿液与血液混合均匀，提示肾出血；若尿色深红，偶有血凝块，提示膀胱或前列腺出血。

2. 分段尿异常   将全程尿分段留取观察颜色。常用尿三杯试验，即用 3 个清洁玻璃杯分别留取始段、中段和终末段尿观察。若为起始段血尿，提示病变在尿道；若为终末段血尿，提示病变在膀胱颈部、三角区或后尿道的前列腺和精囊腺；若三段尿均呈红色即全程血尿，则提示血尿源于肾或输尿管。

3. 镜下血尿   显微镜检查不但可确定颜色正常的尿液是否为血尿，而且可判定血尿的来源是肾性还是肾后性。若镜下红细胞大小不一、形态各异，则为肾小球源性血尿，考虑肾小球肾炎；若镜下红细胞形态单一、与外周血近似、为均一型血尿，则为肾后性血尿，提示肾盂肾盏、输尿管、膀胱和前列腺病变。

4. 症状性血尿   血尿患者伴有全身或局部症状，但以泌尿系统症状为主。若伴有肾区钝痛或绞痛，则提示病变在肾；若伴有尿频、尿急和排尿困难，则提示膀胱和尿道病变。

5. 无症状血尿   部分血尿患者既无泌尿系统症状也无全身症状。常见于肾结核、肾癌或膀胱癌等疾病早期。肾肿瘤早期会有全程无痛性肉眼血尿，可呈间歇性或持续性。膀胱癌早期的主要症状是间歇性、自发性、无痛性血尿。

诊断血尿时要排除以下五种可能：

1）假性血尿：如月经血、阴道出血等。

2）血红蛋白尿：尿液呈暗红色或酱油色，不浑浊，无沉淀，尿潜血试验阳性。

3）肌红蛋白尿：尿液呈粉红色或暗褐色，尿潜血试验阳性，尿液镜检无红细胞，联苯胺试验阳性，常有肌肉损伤病史。

4）卟啉尿：尿液呈红色或尿液颜色正常，但放置或日晒后呈红色或葡萄酒色，不浑浊，尿隐血试验阴性，镜检无红细胞。

5）服用大黄、利福平等药物或进食某些红色蔬菜也可排红色尿，但镜检无红细胞。

【伴随症状】

1. 伴疼痛   腰部胀痛见于肾结石；腹部绞痛，向腹下区及会阴部放射，见于输尿管结石；排尿中断伴尿频、尿急、尿痛，见于输尿管和膀胱结石。

2. 伴尿流中断、尿流细或排尿困难   见于下尿路结石、前列腺炎、前列腺癌、尿路畸形或损伤。

3. 伴尿频、尿急、尿痛　见于膀胱炎、尿道炎。而伴腰痛、高热、畏寒常为肾盂肾炎。

4. 伴水肿、高血压、蛋白尿　见于各种肾小球疾病。

5. 伴肾肿块　单侧肿块可见于肿瘤、肾积水和肾囊肿；双侧肿块见于先天性多囊肾；触及移动性肾见于肾下垂或游走肾。

6. 伴其他部位出血　见于血液病和某些感染性疾病。

7. 伴乳糜尿　见于丝虫病、慢性肾盂肾炎。

（刘理静）

十四、少尿、无尿

正常成年人 24 小时尿量（urine volume）为 1000 ～ 2000 ml，平均约为 1500 ml，昼夜尿量之比为（2 ～ 4）：1。小儿尿量的个体差异较大，按体重计算比成年人多 3 ～ 4 倍。若成人 24 小时尿量少于 400 ml 或每小时尿量少于 17 ml，称为少尿（oliguria）；24 小时尿量少于 100 ml 或 12 小时完全无尿者，称为无尿（anuria）。

【病因】

少尿与无尿是临床常见急症。如果 24 小时尿量少于 500 ml，机体新陈代谢所产生的废物无法完全排出，也就意味着肾功能受到损害。少尿与无尿的病因如下：

1. 肾前性

（1）有效血容量减少：常见于各种原因引起的休克、大出血、严重肝硬化、心脏压塞、严重脱水、严重低蛋白血症、肝肾综合征、大面积烧伤、肾病综合征等。

（2）心排血量下降：常见于各种原因导致的心力衰竭、严重的心律失常、急性心肌梗死或心肺复苏后体循环功能不稳定等。

（3）肾血管病变：常见于肾动脉狭窄或炎症、肾病综合征、狼疮性肾炎、长期卧床所致的肾血管栓塞或血栓形成、高血压危象或妊娠高血压等引起的肾动脉持续痉挛、肾缺血致急性肾衰竭等。

（4）应激：常见于严重创伤、感染等应激状态。

2. 肾性

（1）肾小球病变：常见于重症急性肾小球肾炎、急进性肾小球肾炎、慢性肾炎急性发作、重度狼疮性肾炎。

（2）肾小管病变：急性间质性肾炎、急性肾小管坏死、肾综合征出血热或严重肾盂肾炎并发肾乳头坏死等。

3. 肾后性

（1）机械性尿路梗阻：常见于泌尿系结石、血凝块、肿瘤以及坏死组织阻塞输尿管、膀胱颈或尿道。

（2）尿路受压：常见于腹腔内肿瘤、腹膜后淋巴瘤、特发性腹膜后纤维化、淋巴结浸润或压迫、前列腺增生等压迫尿道。

（3）其他：输尿管手术后、神经源性膀胱、输尿管硬化、泌尿系结核或溃疡愈合后瘢痕挛缩、肾严重下垂或游走肾引起的肾扭转等。

【发病机制】

在尿液形成过程中，肾小球的滤过和重吸收之间维持着动态平衡，使尿量保持在正常范围内。肾小球的滤过率取决于肾血流量、肾小球滤过膜的通透性及面积、肾小球囊内压和血浆胶体渗透压等。肾小管重吸收取决于肾小管功能的完整性，特别是抗利尿激素（antidiuretic hormone，ADH）

对远曲小管和集合管的作用。此外，尿量还受外界因素如饮水量、活动量、进食种类、周围环境（温度、湿度）、出汗程度、年龄、精神因素等的影响。

正常机体通过信息传递系统感知血浆渗透压、血容量的变化，通过内分泌系统作用于心、肾，调节肾小球的滤过率及肾小管的重吸收而调节尿量，以维持正常血容量及渗透压。若患者出现大出血，血压突然下降，交感系统兴奋，肾动脉收缩，肾小球滤过率降低，同时肾素－血管紧张素－醛固醇系统（RAAS）激活及 ADH 分泌增多，肾小管重吸收增加，尿量减少；若患者突发心力衰竭，心脏收缩、舒张功能发生异常，回心血量减少，有效血容量减少，激活上述系统导致水、钠潴留，尿量减少。

【伴随症状】

1. 伴肾绞痛　见于肾结石、肾动脉栓塞、肾动脉血栓形成等。

2. 伴有蛋白尿、血尿、高血压和水肿　见于各种急性肾炎、急进性肾炎。

3. 伴有水肿、胸闷、气促、心悸　见于心、肝、肾功能不全及营养不良。

4. 伴发热、腰痛、膀胱刺激征　见于急性肾盂肾炎。

5. 伴大量蛋白尿、水肿、高脂血症和低蛋白血症　见于肾病综合征。

6. 伴排尿困难　见于前列腺增生、前列腺炎、输尿管堵塞。

7. 伴乏力、食欲减退、腹水和皮肤黄染　见于肝肾综合征。

8. 伴口渴、四肢末梢湿冷、心悸、尿色呈深色　见于各种原因引起的脱水及休克。

（刘理静）

十五、水肿

水肿（edema）是指人体组织间隙积聚了过多的液体，导致组织肿胀。液体积聚在体腔内时，称之为积液。依据水肿分布的范围不同，可分为全身性水肿和局部性水肿。

【病因和发病机制】

1. 病因　水肿出现部位有助于识别水肿的原因。全身性水肿主要分为心源性水肿、肾源性水肿、肝源性水肿、营养不良性水肿、内分泌代谢疾病导致水肿和其他原因导致的水肿。局部性水肿分为局部静脉回流障碍性水肿、局部炎症性水肿等。

（1）全身性水肿

1）心源性水肿：常见于右心衰竭和缩窄性心包炎。心源性水肿的发病机制是综合性的，主要与毛细血管内流体静水压增高有关。由于心功能下降，静脉血液回流受阻，静脉淤血，压力增高，组织液重吸收减少，造成水肿。此外，钠水潴留等因素也参与水肿形成。

2）肾源性水肿：常见于各型肾炎、肾病综合征。肾源性水肿的基本发病机制是钠水潴留、蛋白质丢失导致的血浆胶体渗透压降低。肾小球滤过率降低、肾小管重吸收钠水增多，均可导致钠水潴留，造成水肿。

3）肝源性水肿：常见于肝硬化失代偿期、肝癌等。肝硬化失代偿期水肿发病机制主要是门静脉高压、低蛋白血症等。

4）营养不良性水肿：常见于慢性消耗性疾病、食物摄入吸收障碍疾病等。发病机制与低蛋白导致血浆胶体渗透压降低有关。

5）内分泌代谢疾病导致水肿：常见于甲状腺功能减退症、甲状腺功能亢进症、原发性醛固酮增多症、库欣综合征等。不同病因发病机制有所不同，多与激素水平、代谢异常等因素相关。

6）特发性水肿：目前水肿原因不明，考虑与毛细血管通透性增加有关。

7）其他原因导致水肿：如妊娠性水肿、老年性水肿、药物性水肿等。

（2）局部性水肿

1）局部静脉回流障碍性水肿：常见于下肢静脉曲张、血栓性静脉炎等。发病机制是毛细血管壁通透性增加。

2）局部炎症性水肿：常见于蜂窝织炎、丹毒等。发病机制是毛细血管壁通透性增加。

3）其他：如丝虫病导致的象皮肿，发病机制是淋巴回流障碍；冻伤导致的水肿等。

2. 发病机制　体液平衡调控机制复杂，正常人体中，组织液是血浆从毛细血管小动脉端滤出至周围组织间隙形成的，再由毛细血管小静脉端或毛细淋巴管回流进入循环，从而维持体液动态平衡。其中某些环节出现异常，导致组织液的滤出和重吸收失衡，造成水肿。

（1）毛细血管血流动力学异常：①血浆胶体渗透压降低；②毛细血管流体静水压增高；③毛细血管壁通透性增加。

（2）毛细血管外周环境异常：①组织液胶体渗透压增高；②组织间隙机械压降低；③淋巴回流障碍。

（3）钠水潴留：①肾小球滤过率下降；②肾小管重吸收钠水增多。

【临床表现】

1. 全身性水肿

（1）心源性水肿：水肿特点为对称性、凹陷性、下垂性，发展较为缓慢。早期，水肿多出现在身体下垂部位，足踝部多见，进而向上发展为全身水肿。长期卧床患者的水肿可局限于骶部。除水肿外还有颈静脉怒张、肝充血肿大等右心衰竭的临床表现。

（2）肾源性水肿：水肿特点为发展较为迅速。疾病早期常表现为晨起时眼睑和颜面部水肿，进而发展为全身水肿。常有肾功能损害、高血压、尿常规异常等临床表现。肾病综合征除水肿外还伴有大量蛋白尿、低蛋白血症、高脂血症。

（3）肝源性水肿：水肿自踝部向上蔓延，而头面部、上肢多无水肿发生。临床表现主要有门静脉高压和肝功能减退，常伴有腹水。

（4）营养不良性水肿：水肿多由足部开始，发展至全身。常有明显消瘦、体重减轻等表现。

（5）内分泌代谢疾病导致水肿：不同疾病水肿特点不同，甲状腺功能减退症引起水肿的特点：胫前黏液性水肿，非凹陷性，与体位无关，可伴血压低、心率慢等低代谢表现。

（6）特发性水肿：多发生在肢体低垂部位，几乎仅见于女性。

2. 局部性水肿

（1）局部静脉或淋巴回流发生障碍时，多发生单侧末梢水肿。下肢静脉功能不全或静脉炎常伴有腿部色素沉着、皮肤溃疡等表现。

（2）局部炎症性水肿：除水肿外，常有局部压痛和温度增高等表现。

【辅助检查】

水肿的常规检查包括血常规、肝肾功能、电解质、尿液分析、胸部 X 线、腹部和下肢超声等。此外，还需依据不同病因进一步检查，以明确水肿原因，如心电图、心脏彩超、内分泌功能、D- 二聚体、计算机断层扫描和磁共振检查等。

【诊断和鉴别诊断】

不同病因导致的水肿具有各自的特点，需结合其他临床资料，进行诊断和鉴别诊断，为后续治疗提供依据。首先考虑水肿是全身性还是局限性，再依据水肿特点，结合病史、临床表现、体格检查和辅助检查，明确病因。

1. 全身性水肿　肝硬化、严重营养不良和肾病综合征等疾病存在低蛋白血症；充血性心力衰竭可存在颈静脉怒张和心排血量降低；肾衰竭存在尿量异常、氮质血症等。

2. 局部性水肿　皮肤颜色、厚度和病史等信息有助于诊断。

【治疗】

主要针对水肿病因治疗。使用利尿剂，可促进肾排出多余液体，减少机体液体总量。此外，限制钠摄入、补充白蛋白等有助于减轻水肿。

（刘　俊）

十六、意识障碍

意识障碍（disturbance of consciousness）是指人对周围环境及自身状态的识别和觉察能力出现障碍。多由高级神经中枢功能活动（意识、感觉和运动）受损引起，一种是以兴奋性降低为特点，表现为嗜睡（somnolence）、意识模糊（confusion）、昏睡（stupor）和昏迷（coma）；另一种是以兴奋性增高为特点，表现为高级中枢急性活动失调，常见表现为谵妄（delirium）。

【常见病因】

1. 颅内疾病

（1）脑血管疾病：如脑出血、脑梗死、脑血栓形成、脑栓塞等。

（2）颅内占位性病变：如脑肿瘤、脑脓肿等。

（3）颅脑外伤：如脑挫裂伤、脑震荡、颅骨骨折等。

（4）颅内感染性疾病：见于各种脑炎、脑膜炎及脑型疟疾等。

（5）其他：如高血压脑病、脑水肿、蛛网膜下腔出血、癫痫等。

2. 颅外疾病

（1）重症急性感染：如败血症、伤寒、感染中毒性脑病等。

（2）内分泌与代谢障碍：如尿毒症、肝性脑病、肺性脑病、低血糖昏迷、甲状腺危象等。

（3）心血管疾病：如严重休克、心律失常所致 Adams-Stokes 综合征等。

（4）水、电解质平衡紊乱：如高渗性昏迷、严重低钠血症、酸中毒等。

（5）外源性中毒：如安眠药、有机磷农药、一氧化碳、氰化物、吗啡等中毒。

（6）物理性损害：如高温中暑、日射病、触电、溺水等。

【发生机制】

意识由两个部分组成，即意识内容及其"开关"系统。意识内容即大脑皮质的功能活动，包括记忆、思维、理解、定向和情感等精神活动，以及通过视、听、语言和复杂运动等与外界保持密切联系的能力。意识状态的正常取决于大脑半球功能的完整性，急性广泛性大脑半球损害或半球向下移位压迫丘脑或中脑时，则可引起不同程度的意识障碍。意识的"开关"系统包括经典的感觉传导通路（特异性上行投射系统）和脑干网状结构（非特异性上行投射系统）。意识"开关"系统通过激活大脑皮质，使其维持一定水平的兴奋性而使机体处于觉醒状态，并在此基础上产生意识内容。由于脑缺血、缺氧、葡萄糖供给不足、酶代谢异常等因素均可引起脑细胞代谢紊乱，从而导致网状结构功能损害和脑活动功能减退，产生意识障碍。

【临床表现】

1. 嗜睡　程度最轻的一种意识障碍，呈病理性倦睡。患者处于持续的睡眠状态，给予轻微刺激即可被唤醒，醒后能正确回答问题和做出各种反应，但反应迟钝，刺激停止后又复入睡。

2. 意识模糊　较嗜睡程度深的一种意识障碍。患者能保持简单的精神活动，但对时间、地点、人物的定向能力发生障碍。

3. 昏睡　接近于不省人事的意识状态。患者处于熟睡状态，不易被唤醒，经强烈刺激（如压迫眶上神经、摇动身体等）可被唤醒，但很快又入睡，醒时答话含糊或答非所问。

4. 昏迷　是严重的意识障碍，按其程度可分为三个阶段。

（1）轻度昏迷：意识大部分丧失，无自主运动，对声、光刺激无反应，但对疼痛刺激尚可出现痛苦表情或肢体退缩等防御反应，各种生理反射（吞咽、咳嗽、角膜反射、瞳孔对光反射等）可存在，生命体征多无明显改变。

（2）中度昏迷：对周围事物和各种刺激均无反应，剧烈刺激时可出现防御反应，角膜反射减弱，瞳孔对光反射迟钝，眼球无转动。可出现呼吸不规则、血压下降、二便失禁等。

（3）深度昏迷：意识完全丧失，对各种刺激全无反应，全身肌肉松弛，各种反射消失，二便失禁。

5. 谵妄　是一种以兴奋性增高为主的高级神经中枢急性功能失调状态。表现为意识模糊、定向力丧失、幻觉、错觉、躁动不安、言语杂乱等。见于急性感染的高热期、某些药物中毒、代谢障碍、循环障碍或中枢神经系统疾病等。

【伴随症状】

1. 伴发热　先发热、后出现意识障碍，见于重症感染性疾病；先有意识障碍、后有发热，见于脑出血、蛛网膜下腔出血、巴比妥类药物中毒等。

2. 伴呼吸改变　呼吸深大见于代谢性酸中毒；呼吸缓慢见于吗啡、巴比妥类、有机磷农药中毒等；呼吸急促见于急性感染性疾病。

3. 伴瞳孔大小改变　瞳孔散大见于颠茄类、乙醇、氰化物等中毒，以及癫痫、低血糖等；瞳孔缩小见于吗啡、巴比妥类、有机磷农药等中毒。

4. 伴心率改变　心动过速见于急性感染性疾病；心动过缓见于颅内高压、房室传导阻滞以及吗啡、毒蕈等中毒。

5. 伴血压改变　高血压见于高血压脑病、脑血管意外、肾炎尿毒症等；低血压可见于各种原因的休克。

6. 伴皮肤黏膜改变　皮肤苍白见于尿毒症；皮肤潮红见于脑出血；出血点、瘀斑和紫癜见于严重感染和出血性疾病；口唇呈樱桃红色提示一氧化碳中毒。

7. 伴脑膜刺激征　见于脑膜炎、蛛网膜下腔出血等。

（张　悦）

十七、热性惊厥

热性惊厥（febrile convulsion，FS）是小儿最常见的惊厥之一，绝大多数预后良好。具有年龄依赖性，多见于 6 个月～ 5 岁，患病率为 3%～ 5%，男性多于女性。

【定义及分类】

1. 定义　初次发作在 3 个月至 4 ～ 5 岁之间，通常发生于发热 24 小时内，当体温在 38℃以上时突然出现惊厥，排除中枢神经系统感染证据及导致惊厥的其他原因，既往没有无热惊厥史。国际抗癫痫联盟的最新分类已经不再将 FS 列为癫痫的一种类型。

2. 分类　根据临床特征，将 FS 分为单纯性 FS 和复杂性 FS。

（1）单纯性 FS：多在 6 个月～ 5 岁之间起病。高热后很快出现惊厥，惊厥持续时间在 5 ～ 10 分钟以内，惊厥发作为全身性、两侧性，在 24 小时内无复发。发作前后神经系统检查正常，热退 1 周后 EEG 正常。本型预后良好。

（2）复杂性 FS：多在小于 6 个月或大于 5 岁时起病。惊厥持续时间长，超过 15 分钟或一次热程中发作 2 次以上，表现为局限性发作或全面性发作。发作后可有神经系统异常表现，如 Todd's 麻痹等，热退 1 周后 EEG 有明显异常改变。

FS 持续状态是指 FS 发作时间超过 30 分钟或反复发作、发作间期意识未恢复达 30 分钟及以上。

【病因和发病机制】

FS 病因尚不完全清楚。在已知的发病因素中，年龄、发热、感染及遗传等因素是最重要的。

1. 年龄　FS 有明显的年龄依赖性，在脑发育极不成熟的新生儿及脑发育接近完善的年龄期都罕见 FS。

2. 发热　FS 的前提是先有发热，后有惊厥。体温的度数和体温上升的速度对惊厥的发生都有影响。

3. 感染　感染对于 FS 发生所起的作用是非特异性的，因为引起惊厥的不是感染本身而是感染所致的高热。FS 常发生于病毒性感染，常见疾病包括上呼吸道感染、鼻炎、中耳炎、肺炎、急性胃肠炎、出疹性疾病、尿路感染及个别非感染性的发热疾病等。

4. 遗传　FS 有明显的遗传倾向。常为多基因遗传或常染色体显性遗传伴不完全性外显。

遗传因素是惊厥的倾向，发热是惊厥的条件，感染是引起发热的原因，和年龄有关的发育阶段是惊厥的内在基础。这些因素共同作用就可在临床上表现为 FS。

【病理】

FS 罕有死亡，故病理材料甚少。严重的长时间的 FS 与癫痫持续状态一样，都可引起惊厥性脑损伤。病理特点为缺血性细胞变性、神经元缺失、胶质细胞增生。病变较弥漫，但对缺氧最为敏感的区域病变最重。

【临床表现】

FS 多在发热初期体温骤升时，突然出现短暂的全身性惊厥发作，伴意识丧失。一次热程中发作一次者居多。发作后恢复较快，神经系统检查多正常。但 FS 发作的临床表现有较大的个体差异，应多方面分析以作出诊断。

1. 惊厥的发作形式　大多数 FS 是全身性发作，表现为不典型的"大发作"。其他还有阵挛性发作、强直性发作、失张力发作、局限性或一侧性发作。

2. 惊厥的持续时间　多数 FS 发作时间短暂。惊厥持续时间一般在 3 分钟以内。惊厥持续状态是严重的临床急症。有些患儿在首次发病即出现惊厥持续状态，另有些患儿在以后 FS 复发时出现。

3. 一次热程的惊厥　在同一次高热的过程中一般只发作一次。

4. 惊厥后的表现　多数患儿惊厥后短暂时间内可清醒，无时间系统体征。在单侧性或局限性惊厥中，有的可出现 Todd's 麻痹，一般持续数小时或数日后恢复，但在个别患儿可成为永久性改变。

【诊断】

FS 的诊断应注意以下几个方面：

1. 病史　FS 的特征：包括初发年龄、惊厥前后体温、惊厥发作类型、发作时的意识状态、持续时间、发作后表现、全身情况及伴随感染性质等。有复发者应了解复发次数、每次复发时的惊厥类型及持续时间。围生期病史及既往史；母亲健康情况、是否足月、有无围生期脑损伤、有无颅内感染或外伤史。生长发育史：特别注意神经系统方面的发育情况，如智力发育是否正常等。家族史：有无高热惊厥、癫痫、智力低下及其他遗传代谢病史。

2. 体格检查　进行儿科系统的体格检查，神经系统方面特别注意有无意识障碍、脑膜刺激征、肌力及肌张力改变和病理反射等。

3. EEG 检查　FS 初次发作后一天内检查 EEG，大多数有分布于各导的慢波明显增多，且以枕部最著，有时两侧不对称，这种异常波形可持续数日，多在 10 天后消失。一般认为这种 EEG 改变对预后的评价没有意义。

4. 脑脊液　FS 患儿的脑脊液一般正常，腰椎穿刺的目的主要是与脑膜炎、脑炎或其他颅内疾病相鉴别，以免误诊。首次 FS 或婴儿期发生 FS 常是腰椎穿刺的适应证，因为婴幼儿患脑膜炎时，脑膜刺激征和局限性体征往往不明显。此外，年长儿出现反复多次 FS 而疑有中枢神经系统感染时也应检查脑脊液。

5. 其他检查 血液生化检查：若疑有低血糖、低血镁及低血钠或酸中毒等，需要做相应的生物化学检查。细菌或病毒学检查及血、尿、便常规检查，可以确定发热疾病的性质。必要时做血、尿、鼻咽分泌物培养。若疑为先天性脑发育异常、脑出血、脑寄生虫病及某些遗传性疾病如结节性硬化症、甲状旁腺功能低下等，做颅脑 CT 或 MRI 检查对诊断有意义。

【鉴别诊断】

1. 中枢神经系统急性病变

2. 小儿急性传染病初期

3. 全身代谢紊乱引起的惊厥

【治疗与预防】

FS 的防治原则是尽快控制惊厥发作，预防惊厥复发，提高健康水平，减少儿童发热性疾病。

FS 的治疗分为急性发作期治疗、间歇性预防治疗及长期预防治疗。需根据患儿个体情况和家长意愿进行综合评估和选择。

1. 急性发作期的治疗 大多数 FS 呈短暂发作，持续时间 1～3 分钟，不必急于应用止惊药物治疗。应保持呼吸道通畅，防止跌落或受伤；勿刺激患儿，切忌掐人中、撬开牙关、按压或摇晃患儿导致对其造成进一步伤害；抽搐期间分泌物较多，可让患儿平卧、头偏向一侧或采取侧卧位，及时清理口鼻腔分泌物，避免窒息；同时监测生命体征，保证正常心肺功能，必要时吸氧，建立静脉通路。

若惊厥发作持续时间＞5 分钟，则需要使用药物止惊。首选静脉缓慢注射地西泮 0.3～0.5 mg/kg（≤ 10 mg/ 次），速度 1～2 mg/min，如推注过程中发作终止即停止推注；若 5 分钟后发作仍未控制或控制后复发，可重复一剂；如仍不能控制，按惊厥持续状态处理。若推注速度过快，可能出现呼吸、心跳抑制和血压下降的不良反应。如尚未建立静脉通路，可予咪达唑仑 0.3 mg/kg（≤ 10 mg/ 次）肌内注射或 10% 水合氯醛溶液 0.5 ml/kg 灌肠，也可发挥止惊效果。对于 FS 持续状态的患儿，需要静脉用药积极止惊，并密切监护发作后表现，积极退热，寻找并处理发热和惊厥的原因。

2. 预防治疗

（1）间歇性预防治疗：指征包括两种：①短时间内频繁惊厥发作（6 个月内 ≥ 3 次或 1 年内 ≥ 4 次）；②发生惊厥持续状态，需止惊药物治疗才能终止发作者。在发热开始即给予地西泮口服，每 8 小时口服 0.3 mg/kg，3 次以内大多可有效防止惊厥发生。有报道新型抗癫痫药物左乙拉西坦间歇性用药可预防 FS 复发。卡马西平和苯妥英钠间歇性用药对预防复发无效。

（2）长期预防治疗：单纯性 FS 远期预后良好，不推荐长期抗癫痫药物治疗。FS 持续状态、复杂性 FS 等具有复发或存在继发癫痫高风险的患儿，建议到儿科神经专科进一步评估。

【预后】

FS 有可能复发，也有可能转成癫痫。

（徐家丽）

第三节 体格检查

体格检查（physical examination）是检查者运用自己的感官和借助简便的检查工具，客观地了解和评估人体状况的一系列基本检查方法。体格检查与问诊一样既是疾病诊断的必要步骤，又是医患交流的重要过程，即使在医学高度发展、各项辅助检查不断更新的今天，体格检查对疾病诊断也有着不可替代的重要作用。

一、体格检查的基本方法

体格检查的基本方法包括：视诊、触诊、叩诊、听诊和嗅诊。

1. 视诊（inspection）　检查者用眼睛观察受检者全身或局部表现的检查方法，包括全身视诊和局部视诊。特殊部位的视诊需要借助于具体的仪器，如裂隙灯、眼底镜、检耳镜或内镜。

2. 触诊（palpation）　检查者用手接触受检者，通过触觉感受局部表现的检查方法，包括浅部触诊法和深部触诊法。

（1）浅部触诊法（light palpation）：适用于浅表部位的检查，如关节、软组织、浅部动脉、静脉、神经、阴囊、精索以及腹壁的紧张度、包块、搏动等。可触及的深度约 1 cm。检查时，将一手放在被检查部位，利用掌指关节和腕关节的协调运动，以旋转或滑动的方式进行轻压触摸。

（2）深部触诊法（deep palpation）：主要用于检查腹腔病变和脏器情况。可触及的深度多在 2 cm 以上。包括以下四种方法：

1）深部滑行触诊法（deep slipping palpation）：常用于检查腹腔深部包块和胃肠病变。检查时，让受检者尽量松弛腹肌，并拢右手中间三指，平放于腹壁上，以指端逐渐触向腹腔脏器或包块，并在被触及的包块上做上、下、左、右滑动触摸。

2）双手触诊法（bimanual palpation）：常用于检查肝、脾、肾和腹腔肿物。检查时，将左手掌置于被检查的脏器或包块背后，并向右手方向托起，使被检查的脏器或包块位于双手之间且更贴近体表，右手中间三指并拢平放于腹壁被检查部位进行触诊检查。

3）深压触诊法（deep press palpation）：常用于探测腹腔深在病变的部位或确定压痛点，如阑尾压痛点、胆囊压痛点、输尿管压痛点。检查时，用 1 个或 2～3 个并拢的手指指腹，逐渐深压腹壁被检查的部位。

4）冲击触诊法（ballottement）：又称浮沉触诊法，常用于大量腹水导致肝、脾及腹腔包块难以触及时，也可用于振水音的检查。检查时，并拢右手中间三指，以 70°～90° 置于腹壁相应检查部位，做数次急速而较有力的冲击动作，通过指端感受脏器或包块的浮沉。操作时应避免用力过猛，尽量减少被检者的不适。

触诊检查前应向受检者解释触诊的目的，消除其疑虑及紧张情绪，并征得受检者同意，取得其配合。检查时，受检者应采用适当的体位，充分暴露被检查的部位。检查者的手应温暖，手法应轻柔，检查过程中应随时观察受检者的反应，同时边检查边思考，以明确病变的部位和性质。

3. 叩诊（percussion）　检查者用手指叩击受检者身体表面某一部位，使之震动并产生音响，通过触觉震动和听觉音响的特点，来判断脏器有无异常的检查方法。包括间接叩诊法和直接叩诊法。

（1）间接叩诊法（indirect percussion）：为临床应用最多的叩诊方法。检查时，左手中指第二指节紧贴于叩诊部位，作为板指，其他手指稍微抬起，勿与体表接触，以免影响体壁振动的传导。叩诊时右手各指应自然弯曲，以中指指端叩击左手板指第 2 指节远端，因该处易与被检查部位紧密接触，且对震动较敏感。叩击方向应与叩诊部位的体表垂直。叩诊时应以腕关节和掌指关节的活动为主，避免肘关节和肩关节参与运动。叩击动作要短促、有力、富有弹性。每次叩击后，右手中指应立即抬起，以免影响叩诊的音响。每一部位只需连续叩击 2～3 下，如声响和震动感不确切，可再连续叩击 2～3 下。叩击力量应均匀一致，病灶小、位置浅则轻叩，病灶深则重叩。

（2）直接叩诊法（direct percussion）：用于胸、腹部范围较广泛的病变的检查。检查时，并拢右手中间三指，用其掌面直接拍叩被检查部位。

4. 听诊（auscultation） 检查者听取受检者身体各部位发出的声音，以此判断正常与否的检查方法。在诊断心、肺疾病中尤为重要。包括间接听诊法和直接听诊法。

（1）间接听诊法（indirect auscultation）：借助听诊器进行听诊的检查方法。听诊要在温暖、安静的环境中进行，听诊器耳件应朝前与外耳道纵轴方向一致，注意弥合。

（2）直接听诊法（direct auscultation）：将耳直接贴附于受检者体表进行听诊的检查方法。仅在特殊或紧急情况下使用。

5. 嗅诊（olfactory examination） 是检查者通过嗅觉来判断发自受检者的异常气味与疾病之间关系的检查方法。检查时用手将受检者散发的气味扇向自己的鼻部，然后仔细判断气味的特点与特性。

二、体格检查的基本项目

1. 一般检查

（1）全身状态：全身状态检查的内容包括性别、年龄、生命体征（体温、呼吸、脉搏、血压）、发育与体型、营养状态、意识状态、面容表情、体位、姿势及步态等。

血压间接测量法：测量血压前 30 分钟内禁止受检者吸烟或饮用咖啡等兴奋或刺激物，嘱其安静休息 5 ~ 10 分钟。受检者可取仰卧位或坐位，右上肢裸露伸直并轻度外展，肘部置于心脏同一水平（坐位时平第 4 肋软骨，仰卧位时应与腋中线同一水平）。检查血压计汞柱顶端位于零点，将袖带展平，气囊部分对准肱动脉，将气袖均匀紧贴皮肤缠于上臂（袖带上方衣服不能过紧），袖带下缘在肘窝横纹上 2 ~ 3 cm。将听诊器体件放于肘窝肱动脉上（不应塞在袖带下面），向气囊内充气，待肱动脉搏动消失后再将汞柱升高 20 ~ 30 mmHg，然后缓慢放气，使汞柱以 2 ~ 4 mmHg/s 速度下降，平视汞柱凸面，根据听诊结果读出血压值。按 Korotkoff 分期法，听到第一次声响（第 1 期）时的汞柱数值为收缩压，声音逐渐增强（第 2 期）后转为吹风样杂音（第 3 期），然后声音突然变小而低沉（第 4 期），最终消失（第 5 期）。声音完全消失时的汞柱数值为舒张压。用同样的方法测量血压至少两次，间隔 1 ~ 2 分钟。以"收缩压 / 舒张压 mmHg"表示。

（2）皮肤：皮肤的检查包括皮肤的颜色、湿度、弹性、皮疹、脱屑、皮下出血、肝掌与蜘蛛痣、水肿、斑痕、毛发与指甲。

（3）淋巴结：检查淋巴结应按头颈部、上肢、下肢淋巴结的顺序进行。头颈部淋巴结的检查顺序是：耳前、耳后、枕部、颌下、颏下、颈前三角、颈后三角、锁骨上淋巴结。上肢淋巴结的检查顺序是：腋窝、滑车上淋巴结。腋窝淋巴结应按尖群、中央群、胸肌群、肩胛下群和外侧群的顺序进行。下肢淋巴结的检查顺序是：腹股沟、腘窝淋巴结等。淋巴结触诊的原则是使该处皮肤和肌肉尽量松弛以便检查，用示指、中指的指腹紧贴检查部位，由浅入深进行滑动触诊。滑动是指皮肤与其皮下结构之间滑动，而不是手指与皮肤之间滑动。

检查时注意淋巴结的部位、大小、数目、硬度、压痛、活动度及有无粘连，局部皮肤有无红肿、瘢痕、瘘管等，同时注意寻找引起淋巴结肿大的原发病灶。

2. 头颈部

（1）头部：头部的检查包括头发与头皮，头颅的大小、外形、有无异常运动及颜面器官（眼、耳、鼻及口）。

（2）颈部：颈部检查包括颈部外形与分区、颈部姿式与运动、颈部皮肤与包块、颈部血管以及甲状腺和气管检查。

甲状腺检查时暴露全部颈部，取端坐位，正视前方，嘱受检者做吞咽动作，若有甲状腺肿大则可见甲状腺随咽下动作而上移。触诊甲状腺峡部时，用示指（站于受检者后面）或拇指

（站于受检者前面）从胸骨上切迹往上触摸，可感到气管前软组织，判断有无增厚，请受检者吞咽，同时触摸此软组织在手指下滑动，判断有无增大、肿块。触诊甲状腺侧叶时，检查者用一手示指、中指（站于受检者后面）或拇指（站于受检者前面）轻推甲状软骨，将气管推向对侧，另一手拇指（站于受检者后面）或示指、中指（站于受检者前面）置于胸锁乳突肌后缘向前内轻推，同时同手示指、中指（站于受检者后面）或拇指（站于受检者前面）在胸锁乳突肌前缘触诊甲状腺侧叶，并配合吞咽动作，同时注意有无震颤。对甲状腺肿大者，应用听诊器置于甲状腺上进行听诊，注意是否存在低调的连续性静脉嗡鸣音。在部分弥漫性甲状腺肿伴有功能亢进患者中还可听到收缩期动脉杂音。

气管检查时嘱患者取舒适坐或仰卧位，头部摆正，两眼平视前方，两肩等高，检查者将示指及环指分别置于两侧胸锁关节上，中指触摸气管或气管与两侧胸锁乳突肌之间的间隙，如中指位于两指正中间或两侧间隙相等即表示气管正中，如中指有偏移或两侧间隙不等则提示有气管移位。

3. 胸部

（1）胸肺检查

【视诊】

充分暴露胸部，观察胸壁肌肉和静脉情况、胸廓外形、对称性、肋骨走行方向、肋间隙宽度及呼吸运动和类型（频率、节律、深度及对称性）。

【触诊】

1）乳房触诊时先健侧后患侧，最后检查有压痛或肿块处。按外上、尾部、外下、内下、内上、乳头顺序由浅入深触诊乳房（即左侧按顺时针方向、右侧按逆时针方向进行）。

2）胸骨、胸壁压痛及挤压痛。

3）胸廓扩张度（thoracic expansion）为呼吸时的胸廓动度。检查时将两手掌和伸展的手指置于胸廓下面的前侧胸壁，双手拇指分别沿两侧肋缘指向剑突，拇指尖在前正中线两侧对称部位，嘱受检者做深呼吸。观察比较两手的动度是否一致，有无单侧或双侧的增强或减弱。

4）语音震颤（vocal fremitus）：检查时用两手掌或手掌尺侧缘轻轻平置于受检者两侧胸壁的对称部位，嘱其用同样的强度重复发"yi"长音，此时在胸壁上可触到由声波所产生的振动，即语音震颤。双手交叉重复一次，从上至下、从内到外进行。

5）胸膜摩擦感（pleural friction fremitus）：检查时将两手掌平放在呼吸运动幅度最大的前下侧胸廓，嘱受检者深呼吸，注意有无胸膜摩擦感。

【叩诊】

胸部叩诊包括直接叩诊法和间接叩诊法。

1）全肺叩诊：自两肺尖开始，双侧对称地叩诊肺尖，再向下逐个肋间进行叩诊。叩诊前胸和侧胸部时应自上而下、由外向内、逐个肋间进行叩诊。检查侧胸部时，双手上抬置于头部，从腋窝开始，由上而下，沿每一肋间隙，按对称部位进行双侧对比叩诊。叩诊后胸部时，嘱受检者坐位低头抱胸，自上而下、由外向内、先左后右对称地叩诊后胸部，肩胛间区叩诊时板指与脊柱平行，肩胛下区叩诊时板指与肋间平行。

2）肺上界叩诊：即 Kronig 峡的叩诊，叩诊时嘱受检者端坐，脱去上衣，自斜方肌前缘中央部开始叩诊，正常此部位呈清音，由此逐渐向外叩，当变为浊音时用笔做标记，然后再向内侧叩诊，直到变为浊音为止，此清音带的宽度正常为 4～6 cm，代表肺尖的范围。

3）肺下界叩诊：受检者平静呼吸，沿体表不同垂直线自上而下进行叩诊，当清音刚变为实音时，即表示已到肺下界在该垂直线上的位置。确定肺下界常在锁骨中线、腋中线及肩胛下角线上叩诊。正常分别为第 6、8、10 肋间。

4）肺下界移动度叩诊：在平静呼吸时叩出肺下界后，用笔做标记一，嘱受检者深吸气后屏住呼吸，迅速向下重新叩出肺下界，用笔做标记二；平静呼吸数次后再嘱受检者深呼气后屏住呼吸，从标记一向上再次叩出肺下界，再做标记三。标记二和三间的距离即为肺下界移动范围。正常人肺下界移动度为 6～8 cm。

【听诊】

1）呼吸音（breath sound）：由肺尖开始，自上而下，由前胸到两侧及背部，左右对称部位进行对比听诊，包括呼吸音强度、高低、性质及呼吸时相的长短、是否对称、有无异常呼吸音等。

2）啰音（rales）：是呼吸音以外的附加音。包括湿啰音和干啰音。

3）语音共振（vocal resonance）：检查方法同语音震颤基本相同，用听诊器听及。

4）胸膜摩擦音（pleural friction rub）：检查时将听诊器放在呼吸运动幅度最大的前下侧胸廓，嘱受检者深呼吸，注意有无胸膜摩擦音。

（2）心脏检查

【视诊】

心脏视诊包括心前区隆起和心尖搏动。检查者站在受检者右侧，两眼与受检者胸廓同高，以便观察心前区异常搏动和隆起；取切线方向观察心尖搏动，在呼气末观察心尖搏动为最好。

【触诊】

1）心尖搏动（apical impulse）：触诊时先用右手全手掌置于心前区，确定需触诊的部位和范围，然后逐渐缩小到小鱼际，最后用示、中、环三指并拢触诊，以便确定心尖搏动的准确位置、范围和强弱。

2）震颤（thrill）：用指腹或小鱼际触诊心前区时感受到的一种细小的震动感，为器质性心血管疾病的特殊性体征之一。

3）心包摩擦感（pericardium friction rub）：一般在胸骨左缘第 4 肋间以手掌或小鱼际触诊，不会因暂停呼吸而消失。

【叩诊】

通过叩诊可确定心界，判断心脏的大小和形状。叩诊时受检者应取仰卧位或坐位，平静呼吸。用间接叩诊法叩心脏相对浊音界，先叩左界，后叩右界，由下而上、由外向内进行。板指与肋间平行，叩诊力度不宜过大，板指每次移动距离不宜过大。从心尖搏动最强点外 2～3 cm 处由外向内，叩至清音变为浊音时用笔做一标记，再叩上一肋间，直至第 2 肋间；叩右界时，先叩出肝上界，在其上一肋间（通常为第 4 肋间）由外向内叩出浊音界，再依次上移至第 2 肋间为止，分别做标记，用硬尺测量前正中线至各标记的垂直距离，即为心脏相对浊音界，再测量左锁骨中线至前正中线的距离（表 1-1-3）。

表1-1-3　正常成人心脏相对浊音界

右（cm）	肋间	左（cm）
2～3	2	2～3
2～3	3	3.5～4.5
3～4	4	5～6
	5	7～9

注：正常成人前正中线距左锁骨中线 8～10 cm

【听诊】

听诊内容包括心率、心律、心音、杂音及心包摩擦音等。心脏听诊的规范顺序是二尖瓣听诊区（心尖部）、肺动脉瓣听诊区（胸骨左缘第 2 肋间）、主动脉瓣听诊区（胸骨右缘第 2 肋间）、主动脉瓣第二听诊区（胸骨左缘第 3 肋间）、三尖瓣听诊区（胸骨左缘第 4、5 肋间）。

（3）血管检查：包括动静脉的视诊、触诊和听诊。需要检查主要脉搏的速率、节律、紧张度、强弱、波形以及动脉壁的情况。

4. 腹部　腹部检查时，应注意保暖，受检者需排空膀胱，取仰卧位，双手自然置于身体两侧，正确而充分地暴露腹部，上至剑突，下至耻骨联合上缘，平静呼吸，双下肢屈曲，使腹壁松弛。

【视诊】

腹部视诊内容包括：腹部外形有无膨隆或凹陷，呼吸运动，腹壁静脉有无曲张，有无胃肠型和胃肠蠕动波，腹壁皮肤有无皮疹、瘢痕、色素沉着、腹纹等，有无上腹部搏动以及脐部情况。

【听诊】

1）肠鸣音（bowel sound）：系肠蠕动时肠管内气体和液体随之流动而产生的一种断断续续的咕噜声。通常以右下腹部作为肠鸣音的听诊点，至少听诊 1 分钟。

2）血管杂音：在脐周围及其左右上方，仔细听诊腹主动脉、双侧肾动脉及双侧髂动脉有无血管杂音。

3）搔刮试验（scratchtest）：可协助测定肝下缘和微量腹水。

【叩诊】

1）全腹部叩诊：自左下腹开始，沿"S"形或"G"形方向叩诊腹部四个象限，最后止于脐。正常腹部除肝、脾所在部位呈浊音或实音外，其他部位均为鼓音。

2）肝上界叩诊：由第 2 肋间开始，沿右锁骨中线从上往下叩诊，由清音转为浊音时为肝上界，正常人多位于第 5 肋间。

3）肝区叩击痛：将左手掌平放于肝区，右手握拳叩击左手背，用轻到中等强度的力量。注意受检者的疼痛反应。正常肝及胆囊均无叩击痛。

4）移动性浊音（shifting dullness）：嘱受检者取仰卧位，从脐部开始，向左侧叩诊，直至叩诊音变浊，固定板指位置不离开皮肤，请受检者右侧卧位，重新叩诊该处，注意音调有无改变。保持右侧卧位，然后向右侧移动叩诊，直达浊音区，固定板指位置，请受检者左侧卧位，再次叩诊该处，如浊音变鼓音，则将这种随体位变动而变化的浊音称为移动性浊音。正常人无移动性浊音。

5）胃泡鼓音区：又称 Traube 鼓音区，位于左前胸下部肋缘以上，叩诊呈鼓音，为胃底穹窿含气体所致。

6）肾区叩击痛：受检者取坐位或侧卧位，检查者左手掌平放在受检者的肋脊角处（肾区），右手握拳用轻至中等强度的力量叩击左手背。正常时肾区无叩击痛。

7）膀胱叩诊

【触诊】

1）腹壁紧张度检查一般用浅部触诊法，自左下腹开始，沿"S"形或"G"形方向触诊腹部四个象限，最后止于脐。

2）压痛及反跳痛检查一般用深压触诊法，正常人无压痛及反跳痛。

3）肝触诊：受检者取仰卧位，双下肢屈曲。多采用双手触诊法，左手掌自受检者右侧第 11、12 肋骨后方向前托起肝，拇指张开固定于季肋上，右手掌平放于受检者右侧腹壁上，腕关节自然伸直，手指并拢，使示指桡侧缘平行于右侧肋缘，分别沿右锁骨中线及前正中线进行触诊，检查时需配合呼吸运动，直至触及肝下缘或右侧肋缘及剑突。

如触及肝，应注意其大小、质地、边缘、表面状态、压痛、搏动、肝区摩擦感、肝颈静脉回流、肝震颤等。正常成人的肝一般触不到，但在腹壁松软的瘦长体型者，深吸气时可在右锁骨中线肋缘下触及肝下缘，一般不超过 1 cm。剑突下亦可触及肝下缘，多在 3 cm 以内。其质地柔软，表面光滑，无压痛。

4）胆囊触诊：检查者将左手掌面平放于受检者的右季肋缘部位，左手拇指放在胆囊点（即腹直肌外缘与肋弓交界处），左手其余四指与肋骨垂直交叉，然后请受检者做深呼吸，深吸气时拇指触及肿大的胆囊，引起疼痛或因痛而突然屏气，称为 Murphy 征阳性。正常人此征为阴性。

5）脾触诊：常用双手触诊法，受检者取仰卧位，两腿屈曲。检查者左手掌绕过受检者腹前方置于其左胸下部第 9～11 肋处，将脾从后向前托起，右手掌平放于腹部，与左侧肋缘垂直，以稍微弯曲的手指末端轻轻压向腹部深部，并随受检者的腹式呼吸运动，自右髂窝开始逐渐移近左肋弓，有节奏地进行触诊，正常人肋下触不到脾。轻度脾大而仰卧位触不到时，可改为右侧卧位。

6）肋脊点、肋腰点压痛：受检者取坐位或侧卧位，检查者双手拇指置于受检者背部第 12 肋与脊柱所成的夹角（即左、右肋脊角），先用力按压，检查有无肋脊点压痛，并注意受检者反应。肋腰点为背部第 12 肋与腰肌外缘的夹角的顶点，检者方法同肋脊角。

7）振水音（succussion splash）：检查振水音时多取仰卧位，检查者将听诊器体件置于受检者上腹部或用一耳凑近腹部，然后用冲击触诊法振动胃部，也可用两手左右摇晃受检者上腹部，将耳凑近上腹部静听有无胃内气体与液体相撞击的声音，即为振水音。正常人餐后或饮入较多量液体后可听到振水音。

8）液波震颤（fluid thrill）：嘱受检者平卧，将手掌尺侧缘压于脐部腹中线上，检查者一手掌面贴于受检者一侧腹壁，另一手四指并拢屈曲，用指端叩击对侧腹壁，当腹腔内有大量游离液体时，贴于腹壁的手掌能感受到波动感。

5. 肛门、直肠和生殖器　男性生殖器检查包括阴茎、阴囊、前列腺和精囊的检查。女性生殖器包括外生殖器及内生殖器（即阴道、子宫、输卵管和卵巢）的检查。肛门直肠的检查包括视诊和触诊。

6. 脊柱与四肢　脊柱的检查包括：脊柱弯曲度检查、脊柱活动度检查和脊柱压痛与叩击痛。四肢的检查包括形态和功能的检查。

7. 神经系统　神经系统的检查包括高级神经活动、脑神经、运动功能、感觉功能、自主神经功能、神经反射和脑膜刺激征检查。其中神经反射检查包括以下几个部分：

（1）浅反射（superficial reflexes）：如角膜反射、腹壁反射、提睾反射、跖反射和肛门反射。

（2）深反射（deep reflexes）：如肱二头肌反射、肱三头肌反射、桡骨骨膜反射（桡反射）、膝反射、跟腱反射（踝反射）、阵挛。

（3）病理反射：如 Babinski 征、Oppenheim 征、Gordon 征。

（匡　铭）

第四节　病历书写

一、病历书写基本要求

（一）内容真实，符合逻辑

病历必须真实、可靠地记录患者的病史、体格检查及各种辅助检查结果，并重点记录患者的病情演变、治疗效果及不良事件、上级医师或会诊医师的意见、与患者及其家属交流沟通的内容和结果。对上级医师或会诊医师的意见，一定要核对清楚和真正理解后再如实记录，这不仅决定了病历的质量和价值，而且也反映了一位医师的个人品德和工作态度。

病历内容一定要全面、完整，若发现遗漏应及时补充。要特别强调的是，病历中体现患者知情权、自主选择权的内容一定不能遗漏。尤其是对某些可能带来不良后果的检查方法、治疗方案（包括各种手术）等，应充分、客观、通俗地向患者和（或）家属解释其必要性、有效性和可能出现的不良后果，并比较各种方案的利弊，让患者或家属在真正理解的基础上签署知情同意书，并将沟通过程、内容及结果详细地记录在病历（病程记录）上。

（二）格式规范，项目完整

病历的各部分内容，如住院病历、住院志、病程记录、手术记录、转科记录、出院记录和死亡记录等都有一定的格式和要求，所有项目要完整，应严格遵照执行。

（三）表述准确，用词规范，语言通顺

书写病历时，要使用规范化的汉语，用词规范，语言通顺，层次分明，条理清楚，重点突出。在问诊时要求用通俗易懂的语言，书写病历时，要求使用通用的医学词汇和医学术语，如果对患者的描述或其使用的医学术语有疑问，可用患者自己的语言加上引号，另外有些以人命名的体征如"Babinski 征"也可写成规范的"巴宾斯基征"，但是不能缩写成"巴氏征"等。

（四）字迹工整，标点准确

病历书写字迹要工整，不可潦草，以便于他人阅读。书写过程中出现错字时，应当用双线划在错字上，将正确的字写在其上方，注明修改时间，由修改人签名。不得采用刮、粘、涂等方法掩盖或去除原来的字迹；有涂改或错别字太多时应重抄。上级医师对病程记录等有不同意见时，不要涂改，而是在后面单独写出个人意见，并注明日期、时间和签全名，以示负责。

正确使用汉语标点符号很重要。汉语的标点符号与英语有所不同，英语中无"、"，而一律用"，"，但汉语中顿号与逗号的意义是完全不同的，否定词后以顿号隔开的内容继续否定，而以逗号隔开的内容就不再否定，如"无恶心、腹泻"表示无恶心，也无腹泻，而"无恶心，腹泻"则指无恶心，但有腹泻。一般来说，表达一个完整意思的句子结束时应该用句号，其中各层意思之间用逗号；但表达比较复杂的内容时，各个部分之间可采用分号隔开。

医疗单位现在普遍采用计算机书写病历，已不存在字迹潦草和涂改问题。但有的医师极不认真，把其他病历的某一部分甚至全部拷贝，未加任何核对和修改，造成性别、年龄、职业、婚姻、生育和工作单位等基本信息张冠李戴，甚至上下、左右等病变部位信息出现错误，一定要杜绝该现象。

（五）病历书写的及时性

门诊病历是边看门诊边书写，患者看完病，病历亦完成。由实习医师书写的住院病历和由住院医师书写的入院记录一般均于次日上级医师查房前完成，最迟亦应在患者入院后 24 小时内完成。危重和急诊者住院，应立刻书写首次病程记录。所有记录时间应记到日、时、分，并及时完成，需行急诊抢救或手术的，住院医师简要询问病史和检查后，先写出首次病程记录，待手术完成后 6 小时内补写完成急诊入院记录。对住院不满 24 小时者（如患者主动要求出院、转院或死亡者），可不写入院记录，而写出院记录（入院记录和出院记录合并）或死亡记录（入院记录和死亡记录合并）。

二、住院病历书写内容

住院病历包括狭义和广义的住院病历。狭义的住院病历是指完整病历（由实习医师完成的系统而完整的病历）。广义的住院病历是指狭义的住院病历和入院记录、病程记录、会诊记录、转科记录、出院记录、死亡记录和手术记录等医疗文书。以下仅介绍狭义的住院病历书写内容。

住院病历内容包括以下几个部分（其中病史部分的详细内容见本书上篇第一章第一节问诊的内容和方法；体格检查结合本书上篇第一章第三节体格检查内容）：

（一）一般项目

一般项目包括姓名、性别、年龄、民族、婚姻状况、出生地、职业、工作单位、住址、入院时间、记录时间、病史陈述者（应注明与患者的关系）、可靠程度、联系电话、身份证号，需逐项填写，不可空缺。

（二）主诉

（三）现病史

（四）既往史

（五）系统回顾

（六）个人史

（七）月经史

（八）婚姻史

（九）生育史

（十）家族史

（十一）体格检查

1. 一般项目 包括体温（T）、脉搏（P）、呼吸（R）、血压（BP）。

2. 一般状况 包括发育（正常、异常），营养（良好、中等、不良、肥胖），体重，身高，体重指数（BMI），意识状态（清晰、嗜睡、淡漠、模糊、谵妄、昏睡、昏迷），体位（自主、被动、强迫），面容（急性、慢性病容或特殊面容），表情（自如、痛苦、忧虑、恐惧、无欲），步态，检查能否合作。

3. 皮肤、黏膜 包括颜色（正常、潮红、苍白、发绀、黄染、色素沉着或脱色），温度与出汗，弹性，有无水肿、皮疹、瘀点、紫癜、皮下结节、肿块、蜘蛛痣、肝掌、溃疡和瘢痕，并且写出部位、类型或形态，毛发情况（分布、多少、颜色）。

4. 淋巴结 包括全身或局部淋巴结有无肿大（部位、大小、数目、硬度、活动度或粘连情况），局部皮肤有无红肿、波动、压痛、瘘管、瘢痕等。

5. 头部

（1）头颅：大小、形状，有无肿块、压痛、瘢痕，头发（量、色泽、分布）。

（2）眼：眉毛（脱落、稀疏），睫毛（倒睫），眼睑（内翻、下垂、水肿、运动），结膜（充血、水肿、苍白、出血、滤泡），眼球（突出、下陷、运动、震颤、斜视），巩膜（有无黄染），角膜（云翳、白斑、软化、溃疡、瘢痕、反射、色素环），瞳孔（大小、形态、对称或不对称、对光反射及调节与辐辏反射）。

（3）耳：耳郭有无畸形、外耳道有无分泌物、乳突是否有压痛、听力是否有下降。

（4）鼻：有无畸形，鼻翼煽动，有无分泌物、出血、阻塞，鼻中隔有无偏曲或穿孔和鼻窦有无压痛等。

（5）口腔：气味，口唇（颜色，有无疱疹、皲裂、溃疡、色素沉着），黏膜（有无发疹、出血、溃疡、色素沉着），牙齿（色泽与形状，有无龋齿、残根、缺牙、镶牙、义齿，若有则注明部位），牙龈（颜色，有无肿胀、溃疡、出血、溢脓、铅线），舌（形态、舌质、舌苔、运动，有无溃疡、震颤、偏斜）扁桃体（大小分度，有无充血、分泌物、假膜），咽（颜色、有无分泌物、反射、悬雍垂位置），喉（发音是否正常，有无嘶哑、喘鸣、失音），腮腺（有无肿大，开口处有无红肿、分泌物）。

6. 颈部 是否对称，有无抵抗、强直，有无颈静脉怒张、肝颈静脉回流征、颈动脉异常搏动，气管是否居中，甲状腺（大小、硬度，有无压痛、结节、震颤、血管杂音）。

7. 胸部 胸廓（对称、畸形，有无局部隆起或塌陷、压痛），胸壁（有无静脉曲张、皮下气肿、压痛），乳房（对称性、大小，乳头分泌物，有无红肿、压痛和肿块，若有包块则应注明部位、大小、数目、外形、硬度、压痛、活动度）。

（1）肺和胸膜

1）视诊：呼吸频率、节律和深度，呼吸运动，呼吸类型，有无肋间隙增宽或变窄。

2）触诊：胸廓扩张度，语音震颤，胸膜摩擦感，皮下捻发感等。

3）叩诊：叩诊音（清音、过清音、鼓音、浊音、实音及其部位），肺下界及肺下界移动度。

4）听诊：正常呼吸音、异常呼吸音（部位），有无干、湿啰音和胸膜摩擦音，语音共振（增强、减弱、消失）等。

（2）心脏

1）视诊：心前区隆起，心尖搏动或心脏搏动位置、强度和范围。

2）触诊：心尖搏动的位置、强度、范围，震颤的部位与出现的时间，心包摩擦感。

3）叩诊：心脏浊音界，分别用左、右第 2、3、4、5 肋间心界距正中线的距离（cm）表示，并写出左锁骨中线至前正中线的距离（cm）。应注意的是，如果心脏浊音界向左下扩大，应进一步叩第 6 肋间的浊音界。

4）听诊：心率（次 / 分），心律（规整或不齐，若不齐则应描述其特点），心音（强度、性质、分裂、P_2 和 A_2 的比较、额外心音、奔马律），杂音（部位、性质、出现时间、传导、强度及与体位、呼吸和运动的关系），心包摩擦音等。

（3）桡动脉：脉率、节律（规则、不规则、脱落脉、脉搏短绌），紧张度与动脉壁状态，强弱，脉波（有无奇脉和交替脉）。

（4）周围血管征：有无毛细血管搏动征、枪击音、Duroziez 双重杂音、水冲脉，有无动脉异常搏动。

8. 腹部 腹围（腹水或腹部包块等疾病时测量）。

（1）视诊：外形（是否平坦、对称，有无膨隆、凹陷），呼吸运动，胃型、肠型和蠕动波，腹壁静脉曲张（及其血流方向），腹壁皮肤（有无皮疹、色素沉着、腹纹、瘢痕、疝，脐部、体毛），局部有无隆起（器官或包块，若有则注意部位、大小、轮廓），腹围测量（有腹水时）。

（2）触诊

1）腹壁紧张度，有无压痛、反跳痛、液波震颤、腹部肿块（部位、大小、形态、质地、压痛、移动度、搏动及包块与邻近脏器和组织的关系）、振水音。

2）肝：大小，若增大则应测量，并注明质地、表面和边缘情况、压痛、搏动。

3）脾：正常肋下触不到，触及时应记录平卧位或右侧卧位时的大小、硬度、压痛、表面和边缘情况。

4）胆囊：大小、形态、压痛、Murphy 征。

5）肾：大小、形态、硬度、移动度及有无压痛。

6）膀胱（充盈时能触及），肾及输尿管压痛点。

7）胰（正常不能触及）。

（3）叩诊：肝（上界、下界、肝浊音界、叩击痛），脾（大小、叩击痛），胃鼓音区，移动性浊音，肋脊角叩痛，膀胱叩诊。

（4）听诊：肠鸣音（频率、音调、强度），有无振水音，血管杂音。

9. 肛门、直肠 视病情需要检查。肛裂、痔疮、肛瘘、脱肛行直肠指检（狭窄、包块、压痛、局部波动感，前列腺大小及压痛，指套表面有无黏液和血迹）。

10. 外生殖器 根据病情需要做相应检查。

（1）男性：畸形，阴茎（包皮、龟头、尿道口），阴囊（睾丸、附睾、精索、鞘膜积液、疝）。

（2）女性：检查时必须有女医护人员在场，必要时请妇科医生检查，包括外生殖器（阴阜、大阴唇、小阴唇、阴蒂、阴道前庭）、内生殖器（阴道、子宫、输卵管、卵巢）。

11. 脊柱 弯曲度（生理弯曲度，有无前凸、后凸、侧弯），活动度，压痛和叩击痛。

12. 四肢 有无畸形、杵状指（趾）、静脉曲张、水肿、肢端肥大、关节（红肿、疼痛、压痛、积液、脱臼、活动受限、畸形、强直、水肿，应注明病变关节部位）、骨折。

13. 神经反射 包括以下内容。

（1）生理反射：浅反射（角膜反射、腹壁反射、提睾反射），深反射（肱二头肌反射、肱三头肌反射、膝腱反射、跟腱反射）。

（2）病理反射：Babinski 征、Chaddock 征、Oppenheim 征、Gordon 征、Hoffmann 征。

（3）脑膜刺激征：颈强直、Kernig 征、Brudzinski 征、Lasegue 征。

（4）四肢肌力（0-V 级），肌张力（增强、减弱）。

必要时做运动、感觉等及神经系统其他特殊检查。

14. 专科情况 如外科情况、妇产科情况、眼科情况、耳鼻咽喉科情况等。主要记录与本专科有关的体征，前面体格检查中的相应项目不必重复书写，只写"见 ×× 科情况"。

（十二）辅助检查

记录患者住院前近期内所做的与诊断和治疗有关的实验室检查和其他器械检查结果，并注明各项检查的时间和地点。

（十三）病历摘要

将病史、体格检查及辅助检查中与疾病有关的阳性或有鉴别诊断意义的阴性资料进行摘要，以提示可能的诊断和鉴别诊断，使各级医师或会诊医师能通过摘要内容迅速了解基本病情。

（十四）初步诊断

诊断明确的写上病名或综合征，诊断难以明确的在病名后加上"？"，规范的诊断应包括病因诊断、病理解剖部位诊断、病理生理诊断和脏器功能诊断，诊断应按主次疾病顺序排列，主要疾病在前，次要疾病在后，并发症位于主病之后，合并症排列在最后。如果病因不明确而且难以判断在形态和功能上改变的疾病，可以用突出症状和体征待查。

入院时的诊断一律写"初步诊断"。初步诊断写在住院病历或入院记录末页中线右侧。

（十五）入院诊断

住院后主治医师或上级医师第一次检查患者所确定的诊断为"入院诊断"，应在患者入院后 48 小时内完成。入院诊断写在初步诊断左侧，并注明姓名及日期。

（十六）修正诊断（包含入院时遗漏的补充诊断）

凡以症状待诊的诊断以及初步诊断、入院诊断不完善或不符合，上级医师应用红笔作出"修正诊断"，修正诊断写在住院病历或入院记录末页中线左侧，平入院诊断下方，并注明日期，修正医师签名。

住院过程中增加新诊断或转入科对转出科原诊断的修正，不宜在住院病历、入院记录上作增补或修正，只在接收记录、出院记录、病案首页上书写，同时于病程记录中写明其依据。

（十七）医师签名

由书写入院记录的医师在初步诊断的右下角签全名，字迹应清楚辨认。

三、病历的格式

（一）门诊病历

门诊病历由门诊的各级医师自己书写。虽然有普通门诊、专家门诊和特需门诊等不同类型，但门诊病历书写的格式、内容和要求基本上是一样的。

1. 门诊病历书写的格式和内容

（1）初诊（first visit）：除封面应填写姓名、性别、出生年月日、婚姻、职业、住址、电话、过敏史（儿科病历应注明患儿家长姓名、单位、住址和联系电话）等外，初诊病历应依次书写如下内容：就诊时间（年月日），就诊科别，主诉，现病史，既往史，阳性体征，有鉴别诊断意义的阴性体征和辅助检查结果，初步诊断（写在右下角）及处理意见，包括实验室检查和特殊检查、治疗方法（药物的名称和用法、手术治疗等）、建议及疫情报告和医师签名等。

（2）复诊（return visit）：复诊病历记录书写内容应当包括就诊时间、科别、主诉、病史、必要的体格检查和辅助检查结果、诊断、治疗处理意见和医师签名等。但应注意如下重点：①病史应重点记录上次来诊后的病情变化、治疗反应及各项辅助检查的报告结果，也可对上次病史进行修正和补充；②体检重点记录上次阳性体征的变化及新出现的阳性体征；③修正后的诊断（一般写在右下角）。

（3）急诊病历书写就诊时间，应当具体到分钟。

2. 门诊病历书写的要求

（1）门诊病历应按上述格式和内容规定的要求书写，由于门诊时间有限，所以宜简明扼要、重点突出。

（2）由于门诊病历为多学科共用，因此一定要注明科别。

（3）关于诊断，除十分明确者可写出肯定诊断外，诊断不明确时，最好写"某症状或体征待查"为宜，以待进一步检查确诊，避免误导。如以发热为主诉来就诊者，可写"发热待查"；以水肿来就诊，可写"水肿待查"等。若可能，最好在其后写出 1～2 个可能的诊断。若连续 3 次门诊不能肯定诊断，就应转上级医师或多学科门诊或收住院确诊。

（4）门诊病历均需医生签全名，并且字迹清楚，易于辨认。

（二）住院期间的病历

根据在住院期间病历中的先后顺序，住院病历内容依次包括：体温单、医嘱单、入院记录、住院病历（无实习医师时可缺此项）、病程记录、手术前讨论记录、手术同意书、麻醉同意书、麻醉术前访视记录、手术安全核查记录、手术清点记录、麻醉记录、手术记录、麻醉术后访视记录、手术后病程记录、病重（病危）患者护理记录、出院记录或死亡记录、输血同意书、特殊检查（特殊治疗）知情同意书、会诊记录、病危（重）通知书、各种特殊检查（如心电图、超声心动图、B超检查、内镜检查、肺功能检查、骨髓检查、病理报告等）报告单、各种生化和常规化验粘贴单等。重点介绍住院病历和入院记录。

1. 住院病历　格式见表1-1-4，具体内容详见"二、住院病历书写内容"。

表1-1-4　住　院　病　历

姓名		性别		出生		年		月		日	年龄		岁	婚姻：已、未
出生地		省（市）	县	民族		职业			身份证号码					
工作单位					电话			邮政编码						
户口地址					电话			邮政编码						
联系人姓名			住址				关系			电话				
入院日期	年		月		日	时	入院时病情	1.危重	2.急诊	3.一般（　）				
记录日期	年		月		日	时	医疗费别：1.城镇职工　2.城镇居民　3.新农合　4.其他（　）							
门诊诊断					供史者			可靠程度（签字）						

续表

主诉：
现病史：
既往史：
系统回顾：
个人史：
婚姻史：
月经史和生育史：
家族史：

体格检查

T　　℃　　　P　　次 / 分　　　　　R　　次 / 分　　　　　BP　　mmHg

一般状况：
皮肤、黏膜：
浅表淋巴结：
头部及五官：
头颅：
眼：
耳：
鼻：
口腔：
颈部：
胸部：
肺和胸膜：
视诊
触诊
叩诊
听诊
心：
视诊
触诊

叩诊　　　　　　　　　　　　　　　　　心脏相对浊音界

右（cm）	肋间	左（cm）
	Ⅱ	
	Ⅲ	
	Ⅳ	
	Ⅴ	

注：左锁骨中线至前正中线距离　　　　cm

听诊

续表

桡动脉:	
周围血管征:	
腹部:	
视诊	
触诊	
叩诊	
听诊	
肛门、直肠:	
外生殖器:	
脊柱:	
四肢:	
神经反射:	
专科情况	
辅助检查	
病历摘要	
初步诊断	
医师签名	
日期	
入院诊断	
医师签名	
日期	
修正诊断	
医师签名	
日期	

　　2. 入院记录　入院记录由住院医师完成（表1-1-5）。其内容与住院病历基本相同，主要特点是重点突出、简明扼要，可按照住院病历的标题顺序分段书写，但不必逐项写出标题，入院记录没有系统回顾和病史摘要两部分。

表1-1-5　入院记录

姓名	性别	出生	年	月	日	年龄	岁	婚姻:已、未	
出生地	省（市）	县	民族	职业		身份证号码			
工作单位			电话		邮政编码				
户口地址			电话		邮政编码				
联系人姓名		住址			关系		电话		
入院日期	年	月	日	时	入院时病情	1.危重	2.急诊	3.一般（ ）	

续表

记录日期　　年　　月　　日　　时　医疗费别：1. 城镇职工　2. 城镇居民　3. 新农合　4. 其他（　　）
门诊诊断　　　　　　　　　供史者　　　　　　可靠程度（签字）
主诉：
现病史：
既往史：
个人史：
月经史和婚姻史：
家族史：
体格检查
T　　℃　　P　　次/分　　　　R　　次/分　　　　BP　　mmHg
一般状况，皮肤、黏膜、浅表淋巴结，头部及五官，颈部，胸部（胸廓、肺部、心脏、血管），腹部（肝、脾等），肛门、直肠（必要时检查），外生殖器（必要时检查），脊柱，四肢，神经反射
专科情况
辅助检查
病历摘要
初步诊断
医师签名
日期
入院诊断
医师签名
日期
修正诊断
医师签名
日期

3. 表格式住院病历　表格式住院病历的内容与上述住院病历完全相同，只是除外主诉和现病史的全部内容的书写均采用表格式，这样既简明扼要又规格统一，既避免漏项又减轻工作量。表格式住院病历的具体格式在不同医疗单位、不同临床专业均不尽相同，一般按表格填写即可。

4. 再次或多次入院记录　再次或多次入院记录是指患者因同一疾病再次或多次入住同一医疗机构时书写的记录。要求及内容基本同入院记录。主诉是记录患者本次入院的主要症状（或体征）及持续时间。现病史中要求首先对本次住院前历次有关住院诊疗经过进行小结，然后再书写本次入院的现病史。

5. 24 小时内出院记录或 24 小时内入院死亡记录　患者入院不足 24 小时出院，可书写 24 小时内出院记录，内容包括患者姓名、性别、年龄、职称、入院时间、主诉、入院情况、入院诊断、诊疗经过、出院情况、出院诊断、出院医嘱、医师签全名。患者入院不足 24 小时死亡的，可写 24 小时内入院死亡记录，内容和 24 小时内出院记录基本相同，只是将出院诊断项改为死亡原因、死亡诊断。

（徐家丽）

第一节　常用实验室检查及其临床意义

(一) 血液一般检查

血液一般检查包括全血细胞计数、网织红细胞计数、红细胞沉降率以及血细胞形态学检查，是临床应用最广泛的常规检查项目。

1. 全血细胞计数　主要检测单位体积内红细胞、各类白细胞和血小板数量以及血红蛋白含量。

【参考范围】

不同性别、年龄参考范围不同，我国成人参考范围见表1-2-1。

表1-2-1　成年人群全血细胞计数参考范围（五分类自动血细胞分析仪法）

分析参数	英文缩写（英文全称）	参考区间		报告单位
		男性	女性	
红细胞计数	RBC（red blood cell count）	4.30～5.80	3.80～5.10	×10^{12}/L
血红蛋白	HGB（hemoglobin）	130～175	115～150	g/L
血细胞比容	HCT（hematocrit）	40.0～50.0	35.0～45.0	%
平均红细胞体积	MCV（mean corpuscular volume）	82～100	82～100	fl
平均红细胞血红蛋白	MCH（mean corpuscular hemoglobin）	27.0～34.0	27.0～34.0	pg
平均红细胞血红蛋白浓度	MCHC（mean corpuscular hemoglobin concentration）	316～354	316～354	g/L
红细胞体积分布宽度	RDW（red blood cell volume distribution width）	＜14.9	＜14.9	%
白细胞计数	WBC（white blood cell count）	3.5～9.5	3.5～9.5	×10^9/L
中性粒细胞计数	Neut#（neutrophil count）	1.8～6.3	1.8～6.3	×10^9/L
嗜酸性粒细胞计数	Eos#（eosinophil count）	0.02～0.52	0.02～0.52	×10^9/L
嗜碱性粒细胞计数	Baso#（basophil count）	0～0.06	0～0.06	×10^9/L
淋巴细胞计数	Lymph#（lymphocyte count）	1.1～3.2	1.1～3.2	×10^9/L
单核细胞计数	Mono#（monocyte count）	0.1～0.6	0.1～0.6	×10^9/L
中性粒细胞百分数	Nuet%（neutrophil percent）	40～75	40～75	%
嗜酸性粒细胞百分数	Eos%（eosinophil percent）	0.4～8.0	0.4～8.0	%
嗜碱性粒细胞百分数	Baso%（basophil percent）	0～1.0	0～1.0	%
淋巴细胞百分数	Lymph%（lymphocyte percent）	20～50	20～50	%

续表

分析参数	英文缩写（英文全称）	参考区间		报告单位
		男性	女性	
单核细胞百分数	Mono%（monocyte percent）	3～10	3～10	%
血小板计数	PLT（platelet count）	125～350	125～350	$\times 10^9$/L

【临床意义】

（1）RBC、HGB 及 HCT 主要用于贫血的诊断，如这些指标低于参考范围下限，临床诊断为贫血。

（2）MCV、MCH、MCHC、RDW 为红细胞形态学参数，主要用于贫血的形态学分类、鉴别诊断及疗效观察（表 1-2-2）。

表1-2-2　贫血的红细胞形态学分类

贫血类型	MCV（fl）	MCH（pg）	MCHC（g/L）	疾病
大细胞性贫血	＞100	＞34	320～360	DNA 合成障碍性贫血，骨髓增生异常综合征
正常细胞性贫血	80～100	27～34	320～360	急性失血，部分再生障碍性贫血，白血病
单纯小细胞性贫血	＜80	＜27	320～360	慢性炎症性贫血，尿毒症
小细胞低色素性贫血	＜80	＜27	＜320	缺铁性贫血，慢性失血，地中海贫血

（3）白细胞计数：增多除可见于一些生理性状态如妊娠、剧烈运动等外，最常见于急性化脓性感染（脓肿、脑膜炎、肺炎、阑尾炎、扁桃体炎等）、某些病毒感染（如传染性单核细胞增多症、流行性乙型脑炎）、白血病、类白血病反应、糖尿病酮症酸中毒、严重烧伤、急性大出血、恶性肿瘤及某些金属（如铅、汞等）中毒。白细胞计数减少见于伤寒、某些血液病、自身免疫病（如系统性红斑狼疮、艾滋病等）、脾功能亢进、粒细胞缺乏症、慢性理化损伤、电离辐射（X 线辐射等）、肿瘤化疗及某些药物（磺胺）反应等。

（4）中性粒细胞计数及百分比：增多见于急性感染或炎症、广泛组织损伤或坏死、急性溶血、急性失血、急性中毒、恶性肿瘤等。中性粒细胞减少见于伤寒、副伤寒；某些病毒感染性疾病，如流感；某些寄生虫感染性疾病，如疟疾、黑热病；慢性理化损伤等；某些药物反应；长期接受放射线及放化疗的患者；系统性红斑狼疮等自身免疫病；再生障碍性贫血等血液病；以及脾功能亢进、甲状腺功能亢进。

（5）淋巴细胞计数及百分比：增多见于病毒感染性疾病、结核病、淋巴细胞白血病。减少见于细胞免疫缺陷病、某些传染病的急性期、放射病、应用肾上腺皮质激素、抗淋巴细胞球蛋白治疗、免疫缺陷病等。

（6）单核细胞计数及百分比：增多见于急性感染恢复期、自身免疫性疾病、血液系统肿瘤以及恶性肿瘤如胃癌等。

（7）嗜酸性粒细胞计数及百分比：增多可见于过敏性疾病、寄生虫、皮肤病如银屑病等、血液病如慢性髓系白血病等、某些传染病如猩红热。减少见于严重组织损伤、使用肾上腺皮质激素后。

（8）嗜碱性粒细胞：增多见于慢性髓系白血病、嗜碱性粒细胞白血病、霍奇金病、骨髓纤维化及某些转移癌等。

（9）血小板计数：增多常见于反应性（继发性）原因，如急慢性炎症、缺铁性贫血及癌症患者，一般不超过 500×10^9/L。原发性增多见于骨髓增殖性疾病，如慢性髓系白血病、原发性血小板增多症等。血小板减少常见于血小板生成障碍，如再生障碍性贫血、急性白血病等；血小板破坏增多，如原发性血小板减少性紫癜；血小板消耗过度，如弥漫性血管内凝血等；血小板分布异常，如脾大。

2. 网织红细胞计数　网织红细胞（reticulocyte）是尚未完全成熟的红细胞，反映骨髓红系造血功能，是判断贫血疗效的重要指标。

【参考范围】

网织红细胞百分数：成人 0.5%～1.5%，新生儿 3%～6%，儿童 0.5%～1.5%。

网织红细胞绝对值：成人（24～84）×10^9/L。

【临床意义】

网织红细胞增高提示骨髓造血功能旺盛，见于各种增生性贫血，以溶血性贫血时增加最为显著，常＞10%。缺铁性贫血及巨幼细胞贫血患者在接受治疗后，网织红细胞明显增加，说明治疗有效。网织红细胞减少提示骨髓造血功能低下，见于再生障碍性贫血、急性白血病等。

3. 红细胞沉降率　红细胞沉降率是指一定条件下红细胞在血浆中沉降的速度，简称血沉。

【参考范围】

魏氏法：男性 0～15 mm/h，女性 0～20 mm/h。

【临床意义】

血沉增快主要见于各种炎症、组织损伤及坏死、恶性肿瘤、多发性骨髓瘤、巨球蛋白血症、贫血、高胆固醇血症等。血沉是临床较为常用但缺乏特异性的试验。

（二）骨髓检查

骨髓是人类出生后的主要造血器官。当骨髓造血异常或某些局部及全身因素影响骨髓造血时，骨髓细胞的数量和形态（质量）出现异常。因此，骨髓细胞学检查对血液系统及其相关疾病的诊断、治疗具有重要的临床价值。

骨髓细胞学检查

【参考范围】

（1）正常骨髓的增生程度为增生活跃。

（2）粒系细胞占总有核细胞的 40%～60%，其中原粒细胞＜2%，早幼粒细胞＜5%，中幼粒细胞和晚幼粒细胞各＜15%，杆状核粒细胞的百分率高于分叶核粒细胞，嗜酸性粒细胞＜5%，嗜碱性粒细胞＜1%。细胞形态基本正常。

（3）幼红细胞占 20% 左右，其中原红细胞＜1%，早幼红细胞＜5%，中幼红细胞和晚幼红细胞约各占 10%，细胞形态、染色基本正常。成熟红细胞大小、形态、染色大致正常。

（4）粒红比值（M∶E）为（2～4）∶1，平均为 3∶1。

（5）淋巴细胞占 20%，小儿可达 40%，均为成熟淋巴细胞。

（6）单核细胞＜4%，浆细胞＜2%。

（7）巨核细胞通常于 1.5 cm×3 cm 骨髓片膜上可见 7～35 个，多为成熟型巨核细胞。

（8）可见少量巨噬细胞、内皮细胞、组织嗜碱细胞、浆细胞等。

（9）核分裂细胞约为 0.1%。

【临床意义】

（1）骨髓形态学检查主要用于诊断、鉴别诊断血液系统疾病，以及各种血液肿瘤的分型、疗效观察、预后判断等。协助诊断某些寄生虫感染、类脂类沉积病和恶性肿瘤骨髓转移。

（2）细胞化学染色常作为形态学检查的补充，是临床中必不可少的检查。常用的细胞化学染色有髓过氧化物酶、酯酶染色，过碘酸－雪夫反应以及铁染色等。其临床意义如表 1-2-3。

（3）免疫表型分析：血液系统疾病的诊断，除进行形态学检查外，还需要借助免疫表型分析和遗传学进行诊断。骨髓和血细胞表面的免疫标志易出现异常表达，如过度表达、不规则表达、缺失或表达新抗原。通过检测表面标志表达，来判断异常细胞的系列和分化阶段。主要用于急性淋巴细胞的诊断以及血液系统肿瘤的微量残留白血病监测。

（4）遗传学异常检查：目前发现有些血液系统肿瘤，尤其是白血病存在细胞或分子遗传学异常，尤其是某些特异性的染色体易位和基因突变，如 t（15；17）*PML-RARA* 等。因此，遗传学异常的检查如融合基因、基因突变（如 *NPM1* 突变）对于患者的治疗方案选择、疗效观察以及预后判断等都十分必要。

表1-2-3　常用细胞化学染色的临床应用

细胞化学染色	急性淋巴细胞白血病	急性粒细胞白血病	急性单核细胞白血病
髓过氧化物酶染色	阴性	阳性	弱阳性
酯酶染色			
特异性酯酶	阴性	阳性	阴性
非特异性酯酶	阴性	阴性或弱阳性	阳性
非特异性酯酶＋氟化钠抑制试验	阴性	不受抑制	受抑制
过碘酸－雪夫反应	阳性	阳性	阳性

（三）止血与血栓检查

参与机体正常止血的因素有血管、血小板、凝血系统、抗凝系统以及纤维溶解系统。通过细胞、分子以及基因水平的检验，可帮助临床明确出血或血栓病因。

1. 凝血酶原时间　凝血酶原时间（prothrombin time，PT）是外源性凝血途径的筛查试验。

【参考范围】

（1）PT：11 ～ 13 秒，超正常对照值 3 秒以上为异常。

（2）凝血酶原时间比值：0.86 ～ 1.15；国际正常化比值（INR）：0.9 ～ 1.3。

【临床意义】

PT 延长见于遗传性或获得性凝血因子 I、II、V、VII、X 缺乏，以及 DIC、服用抗凝药及病理性抗凝物增多等。INR 主要用于监测口服抗凝剂（如华法林），中国人 INR 以 2.0 ～ 3.0 为宜。PT 缩短可见于血液高凝状态，如 DIC 早期、心肌梗死、脑血栓形成、多发性骨髓瘤等。

2. 活化部分凝血活酶时间　活化部分凝血活酶时间（activated partial thromboplastin time，APTT）是内源性凝血途径的筛查试验。

【参考范围】

APTT：20 ～ 25 秒，延长超过 10 秒以上为异常。

【临床意义】

APTT 延长见于因子 XII、XI、IX、VIII、X、V、II 和激肽释放酶原、高分子量激肽原、纤维蛋白原缺乏等。APTT 缩短见于血栓性疾病。此外，APTT 是监测普通肝素和诊断狼疮抗凝物质的常用试验。

3. 凝血酶时间（thrombin time，TT）

【参考范围】

TT：10 ～ 14 秒，延长 3 秒以上为延长。

【临床意义】

TT 延长见于低纤维蛋白原血症、异常纤维蛋白原血症、血中纤维蛋白（原）降解产物增高、血中有肝素或类肝素物质存在。

4. 纤维蛋白原定量　纤维蛋白原是体内含量最高的凝血因子。

【参考范围】

纤维蛋白原：2 ～ 4 g/L。

【临床意义】

纤维蛋白原增高可见于糖尿病、急性心肌梗死、风湿病、急性肾小球肾炎、肾病综合征、多发性骨髓瘤、休克、大手术后、急性感染、恶性肿瘤及血栓前状态等。生理情况下的应激反应、老年人和妊娠晚期也会增高。纤维蛋白原减低见于 DIC、重症肝炎、肝硬化等。

5. 血浆纤维蛋白（原）降解产物　血浆纤维蛋白（原）降解产物（fibrin degradation products，FDP）是来自于纤溶酶降解纤维蛋白原和纤维蛋白的一组片段，可反映体内纤溶酶活性。

【参考范围】

FDP ＜ 5 mg/L。

【临床意义】

FDP 升高见于恶性肿瘤、DIC、急性早幼粒细胞白血病、肺梗死、肾疾病、肝疾病、器官移植排斥反应和溶血栓治疗等。

6. D- 二聚体　D- 二聚体（D-dimer，DD）是交联纤维蛋白在纤溶酶降解下产生的片段。

【参考范围】

参考值＜ 200 µg/L（ELISA）。

【临床意义】

DD 在继发性纤溶亢进时增高，而在原发性纤溶症的早期不升高。D- 二聚体阴性对排除深静脉血栓和肺栓塞的诊断有重要价值，也是溶血栓治疗的监测指标之一。

（四）尿液检查

尿液检查包括尿液常规检查、尿液特殊试验以及早期肾损伤试验，有助于泌尿系统疾病的诊断和鉴别诊断。临床上最常使用的是尿常规检查，后者也是肾疾病的筛查试验。

【参考范围】

临床上的尿常规检查包括物理学、干化学和尿沉渣镜检三部分内容，参考范围见表 1-2-4。

表1-2-4　成年人尿液常规检查的参考范围

序号	检验项目	参考范围
1	尿量	1000 ～ 2000 ml/24 h
2	颜色	新鲜尿液为淡黄色
3	透明度	清晰透明
4	气味	新鲜尿有微弱芳香味
5	比密（SG）	晨尿：1.015 ～ 1.025 随机尿：1.003 ～ 1.035
6	酸碱度（pH）	晨尿：5.5 ～ 6.5 随机尿：4.5 ～ 8.0
7	蛋白质（PRO）	阴性（＜ 100 mg/L）
8	葡萄糖（GLU）	阴性（＜ 2.0 mmol/L）
9	酮体（KET）	阴性（＜ 50 mg/L）
10	胆红素（BIL）	阴性（＜ 4 µmol/L）
11	尿胆原（URO）	阴性或弱阳性（0 ～ 20 µmol/L）
12	隐血或红细胞（OB）	阴性或 ERY ＜ 10 个 /µl（干化学法）

序号	检验项目	参考范围
13	白细胞（LEU）	阴性或 LEU ＜ 10 个 /μl（干化学法）
14	亚硝酸盐（NIT）	阴性
15	红细胞（RBC）	0～3 个 /HPF（离心镜检法）
16	白细胞（WBC）	0～5 个 /HPF（离心镜检法）
17	鳞状上皮细胞（EC）	男性：偶见，女性 0～5 个 /HPF
18	移行上皮细胞（TC）	偶见
19	肾小管上皮细胞（RC）	无
20	透明管型	无或偶见 /LPF
21	颗粒管型	无
22	细胞管型	无

注：HPF 即显微镜高倍视野，LPF 即显微镜低倍视野。

【临床意义】

1. 尿量　多尿是指 24 小时尿量超过 2500 ml，见于生理性饮水过多或服用利尿药后，病理性多尿常见于糖尿病、尿崩症、急慢性肾衰竭的多尿期及神经性多尿等。少尿是指成人 24 小时尿量不足 400 ml 或少于 17 ml/h，分为肾前性少尿、肾后性少尿、肾性少尿。尿量少于 100 ml/24 h 为无尿。

2. 尿液的颜色　尿液颜色随机体的生理和病理变化而不同。可见红色尿（血尿或血红蛋白尿）、黄色尿（胆红素尿）以及乳糜尿，均与不同疾病相关。

3. 尿比密　可粗略反映肾小管的浓缩与稀释功能。高比密尿表明肾小管的浓缩功能良好，持续性高比密尿主要见于心功能不全、早期休克、糖尿病、应用甘露醇等。持续性低比密尿即尿比密经常保持在或低于 1.010，常见于急慢性肾功能不全、尿崩症等。

4. 尿液酸碱度　pH 减低见于代谢性和呼吸性酸中毒、糖尿病酮症酸中毒、口服大量维生素 C、氯化铵等酸性药物时。pH 增高见于碱中毒、尿潴留、醛固酮增多症、高钾血症、泌尿系感染、肾小管性酸中毒以及服用碱性药物如碳酸氢钠等。

5. 蛋白尿（proteinuria）　当定性试验阳性或定量超过 0.1 g/L 时称为蛋白尿。根据蛋白尿产生的机制可分为生理性蛋白尿和肾前性、肾性、肾后性蛋白尿。生理性蛋白尿的定性试验多为"+"，即＜ 0.5 g/24 h，多见于青少年。肾前性蛋白尿是全身性疾病导致血浆中异常增多的蛋白质超出肾小管重吸收能力，如本 – 周蛋白尿。肾性蛋白尿主要由于肾疾病所致，见于肾小球肾炎或肾盂肾炎的晚期等。肾后性蛋白尿多为偶然性蛋白尿，尿中混有脓血及黏液等成分而出现尿蛋白阳性，常见于急性膀胱炎、尿道炎等，一般肾无病变。

6. 尿糖　当血糖浓度超过肾糖阈（一般为 8.88 mmol/L）或肾糖阈降低时，导致葡萄糖从肾小球滤出，尿中出现大量葡萄糖，尿糖定性试验呈阳性时称为葡萄糖尿。主要见于糖尿病、甲状腺功能亢进、肢端肥大症、嗜铬细胞瘤、库欣综合征等。肾功能减退导致的糖尿见于先天性肾小管疾病、慢性肾盂肾炎、肾病综合征、某些药物中毒等。

7. 酮体　包括丙酮、乙酰乙酸和 β- 羟丁酸。当糖尿病病情严重并发酮症酸中毒时，尿酮体和尿糖浓度明显增高，尿中酮体升高多早于血清。非糖尿病性酮症如婴幼儿急性发烧、妊娠剧吐、饥饿、禁食过久等可出现尿酮体阳性。

8. 胆红素　血红蛋白的代谢产物，分为与葡糖醛酸结合的结合胆红素和未结合胆红素两种。前者能溶于水，部分可从尿中排出为尿胆红素，但含量极少。当出现肝疾病、胆道阻塞时，血中结合胆红素浓度增高，出现胆红素尿。

9. 尿胆原　溶血性疾病、肝疾病等可见尿胆原排泄增多。尿胆红素和尿胆原的实验室检查有助于黄疸类型的鉴别诊断。

10. 亚硝酸盐　阳性提示有泌尿系统感染，见于 40% ～ 80% 的大肠埃希菌感染；但阴性结果不能排除泌尿系统感染，有可能是非硝酸盐消耗菌所致。

11. 尿隐血　每升尿液中含血量 ≥ 1 ml 时，尿液可呈淡红色，称为肉眼血尿。如尿液外观变化不明显，离心沉淀后，镜检红细胞 > 3 个 /HPF，称为镜下血尿。血尿常见于泌尿系统炎症，如急性肾小球肾炎、肾盂肾炎及膀胱炎、泌尿系结石、结核、肿瘤、外伤等；也可见于血液系统疾病，如血友病、血小板减少性紫癜等；有时剧烈运动后，尿中亦可见红细胞。

血尿中红细胞的形态变化与血尿发生的解剖部位有关。均一性红细胞尿是指血尿中 80% 以上的红细胞形态正常，称为非肾小球源性血尿，常见于肾盂肾炎、泌尿系结石、肾结核、肾或膀胱肿瘤以及肾外伤等。变形红细胞尿则提示为肾小球源性血尿。

12. 白细胞尿　尿沉渣中白细胞数超过参考区间上限（> 5 个 /HP），称为镜下白细胞尿；若尿中含大量白细胞，使尿呈乳白色，甚至有脓丝或凝块，称为肉眼脓尿。该试验虽对泌尿系统感染的筛查有参考价值，但因不能检测出尿液中的单核细胞和淋巴细胞，故不适于免疫性肾疾病、泌尿系结核和肾移植后排斥反应时淋巴细胞增多的检验。

13. 泌尿道上皮细胞　包括鳞状上皮细胞、移行上皮细胞和肾小管上皮细胞。尿道炎时，可见大量出现或片状脱落鳞状上皮细胞，并伴有较多白细胞或脓细胞。泌尿系感染时移行上皮细胞增多，如肾盂肾炎、膀胱炎，并常伴白细胞增多。输尿管和肾盂结石也可见移行上皮细胞增多。尿中出现肾小管上皮细胞，表明有肾小管损伤，如急性肾小管坏死、肾移植后 1 周内。

14. 管型　管型是尿液中的蛋白质、细胞或碎片在肾小管、集合管内凝固形成的圆柱状结构物，对肾疾病的诊断与鉴别有重要的临床意义。由于组成管型的成分不同，尿中可见形态各异的不同管型，如透明管型、细胞管型、颗粒管型、蜡样管型、脂肪管型等。

（五）肝功能检查

肝是人体最大的器官，具有合成、排泄以及生物转化等功能。通过肝功能试验可以了解肝损伤的情况，为疾病的诊断和鉴别诊断提供依据。

1. 丙氨酸氨基转移酶和天冬氨酸氨基转移酶　丙氨酸氨基转移酶（alanine aminotransferase，ALT）和天冬氨酸氨基转移酶（aspartate aminotransferase，AST）能敏感地反映肝细胞的损伤及损伤的程度。

【参考范围】

ALT：成年男性 9 ～ 50 U/L，成年女性 7 ～ 40 U/L。

AST：成年男性 15 ～ 40 U/L，成年女性 13 ～ 35 U/L。AST/ALT 1 ～ 1.15。

【临床意义】

反映急性肝细胞损伤时，ALT 最敏感；而反映损伤严重程度时，AST 较为敏感。当肝细胞损伤较严重时，AST 从线粒体中释放入血液循环，AST/ALT 增高，主要见于急性肝炎、慢性肝炎、肝硬化、原发性肝细胞癌、胆道疾病、酒精性肝病、其他肝病、药物性肝损伤。

2. 碱性磷酸酶（alkaline phosphatase，ALP）

【参考区间】

ALP 活性：成年男性 45 ～ 125 U/L，成年女性（20 ～ 49 岁）35 ～ 100 U/L，成年女性（50 ～ 79 岁）50 ～ 135 U/L，儿童 < 250 U/L。

【临床意义】

（1）黄疸的鉴别诊断：阻塞性黄疸，如胆道结石、胆道肿瘤、胰头癌时，血清 ALP 早期常明显升高；肝细胞性黄疸时，ALP 轻度升高。

（2）约有半数以上的肝癌患者 ALP 明显升高。肝炎及肝硬化时，ALP 活性仅轻度升高。

（3）许多骨骼系统疾病如佝偻病、软骨症、骨肿瘤、骨折、肢端肥大症等的患者血中 ALP 都可升高。特别在佝偻病和软骨症患者血中 ALP 升高早于血钙、血磷以及 X 线检查的异常，是早期诊断的灵敏指标。

3. γ - 谷氨酰转移酶（γ-glutamyl transferase，GGT 或 γ-GT）

【参考范围】

GGT：成年男性 10 ～ 60 U/L，成年女性 7 ～ 45 U/L。

【临床意义】

GGT 升高见于原发性与转移性肝癌、原发性胆汁性肝硬化、硬化性胆管炎、胆道梗阻等所致的慢性胆汁淤积。肝炎时，GGT 持续升高提示可能发展为慢性肝炎。长期饮酒者，有半数人的 GGT 升高，检查血清 GGT 活性是反映酒精性肝损伤和观察戒酒的良好指标。

4. 血清总蛋白含量、白蛋白与球蛋白比值 反映肝合成功能以及蛋白质代谢的宏观水平。

【参考区间】

总蛋白：65 ～ 85 g/L；白蛋白：40 ～ 55 g/L；球蛋白：20 ～ 40 g/L；白 / 球比值（A/G）（1.2 ～ 2.4）：1。

【临床意义】

（1）慢性肝实质损伤：如慢性肝炎、肝硬化、肝癌时，血清总蛋白减低，以白蛋白减少为主，白蛋白水平与肝功能损害程度呈正比；球蛋白持续性增加，并随病情的加重而越见明显，A/G 比值可能正常、稍低或呈倒置（如白蛋白低于 30 g/L，球蛋白高于 40 g/L，A/G 比值小于 1）。白蛋白低于 25 g/L 以下，容易出现水肿或腹水。

（2）总蛋白或白蛋白减少还可见于肾病综合征、大面积烧伤、恶性肿瘤、甲亢、摄入蛋白质不足或吸收障碍等。

（3）球蛋白：增加可见于多发性骨髓瘤、巨球蛋白血症、自身免疫性疾病、慢性感染性疾病等。减低见于低 γ- 球蛋白血症或先天性无 γ- 球蛋白血症，肾上腺皮质功能亢进和应用免疫抑制剂等，总蛋白减低，A/G 比值明显增高。

5. 血清胆红素 生理状况下，胆红素是红细胞代谢的产物，经过肝代谢后分为未结合胆红素（unconjugated bilirubin，UBil）和结合胆红素（conjugated bilirubin，CBil）。

【参考范围】见表 1-2-5。

表1-2-5 血清胆红素的参考范围

血清胆红素类型	参考范围（μmol/L）
总胆红素（TBil）	3.4 ～ 17.1
结合胆红素 / 直接胆红素（CBil/DBil）	0 ～ 6.8
未结合胆红素 / 间接胆红素（UBil/IBil）	1.7 ～ 10.2

【临床意义】

血清总胆红素、结合与未结合胆红素含量，与尿液胆红素、尿胆原及粪便颜色联合检查，对黄疸类型的鉴别有重要意义，见表 1-2-6。此外，血清总胆红素明显增高提示肝细胞损害严重。

表1-2-6 临床黄疸类型的实验鉴别诊断

黄疸类型	血清结合胆红素	血清未结合胆红素	尿胆原	尿液胆红素	粪便颜色
溶血性黄疸	↑	↑↑↑	↑↑↑	-	深棕色
肝细胞性黄疸	↑↑	↑↑	↑↑	+ ～ ++	棕黄色

续表

黄疸类型	血清结合胆红素	血清未结合胆红素	尿胆原	尿液胆红素	粪便颜色
梗阻性黄疸	↑↑↑	↑	↓ / -	++ ～ +++	浅黄或灰白色

注：↑表示升高，↓表示减低，-阴性，+阳性。

6. 淀粉酶（amylase，AMY） 血或尿中淀粉酶水平主要用于急性胰腺炎的诊断和鉴别诊断。

【参考区间】

总 AMY（4NP-G7 酶偶联法）：血浆（清）< 220 U/L，随机尿< 1000 U/L。

【临床意义】

急性胰腺炎发病后 6 ～ 12 小时，血中 AMY 开始升高，12 ～ 72 小时达高峰，可达参考上限的 4 ～ 6 倍或更高，一般 2 ～ 5 天可下降至参考区间；若持续升高，则提示病变有反复或出现并发症。尿中 AMY 在发病后 12 ～ 24 小时开始升高，下降比血浆缓慢。因此，急性胰腺炎的后期或恢复期测定尿中 AMY 更有价值。

（六）肾功能检查

1. 内生肌酐清除率（creatinine clearance，Ccr） 肌酐是肌肉中磷酸肌酸的代谢产物。单位时间内肾把若干毫升血液中的内生肌酐全部清除出去，称为内生肌酐清除率。

【参考区间】

成人 Ccr 为 80 ～ 120 ml/min；40 岁后随年龄增加逐渐降低，70 岁时约为青壮年的 60%。2 岁以内小儿偏低，新生儿 Ccr 为 25 ～ 70 ml/min。

【临床意义】

Ccr 可较好地反映肾小球的滤过功能，较早判断肾小球损伤，评估肾功能受损程度，临床常以 Ccr 代替肾小球滤过率（GFR）。

2. 血清肌酐（serum creatinine，Scr） 血中肌酐主要由肾小球滤过排出体外，其浓度取决于肾小球的滤过能力。

【参考范围】

不同测定方法有差异。成年男性：53 ～ 106 μmol/L；女性：44 ～ 97 μmol/L。

【临床意义】

血清肌酐浓度增高见于各种原因引起的肾小球滤过功能减退，但对其早期诊断并不敏感，当减低到正常的 1/3 时，Scr 才明显上升。

3. 血清尿素（serum urea，Sur）

【参考区间】

成人 Sur 1.78 ～ 7.14 mmol/L，儿童 1.8 ～ 6.5 mmol/L。

【临床意义】

各种原因引起的肾小球滤过功能损伤，如原发性肾炎等，Sur 升高，但并不敏感，故 Sur 升高提示肾病变严重。此外，蛋白质分解代谢亢进也会导致 Sur 升高，如甲状腺功能亢进。

（七）心肌损伤功能检查

1. 心肌损伤标志物 心肌受损后，存在于心肌细胞内的结构蛋白和一些酶类大分子即从心肌细胞释放入血液中，其含量变化可以敏感反映心肌细胞受损的程度，故将这类物质称为心肌损伤标志物。主要包括蛋白标志物和酶标志物，蛋白标志物主要有肌红蛋白（myoglobin，Mb）、心肌肌钙蛋白 I（cardiac troponin I，cTnI）、心肌肌钙蛋白 T（cardiac troponin T，cTnT）；酶标志物主要有肌酸激酶（creatine kinase，CK）及其同工酶（CK-MB）和乳酸脱氢酶（lactic acid dehydrogenase，LDH）及其同工酶。

【参考区间】

见表 2-1-7。

【临床意义】

上述几种心肌损伤标志物的生物学特性和在急性心肌梗死（acute myocardial infarction, AMI）后的增高时间、峰值时间和恢复时间有所差异，因此其在诊断心肌损伤中的应用有显著不同，详见表 1-2-7。

表1-2-7 心肌损伤标志物的特性及其在急性心肌梗死后的变化特点

标志物	参考范围	半衰期（h）	增高时间（h）	峰值时间（h）	恢复时间（d）
Mb	10 ～ 80 µg/L	0.25	2 ～ 6	6 ～ 12	1
cTnI	0 ～ 0.4 µg/L	2 ～ 4	3 ～ 8	12 ～ 24	7 ～ 10
cTnT	0 ～ 0.4 µg/L	2 ～ 4	3 ～ 8	12 ～ 96	7 ～ 14
CK	男：15 ～ 163 U/L 女：3 ～ 135 U/L	17	3 ～ 8	10 ～ 36	3 ～ 4
CK-MB 活性	0 ～ 20 U/L	13	3 ～ 8	10 ～ 36	2 ～ 3
CK-MB 质量	0 ～ 3.8 µg/L	13	2 ～ 6	9 ～ 30	3
LDH1	95 ～ 200 U/L	110	6 ～ 12	48 ～ 144	7 ～ 14

2. B 型利钠肽 B 型利钠肽（B-type natriuretic peptide，BNP）是心血管组织分泌的活性多肽，可作为无症状或早期心力衰竭的诊断指标。

【参考区间】

0 ～ 100 ng/L（化学发光法）

【临床意义】

心力衰竭患者无论有无症状，BNP 水平均明显升高，且与心力衰竭严重程度呈正比。此外，BNP 可用于肺源性呼吸困难与心力衰竭引起的呼吸困难的鉴别诊断，前者 BNP 正常，而后者 BNP 水平明显升高。

（八）代谢性疾病的实验室检查

1. 血浆葡萄糖

【参考范围】

健康成年人空腹静脉血浆葡萄糖 3.9 ～ 6.1 mmol/L；静脉全血 3.3 ～ 5.5 mmol/L。

【临床意义】

空腹血糖＞6.1 mmol/L 为空腹血浆葡萄糖异常，≥ 7.0 mmol/L 为高血糖症。病理性高血糖主要见于糖尿病、内分泌腺功能障碍引起的高血糖，如巨人症、肢端肥大症、皮质醇增多症、甲状腺功能亢进、嗜铬细胞瘤、胰高血糖素瘤等。一些应激性状态也可导致高血糖，如颅脑外伤、颅内出血、脑膜炎、颅内压增高、脑卒中、心肌梗死等。成人空腹血糖浓度低于 2.8 mmol/L 称为低血糖症。

2. 血浆脂类 血浆脂类包括游离胆固醇（free cholesterol，FC）、胆固醇酯、磷脂、三酰甘油（triacylglycerol/triglyceride，TAG）、糖酯、游离脂肪酸等，其中胆固醇酯和 FC 称为总胆固醇（total cholesterol，TC）。

（1）血浆胆固醇测定

【参考范围】

成人：TC 在 5.20 mmol/L 以下为合适范围，5.23 ～ 6.20 mmol/L 属于边缘性增高，6.20 mmol/L 以上即为升高。

【临床意义】

1）TC 升高是动脉粥样硬化（AS）重要的危险因素之一，高胆固醇血症容易引起 AS 性心、脑血管病，如冠心病、心肌梗死、脑卒中等。某些疾病如糖尿病、肾病、内分泌代谢紊乱等也可继发高胆固醇血症。

2）血清 TC ＜ 2.8 mmol/L 时为减低，可见于肝功能不良、严重贫血、长期营养不良、甲状腺功能亢进、急性感染、慢性疾病的终末期及遗传因素导致的 α- 脂蛋白或 β- 脂蛋白缺乏等疾病。

（2）血浆三酰甘油测定

【参考范围】

成人 0.56 ～ 1.7 mmol/L。

【临床意义】

1）血清 TAG ＞ 1.70 mmol/L，称为高 TAG 血症，可见于 I 型、IV 型、V 型高脂蛋白血症。糖尿病、甲状旁腺功能低下、胰腺炎、肥胖症、自身免疫性疾病、药物等都可引起继发性高 TAG 血症。目前认为 TAG 是 AS 性心脑血管病的一个独立危险因素。

2）低 TAG 血症：一般指血清 TAG ＜ 0.56 mmol/L，可见于无 β- 脂蛋白血症和低 β- 脂蛋白血症等遗传性疾病；继发性的低 TAG 血症见于消化道疾病（如肝疾病、吸收不良症候群）、内分泌疾病（如甲状腺功能亢进、慢性肾上腺皮质功能不全）、恶性肿瘤晚期、恶液质及应用某些药物，如雄激素、肝素、维生素 C 等。

（九）免疫功能检查

机体免疫功能是指参与免疫应答过程的各种免疫器官、细胞、分子的相关功能的总称。通过检测免疫球蛋白、淋巴细胞的免疫表型、血清补体含量、免疫细胞活化过程中合成的细胞因子等，可为风湿病与免疫性疾病的诊断、疗效观察、预后判断提供客观依据。

1. 免疫球蛋白（immunoglobulin，Ig）定量

【参考范围】

血清：IgG 6.94 ～ 16.18 g/L，IgA 0.68 ～ 3.78 g/L，IgM 0.6 ～ 2.63 g/L（速率散射比浊法）。IgD 0.6 ～ 2.0 mg/L，IgE 0.1 ～ 0.9 mg/L（ELISA）。

【临床意义】

（1）IgG：①增高见于各种慢性感染（如慢性支气管炎、肺结核）、慢性肝病、IgG 型骨髓瘤、自身免疫病等；②降低或缺乏见于体液免疫缺陷和联合免疫缺陷病如先天性无丙种球蛋白血症。

（2）IgA：①增高见于 Wiskott-Aldrich 综合征、肝硬化（多数患者）、胶原病和自身免疫病（如 RA、SLE）、与免疫缺陷无关的慢性感染和 IgA 型骨髓瘤等；②降低或缺乏见于遗传性毛细血管扩张共济失调症、选择性 IgA 缺陷症、吸收障碍综合征、淋巴样组织发育不全等。

（3）IgM：①增高见于 Waldenström 巨球蛋白血症、锥虫病、放线菌病、传染性单核细胞增多症、系统性红斑狼疮（SLE）、类风湿关节炎，单纯 IgM 增加常提示为病原体的原发感染。宫内感染时，脐带血中 IgM 可达 0.2 μg/L 以上；②降低或缺乏见于 IgG 型重链病、IgA 型多发性骨髓瘤、先天性免疫缺陷病和肾病综合征等。

（4）IgD：①增高见于慢性感染、结缔组织病和部分肝病、葡萄球菌感染（少数病例）、IgD 型骨髓瘤等；②降低或缺乏见于无丙种球蛋白血症、遗传性和获得性免疫缺陷综合征等。

（5）IgE：①增高见于 IgE 型多发性骨髓瘤、重链病、SLE、类风湿关节炎、过敏性疾病及寄生虫感染等；②降低或缺乏见于先天性或获得性无丙种球蛋白血症、恶性肿瘤、免疫抑制剂长期治疗后等。

2. 补体　补体（complement，C）是一组具有酶样活性和功能的糖蛋白，是抗体介导溶细胞作用的必要补充成分，其中 C3、C4 补体含量测定在临床中最常用。

【参考范围】

血清 C3：0.8 ～ 1.55 g/L；C4：0.16 ～ 0.47 g/L。

【临床意义】

血清 C3 含量增高常见于急性时相反应，减低见于 SLE 和类风湿关节炎活动期、肾小球肾炎等。血清 C4 含量增高见于各种传染病、急性炎症和组织损伤，降低常见于 SLE、类风湿关节炎、慢性活动性肝炎、多发性硬化症、IgA 肾病等。

3. 类风湿因子 类风湿因子（rheumatoid factor，RF）是抗变性 IgG-Fc 段的自身抗体。

【参考范围】

速率散射比浊法：< 35 IU/ml。

【临床意义】

RF 是诊断 RA 的重要血清学指标之一。持续高滴度的 RF，常提示 RA 的疾病活动，且骨侵蚀发生率较高（IgA-RF 与骨侵蚀密切相关）。但 RF 阴性不能完全排除 RA。RF 升高并非 RA 的特异性改变，还可见于许多自身免疫性疾病、感染性疾病及非感染性疾病。

4. 抗核抗体 抗核抗体（antinuclear antibody，ANA）是指抗细胞内所有抗原成分的自身抗体的总称。不同的自身免疫性疾病往往出现针对不同核成分的抗体或抗体组合，该抗体及组合即为诊断该疾病的标志性指标或特征性抗体谱。

【参考范围】

参考值< 1 ∶ 100（IFT）。

【临床意义】

自身免疫性疾病时出现病理性 ANA，滴度高，多为 IgG。ANA 检测对于活动性 SLE 诊断极为敏感，99% 的病例可呈阳性。ANA 阴性可以除外活动性 SLE。其他自身免疫病 ANA 阳性率见表 1-2-8。

表1-2-8 风湿和非风湿病的抗核抗体阳性率比较

临床疾病	ANA 阳性率（%）	临床疾病	ANA 阳性率（%）
SLE- 活动期	95 ～ 100	幼年型风湿性关节炎	20 ～ 40
SLE- 静止期	80 ～ 100	多发性肌炎 / 皮肌炎	40 ～ 78
药物诱发性狼疮	95 ～ 100	结节性全动脉炎	15 ～ 25
混合性结缔组织病	95 ～ 100	慢性活动性肝炎	25 ～ 33
系统性硬化病	85 ～ 98	肺纤维化	20 ～ 40
干燥综合征	50 ～ 95	重症肌无力	10 ～ 20
类风湿关节炎	20 ～ 40	慢性淋巴性甲状腺炎	10 ～ 20

（十）肿瘤标志物检查

肿瘤标志物是指特征性存在于恶性肿瘤细胞或由恶性肿瘤细胞异常产生的物质或是宿主对肿瘤反应而产生的物质，主要包括激素类、蛋白质类、糖类和酶类肿瘤标志物等。临床常用的肿瘤标志物的参考范围及临床意义见表 1-2-9。

表1-2-9 常用肿瘤标志物的参考范围及临床意义

肿瘤标志物	参考范围	临床意义
甲胎蛋白（alpha fetoprotein，AFP）	0 ～ 10 μg/L	①原发性肝细胞癌时升高，常 > 300 μg/L，睾丸癌、卵巢癌、畸胎瘤等 AFP 也可增高 ②病毒性肝炎、肝硬化时，AFP 也有不同程度的升高

续表

肿瘤标志物	参考范围	临床意义
癌胚抗原（carcinoembryonic antigen，CEA）	< 5 μg/L	①结肠癌、胃癌、胰腺癌、肝癌、肺癌、乳腺癌、肾癌、卵巢癌、子宫癌等，CEA升高；肿瘤复发或转移时，血清CEA浓度又再度升高 ②溃疡性结肠炎、胰腺炎等CEA轻度升高
癌抗原125（cancer antigen 125，CA125）	< 35 U/ml	①卵巢癌血清CA125水平明显升高 ②急性子宫附件炎、子宫内膜异位、腹膜炎、自身免疫性疾病等，血清CA125可轻度增高
糖类抗原15-3（carbohydrate antigen 15-3，CA15-3）	< 30 U/ml	①乳腺癌时CA15-3呈不同程度升高，对于监测肿瘤复发和转移有一定价值；胰腺癌、肺癌、卵巢癌、胃癌、结肠直肠癌及肝癌时升高 ②乳房和肝的良性疾病，如肝硬化、肝炎也可见CA15-3的升高
前列腺特异抗原（prostate specific antigen，PSA）	T-PSA < 4 μg/L，F-PSA < 0.93 μg/L，F-PSA/T-PSA > 0.11	①前列腺癌时升高 ②良性前列腺增生或急性前列腺炎时，部分患者血清PSA水平升高，但升高的幅度较小，一般在4～10 μg/L
神经元特异性烯醇化酶（neuron specific enolase，NSE）	成人：血清含量< 10 μg/L	①小细胞肺癌、神经母细胞瘤血清NSE增高 ②良性肺部疾病和神经系统疾病，如脑膜炎等轻度升高
鳞状上皮细胞癌抗原（squamous cell carcinoma antigen，SCC）	< 1.5 μg/L	①子宫颈鳞状上皮细胞癌、肺鳞状上皮细胞癌血清SCC增高；SCC作为子宫颈、肺、食管鳞状上皮细胞癌的肿瘤标志物与肿瘤的分期、治疗、临床表现和复发等相关，但缺乏足够的临床灵敏度和特异性，一般不适合用于临床筛查肿瘤 ②良性疾病如肾衰竭、肝硬化、肝炎、肺炎、结核病等，可轻度升高

（十一）病原体检查

常见病原体有细菌、病毒、真菌、寄生虫等。检查方法有很多种，包括涂片检查、分离培养、血清学鉴定和分子生物学诊断等，可根据临床需要和标本类型进行选择。

1. 细菌感染检查　包括针对细菌本身的涂片显微镜检查（简称镜检）、分离培养和鉴定、药敏试验等，如血培养、尿培养等，以及机体针对细菌产生的抗体或细菌抗原、核酸的检测等，如C反应蛋白（C reactive protein，CRP），在细菌感染时显著升高，可作为鉴别细菌和病毒感染的指标。分离培养获得致病菌具有重要的诊断价值，但应注意某些情况下阴性结果并不能完全除外细菌感染的可能。

2. 病毒感染检查　通常引起的疾病有病毒性肝炎、流行性感冒、急性胃肠炎、风疹、流行性腮腺炎、甲型流感等。目前常用的病毒感染检测技术是病毒抗原或抗体检测和病毒核酸检测（分子诊断）。主要介绍常见甲、乙、丙、丁、戊型肝炎病毒标志物的检查。

（1）甲型肝炎病毒（hepatitis A virus，HAV）检测

【参考区间】

抗HAV抗体阴性；抗HAV-IgG阳性可见于既往感染的部分成年人。

【临床意义】

HAV刺激后产生的特异性抗体属于保护性抗体，抗体可分为IgM、IgG和IgA三种类型。抗HAV-IgM是感染HAV后的早期抗体，血清抗HAV-IgM阳性表明机体HAV急性感染。抗

HAV-IgG 长期存在于血中。高滴度 IgG 型抗体对诊断 HAV 感染有参考价值；低滴度是既往感染 HAV 的标志。抗 HAV-IgA 是在感染 HAV 后肠道黏膜细胞分泌的局部性抗体，此抗体既可从甲肝患者粪便中在 HAV 抗原（HAV-Ag）消失后检出，其阳性期可达 4 个月；也可从甲肝急性期和恢复期血中检出。

（2）乙型肝炎病毒（hepatitis B virus，HBV）检测

【参考区间】

HBsAg、HBeAg、抗 -HBe、抗 -HBc 均为阴性。抗 -HBs 阴性或＜ 10 IU/L，注射过乙肝疫苗后可呈阳性。

【临床意义】

HBV 属于肝 DNA 病毒科的病毒之一，其抗原包括 HBV 核心抗原（HBcAg）、HBV 表面抗原（HBsAg）和 HBV e 抗原。其中 HBcAg 是病毒核衣壳的组分，一般技术无法在血清中检出。HBeAg 不属于病毒的结构蛋白，合成后分泌至病毒颗粒外，病毒复制时血清中出现。HBV 感染后，机体免疫系统可产生针对各种病毒抗原的特异性抗体。具体的临床意义见表 1-2-10。

表1-2-10　HBV感染的血清标志物检测常见结果的分析

HBsAg	HBeAg	抗 HBc	抗 HBc-IgM	抗 HBe	抗 HBs	临床意义
+	+	−	−	−	−	潜伏期或急性 HB 早期，HBV 复制活跃
+	+	+	+	−	−	急性或慢性 HB，HBV 复制活跃
+	−	+	+	−	−	急性或慢性 HB，HBV 复制减弱
+	−	+	+	+	−	急性 HB 恢复后期或慢性 HB，HBV 复制减弱
+	−	+	−	+	−	慢性 HB，HBV 复制停止
−	−	+	+	−	−	HBsAg 阴性的 HB，急性 HB 恢复期、尚未产生抗 HBs 和抗 HBe
−	−	+	−	−	−	既往 HBV 感染，未产生抗 HBs
−	−	+	−	+	−	急性 HB 恢复期，HBV 复制极弱，尚未产生抗 HBs
−	−	+	−	+	+	急性 HB 恢复期或痊愈
−	−	+	−	−	+	急性 HB 恢复期或痊愈，既往 HBV 感染
+	+	+	+	−	+	急性或慢性 HB，不同亚型 HBV 再感染
+	−	−	−	−	−	HBV 急性感染早期，无症状携带者
−	−	−	−	−	+	急性 HB 痊愈，接种疫苗后获得性免疫

（屈晨雪）

第二节　常用医学影像学检查及其临床意义

一、X 线成像

（一）X 线的产生及其特性

1. X 线的发现　德国物理学家伦琴于 1895 年 11 月 8 日发现 X 线，此后的一百多年至今，X 线对现代医学的发展产生了重大的影响。

2. X线的产生　高速运行的电子群突然撞击受阻时便产生了X线。X线机基本装置包括X线管、变压器和控制台。X线机的阴极灯丝负责产生高速运行的电子群，并撞击阳极钨靶，受阻后产生X线。变压器则为X线管两极供应高电压，为阴极灯丝供应低电压电流。控制台通过调整电压、电流，从而控制X线的发射及持续时间，即保证了X线的质和量。

3. X线的特性

（1）穿透性：X线虽然波长很短，但是能穿透可见光穿透不了的物体。其穿透性与电压密切相关，电压越高，波长越短，穿透性越强；相反，电压越低，波长越长，穿透性越弱。穿透性也是X线成像的物理基础。

（2）荧光效应：X线虽然肉眼不可见，但当它照射到某些荧光物质（如硫化锌镉、钨酸钙等）时，可以产生可见光。这也是X线透视的物理基础，利用这种特性可制成荧光屏和增感屏，用来观察影像及增强胶片的感光量。

（3）感光效应：同可见光一样，X线能使胶片感光，当其与胶片上的溴化银发生化学反应后，黑色的银就沉淀于胶片膜上。当X线通过人体时，因不同组织的密度不同，对X线的吸收量也不同，胶片上得到的感光度不同，从而显示人体不同密度的影像。

（4）电离效应：X线照射物质被吸收时，可产生电离，电离程度与X线吸收量呈正比。所以，通过测量电离程度可计算X线的照射量。根据此种特性可制成X线测量仪。在电离作用下，X线对机体会产生一定的损害，所以在进行X线检查时应做适当防护。

（二）X线成像基本原理

X线成像主要依据X线的穿透性、感光效应和荧光效应。除此之外，由于人体组织有密度和厚度的差别，当X线透过人体各种不同组织结构时，被吸收的程度不同，所以到达荧光屏或呈现在胶片上的X线量就不同，胶片即显示出不同密度的图影。由此可知，X线图像的生成，应具备以下三个条件：①X线的穿透力；②被穿透的组织存在密度和厚度的差异，被吸收后剩余的X线量才能有差别；③剩余的X线量是不可见的，还需经过显影的过程才能获得具有黑白对比和组织差异的影像。

人体组织结构在X线影像上的密度是不同的。骨骼含钙量高，对X线吸收多，致使溴化银感光不足，影像上呈高密度，即白影；软组织和液体对X线的吸收接近于水，所以在影像上呈中等密度或半透明样；脂肪组织排列较稀疏，在影像上较软组织密度稍低；气体则呈黑色（图1-2-1）。

（三）X线检查方法

1. 透视检查　透视检查方便快捷，患者体位可随时变换，医生可动态实时地观察器官的运动状态。尤其适用于心肺大血管的显示以及胃肠道的检查。但透视的图像亮度不够强，不利于评价细小病变和较致密的组织，且透视为持续曝光，被检查者所受辐射剂量较高。

2. X线摄片　摄片是最常用的检查方法，适用于身体的任意部位，最常见的是四肢骨关节及脊柱的检查，通常拍摄正、侧位片，如有特别需要，可拍斜位或其他特殊体位。X线片图像清晰度及对比度优于透视，可永久保存，且瞬时曝光，辐射剂量小。缺点是不能动态观察，因此在临床工作中，摄片与透视应优势互补。

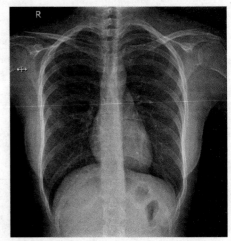

图1-2-1　胸部后前位X线图像

人体不同组织结构在X线影像上的密度不同，胸部骨骼包括锁骨、肋骨、肩胛骨和胸椎，呈白影；纵隔包括心脏大血管以及肺纹理，也呈白影；肺野为含气组织，呈黑影

3. 数字减影血管造影（digital subtraction angiography，DSA）　DSA的基本原理是在血

管内注入造影剂前后拍摄的两帧 X 线图像，输入图像计算机后，通过计算处理过程，获得清晰的纯血管影像。DSA 具有较高的对比度和分辨率，且可以实时动态显像，是目前血管疾病诊断的金标准，对介入医学的发展做出了巨大贡献。

（四）X 线图像特点

X 线图像是不同黑白灰度组成的灰阶图象；体积分辨率高；如果病变呈高密度，相应图像则较白；如果病变呈低密度，病变图像则较黑。因 X 线图是重叠图像，图上显示的密度是重叠组织密度的总和，因此并不准确。

（五）X 线的临床应用

1. 胸部 胸部 X 线片是呼吸系统疾病诊断最基本的方法。由于肺组织内充满空气，与肋骨及周围软组织具有天然对比度，可以检出较明显的胸部病变，如肺内感染、胸腔积液、气胸、肿瘤等。除此之外，可从整体上了解心脏大血管的位置、大小、形态、毗邻关系（如对食管的压迫）以及肺门的情况。缺点是对肺内小病变和心影重叠部分的病灶易漏诊，无法观察心脏大血管壁和心脏内结构，且对病变的定性诊断较困难。

2. 骨肌系统 之前已经提到，骨与其他组织间有良好的天然对比度，且 X 线摄片方便快捷、费用较低，具有较高的体积分辨率，所以是骨关节疾病的首选影像学检查方法。对于常见的骨折、关节脱位、关节炎，乃至骨肿瘤等，X 线片不仅能显示病变的位置、大小、边界，而且结合临床病史可以作出定性诊断（图 1-2-2a、b）。但 X 线片对于软组织（如肌腱、半月板、椎间盘等）显示不佳，不易发现一些早期病变（如骨坏死、软骨损伤等）。

3. 腹部 消化道钡餐透视依然是诊断消化道疾病的有效检查方法，通过钡剂涂抹消化道壁，可较好地观察黏膜皱襞，对诊断胃炎、胃溃疡、上消化道肿瘤等起着重要作用（图 1-2-2c）。腹部 X 线片则主要针对急腹症（如肠梗阻、消化道穿孔等）、泌尿系结石、腹腔钙化灶等诊断。静脉肾盂造影可显示肾盂和输尿管的解剖学形态，诊断是否存在泌尿系梗阻。但对于腹部实质脏器及腹腔内大部分病变的诊断，X 线检查价值十分有限。

4. 乳腺 乳腺钼靶是乳腺疾病最基本、也是必备的检查，能良好地显示乳腺内的解剖结构，诊断较准确，尤其是对乳腺癌的筛查。

5. 口腔 口腔全景片牙片常用于观察牙根和颌面骨情况，是口腔医学不可或缺的检查手段。

6. 血管 DSA 是冠状动脉和大血管病变的重要检查方法，可精确诊断动脉瘤、动脉畸形、血管栓塞等疾病（图 1-2-2d）。

（六）X 线的防护

X 线防护应遵循时间防护、距离防护和屏蔽防护三原则。时间防护就是工作人员和患者在保证诊断要求的前提下，尽量减少 X 线受照时间，因为受照射剂量与受照时间成正比，受照时间越长，累积辐射剂量就越大。人体受到的照射剂量与距离的平方成反比，距离防护便是依据此原理，增加人体与照射源的距离，可减少受辐射的剂量。屏蔽防护就是要在照射源与人体之间加设可以吸收辐射的屏障，以减少人体受照射的剂量，最常用的便是铅衣、铅帽。在日常工作中，要根据具体情况综合利用这三原则，特别要注意孕妇、儿童及放射科技术人员的防护。

二、计算机体层成像

（一）CT 的发展和基本原理

1. 计算机体层成像（computed tomography，CT）的发展 从 1972 年第一台 CT 机诞生到现在，CT 技术已广泛应用于临床中。如今，多层螺旋 CT、双源 CT、能谱 CT 的出现使疾病的诊断越来越准确、快速。最具革命性的当属螺旋 CT 扫描技术，其中关键的是滑环技术，在此之前，含有 X 线管的旋转部分与静止部分之间的信号传输是靠电缆来完成的，但电缆的

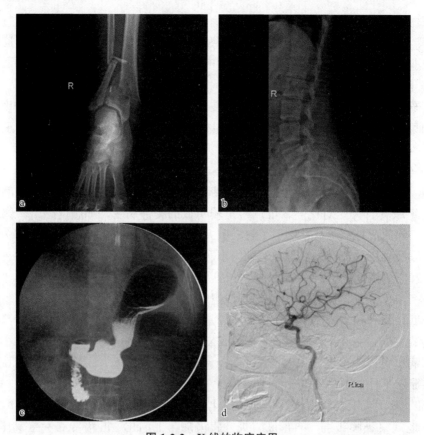

图 1-2-2　X 线的临床应用

图 a 右侧胫腓骨正位片示胫腓骨粉碎性骨折；图 b 为正常腰椎侧位；
图 c 胃十二指肠钡餐造影；图 d 正常脑动脉 DSA

长度有限，限制了球管的旋转运动，因此无法在一个方向进行连续扫描。滑环装置代替电缆来进行固定部分与旋转部分之间的信号传输，使 X 线管可以向一个方向连续旋转。

2. 基本原理　CT 成像也是利用了 X 线的原理。X 线穿过人体各组织后会发生衰减，不同的组织会有不同的 X 线衰减程度，这也是所有利用 X 线成像的技术原理。CT 是应用数字成像，与 X 线成像不同的是，它将模拟信号数字化，组成数字矩阵，然后将数字矩阵转化为可视图像的像素矩阵，每个像素根据数字矩阵中相应的数字以不同的亮度（即灰阶）表现出来。

（二）**CT 的组成部分**

1. 扫描部分

（1）X 线管：负责产生 X 线。

（2）高压发生器：为 X 线管提供稳定的直流高压以保证 X 线的产生。

（3）准直器：位于 X 线管前方，通过可调节窗口使 X 线呈一束扇形状，调节窗口的宽度可改变 X 线束的厚度，即可决定扫描的层厚。

（4）探测器：它的作用是接收衰减后的 X 线，也就是剩余的 X 线量，并将其转化成为电信号。

（5）扫描架和扫描床：扫描架内装有 X 线管，线管对面是成排的探测器，二者之间是扫描孔，扫描时两者同时运动，X 线管围绕扫描孔旋转并发射 X 线，对位于扫描孔内的患者进行扫描。扫描时，患者躺在扫描床上，调整好高度，将其送入扫描孔，到达扫描位置。

2. 操控部分　可以进行扫描范围的确定、各种扫描条件（层厚、间隔及视野等）和扫描方式的选择。除此之外，还可进行各种图像后处理，如各种三维重建、血管成像。

3. 计算机部分　是 CT 的核心部分，包括主计算机和处理器。负责控制扫描程序、接收和处理信号、图像重建和图像后处理。

4. 图像显示及存储部分　显示器用于 CT 图像的显示，存储器用于储存图像，可随时调阅及进行图像后处理。

（三）CT 相关概念

1. CT 值　人体各组织与 X 线衰减系数相当的对应值，是测量人体组织或器官密度大小的一种计量单位。CT 值单位为亨氏单位（Hounsfield unit，Hu）。

水的 CT 值定为 0 Hu，骨的 CT 值为 +1000 Hu，软组织的 CT 值为 20 ～ 70 Hu，脂肪的 CT 值为 –90 ～ –30 Hu，出血血肿的 CT 值为 60 ～ 80 Hu，空气最低为 –1000 Hu。

2. 矩阵　矩阵表示一个个纵横排列的数字阵列，也叫数字矩阵，其中的每个数字代表扫描层内每个基本成像单位即体素。因此数字矩阵越大，像素越多，图像空间分辨率也就越高。

3. 体素与像素　体素是体积单位，是构成 CT 图像的基本单元，体素越小，图像越清晰。像素是构成 CT 图像最小的单位，与体素相对应，体素的大小在 CT 图像上的表现，即像素。

4. 扫描视野　扫描视野又称有效视野，是扫描前设定的可扫描范围。

5. 窗宽和窗位　窗宽是图像上显示的 CT 值范围，在此 CT 值范围内，所有组织和病变均以不同的灰度显示。CT 值高于此范围的组织和病变，均以白影显示；反之，低于此范围的组织结构，均以黑影显示。窗位是图像灰阶的中心位置，同样的窗宽，窗位不同，其所包括 CT 值范围的 CT 值也不同。

6. 重建与重组　原始扫描数据经计算机采用特定的算法，最后得到能用于诊断的图像，该处理方法称为重建。重组是不涉及原始数据处理的一种图像处理方法。如多平面图像重组、三维图像处理等。目前 CT 的三维图像处理基本都是在横断面图像的基础上，重新组合或构筑形成三维影像。

7. 部分容积效应　人体各组织密度不同，在同一扫描层面内含有两种以上不同密度的物质时，所测得的 CT 值是它们的平均值，因此不能如实反映其中任何一种物质的 CT 值，这种现象为部分容积效应。

（四）CT 图像的特点

（1）图像是黑白灰阶图像。

（2）与 X 线片不同，CT 图像密度分辨率高而体积分辨率低。

（3）CT 图像的密度可以被量化，图像越亮表示密度越高，图像越暗表示密度越低。

（4）CT 图像是断层成像，不会像 X 线片一样有重叠影，组织结构显示清晰（图 1-2-3）。除此之外，还可以重组成冠状面、矢状面及任意斜面或曲面图像以满足临床诊断需要。

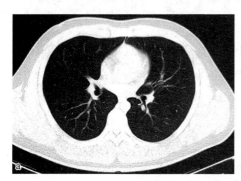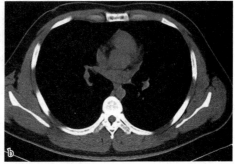

图 1-2-3　正常胸部 CT 平扫图像

图 a 为肺窗，图 b 为纵隔窗

同一层面不同窗宽、窗位显示图像信息不同，肺窗可清楚显示肺纹理，纵隔窗显示纵隔结构，如大血管等

（五）CT 的临床应用

  CT 扫描常用的有平扫和增强扫描，增强扫描即静脉注入碘对比剂后进行扫描，碘剂进入血液循环，到达病变区域，通过观察强化方式可了解病变的血供情况，常用来诊断肿瘤。另外，CTA、CT 灌注技术、仿真内镜技术等也已被广泛应用于临床（图 1-2-4）。

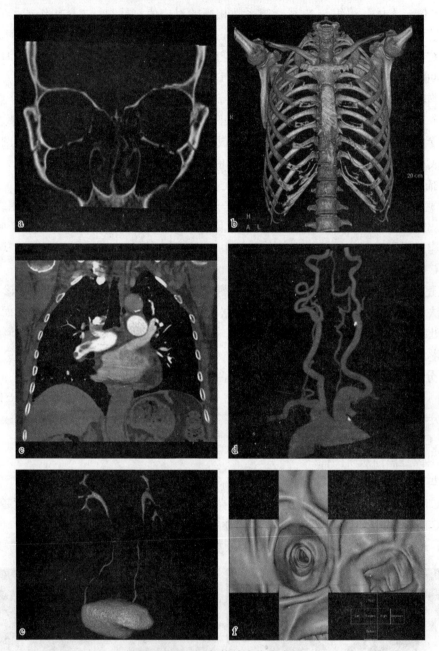

图 1-2-4　CT 扫描技术临床应用
图 a 为眼部重建示左侧眼眶下壁及外侧壁骨折；图 b 为肋骨重建技术；图 c、d 为血管重建技术，
图 c 为肺动脉血管重建示右肺动脉主干及分支充盈缺损，图 d 为正常头颈部血管重建；
图 e CTU 重建可清楚显示双侧肾盂、输尿管及膀胱；图 f 为结肠 CT 仿真内镜

  1. 头颈部　在脑出血、脑梗死、急性脑外伤、脑肿瘤等中枢神经系统疾病的诊断中，均可选择 CT 作为首选辅助检查。缺点是在颅骨密集的部位容易形成伪影，会给诊断造成一定的难度。CT 检查也可诊断颌面部骨折、眼眶肿瘤、异物。对于中耳乳突病变、喉咽部等部位的肿瘤，CT 也有很高的诊断价值。

  2. 胸部　胸部 CT 是临床上最常使用的 CT 检查项目，已成为体检及肺结节筛查的必要手

段。常用于肺内感染性病变、肿瘤、创伤和气管、支气管异物，以及纵隔肿瘤等疾病的诊断。同时可清晰显示心包积液、动脉硬化等疾病，对评价心脏及大血管有一定的意义。胸部 CT 有胸部 X 线片不可比拟的巨大优势。

3. 腹部　临床上常使用 CT 检查来评价腹部实质脏器、空腔脏器及腹膜后病变，如结石、肿瘤、外伤、炎症、结核或先天发育异常，特别是对于泌尿系梗阻的诊断与鉴别，CT 检查具有重要作用。在 X 线片上无法观察到但高度怀疑的病变，可以借助 CT 进行细致检查。

4. 骨肌系统　最常见的是对外伤的诊断，对骨折的评价，X 线片可解决大部分问题，但对于不规则骨（如腕骨、肋骨等）的损伤，X 线片容易漏诊，需依赖 CT 薄层扫描及重建技术来诊断。

5. CT 介入　除了对疾病的诊断外，临床上经常利用 CT 引导行穿刺活检，尤其是对于接近胸膜的肿物或肝边缘的病变。CT 引导下介入治疗也非常重要，如胆道梗阻、脓肿的穿刺引流，肝肿瘤、椎间盘突出等疾病的射频消融治疗，以及放射粒子植入术等。

6. 血管　冠状动脉 CTA、大血管 CTA 可以帮助诊断主动脉瘤、主动脉夹层等疾病。诊断准确率较高。

CT 检查的缺点及不足：① X 线对人体有辐射危害，由于是连续扫描，辐射剂量较 X 线片大，对人体有一些损伤；②在进行增强扫描时，需静脉注射碘对比剂，部分人群对碘剂过敏，甚至会发生生命危险，所以有一定的不安全因素；③对胃肠道黏膜及运动功能、胆道系统的检查有限制；④对于密度与正常组织相近的病变，CT 平扫不易发现；⑤体积分辨率不及 X 线片。

三、磁共振成像

（一）磁共振成像（magnetic resonance imaging，MRI）的基本原理

1. 磁共振现象　原子核由带正电的质子和不带电的中子组成。质子数与核外电子数相等，以保持电中性。质子在核外有轨道运动和自旋运动，质子的自旋是产生磁共振现象的基础。具有奇数质子的原子核，其质子有自旋运动，产生磁矩，有如一个小磁体。在没有磁场的情况下，小磁体自旋轴的排列无一定规律。但在均匀的强磁场中，则小磁体的自旋轴将按磁场磁力线的方向重新排列，从而出现了纵向磁化量。在这种状态下，施加特定频率的射频脉冲，质子收到激励，小磁体吸收一定量而共振，即发生了磁共振现象，此时纵向磁化量开始减少。氢原子在人体含量最多，目前 MRI 成像设备主要以氢原子成像。

2. 弛豫和 MR 信号形成　原子核在外加射频脉冲作用下，发生磁共振而达到稳定的高能态，停止发射射频脉冲开始，到恢复到激励前的平衡状态为止，整个变化过程即为弛豫过程。弛豫过程是一个能量转变的过程，需要一定的时间。恢复到原来平衡状态所需的时间称之为弛豫时间。弛豫分为纵向弛豫和横向弛豫。纵向弛豫和横向弛豫同时发生。纵向弛豫是一个磁化量从零状态恢复到最大值的过程。一般将纵向磁化量恢复到原来的 63% 时，所需要的时间称为 T1 值。T1 是反映组织纵向弛豫快慢的指标。横向弛豫是从最大值恢复到零状态的过程。一般将横向减少到最大值 37% 时所需要的时间称为 T2 值。质子在弛豫过程中产生了 MR 信号。

3. MR 图像形成　MR 信号包含了组织的 T1 值和 T2 值，由机器中的接收线圈采集后，经过一系列处理，可重建为 MR 图像。

（二）磁共振设备组成部分

1. 主磁体　主磁体的主要作用是产生磁场。作为 MRI 设备最基本的构件，主磁体根据磁场产生的方式可分为永磁型磁体和超导型磁体。永磁型磁体实际上就是大块磁铁，磁场持续存在，成本较低，但产生的磁场强度较低。超导磁体的线圈导线使用超导材料制成，并置于超低温环境中，通电后在无需继续供电情况下导线内的电流一直存在，可产生稳定的磁场，场强最高可达到 7T。所以目前主流的 MRI 设备均采用超导型磁体。最常用的有 1.5T 和 3.0T 场强

MR 设备。

2. 梯度线圈　主要作用有产生梯度磁场及梯度回波，进行 MRI 信号的空间定位编码。梯度线圈的主要性能指标包括梯度磁场场强和切换率，与成像质量和成像速度密切相关。

3. 脉冲线圈　是 MRI 设备的关键部件，脉冲线圈可分为发射线圈和接收线圈。发射线圈发射射频脉冲激励人体内的质子发生共振现象，接收线圈接收人体内发出的 MR 信号。有的线圈可同时有发射和接收两种功能。为适应各部分检查需要，线圈分为很多种，如体线圈和头颅线圈等等。

4. 计算机系统　属于 MRI 设备的"大脑"，控制着 MRI 设备的运行，负责 MR 信号采集、处理、数据运算、图像显示、存储等功能。

5. 除了上述硬件设备外，MRI 设备还需要一些辅助设施，如检查床、液氮及水冷却系统、空调系统、数据后处理工作站等。

（三）常用磁共振成像序列

1. T1 加权成像、T2 加权成像　加权即突出组织某方面特性之意，T1 加权成像（T1-weighted imaging，T1WI）是指这种成像方法重点突出组织纵向弛豫的差别；而 T2 加权成像（T2-weighted imaging，T2WI）则重点突出组织横向弛豫的差别。在 T1WI 中，T1 值越高，MR 信号强度越小，T2WI 则恰恰相反。在人体组织中，水样物质（如脑脊液、胆汁、尿液等）的 T1 值和 T2 值最大，所以在 T1WI 图像上水是低信号的（即比较暗），而在 T2WI 图像上水是高信号的（即比较亮），这也是区分两者的最重要标志（图 1-2-5）。

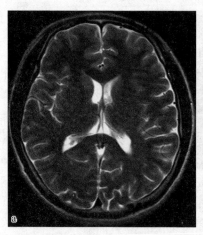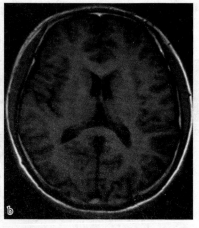

图 1-2-5　颅脑 MRI 平扫

图 a T2WI 平扫示脑白质为中低信号，脑灰质为中高信号，脑脊液为高信号；
图 b T1WI 平扫示脑白质为中高信号，脑灰质为中低信号，脑脊液为低信号

2. 增强扫描　MR 增强扫描即静脉注射对比剂后进行扫描。与 CT 不同的是，MR 增强使用的是钆对比剂。扫描序列一般采用 T1WI。

3. T2 加权水抑制序列（T2FLAIR）　在 T2WI 中抑制脑脊液等自由水的高信号，使邻近脑脊液或具有高信号的病变得以显示清楚，比如当组织发生细胞毒性水肿，此时的水为结合水，T2FLAIR 只能抑制自由水，而不能抑制结合水，所以水肿会显示得更加清晰。此序列在脑和脊髓 MR 检查中常用。

4. 扩散加权成像（diffusion weighted imaging，DWI）　为反映组织间水分子扩散情况的成像技术，也是目前 MRI 最常用的序列之一。当组织中水分子扩散受限时，DWI 即呈高信号，当发生急性脑梗死时，细胞发生水肿，水分子都被限制在细胞内，此时水分子就是扩散受限，DWI 为高信号。脑脊液为流动的液体，扩散不受限制，所以脑脊液在 DWI 上呈低信号。此序

列常用于急性脑卒中及肿瘤的诊断。

5. 磁共振动脉血管成像（magnetic resonance angiography，MRA）　在不用对比剂的情况下，利用血液流动与静止的血管壁及周围组织形成对比而显示血管腔的成像方法。与 CTA 相比，MRA 不用对比剂，无辐射、简便无创、安全、成本较低，能够较好地显示脑内动脉。但 MRA 是模拟图像，不如 CTA 真实。除 MRA 外，磁共振静脉成像（MRV）在临床中也经常使用。

6. 磁共振水成像（MR hydrography）　简单来说就是利用液体具有 T2 高信号的特性，使人体内静止或缓慢流动的液体呈高信号，而实质性器官和背景组织呈低信号，以达到水成像的目的。临床中最常用的有磁共振胰胆管成像（MRCP）和磁共振尿路成像（MRU），主要用来诊断是否存在梗阻。

7. 磁敏感加权成像（susceptibility weighted imaging，SWI）　是一种利用组织磁敏感性不同而成像的技术。SWI 成像的关键在于磁敏感物质，磁敏感物质有顺磁性物质、反磁性物质和铁磁性物质。无论是哪种物质，均可以使局部磁场发生改变而引起质子失相位，使质子自旋频率产生差别。SWI 对于脑内的微出血灶、铁质沉积、血管畸形等显示敏感。

8. 灌注加权成像（perfusion weighted imaging，PWI）　静脉注入钆对比剂后，血管内的磁敏感性增加，引起局部磁场的变化，导致 T1 和 T2 值缩短。PWI 能反映组织血液灌注的情况。常用来诊断脑缺血性病变或脑肿瘤。

9. 磁共振波谱（MR spectroscopy，MRS）　即利用质子在不同化合物中具有不同的进动频率（即化学位移现象）来检测化合物组成成分的检查技术，可以提供组织的代谢信息。主要用来诊断和鉴别脑肿瘤及前列腺病变。

（四）磁共振成像的临床应用

1. 神经系统　由于具有组织对比度高的优势，所以 MRI 能够评价 CT 诊断较困难的疾病。MRI 对脑肿瘤、感染性病变、脑白质病变、急性期脑梗死等的诊断更为敏感，可早期发现病变，定位也更加准确（图 1-2-6a、b）。因为没有颅骨造成的伪影，所以对脑干及颅后窝的病变可显示得更加清楚。MRA、MRV 不使用对比剂即可清晰显示并评价脑血管功能状态，安全高效。MRI 对脊髓显示良好，对椎管内各种病变有重要的诊断价值。对于椎体及椎间盘的病变，MRI 也较 CT 显示得更好。

2. 颈部　MRI 主要针对颈部肿瘤显示较 CT 更清晰、准确，可评价肿瘤的大小、形态、边缘、对周围组织的侵犯情况等，帮助定性诊断。除此之外，还可做颈部的血管造影，显示血管异常。

3. 胸部　心脏 MRI 是目前较新兴的检查项目，可了解心脏瓣膜、心肌损害的情况，评价心脏功能。对纵隔肿瘤的定位、定性诊断也极有帮助。

4. 腹部　MRI 对腹腔内实质脏器疾病的诊断十分有价值，因具有多个成像序列，相互结合可诊断 CT 难以诊断的疾病，对小病变也显示较好，能发现早期病变（图 1-2-6c、d）。MRCP 可清晰显示胆道和胰管，目前已替代了 ERCP。MRU 则可通过输尿管和肾盂、肾盏的显示，判断是否存在梗阻（图 1-2-6e）。对于盆腔内的器官，MRI 可直接显示器官内部解剖，如子宫、前列腺、附件等，是诊断盆腔内病变的首选检查（图 1-2-6f）。

5. 骨骼肌肉系统　MRI 的巨大优势在关节损伤的评价方面更能显现出来。对于关节内的软骨、肌腱、韧带的损伤，MRI 可清晰显示。此外，MRI 对骨髓的变化显示较敏感，能早期发现骨转移、骨髓炎、坏死等。对骨肿瘤、软组织肿瘤显示清楚，可辅助 X 线片进行定性诊断。

与 CT 一样，MRI 也可以诊断全身各系统的疾病，但 MRI 较 CT 有诸多优势：MRI 有较高的组织对比分辨率；有多种成像序列、多种参数图像可以选择；没有辐射的损害；可以多方位、多平面成像，对病变的位置及范围显示更准确；不需要对比剂就可进行血管成像。

MR 检查局限性：由于磁共振设备是一个大磁场，所以凡有检查禁忌证的患者（如植入心脏起搏器、金属夹、假关节，及有幽闭恐惧症、妊娠 3 个月之内等）都不能进行 MR 检查。

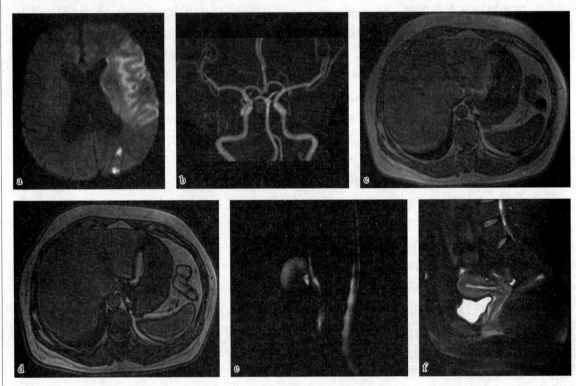

图 1-2-6　MRI 临床应用及图像特点

图 a 颅脑 DWI 示左侧额颞顶叶扇形高信号，新发脑梗死；图 b 颅脑 MRA 示正常脑动脉血管；
图 c、d 腹部 MRI 示反相位（d）较同相位（c）信号减低，脂肪肝；图 e MRCP 示正常胆总管；
图 f 正常女性盆腔 MRI 平扫 T2WI 序列可清楚显示子宫各解剖带及与膀胱、直肠的关系

四、超声成像

超声（ultrasound）是指声波振动频率超过 20 000 赫兹（Hz）的机械波，是超过人耳听觉范围的声波。医学超声成像（ultrasonography，USG）就是利用超声波的物理特性与人体组织的声学特性相互作用后所产生的信息，经计算机处理形成图像和曲线，并进行疾病诊断的检查技术。

（一）超声成像基本原理及设备

1. 超声成像物理特性

（1）指向性：与一般声波不同，超声波频率极高、波长很短，在发射时集中于一个方向呈直线传播，具有良好的指向性，这是超声检查对人体器官结构进行探测的基础。

（2）反射、折射与散射：超声在传播中遇到两种声阻抗不同的介质时，会产生反射、折射与散射。当声波在传播过程中遇到大于波长的介质（大界面）时，会产生反射与折射，可反映组织轮廓等；当遇到小于或近似于波长的介质（小界面）时，会产生散射，能反映其微细结构等。

（3）衰减与吸收：声波在介质中传播时，能量随传播距离的增大而逐渐减小，称为衰减。其影响因素主要有界面的反射、折射、散射及介质的吸收等。在人体组织中，液体几乎无衰减，骨骼或钙质明显衰减，使其后方回声减弱或消失形成声影。

（4）多普勒效应：当发射声波与接收界面发生相对运动时，反射波的频率会发生变化（频移），这种现象称为多普勒效应。当界面朝向探头运动时，频率增高；背向探头运动时，频率减低；界面运动越快，频移数值越大，反之亦然。多普勒效应现已被广泛用于心血管血流动力

学检测。

由于人体内声阻抗的差值不同，当声波穿过不同的组织器官时，其回声产生相应的变化，超声诊断仪将接收到的回声根据回声信号强弱用明暗不同的光点依次显示在荧光屏上，呈现人体切面的灰阶图像，从而提供各种诊断信息。

2. 成像设备　超声设备主要由主机和换能器（探头）两部分组成，主机包括基本电路、计算机信号处理器等，负责控制超声诊断仪的远端，控制超声波的发射、接收、信息采集和处理、图像显示和记录等；超声探头核心器件是压电晶体，作用是超声波的发射与回波接收，探头有多种类型，主要分为用于腹部脏器检查的凸阵探头、用于外周血管和小器官检查的线阵探头、用于心脏检查的相控阵探头，以及各种腔内、穿刺和术中探头等。

（二）超声检查技术

1. 常规超声检查技术

（1）B 型超声：亦称为二维超声，采用多声束对检查平面快速顺序扫查，并将每条声束的回声依其深度和强弱重新组成检查平面的二维图像。二维超声是以灰度的明暗表示界面回声反射信号的强度，将人体组织的超声回声强度分为 5 级：①无回声：如血液、胆汁、尿液、胸腹腔积液等液性物质，超声通过时无界面反射，图像呈无回声暗区；②低回声：如正常肾皮质、淋巴结皮质等组织回声，图像灰度较暗；③中等回声：如正常肝、脾、甲状腺等组织回声，图像灰度中等；④高回声：如心脏瓣膜、肾窦、血管壁等组织回声，图像灰度较明亮；⑤强回声：如骨骼、结石、钙化等组织回声，图像灰度非常明亮，后方常伴声影。

（2）M 型超声：在单声束 B 型扫描中取样获得活动界面回声，再以慢扫描方法将活动界面展开，获得距离 – 时间曲线。在 M 型声像图上，纵坐标代表回声深度，横坐标代表时间。M 型超声也属于灰度调制型显示，反映脏器一维空间结构的运动情况，主要用于检查心脏和动脉等搏动器官。

（3）D 型超声：又称为多普勒超声，根据显示方式，分为频谱型多普勒和彩色多普勒血流显像（color Doppler flow imaging，CDFI）。频谱多普勒超声是将血流的频移信号以频谱的形式显示，纵坐标代表频移大小，以速度表示，横坐标代表时间。朝向探头侧的差频信号位于基线之上，而背向探头侧者位于基线之下；彩色多普勒血流成像是利用多普勒效应，在二维切面上采用自相关技术获得一个较大腔道中的全部回声信息，然后再将多普勒频移信号，以彩色编码的方式叠加在相匹配的二维灰阶图像上。常以红、黄、蓝三种颜色表示血流频移信号，朝向探头的血流用红色表示，背离探头的血流用蓝色表示，湍流的方向和速度复杂，表现为五彩镶嵌的血流图像。

2. 超声检查新技术

（1）三维超声：是在二维成像基础上通过计算机重建获得的三维立体空间图像，能够立体显示组织结构的解剖特征及空间位置，在心脏和产前诊断方面有重要作用。

（2）超声造影：是通过人为向血流注入与血液声阻抗不同的微气泡，从而产生强烈的回声对比效果的技术，以便清晰显示组织结构、血流状态等。

（3）组织多普勒成像（tissue doppler imaging，TDI）：是应用多普勒效应，以频谱方式定量测定分析心肌局部运动的检查技术。

（4）弹性成像：是利用压力使组织产生应变，通过数据处理以间接反映体内组织的弹性模量，目前应用于乳腺、甲状腺、前列腺等疾病的诊断。

（三）超声检查的临床应用

超声检查具有操作简便、无创、无电离辐射、重复性好、快速成像、动态成像、价格低廉等优点，因此广泛应用于临床，并成为许多疾病首选的影像学诊断方法。

1. 消化系统　超声检查对肝、胆、胰、脾等实质脏器及胆囊、阑尾等器官诊断非常有价值，可了解脏器外形轮廓、质地、有无肿大或缩小、边缘是否光滑等，对确定病变（肿瘤、炎症和结石）的数目、大小、形态、分布、血流及与周围组织毗邻情况有重要意义。

2. 泌尿系统 对了解泌尿系有无结石、肿瘤及肾盂输尿管是否积水等有一定的意义，常作为临床泌尿系疾病筛查和评价的首选检查方式。

3. 妇产科 超声具有可对子宫附件良恶性肿瘤鉴别、对胎儿生长发育及胎盘功能评估等优点，已成为妇产科临床不可或缺、最受欢迎的检查手段。

4. 心血管系统 多普勒超声是能动态显示心脏结构、心脏搏动、血液流动的检查手段，对心血管内血流方向、速度、性质和状态进行观察，测量血流动力学参数，可评估、诊断各种心血管先天性及后天性疾病（图 1-2-7a）。

5. 浅表器官 超声可显示 CT、MRI 难以发现的微小病灶及细小管状结构微小病变，能够增加病灶检出率，广泛用于眼部、甲状腺、乳腺、阴囊及体表肿块的定位及定性诊断（图 1-2-7b）。

6. 其他 超声引导下可进行细针穿刺活检及胸腹腔积液引流、囊肿穿刺引流等疾病的诊断及治疗。

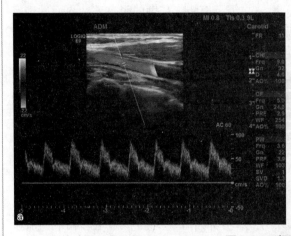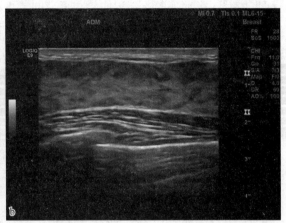

图 1-2-7 超声声像图表现
图 a 颈总动脉频谱声像图；图 b 乳腺声线图像，可清晰显示脂肪层、腺体层、肌层等

然而，超声诊断也具有一定局限性，例如：对于肺、胃肠道等含气脏器及骨骼等致密组织成像较差；超声成像范围小，不易同时显示多个器官及结构的整体关系；对超声检查操作医生技术能力要求高等。因此，在临床上需要有选择地应用超声检查技术，并联合应用其他成像技术，才能有效进行疾病诊断及鉴别诊断。

（杨　超）

第三节 其他常用辅助检查技术及其临床应用

一、心电图

心电图（electrocardiogram，ECG）是利用心电图机从体表记录的心脏每一心动周期产生电学活动的变化图形。心电图作为临床最常见的诊断工具之一，应用范围不断扩大，现已成为临床常规检查之一，特别是对某些心血管疾病如慢性缺血性心脏病、急性冠脉综合征、心肌炎、心包炎、肺栓塞以及心律失常等有确诊价值。在遗传性离子通道疾病、心脏结构异常、电解质紊乱等的诊断中也具有重要的辅助价值。心电图也被用于监测抗心律失常药物应用疗效及致心律失常作用监测、评估术前风险、筛查从事高危职业或特殊职业的人群等。因此，准确记录和精确分析心电图至关重要。

（一）心电学基本知识

1. 心电图各波段的组成和命名　正常心电活动始于窦房结，兴奋心房的同时经结间束传导至房室结，然后循希氏束→左、右束支→浦肯野纤维顺序传导，最后兴奋心室。这种有序电激动的传导，引起一系列心肌细胞发生电位改变，全部参与电活动心肌细胞的电位变化综合的结果在心电图上形成相应的波段（图 1-2-8）。

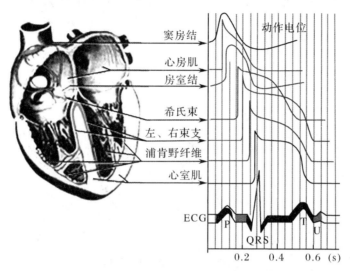

图 1-2-8　心脏各部位动作电位与心电图各波段的关系

心电图上相应波段名称：①P 波：最早出现，幅度较小，反映心房的除极过程；②P-R 段：反映心房复极过程及房室结、希氏束、束支的电活动；P 波与 P-R 段合计为 P-R 间期，反映自心房开始除极至心室开始除极的时间；③QRS 波群：反映心室除极的全过程；④ST 段和 T 波：分别反映心室的缓慢和快速复极过程；⑤Q-T 间期：为心室开始除极至心室复极完毕全过程的时间（图 1-2-9）。

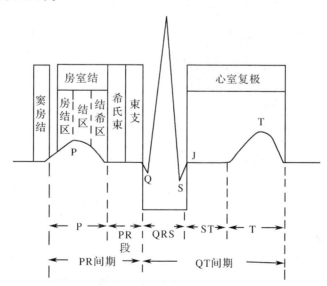

图 1-2-9　心脏除极、复极与心电图各波段的关系示意图

2. 心电图的导联体系　心电图导联体系包括肢体导联和胸导联。肢体导联包括标准导联 I、Ⅱ、Ⅲ及加压单极肢体导联 aVR、aVL、aVF。主要放置于右臂（R）、左臂（L）、左腿（F），连接此三点即成为所谓 Einthoven 三角（图 1-2-10）。肢体导联反映了额面心电向量在上

下、左右方向的变化。

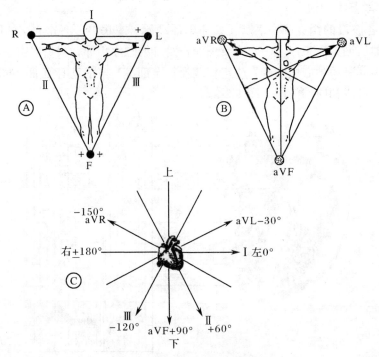

图 1-2-10 肢体导联的导联轴

胸前导联包括 $V_1 \sim V_6$（图 1-2-11）。胸导联反映横面心电向量在前后、左右方向的变化。临床上诊断后壁心肌梗死还需增加 $V_7 \sim V_9$ 导联。小儿心电图或诊断右心病变（例如右室心肌梗死）有时需要增加 $V_{3R} \sim V_{6R}$ 导联。

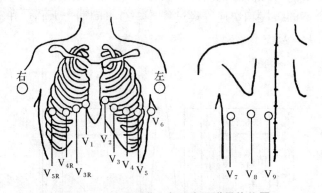

图 1-2-11 18 导联心电图胸导联具体位置

V_1：胸骨右缘第 4 肋间；V_2：胸骨左缘第 4 肋间；V_3：V_2 与 V_4 中点；V_4：左锁骨中线第 5 肋间；
$V_5 \sim V_9$：与 V_4 同一水平（V_5 腋前线、V_6 腋中线、V_7 腋后线、V_8 肩胛中线、V_9 脊柱旁）；
$V_{3R} \sim V_{5R}$：右胸相应的 $V_3 \sim V_5$ 位置

（二）心电图的测量

1. 心电图记录纸的划分   心电图记录纸由纵线和横线划分成各 1 mm² 的小方格，横轴代表时间，纵轴代表电压。当走纸速度为 25 mm/s 时，横向每 1 mm 代表 0.04 s；当定准电压为 1 mV=10 mm 时，纵向每 1 mm 代表 0.1 mV，见图 1-2-12。

2. 各波段时限、振幅的正常值及常见异常的临床意义

（1）P 波

1）正常 P 波：在 I、II、aVF、$V_4 \sim V_6$ 导联直立，在 aVR 导联倒置，在其他导联可直立、倒置或双相。时限＜0.12 s，振幅＜0.25 mV（肢体导联）或＜0.2 mV（胸导联）。

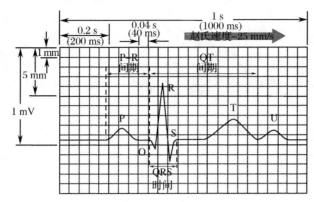

图 1-2-12 心电图纸和心电图各波段测量

2）异常 P 波及临床意义

①P 波缺失：见于心房颤动、心房扑动、交界性心律、室性心动过速、高钾血症。

②P 波倒置：见于交界性心律、旁路。激动通过房室结外的途径逆传心房，称为旁路，常发生于预激综合征。

③P 波高尖或时间延长：P 波高尖可见于右心房肥厚，也称为"肺型"P 波（见图 1-2-13）。P 波增宽呈双峰型，可见于左心房肥厚，也称"二尖瓣"P 波（图 1-2-14）。

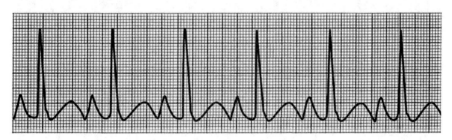

图 1-2-13 "肺型"P 波

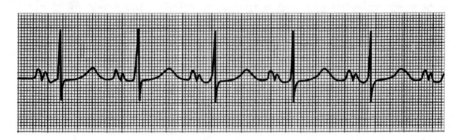

图 1-2-14 "二尖瓣"P 波

（2）PR 间期

1）正常 PR 间期：正常值为 0.12～0.20 s，代表了房室传导时间。

2）异常 PR 间期及临床意义

①PR 间期延长：见于一度房室传导阻滞、房性早搏（P'-R）、房室结双径路（慢径路下传）、高钾血症。

②PR 间期缩短：见于预激综合征（图 1-2-15）、房室交界区节律。

③PR 间期不固定：常见于二度Ⅰ型房室阻滞（文氏型）（图 1-2-16），PR 间期逐渐延长，直至一次 QRS 波群脱落，周而复始。

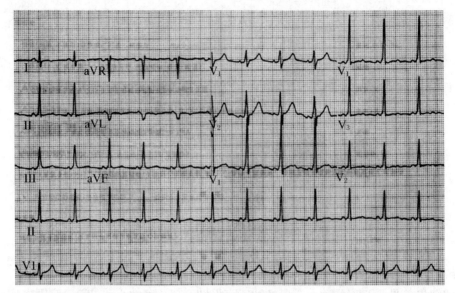

图 1-2-15　预激综合征 PR 间期＜ 0.12 s，QRS 波群增宽，起始部出现预激波（△ 波）

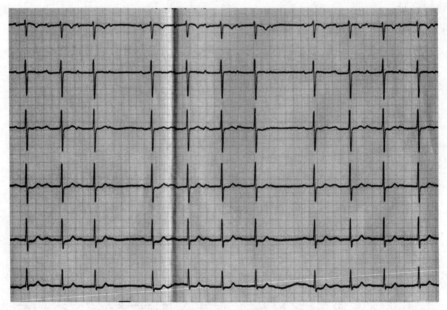

图 1-2-16　二度Ⅰ型房室传导阻滞（文氏型）

（3）QRS 波群

1）正常 QRS 波群：时限 0.08 ～ 0.11 s。形态和振幅：V_1、V_2 导联多呈 rS 型，V_1 导联的 R 波（R_{V1}）≤ 1.0 mV。V_5、V_6 导联可呈 qR、qRs、Rs 或 R 型，R_{V5}、R_{V6} ≤ 2.5 mV。V_1 ～ V_6 导联 R 波逐渐增高，S 波逐渐变小，V_1 的 R/S ＜ 1，V_5 的 R/S ＞ 1，V_3、V_4 的 R/S=1。正常 Q 波宽度＜ 0.04 s，Q 波深度不超过同导联 R 波深度的 1/4，否则称为病理性 Q 波，新发病理性 Q 波常提示发生心肌坏死。

2）QRS 波群异常及临床意义

① QRS 波群增宽：指 QRS 波群时限＞ 0.12 s，常见于室性节律，包括室性心动过速、室性早搏（图 1-2-17）、室性逸搏（图 1-2-18），以及室内差异性传导（图 1-2-19）、预激综合征、右束支传导阻滞。

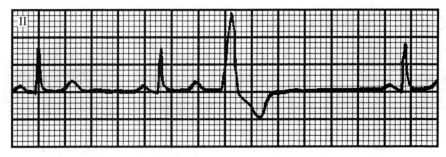

图 1-2-17　室性早搏

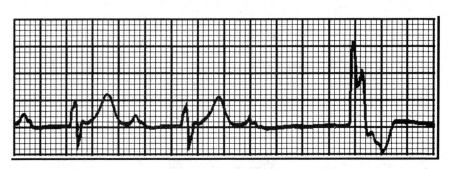

图 1-2-18　室性逸搏

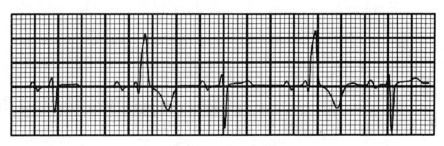

图 1-2-19　房性早搏伴室内差异性传导

心房激动通过房室结抵达心室，此时心室内传导组织尚未完全恢复应激与传导功能，
因而传导径路发生异常，使心室除极过程有所改变，以致在心电图上出现宽大畸形的 QRS 波群

②QRS 波群振幅改变：QRS 波群振幅升高可见于心房、心室肥厚，如胸导联 $R_{V5}+S_{V1}>$ 4.0 mV（男性）或 $>$ 3.5 mV（女性）提示左心室肥厚。QRS 波群振幅 $<$ 0.5 mV（肢体导联）或 0.8 mV（胸导联）为低电压表现，见于心包积液等。

（4）ST 段

1）正常 ST 段：正常情况下应处于等电位线上。

2）ST 段异常及临床意义

①ST 段抬高：见于急性期心肌梗死（图 1-2-20 及图 1-2-21）、变异型心绞痛、室壁瘤、急性心包炎、急性心肌炎、心脏手术后心肌损伤、左束支阻滞、肥厚性心肌病。

②ST 段压低：见于非 ST 段抬高型急性冠脉综合征、心肌病、心室肥厚、心肌炎、束支阻滞、预激综合征、洋地黄作用（ST 段下斜型压低呈鱼钩样）、自主神经功能紊乱。

（5）T 波

1）正常 T 波：在 QRS 波主波向上的导联，T 波应与 QRS 主波方向相同。

2）异常 T 波及临床意义

①T 波高尖：见于心内膜下心肌缺血，T 波高耸而对称，此类改变常伴有心内膜下损伤的 ST 段下降，QTc 缩短，高钾血症。

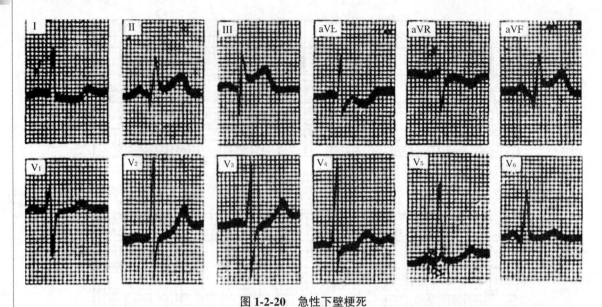

图 1-2-20　急性下壁梗死

Ⅱ、Ⅲ、aVF 导联可见 ST 段弓背向上抬高，形成病理性 Q 波

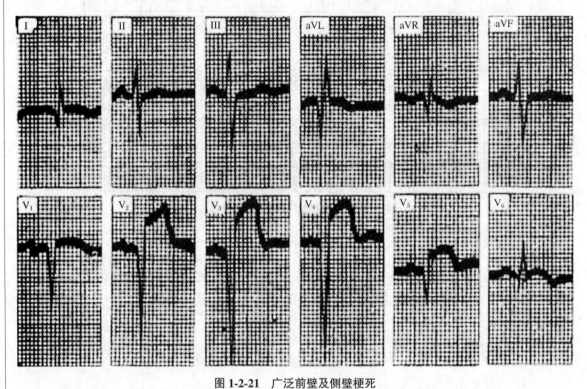

图 1-2-21　广泛前壁及侧壁梗死

V_1～V_6 导联 ST 段不同程度弓背向上抬高，形成病理性 Q 波

②T 波倒置：见于心外膜缺血、再灌注损伤、生理性 T 波倒置。

（6）QT 间期

1）正常 QT 间期：时限≤ 0.44 s。由于 QT 间期受心率的影响，因此引入了矫正的 QT 间期（QTc）的概念。其中一种计算方法为 QTc=QT/$\sqrt{RR}$。QT 间期的延长往往与恶性心律失常的发生相关。

2）异常 QT 间期及临床意义

①QT 间期延长：QTc ＞ 480 ms（女性）或 470 ms（男性）定义为 QT 间期延长。包括：先天性 QT 间期延长；药物、心脏疾病如心肌缺血、心肌炎、心力衰竭等或者代谢异常低血

钾、低血钙等因素引起的获得性 QT 间期延长。

②QT 间期缩短：QTc ＜ 300 ms 定义为 QT 间期缩短。包括：先天性短 QT 间期综合征；高钙血症、高钾血症及药物（如洋地黄）等引起的继发性 QT 间期缩短。

（7）U 波：U 波是继 T 波后 0.02 ～ 0.04 s 出现的一个微小的波。正常的 U 波不易见，可能在胸前导联 V_2、V_3 较为明显，方向与 T 波一致，振幅不超过 T 波的一半。U 波增高见于低钾血症。

3. 平均心电轴　心电轴通常指的是平均 QRS 心电轴，是心室除极过程中全部瞬间向量的综合，借以说明心室在除极过程中这一总时间的平均电势方向和强度。测定方法包括查表法、作图法、目测法。正常范围为 –30°～ +90°。

4. 心脏循长轴转位　自心尖朝心底部方向观察，设想心脏可循其本身长轴做顺钟向或逆钟向转位。正常时在 V_3 或 V_4 导联 R/S=1。顺钟向转位：V_3 或 V_4 导联的波形出现在 V_5、V_6 导联上，见于右室肥大。逆钟向转位：V_3 或 V_4 导联的波形出现在 V_1、V_2 导联上，见于左室肥大。心脏循长轴转位也可见于正常人。

（三）危急重症心电图

1. 急性心肌梗死　急性心肌梗死发生后，随着时间的推移，缺血程度加重，在心电图上可先后出现缺血、损伤、坏死三种类型的图形（图 1-2-22）。

（1）缺血型 T 波改变：在心肌梗死的超急性期，T 波在梗死部位的对应导联高耸直立，双支对称，呈帐篷状。随着缺血时间延长，T 波振幅逐渐变小，直至出现倒置。T 波由高耸直立变为倒置的动态变化是诊断急性心肌梗死的重要指标。

（2）损伤型 ST-T 改变：心外膜下心肌损伤和透壁型心肌损伤，损伤区的导联 ST 段抬高，呈凸面向上的"弓背状"。心内膜下心肌损伤，则 ST 段显著下移。

（3）病理性 Q 波：心肌梗死后坏死的心肌细胞丧失了电活动，在面向坏死区的导联出现异常坏死型 Q 波或 QS 波。

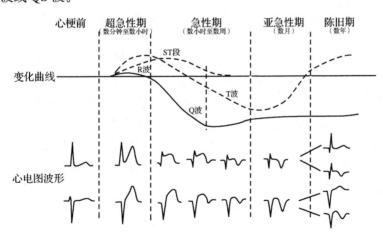

图 1-2-22　心肌梗死不同时期心电图的演变

2. 心律失常

（1）严重快速性心律失常：①心室扑动、心室颤动；②持续性室性心动过速，即心室率 ≥ 150 次 / 分，持续 ≥ 30 s，或伴血流动力学障碍；③尖端扭转性室速；④室上性心动过速心室率 ≥ 200 次 / 分；⑤心房颤动伴预激综合征，最短 RR 间期 ≤ 250 ms。

（2）严重缓慢性心律失常：①严重心动过缓，平均心室率 ≤ 35 次 / 分；②RR 间期 ≥ 3 s（伴头晕、黑矇等症状），或 ≥ 5 s（无症状）。

（3）其他

1）电解质紊乱：①QT（U）显著延长，见于严重低钾血症；②窦室传导，见于严重高钾血症。

2）急性肺栓塞：特征性表现为 $S_I Q_{III} T_{III}$ 征（Ⅰ导联 S 波加深，Ⅲ导联出现 Q/q 波及 T 波倒置）、右束支传导阻滞，胸前导联（$V_1 \sim V_3$）T 波倒置。

3）R on T 型室性早搏。

二、动态心电图

动态心电图（ambulatory electrocardiogram，AECG）是指连续记录 24 小时或更长时间的心电图，又称 Holter 监测。动态心电图能够在日常活动的情况下对受检者进行连续的心电图监测和记录，可提供受检者在不同身心状态和全天各个时段的心电活动信息。

（一）动态心电图的临床应用及意义

1. 病因诊断

（1）晕厥：心源性因素如心动过缓、心动过速或其他引起血流动力学不稳定的情况，可导致心排血量降低而引起全脑血流灌注突然下降，引起晕厥。动态心电图可识别心动过缓，如窦性停搏、房室传导阻滞，或是心动过速，如持续性室性心动过速，从而为晕厥诊断提供信息。

（2）心悸：是动态心电图最常见的适应证，多达 20% 的门诊患者会出现心悸，大多数病例均为良性。

（3）胸痛和心肌缺血：动态心电图监测可用于诊断胸痛的病因，确定体表心电正常的非典型胸痛发作是否存在 ST 段改变，评估包括有症状缺血及无症状缺血的"缺血总负荷"，记录 ST 段压低（或抬高）程度、ST 段改变持续时间等。针对动态心电图判断缺血性 ST 段偏移。1984 年美国国立心肺血液研究院提出了"三个一"标准，即 ST 段呈水平型或下斜型压低 ≥ 1 mm、下移持续时间 ≥ 1.0 分钟、两次缺血发作的时间间隔 ≥ 1.0 分钟。1999 年 ACC/AHA 在动态心电图应用工作指南中，将"三个一"标准中的间隔时间定义为 ≥ 5.0 分钟。

2. 评估预后和风险分层　可评估缺血性心脏病和心肌梗死后是否存在心肌缺血，评估心肌病、心功能不全患者心肌缺血及心律失常的风险等。

3. 治疗效果评价　心律失常如室性心律失常、心房颤动射频消融术后随访，或药物治疗后心率、心律水平监测。对药物试验及安全性（如 QT 间期和心律失常）的评估。

注意事项：应要求患者在佩戴记录器检测过程中做好日志，按时间记录其活动状态和相关症状。一份完整的生活日志对于正确分析动态心电图资料具有重要的参考价值。

（二）动态心电图报告

阅读动态心电图报告应了解以下内容：

（1）监测期间的基本节律，24 小时心搏总数，平均心率，最高与最低心率及发生时间。

（2）各种心律失常的类型，快速性和（或）缓慢性心律失常，异常心搏总数，发生频度，持续时间，形态特征等。

（3）监测导联 ST 段改变的形态、程度、持续时间和频度。

（4）有代表性的正常和异常的实时心电图片段。

（5）对起搏器患者，应了解起搏器功能的评价。

动态心电图仍有一些缺陷：①动态心电图是回顾性分析，不能即刻做出诊断和及时指导治疗；②导联以模拟形式存在，不能对心肌缺血部位进行准确定位；③动态心电图监测结果受患者体位、活动、情绪、睡眠等因素影响。因此，对动态心电图检查结果，如 ST-T 段改变，还应结合病史、症状及其他临床资料综合分析以做出正确诊断。

三、心电图运动试验

心电图运动试验（ECG exercise test）是通过一定量的运动增加心脏负荷，观察心电图变化，对已知或怀疑患有心血管疾病的患者进行临床评估的方法。生理情况下，运动时为满足肌肉组织需氧量的增加，心率相应加快，心排血量增加，同时心肌耗氧量也相应增加，冠状动脉血流量增加。当冠状动脉出现狭窄时，患者静息状态下不发生心肌缺血，但当运动负荷增加伴随心肌耗氧量增加时，冠状动脉血流量不能相应增加，即可引起心肌缺氧，心电图可出现异常改变。基于上述心脏病生理基础而设计的心电图运动试验可用来评价心脏的功能状态，辅助临床对心肌缺血做出诊断。

运动试验的运动负荷量分为极量与亚极量。极量负荷量多采用统计所得的各年龄组的预计最大心率为指标，最大心率粗略算法为 220- 年龄；亚极量负荷量是指心率达到 85% ～ 90% 最大心率的负荷量，临床上多采用亚极量负荷试验。

常用的运动试验方法包括踏车运动试验（bicycle ergometer test）和平板运动试验（treadmill test）。平板运动试验是目前应用最广泛的运动负荷试验。嘱受检者在活动的平板上运动，根据所选择的运动方案（Bruce 方案或 Bruce 修订方案），仪器自动分级依次递增平板速度及坡度以调节负荷量，直到心率达到受检者的预期心率，分析运动前、中、后的心电图变化以判断结果。

（一）运动试验的适应证和禁忌证

1. 适应证　①对不典型胸痛或可疑冠心病患者进行鉴别诊断；②评估各类心脏病患者的心脏负荷能力；③评价缺血性心脏病或心律失常患者的药物治疗、介入治疗效果。需要注意的是，心电图显示有预激图形、左束支阻滞、起搏心律的患者不适宜接受运动试验。

2. 禁忌证　①不稳定性心绞痛或急性心肌梗死 14 天内；②未控制的症状性心力衰竭；③中、重度瓣膜病或先天性心脏病；④急性或严重慢性疾病；⑤急性肺栓塞、主动脉夹层；⑥急性心包炎或心肌炎；⑦严重高血压 [收缩压＞ 220 mmHg 和（或）舒张压＞ 110 mmHg]；⑧导致不能充分运动的身心障碍。

（二）运动试验终止标准

运动试验时应鼓励患者坚持运动以达到适宜的试验终点。但需要注意的是，在运动过程中，如果尚未达到试验终点，但出现下列情况时应及时终止试验：①随运动负荷增加心率反而减慢或血压下降者（收缩压较基线水平下降＞ 10 mmHg）；②出现严重心律失常者，如室性心动过速或进行性传导阻滞；③出现眩晕、视物模糊、面色苍白或发绀者；④出现典型心绞痛或心电图出现缺血型 ST 段改变（ST 段下移≥ 0.2 mV 或无病理性 Q 波的导联出现 ST 段抬高≥ 0.1 mV）。

（三）结果判读

有典型心绞痛症状或冠心病高危人群应注意运动试验的假阴性；而在心绞痛症状不典型的冠心病低危人群（如绝经期前女性）应注意运动试验的假阳性。

阳性判定标准：①运动中出现典型心绞痛；②运动中或运动后即刻心电图出现 ST 段水平型或下斜型下移≥ 0.1 mV，或原有 ST 段下移者，运动后在原有基础上再下降 0.1 mV，并持续 2 分钟以上；③运动中血压下降。

四、心肺运动试验

心肺运动试验（cardiopulmonary exercise test，CPET）通过记录人体运动过程中的心率、血压、心电图和肺通气功能等数据，测定最大耗氧量（maximal oxygen uptake，V_{O_2max}）、峰值耗氧量（peak oxygen uptake，peak V_{O_2}）、无氧阈（anaerobic threshold，AT）、二氧化碳通气当量（ventilatory equivalent for CO_2，$EQCO_2$）和摄氧率斜率（oxygen uptake efficiency slope，OUES）等指标，客观反映受试者运动反应、心肺功能储备和功能受损程度，全面评价人体呼吸系统、

循环系统、神经生理系统及骨骼肌等系统的功能状况。目前已广泛应用于人体整体生理功能状态评价、病情评价、治疗效果和预后转归评价等。

（一）心肺运动试验的适应证与禁忌证

1. 适应证　①呼吸困难或运动受限的病因鉴别；②心力衰竭的诊断、治疗评价、康复指导和预后评估；③心血管疾病患者心脏储备功能评估；④心血管介入治疗前、后疗效评估；⑤心脏移植术前及术后评估；⑥外科手术术前风险评价。

2. 禁忌证　①不稳定性心绞痛或心肌梗死急性期；②严重呼吸困难或呼吸功能衰竭；③未经治疗的高血压；④存在严重心律失常；⑤严重心力衰竭或存在严重瓣膜病；⑥严重肺动脉高压；⑦存在不适宜运动的身心疾病。

（二）终止运动试验的标准

在运动试验前，根据患者年龄、体重，选择相应的极量或亚极量运动负荷，在达到最大负荷，或达到最大摄氧量，或无氧阈后终止运动。以下情况需提前终止运动试验并给予必要的处理：①出现典型心绞痛；②ST段水平型或下斜型压低超过 0.2 mV；③出现严重心律失常；④运动过程中 V_{O_2}、心率和（或）氧脉搏下降。

（三）心肺运动试验常用指标

心肺运动试验的检测指标丰富且全面，可分别对机体在运动耐力、心脏功能、肺通气和气体交换功能等方面的功能状况进行评价，常用指标包括：

1. 最大耗氧量（V_{O_2max}）和峰值耗氧量（peak V_{O_2}）　V_{O_2max} 反映了人体最大有氧代谢和心肺储备能力，是评价有氧运动能力的金标准。临床上采用 V_{O_2max} 实测值与预测值的百分比来表示，一般正常值应大于预测值的 86%。Peak V_{O_2} 正常值＞ 20.0 mlO_2/（kg·min）。

2. 无氧阈（AT）　是指人体在递增负荷的运动过程中能量消耗从有氧代谢转为有氧代谢和无氧代谢共同供应的转折点，是人体还未发生无氧代谢的最高氧耗量。正常值应大于 peak V_{O_2} 的 40% 以上。

3. 二氧化碳通气当量（ventilatory equivalent for CO_2，$EQCO_2$）　以通气量（V_E）/二氧化碳排出量（V_{CO_2}）表示，反映的是肺通气血流比值，$V_E/V_{CO_2}＜30$ 为正常，比值增高提示存在通气血流比值不匹配或存在右向左分流。

4. 氧脉搏（oxygen pulse）　以摄氧量（V_{O_2}）/心率（HR）表示，是心脏射血量对运动反应的指标，能够评价心功能。

5. 呼吸储备（breath reserve，BR）　以最大自主通气量与最大运动通气量的差值表示，反映极量运动时的呼吸储备能力，肺源性通气受限如慢性阻塞性肺疾病或限制性肺疾病时 BR 降低，而心血管疾病所致运动受限时 BR 可升高。正常男性 BR ≥ 11 L/min。

（郭丹杰）

五、直立倾斜试验

（一）概述

晕厥是由全脑低灌注引起的突发的、短暂性、可完全自行恢复的意识丧失（transient loss of consciousness，TLOC）。短暂性意识丧失在临床上时有发生，尽管采用多种检查方法，仍有高达 50% 以上的患者不能明确病因。直立倾斜试验（head-up tilt table testing，HUTT）是目前临床上广泛应用的评估晕厥患者的重要检查方法，尤其是对反射性晕厥患者的诊断及鉴别诊断发挥辅助作用。

直立倾斜试验通过患者被动倾斜站立及药物激发试验来模拟人体体位改变的过程。当人体从卧位变为立位时，血液会更多蓄积于下肢，导致循环血浆容量和回心血量减少，引起中心静脉压、每搏输出量及动脉血压的下降。正常人可通过自主神经系统迅速进行代偿，交感神经张力增高使心率加快、收缩压轻度下降、舒张压轻度升高，以保持平均动脉压不变。在此代偿过程中，如果交感神经系统功能障碍，则上述代偿不能完全进行，引起血压下降，甚至晕厥。而反射性晕厥患者存在神经 – 体液调节机制障碍，交感神经张力持续增高，导致心室收缩力显著增加，反射性增加迷走神经张力，反馈抑制交感神经。在两者平衡中如果迷走神经张力占优势，患者会出现心动过缓、血压下降，导致全脑灌注减少，诱发晕厥。因此，直立倾斜试验可通过记录血压和心率的改变，辅助诊断晕厥的病因。

（二）适应证

直立倾斜试验的适应证见表 1-2-11。

表1-2-11　直立倾斜试验的适应证

适应证推荐	推荐级别
疑诊为反射性晕厥，但初始评估尚不能明确诊断的患者	Ⅱa
疑诊为延迟性直立性低血压，但初始评估尚不能明确诊断的患者	Ⅱa
对某些患者有助于鉴别惊厥样晕厥和癫痫发作	Ⅱa
疑诊为心因性晕厥的患者，尤其是带有视频监测的 HUTT 更有助于鉴别	Ⅱa
评估患者是否存在体位性心动过速综合征（postural tachycardia syndrome，POTS）	Ⅱa
不推荐用于预测反射性晕厥的治疗反应	Ⅲ

（三）禁忌证

直立倾斜试验的禁忌证包括不能耐受血压骤降的临床情况，如严重冠状动脉或脑血管疾病、左室流出道梗阻、主动脉瓣狭窄、未控制的高血压、妊娠女性等。

（四）操作方法

直立倾斜试验的具体操作方法见表 1-2-12。

表1-2-12　直立倾斜试验操作方法

试验阶段	具体步骤
环境及设备准备	①在温度舒适且安静的房间内进行
	②由有经验的医生、护师及技师指导
	③带有脚踏板和束缚带的电动倾斜床，检查床应能使患者被动地由仰卧位快速、平稳地转换至 60°～80° 的头高位，并能快速（10 s 内）恢复至仰卧位
	④试验全程进行持续的心电和血压监测
	⑤除颤仪、吸氧装置、必备的抢救药品，如阿托品、多巴胺、利多卡因等
患者准备	①患者在检查前应空腹 2～4 h
	②开放静脉通路
	③倾斜开始前平卧≥5 min；若在试验前刚进行了静脉置管，应平卧≥20 min（图 1-2-23）
被动倾斜阶段	倾斜床抬高床头，使倾斜角度为 60°～70°（图 1-2-24）
	基础被动倾斜持续时间≥20 min，最长时间为 45 min
药物激发阶段	①如果基础被动倾斜阴性，可应用舌下含服硝酸甘油或静脉滴注异丙肾上腺素以进行药物激发，药物激发的持续时间为 15～20 min
	②舌下含服硝酸甘油法：在直立位给予固定剂量 300～400 μg（国产硝酸甘油 0.5 mg，3/4 片）
	③异丙肾上腺素法：直立位给予静脉滴注异丙肾上腺素，从 1 μg/min 开始逐渐增加至 3 μg/min，使平均心率超过基线水平的 20%～25%
试验终点	检查应持续至发生完全性意识丧失或晕厥前期症状，或完成整个试验过程

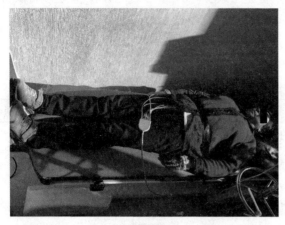

图 1-2-23　试验开始前患者平卧、开放静脉通路

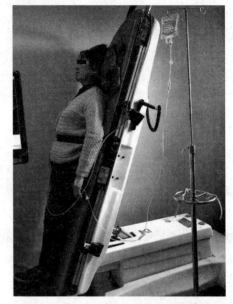

图 1-2-24　被动倾斜阶段倾斜 70° 站立

（五）结果判定

在直立倾斜过程中，出现血压无变化或轻度升高（≤ 10%）、心率增加 ≤ 10%，倾斜终止后恢复，为正常现象。

直立倾斜试验的阳性反应判定和其他异常反应见表 1-2-13。直立倾斜试验虽是辅助诊断的重要工具，但其敏感性、特异性和可重复性存在较大争议。不同方案的敏感性及特异性均不一致，倾斜角度、时程、药物、环境等均为影响因素。目前各指南汇总的敏感性为 26% ～ 69%，特异性为 90% 左右。

表1-2-13　阳性反应判定和异常反应

阳性反应类型	症状	心率变化	血压变化
1 型（混合型）	晕厥或先兆晕厥	下降，但心室率＞ 40 次 / 分，或心室率＜ 40 次 / 分的持续时间＜ 10 s，伴或不伴＜ 3 s 的心脏停搏	血压下降早于心率下降
2A 型（心脏抑制不伴心脏停搏型）	晕厥或先兆晕厥	心室率＜ 40 次 / 分，持续时间＞ 10 s，不伴＞ 3 s 的长间歇	血压下降早于心率下降
2B 型（心脏抑制伴心脏停搏型）	晕厥或先兆晕厥	心脏停搏＞ 3 s	血压下降早于心率下降，或同时出现
3 型（血管抑制型）	晕厥或先兆晕厥	心率减慢不超过 10%	收缩压＜ 60 ～ 80 mmHg，或收缩压或平均血压降低＞ 20 ～ 30 mmHg
典型的直立性低血压	头晕、先兆晕厥或晕厥	取决于心率调节功能，可代偿性增快或无变化	倾斜开始后血压即开始下降，下降速度先快后慢，呈凹面型曲线。在 3 min 内收缩压下降＞ 20 mmHg 为直立性低血压诊断标准

续表

阳性反应类型	症状	心率变化	血压变化
体位性心动过速综合征（POTS）	头晕、心悸，无意识丧失	开始直立倾斜后 10 min 内心率上升超过 30 次 / 分	不伴有明显的血压下降
心因性假性晕厥	"假性晕厥"，类似意识丧失的表现	无明显下降，在假性晕厥发生时可升高	无明显下降，在假性晕厥发生时可升高

（六）不良反应及处理

直立倾斜试验过程中，尤其是在不明原因晕厥的患者中，可能出现一些不良反应，如长时间的心搏停止或低血压。如果出现了上述两种情况之一，并伴有晕厥，应立即将患者恢复于仰卧位，必要时应用补液、阿托品、多巴胺等药物抢救，甚至进行心外按压，直至恢复。在试验开始前应向患者介绍试验过程及可能出现的反应，消除患者紧张心理，并应严格掌握适应证及禁忌证，减少不良反应发生。至今，尚无在直立倾斜试验中出现死亡的报道。

（吴寸草）

知识拓展：体位性心动过速综合征

知识拓展：心因性假性晕厥

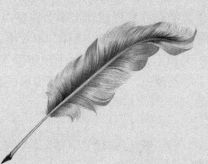

第二篇　操作篇

第 1 章

无菌术

经过 100 多年的发展，无菌术及无菌观念已经确立了其在现代临床医学工作中的重要地位！无菌术不仅包括传统的消毒和灭菌操作，其理念还扩展到与之相关的各个专业学科的临床工作以及医院的医疗管理活动当中。它是一切诊疗工作中，涵盖内、外、妇、儿等各个专科，均必须掌握并贯彻执行的基本操作。本章中，我们将以外科的无菌术为例进行讲述。

外科的无菌术，目的主要在于预防手术部位特别是手术伤口的感染。但外科无菌术的理念、操作手法及规范，与在其余临床专科的查体、换药、穿刺、插管等诊疗活动中所遵循的原则是一致的。

第一节　外科手术部位感染的来源

外科手术部位感染（surgical site infection，SSI）是外科临床工作中经常会遇到的问题，SSI 的细菌来源通常有以下这些：

1. 皮肤　几乎所有人的皮肤均带有细菌，包括致病菌及非致病菌。健康人皮肤深处的细菌大多属于非致病菌，如表皮葡萄球菌，而在某些特定条件下，非致病菌也可能起到致病作用。在进行手术或穿刺等操作时，皮肤的细菌可以通过皮肤屏障的损伤部位进入组织或体腔。当医护人员、病患者、有菌的敷料相互接触时，细菌可以沾染皮肤并传播。存在感染伤口的患者皮肤更是有大量致病菌。而住院时间越长，特别是在重症监护室住院的患者，其皮肤携带致病菌就越多。

身体某些部位的生理特点决定了其将是细菌大量聚集的地方，例如肚脐、会阴部、甲缝等。外科手术时，这些部位的清洁与否，对 SSI 的发生率具有重要的影响。行无菌术时，需特别注意这些特殊部位。

2. 鼻咽腔　鼻咽腔内也存在细菌，呼气、说话、咳嗽或喷嚏时，细菌可随气流或飞沫排出。如在外科操作时未戴口罩，这些排出的细菌可能直接污染术野皮肤或伤口。

3. 感染病灶及空腔脏器　患者感染病灶的致病菌通常具有较强的毒性以及对抗生素的耐药性，感染病灶可以分为密闭性和开放性，开放性的感染病灶是医院内感染的主要来源之一。人体的空腔脏器特别是大肠内也存在大量的细菌。手术中切开空腔器官时，如果不注意无菌操作，细菌沾染较多，将成为手术后 SSI 的原因。

4. 空气中的飞沫、尘埃等带菌微粒　空气中的这些带菌微粒，如果直接落入伤口或者落到器械、敷料等物品上再沾染伤口，将可能引发感染。

5. 围术期间使用的器械、用品及药物等　围术期用物消毒不彻底或受污染，将有可能导致临床上发生严重的感染。

在外科操作中，施行无菌术的目的就是减少和防止通过上述途径所产生的致病菌污染传播。为了达到此目的，需要针对上述的常见感染来源，从多方面全方位地进行预防和干预。

第二节　清除细菌的方法

常用的有效清除细菌的方法包括以下几种：

一、机械除菌法

机械除菌法包括刷洗、隔离、超滤等手段，是无菌术的基本方法。它虽然只能起到清洁器械用品或人体皮肤表面的作用，不能杀菌，但它能减少人体或物体表面的细菌数量，或是作为屏障起到阻隔细菌迁移的作用，是其他灭菌方法的有力辅助。

1. 刷洗　刷洗针对的对象包括：病患者、手术人员、器械物品，是消毒前的常规处理。目的是去除人体皮肤及器械表面绝大多数的细菌。刷洗过程中需注意清除皮肤或器械表面的油垢、污物和血痂等。

2. 隔离　手术中所用的口罩、手套、手术衣、手术铺巾等物品，均能起到阻隔细菌沾染伤口的屏障作用。

3. 超滤　现代手术间所用的空气超滤系统，通过压力装置使空气通过滤器进入手术室内，以达到减少空间内微粒、降低细菌数、净化手术间的目的。

二、物理灭菌法

物理灭菌法包括热力、紫外线、放射线、超声波等手段，是通过物理方法起到灭菌的作用。不同的方法有不同的使用场景、用途及限制条件。

1. 热力法　目前常用的热力灭菌法为高压蒸汽法。以前的火烧法及煮沸法现仅在少数某些条件不齐全时的紧急情况下使用。

2. 紫外线　通常用于手术室、治疗室、换药室、隔离病房等空间的消毒灭菌。

3. 放射线　γ 射线及 X 射线能破坏微生物体内的酶及核酸，可用于药品或某些不耐热制品如缝线导管等的灭菌。

三、化学消毒法

化学消毒法是用化学药物以涂擦、浸泡、喷洒或熏蒸等方式进行处理，以达到杀灭微生物的目的。临床上常用的化学消毒剂有：醇类（70% 乙醇）、氧化剂（碘剂、次氯酸盐、过氧乙酸、高锰酸钾等）、表面活性剂（苯扎溴铵、氯己定等）、酚类（甲酚是来苏儿的主要成分）、烷化剂（40% 甲醛、戊二醛、环氧乙烷等）。

临床上选用消毒剂时，必须根据灭菌的要求、药剂对人体组织的刺激性、药剂对器械用品的侵袭作用等条件进行评估，选择合适的灭菌剂种类。

第三节　手术室的消毒及管理

手术室的消毒工作包括：手术室的一般清洁工作及人员管理，利用特殊有效手段（超滤、隔离、紫外线、化学消毒剂）进行消毒处理。通过这两点，可达到将手术间内的细菌数量大大降低的目的。

1. 手术室内的清洁工作及人员管理　手术室内的地面、墙壁门窗、设备物品必须达到清洁无污。进入手术室的人员必须严格管理，禁止有呼吸道感染的人员入内，手术过程中需减少任意走动或随便说话的情况。

2. 空气净化　在手术台周围的上方，安装超滤层流通气装置，可使手术区空间接近无菌程度，避免手术过程中更换空气时带菌微粒落入手术野。

3. 紫外线和消毒剂的使用　紫外线和消毒剂的使用必须严格按操作规范进行。手术涉及某些特殊病原体时，需采用专门的消毒剂进行消毒（破伤风和气性坏疽需用甲醛溶液＋高锰酸钾，肝炎病毒可用以次氯酸钠为主要成分的消毒溶液）。

第四节　器械用品的消毒

　　临床手术所用的器械用品，材料、结构区别很大，所以其消毒方法也有不同。总体来说，对器械用品的消毒必须具备以下条件：①能杀灭各种致病微生物；②杀菌作用不仅要达到物体表面，而且要达到管腔内或关节铰链等特殊部位；③物品的材料不受侵蚀，结构不破坏或变形，消毒后仍保持良好的性能；④尽可能节省消毒时间。

　　临床上最常用的消毒法，以高压蒸汽灭菌法为主；对于不耐高热的金属锐器、内镜、塑料制品和特制导管等，可选用消毒剂浸泡法或熏蒸法。临床上还有许多常用的一次性耗材如线、针、导管等，在保质期内，包装完整，可以保证其无菌性。

第五节　手术人员的准备

视频：七步洗手法

视频：外科手消毒

　　手术人员的手及前臂消毒，穿戴无菌手术衣、口罩及手套，是防止术中伤口污染的主要措施，同时也能起到保护手术人员的作用。

　　既往常用普通肥皂水来洗手，再将手及手臂浸入70%乙醇中以达到消毒的目的。

　　近年来，手术人员的术前洗手消毒流程及方法有了较大的改进，原因在于更多新的高效消毒剂的出现。但总体上，洗手消毒的步骤及范围仍基本相同。

　　目前，临床上比较通用的洗手消毒步骤为：首先清洗自手指到肘上6 cm的皮肤，使皮肤表面（包括甲缘）清洁；其次擦干皮肤以避免影响消毒剂的效能；最后以消毒剂（聚维酮碘溶液或氯己定－乙醇溶液）均匀涂抹于已清洗的皮肤上。

第六节　患者手术区的消毒处理

视频：外科手术消毒铺巾

视频：外科伤口消毒换药

　　1. 手术前皮肤准备　手术前的更衣、洗澡、擦浴等操作，可以减少患者皮肤上的细菌数量。需注意对患者肚脐、会阴等部位积垢的清除，同时要避免皮肤损伤。毛发或体毛覆盖区域或周边区域的皮肤准备，以达到去除粗毛的效果即可，过度的毛发准备会导致皮肤受损，反而可能增加手术切口感染率。

　　2. 手术区正常皮肤的消毒和铺巾　目的在于预防手术过程中的外源性感染。参见视频资料。

　　3. 皮肤受损沾染者的消毒　部分患者在术前存在皮肤受损，术区皮肤已存在沾染甚至感染，术前消毒应注意尽量清除创面及伤口内的沾染物。可在去除异物之后，用足量清水和0.25%苯扎溴铵溶液反复冲洗，必要时用过氧化氢溶液进行处理，然后再继续消毒铺巾，进行手术。

　　4. 深部手术部位的保护及污染处理　手术中可能涉及空腔脏器的手术，特别是含大量细菌的器官如结肠手术时，术前可通过导泻灌肠等方法，使脏器腔内的细菌量大大减少。术中打开含菌脏器或感染灶时，需加强消毒（常用聚维酮碘），并注意周围无菌区域的保护（可用无菌纱布或薄膜），尽量减少细菌向外沾染，降低感染的发生概率。

　　5. 手术后伤口的消毒换药　目的在于观察伤口的动态变化，清除渗血、渗液，及时处理可能出现的伤口并发症，减少感染的发生机会。参见视频资料。

（卫洪波）

常用操作技术

第一节　胸腔穿刺术

胸腔穿刺术（thoracentesis）常用于检查胸腔积液的性质、抽液减压或通过穿刺给药等。

【适应证】

1. 诊断性穿刺　获取胸腔积液标本，以确定其性质。

2. 治疗性穿刺　抽出液体／气体，以减轻肺压迫或减轻胸膜腔炎症反应。

3. 胸膜腔内注射药物治疗或人工气胸治疗

【禁忌证】

1. 出血性疾病或正在使用抗凝血药物

2. 体质虚弱，病情危重，难以耐受操作

【准备工作】

1. 明确目的　操作者要熟悉病情、明确穿刺目的。

2. 解释说明　向患者及家属说明穿刺目的、操作过程及可能的并发症，得到患者及家属的充分理解和认同，消除紧张情绪。必要时签署知情同意书。

3. 明确有无过敏史　明确患者有无局麻药等药物过敏史。

4. 确定穿刺点　胸腔穿刺可选取实音最明显的部位，常选择在：①肩胛下线 7～9 肋间；②腋后线 7～8 肋间；③腋中线 6～7 肋间；④腋前线 5～6 肋间。

对于积液量少或包裹性积液者，可通过 B 超定位确定穿刺点，做记号。

气胸定位点常选取锁骨中线第 2 肋间。

5. 器械准备　胸腔穿刺包、无菌胸腔引流管及引流瓶、皮肤消毒剂、麻醉剂、无菌棉签、手套、洞巾、注射器、纱布以及胶布。

6. 术者准备　操作者熟悉步骤，戴口罩、帽子。

【操作方法】

1. 患者体位　抽取胸腔积液时，患者取坐位骑于椅上，面向椅背，双手臂放于椅背上，尽量取较舒适的体位，并能充分暴露穿刺点。卧床者也应尽量取半坐位，并充分暴露穿刺点。气胸穿刺时，患者取坐位，面向操作者。

2. 操作步骤　①术者洗手，打开消毒包；②用安尔碘消毒术野皮肤 2 遍，消毒范围直径 ≥ 15 cm，第 2 次消毒范围略小；③术者戴无菌手套，助手打开穿刺包，术者检查手术器械；④术者铺洞巾，助手协助固定，助手协助术者核对麻药的名称和浓度并打开麻药瓶，术者抽取 2% 利多卡因麻醉皮肤；⑤穿刺：先用止血钳夹住穿刺针的橡胶连接管，左手固定穿刺点皮肤，右手持穿刺针，经麻醉点沿肋骨上缘垂直缓慢刺入，当进入至相当于上述麻醉针头所观察距离时，或穿刺针有突破感时表示已进入胸膜，停止进针，接上 50 ml 注射器，助手戴无菌手套，帮助松开止血钳或导管锁扣，然后用止血钳或拇指、示指固定穿刺针，使其勿滑脱或偏斜；⑥抽取液体：缓慢抽取液体 50 ml，待助手再次用止血钳或导管锁扣夹紧橡胶管后，操作者可取

视频：胸腔穿刺术

下注射器，留取标本或将液体注入已准备的盛装瓶内。如此反复，记录抽取的总液体量。初次抽液不超过 600 ml，再次穿刺抽液不超过 1000 ml。气体抽取步骤同液体抽取法，同样应注意抽取的速度不应太快。一次不超过 800 ml。使用三通连接将更方便操作。将活栓转至使注射器与胸腔相通方向时即可抽取液体，后再转至注射器与外界相通方向时即可排出液体；⑦抽液结束后用止血钳或导管锁扣夹紧橡胶管，拔出穿刺针，无菌纱布覆盖穿刺处，稍压迫后，用胶布固定。

3. 注意事项

（1）穿刺过程严格遵守无菌操作原则。

（2）操作过程中应防止空气进入胸腔。

（3）术中应经常询问患者的感受，并观察患者的反应，如有无大汗、呼吸急促、胸痛、胸闷、剧烈咳嗽等，以及气短、咳泡沫痰等，如有应立即停止操作，并皮下注射 0.1% 肾上腺素 0.3 ～ 0.5 ml，并给予其他对症治疗。

（4）抽液不宜过快、过多。诊断性抽液，50 ～ 100 ml；减压抽液和气体时，首次不超过 600 ml，以后抽液不超过 1000 ml。检查胸水脱落细胞时，至少抽取 100 ml，并立即送检，以免细胞自溶。

（5）避免在第 9 肋间以下穿刺，以免穿破膈肌。进针部位沿肋骨上缘以免损伤肋间血管。

（6）术后嘱患者卧床休息，勿活动、洗浴等。并观察患者有无不适表现、生命体征变化及可能的并发症。

【术后处理】

1. 监测并发症　术后嘱患者卧床或半卧床休息半小时，测血压并观察患者病情有无变化，注意有无气胸、出血等并发症发生。

2. 根据临床需要填写检验单、分送标本

3. 清洁　清洁器械及操作场所。

4. 记录　做好穿刺记录。

【并发症】

1. 血胸　可能因穿刺部位不正确刺破肋间动、静脉所致，有时原因不明。处理：①如抽液过程中发现胸膜腔出血，应停止抽液；②观察患者脉搏、血压；③必要时使用止血药物。

2. 气胸　系针头后皮管未夹紧、漏入空气或因穿破脏胸膜所致。处理：按气胸程度加以处理。由于皮管未夹紧而漏入空气，尽量争取抽出，量少不必处理，较多可以抽出，明显气胸多由于刺破脏胸膜所致，需严密观察，并按气胸处理。

3. 穿刺口出血　用消毒纱布按压及胶布固定即可。

4. 胸膜反应　表现为胸腔穿刺过程中，患者出现头晕、面色苍白、出汗、心悸、胸部压迫感或剧痛、血压下降、脉细、肢体发凉、晕厥等。发现胸膜反应，应立即停止抽液，嘱患者平卧，吸氧，必要时皮下注射 0.1% 肾上腺素 0.3 ～ 0.5 ml 或静脉注射葡萄糖液，观察血压、脉搏。

5. 复张后肺水肿　由于过多、过快地抽液或抽气或抽吸负压过大，使胸膜腔负压骤然增大，压缩的肺组织快速复张，肺血管也随之扩张，可很快造成血管外渗，形成复张后肺水肿，按急性肺水肿处理。

（刘　铭）

第二节　腰椎穿刺术

腰椎穿刺术（lumbar puncture）常用于脑脊液的检查及颅内压的测定等。

【适应证】

1. 中枢神经系统疾病 中枢神经系统感染、脑血管病、变性病等取脑脊液检查。

2. 脊髓病变 需做脑脊液动力学检查者。

3. 椎管内注射药物

4. 特殊检查 如气脑造影、脊髓造影或蛛网膜下腔镜。

【禁忌证】

1. 颅脑病变 凡疑有颅内压升高者必须做眼底检查，如有明显视神经乳头水肿或有脑疝先兆者为禁忌。

2. 病情危重 如已处于休克状态、心力衰竭以及呼吸功能严重障碍者。

3. 穿刺部位皮肤病变 穿刺部位局部皮肤有炎症、化脓性感染、结核或有出血倾向者。

4. 后颅窝有占位性病变或伴有脑干症状者

5. 开放性颅脑损伤或有脑脊液漏者

6. 脊髓压迫症做腰椎穿刺时应谨慎 腰椎穿刺可使脊髓压迫症状加重。

【准备工作】

1. 明确目的 操作者要熟悉患者病情、明确穿刺目的。

2. 解释说明 向患者及家属说明穿刺目的、操作过程及可能的并发症，得到患者及家属的充分理解和认同，消除紧张情绪。必要时签署知情同意书。

3. 明确过敏史 明确患者有无局麻药物等过敏史。

4. 确定穿刺点 一般选择沿双侧髂嵴最高点做一连线，与脊柱中线相交处（腰 3、4 椎间隙）为穿刺点。如穿刺失败可以选用腰 4、5 椎间隙或腰 5、骶 1 椎间隙作为穿刺点。

5. 器械准备 腰椎穿刺包、脑压表、消毒剂、麻醉剂、无菌棉签、手套、洞巾、注射器、纱布以及胶布。

6. 术者准备 熟悉操作步骤，戴口罩、帽子。

【操作方法】

1. 患者体位 患者侧卧位，身体尽可能靠近床边，屈颈抱膝以增加脊柱前屈，使椎间隙张开，背部与检查床垂直，脊柱与检查床平行。

2. 操作步骤 ①术者洗手，打开消毒包；②用安尔碘消毒术野皮肤 2 遍，消毒范围直径 ≥ 15 cm，第 2 次消毒范围略小；③术者戴无菌手套，助手打开穿刺包，术者检查手术器械；④术者铺洞巾，助手协助固定；助手协助术者核对麻药的名称和浓度并打开麻药瓶，术者抽取 2% 利多卡因麻醉皮肤；⑤穿刺：操作者用左手固定穿刺部位皮肤，右手持穿刺针，针头斜面向上刺入皮下，方向与背平面横轴垂直，针头略向头端倾斜，缓慢刺入，刺入韧带时可受到一定阻力，当阻力突然减低时提示已刺入蛛网膜下腔，可抽出针芯使脑脊液流出；⑥测压和留取脑脊液：接测压管或测压表做压力测定，测压时，嘱患者放松身体，伸直头和下肢，脑脊液压力上升到一定水平后可以看到压力随呼吸有轻微波动，测压完毕后，拔出测压管或测压表，留取脑脊液送检；⑦插入针芯，拔出穿刺针，用消毒纱布覆盖穿刺处，稍加压以防止出血，再用胶布固定。嘱患者去枕平卧 4 ~ 6 小时。

视频：腰椎穿刺术

3. 注意事项

（1）严格掌握禁忌证：疑有颅内压增高且眼底有视神经乳头明显水肿，或有脑疝先兆者；患者处于休克、衰竭或濒危状态；局部皮肤有炎症；颅后窝有占位性病变时，禁忌穿刺。

（2）穿刺时，患者出现剧烈疼痛或呼吸、脉搏、面色异常时，应立即停止操作，并做相应处理。

（3）鞘内注药时，应先放出适量脑脊液，然后以等量液体稀释药物后注入。

【术后处理】

1. 安置卧位　术后患者去枕俯卧（若有困难可平卧）4～6小时，以免引起低颅压头痛。测血压并观察病情有无变化。

2. 根据临床需要填写检验单，分送标本

3. 清洁　清洁器械及操作场所。

4. 记录　做好穿刺记录。

【并发症】

1. 腰椎穿刺后低颅压头痛　最常见的一种并发症，当坐起或站立、咳嗽、喷嚏、牵引时头痛加重，而头低位或平卧数分钟后头痛明显减轻。出现腰椎穿刺后头痛时，嘱患者取头低位，平卧休息，鼓励多饮水，必要时静脉滴注生理盐水。

2. 腰背痛及神经根痛

3. 脑疝　最危险的并发症，因此，必须严格掌握腰椎穿刺的指征，如颅内压增高者必须做腰椎穿刺时，应该在腰椎穿刺前先用脱水剂。

4. 出血

5. 感染

6. 鞘内注入药物造成的相关并发症

（刘　铭）

第三节　腹腔穿刺术

腹腔穿刺术（abdominocentesis）是借助穿刺针或导管从腹前壁刺入腹膜腔获得腹腔内液体，用以协助诊断和治疗疾病的一项技术。

【适应证和禁忌证】

1. 适应证

（1）诊断性穿刺：以确定腹腔积液的病因。

（2）缓解症状：大量腹水致呼吸困难或腹胀时，可穿刺放液以减轻症状。

（3）治疗：腹腔内注射药物。

2. 禁忌证

（1）有肝性脑病先兆者

（2）包虫病或巨大卵巢囊肿者

（3）广泛性腹膜粘连者

（4）凝血功能障碍者

（5）精神异常或不能配合者

【术前准备】

1. 物品准备　一次性腹腔穿刺包1个（包括消毒孔巾、带胶皮管的腹穿针、消毒纱布、标本容器等）、局麻药（2%利多卡因5 ml）1支、消毒用品（碘酒、70%乙醇）各1瓶、急救药品（0.1%肾上腺素2 ml 1支）、无菌手套、一次性帽子、一次性医用无菌口罩、无菌棉签2包、胶布1卷、龙胆紫1瓶、沙轮1枚、送检标本所需的试管多个、盛放腹水的容器1个、弯盘1个、腹带（需大量放腹水者）1张。

2. 患者准备

（1）了解病史，进行体格检查，包括测血压、脉搏，量腹围、检查腹部体征等。如仅少量积液，尤其是有包裹性分隔时，必须在 B 超定位后或 B 超引导下穿刺。

（2）向患者和（或）法定监护人详细说明腹腔穿刺的目的、意义、安全性和可能发生的并发症。简要说明操作过程，解除患者的顾虑，取得其配合，并签署知情同意书。

（3）穿刺前嘱患者排空尿液，以免穿刺时损伤膀胱。

3. 术者准备　术者及助手常规洗手，戴好帽子和口罩。

【操作步骤】

1. 体位　根据患者情况采取适当体位，如坐位、半坐卧位、平卧位或侧卧位。

2. 穿刺部位

（1）左下腹脐与髂前上棘连线中、外 1/3 交点处，此处不易损伤腹壁动脉。

（2）脐与耻骨联合连线中点上方 1.0 cm、偏左或偏右 1 ～ 1.5 cm 处，此处无重要器官且易愈合。

（3）侧卧位，在脐水平线与腋前线或腋中线相交处，此处常用于诊断性穿刺。

（4）少量积液，尤其是包裹性积液时，须在超声定位下穿刺。

视频：腹腔穿刺术

3. 消毒　常规消毒皮肤，分别用碘酒 1 次、乙醇 2 次依次在穿刺点部位，自内向外进行皮肤消毒，消毒范围直径约 15 cm。术者戴无菌手套，铺盖无菌孔巾，由助手用胶布固定。

4. 局部麻醉　持 5 ml 注射器抽取 2% 利多卡因 5 ml，针（针尖斜面向上）从穿刺点斜刺入皮内，注射至形成橘皮样隆起的皮丘（5 mm），然后向下斜行逐渐刺入，先回抽无回血后注药，以免误注入血管内，直至壁腹膜，当针尖有落空感时表明进入腹腔，判断皮肤至腹腔的距离。

5. 穿刺抽液

（1）诊断性腹腔穿刺时，术者用左手拇指和示指绷紧并固定穿刺部位皮肤，右手持接有 8 号或 9 号针头的 20 ml 注射器经穿刺点自上向下斜行刺入，穿刺针进入皮下后，把空针抽成负压再进针，当针尖有落空感时，表明已进入腹腔，抽液送检。

（2）腹腔内积液不多，穿刺不成功时，为明确诊断，可行诊断性腹腔灌洗。采用与诊断性穿刺相同的穿刺方法，把有侧孔的塑料管置入腹腔，塑料管尾端连接一盛有 500 ～ 1000 ml 无菌生理盐水的输液瓶，倒挂输液瓶，使生理盐水缓慢流入腹腔，当液体流完或患者感觉腹胀时，把瓶放正，转至床下，使腹腔内灌洗液借虹吸作用流回输液瓶中，灌洗后取瓶中液体做检验。

（3）大量放液时，可用 8 号或 9 号针头，针座接一橡皮管，用血管钳夹闭橡皮管，从穿刺点自上向下斜行刺入，进入腹腔后，用 50 ml 注射器将腹水抽出，以输液夹夹持橡皮管，调节放液速度，将腹水放入容器中计量并送化验检查。抽液后先夹闭橡皮管，再拔针。抽液过程中，助手用血管钳固定针头。

6. 穿刺后处理

（1）抽液完毕，拔出穿刺针，消毒穿刺点后，覆盖无菌纱布，稍用力压迫穿刺部位数分钟，用胶布固定。

（2）嘱患者卧床休息 2 ～ 4 小时，观察 4 ～ 8 小时，注意患者术后反应及有无并发症。

（3）整理用物，医疗垃圾分类处置，标本及时送检，并做详细穿刺记录。

【注意事项及并发症】

1. 防止感染　注意无菌操作，以防感染。

2. 密切观察　术中密切观察患者，如有面色苍白、出汗、头晕、心悸、恶心、气短及脉搏增快等，应立即停止操作，并进行适当处理。

3. 注意放液量和速度　放液不宜过快、过多，肝硬化患者一次放液一般不超过 3000 ml，过多放液可诱发肝性脑病和电解质紊乱；但在大量输入白蛋白的基础上，也可大量放液。

4. 避免放液不畅　放腹水时若流出不畅，可将穿刺针稍作移动或稍变换体位。

5. 避免腹水漏出　术后嘱患者平卧，并使穿刺孔位于上方以免腹水继续漏出；对腹水量较多者，为防止漏出，可采取"之"字型进针穿刺。术后按压穿刺部位数分钟。如遇穿刺孔继续有腹水渗漏时，可用蝶形胶布或火棉胶粘贴。

6. 监测体征　放液前后均应测量腹围、脉搏、血压，检查腹部体征，以观察病情变化。

（匡　铭）

第四节　骨髓穿刺术

骨髓穿刺术（bone marrow puncture）是采集骨髓液用以诊断血液及骨髓疾病的一种常用诊断技术，其检查内容包括细胞学、病原学检查如细菌涂片、细菌培养等。

【适应证】

1. 血液病的诊断和治疗　各种血液病的诊断、鉴别诊断及治疗随访。

2. 血细胞异常　不明原因的红细胞、白细胞、血小板数量增多或减少及形态异常。

3. 不明原因发热的诊断与鉴别诊断　可做骨髓培养，骨髓涂片找寄生虫等。

【禁忌证】

血友病患者禁做骨髓穿刺。

【准备工作】

1. 明确目的　熟悉患者病情，明确穿刺目的。

2. 解释说明　与患者及家属谈话，交代检查目的、检查过程及可能发生的情况，并签字。

3. 明确过敏史　明确患者有无药物过敏史。

4. 确定穿刺部位

（1）髂前上棘穿刺点：髂前上棘后 1～2 cm 处，该处骨面平坦，易于固定，操作方便，危险性极小。

（2）髂后上棘穿刺点：骶椎两侧、臀部上方凸出的部位。

（3）胸骨穿刺点：胸骨柄、胸骨体相当于第1、2肋间隙平行的胸骨中央部位。此处胸骨较薄，且其后有大血管和心房，穿刺时务必小心，以防穿透胸骨而发生意外。但由于胸骨的骨髓液丰富，当其他部位穿刺结果不理想时，仍需要进行胸骨穿刺。

（4）腰椎棘突穿刺点：腰椎棘突凸出的部位。

5. 器械准备　骨髓穿刺包、消毒剂、麻醉剂、无菌棉签、手套、洞巾、注射器、纱布以及胶布。

6. 操作者准备　熟悉操作步骤，戴口罩、帽子。

【操作方法】

1. 患者体位　采用髂前上棘和胸骨穿刺时，患者取仰卧位；采用髂后上棘穿刺时，患者取侧卧位或俯卧位；采用腰椎棘突穿刺时，患者取坐位或侧卧位。

2. 操作步骤

（1）术者洗手，打开消毒包。

（2）用安尔碘消毒皮肤2遍，消毒范围直径≥15 cm，第2次的消毒范围略小。

（3）术者戴无菌手套，助手打开穿刺包，术者检查手术器械。

（4）术者铺洞巾，助手协助固定；助手协助术者核对麻药的名称和浓度并打开麻药瓶，术者抽取 2% 利多卡因逐层做局部皮肤、皮下和骨膜麻醉。

（5）穿刺：固定穿刺针长度，将骨髓穿刺针的固定器固定在适当的长度上。髂骨穿刺约 1.5 cm，胸骨穿刺约 1.0 cm。操作者左手拇指和示指固定穿刺部位，右手持骨髓穿刺针与骨面

视频：骨髓穿刺术

垂直刺入，若为胸骨穿刺则应与骨面成 30° ～ 40° 刺入。当穿刺针针尖接触骨质后，沿穿刺针的针体长轴左右旋转穿刺针，并向前推进，缓慢刺入骨质。当突然感到穿刺阻力消失，且穿刺针已固定在骨内时，表明已进入骨髓腔。

（6）抽取液体：拔出穿刺针芯，接上干燥的注射器（10 ml 或 20 ml），用适当的力量抽取骨髓液。抽吸时若患者感到有尖锐酸痛，随即便有红色骨髓液进入注射器，抽取的骨髓液一般为 0.1 ～ 0.2 ml。如果需要做其他骨髓检查，应在留取骨髓液计数和涂片标本后，再抽取骨髓液适量。骨髓液抽取完毕，重新插入针芯，拔出穿刺针，按压 1 ～ 2 分钟后，用敷料加压固定。

3. 骨髓涂片的制作　取一滴直径约 2 mm 的骨髓液置于载玻片上，用专用推片以 30° ～ 45°，均匀用力制备骨髓液涂片数张。涂片过程要快，避免骨髓液凝结。做成后将涂片来回摇动，使涂片迅速干燥，以免细胞形态改变而增加细胞辨认的难度。

4. 注意事项

（1）骨髓穿刺前应检查 PT、APTT，有出血倾向者行穿刺术时应特别注意。

（2）骨髓穿刺针和注射器必须干燥，以免发生溶血。

（3）穿刺针针头进入骨质后要避免过大摆动，以免折断穿刺针。胸骨穿刺时不可用力过猛、穿刺过深，以防穿透内侧骨板而发生意外。

（4）穿刺过程中，如果感到骨质坚硬，难以进入骨髓腔时，不可强行进针，以免断针。应考虑为大理石骨病的可能，及时行骨骼 X 线检查，以明确诊断。

（5）做骨髓细胞形态学检查时，抽取的骨髓液不可过多，以免影响骨髓增生程度的判断、细胞计数和分类结果。

（6）送检骨髓液涂片时，应同时附送血涂片 2 ～ 3 张。

【术后处理】

1. 整理记录　术后应嘱患者静卧休息，同时做好标记并送检骨髓片，清洁穿刺场所，做好穿刺记录。

2. 涂片迅速　抽取骨髓和涂片要迅速，以免凝固。需同时做周围血涂片，以作对照。

【并发症】

1. 穿刺点出血　PT、APTT 没有出血倾向者，局部适当压迫即可止血。

2. 穿刺部位感染　需注意全程无菌操作，穿刺点周围必须无感染灶。

3. 穿刺针折断　针头进入骨质后要避免过大摆动。

4. 用力过猛或穿刺过深　胸骨穿刺时不可用力过猛，尤其骨质坚硬时，穿刺不可过深。

（刘　铭）

第五节　心肺复苏（成人及小儿）

心搏呼吸骤停是指各种原因导致患者突然出现心搏、呼吸及循环功能停止，一旦出现这种情况必须立即实施心肺复苏术。心肺复苏术（cardiopulmonary resuscitation，CPR）是一套完整的、国际标准化的、能够维持呼吸和循环功能，从而挽救生命的人工操作技术，是抢救心搏呼吸骤停的主要措施。CPR 包括两部分：基本生命支持（basic life support，BLS）和高级生命支持（advanced life support，ALS）。

【病因】

引起心搏骤停的原因较多，可分为两大类：

1. 心源性心搏骤停　系心脏自身的病变所致。成人常见有：急性冠脉综合征、心肌炎、瓣膜病、主动脉疾病等；小儿可见于：新生儿窒息、婴儿猝死综合征、心肌炎、心肌病、严重心律失常、心力衰竭等疾病。

2. 非心源性心搏骤停　系其他疾病或因素影响到心脏所致。

（1）各种原因所致呼吸停止：喉痉挛、气管异物、胃食管反流、严重肺炎及呼吸衰竭、头部外伤等缺氧因素。

（2）严重的电解质与酸碱平衡紊乱：严重低钾血症、高钾血症、高钙血症、高镁血症、酸中毒等。

（3）药物中毒、过敏：①药物毒性：洋地黄类、奎尼丁、锑剂等心脏毒性；②药物过敏：青霉素、某些血液制剂等严重变态反应；③静脉内快速注射镇静剂：麻醉剂、镇静药和止咳药等呼吸抑制。

（4）心血管介入治疗操作及各种意外损伤：血管造影、心导管检查等；气管插管发生堵塞、托开，麻醉和手术等意外；电击、雷击或溺水等意外。

无论是何种原因，最终都会影响心脏活动和功能，或引起心肌收缩力减弱，或引起冠状动脉灌注不足，或引起心排血量减低，以上情况可彼此影响，并可直接导致心搏骤停。值得强调的是，工作人员平时应有良好训练，急救用品和药品都应准备完好，随时备用并经常检查以备救急之用。

【临床表现】

患者表现为突然昏迷，意识丧失，部分有一过性抽搐；心音消失，大动脉（颈、股动脉）搏动消失，血压测不到；呼吸断续、停止；面色灰暗或发绀，瞳孔散大，对光反射消失。

【诊断】

最可靠且出现较早的临床征象是意识突然丧失、无呼吸或仅喘息、伴有大动脉搏动消失。以上征象存在，心搏骤停的诊断即可成立，应立即进行心肺复苏。同时，尽快查找病因，并给予相应治疗。

1. 病史　了解患者既往史、用药史、意外情况等。对于新生儿需要了解出生史。

2. 辅助检查

（1）心电图检查：可见等位线，电 - 机械分离或心室颤动（室颤）等改变。

（2）实验室检查：包括血常规、尿常规、血电解质、动脉血气分析、血葡萄糖、肝肾功能、心肌酶谱、肌钙蛋白以及相关毒物及其代谢物等检测。

【急救处理】

心搏呼吸骤停抢救的具体内容包括三个方面：①紧急呼救，请求帮忙打急救电话，迅速了解并解除病因；②同时争分夺秒实施 CPR；③ CPR 的后续处理。

1. 基本生命支持（BLS）　根据 2015 年美国心脏协会（AHA）颁布的关于心肺复苏及心血管急救指南，如果心跳呼吸停止或怀疑停止时，立即开始 BLS。具体操作如下：

确认现场安全后，识别心搏骤停：检测患者有无反应，如果无呼吸或仅是喘息、不能在 10 秒内明确感觉到脉搏（婴儿触摸肱动脉、儿童触摸颈动脉或股动脉），需进行呼救；立即开始胸外按压和人工呼吸，按压 30 次；按压前使用仰头抬颏法开放气道，必要时清除可见的呼吸道分泌物、呕吐物、异物；进行 2 次人工呼吸，即 C-A-B（Circulation，C，人工循环；Airway，A，开放气道；Breathing，B，人工呼吸），持续循环 C-A-B，直至其他救援人员、自动体外除颤器到场，即可进行除颤和持续 CPR。其中，按压 - 通气比为 30∶2，按压速率为 100～120 次 / 分，按压深度为 5～6 cm；按压时双手放在胸骨的下半部；每次按压后使胸廓充分弹回，不可在每次按压后倚靠在患者胸上；并且注意尽量减少中断时间，限制在 10 秒内。

儿童 C-A-B 与成人顺序基本一致，只有 1 名施救者时按压 - 通气比为 30∶2，当有 2 名以上施救者时按压 - 通气比为 15∶2；1 岁至青春期儿童按压深度为 5 cm（至少为胸部前后径的 1/3），双手或 1 只手放在胸骨的下半部；不足 1 岁婴儿（新生儿除外）按压深度为 4 cm（至少为胸部前后径的 1/3），只有 1 名施救者时将 2 根手指放在婴儿胸部中央、乳线正下方，有 2 名以上施救者时将双手拇指环绕婴儿胸部中央、乳线正下方。

新生儿窒息多由缺氧引起，因此新生儿复苏按照 A-B-C-D（D 即药物治疗）原则进行，复苏可分为 4 个步骤：①快速评估（足月妊娠？张力如何？呼吸或啼哭？）和初步复苏；②正压通气和脉搏血氧饱和度监测；③气管插管正压通气和胸外按压；④药物和（或）扩容。其中，新生儿应取轻度仰伸位（鼻吸气位），清理分泌物时先口咽后鼻部；使用气囊面罩正压通气的压力一般为 20 ～ 40 cmH$_2$O，频率为 40 ～ 60 次 / 分，也可使用 T- 组合复苏器、喉镜下经口气管插管、喉罩气道予以正压通气；新生儿胸外按压位置为胸骨下 1/3（两乳头连线中点下方），按压方法有拇指法和双指法；按压 – 通气比为 3 ∶ 1，即 90 次 / 分按压和 30 次 / 分呼吸（达到每分钟约 120 个动作）。必要时可以选用肾上腺素、扩容。

2. 高级生命支持（ALS）　为心肺复苏的第二个阶段，由有经验的医护人员参与此阶段的抢救工作，并且常有明确的分工，协调处理呼吸、循环支持和辅助药物应用、输液、病情评估、监护、调整治疗方案及必要的病情记录。

3. 复苏后进一步处理　指为使复苏后的患者情况稳定所进行的进一步处理及监护，包括转运监护病房及后续的生命支持和监护。

（徐家丽）

第3章 呼吸机辅助呼吸

一、有创呼吸机辅助呼吸

机械通气（mechanical ventilation，这里指正压通气）是在患者自然通气和（或）氧合功能出现障碍时运用器械使患者恢复有效通气并改善氧合的方法。该技术可通过改善通气及气体交换、降低呼吸功耗，对呼吸衰竭患者提供有效的支持，为原发病的治疗赢得时间。根据患者与呼吸机连接界面的不同，机械通气可以分为有创正压机械通气（invasive mechanical ventilation，IMV）和无创正压机械通气（non-invasive positive pressure ventilation，NIPPV）2种，前者以经鼻/口气管插管或经气管切开导管与患者连接，后者以鼻罩、口鼻面罩、全面罩等方式与患者无创连接。

【适应证】

1. 阻塞性通气功能障碍 COPD急性加重、哮喘急性发作等。

2. 限制性通气功能障碍 神经肌肉疾病、间质性肺疾病、胸廓畸形等。

3. 肺实质病变 急性呼吸窘迫综合征（ARDS）、肺炎、心源性肺水肿等。

【禁忌证】

随着机械通气技术的进步，现代机械通气已无绝对禁忌证。相对禁忌证主要为：气胸及纵隔气肿未行胸腔引流者，肺大疱和肺囊肿，严重肺出血，低血容量性休克未补充血容量者，气管-食管瘘，缺血性心脏病及充血性心力衰竭。

【常用通气模式及参数】

通气模式是指呼吸机每一次呼吸周期中气流发生的特点，主要包括以下四个环节：吸气的开始（吸气触发），吸气气流的特点（流速波形），潮气量的大小和吸气向呼气的切换（呼气触发）；每一种模式在上述某一个或多个环节都具有较其他模式不同的特点。在选择模式时，往往都会涉及人-机协调的概念，即"呼吸机"的气流发生和"呼吸肌"用力的一致性，如果在上述各环节中二者的吻合程度高，则人-机协调性好，否则就会发生人-机对抗。以下对一些常用和新型通气模式做简要的介绍：

1. 控制通气（controlled ventilation，CV） 由呼吸机控制通气的潮气量、压力、频率和吸气时间、吸呼时间比，完全替代患者的自主呼吸。包括容积控制通气（volume controlled ventilation，VCV）和压力控制通气（pressure controlled ventilation，PCV）2种。

2. 辅助-控制通气（assist-control ventilation，ACV） 自主呼吸触发呼吸机送气后，呼吸机按预置参数送气；患者无力触发或自主呼吸频率低于预置频率，呼吸机则以预置参数通气。该模式提高了人-机协调性，但可出现通气过度；对于具有气道阻塞的患者，可出现通气过度。

3. 间歇指令通气（intermittent mandatory ventilation，IMV）/同步间歇指令通气（synchronized intermittent mandatory ventilation，SIMV） IMV是指按预置频率给予控制通气，实际IMV的频率与预置相同，间歇控制通气之外的时间允许自主呼吸存在；SIMV是指IMV的每一次送气在同步触发窗内由自主呼吸触发，若在同步触发窗内无触发，呼吸机按预置参数送气，间歇控制通气之外的时间允许自主呼吸存在。

4. 压力支持通气（pressure support ventilation，PSV）　当吸气努力达到触发标准后，呼吸机提供一高速气流，使气道压很快达到预置的辅助压力水平，以克服吸气阻力和扩张肺，并维持此压力到吸气流速降低至吸气峰流速的一定百分比时，吸气转为呼气。该模式完全由自主呼吸触发，因而有较好的人 – 机协调性。

5. 持续气道内正压（continuous positive airway pressure，CPAP）/**呼气末正压**（positive end expiratory pressure，PEEP）　呼吸机在整个呼吸周期 / 呼气末保持气道内预设正压状态，患者在此压力状态下可自主呼吸或叠加其他通气模式进行通气。其目的均为保持一点恒定的气道内正压，改善并维持氧合。目前认为这 2 种模式的原理、生理学效应类似。

6. 双相气道正压通气（biphasic positive airway pressure，BIPAP）　BIPAP 为一种双水平 CPAP 的通气模式，高水平 CPAP 和低水平 CPAP 按一定频率进行切换，二者所占时间比例可调。在高压相和低压相，吸气和呼气都可以存在，做到"自由呼吸"。

近年来为克服以往通气模式的一些弊端，出现了很多新型通气模式，如压力调节容量控制通气（pressure regulated volume control ventilation，PRVCV）、比例辅助通气（proportional assist ventilation，PAV）、适应性支持通气（adaptive support ventilation，ASV）、神经调节通气辅助（neutrally adjusted ventilator assist，NAVA）等。

【并发症】

机械通气的并发症主要与正压通气和建立有创人工气道有关。

1. 呼吸机相关肺损伤　主要包括压力伤、容积伤和生物伤，表现为肺间质气肿、纵隔气肿、气胸、肺实质炎性浸润等。

2. 血流动力学影响　胸腔内压力升高，可能出现心排血量减少，血压下降。

3. 呼吸机相关性肺炎

4. 其他气管导管相关并发症　气管导管插入过浅、过深，导管气囊压迫致气管 – 食管瘘，痰栓阻塞导管等。

【撤机和拔管】

机械通气的撤离（weaning of mechanical ventilation）是指在使用机械通气的原发病得到控制，患者的通气与换气功能得到改善后，逐渐撤除机械通气对呼吸的支持，使患者恢复完全自主呼吸的过程（简称撤机）。撤机前应基本去除呼吸衰竭的病因，改善重要脏器的功能，纠正水、电解质和酸碱失衡。可以 T 型管、SIMV、PSV 等方式逐渐撤机。

二、无创呼吸机辅助呼吸

近年来，无创正压机械通气（non-invasive positive pressure ventilation，NIPPV）已从传统的治疗阻塞性睡眠呼吸暂停综合征拓展为治疗多种急慢性呼吸衰竭。

NIPPV 无需建立有创人工气道，而是经鼻 / 面罩行机械通气，较有创通气更容易为患者接受，呼吸机相关性肺炎等有创机械通气相关的严重并发症也随之减少，但要求患者具备以下条件：①清醒能够合作；②血流动力学稳定；③不需要气管插管保护（无误吸、严重消化道出血、气道分泌物过多且排痰不利等情况）；④无影响使用鼻 / 面罩的面部创伤；⑤能够耐受鼻 / 面罩。

目前，无创正压机械通气已常规用于 COPD 急性加重、支气管哮喘急性发作、急性心源性肺水肿、部分神经肌肉疾病、外伤和手术等合并呼吸衰竭的治疗，并取得了良好效果；在肺炎、ALI/ARDS 急性呼吸衰竭的治疗中虽存争议，也有观察到改善预后的趋势。COPD 急性加重有创 – 无创序贯通气是以"肺部感染控制窗"为切换点，无创通气辅助撤机的一个成功范例，现已成为 COPD 急性加重机械通气的治疗规范之一。

（马艳良）

血液净化

透析（dialysis）和肾移植（renal transplant，RTx）是终末期肾病（end-stage renal disease，ESRD）患者的主要肾替代治疗（renal replacement therapy，RRT）方式。透析并不能完全替代肾功能，但可以部分清除代谢废物和多余的水分，并调整电解质和酸碱平衡，使患者的生命得以维持。下文简要介绍临床广泛应用的血液透析（hemodialysis，HD）、腹膜透析（peritoneal dialysis，PD）和持续性肾替代治疗（continuous renal replacement therapy，CRRT）等几种常用的透析方式。

一、血液透析

血液透析是将血液引出患者体外，经体外净化装置净化后重新回输患者体内的治疗过程。一百多年前科学家开始对血液透析的研究，上世纪六十年代血液透析开始真正用于慢性肾衰竭患者的维持性治疗。

1. 血液透析的原理　血液透析时，通过弥散、对流和超滤的机制经半透膜（透析膜）进行物质转移。

（1）弥散（diffusion）：弥散是指溶质通过透析器的半透膜从浓度高的一侧向浓度低的一侧移动，驱动力是浓度梯度，这是血液透析清除代谢废物的主要方式。相对分子质量低的物质（< 500 Da），如尿素可顺其浓度梯度经半透膜，从浓度高的血液侧向浓度低的透析液侧移动，并随透析液的排出被清除。一些机体需要的物质，如碳酸氢盐，可自浓度高的透析液侧经透析膜进入浓度低的血液侧。

弥散转运的速率或效率取决于溶质与透析液间溶质的浓度梯度、膜的表面积、膜的孔隙率与厚度、溶质分子大小以及血液与透析液的流速。当选定透析器后，弥散效率只受溶质分子大小、透析器的膜两侧溶质的浓度梯度影响。小分子溶质的弥散能力强；在透析器内透析液与血液呈逆向流动，可保持透析过程中膜两侧的溶质浓度梯度最大，从而保持最佳弥散效率。通过提高透析液流速和血流速的办法也能提高膜两侧的溶质浓度梯度和弥散效率。

（2）对流（convection）：静水压驱动水自血液侧跨膜转运到透析液侧时，溶质会随水一起发生跨膜转运，称为对流。中分子和大分子溶质的弥散能力较弱，其透析清除主要靠对流。溶质能否通过透析膜取决于溶质与膜孔径的相对大小，用筛选系数来表示溶质通过透析膜的难易程度。筛选系数为"1"表示这种溶质可以完全不受阻碍地通过，"0"表示完全不能通过。极大的溶质筛选系数接近0，极小的溶质筛选系数接近1。

（3）超滤（ultrafiltration）：静水压驱动水从透析器血液侧进入透析液侧的过程叫超滤，通过超滤清除患者体内过多水分。水分跨膜转运的驱动力是跨膜压（transmembrane pressure，TMP），即透析器血液侧和透析液侧的压力差。超滤过程其实是对流过程，伴有溶质的清除。

2. 血液透析的装置

（1）透析机：能为血液透析提供动力并对治疗过程进行监测的设备。主要包括使血液在患者和透析器间流动的血泵、将反渗水和透析液浓缩物按比例混合的透析液产生系统，以及监测动脉压、静脉压、空气、透析器破膜、透析液电导度、透析液温度等的监测装置。

（2）透析器：目前临床最常使用的是中空纤维透析器。由上万根空心纤维组成，呈束状安装在透析器外壳中，血液在纤维丝内流动，透析液在纤维丝外反向流动。

透析器重要的三个特性包括超滤系数、生物相容性以及在特定血流速、透析液流速下对几种不同相对分子质量的溶质的清除率。其他参数包括膜材质、膜面积、血室容积、灭菌方式等。

3. 透析用水和透析液　血液透析时，中空纤维膜外侧的透析液如果以 500 ml/min 的速度流动，每次 4 小时的普通透析需要透析液 120 L。透析液质量对透析安全有着至关重要的影响。

透析液是用透析用水按一定比例稀释透析液浓缩物而获得的。配制透析液需要大量透析用水。每个透析中心都配备透析用水生成系统，通过粒子过滤、离子交换及活性炭吸附等预处理，最后使用反渗透膜生成反渗水，即为透析用水。用于制备透析液的透析用水必须符合国家标准。

4. 血液透析的适应证和禁忌证

（1）血液透析的适应证：包括终末期肾病，急性肾损伤，药物或毒物中毒，严重水、电解质和酸碱平衡紊乱，其他如严重高热、低体温等。

（2）血液透析的禁忌证：无绝对禁忌证，但下列情况应慎用：颅内出血或颅内压增高，药物难以纠正的严重休克，严重心肌病变并有难治性心力衰竭，活动性出血，精神障碍不能配合血液透析治疗等。

5. 透析前的患者准备　当慢性肾病（chronic kidney disease，CKD）患者肾功能达到 CKD-5 期，即 GFR < 15 ml/（min·1.73 m²）时，应该开始进行透析准备，包括患者与家属教育、透析方式的选择等。如果患者适合并选择血液透析，应提早建立血管通路。血管通路的最佳选择是自体动静脉内瘘，应在预期开始透析的 8～12 周之前建立。不适合建立自体动静脉内瘘者，次选血管通路是人造血管动静脉内瘘，应提前 2～3 周经手术建立。如果因各种原因导致前述两种血管通路都不成功或短期内不能使用，且预期患者不能摆脱透析时，若需要紧急透析，可选择带袖套、带隧道的双腔中心静脉置管作为血管通路，通常提前 1～2 天或当天放置即可使用。

6. 透析处方

（1）透析频率和模式：目前维持性透析患者常规每周透析 3 次，每次 4 小时。可以根据患者残余肾功能和个体情况调整透析时间和次数。血液透析常规治疗模式包括低通量血液透析、高通量血液透析、血液滤过、血液透析滤过、血液灌流等，透析处方中应设定治疗模式和频率。

（2）干体重：患者体内既没有多余水分，也不存在脱水表现时的体重称为干体重。可以通过临床评估及客观指标设定干体重。争取每次患者透析后体重能达到干体重，并保持透析间期体重增长不要过多。

（3）抗凝：为避免体外循环中的血液发生凝固，多数患者采用肝素、低分子肝素等进行全身抗凝，如有出血倾向、活动性出血或处于围术期，可以酌情采用体外肝素化、枸橼酸抗凝或无肝素透析等方式。

（4）其他：一般设置固定的透析液流速，如 500 ml/min。透析液钾离子、钠离子、钙离子、葡萄糖及碳酸氢根浓度根据患者个体化情况设定。透析过程中患者体内血液流出速度，即血流速，设定在 200～400 ml/min 范围内，需根据患者血管通路情况和透析充分性情况以及透析模式调整。根据患者干体重和透析前体重增长量设定单次透析超滤量，一般不超过患者干体重的 5%。

7. 血液透析过程中的监测及透析后评估　透析过程中应至少每小时巡视患者一次，询问其症状，测量血压、心率等生命体征。监测透析参数，包括动脉压、静脉压、跨膜压、电导度、空气报警、血流速、透析液流速、脱水量等。透析后询问患者症状、检测其生命体征，评估管路及透析器凝血情况。

二、腹膜透析

1. 概述　腹膜透析（peritoneal dialysis，PD）是终末期肾病（end stage renal disease，ESRD）患者的主要肾替代治疗方式之一，是应用腹膜作为透析膜，来清除体内的代谢废物、毒素以及多余的水分，以纠正酸中毒和电解质紊乱，达到血液净化的目的，现已日渐被越来越多的 ESRD 患者所选择。

（1）腹膜透析的原理：腹膜是人体内的天然半透膜，其表面积与体表面积接近，其上有丰富的毛细血管。当在腹腔内注入透析液时，腹膜通过弥散和对流实现溶质清除，通过渗透、超滤实现水分的清除。通过定期更换新鲜透析液即可达到清除毒素和多余水分、纠正电解质紊乱的目的，同时通过透析液补充人体必需的物质。

1）溶质清除

a. 弥散：腹膜毛细血管内血浆中的毒素和其他溶质借助溶质的浓度梯度弥散进入腹腔内的透析液中，同时透析液中的离子成分亦可通过弥散进入血液中。

b. 对流：水分在腹膜两侧渗透压梯度的作用下清除时，血液中的中大分子溶质随之转运进入透析液中。

2）水分清除：通过向透析液中添加渗透剂来增加透析液的渗透压，从而建立透析液与血液间的渗透梯度，水分通过渗透、超滤，自血管内移入透析液中。国内现在通用的腹膜透析液中的渗透剂为葡萄糖。表 2-4-1 中列出了不同浓度葡萄糖透析液的渗透压及成分组成。

表2-4-1　目前国内主要使用的葡萄糖乳酸盐透析液的成分

	含水葡萄糖 （$C_6H_{12}O_6 \cdot H_2O$） （g/100 ml）	实际无 水葡萄 糖浓度	渗透压 （mOsmol/L）	离子浓度（mmol/L）					pH 值
				钠	钙	镁	氯化物	乳酸盐	
葡萄	1.5	1.38%	346	132	1.75 或	0.25	96	40	5.2
糖腹	2.5	2.27%	396		1.25				（4.5～6.5）
膜透 析液	4.25	3.86%	485						

（2）腹膜透析管的置入：良好的腹膜透析管路是腹膜透析顺利进行的基础条件。

开始腹膜透析前，通过手术将硅胶材质的腹膜透析管插入腹腔最低处，保证液体可以进出腹腔，而后即可开始透析。腹膜透析管的置管方式包括外科直视手术切开法、盲穿法置管、腹腔镜置管，其中以手术切开法最为常用。

（3）腹膜透析的方式：与血液透析不同，腹膜透析是一种居家的透析方式。根据换液方式不同，腹膜透析分为手工透析和机器透析两种。

1）持续性不卧床腹膜透析（continuous ambulatory peritoneal dialysis，CAPD）：是目前最常用的手工腹膜透析方式。利用重力将腹膜透析液灌入腹腔，当腹透液在腹腔内存放一段时间后，将含有毒素和多余水分的旧腹透液排出，然后注入新的腹透液存腹，只要腹腔内存有腹透液，腹膜即可持续进行透析。患者或家属经过短期培训后，在家自行换液（一次旧透析液的排出和新鲜透析液的灌入称为换液），通常每天换液 3～4 次，每次 1.5～2 L 透析液存腹，每次换液需 30 分钟左右。白天透析液每次存腹 4～5 小时，晚上 8～10 小时。可以将换液安排在三餐前后和晚上睡觉前。除换液时间外，患者可以继续日常生活和工作。

2）自动化腹膜透析（automated peritoneal dialysis，APD）：即应用自动化腹膜透析机来进行治疗，医生根据患者情况，设置个体化的 APD 处方。APD 既可居家使用，也可住院使用。

患者可利用晚上休息时间，由机器自动进行换液操作，每天只需连接、断开腹透管与管路各一次，减少了操作次数，使腹透操作更为简单。因此患者白天可自由安排活动，有助于重返学习和工作。

（4）腹膜透析方案的制订和调整：腹膜透析的目标是清除尿毒症毒素和多余的水分，通过制订合理的透析处方以达到充分透析。腹透处方的内容包括：透析方式（CAPD 或 APD）、透析剂量、透析液的留腹时间、换液次数、透析液的葡萄糖浓度及钙浓度。根据超滤的要求选择透析液葡萄糖的浓度，根据血钙、磷水平选择透析液钙的浓度。

透析处方的制订和调整均要从患者的腹膜转运特性、体表面积、残肾功能以及临床状态等方面考虑。初始处方制订 2～4 周后评估腹膜转运特性，并评估腹透处方效果，之后相应调整透析方案。常见的腹膜透析模式见表2-4-2。

表2-4-2 常用的腹膜透析模式

手工操作的腹膜透析	机器的自动化 PD（APD）
持续不卧床腹膜透析（CAPD）	持续循环式腹膜透析（CCPD）
日间非卧床腹膜透析（DAPD）	夜间间歇性腹膜透析（NIPD）
	白天间歇性腹膜透析（DIPD）
	潮式腹膜透析（TPD）

（5）腹膜透析患者的长期管理：必须注意的是，无论选择何种腹膜透析模式，患者均需要定期到医院复诊，一般每 1～2 个月随诊一次，通过抽血、留尿、透析液等检测贫血、钙磷、营养、透析充分性等指标，由专职的腹透护士进行全面评估。根据上述结果，医生将进行治疗效果的评价和相应的处方调整。还要定期检查患者或其照护者的换液操作步骤是否规范、正确。

腹膜透析患者的管理是一个长期、持续的过程，需要专职的腹透医护团队通过持续质量改进（continuous quality improvement，CQI）来加以管理。

2. 腹膜透析治疗的优点和缺点

（1）腹膜透析的优点

1）由于腹膜持续缓慢透析，血流动力学稳定，因此患者无明显自觉症状，内环境相对稳定，尤其适于心、脑血管疾病者。

2）有利于保护残存肾功能，研究显示，在透析开始的前 3 年，由于有效保护了残存肾功能，腹膜透析患者的生存质量优于血液透析患者。

3）无需血管通路和穿刺。

4）不需应用抗凝药，因此减少了出血风险。

5）对中分子毒素清除效果好，故在贫血纠正、血压控制等方面效果更好。

6）操作简单易学，经简单培训之后即可由家属或本人操作。

7）患者不必频繁往返医院，尤其适于居住地离医院较远、活动不便者。

8）透析时间安排较灵活，生活相对自由，且费用相对经济。

（2）腹膜透析的缺点

1）腹膜透析相关感染：如换液操作中不注意无菌技术，有感染的可能，容易发生腹膜炎、出口感染、隧道感染。

2）代谢并发症：腹透液中的葡萄糖被人体吸收，可能引起血糖升高、血脂升高、体重增加等；营养物质如蛋白质、氨基酸、维生素等经腹膜透析丢失，如果患者进食情况差，尤其在腹膜炎时，可能引起营养不良。

3）与患者对治疗的依从性密切相关：由于腹膜透析需要患者或家属参与治疗与自我管理，

如果患者不遵从医嘱，可能增加并发症的发生。

3. 腹膜透析治疗的适应证与禁忌证

（1）适应证：腹膜透析适合于绝大部分 ESRD 及急性肾衰竭患者，尤其适用于老人、有心血管疾病的患者、糖尿病患者、儿童患者或血管通路难以建立者，以及居住地离医院较远、行动不便、长期卧床者等。仅少数人不适合。

（2）绝对禁忌证：①已经证实的腹膜功能丧失或广泛粘连或纤维化；②腹部存在无法纠正的机械缺损；③腹壁广泛感染、严重烧伤或皮肤病；④严重肺功能不全。

三、其他血液净化技术

1. 概述　体外血液净化技术根据治疗时间可分为间歇性（如传统的间歇性血液透析 intermittent hemodialysis，IHD）和连续性治疗。传统的 IHD（每次治疗 4 ～ 5 小时，每周 3 次）可在短时间内快速清除液体和溶质，但因内环境剧烈波动，急性并发症多。而连续性肾替代治疗（continuous renal replacement therapy，CRRT）实际上实施的是长时低效透析，内环境波动小，急性并发症少。除了 CRRT，其他血液净化技术还包括血浆置换（plasma exchange，PE）、全血吸附（whole blood absorption）或血浆吸附（plasma absorption）等。

CRRT 常被用于危重症患者。由于这种技术除了可清除尿毒症毒素，还能清除致病因子，从而有利于疾病的恢复，作为多脏器功能支持的重要手段，因此扩大其含义，称为持续血液净化（continuous blood purification，CBP）。

CRRT 是在 IHD 技术基础上发展而来的，1995 年召开的首届国际 CRRT 学术会议中对其进行了明确定义：CRRT 是指任何一种旨在替代受损的肾功能而进行的持续 24 小时的体外循环血液净化治疗方法。通过延长治疗时间从而降低单位时间内清除多余水分和溶质的效率，机体内环境波动小。一日 24 小时连续治疗，能够恒定地维持和调节水、电解质及酸碱平衡，清除液体和毒素总量大，同时又保持最小的血流动力学变化，模拟生理情况下肾的滤过，患者耐受性好，为临床进行高能营养治疗提供了时间和空间。CRRT 可在危重症患者床边进行，根据患者病情个体化配置透析液/置换液、制订 CRRT 处方，精准控制容量平衡和血液生化指标，更适合危重症患者的救治。

2. 适应证及启动治疗的时机　广义上讲，任何需要借助体外血液净化技术清除体内多余水分和毒素的患者都可以进行 CRRT。但是，由于 CRRT 治疗技术难度、经济花费、抗凝技术等均较普通血液透析高，应严格掌控 CRRT 的治疗指征，避免过度治疗。

目前临床主要用于危重症的急、慢性肾衰竭患者的治疗，如伴有以下情况：血流动力学不稳定或不能耐受其他肾替代治疗方式（如间歇性血液透析或腹膜透析），心力衰竭，肺水肿，急性脑损伤，颅内高压或脑水肿，急性呼吸窘迫综合征（acute respiratory distress syndrome，ARDS），脓毒症，高分解代谢，严重电解质、酸碱平衡紊乱，多脏器功能障碍综合征（multi-organ dysfunction syndrome，MODS）等。

根据现有的临床指南及专家共识，对于开始施行 CRRT 的时机并无明确建议。临床医师在判断重症患者目前剩余肾功能不能满足代谢或体液平衡需求，且充分评估接受 CRRT 治疗后的风险与受益后可考虑启动 CRRT。一般认为：对于脓毒症、急性重症胰腺炎、MODS、ARDS 患者应及早开始治疗。如出现以下问题，如难治性液体过剩、高钾血症（血钾＞ 6.5 mmol/L）或血钾水平快速升高、尿毒症性心包炎、药物难以纠正的代谢性酸中毒等时需要立即启动。

3. 禁忌证　无绝对禁忌证，存在严重的凝血功能障碍、严重的活动性出血特别是颅内出血、无法建立血管通路者为治疗的相对禁忌证。

4. 主要治疗模式　CRRT 通过弥散、对流、吸附和超滤原理清除溶质和体内多余的水分，根据血管通路、清除物质的原理（弥散、对流、吸附）不同，逐渐演变出多种治疗模式。临床

知识拓展：CRRT 的
不同治疗模式

上根据患者的病情特点和治疗需求选择恰当的治疗模式。目前常用的治疗模式有：连续性静 –
静脉血液滤过（CVVH），连续性静 – 静脉血液透析（CVVHD）和连续性静 – 静脉血液透析
滤过（CVVHDF）。

5. 治疗剂量　由于危重症患者代谢不稳定（重症感染、酸中毒、消耗、营养支持等），最
佳治疗剂量一直是学者们研究的热点问题。一般认为，CRRT 治疗剂量可分为肾替代治疗剂量
和脓毒症治疗剂量，超滤率 20 ～ 35 ml/（kg·h）为传统剂量，用于单纯需要肾替代治疗的
患者，纠正氮质血症及水、电解质、酸碱失衡。超过 42.8 ml/（kg·h）以上为大剂量，主要
用于清除脓毒症和多脏器功能障碍综合征中的炎症介质。

6. 体外循环抗凝　CRRT 应用的抗凝剂种类与 IHD 相同，但是，因为 CRRT 体外循环血
流量、治疗时间、抗凝剂药动学等较 IHD 有较大差异，对抗凝技术要求更高，既要保证治疗
顺利进行，又要防止过度抗凝导致患者活动性出血加重或出血风险增加。调整抗凝剂量的同时
应加强出凝血监测。国际指南建议，无枸橼酸钠禁忌者，建议局部枸橼酸抗凝，尤其对于有出
血倾向或活动性出血患者。

7. 血管通路　以不建立隧道的双腔中心静脉留置导管最常用，置管部位根据患者实际情
况选择右颈内静脉或股静脉，尽量避免选择锁骨下静脉。操作中严格遵循无菌原则，警惕导管
感染尤其是导管相关血流感染，疑似导管感染时尽早进行相应检查（如血培养）和干预，必要
时果断拔除导管。

8. CRRT 相关并发症　体外循环血液净化治疗是一项侵入性治疗方法，无论间断性治疗
还是连续性治疗，只要血液在体外循环流动，就可能发生同尿毒症患者 IHD 治疗类似的并发
症，如首次使用综合征、失衡综合征、低血压、心律失常、出血倾向等。CRRT 的治疗时间长，
并发症的发生可能隐匿或与危重症患者病情变化不易区分，很可能会掩盖患者接受 CRRT 治
疗带来的益处，一旦出现应及时分析原因，采取相应措施。另外，需要注意的是，CRRT 对物
质的清除是非选择性的，清除毒素的同时，对人体内有益的物质（如葡萄糖、蛋白质、水溶性
维生素、微量元素等）和某些临床治疗药物（如抗生素）也会被清除，被清除物质的种类和数
量与治疗模式、治疗剂量呈正相关，需要相应补充或调整剂量。

（赵慧萍，王　磊，甘良英，左　力）

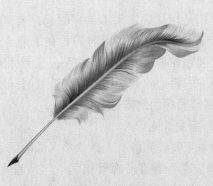

第三篇　疾病篇

临床风险评估

第一节 术前医学评估

围术期是指从确定手术治疗时起，直到与这次手术有关的治疗基本结束为止，包括手术前、手术中及手术后的一段时间，在术前 5 ～ 7 天至术后 7 ～ 12 天。围术期并发症的风险取决于患者因素和手术因素两个方面。患者因素包括患者的全身状况和合并疾病的情况，手术因素包括手术的紧迫性大小、类型和持续时间等。

【评估须掌握的临床资料】

（一）病史

病史对于发现患者有无高危手术风险的心脏疾病和（或）并存疾病至关重要。

1. 确定是否存在心血管疾病　包括有无心绞痛、心肌梗死、高血压病、心肌病、心律失常和瓣膜病等病史。其中心绞痛根据病情的稳定程度分为稳定型心绞痛和不稳定型心绞痛（稳定型心绞痛加拿大心血管学会分级见表 3-1-1）。

表3-1-1　稳定型心绞痛加拿大心血管学会分级

分级	心绞痛的严重程度
Ⅰ级	一般日常活动不引起心绞痛发作，费力或长时间用力可发生
Ⅱ级	日常体力活动轻度受限，尤其在饱餐后、寒冷、情绪激动时更为明显
Ⅲ级	日常体力活动明显受限，如一般条件下用通常速度平地步行 200 米或上一层楼即可引起心绞痛发作
Ⅳ级	轻微体力活动即引起心绞痛发作，甚至休息时亦可发生

特别要了解患者是否存在严重的不稳定的心脏疾病，包括前面提到的不稳定型心绞痛或严重心绞痛（加拿大分级Ⅲ - Ⅳ级）、近期心肌梗死（1 个月内发生）、失代偿性心力衰竭、严重心律失常和严重心脏瓣膜病。对存在上述情况者，要仔细询问患者近期相关症状有无变化。

2. 确定是否存在合并疾病　如外周血管疾病、脑血管疾病、糖尿病、肾疾病、慢性肺部疾病、贫血和出凝血疾病，特别是目前有无感染性疾病的存在。

3. 询问用药史　应特别仔细询问近期用药及相应剂量，同时也要询问饮酒史、非处方药物和违禁药物使用史。

4. 确定患者目前的活动耐力　通过询问患者日常的活动状况评价患者的活动耐力，常用代谢当量（metabolic equivalens，MET）表示，生理状态下安静时机体的能量消耗为 1 MET。1 ～ 3 MET：生活能自理，包括饮食、穿衣、上卫生间，能在室内活动，能以 3 ～ 5 km/h 的速度步行 100 米；4 ～ 10 MET：能爬两层楼，短距离跑步；能完成重家务，如擦地板、搬家具等；能参加中等程度的体育活动，如双打网球、跳舞等；＞ 10 MET：能参加剧烈的体育活动，如游泳、单打网球、踢足球、打篮球等。

5. 初步确定患者围术期心血管疾病的危险性　综合分析上述资料，可以初步确定患者是否存在严重的不稳定的心脏疾病、有无临床危险因素（表 3-1-2）和评估患者的活动耐力。对存在可明显增加心血管危险因素的非急诊手术患者，术前需要心脏评估并采取适当的治疗以去除或缓解这些危险因素，必要时需推迟手术日程。

表3-1-2　临床危险因素

缺血性心脏病（心绞痛或陈旧性心肌梗死）
代偿性心力衰竭或既往心力衰竭病史
脑血管疾病史
糖尿病
肾功能不全（血肌酐＞ 170 μmol/L 或肌酐清除率＜ 60 ml/min）

（二）查体

评估生命体征（包括测量双上肢血压），进行包括颈动脉搏动和杂音、颈静脉压和搏动、胸部听诊、心前区触诊和听诊、腹部触诊，以及肢体水肿和血管的检查。要做全身体格检查，包括患者的一般状况，如发育情况、营养状况，是否有皮肤发绀、苍白以及患者的意识状态等。心脏和血管检查包括检查心脏大小、心脏杂音、心律（率）情况，如有心脏扩大或病理性杂音往往提示存在器质性心脏病。

（三）了解患者手术的紧迫性和手术风险

1. 手术紧急程度评估　急诊手术时术前评估仅限于简单而重要的检查，如生命体征检查，辅助检查包括血常规、电解质、心电图等，此时通常不考虑进一步的心脏评估和治疗，但是可以提出围术期药物治疗和监测建议。

2. 手术风险评估　根据围术期心血管风险的大小，外科手术分为低危、中危和高危（血管）手术，与之相应的30天心脏事件（心源性死亡和心肌梗死）发生率分别为＜ 1%、1% ～ 5% 及＞ 5%。

知识拓展：外科手术风险

【医学评估】

（一）心血管风险评估

心血管事件是手术后最具危险的并发症之一，合理的心脏评估可以减少围术期心脏事件。接受非心脏手术的患者评估心血管系统时需考虑到患者的全身健康状况，一些相关疾病常会加重麻醉风险，使得心脏问题处理复杂化。常见的内科相关疾病有肺部疾患、糖尿病、肾功能损害、贫血等。大部分稳定的心脏病患者能够耐受低危和中危手术，不需要进一步评估。对于存在不稳定的心脏疾病或多个临床危险因素、运动耐量差或高危的外科手术操作，可能需要进一步检查评估心血管疾病风险。有些患者需要整合多学科的专家团队进行评估（包括麻醉师、外科医生、心内科医生和相关科室医生）。

1. 心血管评估内容

（1）患者有无心功能障碍：根据患者的病史、体征和辅助检查结果判断心功能。正常左室射血分数＞ 50%，静息左室射血分数＜ 40% 的患者出现心血管并发症的风险较大。

（2）评估心绞痛严重程度：首先确定心绞痛是否稳定，严重稳定心绞痛或不稳定心绞痛需要进一步的术前评估和处理。

（3）如何通过患者的活动耐力预计心血管危险性和手术的风险：不能爬两层楼或短距离跑步（＜ 4 MET）提示活动耐力较差，伴随着术后心血管事件的发生率增加。

知识拓展：非心脏手术心血管风险评估

（4）有无可增加围术期心血管危险性的临床因素：对于明显增加心血管危险性的临床因素（即存在严重的不稳定的心脏疾病时），需要强化治疗，可能导致手术延迟。对于轻度增加心血管危险性的临床因素，如高龄（＞ 70 岁）、心电图异常（左心室肥厚、左束支传导阻滞、ST -T 改变）、非窦性心律（如心房颤动）和高血压等通常不会增加围术期风险。

2. 围术期心血管药物管理

（1）β受体阻滞剂：因心绞痛、心律失常、高血压或其他心脏疾病正在应用β受体阻滞剂治疗的患者。对接受中高危手术、有明确的冠心病或有 1 个以上临床危险因素的患者，可以从小剂量开始使用 β 受体阻滞剂，根据心率和血压情况逐渐加量（术前使用大剂量 β 受体阻滞剂而无逐渐加量的过程可能无益甚至有害）。

（2）他汀类药物：适用于正在服用他汀类药物的患者，接受高危手术的患者或接受中危手术伴至少 1 个危险因素的患者。

（3）抗血小板与抗凝药物：取决于患者出血的风险和血栓形成的风险。

1）术前抗血小板药物的治疗管理应由外科医生、麻醉科医生、心脏科医生共同完成，权衡出血的风险和血栓风险（如支架内血栓形成的风险）。需要在术前停用双联抗血小板药物的择期非心脏手术应延迟至裸支架植入后 30 天或药物洗脱支架植入 12 个月以后。

2）正在应用抗凝药物治疗的患者，如果凝血酶原时间国际标准化比率（INR）< 1.5，手术可以安全进行。对于血栓形成风险高的患者，围术期需用普通肝素（UFH）/ 低分子肝素（LMWH）过渡（表 3-1-3）。

表3-1-3　围术期抗凝处理策略

风险类型	处理策略
低的血栓形成风险 / 低的出血风险	继续抗凝治疗保持 INR 在治疗范围
高的血栓形成风险	① 术前停用 5 天口服抗凝药物 ② 停用抗凝药物 1～2 天后使用 LMWH 或 UFH 抗凝，术前至少 12 小时停用 LMWH，至少 4 小时停用 UFH，LMWH 或 UFH 于术后 1～2 天（至少 12 小时）恢复应用，口服抗凝药于术后 1～2 天恢复应用，INR 达标后停用 LMWH 或 UFH

（二）肺部并发症风险评估

做好详细的病史采集和体格检查，术前应明确患者的活动耐力情况和肺部疾病情况。阻塞性或限制性通气功能障碍患者发生围术期呼吸系统并发症的风险增加。术前治疗和控制慢性阻塞性肺疾病和哮喘等疾病至最佳状态，对于有感染征象者术前应加用抗生素治疗，哮喘患者在手术期应慎用 β_2 受体阻滞剂，以免诱发和加重哮喘。怀疑有严重肺部疾病的患者可以进行肺功能测定并通过血气分析评估是否有低氧血症或高碳酸血症。

（三）糖尿病

对接受高危或复杂大型非心脏手术而拟入重症监护病房的患者，最好控制围术期血糖在 180 mg/dl（10 mmol/L）以下，同时避免低血糖发生。

（四）肾功能评估

术前存在肾疾病（术前血肌酐 > 2 mg/dl）是术后肾功能不全和死亡率增加的危险因素，在手术前后应注意监测肾功能。

案例分析 3-1-1

1. 病历摘要

患者男性，52 岁，主因"间断心悸 10 年"入院。患者 10 年前夜间进食时出现心悸，伴大汗，当地医院检查心电图及心肌损伤标志物异常，提示"心肌梗死"，择期于前降支中段植入支架 1 枚。4 年前因心悸就诊于我院，诊断"非 ST 段抬高型心梗"，于回旋支植入支架 1 枚。患者 1 个月前常规检查发现左肾占位，拟全麻下行左肾根治性切除术，为评估心脏情况住院。

既往史、个人史、家族史：高血压病史 10 余年，血压最高 190/120 mmHg，口服降压药物，自测血压 130 ~ 135/80 ~ 85 mmHg。有糖尿病史 10 余年，行胰岛素治疗。高尿酸血症、高脂血症 10 余年。4 年前发现肾功能不全，定期测肌酐波动于 150 ~ 170 μmol/L。吸烟 20 年，10 支 / 天，未戒烟。其父有"高血压、糖尿病"病史。

查体：T 35.7℃，P 64 次 / 分，R 18 次 / 分，BP 139/76 mmHg，颈静脉无充盈，肝颈静脉回流征阴性，双肺未闻及明显干、湿啰音，心界左大，心律齐，P_2 无亢进，各瓣膜听诊区未闻及病理性杂音。

辅助检查：超声心动图示左室壁运动弥漫性减低，左房、左室扩大，EF 36.4%。

2. 思考题

（1）如何评估该患者的心血管风险？

（2）对该患者下一步的治疗策略是什么？

案例分析 3-1-1 参考答案

（刘传芬）

第二节　危重症患者的风险评估

危重症患者的病情危重、起病急、病情变化快，严重危及患者的生命及健康。危重症患者无论在医院内还是医院外，均需要医生快速做出判断并给予及时处理，以保证患者的安全及挽救患者生命。

临床上对于危重症患者，由于缺乏对疾病诊治的优先次序，缺乏医护协调和及时识别与实施基本抢救生命治疗的具体范畴，而且其定义难以捉摸，导致不能给予及时治疗，往往会造成患者的不良预后甚至死亡。实际上，任何人都可能发生严重疾病，无论其年龄、性别或生活环境如何，严重疾病都可以从社区或医院就开始初露苗头，可能是脓毒血症、肺炎、子痫、急性胸痛、出血、创伤、急腹症、哮喘和中风等疾病。虽然有一部分危重患者得以在急诊室、重症监护病房或其他医院环境中接受急救和重症监护，但仍有许多人没有被确认病情严重程度或没有得到迫切需要的重症护理。

危重症患者可见于临床各科，特别是社区全科医生常会遇到危重症患者。虽然患者临床表现各异，但其危重表现有共同特征，均会影响生命体征和意识状况，以及出现一些危重症状，特别是急性致命性胸痛，如不能做出及时判断及转诊，患者的死亡率很高。

我们可通过对患者的视诊、问诊、简单体格检查以及便携式辅助设备（手指测氧仪、血压计、体温计、心电图机）检查，有条件者做血气分析，从而获得有关患者的生命体征、意识状态、氧分压等指标，以及危重临床症状如胸痛，据此可以对危重症患者做出风险评估（表 3-1-4）。

表3-1-4　危重症患者的风险评估指标

	正常情况	紧急情况	危重情况
生命体征			
体温（℃）	37.0	32 ~ 34.9 或 38.3 ~ 39.4	≤ 35 或 ≥ 39.5
脉搏（次 / 分）	50 ~ 110	41 ~ 49 或 111 ~ 129	≤ 40 或 ≥ 130
呼吸频率（次 / 分）	12 ~ 25	9 ~ 11 或 26 ~ 29	≤ 8 或 ≥ 30
血压（收缩压）(mmHg)	90 ~ 150	81 ~ 89 或 151 ~ 179	≤ 80 或 ≥ 180

续表

	正常情况	紧急情况	危重情况
SpO$_2$（%）（手指测量）	≥ 95	86～94	≤ 85
意识状态	清醒	意识模糊、精神错乱、谵妄、昏睡	昏迷、突发意识丧失（心脏骤停、晕厥等）
急性胸痛	无	6种急性致命性胸痛：急性冠脉综合征、主动脉夹层、急性心包炎、肺栓塞、张力性气胸和食管破裂	
心律失常	无	阵发性室上性心动过速、快速心房颤动、心房扑动	心房颤动合并预激、心室颤动、多形性室速、病窦综合征
动脉血气分析			
pH	7.35～7.45	7.16～7.34 或 7.46～7.64	≤ 7.15 或 ≥ 7.65
PaO$_2$（mmHg）	≥ 80	60～79	＜ 60
PaCO$_2$（mmHg）	35～45	21～34 或 46～50	≤ 20 或 ≥ 51
HCO$_3^-$（mmol/L）	22～27	11～21 或 28～39	≤ 10　≥ 40
乳酸（mmol/L）	＜ 2	2～4	＞ 4
快速血糖（mmol/L）	4.0～10.0	2.8～3.9 或 10.1～18.0	＜ 2.8 或 ＞ 18.0

注：SpO$_2$，脉搏血氧饱和度；PaO$_2$，动脉血氧分压；PaCO$_2$，动脉血二氧化碳分压；HCO$_3$，碳酸氢钠。

一、体温

发热被列为疾病的重要标志已经有 4500～5000 年了。虽然体温在一天之内有变化，但正常体温保持在 37.0℃（98.6 ℉）左右，并由下丘脑前部体温调节中枢来控制。Lee 等研究发现危重症患者的发热与死亡率有关，当体温 ≥ 39.5℃时，即使不是脓毒血症，死亡率仍与体温呈独立相关性。高体温可引起心律失常、氧耗量增加、脑损伤及抽搐。发热是由许多内源性分子参与调节的。这些内源性分子就是致热原，其活性可能是由于内毒素进入血液循环所致，产热物质来源于多形核白细胞，其内源性致热原可能就是致热性细胞因子。

危重症患者体温异常升高的原因很多，但主要可分为感染性发热、非感染性发热及热疗综合征。其中，感染性发热的原因包括细菌、病毒、真菌、寄生虫及原生动物感染。其中细菌性感染最常见，其感染的最常见部位是下呼吸道、尿路、血液及腹腔。非感染性发热也十分常见，包括心肌梗死、胰腺炎、药物超敏反应、输液反应、静脉血栓栓塞性疾病、体内深部位血肿及神经源性发热（如蛛网膜下腔出血）。热疗综合征包括热休克、精神性恶性综合征、恶性高热、严重甲亢、嗜铬细胞瘤及肾上腺危象。

但对于脓毒血症的患者，即便不发热，死亡率也较高。体温可通过生命体征来粗略测量。绝大多数危重症患者共有的症状即包括体温异常，其原因可能是感染，也可能是非感染。发热可能是宿主对感染和非感染炎症刺激的反应，而且是感染的最主要症状。发热也是有害的，特别是对有致命性疾病的患者，因为发热反应可增加代谢率、每分钟通气量及氧耗量，因此对神经系统有损害。但发热也有益处，例如，发热可减慢细菌的生长、促进抗体和细胞因子的合成。

低体温可由许多因素引起，包括寒冷暴露、严重感染、内分泌异常及药物过量。其中，炎症反应引起的低体温可能是热调节"失败"所致，提示临床病情危重。虽然低体温可能是感染和非感染危重症患者的意外结果，但低体温对人体生理功能的影响显著。低体温可增加危重症患者的死亡率。轻度低体温 35.0～35.9℃，中度低体温 32～34.9℃，重度低体温＜ 32℃；轻度发热 38.3～39.4℃，高热＞ 39.5℃。

二、脉搏

脉搏频率的高低可反映心率的快慢。正常心率 50～110 次/分。当心率≤40 次/分或≥130 次/分时就会影响血流动力学，危及患者的生命，需要急诊处理。快速心率见于窦性心动过速、阵发性室上性心动过速、快速心房颤动、心房扑动、心房颤动合并预激和多形性室速；缓慢心率见于窦性心动过缓、心室颤动、心室扑动及病窦综合征等。

三、呼吸

呼吸频率的高低可反映呼吸系统的功能状态。正常呼吸频率 12～25 次/分。当呼吸频率为 9～11 次/分或 26～29 次/分时就表明呼吸系统功能出现障碍并发生缺氧表现，需要给予吸氧并转至医院进行诊治。如果呼吸频率≤8 次/分或≥30 次/分，提示严重呼吸衰竭，需要立即给予无创或有创机械通气。

正常情况下，手指动脉氧分压（SpO_2）≥95%，SpO_2 为 86%～94% 时提示患者已有缺氧，需要给予吸氧并转至医院诊治。若 SpO_2≤85% 时，需要立即给予机械通气。

四、血压

动脉血压（血压）是反映机体代谢和循环功能的一个重要指标。正常人的收缩压为 90～150 mmHg，血压过低或过高均是患者病情严重的表现。当收缩压为 81～89 mmHg 或 151～179 mmHg 时，就需要考虑休克或高血压急症并给予处理。当收缩压≤80 mmHg 或≥180 mmHg 时，需要给予紧急治疗。

低血压是休克的主要临床特点，同时伴有微循环灌注锐减及代谢障碍，如面色苍白、四肢湿冷、脉搏细速及神志障碍等。

正常人的平均动脉压（舒张压 +1/3 脉压）为 60～120 mmHg。若平均动脉压≥160～180 mmHg，超出了自身动脉的调节能力，可引起孕妇子痫、高血压脑病、高血压危象、主动脉夹层、急性左心衰、急性冠脉综合征及肾衰竭。

五、意识障碍

意识障碍是危重症患者的主要表现之一，特别是对于昏迷患者的病死率很高。意识障碍可分为两类，其中觉醒障碍表现有嗜睡、昏睡、昏迷，意识内容障碍包括意识模糊、精神错乱、谵妄等。

六、急性胸痛

急性胸痛是指胸痛患者起病后 24 小时内就诊而言的，是就诊初级卫生保健机构时最常见的主诉和原因之一。胸痛可由多种疾病引起，而且常存在致命性基础疾病，因而临床诊断和鉴别诊断十分重要（图 3-1-1）。虽然胸痛有很多原因，但急性冠脉综合征（acute coronary syndrome，ACS）是最严重的原因之一，需要进行快速识别并给予治疗，以保护心功能，预防心律失常、心力衰竭和心源性休克甚至猝死的发生。对急性胸痛的患者，需要快速转至有条件的医院进行诊治。

急性胸痛需要鉴别诊断的常见原因：

1. 主动脉夹层　主动脉夹层是最常见的致命性主动脉疾病，主要见于老年人，70% 的患者有高血压病史，左、右上肢的血压差＞20 mmHg。95% 的主动脉夹层患者会发生胸痛。84.8% 的胸痛患者表现为迅速起病，胸痛剧烈者占 90.6%，其性质为锐痛者占 64.4%，撕裂样疼痛者占 50%，晕厥者占 13%。

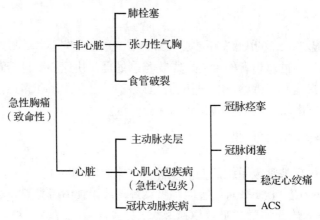

图 3-1-1　急性致命性胸痛的 6 种病因

2. 肺栓塞　肺栓塞的症状和体征有很大不同，但绝大多数肺栓塞患者主诉有急性胸痛、呼吸困难和晕厥。体格检查显示心动过速、呼吸急促、低血压、低氧血症和低热。

3. 急性心包炎和心包压塞　急性心包炎最常见的症状有胸痛、发热。胸痛典型者在胸骨后，可放射至斜方肌边缘，当坐起或前倾位时疼痛减轻，而当呼吸、咳嗽、活动或仰卧位时加重。呼吸困难多见，特别是在大量心包积液或心包压塞时更为明显。也可发生低血压和心源性休克。

4. 食管破裂　绝大多数食管破裂的患者是由胃镜、器械设备检查及活检所致。对于任何近期有过胃肠道器械检查时出现胸痛的患者，应该高度怀疑食管破裂。此外，由呕吐引起的食管自然破裂（Boerhaave 综合征）也可以明确诊断。

5. 气胸　气胸通常是肺泡胸膜破裂的结果，表现为突然出现胸痛。如快速进展为气喘、呼吸困难、发绀及气管移位时，要考虑张力性气胸，并应迅速穿刺减压以挽救生命。

案例分析 3-1-2

1. 病历摘要

患者男，80 岁，主因"突发背部及肢体疼痛 1 周，喘憋 3 天"于 2019 年 1 月 14 日 16:20 就诊急诊科。

（1）现病史：患者于 1 周前无明显诱因出现背部及左上肢、双下肢疼痛，外院给予对症治疗。3 天前患者出现喘憋，活动后加重，端坐呼吸，伴胸痛、咳嗽、咳黄痰，无发热。

（2）既往史：高血压、慢性支气管炎病史，否认糖尿病、冠心病病史。

（3）体格检查：T 37.0℃，P 136 次 / 分，R 26 次 / 分，BP 116/88 mmHg。神志清楚，精神萎靡，端坐呼吸，喘憋面容，双肺呼吸音粗，可闻及细小湿啰音，心律不齐，第一心音强弱不等，腹软，双下肢轻度水肿。

（4）辅助检查

1）心电图检查：快速心房颤动，心室率 138 次 / 分，完全性右束支阻滞，$V_1 \sim V_5$ 导联 ST 段呈弓背向上抬高，病理性 Q 波（图 3-1-2）。

2）心肌损伤标志物：TnI 9.3 ng/ml，CK-MB 360 ng/ml，Myo > 900 ng/ml，NT-proBNP > 35 000 ng/L。

3）血气分析：pH 7.44，$PaCO_2$ 24 mmHg，PaO_2 53 mmHg，乳酸 4.6 mmol/L，Glu 7.9 mmol/L，HCO_3^- 16.3 mmol/L。

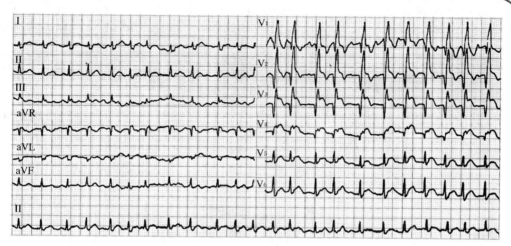

图 3-1-2　快速心房颤动合并急性广泛前壁 ST 段抬高型心肌梗死

（5）患者病情变化及诊疗经过：

20:01 患者意识丧失，呼之不应，瞳孔等大、等圆，直径约 4 mm，对光反射消失，压眶反射消失，立即给予胸外按压，简易呼吸器辅助通气。肾上腺素 2 mg 静脉推注，多巴胺静脉滴注。

20:05 患者意识没有恢复，肾上腺素 2 mg 静脉推注，碳酸氢钠 125 ml 静脉滴注，多巴胺泵入。

20:10 气管插管机械通气。

20:15 肾上腺素 1 mg 静脉推注。心电图检查：胸外按压波形（图 3-1-3）。

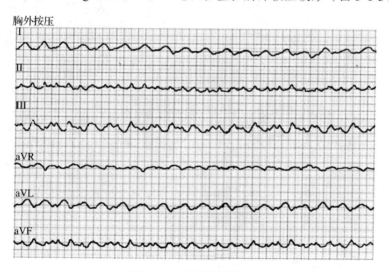

图 3-1-3　胸外按压波形

20:20 患者恢复房颤心律，停止胸外按压（图 3-1-4）。完全性右束支阻滞，$V_1 \sim V_5$ 导联 ST 段弓背向上抬高，病理性 Q 波。

心肌损伤标志物：TnI 21.9 ng/ml，CK-MB > 80.0 ng/ml，Myo > 500 ng/ml，BNP 3170 pg/ml。

血气分析：pH 7.06，$PaCO_2$ 59 mmHg，PaO_2 36 mmHg，乳酸 13.2 mmol/L，Glu 7.2 mmol/L，HCO_3^- 16.7 mmol/L。

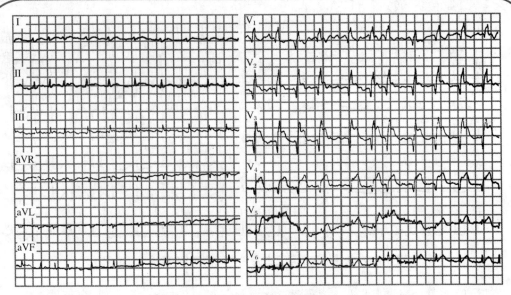

图 3-1-4　快速心房颤动

22:18 患者突发室性心动过速、心室颤动，肾上腺素 2 mg 静脉推注，碳酸氢钠 250 ml 静脉滴注，持续胸外按压（图 3-1-5）。

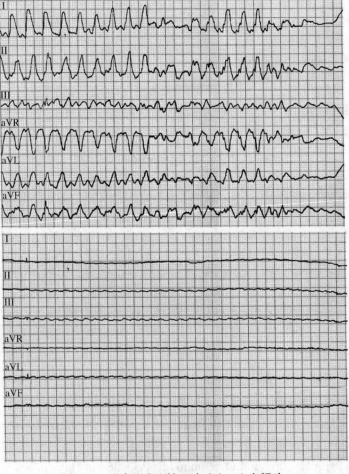

图 3-1-5　患者突发室性心动过速、心室颤动

A. 室速、粗颤；B. 细颤

AB 两幅图连续记录

22:21 肾上腺素 1 mg 静脉推注。

22:25 肾上腺素 2 mg 静脉推注。

22:30 肾上腺素 2 mg 静脉推注。

22:35 肾上腺素 2 mg 静脉推注。

22:40 肾上腺素 3 mg 静脉推注。

22:55 患者恢复房颤，停止胸外按压（图 3-1-6）。心内科会诊行 PCI。

PCI术前心电图

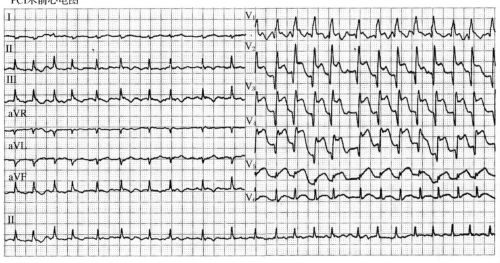

图 3-1-6　患者恢复房颤心律

心肌损伤标志物：TnI 28.0 ng/ml，CK-MB > 80.0 ng/ml，Myo > 500 ng/ml，BNP 2530 pg/ml。

血气分析：pH 7.25，$PaCO_2$ 40 mmHg，PaO_2 134 mmHg，乳酸 15.0 mmol/L，Glu 3.6 mmol/L，HCO_3^- 17.5 mmol/L。

2. 思考题

（1）对该患者进行危重病情判断中的危重指标有哪些？

（2）院前对该患者进行危重病情判断中的不足之处是什么？

案例分析 3-1-2 参考答案

（刘元生）

第三节　老年综合评估

随着人口老龄化的不断进展，老年患者也将不断增多，老年人由于生理功能的减退，且往往患有多种慢性疾病和老年综合征，同时多伴随心理和社会问题，导致老年人遇到的健康问题远比中青年人多而复杂，许多我们认为是"老化"的症状实际上是疾病的表现，老年综合评估有助于临床医师及时发现这些问题，并采取措施阻止或延缓疾病及并发症的出现。

【基本概念】

老年综合评估（comprehensive geriatric assessment，CGA）是指采用多学科的方法评估老年人的医学问题、躯体情况、功能状态、精神心理健康和社会环境状态等，是一个多维度跨学科的诊断过程,以维持和改善老年人健康及功能状态为目的,依据评估结果制订综合的治疗、康复、照护计划和长期随访计划,最大限度地提高老年人的生活质量。CGA 是现代老年医学的核心技术之一,是筛查老年综合征的有效手段。

CGA 与一般医学评估既有本质的区别,又有必然的联系。一般医学评估是一种以"疾病"为中心的诊疗模式,目的在于确诊老年人是否患有某种疾病,进而通过对疾病的治疗改善老年人的健康状况。而 CGA 是一种以"人"为中心的诊疗模式,目的在于全面评估与老年人身心功能相关的所有健康问题,从而提高老年人的功能状态,改善其长期生命质量。

【评估意义】

随着老年健康观念的不断变化,老年健康已经不再是"没有疾病就是健康"的概念了,它涉及包括躯体健康、心理健康、饮食健康等方方面面。此外,随着年龄的增长,老年人合并的疾病越来越多,影响健康的因素也越来越复杂,所以全面、动态的 CGA 无论对于医护人员还是对于老年患者都有重要的意义。

(一)对于医护人员

医护人员通过对老年患者进行老年综合评估,可以更全面地了解老年人的情况,对老年人的病情变化和功能状态进行更准确的判断,并以此指导医疗、制订护理及康复方案、评价治疗效果、预测临床结局。此外,进行老年综合评估可以更加准确地为患者选择适宜的居家照料环境及相应服务设施,更加有效地实施老年康复和老年慢病管理,全面提高老年人的医疗质量。

(二)对于老年患者及家属

老年患者经过老年综合评估后,可以促进其对自身健康的全面关注,增强老年人健康管理意识,发现潜在问题,促进患者尽早康复,提高健康期望寿命,最大限度地维持自身功能状态、提高生命质量,并且通过老年综合评估可优化生活场所,预防老年综合征的发生,帮助家属正确了解老年患者的健康需求,从而提供最佳的生活帮助。

(三)对于医疗服务机构

对老年患者进行合理的老年综合评估,可有效地向老年医疗卫生服务机构转诊或出院随访观察,减少对医院资源的占用,优化医疗资源分配,为不同需求的患者提供不同的医疗服务。

尽管老年综合评估的实施会耗费医护人员大量的时间,但周详的评估可帮助医护人员为老年患者制订正确的预防、保健、医疗、康复与护理计划,并实施有效的预防干预措施,其价值不可估量。

【评估对象】

老年综合评估的对象没有明确的界定范围,一般认为具有以下情况之一者需进行评估:

(1)60 岁以上。

(2)已出现生活或活动功能不全,尤其是最近恶化者。

(3)经急性期医院住院治疗的患者。

(4)经过运动、神经、呼吸、心脏或智能康复的患者。

(5)已伴有老年综合征或老年照护问题(如跌倒、痴呆、睡眠障碍、压疮、营养不良等)的患者。

(6)具有多种老年慢性病及多重用药者。

(7)存在社会支持问题,如独居、缺乏社会支持、疏于照顾者。

(8)根据实际情况需要做老年综合评估者。

对于完全健康的老年人,或合并有严重疾病(如疾病终末期、重症患者)、严重痴呆、完全失能的老年人,老年综合评估意义并不大,可考虑酌情开展部分评估工作。

【临床应用】

CGA 的应用涉及老年人诊疗过程的各个阶段,其在不同医疗环节中均可不同程度改善老年患者的不良临床结局。目前 CGA 通常存在于以下几种情况:

（一）居家老年评估

居家老年评估通常指在社区老年人中，由接受过老年护理培训的护士、理疗师以及社会工作者组成评估团队，通过家庭访视、电话随访等方式对居家老年人进行老年综合评估。居家老年评估主要侧重于疾病的预防，而非疾病的康复治疗。荟萃分析发现，居家评估能有效减少老年人的认知及躯体功能减退，降低总体死亡率。

（二）门诊患者评估

老年综合评估门诊（geriatric evaluation and management clinic，GEM-clinic）通常指在门诊诊疗过程中，运用 CGA 发现老年患者各方面问题，并通过及时干预以实现减少住院率、死亡率的目标。在一些随机试验中发现，与常规门诊相比，GEM 门诊的患者其功能减退显著降低，抑郁状态得到明显改善，并且 GEM 门诊可提高患者社会交往能力。但是目前并没有研究结果提示门诊 CGA 可降低老年患者全因死亡率或再住院率。

（三）老年急性医院照护

综合医院收治的老年患者多为急性或亚急性期患者，在传统医学模式中，即以疾病为中心的诊疗过程中，辅以 CGA 评估，发现并干预隐匿的临床问题，如跌倒风险、抑郁状态、肌少症等，可显著减少患者出院后的短期死亡率，但对患者长期功能状态的维持、降低再入院率或住院时间没有影响。

对比上述传统医学模式中辅助应用 CGA 评估，老年急性照护病房（acute care of the elderly units，ACEUs）是在传统医院老年病房的基础上，应用 CGA 的核心理念所建立的老年急性照护管理模式。该病房通过多学科合作工作模式、在治疗急性期疾病的基础上注重老年综合征的管理、模拟居家环境等方式，运用 CGA 的方法制订出针对患者的全面的、个性化的诊疗方案。在临床试验中，经过 ACEU 病房治疗的患者相比对照组其躯体功能状态更好，出院后入住疗养院更少，住院时间更短且花费更低，30 日再入院率降低，同时患者、患者家属、医生和护士的满意率都更高。

（四）出院后评估

急性期出院后的老年综合评估由以下几步组成：识别需要进行进一步评估的患者、多维度的评估项目、综合出院计划在内的家庭随访，这种评估模式多在出院前 1～2 天即开展，并在患者出院后进行按计划随访。有研究结果显示出院后进行 CGA 随访可有效降低老年患者再入院率和急诊就诊率，但亦有研究发现在减少功能减退、再入院率或 60 日后死亡率方面，常规护理与出院后在家继续进行 CGA 两组间无统计学差异。综上所述，目前对出院后 CGA 的获益情况没有得到一致性结果。

【评估内容】

老年综合评估的内容比较广泛，应根据老年患者的具体情况而定，但一般包括以下内容：

（一）一般医学评估

即传统意义的医学评估，通过采集病史、查体、收集用药情况、医学影像学检查、实验室检查等方式，对老年患者器官系统进行疾病的诊断，并对其进行严重程度的评估，即传统的以疾病为中心的医学评估。

（二）躯体功能的评估

CGA 中最重要的评估内容之一，主要为对老年人进行日常生活活动能力（activities of daily living，ADL）的评估。老年人的 ADL 评估是整个 CGA 的核心，反映了老年人的总体健康、社会生活及拥有社会医疗资源的状况。其中 Barthel ADL 评估量表是临床应用最广、研究最多、信度最高的基本 ADL 量表。此外，躯体功能评估还包括平衡和步态、吞咽功能、视力和听力等功能的评估。

知识拓展：Barthel ADL 评估量表

知识拓展：Morse 跌倒
风险评估量表

知识拓展：简易营养评
估量表（MNA-SF）

知识拓展：Fried 衰弱
表型

（三）常见老年综合征的评估

常见的老年综合征有衰弱（frailty）、跌倒（fall）、痴呆（dementia）、尿失禁（urinary incontinence）、失眠（insomnia）、压疮（pressure sores）、营养不良（malnutrition）等。通过多学科管理团队的 CGA 评估，制订适宜的预防和干预措施，尽可能减少老年人残疾的发生，维持老年人的独立生活能力和提高生活质量。

（四）精神心理评估

精神心理评估主要是对老年人进行认知功能和情绪状态的评估。有效的认知评估工具，如画钟试验（clock drawing test，CDT）、简易智能评估量表（mini-mental status examination，MMSE）等可全面、准确、迅速地反映患者智力状态及认知功能缺损程度，为治疗提供科学合理的依据。情绪状态的评估包括抑郁的评估和焦虑的评估等。

（五）社会评估

社会评估主要包括对老年人社会适应能力、社会支持、社会参与和经济状况等的评估，在社会评估中应重视社会工作者发挥的作用。

（六）环境评估

环境评估包括对老年居住环境、社会环境、精神环境和文化环境等的评估，在此项评估中，老年人的居家安全评估最为重要，它对预防老年人跌倒和其他意外事件的发生具有极其重要的意义，应注意其重点在于预防而不是康复。

（七）生活质量评估

对老年人的生活质量进行综合评估，有助于衡量老年人的生活幸福度。

【实施方式】

CGA 涉及的内容广泛而繁杂，在临床实践中可通过以下方式进行：

1. 以老年科医护成员为核心分步开展，在患者初次就诊时首先处理关键问题并给出重要治疗方案，在随后的诊疗过程中完善其他相关筛查评估，必要时完善其他专科医生评估并参与治疗。

2. 传统医学诊治基础上，以老年科医生、营养师、精神卫生科医生、护师、康复师、临床药师或某些专科医生等组成老年多学科团队管理模式（Geriatric multidisciplinary management of geriatric syndrome，MMGS），以 CGA 为手段，不定期地对老年患者的疾病和功能状态做全面评定，制订出贯穿住院和出院后全面又个体化的老年病治疗新模式。

案例分析 3-1-3 参考答案

案例分析 3-1-3

1. 病历摘要

患者男性，82 岁，退休大学教授，因"右上腹痛伴恶心、腹胀 3 天"入院。家庭状况：老伴 79 岁，退休职工。住单位家属楼 5 层，子女 2 人，均在国外。

入院诊断：急性胆囊炎；2 型糖尿病；良性前列腺增生；原发性高血压（2 级，极高危）；高脂血症。

入院后予抗感染、禁食水、补液等治疗后，体温恢复正常，但仍纳差、腹胀，伴乏力、头晕，生化检查提示 Alb 28 g/L。

2. 思考题

该患者可从老年综合评估中的哪些方面获益？

（王晶桐　黎梦涵）

第四节　妊娠风险评估

　　孕产妇妊娠风险评估与管理是孕产期保健的重要组成部分，是各级各类医疗机构对怀孕至产后 42 天的妇女进行妊娠相关风险的筛查、评估分级、管理与及时发现、干预影响妊娠的风险因素、防范不良妊娠结局、保障母婴安全的重要手段。

　　孕产妇妊娠风险评估包括：妊娠风险筛查、妊娠风险评估分级、妊娠风险管理和产后风险评估。

一、妊娠风险筛查

　　首诊医疗机构应当对首次建册的孕产妇按《孕产妇妊娠风险筛查表》（表 3-1-5）的内容进行妊娠风险筛查，孕产妇符合筛查表中一项及以上即认为筛查阳性。

表3-1-5　孕产妇妊娠风险筛查表

项目	筛查阳性内容
1. 基本情况	1.1　年龄 ≥ 35 岁或 ≤ 18 岁
	1.2　身高 ≤ 145 cm，或对生育可能有影响的躯体残疾
	1.3　体重指数（BMI）> 25 或 < 18.5
	1.4　Rh 血型阴性
2. 异常妊娠及分娩史	2.1　生育间隔 < 18 个月或 > 5 年
	2.2　剖宫产史
	2.3　不孕史
	2.4　不良孕产史（各类流产 ≥ 3 次、早产史、围生儿死亡史、出生缺陷、异位妊娠史、滋养细胞疾病史、既往妊娠并发症及合并症史）
	2.5　本次妊娠异常情况（如多胎妊娠、辅助生殖妊娠等）
3. 妇产科疾病及手术史	3.1　生殖道畸形
	3.2　子宫肌瘤或卵巢囊肿 ≥ 5 cm
	3.3　阴道及宫颈锥切手术史
	3.4　宫 / 腹腔镜手术史
	3.5　瘢痕子宫（如子宫肌瘤挖除术后、子宫腺肌瘤挖除术后、子宫整形术后、宫角妊娠后、子宫穿孔史等）
	3.6　附件恶性肿瘤手术史
4. 家族史	4.1　高血压家族史且孕妇目前血压 ≥ 140/90 mmHg
	4.2　糖尿病（直系亲属）
	4.3　凝血因子缺乏
	4.4　严重的遗传性疾病（如遗传性高脂血症、血友病、地中海贫血等）
5. 既往疾病及手术史	5.1　各种重要脏器疾病史
	5.2　恶性肿瘤病史
	5.3　其他特殊、重大手术史及药物过敏史
6. 辅助检查	6.1　血红蛋白 < 110 g/L
	6.2　血小板计数 ≤ 100 × 10^9/L
	6.3　梅毒筛查阳性
	6.4　HIV 筛查阳性
	6.5　乙肝筛查阳性
	6.6　清洁中段尿常规异常（如蛋白、管型、红细胞、白细胞）持续 2 次以上
	6.7　尿糖阳性且空腹血糖异常（妊娠 24 周前 ≥ 7.0 mmol/L，妊娠 24 周起 ≥ 5.1 mmol/L）
	6.8　血清铁蛋白 < 20 μg/L

续表

项目	筛查阳性内容
7. 需要关注的表现特征及病史	7.1　提示心血管系统及呼吸系统疾病
	7.1.1　心悸、胸闷、胸痛或背部牵涉痛、气促、夜间不能平卧
	7.1.2　哮喘及哮喘史、咳嗽、咯血等
	7.1.3　长期低热、消瘦、盗汗等
	7.1.4　心肺听诊异常
	7.1.5　高血压，BP ≥ 140/90 mmHg
	7.1.6　心脏病史、心力衰竭史、心脏手术史
	7.1.7　胸廓畸形
	7.2　提示消化系统疾病
	7.2.1　严重纳差、乏力、剧吐
	7.2.2　上腹疼痛、肝脾大
	7.2.3　皮肤、巩膜黄染
	7.2.4　便血
	7.3　提示泌尿系统疾病
	7.3.1　眼睑水肿、少尿、蛋白尿、血尿、管型尿
	7.3.2　慢性肾炎、肾病史
	7.4　提示血液系统疾病
	7.4.1　牙龈出血、鼻出血
	7.4.2　出血不凝、全身多处瘀点、瘀斑
	7.4.3　血小板减少、再生障碍性贫血等血液病史
	7.5　提示内分泌及免疫系统疾病
	7.5.1　多饮、多尿、多食
	7.5.2　烦渴、心悸、烦躁、多汗
	7.5.3　明显关节酸痛、脸部蝶形或盘形红斑、不明原因高热
	7.5.4　口干（无唾液）、眼干（眼内有摩擦异物感或无泪）等
	7.6　提示性传播疾病
	7.6.1　外生殖器溃疡、赘生物或水疱
	7.6.2　阴道或尿道流脓
	7.6.3　性病史
	7.7　提示精神神经系统疾病
	7.7.1　语言交流困难、智力障碍、精神抑郁、精神狂躁
	7.7.2　癫痫史
	7.7.3　不明原因晕厥史
	7.8　其他
	7.8.1　吸毒史

（一）筛查内容

筛查内容分为必选和建议项目。

1. 必选项目　为所有孕妇应当询问、检查的基本项目。

（1）确定孕周。

（2）询问孕妇基本情况、现病史、既往史、生育史、手术史、药物过敏史、夫妇双方家族史和遗传病史等。

（3）体格检查：测量身高、体重、血压，进行常规体检及妇科检查等。

（4）注意孕妇需要关注的表现特征及病史。

2. 建议项目　如不能开展，需要指导孕妇到其他机构进行检查。

（1）血常规、血型、尿常规、血糖测定、心电图检查、肝功能检查、肾功能检查。

（2）艾滋病、梅毒、乙肝筛查等。

（二）筛查结果处理

1. 对于筛查未见异常的孕妇，应在其《母子健康手册》上标注绿色标识，按照要求进行管理。

2. 对于筛查结果阳性的孕妇，应在其《母子健康手册》上标注筛查阳性。筛查机构为基层医疗卫生机构的，应当填写《妊娠风险筛查阳性孕产妇转诊单》，并告知筛查阳性孕妇在1周内到上级医疗机构接受妊娠风险评估，由接诊机构完成风险评估并填写转诊单后，反馈筛查机构。基层医疗卫生机构应当按照国家基本公共卫生服务规范要求，落实后续随访。

二、妊娠风险评估分级

妊娠风险评估分级原则上应当在开展助产服务的二级以上医疗机构进行。

（一）首次评估

对妊娠风险筛查阳性的孕妇，医疗机构应当对照《孕产妇妊娠风险评估表》（表3-1-6），进行首次妊娠风险评估。按照风险严重程度分别以：绿色（低风险）、黄色（一般风险）、橙色（较高风险）、红色（高风险）、紫色（传染病）五种颜色进行分级标识。

表3-1-6　孕产妇妊娠风险评估表

评估分级	孕产妇相关情况
绿色（低风险）	孕妇基本情况良好，未发现妊娠合并症、并发症
黄色（一般风险）	1. 基本情况 1.1　年龄 ≥ 35 岁或 ≤ 18 岁 1.2　BMI > 25 或 < 18.5 1.3　生殖道畸形 1.4　骨盆狭小 1.5　不良孕产史（各类流产 ≥ 3 次、早产、围生儿死亡、出生缺陷、异位妊娠、滋养细胞疾病等） 1.6　瘢痕子宫 1.7　子宫肌瘤或卵巢囊肿 ≥ 5 cm 1.8　盆腔手术史 1.9　辅助生殖妊娠 2. 妊娠合并症 2.1　心脏病：经心内科治疗，无需药物治疗，心功能正常 2.1.1　先天性心脏病（不伴有肺动脉高压的房间隔缺损、室间隔缺损、动脉导管未闭；法洛四联症修补术后无残余心脏结构异常等） 2.1.2　心肌炎后遗症 2.1.3　心律失常 2.1.4　无合并症的轻度肺动脉狭窄和二尖瓣脱垂 2.2　呼吸系统疾病：经呼吸内科诊治，无需药物治疗，肺功能正常 2.3　消化系统疾病：肝炎病毒携带（表面抗原阳性、肝功能正常） 2.4　泌尿系统疾病：肾疾病（目前病情稳定，肾功能正常） 2.5　内分泌疾病：无需药物治疗的糖尿病、甲状腺疾病、垂体泌乳素瘤等 2.6　血液系统疾病 2.6.1　妊娠合并血小板减少 [PLT（50 ～ 100）×10^9/L]，但无出血倾向 2.6.2　妊娠合并贫血（Hb 60 ～ 110 g/L） 2.7　神经系统疾病：癫痫（单纯部分性发作和复杂部分性发作）、重症肌无力（眼肌型）等 2.8　免疫系统疾病：无需药物治疗（如 SLE、IgA 肾病、类风湿关节炎、干燥综合征、未分化结缔组织病等）

续表

评估分级	孕产妇相关情况
	2.9　尖锐湿疣、淋病等性传播疾病
	2.10　吸毒史
	2.11　其他
	3. 妊娠并发症
	3.1　双胎妊娠
	3.2　先兆早产
	3.3　胎儿宫内生长受限
	3.4　巨大儿
	3.5　妊娠期高血压疾病（除外橙色、红色标识）
	3.6　妊娠期肝内胆汁淤积综合征
	3.7　胎膜早破
	3.8　羊水过少
	3.9　羊水过多
	3.10　≥ 36 周胎位异常
	3.11　低置胎盘
	3.12　妊娠剧吐
橙色（较高风险）	1. 基本情况
	1.1　年龄 ≥ 40 岁
	1.2　BMI ≥ 28
	2. 妊娠合并症
	2.1　较严重的心血管系统疾病
	2.1.1　心功能Ⅱ级，轻度左心功能障碍或 EF 40% ～ 50%
	2.1.2　需药物治疗的心肌炎后遗症、心律失常等
	2.1.3　瓣膜性心脏病（轻度二尖瓣狭窄，瓣口＞ 1.5 cm²；主动脉瓣狭窄，跨瓣压差＜ 50 mmHg；无合并症的轻度肺动脉狭窄、二尖瓣脱垂；二叶式主动脉瓣疾病；Marfan 综合征无主动脉扩张）
	2.1.4　主动脉疾病（主动脉直径＜ 45 mm），主动脉缩窄矫治术后
	2.1.5　经治疗后稳定的心肌病
	2.1.6　各种原因的轻度肺动脉高压（＜ 50 mmHg）
	2.1.7　其他
	2.2　呼吸系统疾病
	2.2.1　哮喘
	2.2.2　脊柱侧弯
	2.2.3　胸廓畸形等伴轻度肺功能不全
	2.3　消化系统疾病
	2.3.1　原因不明的肝功能异常
	2.3.2　仅需要药物治疗的肝硬化、肠梗阻、消化道出血等
	2.4　泌尿系统疾病：慢性肾疾病伴肾功能不全代偿期（肌酐超过正常值上限）
	2.5　内分泌系统疾病
	2.5.1　需药物治疗的糖尿病、甲状腺疾病、垂体泌乳素瘤
	2.5.2　肾性尿崩症（尿量超过 4000 ml/d）等
	2.6　血液系统疾病
	2.6.1　血小板减少 [PLT（30 ～ 50）×10⁹/L]
	2.6.2　重度贫血 [Hb 40 ～ 60 g/L]
	2.6.3　凝血功能障碍无出血倾向

评估分级	孕产妇相关情况
	2.6.4 易栓症（如抗凝血酶缺陷症、蛋白 C 缺陷症、蛋白 S 缺陷症、抗磷脂综合征、肾病综合征等）
	2.7 免疫系统疾病：应用小剂量激素（如泼尼松 5 ～ 10 mg/d）6 个月以上，无临床活动表现（如 SLE、IgA 肾病、类风湿关节炎、干燥综合征、未分化结缔组织病等）
	2.8 恶性肿瘤治疗后无转移、无复发
	2.9 智力障碍
	2.10 精神病缓解期
	2.11 神经系统疾病
	2.11.1 癫痫（失神发作）
	2.11.2 重症肌无力（病变波及四肢骨骼肌和延脑部肌肉）等
	2.12 其他
	3. 妊娠并发症
	3.1 三胎及以上妊娠
	3.2 Rh 血型不合
	3.3 瘢痕子宫（距末次子宫手术间隔＜ 18 个月）
	3.4 瘢痕子宫伴中央性前置胎盘或伴有可疑胎盘植入
	3.5 各类子宫手术史（如剖宫产、宫角妊娠、子宫肌瘤挖除术等）≥ 2 次
	3.6 双胎、羊水过多伴发心肺功能减退
	3.7 重度子痫前期、慢性高血压合并子痫前期
	3.8 原因不明的发热
	3.9 产后抑郁症、产褥期中暑、产褥感染等
红色（高风险）	1. 孕产期合并症
	1.1 严重心血管系统疾病
	1.1.1 各种原因引起的肺动脉高压（≥ 50 mmHg），如房间隔缺损、室间隔缺损、动脉导管未闭等
	1.1.2 复杂先天性心脏病（法洛四联症、艾森门格综合征等）和未手术的紫绀型心脏病（SpO_2 ＜ 90%），Fontan 循环术后
	1.1.3 心脏瓣膜病：瓣膜置换术后、中重度二尖瓣狭窄（瓣口＜ 1.5 cm^2）、主动脉狭窄（跨瓣压差≥ 50 mmHg）、Marfan 综合征等
	1.1.4 各类心肌病
	1.1.5 感染性心内膜炎
	1.1.6 急性心肌炎
	1.1.7 风心病风湿活动期
	1.1.8 妊娠期高血压性心脏病
	1.1.9 其他
	1.2 呼吸系统疾病：哮喘反复发作、肺纤维化、胸廓或脊柱严重畸形等影响肺功能者
	1.3 消化系统疾病：重型肝炎、肝硬化失代偿、严重消化道出血、急性胰腺炎、肠梗阻等影响孕产妇生命的疾病
	1.4 泌尿系统疾病：急、慢性肾疾病伴高血压、肾功能不全（肌酐超过正常值上限 1.5 倍）
	1.5 内分泌系统疾病
	1.5.1 糖尿病并发肾病 V 级、严重心血管病、增生性视网膜病变或玻璃体出血、周围神经病变等
	1.5.2 甲状腺功能亢进并发心脏病、感染、肝功能异常、精神异常等
	1.5.3 甲状腺功能减退引起相应系统功能障碍，基础代谢率＜ –50%
	1.5.4 垂体泌乳素瘤出现视力减退、视野缺损、偏盲等压迫症状

评估分级	孕产妇相关情况
	1.5.5　尿崩症：中枢性尿崩症伴有明显的多饮、烦渴、多尿症状，或合并其他垂体功能异常
	1.5.6　嗜铬细胞瘤等
	1.6　血液系统疾病
	1.6.1　再生障碍性贫血
	1.6.2　血小板减少（PLT＜30×10^9/L）或进行性下降或伴有出血倾向
	1.6.3　重度贫血（Hb ≤ 40 g/L）
	1.6.4　白血病
	1.6.5　凝血功能障碍伴有出血倾向（如先天性凝血因子缺乏、低纤维蛋白原血症等）
	1.6.6　血栓栓塞性疾病（如下肢深静脉血栓、颅内静脉窦血栓等）
	1.7　免疫系统疾病活动期：如 SLE、重症 IgA 肾病、类风湿关节炎、干燥综合征、未分化结缔组织病等
	1.8　精神病急性期
	1.9　恶性肿瘤
	1.9.1　妊娠期间发现的恶性肿瘤
	1.9.2　治疗后复发或发生远处转移
	1.10　神经系统疾病
	1.10.1　脑血管畸形及手术史
	1.10.2　癫痫全身发作
	1.10.3　重症肌无力（病变发展至延脑肌、肢带肌、躯干肌和呼吸肌）
	1.11　吸毒
	1.12　其他严重内、外科疾病等
	2. 孕产期并发症
	2.1　三胎及以上妊娠伴发心肺功能减退
	2.2　凶险性前置胎盘、胎盘早剥
	2.3　红色预警范畴疾病产后尚未稳定
紫色 （传染性疾病）	所有妊娠合并传染性疾病——如病毒性肝炎、梅毒、HIV 感染及艾滋病、结核病、重症感染性肺炎、特殊病毒感染（H1N7、寨卡病毒等）

注：除紫色标识孕产妇可能伴有其他颜色外，如同时存在不同颜色分类，按照较高风险的分级标识。

1. 绿色标识　妊娠风险低。孕妇基本情况良好，未发现妊娠合并症、并发症。

2. 黄色标识　妊娠风险一般。孕妇基本情况存在一定危险因素，或患有孕产期合并症、并发症，但病情较轻且稳定。

3. 橙色标识　妊娠风险较高。孕妇年龄 ≥ 40 岁或 BMI ≥ 28，或患有较严重的妊娠合并症、并发症，对母婴安全有一定威胁。

4. 红色标识　妊娠风险高。孕妇患有严重的妊娠合并症、并发症，继续妊娠可能危及孕妇生命。

5. 紫色标识　孕妇患有传染性疾病。紫色标识孕妇可同时伴有其他颜色的风险标识。

医疗机构应当根据孕产妇妊娠风险评估结果，在《母子健康手册》上标注评估结果和评估日期。对于风险评估分级为橙色和红色的孕产妇，医疗机构应当填写《孕产妇妊娠风险评估分级报告单》，在 3 日内报送妇幼保健院保健科。风险分类为红色，应当在 24 小时内报送。

（二）动态评估

医疗机构应当结合孕产期保健服务，发现孕产妇健康状况有变化时，立即进行妊娠风险动态评估，根据病情变化及时调整妊娠风险分级和相应管理措施，并在《母子健康手册》上顺序标注评估结果和评估日期。

三、妊娠风险管理

各医疗机构应当根据孕妇妊娠风险评估分级情况，对其进行分类管理。注意信息安全和孕产妇隐私保护。

1. 绿色标识　按照《孕产期保健工作规范》以及相关诊疗指南、技术规范，规范提供孕产期保健服务。

2. 黄色标识　建议其在二级以上的医疗机构接受孕产期保健和住院分娩。如有异常，应当尽快转诊到三级医疗机构。

3. 橙色标识　建议其在当地危重孕产妇救治中心接受孕产期保健服务，应当在三级医疗机构住院分娩。

4. 红色标识　建议其尽快到三级医疗机构接受评估以明确是否适宜继续妊娠。

（1）适宜继续妊娠者：建议到县级以上危重孕产妇救治中心接受孕产期保健服务，应当在三级医疗机构住院分娩。

（2）患有可能危及生命的疾病而不宜继续妊娠者：由副主任以上任职资格的医师进行评估和确诊，告知本人继续妊娠风险，提出科学严谨的医学建议。

5. 紫色标识　妇幼保健院保健科按照传染病防治相关要求进行管理，并落实预防艾滋病、梅毒和乙肝母婴传播的综合干预措施。

四、产后风险评估

进行产后访视和产后 42 天健康检查时，落实孕产妇健康管理服务规范有关要求，再次对产妇进行风险评估。如发现阳性症状和体征，及时进行干预。

（毛熙光）

呼吸系统疾病

第一节　睡眠呼吸暂停低通气综合征

睡眠呼吸暂停低通气综合征（sleep apnea hypopnea syndrome，SAHS）是指各种原因导致睡眠状态下反复出现低通气和（或）呼吸暂停，引起间歇性低氧血症、高碳酸血症以及睡眠结构紊乱，从而使机体发生一系列病理生理改变的临床综合征。

睡眠呼吸暂停是指睡眠过程中口鼻气流消失或明显减弱（较基线幅度下降 ≥ 90%），持续时间 ≥ 10 s。低通气是指睡眠过程中口鼻气流较基础水平降低 30% 以上，同时伴血氧饱和度较基础水平下降 ≥ 3% 或微醒觉，持续时间 ≥ 10 s。由于低通气的临床后果及诊治与睡眠呼吸暂停相同，常常合称为 SAHS。SAHS 具体定义为每晚 7 小时睡眠过程中呼吸暂停及低通气反复发作 30 次以上，或呼吸暂停低通气指数（apnea hypopnea index，AHI）≥ 5 次 / 时并伴有嗜睡等临床症状。AHI 是指每小时睡眠时间内呼吸暂停加低通气的次数。

根据睡眠过程中呼吸暂停时胸腹呼吸运动的情况，其类型可分为：

（1）中枢型睡眠呼吸暂停（central sleep apnea，CSA）：无上气道阻塞，呼吸气流和胸腹部的呼吸运动均消失。

（2）阻塞型睡眠呼吸暂停（obstructive sleep apnea，OSA）：上气道完全阻塞，呼吸气流消失，但胸腹部呼吸运动仍存在。

（3）混合型睡眠呼吸暂停（mixed sleep apnea，MSA）：兼有两者的特点。

以上三者相应的综合征称为中枢型睡眠呼吸暂停综合征（central sleep apnea syndrome，CSAS）、阻塞型睡眠呼吸暂停综合征（obstructive sleep apnea syndrome，OSAS）和混合型睡眠呼吸暂停综合征（mixed sleep apnea syndrome，MSAS），临床上以 OSAS 最为常见。

【病因和发病机制】

（一）中枢型睡眠呼吸暂停综合征（CSAS）

单纯 CSAS 较少见，一般不超过呼吸暂停患者的 10%，也有报道只有 4%。通常可进一步分为高碳酸血症和正常碳酸血症两大类。可与阻塞型睡眠呼吸暂停低通气综合征同时存在，多数有神经系统或运动系统的病变。发病机制可能与以下因素有关：①睡眠时呼吸中枢对各种不同刺激的反应性减低；②中枢神经系统对低氧血症特别是 CO_2 浓度改变引起的呼吸反馈调节的不稳定性；③呼气与吸气转换机制异常等。

（二）阻塞型睡眠呼吸暂停低通气综合征（OSAHS）

OSAHS 占 SAHS 的大多数，有家庭集聚性和遗传因素，多数有上呼吸道特别是鼻、咽部位狭窄的病理基础，如肥胖、变应性鼻炎、鼻息肉、扁桃体肥大、软腭松弛、腭垂过长过粗、舌体肥大、舌根后坠、下颌后缩、颞颌关节功能障碍和小颌畸形等。部分患者与长期大量饮酒、复用镇静、催眠或肌肉松弛类药物相关，长期吸烟可加重 OSAHS。部分内分泌疾病也可合并该病。其发病机制可能与睡眠状态下上气道软组织、肌肉的塌陷性增加，睡眠期间上气道肌肉对低氧和二氧化碳的刺激反应性降低有关，此外，还与神经、体液、内分泌等因素的综合作用有关。

【临床表现】

（一）白天的临床表现

1. 嗜睡　最常见的症状，轻者表现为日间工作或学习时困倦、嗜睡，严重者吃饭、与人谈话时即可入睡，甚至导致严重的后果，如驾车时打瞌睡引发交通事故。

2. 头晕、乏力　由于夜间反复出现呼吸暂停、低氧血症，使睡眠连续性中断，醒觉次数增多，睡眠质量下降，常有程度不同的头晕、疲倦、乏力。

3. 精神行为异常　注意力不集中、精细操作能力下降、记忆力和判断力下降，症状严重时不能胜任工作，老年人可表现为痴呆。夜间低氧血症对大脑的损害以及睡眠结构的改变，尤其是深睡眠时相减少是主要原因。

4. 头痛　常在清晨或夜间出现，隐痛多见，不剧烈，可持续 1 ～ 2 小时，有时需服止痛药才能缓解，与血压升高、颅内压及脑血流的变化有关。

5. 个性变化　烦躁、易激动、焦虑等，家庭和社会生活均受一定影响，由于与家庭成员和朋友情感逐渐疏远，可能出现抑郁症。

6. 性功能减退　约有 10% 的患者可出现性欲减退，甚至阳痿。

（二）夜间的临床表现

1. 打鼾　是主要症状，鼾声不规则，高低不等，往往表现为鼾声 – 气流停止 – 喘气 – 鼾声交替出现，一般气流中断的时间为 20 ～ 30 秒，个别长达 2 分钟以上，此时患者可出现明显的发绀。

2. 呼吸暂停　75% 的同室或同床睡眠者发现患者有呼吸暂停，往往担心呼吸不能恢复而推醒患者，呼吸暂停多随着喘气、憋醒或响亮的鼾声而终止。OSAHS 患者有明显的胸腹矛盾呼吸。

3. 憋醒　呼吸暂停后忽然憋醒，常伴有翻身、四肢不自主运动甚至抽搐，或忽然坐起，感觉心慌、胸闷或心前区不适。

4. 多动不安　因低氧血症，患者夜间翻身、转动较频繁。

5. 多汗　出汗较多，以颈部、上胸部明显，与气道阻塞后呼吸用力和呼吸暂停导致的高碳酸血症有关。

6. 夜尿　部分患者诉夜间排尿次数增多，个别出现遗尿。

7. 睡眠行为异常　表现为恐惧、惊叫、呓语、夜游、幻听等。

（三）全身器官损害的表现

OSAHS 患者常以心血管系统异常表现为首发症状和体征，可以是高血压、冠心病的独立危险因素。

1. 高血压　OSAHS 患者高血压的发病率为 45%，且降压药物的治疗效果不佳。

2. 冠心病　表现为各种类型心律失常、夜间心绞痛和心肌梗死。主要是由于缺氧引起冠状动脉内皮损伤，脂质在血管内膜沉积，以及红细胞增多、血黏度增加所致。

3. 各种类型的心律失常

4. 肺源性心脏病和呼吸衰竭

5. 缺血性或出血性脑血管病

6. 精神异常　如躁狂性精神病或抑郁症。

7. 糖尿病

（四）体征

CSAS 患者可有原发病的相应体征，OSAHS 患者可能有肥胖、鼻甲肥大等。

【辅助检查】

（一）常规检查

常规检查包括血常规、肝肾功能、血脂、甲状腺功能，必要时进行血气分析、肺功能检查、X 线头影测量及 X 线胸片，以及病因或高危因素的常规检查，和可能发生的合并症的相应检查。

（二）整夜多导睡眠监测（polysomnography，PSG）

整夜多导睡眠监测是确诊和严重程度分级的金标准手段，正规监测一般需要整夜 ≥ 7 小时的睡眠。

（三）睡眠中心外睡眠监测（out of center sleep testing，OCST）

睡眠中心外睡眠监测也称家庭睡眠监测（home sleep testing，HST），适用于以下情况：因行动不变或出于安全考虑不适合进行 PSG 监测；无实施 PSG 监测的条件，临床情况紧急；高度怀疑 OSAHS，无复杂共患疾病；不采用 PSG，不影响并存睡眠障碍的诊断。

【诊断和鉴别诊断】

根据典型临床症状和体征，诊断 SAHS 并不困难，确诊并了解病情的严重程度和类型，则需进行相应的检查。

（一）临床诊断

根据患者睡眠时打鼾伴呼吸暂停、白天嗜睡、身体肥胖、颈围粗及其他临床症状可作出临床初步诊断，同时应明确合并症和并发症的发生情况。

（二）PSG 或 PM 监测

PSG 监测是确诊 SAHS 的金标准，并能确定其类型及病情轻重。

（三）病因诊断

对确诊的 SAHS 常规进行耳鼻喉及口腔检查，了解有无局部解剖和发育异常、增生和肿瘤等。头颅、颈部 X 线照片、CT 和 MRI 测定口咽横截面积，可作为狭窄的定位判断。对部分患者可进行内分泌系统的测定。

（四）鉴别诊断

1. 单纯性鼾症　夜间有不同程度鼾症，AHI < 5 次 / 时，白天无症状。

2. 肥胖低通气综合征　过度肥胖，清醒时 CO_2 潴留，$PaCO_2 > 45$ mmHg，可出现明显日间思睡，可合并 OSAHS。

3. 发作性睡病　白天过度嗜睡，发作时猝倒，有家族史，多在青少年起病，主要诊断依据为多次小睡潜伏期试验时异常的快速动眼睡眠。

【治疗】

（一）中枢型睡眠呼吸暂停低通气综合征的治疗

1. 原发病的治疗　如神经系统疾病、充血性心力衰竭的治疗等。

2. 呼吸兴奋药物　主要是增加呼吸中枢的驱动力，改善呼吸暂停和低氧血症。用药：阿米三嗪（50 mg，2 ～ 3 次 / 日）、乙酰唑胺（125 ～ 250 mg，3 ～ 4 次 / 日或 250 mg 睡前服用）和茶碱（100 ～ 200 mg，2 ～ 3 次 / 日）。

3. 氧疗　可以纠正低氧血症，对继发于充血性心力衰竭的患者，可降低呼吸暂停和低通气的次数，对神经肌肉疾病有可能加重高碳酸血症，但是若合并 OSAHS 则可能加重阻塞性呼吸暂停。

4. 辅助通气治疗　对严重患者，应用机械通气可增强自主呼吸，可选用无创正压通气和有创机械通气。

（二）阻塞型睡眠呼吸暂停低通气综合征的治疗

1. 一般治疗

（1）减肥：饮食控制、药物和手术。

（2）睡眠体位改变：侧位睡眠，抬高床头。

（3）戒烟酒，避免服用镇静剂。

2. 药物治疗　不推荐药物用于 OSAHS 本身的治疗。对于合并失眠的患者可使用非苯二氮䓬类药物（non-BZDs）中的唑吡坦和右佐匹克隆，莫达非尼可用于合并发作性睡病、经 CPAP 治疗有效后残余思睡的患者。

3. 器械治疗

（1）无创气道正压通气：是 OSAHS 的首选和初始治疗手段。

适应证：① AHI ≥ 15 次 / 时的患者；② AHI ＜ 15 次 / 时，但临床症状明显（白天嗜睡、认知障碍及抑郁等），合并或并发心脑血管疾病、糖尿病等；③ OSAHS 患者围术期治疗；④手术治疗失败或复发患者；⑤不能耐受其他治疗方法者。

禁忌证：昏迷、肺大疱、咯血、气胸、血压明显降低（＜ 90/60 mmHg）或休克时、急性心肌梗死患者血流动力学指标不稳定、脑脊液漏、颅脑外伤或颅内积气、青光眼、急性中耳炎、鼻炎、鼻窦炎感染未控制。

知识拓展：成人阻塞性睡眠呼吸暂停基层诊疗指南（2018 年版）

（2）口腔矫治器：适用于单纯性鼾症及轻中度 OSAHS 患者，特别是有下颌后缩者。对于不能耐受无创正压通气治疗、不能手术或手术疗效不佳者可以试用。

禁忌证：有重度颞颌关节炎或功能障碍、严重牙周病、严重牙列缺失。

4. 手术治疗　通常手术不宜作为本病的初始治疗手段，仅适合于手术确实可解除上气道阻塞的患者，需严格掌握手术适应证。常用术式包括鼻手术、悬雍垂腭咽成形术及其改良术、激光辅助咽成形术、正颌手术等。

案例分析 3-2-1

1. 病历摘要

患者男性，37 岁，因睡眠打鼾、白天嗜睡 10 余年就诊。查体：鼻中隔无明显偏曲，口咽腔略狭窄，舌后隙无明显狭窄。PSG 监测：AHI 39.2 次 / 时，最低血氧饱和度 65%。

2. 思考题

（1）患者的诊断是什么？

（2）该患者最合适的初始治疗手段是什么？

案例分析 3-2-1 参考答案

（陈良安）

第二节　急性上呼吸道感染和急性气管 – 支气管炎

急性上呼吸道感染（acute upper respiratory tract infection）简称上感，又称感冒，是最常见的呼吸道感染性疾病，为外鼻孔至环状软骨下缘包括鼻腔、咽或喉部急性炎症的统称，某些病种或病原体感染如流行性感冒，具有很强的传染性。急性气管 – 支气管炎（acute tracheobronchitis）是由生物、物理、化学刺激或过敏反应等因素引起的支气管树黏膜急性炎症，也可由急性上呼吸道感染迁延不愈所致，多为散发，无流行倾向，年老体弱者易感。

【病因和发病机制】

（一）急性上呼吸道感染

70%～80% 的上感由病毒引起，包括鼻病毒、冠状病毒、腺病毒、流感和副流感病毒、呼吸道合胞病毒、埃可病毒、柯萨奇病毒等。另有 20%～30% 的上感由细菌引起。细菌感染可单独发生或继发于病毒感染之后，以溶血性链球菌为最常见，其次为流感嗜血杆菌、肺炎链球菌、葡萄球菌等，偶或为革兰氏阴性细菌。接触病原体后是否发病还取决于传播途径和人群易感性。各种导致全身或呼吸道局部防御功能降低的原因，如受凉、淋雨、气候突变、过度疲劳等均可使原已存在于上呼吸道或从外界侵入的病毒或细菌迅速繁殖，从而诱发本病。老幼体弱、免疫功能低下或患有慢性呼吸道疾病的患者更易发病。

（二）急性气管 – 支气管炎

病原体与上呼吸道感染类似。常见病毒为腺病毒、流感病毒（甲、乙）、冠状病毒、鼻病毒、单纯疱疹病毒、呼吸道合胞病毒和副流感病毒。常见细菌为流感嗜血杆菌、肺炎链球菌、卡他莫拉菌等，衣原体和支原体感染有所增加。也可在病毒感染的基础上继发细菌感染。常见的物理化学因素包括冷空气、粉尘、刺激性气体或烟雾（如二氧化硫、二氧化氮、氨气、氯气等）的吸入。导致过敏反应的常见吸入性致敏原包括花粉、有机粉尘、真菌孢子、动物毛发、皮屑或排泄物等。

【临床表现】

（一）急性上呼吸道感染

根据病因和病变范围的不同，临床表现可有不同的类型：

1. 普通感冒　俗称"伤风"，又称急性鼻炎或上呼吸道卡他。起病较急，主要表现为鼻部症状，如喷嚏、鼻塞、流清水样鼻涕，也可表现为咳嗽、咽干、咽痒或灼热感，甚至鼻后滴漏感。2～3 天后鼻涕变稠，常伴咽痛、流泪、味觉减退、呼吸不畅、声嘶等。严重者可有发热、畏寒和头痛等。体检可见鼻腔黏膜充血、水肿伴分泌物，咽部轻度充血。如无并发症，一般 5～7 天可痊愈。

2. 急性病毒性咽炎或喉炎　急性病毒性咽炎常表现为咽部发痒或灼热感，咳嗽少见，咽痛不明显。当吞咽疼痛时，常提示有链球菌感染。急性病毒性喉炎常表现为声嘶、讲话困难、咳嗽时疼痛，常有发热、咽痛或咳嗽。

3. 急性疱疹性咽峡炎　表现为明显咽痛、发热，病程约 1 周。查体可见咽部充血，软腭、悬雍垂、咽及扁桃体表面有灰白色疱疹及浅表溃疡，周围有红晕。

4. 急性咽结膜炎　表现为发热、咽痛、畏光、流泪，查体可见咽及结合膜明显充血。病程 4～6 天，常发生于夏季，儿童多见。游泳易于传播。

5. 细菌性咽 – 扁桃体炎　起病急，明显咽痛伴畏寒、发热，体温可达 39℃ 以上。查体可见咽部明显充血，扁桃体肿大、充血，表面有黄色脓性分泌物，颌下淋巴结肿大、压痛，而肺部无异常体征。

（二）急性气管 – 支气管炎

起病较急，常先有急性上呼吸道感染症状。全身症状一般较轻，可有发热，体温 38℃ 左右，多于 3～5 天降至正常。咳嗽、咳痰，先为干咳或少量黏液性痰，随后可转为黏液脓性或脓性，痰量增多，咳嗽加剧，偶可痰中带血，咳嗽可延续 2～3 周才消失，如迁延不愈，可演变成慢性支气管炎。如支气管发生痉挛，可出现不同程度的胸闷、气促，可伴胸骨后发紧感。查体可无明显阳性体征，也可在两肺听到散在的干、湿啰音，部位不固定，咳嗽后可减少或消失。

【辅助检查】

急性上呼吸道感染和急性气管－支气管炎的辅助检查手段基本一致。

1. 血常规　病毒感染时，白细胞计数多正常或偏低，淋巴细胞比例升高；细菌感染时，白细胞计数常增多，有中性粒细胞增多或核左移现象。

2. 病原学检查　因病毒类型繁多，一般无需明确病原学检查，必要时可用病毒分离鉴定、血清学检查、核酸检测等方法确定病毒类型。但在流行季节，病原学检测有助于指导临床采取合理的治疗措施和隔离措施，以减少重症患者的数量，并控制暴发和流行的严重程度。细菌培养可判断细菌类型并做药物敏感试验以指导临床用药。

3. X 线胸片　咳嗽、咳痰症状明显的患者可行该检查。急性气管－支气管炎患者常表现为肺纹理增强。

【诊断和鉴别诊断】

（一）急性上呼吸道感染

根据病史、流行病学、鼻咽部的症状和体征，结合周围血象和胸部影像学检查可做出临床诊断。特殊情况下可行细菌培养或病毒分离，或病毒血清学检查等确定病原体。但须与初期表现为感冒样症状的其他疾病相鉴别。

1. 流行性感冒　见补充学习材料《流行性感冒诊疗方案（2018 年版）》。

2. 过敏性鼻炎　有过敏史，呈季节性或常年打喷嚏、鼻痒、鼻塞、流涕。症状特征和鼻分泌物内嗜酸性粒细胞增加有助于本病诊断。

3. 急性气管－支气管炎　表现为咳嗽、咳痰，鼻部症状较轻，血白细胞可升高，X 线胸片可见肺纹理增强。

知识拓展：流行性感冒
诊疗方案（2018 年版）

4. 急性传染病前驱症状　某些急性传染病如麻疹、脑炎、流行性脑脊髓膜炎、脊髓灰质炎、伤寒、斑疹伤寒和 HIV 感染前驱期表现相似，根据症状、病史、动态观察和相关实验室检查，不难鉴别。

（二）急性气管－支气管炎

急性支气管炎的诊断并不困难，通常根据病史、症状、体征、血常规检查和 X 线表现即可做出临床诊断。相关实验室检查可做出病原学诊断，对轻、中度患者的常规检查并无必要，对重症、继发细菌感染患者则应积极做细菌学检查和药物敏感试验，以指导临床正确选用抗菌药物。

【治疗】

（一）急性上呼吸道感染

由于目前尚无特效抗病毒药物，治疗上以对症处理为主，同时戒烟，注意休息，多饮水，保持室内空气流通和防治继发细菌感染。

1. 对症治疗　鼻塞、鼻黏膜充血水肿时，可使用盐酸伪麻黄碱，也可用 1% 麻黄碱滴鼻。频繁打喷嚏、流鼻涕，可选用马来酸氯苯那敏或苯海拉明等抗组胺药。对于咳嗽症状较明显者，可给予右美沙芬、喷托维林等镇咳药。必要时可给予解热镇痛药物。

知识拓展：普通感冒规
范诊治的专家共识

2. 病因治疗　目前尚无特效抗病毒药物，而且滥用抗病毒药物可造成感冒病毒耐药现象。因此如无发热、免疫功能正常、发病超过 2 天的患者一般无需应用。免疫缺陷患者可早期常规使用。广谱抗病毒药物利巴韦林和奥司他韦对流感病毒、副流感病毒和呼吸道合胞病毒等有较强的抑制作用，可缩短病程。单纯病毒感染无需使用抗菌药物，有白细胞计数升高、咽部脓苔、咳黄痰等细菌感染证据时，可根据当地流行病学史和经验用药，口服青霉素、第一代头孢菌素、大环内酯类或呼吸喹诺酮类。极少需要根据病原菌选用敏感的抗菌药物。

3. 中医中药治疗　具有清热解毒和抗病毒作用的中药汤剂或中成药亦可选用，有助于改善症状，缩短病程。

（二）急性气管 – 支气管炎

1. 一般治疗   休息、保暖、多饮水。

2. 抗菌药物治疗   有细菌感染证据时应及时使用。经验型治疗可以选用大环内酯类、青霉素、头孢菌素类和呼吸喹诺酮类等药物。多数患者口服抗菌药物即可，症状较重者可用肌内注射或静脉滴注。少数患者须根据感染的病原体及药物敏感试验选择抗菌药物治疗。

3. 对症治疗   咳嗽无痰，可用右美沙芬、喷托维林或可待因。咳嗽有痰而不易咳出，可选用盐酸氨溴索、溴己新、桃金娘油提取物、桉柠蒎肠溶胶囊等，也可雾化帮助祛痰。中成药止咳祛痰药也可选用。发生支气管痉挛时，可用平喘药物如茶碱类、受体激动剂等。发热可用解热镇痛药。

案例分析 3-2-2

1. 病历摘要

女性，39 岁，因"受凉后鼻塞、咽痛 1 天"就诊，无发热、咳嗽、咳痰、胸闷。查体：鼻腔黏膜充血，咽部轻度充血。

2. 思考题

（1）该患者最可能的诊断是什么？

（2）该患者的治疗原则是什么？

案例分析 3-2-2 参考答案

（杨　震）

第三节　肺部感染性疾病

肺炎（pneumonia）是指终末气道、肺泡和肺间质的感染性炎症。

1. 按发生的解剖部位，肺炎可分为三种类型

（1）大叶性（肺泡性）肺炎：病原体先在肺泡引起炎症，经肺泡间孔（Cohn 孔）向其他肺泡扩散，致使部分肺段或整个肺段、肺叶发生炎症改变。典型者表现为肺实质炎症，通常并不累及支气管。致病菌多为肺炎链球菌。X 线胸片显示肺叶或肺段的实变阴影。

（2）小叶性（支气管性）肺炎：病原体经支气管入侵，引起细支气管、终末细支气管及肺泡的炎症，常继发于其他疾病，如支气管炎、支气管扩张、上呼吸道病毒感染以及长期卧床的危重患者。病原体有肺炎链球菌、葡萄球菌、病毒、肺炎支原体以及军团菌等。支气管腔内有分泌物，故常可闻及湿啰音，无实变的体征。X 线胸片显示为沿肺纹理分布的不规则斑片状阴影，边缘密度浅而模糊，无实变征象，肺下叶常受累。

（3）以肺间质为主的炎症：可由细菌、支原体、衣原体、病毒或肺孢子菌等引起。累及支气管壁以及支气管周围，有肺泡壁增生及间质水肿，因病变仅在肺间质，故呼吸道症状较轻，异常体征较少。X 线胸片通常表现为一侧或双侧肺下部的不规则条索状阴影，从肺门向外伸展，可呈网状，其间可有小片肺不张阴影。

2. 按发病环境，肺炎可分为两种类型

（1）社区获得性肺炎（community acquired pneumonia，CAP）：指在医院外罹患的感染性肺实质炎症，包括具有明确潜伏期的病原体感染而在入院后平均潜伏期内发病的肺炎。常见病原体为肺炎链球菌、支原体、衣原体、流感嗜血杆菌和呼吸道病毒（甲、乙型流感病毒，腺病毒、呼吸道合胞病毒和副流感病毒）等。

（2）医院获得性肺炎（hospital acquired pneumonia，HAP）：指患者入院时不存在，也不处于潜伏期，而于入院 48 小时后在医院（包括老年护理院、康复院等）内发生的肺炎。HAP 还包括呼吸机相关性肺炎（ventilator associated pneumonia，VAP），无感染高危因素患者的常见病原体依次为肺炎链球菌、流感嗜血杆菌、金黄色葡萄球菌、大肠埃希菌、肺炎克雷伯杆菌、不动杆菌属等；有感染高危因素患者的常见病原体为铜绿假单胞菌、肠杆菌属、肺炎克雷伯杆菌、不动杆菌属等，金黄色葡萄球菌的感染有明显增加的趋势。

【病因和发病机制】

（一）病因

细菌如肺炎链球菌、金黄色葡萄球菌、甲型溶血性链球菌、肺炎克雷伯杆菌、流感嗜血杆菌、铜绿假单胞菌等。非典型病原体如军团菌、支原体和衣原体等。病毒如冠状病毒、腺病毒、呼吸道合胞病毒、流感病毒、麻疹病毒、巨细胞病毒、单纯疱疹病毒等。真菌如白念珠菌、曲霉菌、隐球菌、肺孢子菌等。其他病原体如立克次体（如 Q 热立克次体）、弓形虫（如鼠弓形虫）、寄生虫（如肺吸虫、肺血吸虫）等。导致 CAP 和 HAP 的病原体分布和耐药特性存在明显差异，而 HAP 的病原体分布和耐药特性在不同地区、不同医院、不同状态患者群体中也常常存在较大差异（见补充阅读材料）。

（二）发病机制

正常的呼吸道免疫防御机制（支气管内黏液 - 纤毛运载系统、肺泡巨噬细胞等细胞防御的完整性等）使气管隆突以下的呼吸道保持无菌。是否发生肺炎主要取决于病原体和宿主两个因素，在 HAP/VAP 还包含医疗环境因素。如果病原体数量多、毒力强和（或）宿主呼吸道局部和全身免疫防御系统受损害，即可发生肺炎。病原体可通过下列途径引起肺炎：①空气吸入；②血行播散；③邻近感染部位蔓延；④上呼吸道定植菌的误吸。肺炎还可通过误吸胃肠道的定植菌（胃食管反流）和通过人工气道吸入环境中的致病菌引起。病原体直接抵达下呼吸道后，孳生繁殖，引起肺泡毛细血管充血、水肿，肺泡内纤维蛋白渗出及细胞浸润。

【临床表现】

肺炎的症状变化较大，决定于病原体和宿主的状态。常见症状为咳嗽、咳痰，或原有呼吸道症状加重，并出现脓性痰或血痰，伴或不伴胸痛。肺炎病变范围大者可有呼吸困难，呼吸窘迫。大多数患者有发热。早期肺部体征无明显异常，重症者可有呼吸频率增快，鼻翼扇动，发绀。肺实变时有典型的体征，如叩诊浊音、语颤增强和支气管呼吸音等，也可闻及湿啰音。并发胸腔积液者，患侧胸部叩诊浊音，语颤减弱，呼吸音减弱。

（一）细菌性肺炎

1. 肺炎链球菌肺炎　发病前常有受凉、淋雨、疲劳、醉酒、病毒感染史，多有上呼吸道感染的前驱症状，起病多急骤，高热、寒战、全身肌肉酸痛，体温常在数小时内升至 39 ～ 40℃，高峰在下午或傍晚，或呈稽留热，脉率增快，可有患侧胸痛，放射到肩部或腹部，咳嗽或深呼吸时加重，痰少，可带血或呈铁锈色，纳差，偶有恶心、呕吐、腹痛、腹泻，易被误诊为急腹症。

2. 葡萄球菌性肺炎　起病多急骤，寒战、高热，体温多高达 39 ～ 40℃，胸痛，脓性痰，量多，带血丝或呈脓血状，毒血症状明显，全身肌肉、关节酸痛，体质衰弱，精神萎靡，病情严重者可早期出现周围循环衰竭。院内感染者通常起病较隐匿，体温逐渐上升，老年人症状可不典型。血源性葡萄球菌性肺炎常有皮肤伤口、疖痈和中心静脉导管置入，或静脉吸毒史，咳脓性痰少见。

（二）非典型病原体肺炎

1. 肺炎支原体肺炎　潜伏期为 2～3 周，通常起病较缓慢，症状主要为乏力、咽痛、头痛、咳嗽、发热、食欲不振、腹泻、肌痛、耳痛等，咳嗽多为阵发性刺激性呛咳，咳少量黏痰。发热可持续 2～3 周，体温恢复正常后可能仍有咳嗽。偶伴胸骨后疼痛。肺外表现更为常见，如皮炎（斑丘疹、多形红斑）等。

2. 肺炎衣原体肺炎　起病多隐袭，早期表现为上呼吸道感染症状。临床上与支原体肺炎相似。通常症状较轻，发热、寒战、肌痛、干咳、非胸膜炎性胸痛，头痛、不适和乏力，少有咯血。发生咽喉炎者表现为咽喉痛、声音嘶哑，有些患者可表现为双阶段病程：开始表现为咽炎，经对症处理好转，1～3 周后又发生肺炎或支气管炎，咳嗽加重。少数患者可无症状。肺炎衣原体感染时也可伴有肺外表现，如中耳炎、关节炎、甲状腺炎、脑炎、吉兰－巴雷综合征等。

（三）病毒性肺炎

好发于病毒感染性疾病流行季节，症状通常较轻，与支原体肺炎的症状相似，但起病较急，发热、头痛、全身酸痛、倦怠等症状较突出，常在急性流感症状尚未消退时即出现咳嗽、少痰或白色黏液痰、咽痛等呼吸道症状。小儿或老年人易发生重症病毒性肺炎，表现为呼吸困难、发绀、嗜睡、精神萎靡，甚至发生休克、心力衰竭、呼吸衰竭等严重并发症，也可发生急性呼吸窘迫综合征。

（四）肺真菌病

1. 肺念珠菌病　肺念珠菌病分念珠菌支气管炎和念珠菌肺炎两型，亦是病程中的两个阶段。念珠菌支气管炎常表现为阵发性刺激性咳嗽，咳多量似白泡沫塑料状稀痰，偶带血丝，随病情进展，痰液稠如糨糊状，憋喘、气短，尤以夜间为重。乏力、盗汗，多不发热。X 线仅示两肺中下野纹理增粗。念珠菌肺炎临床表现为畏寒、高热、咳白色泡沫黏痰，有酵臭味，或呈胶冻状，有时伴咯血，临床酷似急性细菌性肺炎。胸部 X 线显示双下肺纹理增多，纤维条索影伴散在的大小不等、形状不一的结节状阴影，呈支气管肺炎表现；或融合的均匀大片浸润影，自肺门向周边扩展，可形成空洞。双肺或多肺叶病变，病灶可有变化，但肺尖较少受累，偶可并发渗出性胸膜炎。

2. 肺曲霉菌病　主要由烟曲霉引起，临床常见的主要有 3 型，即变应性支气管肺曲霉菌病（allergic bronchopulmonary aspergillosis，ABPA）、慢性肺曲霉菌病（chronic pulmonary aspergillosis，CPA）和侵袭性肺曲霉菌病（invasive pulmonary aspergillosis，IPA）。临床表现均缺乏特异性。ABPA 多于哮喘诊断多年后发病，临床表现有咳嗽、咳痰、喘息，还可见低热、消瘦、乏力、胸痛等。咳棕褐色黏冻样痰栓为特征性表现。存在支气管扩张时，可有不同程度的咯血。CPA 好发于存在肺部基础疾病或轻度免疫缺陷者，临床可表现为咳嗽、咳痰、胸痛、发热、咯血、呼吸困难、乏力等。IPA 多继发于免疫受损和骨髓移植的患者，临床表现常有发热、干咳、胸痛、咯血。

3. 肺隐球菌病　可有发热、咳嗽，以干咳为主或有少量痰液。常有难以言明的胸痛和轻度气促。其他症状包括少量咯血、盗汗、乏力和体重减轻。由于患者免疫状态的不同，可形成两种极端：无症状者，系影像学检查发现，主要见于免疫机制健全者；重症患者，有显著气促和低氧血症，并伴有某些基础疾病和免疫抑制状态。

4. 肺孢子菌肺炎（pneumocystis carinii pneumonia，PCP）　潜伏期一般为 2 周，而艾滋病患者潜伏期约 4 周。在不同个体及疾病的不同病程，临床表现差异甚大。成人 PCP 多见于免疫缺陷患者，偶见于健康者。化疗、器官移植或因其他基础疾病应用免疫抑制剂患者并发 PCP 时进展迅速，而艾滋病患者并发 PCP 时进展较缓慢。初期表现有食欲不振、体重减轻，继而出现干咳、发热、发绀、呼吸困难，很快发生呼吸窘迫，未及时发现和治疗的患者病死率极高。

【辅助检查】

1. 感染相关炎症指标检查　包括外周血白细胞计数和分类、C 反应蛋白、降钙素原。

2. 影像学检查　最常用到的是 X 线胸片和胸部 CT。在重症监护病房，胸部超声的应用也在逐渐发展。

知识拓展：成人社区获得性肺炎诊疗指南（2016 年版）

3. 病原学检查　病原学检查常用的方法有基于外周血、尿、肺泡灌洗液的抗原抗体检测、传统核酸检测，基于痰、外周血、气管导管内吸引物、经支气管镜防污染毛刷取样、支气管肺泡灌洗液、胸腔积液、支气管黏膜或肺组织的涂片和培养。新近基于高通量测序技术的临床宏基组学检查，通过分析临床标本中微生物的 DNA 或 RNA 含量与丰度判断致病菌，显著提高了病原检测的速度，缩短了检测时间，对罕见病原菌感染的诊断具有优势，可审慎地用于现有成熟检测技术不能确定的病原体，或经恰当与规范抗感染治疗无效的患者。致病原的主要检测方法和相应诊断标准参见二维码内容：成人社区获得性肺炎治疗指南（2016 年版）和中国成人医院获得性肺炎与呼吸机相关性肺炎诊断和治疗指南（2018 年版）。

知识拓展：中国成人医院获得性肺炎与呼吸机相关性肺炎诊断和治疗指南（2018 年版）

【诊断和鉴别诊断】

（一）诊断

1. 建立临床诊断　肺炎诊断主要依据症状、体征和影像学征象，并除外肺结核、肺癌、非感染性肺间质疾病、肺水肿、肺不张、肺栓塞、肺嗜酸性粒细胞浸润症、肺血管炎等疾病，可建立临床诊断。

2. 严重程度评估　如果肺炎的诊断成立，评价病情的严重程度对于决定在门诊或入院治疗甚或 ICU 治疗、经验性选择初始抗菌药物和判断预后至关重要。肺炎严重性决定于三个主要因素：局部炎症程度、肺部炎症的播散和全身炎症反应程度。重症肺炎目前还没有普遍认同的诊断标准，如果肺炎患者需要通气支持（急性呼吸衰竭、气体交换严重障碍伴高碳酸血症或持续低氧血症）、循环支持（血流动力学障碍、外周低灌注）和需要加强监护和治疗（肺炎引起的脓毒症或基础疾病所致的其他器官功能障碍）可认为重症肺炎。目前许多国家制订了重症肺炎的诊断标准，虽然有所不同，但均注重肺部病变的范围、器官灌注和氧合状态。

3. 病原学诊断　除在门诊接受治疗的轻症 CAP 患者不必常规进行病原学检查外，其他 CAP 患者和所有 HAP 患者均须进行病原学检查。

（二）鉴别诊断

1. 肺结核　多有全身中毒症状，如午后低热、盗汗、疲乏无力、体重减轻、失眠、心悸，女性患者可有月经失调或闭经等。X 线胸片见病变多在肺尖或锁骨上下，密度不均，消散缓慢，且可形成空洞或肺内播散。痰中可找到结核分枝杆菌。一般抗菌治疗无效。

2. 肺癌　多无急性感染中毒症状，有时痰中带血丝。血白细胞计数不高，若痰中发现癌细胞可以确诊。肺癌可伴发阻塞性肺炎，经抗菌药物治疗后炎症消退，肿瘤阴影渐趋明显，或可见肺门淋巴结肿大，有时出现肺不张。若经过抗菌药物治疗后肺部炎症不消散，或暂时消散后于同一部位再出现肺炎，应密切随访。对有吸烟史及年龄较大的患者，必要时进一步做 CT、MRI、纤维支气管镜和痰脱落细胞等检查，以免贻误诊断。

3. 急性肺脓肿　早期临床表现与肺炎链球菌肺炎相似。但随病程进展，咳出大量脓臭痰为肺脓肿的特征。X 线胸片显示脓腔及气液平，易与肺炎鉴别。

4. 肺血栓栓塞症　多有静脉血栓的危险因素，如血栓性静脉炎、心肺疾病、创伤、手术和肿瘤等病史，可发生咯血、晕厥，呼吸困难较明显，颈静脉充盈。X 线胸片示区域性肺血管纹理减少，有时可见尖端指向肺门的楔形阴影，动脉血气分析常见低氧血症及低碳酸血症。D-二聚体、CT 肺动脉造影（CTPA）、放射性核素肺通气 / 灌注扫描和 MRI 等检查可帮助鉴别。

5. 非感染性肺部浸润　还需排除非感染性肺部疾病，如肺间质纤维化、肺水肿、肺不张、肺嗜酸性粒细胞增多症和肺血管炎等。

【治疗】

1. 抗感染治疗　抗感染治疗是肺炎治疗的最主要环节，包括经验性治疗和针对病原体治疗。前者需要根据患者年龄、基础疾病、临床特点、实验室及影像学检查、疾病严重程度、肝肾功能、既往用药和药敏情况、本地区和本单位的病原体分布和耐药的流行病学资料分析最有可能的致病原，选择可能覆盖病原体的抗菌药物；后者则需根据确定的病原学诊断和药物敏感试验结果，选择敏感的抗菌药物。另外选择抗菌药物还要参考药动 / 药效学特点。具体用药推荐参见补充学习材料。

肺炎的抗感染药物治疗应尽早进行。抗感染药物治疗后 48 ～ 72 小时应对病情进行评价，治疗有效表现为体温下降、症状改善、临床状态稳定、白细胞逐渐降低或恢复正常，而 X 线胸片示病灶吸收较迟。如 72 小时后症状无改善，其原因可能有：①药物未能覆盖致病菌；②病原体耐药；③出现并发症或存在影响疗效的宿主因素（如免疫抑制）；④非感染性疾病误诊为肺炎；⑤药物热。需仔细分析，做必要的检查，进行相应处理。

病情稳定后可从静脉途径转为口服治疗。细菌性肺炎抗感染药物疗程至少 5 天，大多数患者需要 7 ～ 10 天或更长疗程，如体温正常 48 ～ 72 小时，无任何一项肺炎临床不稳定征象，可停用抗感染药物。肺炎临床稳定标准为：① $T \leq 37.8℃$；②心率 ≤ 100 次 / 分；③呼吸频率 ≤ 24 次 / 分；④血压：收缩压 ≥ 90 mmHg；⑤呼吸室内空气条件下动脉血氧饱和度 ≥ 90% 或 $PaO_2 \geq 60$ mmHg；⑥能够口服进食；⑦精神状态正常。

2. 辅助治疗　辅助治疗包括呼吸支持治疗、脏器功能支持治疗、其他非抗菌药物治疗。呼吸支持治疗包括引流气道分泌物、合理氧疗、无创通气支持、机械通气、体外膜肺氧合等方法。脏器功能支持治疗包括血流动力学监测及液体管理、血糖控制、应激性溃疡预防、持续肾替代治疗等方法。非抗菌药物治疗包括抗炎药物应用、营养支持和免疫治疗。

 案例分析 3-2-3

1. 病历摘要

男性，20 岁，突然寒战，高热，咳嗽，咳少量黏液痰，时有铁锈色痰，查 WBC 21×10^9/L，中性粒细胞比例 92%。X 线胸片示右肺上叶大片实变影。

2. 思考题

（1）该患者最可能的诊断是什么？

（2）为了明确病原菌首选哪种检查？

（杨　震）

案例分析 3-2-3 参考答案

第四节　肺　结　核

结核病是由结核分枝杆菌引起的慢性传染病，可侵及许多脏器，以肺部结核感染最为常见。排菌者为其重要的传染源。人体感染结核菌后不一定发病，当抵抗力降低或细胞介导的变态反应增高时，才可能引起临床发病。若能及时诊断，并予合理治疗，大多可获临床痊愈。从20 世纪 60 年代起，结核病化学治疗成为公认的控制结核病的主要手段，使新发现的结核病治愈率达到 95% 以上。但 20 世纪 80 年代中期以来，结核病出现全球性恶化趋势，大多数结核病疫情很低的发达国家出现结核病卷土重来，众多发展中国家的结核病疫情出现明显回升。

【病因和发病机制】

结核病的病原菌为结核分枝杆菌。结核分枝杆菌属于放线菌目、分枝杆菌科的分枝杆菌属，为有致病力的耐酸菌。主要分为人型、牛型、非洲型和鼠型。对人有致病性的主要是人型，少数为牛型和非洲型。结核分枝杆菌细长微弯，痰标本中的结核分枝杆菌可呈现为"T""V""Y"字型以及丝状、球状、棒状等多种形态。抗酸染色呈红色，对盐酸乙醇的驼色有很强的抵抗，故被命名为抗酸杆菌。结核分枝杆菌生长缓慢，培养时间一般为 2～8 周。对于干燥、冷、酸、碱等抵抗力强，干燥环境中可存活数月或数年，低温条件下如 –40℃仍能存活数月。常用杀菌剂中，70% 乙醇一般在 2 分钟内可杀死结核分枝杆菌。传统煮沸法（100℃）5 分钟可杀死结核分枝杆菌。结核分枝杆菌菌体成分复杂，主要是类脂质、蛋白质和多糖类。类脂质占总量的 50%～60%，其中蜡质约占 50%，其作用与结核病的组织坏死、干酪液化、空洞发生以及结核变态反应相关。菌体蛋白质是结核菌素的主要成分，可诱发皮肤变态反应。多糖类与血清反应等免疫应答有关。

结核病的传染源主要是继发性肺结核患者。由于结核分枝杆菌主要是随痰液排出体外而播散，因而痰中查出结核分枝杆菌的患者才具传染性，才是传染源。传染性的强弱取决于痰内菌量的多少。飞沫传播是肺结核最主要的传播途径，经消化道或皮肤的传播现已罕见。婴幼儿、老年人、HIV 感染者、免疫抑制剂使用者、慢性疾病患者等免疫力低下者是结核病的易感人群。

【临床表现】

1. 症状　咳嗽、咳痰是肺结核最常见的早期症状，痰内可带血丝或小血块。结核累及胸膜时可表现胸痛，为胸膜性疼痛，随呼吸运动和咳嗽加重。干酪样肺炎和大量胸腔积液患者可出现呼吸困难。

发热是最常见的全身症状，多为长期低热（午后为著），还可出现盗汗、乏力、纳差、消瘦，女性出现月经失调等。

2. 体征　肺部体征依病情轻重、病变范围不同而有差异，早期、小范围的结核不易查到阳性体征，病变范围较广者叩诊呈浊音，语颤增强，肺泡呼吸音低，可闻及湿啰音。晚期结核形成纤维化，局部收缩使胸膜塌陷和纵隔移位。在结核性胸膜炎者早期有胸膜摩擦音，形成大量胸腔积液时，胸壁饱满，叩诊浊实音，语颤和呼吸音减低或消失。

3. 肺结核的分型和分期

（1）肺结核分型

1）原发型肺结核（Ⅰ型）：肺内渗出病变、淋巴管炎和肺门淋巴结肿大的哑铃状改变的原发综合征，儿童多见，或仅表现为肺门和纵隔淋巴结肿大。

2）血行播散型肺结核（Ⅱ型）：包括急性粟粒性肺结核、慢性或亚急性血行播散型肺结核两型。①急性粟粒性肺结核：两肺散在的粟粒大小的阴影，大小一致、密度相等、分布均匀的粟粒状阴影，随病期进展，可互相融合。②慢性或亚急性血行播散型肺结核：两肺出现大小不一、新旧病变不同、分布不均匀、边缘模糊或锐利的结节和索条阴影。

3）继发型肺结核（Ⅲ型）：本型中包括病变以增殖为主、浸润病变为主、干酪病变为主或空洞为主的多种改变。浸润型肺结核：X 线表现常为云絮状或小片状浸润阴影，边缘模糊（渗出性）或结节、索条状（增殖性）病变，大片实变或球形病变（干酪样可见空洞）或钙化。慢性纤维空洞型肺结核：多在两肺上部，亦为单侧，大量纤维增生，其中空洞形成，呈破棉絮状，肺组织收缩，肺门上提，肺门影呈"垂柳样"改变，胸膜肥厚，胸廓塌陷，局部代偿性肺气肿。

4）结核性胸膜炎（Ⅳ型）：患侧胸腔积液，小量为肋膈角变浅，中等量以上积液为致密阴影，上缘呈弧形。

5）其他肺外结核（Ⅴ型）

（2）肺结核分期

1）进展期：新发现的活动性肺结核，随访中病灶增多、增大，出现空洞或空洞扩大，痰菌检查转阳性，发热等临床症状加重。

2）好转期：随访中病灶吸收好转，空洞缩小或消失，痰菌转阴，临床症状改善。

3）稳定期：空洞消失，病灶稳定，痰菌持续转阴性（1个月1次）达6个月以上；或空洞仍然存在，痰菌连续转阴1年以上。

【辅助检查】

1. 免疫学检查

（1）结核菌素试验：选择左侧前臂曲侧中上部1/3处，0.1 ml（5U）皮内注射，以局部出现7～8 mm大小的圆形橘皮样皮丘为宜。48～72小时观察结果，手指轻摸硬结边缘，测量硬结的横径和纵径，得出平均直径。硬结直径≤4 mm或无反应，为阴性，5～9 mm为一般阳性，10～14 mm为中度阳性，≥15 mm或虽＜15 mm但局部出现双圈、水疱、坏死及淋巴管炎者为强阳性。

结核菌素试验广泛应用于检出结核分枝杆菌感染，而非检出结核病。结核菌素试验对儿童、青少年和老年人的结核病诊断有参考意义。结核菌素试验反应越强，对结核病的诊断越重要。

结核菌素皮肤试验假阴性反应如下：

1）变态反应前期：从结核分枝杆菌感染到产生反应需1个月余，在反应前期，结核菌素试验无反应。

2）免疫系统受干扰：急性传染病，如百日咳、麻疹、白喉等，可使原有反应暂时受到抑制，呈阴性反应。

3）免疫功能低下：重症结核病、肿瘤、结节病、艾滋病等结核菌素反应可降低或无反应，但随着病情好转，结核菌素试验可又呈阳性反应。

4）结核菌素试剂失效或试验方法错误，也可出现结核菌素试验阴性。

（2）γ-干扰素释放试验：是一种用于结核分枝杆菌感染的体外免疫检测的新方法。结核感染者体内存在特异的效应T淋巴细胞，效应T淋巴细胞再次受到结核抗原刺激时会分泌IFN-γ。通过检测效应T淋巴细胞来检测结核分枝杆菌感染，灵敏度和特异度均较高，结果不受卡介苗接种、环境分枝杆菌的影响。检测值越高，越倾向于活动性结核，但目前还不能用于判断是活动性结核还是潜伏感染。

2. 影像学检查　胸部X线检查为诊断肺结核的重要方法，可以发现早期轻微的结核病变，可判断肺病变范围、部位、形态、密度、与周围组织关系、有无活动性、治疗反应等（具体影像特征及分型见补充阅读材料）。CT易发现隐蔽的或微小的病变而减少漏诊，比X线检查更能清晰显示病变特点和性质，常用于肺结核的诊断和与其他胸部疾病的鉴别诊断，可以用于引导穿刺、引流和介入性治疗。

3. 支气管镜　纤维支气管镜检查目前常用于支气管内膜结核的诊断，结合导航技术可用于肺内病变的活检，超声支气管镜主要用于淋巴结结核的诊断。

4. 结核分枝杆菌检查

（1）痰涂片检查：简单、快速、易行和可靠的方法，但敏感度欠佳。常采用的是齐－尼氏（Zeihl-Neelsen）染色法。痰涂片检查阳性只能说明痰中含有抗酸杆菌，不能区分是结核分枝杆菌还是非结核分枝杆菌。由于非结核分枝杆菌少，故痰中检出抗酸杆菌有极重要的意义。

（2）培养法：结核分枝杆菌培养可为诊断提供准确可靠的结果，常作为结核病诊断的标准，还可为药物敏感性测定和菌种鉴定提供菌株。结核分枝杆菌培养时间较长，一般为2～6周，阳性结果随时报告，培养至8周仍未生长则报告阴性。常用的培养方法为改良罗氏法。

（3）分子诊断：针对结核分枝杆菌基因组中特有保守的管家基因，采用现代分子生物学诊断技术，如实时荧光定量 PCR 技术、等温（恒温）扩增技术、探针 – 反向杂交技术、基因测序技术等，对痰液、组织等样本进行检测，实现结核分枝杆菌病原学检测、耐药性诊断以及分枝杆菌菌种鉴定，弥补了因 MTB 生长缓慢对检测周期的影响，同时对实验室的生物安全要求低于多种传统的细菌学诊断方法（见补充阅读材料）。

5. 病理学检查　组织病理学改变表现为上皮细胞样肉芽肿性炎，光学显微镜下可见大小不等和数量不同的坏死性和非坏死性的肉芽肿。肉芽肿是由上皮样细胞结节融合而成。典型的结核病变由融合的上皮样细胞结节组成，中心为干酪样坏死，周边可见朗汉斯多核巨细胞，外层为淋巴细胞浸润和增生的纤维结缔组织。证明结核性病变，需要在病变区找到病原菌。组织病理学通常可采用抗酸染色方法。切片染色后在显微镜下常常可以在坏死区中心或坏死区与上皮样肉芽肿交界处查见红染的两端钝圆并稍弯曲的短棒状杆菌；用金胺罗达明荧光染色，在荧光显微镜下也可查见杆菌。

【诊断和鉴别诊断】

（一）诊断

1. 痰涂片阳性肺结核诊断　符合以下任何一项者：①2 份痰标本涂片抗酸杆菌检查阳性；②1 份痰标本涂片抗酸杆菌检查阳性，同时具备结核的典型影像学特征；③1 份痰标本涂片抗酸杆菌检查阳性，并且 1 份痰标本分枝杆菌培养阳性。

2. 痰涂片阴性肺结核诊断　具备①～⑥中 3 项或⑦⑧中任何 1 项可确诊：①典型肺结核临床症状和胸部影像学表现；②抗结核治疗有效；③临床可排除其他非结核性肺部疾病；④结核菌素试验强阳性，γ- 干扰素释放试验阳性；⑤结核分子生物学检查阳性；⑥肺外组织病理证实结核病变；⑦支气管肺泡灌洗液中检出抗酸分枝杆菌；⑧支气管或肺组织病理证实结核病变。

（二）鉴别诊断

肺结核的症状、体征和影像学表现同许多胸部疾病相似，在诊断肺结核时，应注意与其他疾病相鉴别，包括与非结核分枝杆菌感染肺疾病鉴别。

1. 肺炎　主要与继发性肺结核鉴别。各种肺炎因病原体不同而临床特点各异，但大都起病急，伴发热、咳嗽、咳痰明显。抗感染治疗后体温迅速下降，1 ～ 2 周左右影像学上的肺部阴影有明显吸收。

2. 肺癌　多有长期吸烟史，表现为刺激性干咳、痰中带血、胸痛、消瘦等症状，典型影像学表现为病灶常见分叶征、毛刺征、支气管充气征、血管集束征、胸膜牵拉征等。组织活检是最重要的鉴别方法。

3. 纵隔和肺门疾病　主要与原发型肺结核鉴别。经支气管超声针吸活检是最重要的鉴别方法。

【治疗】

（一）化学治疗

肺结核的化学治疗原则是早期、规律、全程、适量、联合，整个治疗方案分强化和巩固两个阶段。常用抗结核药物有异烟肼（H）、利福平（R）、吡嗪酰胺（Z）、乙胺丁醇（E）、链霉素（S）等。

1. 初始涂阳肺结核治疗方案（含初始涂阴有空洞形成或粟粒型肺结核）

（1）每日用药方案：①强化期：异烟肼、利福平、吡嗪酰胺、乙胺丁醇，顿服，2 个月；②巩固期：异烟肼、利福平，顿服，4 个月。简写为：2HRZE/4HR。

（2）间歇用药方案：①强化期：异烟肼、利福平、吡嗪酰胺、乙胺丁醇，隔日 1 次或每周 3 次，2 个月；②巩固期：异烟肼、利福平，隔日 1 次或每周 3 次，4 个月。简写为：$2H_3R_3Z_3E_3/4H_3R_3$。

2. 初始涂阴肺结核治疗方案

（1）每日用药方案：①强化期：异烟肼、利福平、吡嗪酰胺、乙胺丁醇，顿服，2个月；②巩固期：异烟肼、利福平，顿服，4个月。简写为：2HRZ/4HR。

（2）间歇用药方案：①强化期：异烟肼、利福平，隔日1次或每周3次，2个月；②巩固期：异烟肼、利福平，隔日1次或每周3次，4个月。简写为：$2H_3R_3Z_3/4H_3R_3$。

3. 复治涂阳肺结核治疗方案

（1）每日用药方案：①强化期：异烟肼、利福平、吡嗪酰胺、链霉素和乙胺丁醇，每日1次，2个月；②巩固期：异烟肼、利福平、乙胺丁醇，每日1次，4～6个月。简写为：2HRZSE/4-6HRE。

（2）间歇用药方案：①强化期：异烟肼、利福平、吡嗪酰胺、链霉素和乙胺丁醇，隔日1次或每周3次，2个月；②巩固期：异烟肼、利福平、乙胺丁醇，隔日1次或每周3次，6个月。简写为：$2H_3R_3Z_3S_3E_3/6H_3R_3E_3$。

耐药结核的预防和治疗见补充阅读材料。

（二）其他治疗

1. 对症治疗　肺结核的一般症状在合理化疗下很快减轻或消失，无需特殊处理。咯血是肺结核的常见症状，在临床处置时注意镇静、患侧卧位、给予止血药物。咯血量较大药物治疗效果不佳时，可采用支气管动脉栓塞术治疗。

2. 糖皮质激素　仅用于结核中毒症状严重者，主要利用其抗炎、抗毒效应，给药剂量依病情而定，一般用泼尼松口服每日20 mg，顿服，1～2周，以后每周递减5 mg，用药时间为4～8周。

3. 外科手术治疗　肺结核外科手术治疗的适应证主要是经合理化学治疗后无效、多重耐药的厚壁空洞、大块干酪样病灶、结核性脓胸、支气管胸膜瘘和大咯血保守治疗无效者。

案例分析 3-2-4

1. 病历摘要

患者男，23岁，因"发热、咳嗽、痰中带血1个月"入院。患者1个月前受凉后出现咳嗽，痰中带血，量少，并有午后发热，最高体温38℃，不伴畏寒，次日体温可自行降至正常。夜间盗汗明显，食欲下降，睡眠差。在当地卫生院予静脉应用抗生素（具体不详），疗效欠佳，遂来我院。起病以来，患者二便正常，体重下降约3 kg。既往体健，无"结核、肝炎"等传染病史。查体：T 37.8℃，BP 120/80 mmHg，皮肤、巩膜无黄染，双侧锁骨上各触及一蚕豆大小淋巴结，边界清楚，质韧，固定，有压痛。颈软，气管居中，双肺呼吸音清，无干、湿啰音。心界不大，HR 80次/分，律齐，无杂音。余（-）。血象：WBC $9.0×10^9$/L，N 56%。X线胸片：双上肺见云雾状渗出灶，边缘模糊。

2. 思考题

（1）最可能的诊断是什么？

（2）下一步首先需要完善什么检查？

（杨　震）

第五节 慢性阻塞性肺疾病

慢性阻塞性肺疾病（COPD）是一种具有气流受限特征的可以预防和治疗的疾病，简称慢阻肺。其气流受限不完全可逆、呈进行性发展，与肺对吸入烟草、烟雾等有害气体或颗粒的异常炎症反应有关。COPD 主要累及肺，但也可引起全身（或称肺外）的不良效应。

【病因和发病机制】

COPD 发病是遗传与环境致病因素共同作用的结果。慢阻肺与慢性支气管炎和肺气肿密切相关。通常，慢性支气管炎是指在除外慢性咳嗽的其他已知原因后，患者每年咳嗽、咳痰 3 个月以上，并连续 2 年者。肺气肿则指肺部终末细支气管远端气腔出现异常持久的扩张，并伴有肺泡壁和细支气管的破坏而无明显的肺纤维化。

当慢性支气管炎、肺气肿患者肺功能检查出现气流受限，并且不能完全可逆时，则能诊断为慢阻肺。如患者只有慢性支气管炎和（或）肺气肿而无气流受限则不能诊断为慢阻肺。

慢性阻塞性肺疾病患病人数多，病死率高。近期流行病学调查，我国 40 岁以上人群慢阻肺患病率为 8.2%。

【临床表现】

患者多为中老年男性，有长期吸烟或粉尘接触史，症状进展缓慢，可有反复急性加重。

1. 患者起病隐匿，早期可无明显症状，常见症状包括：

（1）咳嗽：慢性咳嗽常为患者的首发症状，晨起较重，夜间较轻，急性加重期常伴有咳嗽加重。

（2）咳痰：多为白色黏液性痰，合并感染时痰量增多，可有脓性痰。

（3）呼吸困难：多为劳力性呼吸困难，是慢阻肺的标志性症状，早期多在剧烈活动时出现，后逐渐加重，日常活动甚至休息时也有呼吸困难。

（4）全身症状：晚期患者有体重下降、食欲减退、焦虑等全身症状。出现呼吸衰竭、慢性肺源性心脏病等并发症时可有相应的症状。

2. 随疾病进展可出现以下体征：

（1）视诊及触诊：胸廓前后径增大，胸廓呈桶状，语音震颤减弱。重症患者呼吸频率增快，缩唇呼吸，可见吸气三凹征等。

（2）叩诊：心界缩小，肝浊音界下降，肺下界下移，肺部呈过清音。

（3）听诊：两肺呼吸音减弱，呼气延长，急性加重期患者可闻及干啰音和（或）湿啰音。

【辅助检查】

1. 肺功能检查 是判断气流受限的主要客观指标，可用于慢阻肺的诊断及严重程度评价。一秒钟用力呼气容积占用力肺活量百分比（FEV_1/FVC）是评价气流受限的一项敏感指标。吸入支气管扩张剂后 $FEV_1/FVC < 70\%$ 者，可确定为不能完全可逆的气流受限；一秒钟用力呼气容积占预计值百分比（$FEV_1\%$ 预计值）是评估慢阻肺严重程度的良好指标；肺总量（TLC）、功能残气量（FRC）和残气量（RV）、残总比（RV/TLC）增高，肺活量（VC）减低，表明肺过度充气；深吸气量（IC）减低，IC/TLC 下降，是反映肺过度充气的指标，与呼吸困难程度及慢阻肺病死率有关；严重肺气肿患者一氧化碳弥散量（DLCO）及 DLCO 与肺泡通气量（VA）比值（DLCO/VA）下降。

2. 胸部 X 线检查 早期胸片无显著异常，也可出现肺纹理增粗、紊乱等非特异性改变，肺气肿患者可见胸廓体积增大、肺纹理稀疏。对慢阻肺诊断意义不大，可用于确定肺部并发症及鉴别其他肺部疾病。

3. 胸部 CT 检查 高分辨 CT（HRCT）可见肺气肿，有助于慢阻肺的鉴别诊断。

4. 血气分析检查 确定是否发生低氧血症、高碳酸血症及酸碱平衡紊乱。

5. 其他　慢阻肺合并细菌感染时，血白细胞增高，中性粒细胞核左移；痰细菌培养可能检出病原菌；常见病原菌为肺炎链球菌、流感嗜血杆菌、卡他莫拉菌、肺炎克雷伯菌等。

【诊断和鉴别诊断】

慢阻肺的诊断应根据临床表现、危险因素接触史、体征及实验室检查等资料综合分析确定。对任何有呼吸困难、慢性咳嗽和（或）咳痰、和（或）有危险因素接触史的患者都应该考虑到慢阻肺的临床诊断。存在不完全可逆性气流受限是诊断慢阻肺的必备条件。如吸入支气管扩张剂后 $FEV_1/FVC < 70\%$，可确定存在不完全可逆性气流受限。还需除外其他引起气流受限的疾病。

慢阻肺可分为稳定期及急性加重期。稳定期指患者咳嗽、咳痰、气短等症状稳定或症状轻微。急性加重期（慢性阻塞性肺疾病急性加重）指短期内咳嗽、咳痰、气短和（或）喘息加重、痰量增多，呈脓性或黏液脓性，可伴发热等症状，并需改变基础慢阻肺常规用药者。

根据 FEV_1/FVC 及 $FEV_1\%$ 预计值可对慢阻肺的严重程度进行分级（见表 3-2-1）。

表3-2-1　慢性阻塞性肺疾病的严重程度分级

分级	分级标准
Ⅰ级：轻度	$FEV_1/FVC < 70\%$ $FEV_1 \geq 80\%$ 预计值 伴或不伴有慢性症状（咳嗽，咳痰）
Ⅱ级：中度	$FEV_1/FVC < 70\%$ $50\% \leq FEV_1 < 80\%$ 预计值 常伴有慢性症状（咳嗽，咳痰，活动后呼吸困难）
Ⅲ级：重度	$FEV_1/FVC < 70\%$ $30\% \leq FEV_1 < 50\%$ 预计值 多伴有慢性症状（咳嗽，咳痰，呼吸困难），反复出现急性加重
Ⅳ级：极重度	$FEV_1/FVC < 70\%$ $FEV_1 < 30\%$ 预计值 或 $FEV_1 < 50\%$ 预计值，伴慢性呼吸衰竭，可合并肺心病及右心功能不全或衰竭

慢阻肺应与支气管哮喘、支气管扩张症、充血性心力衰竭、肺结核等鉴别（表 3-2-2）。

表3-2-2　慢阻肺鉴别诊断要点

诊断	鉴别诊断要点
哮喘	早年发病（常在儿童期），每日症状波动较大，夜间或清晨有症状，常合并鼻炎和（或）湿疹等过敏症状，有哮喘家族史
充血性心力衰竭	听诊肺基底部可闻及湿啰音；胸部 X 线片示心脏扩大、肺水肿，肺功能测定示限制性通气障碍（而非气流受限）
支气管扩张	大量脓痰，常伴细菌感染，听诊可闻及固定粗湿啰音，胸部 HRCT 示支气管扩张，管壁增厚
肺结核	可见于任何年龄，胸部 X 线示浸润性、结节性病灶，微生物检查可确诊
闭塞性细支气管炎	发病年龄较轻，且不吸烟，可能有类风湿关节炎、烟雾接触或器官移植史，CT 在呼气相显示低密度影
弥漫性泛细支气管炎（DPB）	亚洲人群，大多数为男性非吸烟者；有慢性鼻窦炎；胸片和 HRCT 示弥漫性小叶中央结节影和过度充气征

【治疗】

1. 稳定期治疗

（1）教育和劝导患者戒烟：因职业或环境粉尘、刺激性气体所致者，应脱离污染的环境。

（2）支气管舒张剂：暂时缓解症状可选用速效制剂，长期规则应用可选择长效制剂以预防和减轻症状。

短效 β_2 受体激动剂：沙丁胺醇、特布他林，多使用气雾剂或雾化给药，数分钟内开始起效，疗效持续 4～5 小时,。

长效 β_2 受体激动剂：有沙美特罗、福莫特罗等，其中福莫特罗为速效制剂，吸入后 1～3 分钟起效，作用持续 12 小时以上。

短效抗胆碱药：异丙托溴铵起效较沙丁胺醇慢，持续 6～8 小时。

长效抗胆碱药：噻托溴铵作用长达 24 小时以上。

茶碱类：缓释茶碱，每次 0.2 g，早、晚各 1 次；或氨茶碱 0.1 g，每日 3 次。

（3）吸入糖皮质激素：长期规律吸入糖皮质激素适用于重度和极重度且反复急性加重的慢阻肺患者，联合吸入糖皮质激素和长效 β_2 受体激动剂，疗效优于单一制剂。不推荐长期口服、肌内注射或静脉应用糖皮质激素治疗。

（4）祛痰药：对痰不易咳出者可应用。常用药物有盐酸氨溴索，或 N-乙酰半胱氨酸等。

（5）氧疗：长期家庭氧疗适用于合并慢性呼吸衰竭的慢阻肺患者，具体指征是：① $PaO_2 \leqslant$ 55 mmHg 或动脉血氧饱和度（SaO_2）$\leqslant$ 88%，有或无高碳酸血症；② PaO_2 55～60 mm Hg，或 SaO_2 ＜ 89%，并有肺动脉高压、心力衰竭所致水肿或红细胞增多症（红细胞比容＞55%）。长期家庭氧疗一般是经鼻导管吸入氧气，维持 $PaO_2 \geqslant$ 60 mmHg 和（或）使 SaO_2 升至 90%，维持 SaO_2 在 88%～92%，吸氧持续时间＞15 h/d。

2. 急性加重期治疗

（1）急性加重期最常见的原因是细菌或病毒感染，当患者呼吸困难加重、咳嗽伴痰量增加、有脓性痰时，应根据慢阻肺严重程度及相应的细菌分层情况，结合当地常见致病菌类型及耐药流行趋势和药物敏感情况尽早选择敏感抗菌药物。

（2）支气管舒张剂：用药同稳定期，有严重喘息症状者可给予较大剂量雾化吸入治疗，如应用沙丁胺醇 2500 μg、异丙托溴铵 500 μg，或沙丁胺醇 1000 μg 加异丙托溴铵 250～500 μg 雾化吸入，每日 2～4 次。

（3）控制性吸氧：发生低氧血症者可鼻导管吸氧，或通过 Venturi 面罩吸氧。避免因吸入氧浓度过高引起二氧化碳潴留。

（4）糖皮质激素：对需住院治疗的急性加重期患者可考虑口服泼尼松龙 30～40 mg/d，也可静脉给予甲泼尼龙。连续 5～7 天。

（5）机械通气：呼吸衰竭患者应及时给予机械通气，无创机械通气及有创机械通气应用指征见表 3-2-3 及表 3-2-4。

表3-2-3　无创性正压通气在慢性阻塞性肺疾病加重期的应用指征

适应证（至少符合其中 2 项）：	禁忌证（符合下列条件之一）：
①中至重度呼吸困难，伴辅助呼吸肌参与呼吸并出现胸腹矛盾运动	①呼吸抑制或停止
	②心血管系统功能不稳定（低血压、心律失常、心肌梗死）
②中至重度酸中毒（pH 7.30～7.35）和高碳酸血症（$PaCO_2$ 45～60 mmHg），呼吸频率＞25 次 / 分	③嗜睡、意识障碍或不合作者
	④易误吸者（吞咽反射异常，严重上消化道出血）
	⑤痰液黏稠或有大量气道分泌物
	⑥近期曾行面部或胃食管手术
	⑦头面部外伤，固有的鼻咽部异常
	⑧极度肥胖
	⑨严重的胃肠胀气

表3-2-4　有创性机械通气在慢性阻塞性肺疾病加重期的应用指征

严重呼吸困难，辅助呼吸肌参与呼吸，并出现胸腹矛盾呼吸
呼吸频率＞35次／分
危及生命的低氧血症（PaO_2＜40 mmHg 或 PaO_2/FiO_2＜200 mmHg）
严重的呼吸性酸中毒（pH＜7.25）及高碳酸血症
呼吸抑制或停止
嗜睡，意识障碍
严重心血管系统并发症（低血压、休克、心力衰竭）
其他并发症（代谢紊乱、脓毒血症、肺炎、肺血栓栓塞症、气压伤、大量胸腔积液）
无创性正压通气治疗失败或存在无创性正压通气的使用禁忌证

（6）其他治疗措施：在出入量和血电解质监测下适当补充液体和电解质；注意维持体液和电解质平衡；注意补充营养，对不能进食者需经胃肠补充要素饮食或予静脉高营养；对卧床、红细胞增多症或脱水的患者，无论是否有血栓栓塞性疾病史，均需考虑使用肝素或低分子肝素；注意痰液引流，积极排痰治疗。

（7）预防急性加重：慢阻肺急性加重常可预防。减少急性加重及住院次数的措施有：戒烟、接种流感和肺炎疫苗、单用吸入长效支气管扩张剂或联用吸入激素等。

案例分析 3-2-5

1. 病历摘要

患者男性，79岁，主诉"慢性咳嗽、咳痰20余年，气短9年，发热1天"。20余年前受凉后出现咳嗽，咳黄痰，冬春季节多发，抗感染治疗后可缓解。9年前出现活动后气喘、胸闷，上二层楼即出现气短，间断伴有双下肢水肿。近1年因症状加重住院治疗2次，1天前发热，体温38.2℃。吸烟60余年，1包／日，已戒烟10年。查体：消瘦，口唇发绀，桶状胸，可见吸气三凹征，双肺叩诊过清音，右肺下界位于右侧锁骨中线第7肋间，右侧腋中线第9肋间，肩胛下角线第11肋间，左肺下界位于左侧腋中线第9肋间，肩胛下角线第11肋间，双下肺可闻及呼气相哮鸣音及吸气相湿啰音。心界不大，心律齐。肝、脾肋下未及，肝颈静脉回流征阴性，双下肢轻度水肿。

2. 思考题

（1）该患者咳嗽、咳痰、喘憋的最可能原因是什么？

（2）该患者需要行哪些辅助检查以明确病因？

案例分析 3-2-5 参考答案

（马艳良）

第六节　支气管哮喘

支气管哮喘是由多种细胞包括气道炎症细胞，如嗜酸性粒细胞、肥大细胞、T淋巴细胞、中性粒细胞，结构细胞如气道上皮细胞、气道平滑肌细胞等和细胞组分参与的气道慢性炎症性疾病。这种慢性炎症导致气道高反应性，通常出现广泛多变的可逆性气流受限，反复发作性的喘息、气急、胸闷或咳嗽等症状，常在夜间和（或）清晨发作、加剧，多数患者可自行缓解或经治疗缓解。

【病因和发病机制】

哮喘是一种多基因遗传疾病，其发病受遗传因素和环境因素的双重影响。多种与气道高反应性、IgE 调节和特应性相关的基因在哮喘的发病中起着重要作用。环境因素包括致病因素和诱发因素，其中主要包括某些激发因素，诱发哮喘最重要的因素是过敏，屋尘螨是最常见的室内过敏原，过敏性哮喘涉及以免疫球蛋白 E（IgE）激活和肥大细胞降解为特征的免疫反应。如尘螨、花粉、真菌、动物毛屑、二氧化硫、氨气等各种特异和非特异性吸入物；感染，如细菌、病毒、原虫、寄生虫感染等；食物，如鱼、虾、蟹、蛋类、牛奶等；药物，如普萘洛尔（心得安）、阿司匹林等；另外，气候变化、运动、妊娠等都可能是哮喘的激发因素。

哮喘的本质是气道的慢性炎症，变态反应、气道炎症、气道反应性增高及神经等因素及其相互作用均参与哮喘的发病。抗原通过抗原递呈细胞激活 T 细胞，活化的辅助性 T 细胞（主要是 Th2 细胞）产生白细胞介素（IL-4、IL-5、IL-10 和 IL-13 等）进一步激活 B 淋巴细胞，后者合成特异性 IgE，并结合于肥大细胞和嗜碱性粒细胞等表面的 IgE 受体。若变应原再次进入体内，可与结合在肥大细胞和嗜碱性粒细胞表面的 IgE 交联，使其释放多种活性介质，导致平滑肌收缩、黏液分泌增加、血管通透性增高和炎症细胞浸润等。活化的 Th2 细胞分泌的细胞因子，可以直接激活肥大细胞、嗜酸性粒细胞及肺泡巨噬细胞等多种炎症细胞，使之在气道浸润和聚集。这些细胞相互作用可以分泌 50 多种炎症介质和 25 种以上的细胞因子，从而构成一个与炎症细胞相互作用的复杂网络，使气道反应性增高，气道收缩，黏液分泌增加，血管渗出增多。各种细胞因子及环境刺激因素可作用于气道上皮细胞，后者分泌内皮素 -1 及基质金属蛋白酶（MMP）并活化各种生长因子，特别是转移生长因子 -β（TGF-β）。以上因子共同作用于上皮下成纤维细胞和平滑肌细胞，使之增殖而引起气道重塑。由血管内皮及气道上皮细胞产生的黏附分子（AMs）可介导白细胞与血管内皮细胞的黏附，白细胞由血管内转移至炎症部位，加重了气道炎症过程。

气道高反应性（airway hyperresponsiveness，AHR）是哮喘的重要特征，表现为气道对各种刺激因子出现过强或过早的收缩反应。气道炎症是导致气道高反应性的重要机制之一，当气道受到变应原或其他刺激后，由于多种炎症细胞、炎症介质和细胞因子的参与，气道上皮的损害和上皮下神经末梢的裸露等而导致气道高反应性。AHR 并非哮喘的独有特征，吸烟、接触臭氧、病毒性上呼吸道感染、慢性阻塞性肺疾病（COPD）等也可出现 AHR。

神经因素也被认为是哮喘发病的重要环节。支气管哮喘与 β- 肾上腺素受体功能低下和迷走神经张力增高有关，并可能存在 α- 肾上腺素神经的反应性增加。非肾上腺素非胆碱（NANC）神经能释放舒张支气管平滑肌的神经介质如血管活性肠肽（VIP）、一氧化氮（NO），及收缩支气管平滑肌的介质如 P 物质、神经激肽，二者平衡失调，则可引起支气管平滑肌收缩。

【临床表现】

1. 诱发因素　大多数哮喘起病于婴幼儿，诱发哮喘的原因主要是吸入过敏原、病毒性上呼吸道感染、剧烈活动或接触某些刺激性气体。

2. 病因　包括家养猫、犬、鸟等宠物，真菌，花粉，食物添加剂（酒石黄、亚硝酸盐），职业性致敏因子，病毒性上呼吸道感染，异体蛋白（鱼、虾、蟹、鸡蛋、牛肉），芝麻，腰果，香烟烟雾，剧烈运动，吸入冷空气，气候剧烈变化（寒冷、低气压），药物（心得安、阿司匹林类），月经前期，胃食管反流，杀虫剂（DDV、蚊香），来苏儿，油漆，汽油，涂料，化妆品，厨房内油烟。

　　职业性哮喘：某些哮喘患者的哮喘发作或加剧与其职业有关，临床上称之为职业性哮喘。现阶段我国职业性哮喘诊断标准规定的范围包括：①异氰酸酯类；②苯酐类；③胺类；④铂复合盐类；⑤剑麻。

　　3. 先兆表现　部分患者起病可出现发作先兆，如流清鼻涕、频繁打喷嚏、鼻咽部发痒、眼部发痒、胸闷。

　　4. 典型表现　不同的患者临床表现可有很大差异，典型哮喘发作为呼气性呼吸困难，表现为憋气、喘息，轻者表现为胸闷或顽固性咳嗽（咳嗽变异性哮喘）。

　　5. 发作特点　大多数哮喘患者发作具有明显昼夜节律，即夜间或清晨发作或加剧。

　　6. 发病季节　某些哮喘患者哮喘发作具有季节规律，如过敏性哮喘常在夏秋季发作。

　　7. 预后及体征　早期患者脱离过敏原后症状可以迅速缓解，或给予正规治疗后缓解。典型发作者双肺可闻及散在或弥漫性以呼气相为主的哮鸣音，不同程度的急性发作体征可有很大差异。

　　【辅助检查】

　　1. 血液常规　嗜酸性粒细胞增多（$< 10\%$），合并感染时白细胞或中性粒细胞增多，全身使用糖皮质激素后可使白细胞、中性粒细胞百分比增多。

　　2. 痰液检查　如患者无痰咳出，可通过诱导排痰方法进行检查。在显微镜下可见涂片中较多嗜酸性粒细胞。

　　3. 动脉血气分析　哮喘发作时由于气道阻塞且通气分布不均，通气/血流比值失衡，可致肺泡－动脉血氧分压差（A-aDO$_2$）增大；严重发作时可有缺氧，PaO$_2$降低，由于过度通气可使PaCO$_2$下降，pH上升，表现为呼吸性碱中毒。若重症哮喘，病情进一步发展，气道阻塞严重，可有缺氧及CO$_2$滞留，PaCO$_2$上升，表现为呼吸性酸中毒。若缺氧明显，可合并代谢性酸中毒。

　　4. 呼吸功能检查

　　（1）通气功能检测：在哮喘发作时呈阻塞性通气功能改变，呼气流速指标均显著下降，1秒钟用力呼气容积（FEV$_1$）、1秒率（1秒钟用力呼气量占用力肺活量比值FEV$_1$/FVC%）以及最高呼气流量（PEF）均减少。肺容量指标可见用力肺活量减少、残气量增加、功能残气量和肺总量增加，残气量占肺总量百分比增高。缓解期上述通气功能指标可逐渐恢复。病变迁延、反复发作者，其通气功能可逐渐下降。

　　（2）支气管激发试验（bronchial provocation test，BPT）：一般适用于通气功能在正常预计值70%以上的患者。如FEV$_1$下降$\geq 20\%$，可诊断为激发试验阳性。通过剂量反应曲线计算使FEV$_1$下降20%的吸入药物累积剂量（PD$_{20}$-FEV$_1$）或累积浓度（PC$_{20}$-FEV$_1$），可对气道反应性增高的程度做出定量判断。

　　（3）支气管舒张试验（bronchial dilation test，BDT）用以测定气道可逆性。阳性诊断标准：①FEV$_1$较用药前增加12%或以上，且其绝对值增加200 ml或以上；②PEF较治疗前增加60 L/min或增加$\geq 20\%$。

　　（4）呼气峰流速（PEF）及其变异率测定：若24小时内PEF或昼夜PEF波动率$\geq 20\%$，也符合气道可逆性改变的特点。

　　5. 胸部X线检查　早期在哮喘发作时可见两肺透亮度增加，呈过度通气状态；在缓解期多无明显异常。如并发呼吸道感染，可见肺纹理增加及炎性浸润阴影。同时要注意肺不张、气胸或纵隔气肿等并发症的存在。

　　6. 特异性变应原的检测　哮喘患者大多数伴有过敏体质，对众多的变应原和刺激物敏感。变应性指标测定结合病史询问有助于对患者进行病因诊断和使其脱离致敏因素。

　　（1）体外检测：可检测患者的特异性IgE，过敏性哮喘患者血清特异性IgE可较正常人明显增高。

（2）在体试验：需根据病史和当地生活环境选择可疑的过敏原进行皮肤过敏原测试，可通过皮肤点刺等方法进行，皮试阳性提示患者对该过敏原过敏。

【诊断和鉴别诊断】

（一）诊断标准

1. 典型哮喘的临床症状和体征

（1）反复发作喘息、气急，伴或不伴胸闷或咳嗽，夜间及晨间多发，常与接触变应原、冷空气和物理、化学性刺激以及上呼吸道感染、运动等有关。

（2）发作时双肺可闻及散在或弥漫性哮鸣音，呼气相延长。

（3）上述症状和体征可经治疗缓解或自行缓解。

2. 可变气流受限的客观检查

（1）支气管舒张试验阳性（吸入支气管舒张剂后，FEV_1 增加 > 12%，且 FEV_1 绝对值增加 > 200 ml）。

（2）支气管激发试验阳性。

（3）呼气流量峰值（peak expiratory flow，PEF）平均每日昼夜变异率（连续 7 天，每日 PEF 昼夜变异率之和 /7）> 10%，或 PEF 周变异率 {（2 周内最高 PEF 值 – 最低 PEF 值）/ [（2 周内最高 PEF 值 + 最低 PEF）× 1/2] × 100%} > 20%。

符合上述症状和体征，同时具备气流受限客观检查中的任一条，并除外其他疾病所引起的喘息、气急、胸闷及咳嗽，可以诊断为哮喘。

诊断哮喘后，还需进一步评估其诱因，确定临床分期、严重程度，评估哮喘控制水平。根据临床表现可将哮喘分为急性发作期、慢性持续期和临床缓解期。哮喘急性发作是指喘息、气急、咳嗽、胸闷等症状突然发生，或原有症状加重，并以呼气流量降低为其特征，常因接触变应原、刺激物或呼吸道感染诱发。慢性持续期是指每周均不同频度和（或）不同程度地出现喘息、气急、胸闷、咳嗽等症状。临床缓解期是指患者无喘息、气急、胸闷、咳嗽等症状，并维持 1 年以上。

既往曾以患者白天、夜间哮喘发作的频度和肺功能测定指标为依据，将非急性发作期的哮喘病情严重程度分为间歇性、轻度持续、中度持续和重度持续 4 级，目前则认为长期评估哮喘的控制水平是更为可靠和有用的严重性评估方法，对哮喘的评估和治疗的指导意义更大。哮喘控制水平分为控制、部分控制和未控制 3 个等级，每个等级的具体指标见表 3-2-5。

表3-2-5　哮喘控制水平分级

	完全控制（满足以下所有条件）	部分控制（在任何一周内出现以下事件）	未控制（在任何一周内出现以下事件）
白天症状	无（或 ≤ 2 次 / 周）	> 2 次 / 周	
活动受限	无	有	
夜间症状 / 憋醒	无	有	在任何一周内出现 3 种或
需要使用缓解药物次数	无（或 ≤ 2 次 / 周）	> 2 次 / 周	以上部分控制症状
肺功能（PEF 或 FEV_1）	正常	<预计值（或本人最佳值）的 80%	
急性发作	无	超过每年 1 次	在任何一周内出现 1 次

（二）鉴别诊断

1. 慢性支气管炎　多发生在中老年有长期吸烟史，表现为冬春季反复发作的咳嗽、咳痰，多以上呼吸道感染为诱因，起病缓慢，查体有散在湿啰音或干啰音，缓解速度慢，或缓解期仍有症状。发作期外周血和痰中白细胞及中性粒细胞升高。肺功能检测支气管舒张试验阴性，PEF 变异率小于 15%。

2. 肺气肿　中老年发病，多有长期大量吸烟史，一般体力活动可诱发加重，休息后可以缓解，临床表现为气短，肺气肿体征可长期存在，X 线检查有肺气肿征象。肺功能表现为支气管舒张试验阴性，RV、TLC、RV/TLC% 均增高，DLCO 降低。

3. 急性左心衰　见于有高血压、冠心病、糖尿病等心血管疾病病史的中老年人，发病季节性不明显，感染、劳累、输液过多过快为诱因。查体可发现双肺底湿啰音、心脏增大、奔马律等。坐起，快速应用洋地黄、利尿剂、扩血管药物可以缓解。X 线检查可见柯氏 B 线、蝶形阴影。心电图有心律失常或房室扩大。超声心动图可发现心脏解剖学上异常。血 BNP 检测多＞ 500 ng/ml。

4. 上气道阻塞　上气道内良、恶性肿瘤，上气道内异物，其他原因引起的上气道阻塞。

5. 肺嗜酸性粒细胞增多症（PIE），变态反应性支气管肺曲菌病，嗜酸性粒细胞性支气管炎，肉芽肿性肺病（churg-strauss 综合征）。

6. 弥漫性泛细支气管炎（DPB），肺栓塞，支气管肺癌，纵隔肿瘤等。

【治疗】

（一）慢性持续期治疗

根据患者的病情严重程度，特别是哮喘控制水平，制订长期治疗方案，之后进行评估、随访，根据控制水平调整治疗方案。哮喘治疗药物的选择既要考虑药物的疗效及其安全性，也要考虑患者的实际情况，如经济收入和当地的医疗资源等。哮喘患者长期治疗方案可分为 5 个步骤，见表 3-2-6。

对以往未经规范治疗的初诊哮喘患者可选择第 2 步治疗方案，若患者病情较重，应直接选择第 3 步治疗方案。从第 2 步到第 5 步的治疗方案中都有不同的哮喘控制药物可供选择。而在每一步中都应该按需使用缓解药物，以迅速缓解哮喘症状。

如果使用的治疗方案未能使哮喘得到有效控制，应该升级治疗直至达到哮喘控制为止。当哮喘控制并维持至少 3 个月后，治疗方案可以降级。若患者使用最低剂量控制药物达到哮喘控制 1 年，并且哮喘症状不再发作，可考虑停用药物治疗。

表3-2-6　哮喘患者长期治疗方案

←——降级　　　治疗步骤　　　升级——→

步骤 1	步骤 2	步骤 3	步骤 4	步骤 5
哮喘教育、环境控制				
按需使用短效 β₂ 受体激动剂				
控制性药物	选用一种	选用一种	加用一种或以上	加用一种或两种
	低剂量的 ICS	低剂量的 ICS 加 LABA	中、高剂量的 ICS 加 LABA	口服最小剂量的糖皮质激素
	白三烯调节剂	中、高剂量的 ICS	或白三烯调节剂	抗 IgE 治疗
		低剂量的 ICS 加白三烯调节剂	或缓释茶碱	
		低剂量的 ICS 加缓释茶碱		

注：ICS 即吸入性糖皮质激素，LABA 即长效 β₂ 受体激动剂

（二）急性发作期的治疗

哮喘急性发作期的治疗取决于发作的严重程度以及对治疗的反应。治疗的目的在于尽快缓

解症状、解除气流受限和低氧血症。

轻度和部分中度急性发作可以在家庭或社区中治疗。优先重复吸入速效 β_2 受体激动剂，如果治疗效果不佳应尽早口服激素，必要时到医院就诊。

部分中度和所有重度急性发作均应到急诊室或医院治疗。除氧疗外，应重复使用速效 β_2 受体激动剂，联合使用 β_2 受体激动剂和抗胆碱制剂（如异丙托溴铵）能够取得更好的支气管舒张作用。中、重度哮喘急性发作应尽早使用全身激素，镁制剂可用于重度急性发作（FEV_1 25%～30%）或对初始治疗反应不良者。

重度和危重哮喘急性发作经过上述药物治疗，临床症状和肺功能无改善甚至继续恶化，应及时给予机械通气治疗。

案例分析 3-2-6

1. 病历摘要

女性，50 岁，主诉"喘息 40 余年"。40 余年前出现反复喘息发作，春季为主，接触刺激性气味或"感冒"后症状明显，伴咳嗽，咳白黏痰，严重时活动受限，夜间不能平卧，可闻及喘鸣音，发作间期活动耐力尚可。30 余年前症状自行缓解。10 年前再次出现反复发作，间断服用"氨茶碱"，未规律诊治。5 年前行支气管激发试验阳性，室内、室外真菌、曲霉菌点刺试验（+++）。近 5 年规律吸入沙美特罗替卡松（50/250、50/100），症状较前减轻。间断出现咳嗽、咳痰加重，近 1 年无急性发作，近 4 周 ACT 评分 19 分。过敏性鼻炎 40 余年，无吸烟史。查体：肋间隙正常，双肺叩诊清音，双肺下界在右锁骨中线、双侧腋中线、肩胛下角线 6、8、10 肋间，双肺呼吸音清，双下肺闻及少许呼气相哮鸣音。心前区无隆起，心界不大，心律齐。肝、脾肋下未及，肝颈静脉回流征阴性。

2. 思考题

（1）请评估该患者目前的病情。

（2）该患者需如何调整治疗？

案例分析 3-2-6 参考答案

（马艳良）

第七节　胸膜疾病

一、胸腔积液

胸膜腔是位于肺和胸壁之间的一个潜在的腔隙。在生理状态下，胸膜腔内存在少量液体（3～15 ml），在呼吸运动时起润滑作用。生理性胸液是由壁胸膜和脏胸膜毛细血管动脉端产生的，然后通过壁胸膜上毛细血管静脉端和淋巴管微孔重吸收。

【病因和发病机制】

病理状态下，当胸液的滤过量超过最大重吸收量时，胸腔内有过多的液体潴留，称为胸腔积液。胸腔积液从性质上可分为渗出性及漏出性。常见的病因有：

（1）胸膜毛细血管内静水压升高，如充血性心力衰竭。

　　(2) 胸膜毛细血管内胶体渗透压降低，如低蛋白血症、肝硬化、肾病综合征，均可产生胸腔漏出液。

　　(3) 胸膜通透性增加，如胸膜炎症（肺结核、肺炎）、结缔组织病、胸膜肿瘤（恶性肿瘤转移、间皮瘤）、肺梗死。

　　(4) 壁胸膜淋巴引流障碍，如癌性淋巴管阻塞、发育性淋巴引流异常等，产生胸腔渗出液。

　　(5) 损伤，如主动脉瘤破裂、食管破裂、胸导管破裂等，产生血胸。

【临床表现】

　　呼吸困难是最常见的症状，其严重程度与积液量有关，同时多伴有胸痛和咳嗽。病因不同时症状有所差别。少量积液时，可无明显体征，或可触及胸膜摩擦感及闻及胸膜摩擦音。中至大量积液时，患侧胸廓饱满，触觉语颤减弱，局部叩诊浊音，呼吸音减低或消失。可伴有气管、纵隔向健侧移位。

【辅助检查】

　　1. 胸部 X 线检查　少于 200 ml 难以做出诊断，200 ～ 500 ml 时仅显示肋膈角变钝，积液增多时呈外高内低弧形阴影，第 4 前肋以下为少量积液，第 4 至第 2 前肋之间为中量积液，第 2 前肋以上为大量积液。

　　2. 超声检查　超声探测胸腔积液的灵敏度高，定位准确，并可估计胸腔积液的深度和积液量，提示穿刺部位。

　　3. 胸膜活检　经皮闭式针刺胸膜活检是诊断结核性胸膜炎的重要手段，如壁胸膜肉芽肿改变提示结核性胸膜炎的诊断，如胸膜活检未能发现肉芽肿病变，活检标本应该做抗酸染色。脓胸和有出血倾向者不宜做胸膜活检。

　　4. 内科胸腔镜　主要用于经无创方法不能确诊的胸腔积液患者的诊治。能够在直视下观察胸膜腔的变化，并可进行胸膜壁层和（或）脏层活检，因此，这项技术的应用对胸膜疾病的诊断具有重要的临床意义，对胸膜恶性疾病诊断率为 92.6%，对结核性胸膜炎诊断的阳性率为 99%。

　　5. 实验室检查

　　(1) 胸液常规检查：漏出液外观透明清亮，静置不凝固；渗出液可呈多种颜色，草黄色多见，稍浑浊，易凝结。漏出液比重 < 1.016 ～ 1.018，渗出液比重 > 1.018。漏出液中细胞较少，常 < 100×10^6/L；渗出液中细胞较多，常 > 500×10^6/L，其中各种细胞增多的意义不同：①中性粒细胞为主，常见于化脓性胸膜炎和肺炎旁性胸腔积液；②淋巴细胞为主，多见于结核性胸膜炎和恶性肿瘤胸膜转移；③嗜酸性粒细胞增多（> 10%），常见于寄生虫病或结缔组织病、液气胸等；④胸液中红细胞 > 5×10^9/L 时为血性胸液，多由恶性肿瘤或结核所致。胸水血细胞比容 > 外周血比容 50% 以上时为血胸，常提示创伤、恶性肿瘤、肺栓塞。

　　(2) 胸液生化检查：可测定胸腔积液中蛋白质、葡萄糖、三酰甘油、胆固醇等。渗出液胸水蛋白质常 > 30 g/L。正常胸水 pH 值接近 7.6，结核性胸腔积液、肺炎旁性胸腔积液时 pH 值常 < 7.3，脓胸以及食管破裂所致的胸腔积液，pH 值 < 7.0。正常人胸液中葡萄糖含量与血中葡萄糖含量相近，肺炎旁积液及类风湿关节炎所致胸腔积液葡萄糖含量明显减少。胸水中三酰甘油含量 > 4.52 mmol/L，但胆固醇含量不高时称乳糜胸，可见于胸导管破裂。胆固醇 > 2.59 mmol/L，但三酰甘油正常时称乳糜样或胆固醇性胸液，与陈旧性积液胆固醇积聚有关，可见于陈旧性结核性胸膜炎、恶性胸液或肝硬化、类风湿关节炎等。

　　(3) 胸液酶学测定：胸腔积液中乳酸脱氢酶（LDH）水平为判断胸膜炎症程度的可靠指标。胸腔积液中腺苷脱氨酶（ADA）含量明显增多（> 45 IU/L），且积液中 ADA 水平多高于血清浓度，是临床上诊断结核性胸膜炎的重要依据。淀粉酶增高见于胰腺疾病和恶性肿瘤。

（4）胸液肿瘤标记物：恶性胸腔积液中癌胚抗原（CEA）水平升高较血清中出现得早且更显著，其他标记物包括 CA50、CA199、CA125、CYFRA21-1 等，显著增高有助于恶性积液的判断。

（5）胸液病原学检测：诊断未明确的胸腔积液，如是渗出液，则应做革兰氏染色找细菌和细菌培养（包括需氧和厌氧菌培养），抗酸染色找结核分枝杆菌和结核分枝杆菌培养，涂片找真菌和真菌培养等。如怀疑寄生虫病，还应涂片找寄生虫。

（6）细胞学检查：胸液中找到癌细胞是诊断恶性胸液的金标准，多次送检有助于提高阳性率。

【诊断和鉴别诊断】

胸腔积液的诊断和鉴别诊断分 3 个步骤。

1. 确定有无胸腔积液　根据体格检查、X 线胸片、B 超、CT 等检查可确定有无胸腔积液。

2. 区别漏出液和渗出液　Light 标准可用于判断渗出液和漏出液，符合以下任何 1 项可诊断为渗出液：①胸腔积液 / 血清蛋白质比例＞ 0.5；②胸腔积液 / 血清 LDH 比例＞ 0.6；③胸腔积液 LDH 水平＞血清正常值高限的 2/3。

3. 寻找胸腔积液的病因　漏出液的常见病因是充血性心力衰竭、肝硬化、肾病综合征和低蛋白血症等。渗出液的常见病因包括：

（1）恶性胸腔积液：多见于中年以上患者，一般无发热，胸部隐痛，伴有消瘦和呼吸道或原发部位肿瘤的症状，常伴有咳嗽、咳痰、胸痛。少量积液无症状或仅有胸闷、气短等。中等及大量积液时有逐渐加重的气促、心悸，若积液量大肺受压明显，临床上呼吸困难重，甚至出现端坐呼吸、发绀等。积液为渗出性，以淋巴细胞为主，pH 值在 7.30 ～ 7.40 之间，胸水 CEA ＞ 20 μg/L，胸水 / 血清 CEA ＞ 1。胸液细胞学检查找到癌细胞可确诊，部分病例可通过胸膜活检确诊。

（2）结核性胸腔积液：多见于青壮年，临床表现为胸痛（积液增多后胸痛减轻或消失），并常伴有干咳、潮热、盗汗、消瘦等结核中毒症状，胸水检查以淋巴细胞为主，间皮细胞＜ 5%，蛋白质多大于 40 g/L，ADA 及 γ- 干扰素增高，沉渣找结核分枝杆菌或培养可阳性，但阳性率仅约 20%。胸膜活检的阳性率达 60% ～ 80%。

（3）肺炎旁积液：指肺炎、肺脓肿和支气管扩张等感染引起的胸腔积液，如积液呈脓性则称脓胸。患者多有发热、咳嗽、咳痰、胸痛等症状，血白细胞升高，中性粒细胞增加伴核左移。先有肺实质浸润影、肺脓肿和支气管扩张的表现，然后出现胸腔积液，积液量一般不多。胸水呈草黄色甚或脓性，白细胞明显升高，以中性粒细胞为主，葡萄糖和 pH 值降低，诊断不难。脓胸系胸腔内致病菌感染造成积脓，多与未能有效控制肺部感染、致病菌直接侵袭穿破入胸腔有关。急性脓胸常表现为高热、胸痛等；慢性脓胸有胸膜增厚、胸廓塌陷、慢性消耗和杵状指（趾）等。胸水呈脓性、黏稠，涂片革兰氏染色找到细菌或脓液细菌培养阳性。

【治疗原则】

1. 结核性胸膜炎　休息、营养支持和对症治疗，应尽快抽尽胸腔内积液以免胸膜粘连，直至胸水完全消失。积极给予抗结核治疗。

2. 肺炎旁胸腔积液和脓胸　前者一般积液量少，经有效的抗生素治疗后可吸收，积液多者应胸腔穿刺抽液。脓胸的治疗原则是控制感染、引流胸腔积液及促使肺复张，恢复肺功能。引流是脓胸最基本的治疗方法，应反复抽脓或闭式引流。可用 2% 碳酸氢钠或生理盐水反复冲洗胸腔，然后注入适量抗生素及链激酶，使脓液变稀便于引流。少数脓胸可采用肋间插管闭式引流。慢性脓胸应改进原有的脓腔引流，也可考虑外科胸膜剥脱术等治疗。

3. 恶性胸腔积液　胸腔积液多为晚期恶性肿瘤的常见并发症，应积极治疗原发肿瘤。反复胸腔穿刺抽液可使蛋白质丢失过多，效果不理想。可选择化学性胸膜固定术，在抽吸胸水或胸腔插管引流后，向胸腔内注入博来霉素、顺铂、丝裂霉素等抗肿瘤药物，也可注入胸膜粘连剂，如滑石粉和四环素等。此外可胸腔内插管持续引流，对插管引流后肺仍不复张者，可行

胸 – 腹腔分流术或胸膜切除术。虽经上述多种治疗，恶性胸腔积液的预后仍不良。

二、气胸

胸膜腔是不含气体的密闭的潜在腔隙。当气体进入胸膜腔造成积气状态时，称为气胸（pneumothorax）。气胸是常见的内科急症，发生气胸后，胸膜腔内负压可变成正压，致使静脉回心血流受阻，产生程度不同的心、肺功能障碍。

【病因和发病机制】

正常情况下胸膜腔内没有气体。胸膜腔内出现气体仅在三种情况下发生：①肺泡与胸腔之间产生破口；②胸壁创伤产生与胸腔的交通；③胸腔内有产气的微生物。气胸可分成自发性、外伤性和医源性三类。自发性气胸又可分成原发性和继发性，前者发生在无基础肺疾病的健康人，后者常发生在有基础肺疾病的患者，如慢性阻塞性肺疾病（COPD）。外伤性气胸系胸壁的直接或间接损伤所致，医源性气胸由诊断和治疗操作所致。

气胸时失去了负压对肺的牵引作用，甚至因正压对肺产生压迫，使肺失去膨胀能力，表现为肺容积缩小、肺活量减低、最大通气量降低的限制性通气功能障碍。大量气胸时，由于失去负压吸引静脉血回心，甚至胸膜腔内正压对血管和心脏产生压迫，使心脏充盈减少，心排血量降低，引起心率加快、血压降低，甚至休克。张力性气胸可引起纵隔移位，引起循环障碍，甚或窒息死亡。

【临床表现】

1. 症状 发病前部分患者可能有持重物、屏气、剧烈体力活动等诱因，但多数患者在正常活动或安静休息时发生，偶有在睡眠中发病者。大多数起病急骤，患者突感一侧胸痛，针刺样或刀割样，持续时间短暂，继之胸闷和呼吸困难，可伴有刺激性咳嗽，系气体刺激胸膜所致。少数患者可发生双侧气胸，以呼吸困难为突出表现。积气量大或原已有较严重的慢性肺疾病者，呼吸困难明显，患者不能平卧。如果侧卧，则被迫健侧卧位，以减轻呼吸困难。张力性气胸时胸膜腔内压骤然升高，肺被压缩，纵隔移位，迅速出现严重呼吸、循环障碍；患者表情紧张、胸闷、挣扎坐起、烦躁不安、发绀、冷汗、脉速、虚脱、心律失常，甚至发生意识不清、呼吸衰竭。

2. 体征 取决于积气量的多少和是否伴有胸腔积液。少量气胸的体征不明显，听诊呼吸音减弱具有重要意义。大量气胸时，气管向健侧移位，患侧胸部隆起，呼吸运动与触觉语颤减弱，叩诊呈过清音或鼓音，心或肝浊音界缩小或消失，听诊呼吸音减弱或消失。左侧少量气胸或纵隔气肿时，有时可在左心缘处听到与心跳一致的气泡破裂音，称 Hamman 征。液气胸时，胸内有振水声。血气胸如失血量过多，可使血压下降，甚至发生失血性休克。

【辅助检查】

1. X 线胸片检查 是诊断气胸的重要方法，可显示肺受压程度、肺内病变情况以及有无胸膜粘连、胸腔积液及纵隔移位等。气胸的典型 X 线表现为被压缩肺呈外凸弧形的细线条形阴影，称为气胸线，线外透亮度增高，无肺纹理，线内为被压缩的肺组织。大量气胸时，肺向肺门回缩，呈圆球形阴影。大量气胸或张力性气胸，常显示纵隔及心脏移向健侧。合并纵隔气肿时在纵隔旁可见透光带。合并胸腔积液时，显示气液平面。

2. 胸部 CT 表现为胸膜腔内出现极低密度的气体影，伴有肺组织不同程度的萎缩改变。CT 对于小量气胸、局限性气胸以及肺大疱与气胸的鉴别，比 X 线胸片更敏感和准确。

【诊断和鉴别诊断】

根据临床症状、体征及影像学表现，气胸的诊断通常并不困难。X 线或 CT 显示气胸线是确诊的依据。

自发性气胸尤其是对于老年人和原有心、肺慢性基础疾病者，临床表现可酷似其他心、肺急症，X 线检查有助于鉴别。位于肺周边的肺大疱，尤其是巨型肺大疱易被误认为气胸。肺大疱通常起病缓慢，呼吸困难并不严重。影像学上肺大疱气腔呈圆形或卵圆形，疱内有细小的条纹理，为肺小叶或血管的残遗物。肺大疱向周围膨胀，将肺压向肺尖区、肋膈角及心膈角。而气胸则呈胸外侧的透光带，其中无肺纹理可见。从不同角度做胸部透视，可见肺大疱为圆形透光区，在大疱的边缘看不到发丝状气胸线。

【治疗原则】

自发性气胸的治疗目的是促进患侧肺复张、消除病因及减少复发。部分轻症者可经保守治疗治愈，高浓度吸氧可加快胸腔内气体的吸收。但多数需做胸腔减压以助患肺复张，少数患者（10%～20%）需手术治疗。胸腔穿刺抽气适用于小量气胸、呼吸困难较轻、心肺功能尚好的闭合性气胸患者。胸腔闭式引流适用于不稳定型气胸、呼吸困难明显、肺压缩程度较重、交通性或张力性气胸、反复发生气胸的患者。为了预防复发，可胸腔内注入硬化剂，产生无菌性胸膜炎症，使脏、壁胸膜粘连，从而消灭胸膜腔间隙。经内科治疗无效的气胸可行手术治疗，主要适用于长期气胸、血气胸、双侧气胸、复发性气胸、张力性气胸引流失败者及胸膜增厚致肺膨胀不全或影像学有多发性肺大疱者。

案例分析 3-2-7

1. 病历摘要

女性，64 岁，主诉"左侧胸痛 10 余天，午后低热 1 周"。10 余天前无明显诱因出现左侧胸痛，为持续性钝痛，局限于左侧肋膈角处，无放射，深吸气及咳嗽时加重，未就诊。1 周前自觉发热，多在午后出现，体温波动在 37.6～37.8℃，最高 38.1℃，无畏寒、寒战。胸痛较前缓解，出现活动后呼吸困难，并逐渐加重。胸片提示左侧胸腔积液（图 3-2-1）。高血压病史 30 余年，2 型糖尿病史 4 年。查体：胸壁无压痛。左侧呼吸运动减弱，无矛盾运动，触诊左侧胸廓扩张度减弱，左下肺肩胛下角线第 7 肋以下语颤减弱，叩诊浊音，肺下界移动度消失。听

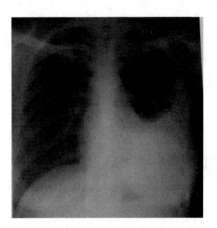

图 3-2-1　胸部 X 线正位片

诊呼吸音明显减低，语音传导减弱。右肺叩诊清音，双肺未闻及干、湿啰音，未闻及胸膜摩擦音。心前区无隆起，心界不大，心率 110 次 / 分，心律齐。

2. 思考题

胸部 X 线正位片示左下肺大片高密度实变影，其上缘呈外高内低形的弧形影。

（1）该患者可能的诊断是什么？

（2）该患者胸腔穿刺抽出淡黄色清亮胸腔积液 650 ml，比重 1.018，pH 8.0，总细胞 1170×10^6/L，白细胞 373×10^6/L，单核细胞占 75%，多核细胞占 25%。胸水中未找到恶性肿瘤细胞，未见间皮细胞。葡萄糖 11.74 mmol/L，总蛋白 54.8 g/L，三酰甘油 0.16 mmol/L，胆固醇 2.34 mmol/L，乳酸脱氢酶 362 U/L，淀粉酶 2 U/L，腺苷脱氨酶 49.5 U/L。CEA 1.61 U/L，CYFRA21-1 9.91 ng/ml。胸腔积液找抗酸杆菌、细菌培养。该患者胸腔积液是何病因？

案例分析 3-2-7 参考答案

（马艳良）

循环系统疾病

第一节　心力衰竭

心力衰竭（heart failure，HF）是由于任何心脏结构或功能异常导致心室充盈或射血能力受损的一组复杂临床综合征。HF 的临床表现由低心排血量、肺淤血、体循环淤血所致，临床上可出现心悸、乏力、呼吸困难、浆膜腔积液及水肿等。

【病因和发病机制】

HF 是心血管疾病的终末状态，所以几乎所有类型的心脏和大血管疾病以及各种原因导致的心肌损害（如酗酒等）均可引起 HF。其中冠心病、高血压是目前导致 HF 的最主要病因。感染、心律失常等常可诱发 HF 加重。

肾素 – 血管紧张素 – 醛固酮系统（RAAS）和交感神经系统激活在 HF 发生和发展过程中发挥重要作用，也是临床干预的关键靶点。

慢性心力衰竭

【临床表现】

1. 低心排血量相关的临床表现　主要为疲乏、无力、精神萎靡、夜尿、焦虑等，缺乏特异性。

2. 肺淤血相关的临床表现　主要表现为不同程度的呼吸困难，由早期的劳力性呼吸困难逐渐进展为夜间阵发性呼吸困难，严重者可端坐呼吸，出现急性肺水肿，患者有濒死感，咳粉红色泡沫痰。查体除基础心脏病的固有体征外，双肺可闻及对称性干、湿啰音，P_2 亢进。

3. 体循环淤血相关的临床表现　主要表现为消化道症状，可出现纳差、恶心、右上腹不适等。典型的体循环淤血可出现颈静脉怒张、肝颈静脉回流征阳性、肝淤血所致肝大伴压痛、下肢水肿及浆膜腔积液。

【辅助检查】

（一）实验室检查

1. 常规检查　血常规、尿常规、便常规，及肝功能、肾功能、电解质检查等。

2. 特殊检查　包括血利钠肽、肌钙蛋白、CK-MB 等心肌损伤标志物，对特殊类型的 HF 需行浆膜腔积液检查、基因检查明确病因等。

（二）心电图及心脏电生理检查

有助于心律失常及心脏缺血的诊断。

（三）心脏影像学检查

1. 无创检查　包括胸部 X 线片、超声心动、MRI、CT 等。其中超声心动检查因其准确性、可及性、安全性和价格低廉，是疑似心力衰竭患者首选的诊断方法。超声心动图可提供关于各心腔大小、心室容量、心室收缩和舒张功能、室壁厚度、瓣膜功能和肺动脉高压的即时信息。

2. 有创检查　包括心导管检查、冠状动脉造影及新兴的血管内影像学检测技术，如血管

图片：肺淤血相关的临床表现——端坐呼吸

音频：肺淤血相关的临床表现——湿啰音

内超声（IVUS）、光学相干断层成像（OCT）。

【诊断和鉴别诊断】

1. 诊断 至少应包含以下 4 个部分：

（1）首先确定是否为 HF 患者：患者的症状、体征等是否与 HF 相符。

（2）是否存在 HF 解剖及病理生理基础，确定 HF 病因：通过影像学检查判断患者心脏是否存在解剖及功能异常。根据左室射血分数（LVEF）是否异常分为射血分数降低的心力衰竭（HFrEF）、射血分数中间值的心力衰竭（HFmrEF）和射血分数保留的心力衰竭（HFpEF）。但对于心脏结构和功能正常的患者诊断 HF 需慎重。

（3）HF 严重程度评估：评估方法包含多种，目前临床上常见的为 Killip 分级、NYHA 分级和美国心脏协会提出的心力衰竭分期。Killip 分级主要用于急性心肌梗死患者，NYHA 分级是临床最常用的慢性、收缩性心力衰竭分级方法，见表 3-3-1。

表3-3-1　NYHA心功能分级

分级	表现
Ⅰ级	日常活动量不受限，一般活动不引起 HF 症状
Ⅱ级	体力活动轻度受限，一般活动下可出现 HF 症状
Ⅲ级	体力活动明显受限，低于平时一般活动即引起 HF 症状
Ⅳ级	不能从事任何体力活动，休息状态下即存在 HF 症状

注：HF 症状指乏力、呼吸困难或心悸等。

（4）合并存在的其他疾病：合并症的存在影响患者的治疗和预后。

2. 鉴别诊断

（1）以呼吸困难为主要表现的 HF 患者需要鉴别支气管哮喘、肺栓塞、心包积液等。

（2）以体循环淤血为主要表现的 HF 患者需鉴别肝硬化、肾疾病、甲状腺疾病等所致的水肿和浆膜腔积液。

【治疗】

1. 一般治疗

（1）去除病因和诱因。

（2）生活方式调节：适度运动、戒烟、控制血脂等。

（3）体重管理：每日测定体质量对早期发现液体潴留非常重要。如在 3 日内体质量突然增加 2 kg 以上，应考虑患者已有钠、水潴留（隐性水肿），需要利尿或加大利尿剂的剂量。

（4）氧气治疗：氧气治疗可用于急性心力衰竭，对慢性心力衰竭并无指征。

（5）心理和精神治疗：抑郁、焦虑和孤独在心力衰竭恶化中发挥重要作用。应加强患者心理疏导，必要时酌情应用抗焦虑或抗抑郁药物。

2. 药物治疗

（1）血管紧张素转换酶抑制剂（ACEI）：除非有禁忌证或不能耐受，所有心力衰竭患者均应使用。在服用过程中需注意低血压的发生。双侧肾动脉狭窄、妊娠期、未透析的严重肾衰竭、以往服用 ACEI 曾发生血管神经性水肿的患者禁用。

（2）β 受体阻滞剂：所有心力衰竭患者均应使用，除非有禁忌证或不能耐受。在服用过程中需注意心动过缓的发生。支气管哮喘、二度及以上房室传导阻滞（除外已植入起搏器者）、严重心动过缓患者禁用。

（3）利尿剂：对于有症状和（或）肺淤血、体循环淤血的 HF 患者均可使用。使用过程中需注意电解质紊乱。

（4）醛固酮受体拮抗剂（MRA）：如螺内酯，HF患者使用ACEI、β受体阻滞剂后，仍有症状，可加用MRA。长期服用可引起男乳女化、高钾血症等。eGFR ＜ 30 ml/（min·1.73m²）和高钾血症患者禁用。

（5）血管紧张素Ⅱ受体拮抗剂（ARB）：HF患者治疗首选ACEI，当患者不能耐受时可用ARB替代。禁忌证基本与ACEI相同。

（6）血管紧张素受体脑啡肽酶抑制剂（ARNI）：如缬沙坦。对已经服用ACEI、β受体阻滞剂和（或）利尿剂、仍然有症状的HF患者，推荐用ARNI替代ACEI。

（7）If通道抑制剂：如伊伐雷定。对于已应用最大耐受剂量的β受体阻滞剂、ACEI、LVEF ≤ 35%、窦性心律、心率 ≥ 70次/分，仍有症状的HF患者，可加用伊伐雷定。

治疗药物的使用和选择对改善HF患者预后和减少心力衰竭再住院至关重要。HF患者一线药物首选ACEI、β受体阻滞剂和（或）利尿剂，如疗效好则继续使用。如疗效欠佳，可考虑加用螺内酯、伊伐雷定等（图3-3-1）。

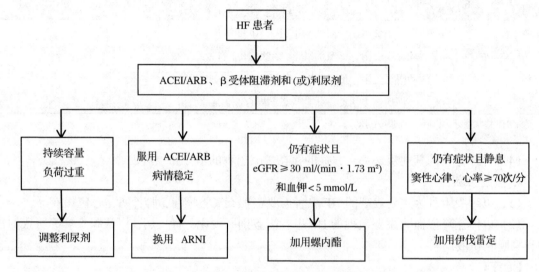

图 3-3-1　HF 患者药物选择策略

3. 非药物治疗　HF的非药物治疗是近年在HF治疗中进展最快的领域，包含心脏再同步化治疗（CRT）、植入式心脏转复除颤器（ICD）、左室辅助装置（LVAD）和心脏移植等。

知识拓展：晚期心力衰竭的短期治疗

🎓 **案例分析 3-3-1**

1. 病历摘要

患者男性，78岁。活动后气短18年，原可步行3000米，上三层楼后方感气短和喘憋，18年来气短进行性加重，近2个月步行100米即感气短和乏力，休息或含服硝酸甘油约半小时后好转。1周来胸闷加重，伴双下肢肿胀。既往无高脂血症和糖尿病病史。无吸烟和饮酒病史。无外伤和手术史。

体格检查：神志清楚，体温36.7℃，血压90/60 mmHg，呼吸14次/分，脉搏78次/分。双侧呼吸运动一致，双肺叩诊清音。心率78次/分，S_1减弱，心脏各瓣膜区未闻及杂音。腹软，无压痛和反跳痛。

2. 思考题

（1）请简述为明确诊断需补充的病史、体格检查内容。

（2）请提出为进一步诊治需完善的辅助检查项目。

（3）请提出该患者的最可能诊断和诊断依据，以及鉴别诊断及依据。

（4）请提出该患者心力衰竭的主要病因诊断和鉴别诊断，并说明诊断及鉴别诊断依据。

案例分析 3-3-1 参考答案

 案例分析 3-3-2

1. 病历摘要

患者男性，66 岁。主诉"间断喘憋 1 个月余，加重 2 周"。1 个多月前上二层楼后出现喘憋、胸闷，休息 5 分钟可缓解。近 2 周喘憋加重，有夜间阵发性呼吸困难，无尿少、双下肢水肿、纳差。既往史：高血压 10 年，高脂血症 8 年。查体：BP 95/65 mmHg，HR 88 次 / 分，颈静脉无充盈，双下肺可闻及湿啰音，心界向左下扩大，胸骨右缘第 2 肋间可闻及 3/6 级收缩期粗糙喷射样杂音，伴震颤，向剑突下传导。肝肋下未触及，双下肢无水肿。

2. 思考题

（1）请简述该患者喘憋的最可能原因。

（2）该患者的超声心动图提示：主动脉瓣重度狭窄，LVEF 55%。请简述主动脉瓣狭窄（AS）导致心力衰竭的病理生理机制及典型临床症状。

案例分析 3-3-2 参考答案

（陈江天）

第二节　心律失常

一、概述

（一）心脏传导系统解剖

心脏传导系统是由一群特殊分化的、具有电学活性的细胞形成的网络，它们共同作用来协调心脏的收缩。

心脏传导系统包括窦房结、房室结、希氏束、左右束支及浦肯野纤维网（图 3-3-2）。

窦房结位于上腔静脉和右心房交界处的心外膜下，产生正常的心脏节律。房室结，或房室交界，靠近中央纤维体和三尖瓣环，因此，这些部位的病变容易导致房室结功能的障碍。房室结是心房和心室之间电活动的唯一通路，主要功能是将心房的激动缓慢传导到心室，协调心房和心室的收缩。希氏束、左右束支和浦肯野纤维网常统称为希 - 浦系统。

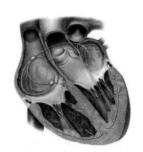

图 3-3-2　心脏传导系统图

正常心脏中，窦房结产生的电激动扩散到心房，到达房室结，在房室结内缓慢传导，形成心电图上的 PR 间期。电激动从房室结进一步下传到希－浦系统，最终导致心室肌的收缩。电激动在希－浦系统的传导非常迅速，由此在心电图上形成的 QRS 波群也很窄，通常 < 120 ms。

心脏传导系统内分布着交感神经和迷走神经纤维，其中窦房结和房室结的分布最密集，因此这两个部位受自主神经的影响最大。研究表明，心脏交感神经的兴奋在心律失常的发生中起了很重要的作用。

（二）基本电生理原理

心脏电活动的基础是单个心肌细胞的动作电位。细胞膜上存在着被称为离子通道的跨膜蛋白，选择性允许特定离子跨过细胞膜，形成离子流。多个离子流协调作用，就形成了动作电位。心脏主要的离子通道包括钠通道、钾通道、钙通道、氯通道等。心脏不同部位的离子通道其种类和数量存在差异，因此形成的动作电位形态也不相同（图 3-3-3）。

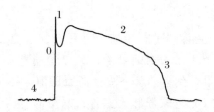

图 3-3-3　心室肌的动作电位

包括 0 相除极、1 相快速复极化、2 相平台期、3 相缓慢复极化和 4 相静息电位

（三）心律失常的发生机制

心律失常的发生机制通常被分为激动形成的异常和激动传导的异常，或者二者兼有。但应当指出的是，目前的诊断手段尚不能对所有临床上心律失常的机制给出明确的答案，室性心律失常尤其如此。一种心律失常可能由一种机制产生，而由另一种机制持续下去。因此，临床上常常是某种心律失常"最符合"某种机制。

缓慢性心律失常通常是由于窦房结的激动形成障碍，或激动在任何水平上（房室结、希－浦系统）传导的障碍所致。快速性心律失常的机制包括：自律性增强、触发活动和折返机制。

1. 激动形成异常——自律性增强　正常起搏点——窦房结放电的频率异常，或者异位起搏点放电并控制心房或心室，都属于激动形成异常（图 3-3-4A）。异位起搏点可发生于心房、冠状窦、肺静脉、房室交界、希－浦系统等。当窦房结的频率减慢或阻滞时，这些异位起搏点就显露出来。或者异位起搏点的自律性增强，超过了正常的窦性频率，从而产生心律失常。自律性异常可产生房性心动过速、加速性室性自主心律、室性早搏等，尤其在心肌缺血和再灌注时多见。

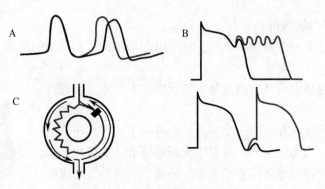

图 3-3-4　心律失常的机制

A. 自律性增强；B. 触发活动；C. 折返机制

2. 激动形成异常——触发活动   触发活动是由后除极产生的,后者是在动作电位之中(早期后除极,EAD)或之后(晚期后除极,DAD)发生的膜电位的震荡(图3-3-4B)。EAD引发的心律失常包括多形性室性心动过速、尖端扭转型室性心动过速等,可见于长QT综合征患者。DAD与细胞内Ca^{2+}的增加有关,可见于洋地黄中毒、儿茶酚胺过多、缺血。

3. 激动传导异常——折返   折返是最常见的心律失常机制,是指在两条电生理特性不同的通路上,激动波围绕不可激动的障碍物做环形运动(图3-3-4C)。折返可引起多种心动过速,包括心房扑动、阵发性室上性心动过速和多种持续性室性心动过速。

心律失常的机制总结见表3-3-2。

表3-3-2   心律失常的机制

机制	临床实例
激动形成异常	
自律性	
窦性	与临床状态不符的窦性心动过速或窦性心动过缓
异位性	心肌梗死时出现的加速性室性心律
触发活动	
早期后除极	获得性长QT综合征相关的室性心动过速
晚期后除极	儿茶酚胺敏感性室性心动过速
激动传导异常	
阻滞	窦房阻滞、房室阻滞、束支阻滞
单向阻滞伴折返	预激综合征的室上性心动过速、房室结折返性心动过速、束支折返性室性心动过速

(四)心律失常的诊断

评估心律失常,必须把患者作为一个整体来评价,而不应仅限于心律失常本身。尽管对心律失常患者的评估方法高度个体化,仍应该尽量按照从易到难、从无创到有创、从门诊到住院的原则来进行。两个基本环节:病史和心电图至关重要。心律失常患者的临床表现差异巨大,轻微的可以无症状,仅有心电图异常,严重者可以发生心脏性猝死。决定患者危险程度和预后的,不仅仅是症状的轻重,更重要的是患者的心脏情况。总体而言,症状越严重、伴随的心脏情况越重,对患者的评估就应更积极。

1. 病史   患者的主诉多种多样,常见的有心悸、晕厥或先兆晕厥,或有充血性心力衰竭的表现。每个人对心脏节律的感受差异很大,有些人心律轻微不齐即有感觉,有些人即使有短暂的室性心动过速也没有任何感觉。

询问病史时,诱发或引起心律失常发生和终止的情况非常重要,常常能提示心律失常的种类,或哪种治疗方法效果更好。比如,运动、生气时发生的心悸,常常提示是儿茶酚胺敏感性的心动过速,β受体阻滞剂可能有效。领口系得过紧、转头时发生的头晕或晕厥,提示颈动脉窦高敏反应。如果心动过速能被屏气等刺激迷走神经的方法终止,提示是房室结参与的折返性心动过速。

应仔细询问患者的饮食、用药情况。某些药物可导致QT间期延长,而诱发心律失常。一些疾病可伴随心律失常,如慢性阻塞性肺疾病、甲状腺功能亢进、充血性心力衰竭等。心律失常,尤其是猝死的家族史可见于遗传性心律失常、肥厚型心肌病、强直性肌萎缩等。

2. 体格检查   心律失常发作时进行体格检查可发现异常。当发生房室分离,如完全性房室传导阻滞或室性心动过速时,颈静脉波形图可见"大炮波",第一心音的强度也有类似变化。

心动过速发作时进行Valsalva动作或颈动脉窦按摩可引起迷走神经张力短暂升高,具有诊断和治疗价值。依赖于房室结的心动过速可以终止,局灶性房性心动过速和室性心动过速则极少受影响。窦性心动过速的频率轻微下降，但很快恢复到原来的频率。

即使在没有心律失常时，体格检查也可发现伴随的器质性心脏病。如心尖搏动位置偏移或减弱、心脏杂音、第三心音等，常提示心肌或瓣膜的病变。

3. 心电图　心电图是分析心律失常首要的工具，除了诊断，还可提示其发生机制。标准 12 导联心电图是必需的，还应该在 P 波清楚的导联上，连续记录一段长的心电图，以使诊断更准确。

没有心律失常发作时记录的心电图，可以发现一些提示心律失常的线索，如心脏增大、预激综合征等。

4. 其他检查　对于发作不频繁的患者，可以选择 24 小时心电图记录（Holter），或者长程心电记录（可以记录长达 30 天）。

如果患者与心律失常相关的症状是由运动诱发的，出现晕厥或持续的心悸，则应该考虑进行运动试验。对于长 QT 综合征和儿茶酚胺敏感性室性心动过速的患者，运动试验尤其适用。

如果患者的症状不频繁，比如数月发作一次，Holter 或长程心电记录均未发现问题，则可考虑皮下植入环形记录仪，可以记录 42 分钟的心电信息，持续达 2 年以上。

直立倾斜试验可明确患者是否是由于血管迷走反应或心脏抑制而导致晕厥。患者固定于检查床上，从仰卧位到 60°～80° 直立，持续 20～45 分钟，必要时可给予异丙肾上腺素诱发晕厥。对于神经介导性晕厥的患者，直立倾斜试验的阳性率为 2/3～3/4。如果诱发出的症状与患者自然发生的症状一致，阳性结果就更有意义。

食管电极记录：自鼻腔将一根电极放入食管，由于食管正位于左心房的后面，因此可以清晰地记录出心房波。同步记录体表心电图，更易于对心律失常做出诊断，例如可以鉴别室上性心动过速伴差异传导和室性心动过速。经食管电极进行起搏，还可诱发或终止阵发性室上性心动过速、心房扑动。

5. 介入性电生理检查　经静脉系统或动脉系统，将电极导管放入心脏的不同部位，可以记录心脏的电活动，并给予心脏刺激，可以对心律失常做出诊断，明确其电生理机制，以及评价射频消融的效果。目前，介入性电生理检查几乎是心律失常诊断的"金标准"。总体而言，介入性电生理检查的准确性和可重复性都相当好。

（五）心律失常的治疗

缓慢性心律失常的患者，在急性期可静脉应用提高心率的药物或临时起搏器，之后经过仔细评估，有严重症状的患者应植入永久起搏器。具体指征详见相关指南。以下介绍快速性心律失常的治疗。

抗心律失常药物曾经一直是治疗快速心律失常的主流。20 世纪 60 年代，手术可以根治某些心律失常，而不仅仅是抑制心律失常。随着 20 世纪 80 年代射频消融的出现，对于无器质性心脏病的室上性心动过速和室性心动过速的患者，基本上可以达到根治，极大地取代了手术和药物治疗的地位。植入式心脏转复除颤器（implantable cardioverter-defibrillator，ICD）目前已经成为器质性心脏病伴严重室性心律失常患者的标准治疗方法。

1. 药物治疗　抗心律失常药物的分类有 Vaughan-Williams 分类和 Sicillian Gambit 分类。Vaughan-Williams 分类的局限性在于，药物的作用特点是在体外健康组织中得出的，而实际上，药物作用非常复杂，受组织类型、损伤的急慢程度、心率的快慢、膜电位、遗传、年龄等各种因素的影响。很多药物有不止一种作用机制，同一类药物各自的效果也不相同，不同类的药物作用可以相互重叠。尽管此分类法有很大的局限性，但由于其最广为人知，为了学术交流的简便，目前仍在应用（表 3-3-3）。

表3-3-3　抗心律失常药物的分类（简化）

分类	作用机制	代表药物
Ⅰ类	阻断钠通道	
Ⅰa		奎尼丁、普鲁卡因胺
Ⅰb		利多卡因、美西律
Ⅰc		普罗帕酮、氟卡尼
Ⅱ类	阻断β受体	普萘洛尔、美托洛尔
Ⅲ类	阻断钾通道	胺碘酮、索他洛尔
Ⅳ类	阻断钙通道	维拉帕米、地尔硫䓬
其他	阻断房室结的传导	腺苷

抗心律失常药物可诱导产生新的心律失常，或使得原有的心律失常加重，称为"致心律失常作用"，临床上尤其应该引起重视。心力衰竭时此风险明显增加。CAST 实验发现，恩卡尼和氟卡尼虽然减少了室性心律失常的发生，但总死亡率升高到 2 倍以上。因此，对于器质性心脏病的患者，尤其是心力衰竭和冠心病心肌缺血的患者，抗心律失常药物的选择必须慎重。

尽管射频消融和 ICD 植入使得抗心律失常药物的地位相对下降，但对于预防或减少心律失常的复发，以及减少 ICD 放电，抗心律失常药物仍然是非常有用的。

2. 直流电复律　无论是哪种心动过速，在监护下进行心脏直流电复律，都可以安全、迅速地恢复窦性心律。当心动过速导致低血压，或充血性心力衰竭，或意识状态改变，或出现心绞痛，药物治疗不能马上起效时，应当采取直流电复律。

3. 射频消融　射频消融的原理是，在心动过速的发生和维持中，存在着一个关键的解剖区域，通过将导管放到此区域，释放射频能量，损毁此区域，即可消除心律失常。除此之外，目前冷冻消融的应用也越来越广泛。

4. 手术治疗　手术可以切除、隔离或打断导致心动过速发生、维持或传播的心肌组织，从而达到治愈的效果。除直接针对心律失常之外，室壁瘤切除、冠脉旁路移植手术、瓣膜置换术等通过改善心脏的血流动力学和心肌的血供，也可减少心律失常的发作。对于应用了 β 受体阻滞剂，仍反复发作室性心动过速的长 QT 综合征患者，可考虑心脏交感神经切除术。

5. 器械治疗　对于室性心动过速和心室颤动的患者，应考虑植入 ICD。ICD 是目前唯一能明确提高患者生存率的治疗方法。

二、特定心律失常

（一）窦性心动过速

1. 心电图表现　窦性心律的频率超过 100 次 / 分。

2. 临床特点　窦性心动过速可见于生理和病理情况下，生理情况，如运动后，紧张，焦虑，饮酒，喝咖啡、浓茶后；病理情况，如发热，贫血，低血压，甲状腺功能亢进，充血性心力衰竭等。

3. 治疗　应着重于去除引起窦性心动过速的原因。可选择的药物有 β 受体阻滞剂或钙拮抗剂。

（二）房性早搏

1. 心电图表现　提前出现的 P 波，PR 间期 ≥ 120 ms（图 3-3-5）。

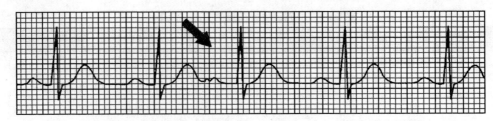

图 3-3-5　房性早搏

箭头示第三个 P 波提前出现，其后的 QRS 波群与正常窦性 QRS 波群形态一致

2. 临床特点　房性早搏可见于各种情况，如感染、炎症、心肌缺血、紧张状态、应用药物或烟酒过度和摄入咖啡因等。房性早搏可单独出现，也可发生于室上性心动过速之前。总体而言，房性早搏的预后良好。

3. 治疗　房性早搏通常不需要治疗。如果患者症状明显，或早搏可诱发心动过速，可给予 β 受体阻滞剂或钙拮抗剂。

（三）阵发性室上性心动过速

室上性心动过速起源或依赖于心室以上部位（心房或房室结），其 QRS 波群通常是窄的，< 120 ms，但如果心动过速时发生了束支阻滞，或者激动经房室旁道下传心室，则可产生宽的 QRS 波群（> 120 ms），这时就需要仔细与室性心动过速进行鉴别。

如果室上性心动过速的发作和终止都是突然的，就被称为"阵发性室上性心动过速"，包括房室结折返性心动过速、房室旁道相关的心动过速和房性心动过速。

1. 心电图表现　房室结折返性心动过速和房室旁道相关的心动过速大约各占阵发性室上性心动过速的 45%，两者都是由折返机制形成的。房性心动过速约占剩余的 10%，其发生机制可以为自律性增高、触发活动，或者微折返。

房性心动过速的心电图表现为窄 QRS 波群的心动过速，房室传导比例为 1 ∶ 1 或 2 ∶ 1 至 3 ∶ 1。当房室传导为 1 ∶ 1 时，P 波位于 RR 间期的后半部分（图 3-3-6）。

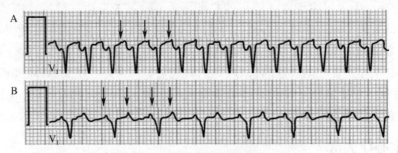

图 3-3-6　房性心动过速

A. 房室 1 ∶ 1 传导　B. 房室 2 ∶ 1 传导

房室结折返性心动过速，折返环位于房室结，其逆行的 P′ 波绝大多数被掩埋在 QRS 波群里，不能被发现。另有约 1/3 的 P′ 波位于 QRS 波群的终末，使其终末部分轻微变形（图 3-3-7）。

房室旁道参与的阵发性室上性心动过速，折返环包括房室结和旁道，是个大的折返环，所以逆行 P′ 波常常紧跟在 QRS 波群之后，即位于 RR 间期的前半部分（图 3-3-8）。图 3-3-9 总结了阵发性室上性心动过速的机制与典型心电图的关系。

2. 临床特点　房性心动过速可见于心脏正常者，也见于器质性心脏病的患者。房室结折返性心动过速和房室旁道参与的房室折返性心动过速则多见于无器质性心脏病的患者。心动过速的发作具有"突发突止"的特点，患者可以感觉到心悸，少部分严重者可发生晕厥。

3. 治疗　β 受体阻滞剂或钙拮抗剂可以减慢房性心动过速的心室率，很少能使其终止。Ⅰa、Ⅰc 和Ⅲ类药物可以终止房性心动过速。

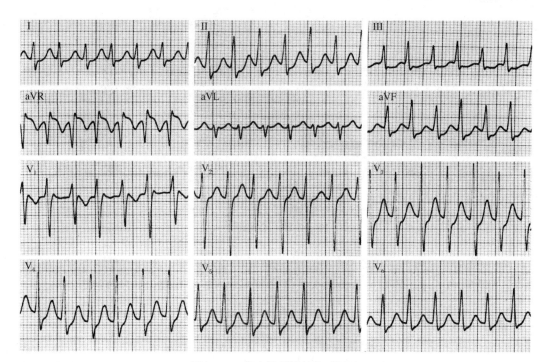

图 3-3-7　房室结折返性心动过速

快速的、非常整齐的室上性 QRS 波群，未见到逆行 P′ 波

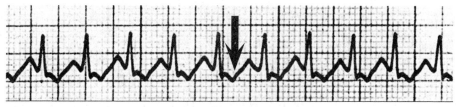

图 3-3-8　旁道参与的房室折返性心动过速

在每个 QRS 波群之后可见到逆行 P′ 波（箭头）

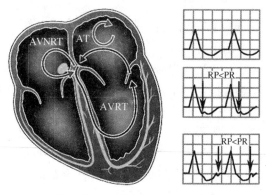

图 3-3-9　阵发性室上性心动过速的机制与典型心电图的关系

房室结折返性心动过速（AVNRT），心电图上 P 波不可见（上）；

旁道参与的房室折返性心动过速（AVRT），形成的是逆行 P 波，位于 RR 间期的前 1/2（中）；

房性心动过速（AT），P 波位于 RR 间期的后 1/2（下）

对于房室结折返性和旁道参与的房室折返性心动过速，急性发作时，可刺激迷走神经，如 Valsalva 动作、颈动脉窦按摩等，部分心动过速可以终止。如无效，腺苷是首选的药物，其他如 β 受体阻滞剂和钙拮抗剂也可选择。

射频消融可以根治阵发性室上性心动过速，并发症和复发率都很低，因此应尽早进行。

（四）心房颤动

1. 心电图表现　正常 P 波消失，代之以一系列低幅度的振荡波，QRS 波群为室上性，心室率绝对不齐（图 3-3-10）。

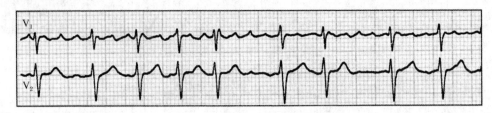

图 3-3-10　心房颤动

2. 临床特点　心房颤动的症状范围很广，常见的包括心悸、乏力、呼吸困难、运动耐量下降等。患者可有多尿。体格检查可出现脉搏绝对不齐和脉搏短绌，具有特征性。第一心音强弱不等。

3. 治疗

（1）急性期治疗：因为心房颤动进入急诊室的患者，其心室率都非常快，静脉应用 β 受体阻滞剂或钙拮抗剂可以迅速控制心室率。对于血流动力学不稳定的患者，应紧急施行直流电复律。

如果患者的血流动力学稳定，则是否恢复窦性心律应个体化处理，取决于症状、发作频率、年龄、左心房大小及正在使用的抗心律失常药物等。如果选择恢复窦性心律，可以选择药物或电复律。用于复律的药物有伊布利特（Ⅲ类）、胺碘酮（Ⅲ类）和普鲁卡因胺（Ⅰa 类），成功率 30% ～ 70% 不等。直流电复律的成功率约 95%。

如果心房颤动的发生时间在 48 小时内，可不需要抗凝，直接进行复律；如果心房颤动超过 48 小时，或发生时间不清楚，则应有效抗凝 3 周后再进行复律。复律后，均应继续抗凝 4 周，以预防栓塞事件。

（2）长期治疗：心房颤动患者的长期治疗存在两种策略，即心率控制（控制心室率）和节律控制（恢复和维持窦性心律）。对于 65 岁以上、症状轻微的患者，二者的死亡率、卒中发生率相同，但心率控制的再住院率和药物副作用的发生率更低，因此更有优势。而对于年轻、症状严重的患者，节律控制更合理。

长期心率控制的首选药物是 β 受体阻滞剂和钙拮抗剂，洋地黄和胺碘酮也可选择。

能转复心房颤动的药物都可长期口服，以维持窦性心律，减少心房颤动的复发。可选择的药物有 Ⅰa 类、Ⅰc 类和Ⅲ类药物。长期应用时应警惕药物的副作用，尤其是 QT 间期延长可引起尖端扭转型室性心动过速。胺碘酮对肺、甲状腺及肝的损害也应警惕。

射频消融可以减少心房颤动的复发，达到长期节律控制的目的，目前该技术发展迅速。由于患者合并的临床情况不同，因此射频消融对不同患者的效果差异很大。对于经过选择的患者，射频消融可维持窦性心律达 2 ～ 3 年。

对于因冠心病或心脏瓣膜病而需要开胸手术的心房颤动患者，同时给予迷宫手术，以减少心房颤动的复发，也是合理的。

（3）预防栓塞事件：无论采取心率控制还是节律控制，防止卒中等血栓栓塞事件，都是长期治疗的必要内容之一。评估心房颤动患者栓塞风险，常用 $CHADS_2$ 或 CHA_2DS_2-VASc 评分（表 3-3-4）。评分越高，患者的年卒中发生率越高。评分 ≥ 2 分者，均应采取抗凝措施。可选的抗凝药物包括华法林、达比加群（Ⅱa 因子抑制剂）、立伐沙班或阿哌沙班（Ⅹa 因子抑制剂）。

表3-3-4 CHA₂DS₂-VASc评分表

危险因素	分值
充血性心力衰竭	1
高血压	1
年龄 ≥ 75 岁	2
糖尿病	1
既往卒中或短暂脑缺血发作或血栓栓塞事件	2
血管性疾病（陈旧心肌梗死、周围动脉疾病或主动脉斑块）	1
年龄 65 ～ 74 岁	1
女性	1

（五）室性早搏

1. 心电图表现 提前出现的宽大畸形的 QRS 波群，其后的 T 波方向常常与 QRS 主波方向相反（图 3-3-11）。

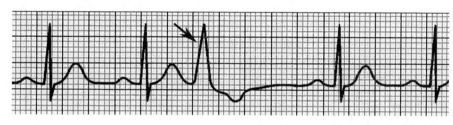

图 3-3-11 室性早搏

2. 临床特点 室性早搏可见于感染、心肌缺血或炎症、左室假腱索、缺氧、麻醉，以及电解质紊乱、烟酒过度和摄入咖啡因等。

体格检查可闻及心搏提前出现，随后有一个长间歇。

无器质性心脏病的患者，室性早搏并不影响寿命。陈旧心肌梗死的患者，室性早搏与室性心动过速及猝死的关系尚不确定。

3. 治疗 大多数室性早搏不需要治疗，即使急性心肌梗死时的频发室性早搏，如不影响血流动力学，也不需要治疗。如果患者症状明显，可以给予 I 类、II 类和 III 类抗心律失常药物。 Ic 类药物应避免用于冠心病或左心功能不全的患者，因为可增加死亡率。如果室性早搏过多，或已经引起心功能不全，可考虑射频消融。

（六）室性心动过速

1. 心电图表现 连续 3 个或以上的宽大（> 120 ms）、畸形的 QRS 波群，频率 > 100 次 / 分，ST-T 的方向与 QRS 主波方向相反（图 3-3-12）。

2. 临床特点 室性心动过速的症状取决于心室率、心动过速的持续时间及有无器质性心脏病等。常见症状包括心悸、头晕、运动耐量下降、晕厥，甚至猝死。

引起症状的反复性室性心动过速中，缺血性心脏病超过 50%，其次是心肌病（扩张型和肥厚型）。决定预后的各种预测因素中，左室功能是最可靠的。

3. 治疗 对室性心动过速的治疗包括急性期的治疗和长期治疗。

（1）急性期治疗：没有血流动力学障碍的患者可以采取静脉药物治疗，可选药物包括胺碘酮、索他洛尔和普鲁卡因胺；有血流动力学障碍的患者，应即刻在监护下给予直流电复律。同时应该积极寻找和纠正诱发或维持室性心动过速的临床情况，如缺血、低血压、低血钾等，合并心力衰竭者应改善心功能。

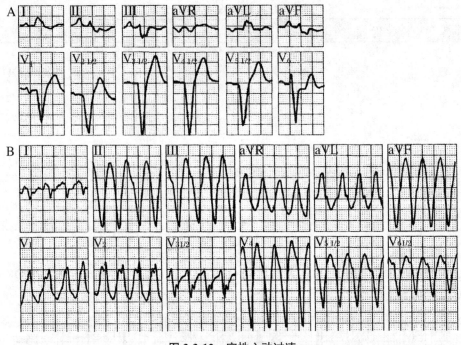

图 3-3-12　室性心动过速

（2）长期治疗：长期治疗的目的是减少室性心动过速的复发，预防心脏猝死。β 受体阻滞剂常可有效预防复发。β 受体阻滞剂无效的，胺碘酮、索他洛尔和 I c 类药物可能有效，但应注意，器质性心脏病患者禁用 I c 类药物。

对于有指征的患者，应该植入 ICD。ICD 可终止室性心动过速，提高生存率，是目前预防心脏猝死最有效的方法。

某些特殊类型的室性心动过速，尤其是起源于特殊部位者，射频消融可以作为一线治疗方法。心肌梗死后瘢痕组织相关的室性心动过速，射频消融也有一定作用。

以上治疗方法无效的陈旧心肌梗死患者，可以尝试手术进行冷冻消融，同时行室壁瘤切除。

（七）房室传导阻滞

1. 心电图表现　 I 度房室传导阻滞表现为 PR 间期延长（＞200 ms）。 II 度房室传导阻滞又分为莫氏 I 型（文氏）和莫氏 II 型。莫氏 I 型阻滞是周期性传导障碍，特点是 PR 间期进行性延长，直至 P 波后 QRS 波群脱落，出现一个长间歇。莫氏 II 型阻滞的 PR 间期固定，P 波后 QRS 波群脱落，出现一个长间歇。 III 度房室传导阻滞，P 波完全不能下传，心房和心室以各自的频率运行（图 3-3-13）。

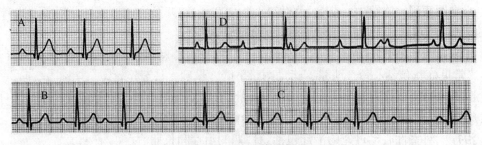

图 3-3-13　房室传导阻滞

A. I 度房室传导阻滞；B. II 度 I 型房室传导阻滞；C. II 度 II 型房室传导阻滞；D. III 度房室传导阻滞

2. 临床特点　患者可有"心脏漏跳"感、乏力、晕厥，甚至猝死。部分患者可无症状。

房室传导阻滞的原因可以是一过性的，与迷走神经张力增高、短暂的代谢或内分泌异常以及某些药物有关。老年退行性病变、莱姆病、系统性红斑狼疮等易侵犯传导系统，造成不可逆的损伤。冠状动脉疾病可导致短暂或持续性的房室传导阻滞。

3. 治疗　首先应除外房室传导阻滞的可逆性原因，如纠正电解质紊乱和缺血，抑制过高的迷走神经张力，停用阻滞房室结的药物等。如果患者的血流动力学不稳定，应考虑临时起搏。

阿托品和异丙肾上腺素等提高心率的药物治疗可能有效。对于有症状的房室传导系统疾病的患者，临时或永久人工起搏器是最可靠的治疗措施。

案例分析 3-3-3

1. 病历摘要

患者男性，66 岁，因"心悸伴黑矇 2 小时"就诊。患者 2 小时前无明显诱因突发心悸，自觉心跳快，伴黑矇，站立时明显，无胸痛及呼吸困难。既往高血压 17 年，药物控制良好。

体格检查：T 36.5°，P 98 次 / 分，R 16 次 / 分，BP 85/55 mmHg，双肺呼吸音清，无干、湿啰音。心界不大，心率 157 次 / 分，心律绝对不齐，第一心音强弱不等。余无特殊发现。

2. 思考题

（1）患者最可能出现了哪种心律失常？

（2）为明确诊断，应进行哪种检查？

（3）该患者应首选哪种治疗方法？

（4）患者后续治疗必须包括什么措施？

（5）如果患者此种心律失常多次复发，应如何治疗？

案例分析 3-3-3 参考答案

（李　春）

第三节　高　血　压

高血压是一种慢性非传染性心血管疾病，是心脑血管疾病最主要的危险因素。目前我国高血压的患病率仍处于较高水平。根据发病原因，可将高血压分为原发性高血压和继发性高血压两大类。继发性高血压占高血压人群的 5% ～ 10%。

一、原发性高血压

原发性高血压（essential hypertension）定义为在未使用降压药物的情况下，非同日 2 ～ 3 次血压测量，收缩压 ≥ 140 mmHg 和（或）舒张压 ≥ 90 mmHg。根据具体血压数值的不同，又将高血压分为 1 ～ 3 级（表 3-3-5）。

表3-3-5　血压水平定义和分类

分类	收缩压（mmHg）		舒张压（mmHg）
正常血压	＜ 120	和	＜ 80
正常高值	120 ～ 139	和（或）	80 ～ 89

续表

分类	收缩压（mmHg）		舒张压（mmHg）
高血压	≥ 140	和（或）	≥ 90
1 级高血压	140 ～ 159	和（或）	90 ～ 99
2 级高血压	160 ～ 179	和（或）	100 ～ 109
3 级高血压	≥ 180	和（或）	≥ 110
单纯收缩期高血压	≥ 140	和	＜ 90

【病因和发病机制】

原发性高血压是由遗传与环境多因素共同作用的结果，其发病并非由单一因素引起。但是原发性高血压的具体发病机制目前尚不明确。

（一）病因

1. 遗传因素　无论是高血压的发病率，还是血压的升高程度以及并发症的发生，都体现了明显的家族聚集性。约 60% 的高血压患者有高血压家族史。目前认为是多基因遗传所致。

2. 环境因素

（1）生活习惯因素：高钠、低钾饮食，高蛋白饮食，饱和脂肪酸与多不饱和脂肪酸的高比值、血浆同型半胱氨酸高水平，过量饮酒与吸烟。

（2）长期精神紧张：长期的心理压力、紧张、担忧、焦虑、愤怒、恐惧等，都会引起高血压的发生。

（3）其他：超重和肥胖、服用避孕药、睡眠呼吸暂停低通气综合征等都是高血压的重要危险因素。近年来研究表明，PM2.5、PM10、SO_2 和 O_3 等污染物也与高血压发病率升高密切相关。

（二）发病机制

（1）交感神经活性亢进：长期精神紧张、焦虑等原因可使交感神经活性增高，儿茶酚胺分泌增多，阻力小血管收缩，导致血压升高。

（2）水钠潴留：肾是机体调节钠盐的最主要器官，各种原因引起的水钠潴留，导致血容量增加，血管收缩，使外周血管阻力增加，从而导致血压升高。

（3）肾素 - 血管紧张素 - 醛固酮系统（RAAS）激活：RAAS 通过两条途径来调控血压，① ACE 和 Ang Ⅱ；② ACE2 和 Ang（1 ～ 7）。当 ACE2 缺乏时，Ang Ⅱ 导致血压升高。

（4）血管机制：各种心血管危险因素可引起血管内皮细胞功能异常，从而影响动脉弹性。动脉弹性减退，可使收缩压升高，舒张压降低，导致脉压增大。

（5）胰岛素抵抗：胰岛素抵抗是机体组织的靶细胞对胰岛素作用的敏感性或（和）反应性降低的一种病理生理反应。胰岛素抵抗可以引起继发性高胰岛素血症，从而使肾重吸收水钠增加，交感神经活性增强，动脉弹性减退，最终导致血压升高。

【病理生理】

高血压病理生理作用的主要靶器官是心脏和血管，早期可无明显病理改变，长期的高血压可导致左心室肥厚及全身小动脉的病变。

1. 心脏　长期高血压可导致左心室肥厚及扩大，并发展为心力衰竭，80% 的舒张性心力衰竭患者有高血压病史。此外，血压升高与冠状动脉粥样硬化密切相关，并同时伴有微血管病变。

2. 脑　长期高血压可引发脑出血，形成脑血栓。长期高血压导致脑小动脉闭塞，引起针尖样小范围梗死灶，称为腔隙性脑梗死（lacunar infarction，LI）。

3. 肾　高血压导致肾小囊内压升高，肾小球纤维化，肾动脉硬化，使肾单位减少，最终导致慢性肾衰竭。恶性高血压可引起肾功能的急剧恶化。

4. 视网膜　视网膜动脉病变可反映小血管病变情况。早期，视网膜小动脉发生痉挛，随着病情的进展，可发生硬化。血压急剧升高可引起视网膜出血。

【临床表现】

1. 症状　大多数高血压患者起病隐匿，缺乏特异性临床表现，仅在体检或因其他疾病就医时才被发现，有的甚至在发生心、脑、肾等并发症时才被发现。常见的临床症状有头晕、头痛、心悸、疲劳等，有的还可出现鼻出血、视物模糊等严重症状。当受累器官受损时，可有相应的靶器官损害的临床症状，如胸闷、心绞痛、多尿等。

2. 体征　原发性高血压的体征一般较少。有些体征常提示继发性高血压的可能，如股动脉搏动延迟出现或缺如，下肢血压明显低于上肢，提示主动脉缩窄；腰部肿块提示嗜铬细胞瘤等。

【并发症】

1. 脑血管疾病　脑出血、腔隙性脑梗死、脑血栓形成和短暂性脑缺血发作。

2. 左心室肥厚、心绞痛、心肌梗死和心力衰竭

3. 慢性肾衰竭

4. 主动脉夹层

【辅助检查】

（一）血压的测量

血压测量是诊断高血压及评估血压水平的根本方法，主要包括诊室血压测量、家庭血压监测（home blood pressure monitoring，HBPM）和动态血压监测（ambulatory blood pressure monitoring，ABPM）。

1. 诊室血压测量　受试者安静休息至少 5 分钟，将上臂置于心脏水平，开始测量坐位上臂血压。首诊时应测量两上臂坐位血压，以读数较高的一侧作为今后测量的上臂。应间隔 1～2 分钟重复测量血压，取 2 次平均值。如果 2 次的收缩压或舒张压读数相差超过 5 mmHg，应再次测量，取 3 次平均值。

2. 家庭血压监测　由受试者自我监测或家庭成员协助测量，有助于鉴别白大衣高血压、隐匿性高血压和难治性高血压。家庭自测血压通常稍低于诊室血压。

3. 动态血压监测　一般监测 24 小时血压，可评估 24 小时昼夜血压节律、直立性低血压、餐后低血压、单纯夜间高血压等。正常血压波动曲线呈长柄勺型，即双峰一谷。在上午 6～10 时及下午 4～6 时各出现一高峰，而夜间血压明显降低。

（二）血液生化检查

检测血钾、肌酐、尿素氮、空腹血糖、总胆固醇、三酰甘油、低密度脂蛋白胆固醇和高密度脂蛋白胆固醇，以及血细胞比容和血红蛋白。

（三）尿液检查

检测尿蛋白、糖含量、pH 值、尿比重，并做尿沉渣镜检。尿微量白蛋白定量等。

（四）其他

心电图、超声心动图、胸部 X 线、血管超声、眼底检查等。

【诊断和鉴别诊断】

高血压诊断主要根据诊室血压的测量值，非同日测量 3 次收缩压（SBP）≥ 140 mmHg 和（或）舒张压（DBP）≥ 90 mmHg，可诊断为高血压。对于既往有高血压史者，目前正在服用降压药物，即使血压值正常，也可诊断为高血压。也可参考家庭自测血压和 24 小时动态血压监测值，标准见表 3-3-6。此外，应对高血压患者进行心血管危险水平分层，见表 3-3-7。

表3-3-6　家庭自测血压和动态血压的高血压标准

测量方法	高血压标准（mmHg）
家庭自测血压	≥ 135/85
24 h 动态血压	
全天	≥ 130/80
白天	≥ 135/85
夜间	≥ 120/70

表3-3-7　血压升高患者心血管危险水平分层

其他心血管危险因素和病史	血压（mmHg）			
	SBP 130 ～ 139 和（或）DBP 85 ～ 89	SBP 140 ～ 159 和（或）DBP 90 ～ 99	SBP 160 ～ 179 和（或）DBP 100 ～ 109	SBP ≥ 180 和（或）DBP ≥ 110
无		低危	中危	高危
1 ～ 2 个其他危险因素	低危	中危	中 / 高危	很高危
≥ 3 个其他危险因素，靶器官损害，或 CKD3 期，无并发症的糖尿病	中 / 高危	高危	高危	很高危
临床并发症，或 CKD4 期，有并发症的糖尿病	高 / 很高危	很高危	很高危	很高危

注：CKD 即慢性肾疾病。

在确诊高血压后，必须鉴别是原发性还是继发性。有些继发性高血压的病因可以消除，原发病治愈后，血压即可恢复正常。有关继发性高血压的内容，详见本节第二部分。

【治疗】

（一）治疗目标与原则

1. 治疗目标　高血压治疗的根本目标是降低高血压并发症的发生率及死亡率。

2. 目标血压值　高血压患者一般血压目标值应降至＜ 140/90 mmHg，慢性肾疾病、糖尿病、心力衰竭或病情稳定的冠心病合并高血压患者，血压应控制在＜ 130/80 mmHg。老年收缩期高血压患者，收缩压应控制在＜ 150 mmHg，若能耐受可降至 140 mmHg。耐受和部分高危及以上的患者可进一步降至＜ 130/80 mmHg。高血压患者应尽早将血压降至上述目标值，但降压并非越快越好。

3. 降压原则

（1）生活方式干预：适用于所有高血压患者。减轻和控制体重（BMI＜ 24 kg/m^2），增加运动，合理膳食（减少钠盐的摄入，增加钾盐摄入，减少脂肪的摄入，适量增加优质蛋白质），戒烟限酒，减轻精神压力，保持心理平衡。

（2）降压药物治疗对象：高危和很高危的高血压患者（心血管危险水平分层见表3-3-7）必须使用降压药物治疗。

1）高血压 2 级及以上的高血压患者。

2）合并糖尿病或已有靶器官损害及并发症的高血压患者。

3）经生活方式干预后血压仍未达目标值的高血压患者。

（二）降压药物治疗

1. 降压药物应用基本原则

（1）起始剂量：一般高血压患者采用常规治疗剂量。老年人初始治疗时，通常使用较小的有效治疗剂量，根据需要，可逐渐增加至足剂量。

（2）个体化治疗：五大类基本降压药物均可作为初始治疗用药，根据患者具体情况、合并症等进行个体化应用。

（3）联合用药：对于血压 ≥ 160/100 mmHg、高于目标血压 20/10 mmHg 的高危患者，或者单药治疗未达标的高血压患者，应使用两种或两种以上降压药物的联合治疗。

（4）优先使用长效降压药物：应使用有持续 24 小时降压作用的长效降压药物，以有效控制晨峰血压和夜间血压，减少心脑血管并发症的发生。

2. 常用降压药物种类和特点　基本降压药物有 5 类：利尿剂、β 受体阻滞剂、钙通道阻滞剂（CCB）、血管紧张素转换酶抑制剂（ACEI）和血管紧张素受体拮抗剂（ARB），以及由以上药物固定配比组成的复方制剂。上述 5 大类药物均可用于初始药物和维持药物的选择。

（1）利尿剂：主要有噻嗪类利尿剂、袢利尿剂和保钾利尿剂 3 大类。其中噻嗪类利尿剂使用最多，如氢氯噻嗪，特别适用于单纯收缩期高血压、合并心力衰竭和老年人高血压。主要不良反应有低钾血症，可影响血脂、血糖的代谢，与剂量密切相关，所以应使用小剂量，痛风患者禁用。袢利尿剂如呋塞米，主要用于合并肾功能不全的患者。保钾利尿剂如阿米洛利、螺内酯等可引起高血钾，因此不宜与 ACEI、ARB 联合应用，肾功能不全者慎用。

（2）β 受体阻滞剂：主要有选择性（β_1）、非选择性（β_1 和 β_2）和兼具拮抗 α 受体的 3 类。主要通过抑制过度激活的交感神经活性、抑制心肌收缩力、减慢心率来发挥降压作用。适用于伴快速型心律失常、慢性心力衰竭、冠心病、交感神经活性增高和高动力状态的高血压患者，对老年人高血压相对较差。主要不良反应有：心动过缓、四肢发冷、乏力、胃肠不适等。哮喘、Ⅱ / Ⅲ度房室传导阻滞、急性心力衰竭、病态窦房结综合征患者禁用。

（3）钙通道阻滞剂：主要有二氢吡啶类和非二氢吡啶类。主要通过抑制平滑肌细胞上的钙离子通道，扩张血管，从而达到降低血压的目的。二氢吡啶类如硝苯地平，主要适用于老年人高血压、伴稳定型心绞痛、冠状动脉粥样硬化、周围血管病及单纯收缩期高血压患者。不良反应有面部潮红、脚踝水肿、心跳加快、牙龈增生等。心动过速和心力衰竭的患者慎用。非二氢吡啶类如维拉帕米和地尔硫䓬，心力衰竭患者禁用。

（4）血管紧张素转换酶抑制剂：主要是通过抑制血管紧张素转换酶，使血管紧张素 Ⅱ 的生成减少，同时抑制缓激肽的降解，发挥降压作用。主要适用于心肌梗死后心功能不全、慢性心力衰竭、心房颤动、蛋白尿或微量白蛋白尿、糖耐量减退或糖尿病肾病的患者。常见不良反应是干咳和血管性水肿。双侧肾动脉狭窄、高钾血症和妊娠期患者禁用。长期应用可能导致血钾升高，应注意监测血钾和血肌酐水平。

（5）血管紧张素受体拮抗剂：主要通过抑制血管紧张素 Ⅱ 1 型受体发挥降压作用。主要适用于心力衰竭、糖尿病肾病、冠心病、左心室肥厚、代谢综合征、微量白蛋白尿或蛋白尿的患者。不良反应较少见，一般不引起刺激性干咳，长期应用可升高血钾，故应长期监测血钾和血肌酐水平。

3. 联合用药方案　ACEI 或 ARB+ 噻嗪类利尿剂；二氢吡啶类 CCB+ ACEI 或 ARB；二氢吡啶类 CCB+ 噻嗪类利尿剂；二氢吡啶类 CCB+β 受体阻滞剂。我国临床目前推荐使用的联合治疗方案如下：二氢吡啶类 CCB+ACEI，二氢吡啶类 CCB+ARB，ACEI+ 噻嗪类利尿剂，ARB+ 噻嗪类利尿剂，二氢吡啶类 CCB+ 噻嗪类利尿剂，二氢吡啶类 CCB+β 受体阻滞剂。次要推荐使用的联合治疗方案：利尿剂 +β 受体阻滞剂，α 受体阻滞剂 +β 受体阻滞剂，二氢吡啶类 CCB+ 保钾利尿剂，噻嗪类利尿剂 + 保钾利尿剂。

4. 特殊类型高血压及高血压急症和亚急症 详见相关的知识拓展内容。

二、继发性高血压

继发性高血压也称为症状性高血压，是某些疾病在发生发展过程中产生的症状之一，当原发病去除后，血压即可下降或恢复正常。继发性高血压比原发性高血压的危害更大，因其常伴随电解质紊乱、内分泌失调等其他症状，故早诊断、早治疗继发性高血压尤为重要。

（一）肾实质性高血压

常见病因有急、慢性肾小球肾炎，肾小管－间质疾病，多囊肾，代谢性疾病肾损害等。诊断依赖于肾疾病史，蛋白尿、血尿，肾功能异常等，有条件可行肾穿刺，进行病理活检。肾实质性高血压必须低盐饮食（NaCl ＜ 6.0 g/d，Na^+ ＜ 2.3 g/d），目标血压为 130/80 mmHg。有蛋白尿患者若无用药禁忌，应首选 ACEI 或 ARB 降压药，以延缓肾功能恶化。

（二）肾血管性高血压

肾动脉狭窄引起的高血压，常见病因有多发性大动脉炎、动脉粥样硬化、肾动脉纤维肌性发育不良。本病通常进展迅速，高血压常突然加重。上腹部或背部肋脊角处可闻及血管杂音。肾动脉 CT 及 MRI、肾动脉超声可辅助诊断，肾动脉造影可明确诊断及狭窄部位。可根据患者具体情况选择药物治疗和手术治疗。

（三）原发性醛固酮增多症

患者以高血压伴低血钾为特点，可有烦渴、多尿、肌无力、周期性瘫痪等表现。血浆醛固酮 / 肾素比值增大对于本病的诊断有较高的敏感性和特异性。超声、CT、MRI、放射性核素检查可确定病变性质和部位。手术切除是本病的有效治疗方法。

（四）嗜铬细胞瘤

患者临床表现变化多端，典型表现有阵发性血压升高伴心动过速、面色苍白、出汗、头痛。发作时血、尿儿茶酚胺或其代谢产物 3- 甲氧基 -4- 羟基苦杏仁酸显著增高，以资诊断。嗜铬细胞瘤大多为良性，手术切除效果较好。

（五）库欣综合征

库欣综合征即皮质醇增多症，80% 患者有高血压、满月脸、向心性肥胖、水牛背、毛发增多、皮肤紫纹、血糖增高等表现。肾上腺皮质激素兴奋试验、24 小时尿中 17- 羟和 17- 酮类固醇增多，地塞米松抑制试验有助于诊断。治疗原发病主要有手术、药物及放射疗法。

（六）主动脉缩窄

该病多为先天性，临床表现为上臂血压升高，下肢血压不高或降低。腹部听诊有血管杂音。主动脉造影可确诊。根据病情可选择腔内治疗或开放手术。

案例分析 3-3-4

1. 病历摘要

患者男，55 岁。头晕伴双上肢麻木不适 7 个月余。

患者 7 个多月前无明显诱因出现头晕，伴双上肢麻木不适，无头痛及恶心呕吐，无视物模糊及天旋地转感，无眼前黑矇及一过性意识丧失。发现血压升高 3 年余，最高可达 160/100 mmHg，未行治疗。于 7 个月前口服厄贝沙坦治疗，血压控制在（143 ~ 147）/（92 ~ 98）mmHg。患者颈椎病史 10 余年。吸烟、饮酒史 20 余年。其母亲患有高血压。体格检查：T 36.5℃，P 74 次 / 分，R 18 次 / 分，

BP 150/87 mmHg。双下肢轻度水肿。入院后行三大常规、凝血、甲状腺功能、生化、血脂、血糖、立卧位肾素、血管紧张素 Ⅱ、醛固酮等检查，均未见明显异常。心电图示：T 波低平、倒置。

2. 思考题

（1）如何对该患者进行健康指导？

（2）请简述高血压的基本治疗药物。

案例分析 3-3-5

1. 病历摘要

患者女，27 岁。发现血压升高 4 年余。

患者 4 年前查体发现血压升高，伴四肢无力、烦渴、多尿。偶有头晕、头痛，可自行缓解，无眩晕、呕吐。自服"络活喜"治疗，效果不佳，血压最高可达 200/100 mmHg。患者父母均无高血压。血生化检查结果示低血钾、高血钠。体格检查：T 36.8℃，P 82 次 / 分，R 18 次 / 分，BP 178/99 mmHg。其他无异常。

2. 思考题

请简述为明确诊断需要完善哪些相关检查。

（卜培莉）

第四节　高胆固醇血症

【概述】

在全球范围内，包括冠心病和缺血性卒中在内的动脉粥样硬化性心血管疾病（arteriosclerotic cardiovascular disease，ASCVD）已成为最主要的死亡原因和最大的医疗卫生负担，其防控已成为研究和关注的热点。基础研究、人群流行病学以及随机对照干预研究均提示血脂异常，特别是高胆固醇血症是 ASCVD 最主要的危险因素，所以加强对高胆固醇血症的管理具有深远意义。

【诊断】

《中国成人血脂异常防治指南（2016 年修订版）》制订了中国人群高胆固醇血症的诊断标准（表 3-3-8）。根据 2002 年中国居民营养与健康状况调查（CNHS），中国 35 ～ 74 岁人群血胆固醇水平增高和临界增高的比例分别为 9.0% 和 23.8%。由于胆固醇约 60% 存在于低密度脂蛋白中，同时循环中的胆固醇必须以脂蛋白为载体而存在和发挥作用，所以在谈及高胆固醇水平对 ASCVD 的影响时，采用低密度脂蛋白胆固醇（low density lipoprotein cholesterol，LDL-C）更为精准。中国 35 ～ 74 岁人群血清 LDL-C 水平临界增高（130 ～ 159 mg/dl）、增高（160 ～ 189 mg/dl）和非常高（≥ 190 mg/dl）的患病率分别为 17.0%、5.1% 和 2.7%。近 30 年中国人群血脂异常患病率逐渐增高。其中经济发达地区人群、中老年人群血脂异常患病率较高，但控制状态欠理想，血脂检测率为 6.4%，知晓率、治疗率和控制率在男性和女性分别为 8.8% 和 7.5%，3.5% 和 3.4%，1.9% 和 1.5%。

表3-3-8　高胆固醇血症的诊断标准

血清总胆固醇（TC）水平	
胆固醇水平升高	≥ 6.2 mmol/L（240 mg/dl）
胆固醇水平临界升高	5.2 ～ 6.2 mmol/L
合适的胆固醇水平	< 5.2 mmol/L（200 mg/dl）

【治疗原则】

在除外继发性高胆固醇血症后，根据患者的总体心血管危险确定治疗目标，选择治疗策略。

1. 寻找高胆固醇血症的病因　许多疾病、药物等（表 3-3-9）均可引起血清胆固醇水平增高，所以首先必须确定患者是否存在导致高胆固醇血症的继发因素。

表3-3-9　继发性高胆固醇血症的常见原因

类别	举例
饮食	饱和或反式脂肪、体重增加、厌食等
药物	利尿剂、环孢素、糖皮质激素、胺碘酮等
疾病	胆道阻塞、肾病综合征、甲状腺功能减退、肥胖等
其他	妊娠等

2. 评估总体心血管风险　不能只根据血清胆固醇水平决定是否治疗，需要评估未来 10 年患者总体心血管风险。首先确定患者是否存在以下 3 种情况：① ASCVD 患者（极高危）；② LDL-C ≥ 4.9 mmol/L 或血清总胆固醇水平（total cholesterol，TC）≥ 7.2 mmol/L（高危）；③糖尿病患者 LDL-C ≥ 1.8 mmol/L（高危）。对不符合这 3 种情况的患者，需根据有无高血压和其他危险因素，评估 10 年 ASCVD 发病危险；对年龄小于 55 岁的中危患者则需要进一步评估余生风险。

3. 确定治疗目标和策略　ASCVD 防治以血清 LDL-C 水平为主要目标，在临床决策中需根据患者总体心血管风险确定血清 LDL-C 的目标水平（表 3-3-10），制订治疗策略。近年也有人提出以非高密度脂蛋白胆固醇（non-high density lipoprotein-cholesterol，non-HDL-C）为治疗的次要目标，TC 与高密度脂蛋白胆固醇水平之差值即为 non-HDL-C。

表3-3-10　不同ASCVD风险人群LDL-C和non-HDL-C治疗达标值 [mmol/L（mg/dl）]

危险等级	LDL-C	non-HDL-C
低 / 中危	< 3.4（130）	< 4.1（160）
高危	< 2.6（100）	< 3.4（130）
极高危	< 1.8（70）	< 2.6（100）

【治疗策略】

高胆固醇血症的治疗包括治疗性生活方式控制、药物治疗和非药物治疗。科学的生活方式是 ASCVD 防治重要而基础的措施。

1. 他汀类药物　他汀类药物是 ASCVD 防治和高胆固醇血症治疗的首选药物。经过 30 余年的基础和临床研究，他汀类药物在 ASCVD 二级预防中的有益作用获得公认，同时循证医学证据也越来越支持他汀类药物对一级预防的中高危患者也能提供心血管保护作用。他汀类药物的禁忌证包括活动性肝病、不明原因的转氨酶持续升高、对他汀类药物过敏、妊娠及哺乳期妇女。表 3-3-11 列出了常用他汀类药物降低胆固醇的强度。

表3-3-11　常用他汀类药物降低胆固醇的强度

强度	他汀类药物
高强度（每日剂量可降低 LDL-C ≥ 50%）	阿托伐他汀 40 ～ 80 mg 瑞舒伐他汀 20 mg
中等强度（每日剂量可降低 LDL-C 25% ～ 50%）	阿托伐他汀 10 ～ 20 mg 瑞舒伐他汀 5 ～ 10 mg 氟伐他汀 80 mg 洛伐他汀 40 mg 匹伐他汀 2 ～ 4 mg 普伐他汀 40 mg 辛伐他汀 20 ～ 40 mg 血脂康 1.2 g

注：阿托伐他汀 80 mg 在国人应用经验不足，请谨慎使用。

2. 非他汀类调脂药　随着相关领域研究的结果相继发表，2018 年 AHA/ACC 胆固醇管理指南肯定了非他汀类药物在 ASCVD 防治中的作用，并给予了推荐。

（1）胆固醇吸收抑制剂：依折麦布（ezetimibe）是目前唯一用于临床的胆固醇吸收抑制剂。饮食和胆酸中的胆固醇在肠道的吸收有赖于小肠黏膜刷状缘上的 Niemann-Pick C1 Like1（NPC1L1）蛋白介导，依折麦布通过抑制 NPC1L1，降低血清 TC 和 LDL-C 水平。依折麦布每次 10 mg，每天 1 次，可降低血清 LDL-C 水平 13% ～ 20%。不良反应主要为头痛、消化道和肌肉症状，血 ALT、AST 和 CK 水平升高较少见。依折麦布的禁忌证包括对本品任何成分过敏者、活动性肝病患者、不明原因的血清转氨酶持续升高患者及妊娠期和哺乳期妇女。在他汀类药物的基础上加用依折麦布可用于极高危患者的 ASCVD 防治，同时也可用于他汀不耐受患者的治疗。

（2）前蛋白转化酶枯草溶菌素 9（proprotein convertase subtilisin/kexin 9，PCSK9）抑制剂：PCSK9 可与低密度脂蛋白受体（low-density lipoprotein receptor，LDLR）结合并促进其降解，减少血浆 LDL 清除。PCSK9 抑制剂可以阻断 PCSK9 对 LDLR 的作用，促进循环 LDL 的清除，从而降低 LDL-C 浓度。目前市场上的 PCSK9 抑制剂主要为全人源化的单克隆抗体 alirocumab 和 evolocumab，无论单独或与他汀类药物联合应用，均可使血清 LDL-C 水平明显降低 50% ～ 60%，主要不良反应为过敏、注射部位局部反应如疼痛或皮疹、上呼吸道感染、鼻咽炎以及轻度的胃肠道反应如腹泻或恶心。长期用药的安全性有待进一步观察。PCSK9 抑制剂的禁忌证为对该药的任何成分过敏者。

alirocumab 和 evolocumab 被美国和欧洲批准用于极高危心血管风险的患者、无 ASCVD 的杂合子型家族性高胆固醇血症患者、他汀不耐受的 HF 和极高危患者。evolocumab 还被用于纯合子型家族性高胆固醇血症患者。国家食品药品监督管理总局（CFDA）于 2018 年 7 月 31 日批准 evolocumab 用于纯合子型家族性高胆固醇血症（成人或＞ 12 岁的青少年）。

（3）胆酸螯合剂：胆酸螯合剂通过与肠道内胆酸不可逆性结合，阻断胆酸的肠肝循环，从而降低血清 LDL-C 水平。疗效呈剂量依赖性，可以使 TC 和 LDL-C 分别降低 20% ～ 25% 和 15% ～ 35%。因不能被吸收，不良反应主要为胃肠道反应，例如恶心、腹胀、便秘、腹泻，重者导致肠梗阻，甚至可以导致严重的高甘油三酯血症。由于不良反应较大等原因，该类药物目前已较少使用。

（4）普罗布考：其降低血胆固醇水平的机制不清。每次 0.5 g，每天 2 次，可以使血清 TC 水平降低 18.58%。除能降低血清胆固醇水平外，普罗布考还具有减轻和消退黄素瘤的作用。不良反应主要为胃肠道反应、头晕、头痛、失眠、皮疹等；QT 间期延长极少见，但后果严重，应关注。普罗布考的禁忌证包括室性心律失常、QT 间期延长、血钾过低。

（5）其他：烟酸、贝特类药物、多廿烷醇对血胆固醇浓度有一定的降低作用。

3. 联合用药　IMPROVE-IT 研究、FOURIER 研究和 ODYSSEY Outcomes 研究等结果提示，在他汀类药物治疗的基础上加用依折麦布和 PCSK9 抑制剂不但能进一步降低 LDL-C 水平，提高达标率，同时可以明显改善临床预后，所以他汀类药物联合上述两种非他汀类药物已成为 ASCVD 防治的重要手段。2018 年 AHA/ACC 胆固醇管理指南建议临床 ASCVD 患者，在使用最大耐受量他汀后如 LDL-C 仍 ≥ 70 mg/dl（1.8 mmol/L），则可加用依折麦布每天 10 mg，对于极高风险的 ASCVD，在联合依折麦布后，如 LDL-C 仍 ≥ 70 mg/dl（1.8 mmol/L），则推荐再加用 PCSK9 抑制剂。

4. 非药物治疗　高胆固醇血症的非药物治疗包括外科手术（例如肝移植）、基因治疗和血浆置换。基因治疗经历 30 年的挫折后，目前正在迅速发展，具有治疗纯合的单基因异常所致的严重高胆固醇血症（如纯合子型家族性高胆固醇血症）的潜力。对于药物疗效欠佳的家族性高胆固醇血症，特别是纯合子型的患者，可以采用低密度脂蛋白血浆置换疗法，单次血浆置换可使 LDL-C 水平较治疗前下降 55% ～ 70%，每周 1 次可使 LDL-C 水平接近正常，长期治疗可使皮肤黄素瘤消退。但血浆置换操作复杂，不良反应较多，且花费较大。

案例分析 3-3-6

1. 病历摘要

患者男性，56 岁，主诉"发现血脂异常 1 年"。1 年前患者体检时发现血脂异常，具体结果不详，未诊治。生化检查示：TC 6.26 mmol/L，LDL-C 4.24 mmol/L，TG 2.3 mmol/L，空腹血糖 8.9 mmol/L，未诊治。1 周前再次体检，生化检查示：TC 6.35 mmol/L，LDL-C 4.34 mmol/L，TG 2.73 mmol/L，空腹血糖 10.1 mmol/L。为进一步诊治于心内科门诊就诊。患者自发病以来，无胸闷、胸痛，无头晕、黑蒙，无腹痛，近半年粪便干燥，3 天 1 次，排尿正常。既往史：高血压病史 1 年，血压最高 155/100 mmHg，目前使用缬沙坦，血压控制正常。否认冠心病病史，否认脑卒中病史，否认肾疾病病史，无特殊药物使用史。个人史：喜食油腻食物。吸烟 20 年，每天 5 支。每月饮酒 1 ～ 2 次，折合酒精 150 ～ 200 克 / 次。家族史：父亲 52 岁时患有急性心肌梗死。

2. 思考题

该患者的诊断是什么？

案例分析 3-3-6 参考答案

（陈　红）

第五节　冠　心　病

一、冠心病的定义

冠心病（coronary heart disease，CHD）是冠状动脉粥样硬化性心脏病的简称。按照临床表现，冠心病又分为稳定的冠心病和急性冠状动脉综合征（acute coronary syndrome，ACS）。稳定的冠心病可能没有症状，以往称为隐匿性冠心病（concealed CHD），或者表现为稳定型心绞痛（stable angina pectoris，SAP）。

冠心病临床上可以表现为心绞痛（angina pectoris）、心肌梗死（myocardial infarction）、心力衰竭（heart failure）、心律失常（arrhythmia）和缺血性心肌病（ischemic cardiomyopathy）。

二、心绞痛

心绞痛是心肌缺血导致的胸痛，各种减少心肌血液（血氧）供应（如血管腔内血栓形成、血管痉挛）和增加氧消耗（如运动、心率增快）的因素，都可以诱发心肌缺血和心绞痛发作。

1. 胸痛的部位　最常出现的部位在胸骨后或者心前区，也可发生在膈至下颌之间的任何部位，如肩、背痛，或表现为牙痛、咽喉痛、上腹部疼痛等。

疼痛的范围一般如手拳大小，可以牵涉左上臂内侧，也可累及颈部和肩胛区。典型心绞痛一般比较深在，界限不会特别清楚。

2. 胸痛性质　心绞痛性质常为压榨样甚至窒息样，也可以表现为胸部发紧、发闷，或者胸部不适、不痛快。典型心绞痛不呈针刺、刀割、烧灼或者撕裂样，也不会跳痛，与深呼吸和咳嗽没有关系，查体没有压痛、触痛或者叩击痛。

3. 诱发因素　心绞痛常由体力活动（劳力性心绞痛）或者情绪激动诱发，一般发生在活动的当时或者停止活动后即刻。另外，饱食、排便后和冷空气刺激也可促发胸痛。

有的患者清晨起床或者轻微活动即出现胸痛，而白天同样的活动量不会引起胸痛，这种称为一过性心绞痛。还有的患者卧位出现心绞痛，与卧位心脏血液回流增加，导致心脏负担加重有关。

冠状动脉病变严重的患者，还可在休息时发生心绞痛，但这类患者仍有典型的劳力性胸痛。

4. 持续时间　典型心绞痛发作持续时间常为 3～5 分钟，很少超过 15 分钟，或者休息后很快缓解。如果持续时间延长或者不容易缓解，可能是心肌梗死的表现。

5. 缓解方式　停止活动或者休息后心绞痛往往很快缓解，而且一般是完全缓解，同样运动负荷后可再次发作。发作时患者往往停止原来的活动，直至发作停止。

舌下含服硝酸甘油后，疼痛常在 1～3 分钟内缓解，一般不超过 5 分钟。舌下含服硝酸甘油 5 分钟不缓解甚至加重，有两种可能性：一是已经发生了心肌梗死；二是胸痛不是心肌缺血导致的心绞痛，无论哪种情况都很严重，应该迅速呼叫急救中心。

典型心绞痛（typical angina）发作一般位于胸骨后或者心前区，手拳大小，疼痛、发紧、压迫感或者憋闷，活动到一定程度发作，每次发作时间 3～5 分钟，甚少超过 15 分钟，停止活动后很快缓解，或者舌下含服硝酸甘油 1～3 分钟完全缓解。

胸痛每次发作的阈值大致相当，发作频次、持续时间和缓解方式相对固定，是稳定型心绞痛的表现。

如果发作阈值降低，程度加重，持续时间延长或者不容易缓解，往往是不稳定型心绞痛（unstable angina pectoris，UAP）的表现。不稳定型心绞痛包括初发的（1 个月内）劳力性心绞痛、恶化型心绞痛（近 1～2 个月）和休息性胸痛。

三、急性冠状动脉综合征

急性冠状动脉综合征（acute coronary syndrome，ACS）是冠状动脉内不稳定的斑块破裂，在此基础之上形成血栓，导致心肌严重缺血、坏死，甚至个体死亡的急性心血管事件（cardiovascular events），见图 3-3-14。

ACS 包括 ST 段抬高型心肌梗死（ST elevation myocardial infarction，STEMI）、非 ST 段抬高型心肌梗死（non-ST elevation myocardial infarction，NSTEMI）和不稳定型心绞痛，后两者统称为非 ST 段抬高的 ACS（NSTE-ACS），见图 3-3-15。

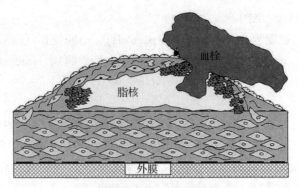

图 3-3-14　斑块破裂和血栓形成

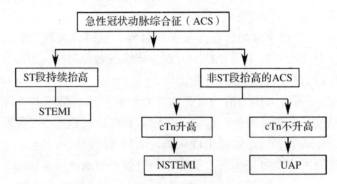

图 3-3-15　急性冠状动脉综合征的分型

心脏肌钙蛋白（cardiac troponin，cTn）是心肌结构蛋白，包括 cTnI 和 cTnT，是心肌损伤（myocardial injury）敏感和特异的标志物。心肌梗死是心肌的缺血性坏死（ischemic necrosis），其主要标志是在心肌缺血基础之上，cTn ＞正常参考范围的第 99 百分位。

STEMI 是不稳定斑块破裂后形成的血栓，将冠状动脉完全闭塞的结果，cTn 势必升高。NSTE-ACS 也存在斑块破裂，但冠状动脉没有完全闭塞，或者只是一过性闭塞，或者存在良好的侧支循环。NSTE-ACS 中 cTn 升高者为 NSTEMI，不稳定型心绞痛患者 cTn 不升高。

（一）ST 段抬高型心肌梗死

【诊断】

1. 病史和临床表现　多数患者存在各种各样的危险因素，例如高血压、糖尿病、高脂血症、吸烟、肥胖和少动，或者存在早发心脑血管疾病的家族史。尽管老年人多发，但冠心病和心肌梗死有年轻化趋势。

不少 STEMI 患者既往没有心绞痛明显症状或者并未诊断冠心病。冠心病患者如果出现类似不稳定型心绞痛表现，往往提示可能发生 STEMI。

STEMI 胸痛性质基本与心绞痛相似，但不一定在活动中发生。疼痛为持续性，程度更为严重，患者常常难以忍受，持续时间更长，舌下含服硝酸甘油不缓解，常伴冷汗、呕吐、虚弱、头晕等。

疼痛刺激可以造成血压升高，但多数患者由于心脏收缩能力下降，心排血量降低，加上出汗、呕吐等因素，血压有所下降，严重者发生急性心力衰竭（acute heart failure）甚至心源性休克（cardiogenic shock）。

心肌缺血和坏死导致心脏电不稳定，可以发生室性心动过速（ventricular tachycardia，VT）、心室颤动（ventricular fibrillation，Vf），尤其在发病后早期（2 小时以内）。STEMI 一半以上的死亡发生在医院外，绝大多数死于心室颤动。右心室梗死也可出现缓慢心律失常，如窦性停搏、Ⅲ度房室传导阻滞等。新出现的左束支和右束支传导阻滞不但提示 STEMI，还说明梗死面积较大。

STEMI 可以出现机械并发症，包括心脏游离壁破裂、室间隔穿孔、乳头肌断裂和急性瓣膜反流，一旦发生，死亡率极高。

尤其广泛前壁心肌梗死可以形成室壁瘤，导致心力衰竭、心律失常和左心室附壁血栓的发生。

2. 心电图　沿闭塞冠状动脉分布区导联 ST 段弓背向上型抬高，如前降支闭塞导致广泛前壁心肌梗死，心电图 $V_1 \sim V_5$ 导联 ST 段抬高；右冠状动脉闭塞导致下壁（Ⅱ、Ⅲ、aVF 导联）、后壁（$V_7 \sim V_9$ 导联）和右心室心肌梗死（$V_{3R} \sim V_{5R}$）；回旋支闭塞导致侧壁心肌梗死等（Ⅰ、aVL 导联，也包括 $V_5 \sim V_6$ 导联）。

3. 肌钙蛋白　心肌坏死时，cTn 升高明显，呈先升高、后下降的趋势。但临床 STEMI 的初步诊断和治疗决策不依赖 cTn，主要基于症状和心电图变化。

4. 超声心动图　主要用于观察 STEMI 患者心脏大小、结构和功能，包括心室壁运动情况，有无室壁瘤和机械并发症等。

5. 冠状动脉造影　可以发现梗死相关动脉（infarct-related artery）闭塞，并根据病变情况，行直接 PCI 开通闭塞的冠状动脉，恢复冠状动脉的前向血流。

6. 鉴别诊断　主要与主动脉夹层和肺栓塞进行鉴别，应综合考虑危险因素、病史和临床症状、查体和体征、实验室检查结果，必要时行影像学检查，如增强 CT。

主动脉夹层胸痛为剧烈的撕裂样痛，发作初始疼痛即达到高峰。依夹层累及部位和范围不同，可以放射到背部、腹部、腰部和下肢。疼痛持续不缓解，硝酸甘油无效，肌钙蛋白一般不升高。常伴高血压或者两侧肢体血压不等，患者出现焦虑、恐惧和苍白，血管走行相应部位可闻及杂音。

急性肺栓塞主要表现为突发呼吸困难，无力或者虚脱，尤其活动后，严重者出现低血压、休克，可有胸闷或者胸膜性胸痛。但患者心电图一般没有 ST 段抬高，cTn 虽可升高，但幅度较低。

急性胆囊炎（胆管炎）、胆石症、急性坏死性胰腺炎、溃疡病合并穿孔等急腹症，有典型上腹部症状和体征，严重者有脓毒症和休克表现。心电图和肌钙蛋白检查有助于鉴别诊断。

急性心包炎或者心包心肌炎多为胸膜性胸痛，心电图可以有广泛的 ST 段抬高，但与冠状动脉分布区不一致，除 aVR 导联以外，呈弓背向下抬高。往往有感染史或者伴发热。

【处理流程和再灌注治疗】

STEMI 发病后 3 小时以内是黄金时间（gold hour），应尽早、完全开通冠状动脉，实现冠状动脉前向血流持续再灌注，临床称为再灌注疗法（reperfusion therapy）。再灌注手段包括直接经皮冠脉介入术（percutaneous coronary intervention，PCI）和溶栓疗法（thrombolysis）。

（1）严重胸痛患者舌下含服硝酸甘油 1 片后症状不缓解甚至加重，应该立即给急救中心打电话。

（2）急救系统应该在 10 分钟之内完成心电图和初步诊断，在送达医院之前，最好启动医院内急救系统，准备行直接 PCI 或者溶栓治疗。

（3）患者未经急救系统自行到达急诊室的，应在 10 分钟之内完成心电图检查和初步诊断，并且迅速启动直接 PCI 团队。

（4）直接 PCI 应在第一次医疗接触（first medical contact，FMC）后 90 分钟之内开通冠状动脉，溶栓应该在 30 分钟以内开始实施。

（5）再灌注治疗（包括溶栓和直接 PCI）越早、越快、越好，时间最好不超过 12 小时；12 小时后如果仍有明显的缺血表现，血流动力学不稳定或者电不稳定，发生机械并发症，仍要考虑紧急干预。

【一般治疗】

一般治疗包括卧床、心电图和氧饱和度监测、建立静脉通道。存在低氧血症的患者鼻导管吸氧或者呼吸机辅助通气等。剧烈胸痛或者可疑急性心力衰竭肺水肿，可给予吗啡 3 mg 静脉推注或者皮下注射，但应严密监测血压变化。

【抗血栓治疗】

一旦诊断心肌梗死，应给予双联抗血小板（DAPT）和抗凝治疗。

首剂阿司匹林平片 150 ～ 300 mg 口服，以后维持 75 ～ 150 mg 口服，每日一次，如果是缓释片应该嚼碎后服用；氯吡格雷首剂 600 mg 口服，以后 75 mg 口服维持，每日一次，或者替格瑞洛首剂 180 mg 口服，以后维持 90 mg 口服，每日 2 次。氯吡格雷和替格瑞洛二选一。氯吡格雷或者替格瑞洛与阿司匹林双抗血小板应维持至少 12 个月，如果存在高出血风险，至少也应使用 6 个月。

血小板糖蛋白 IIb/ IIIa 受体拮抗剂国内主要为替罗非班，一般用于术中血栓负荷大，或者无复流 / 慢血流的患者，术后血栓风险高者可以连续静脉输注 48 小时。

PCI 术前、溶栓患者或者未行再灌注治疗患者，可以选用普通肝素静脉注射，低分子肝素或者磺达肝癸钠皮下注射抗凝。普通肝素连续静脉注射，维持 APTT 在 50 ～ 70 秒之间；依诺肝素 1 mg/kg 皮下注射，每日 2 次；磺达肝癸钠在溶栓患者首剂 2.5 mg 静脉推注，24 小时后维持 2.5 mg 皮下注射，每日 1 次，其他不需要静脉推注。

PCI 术中推荐的抗凝药物有 3 种，包括普通肝素、低分子肝素或比伐卢定静脉注射，PCI 干预成功后一般不需要抗凝。普通肝素用法为 70 ～ 100 IU/ml 静脉推注；依诺肝素 0.5 mg 静脉推注；比伐卢定 0.75 mg/kg 静脉推注，接着 1.75 mg/（kg·h）静脉注射，维持至术后 4 小时。

溶栓患者抗凝至出院或者达到 8 天，或者直到行 PCI 为止。

未行再灌注治疗的 STEMI 患者，抗凝时程应基于病情需要，由医生判断决定。

【抗缺血治疗】

确诊 STEMI 患者舌下含服硝酸甘油无效甚至有害，静脉硝酸酯类药物应根据需要，并参考心脏功能、血压和器官灌注情况决定。再灌注治疗成功后没有必要常规口服硝酸酯类药物。

β 受体阻滞剂应在血流动力学稳定后开始使用，应从可耐受的小剂量开始，情况允许后逐渐加量。β 受体阻滞剂不但是抗缺血药物，还是处理缺血相关室性心律失常的首选药物。

【并发症或者合并症处理】

及时处理心律失常、心力衰竭、心源性休克、机械并发症、室壁瘤、左心室附壁血栓、并发静脉血栓栓塞症等，也包括针对出血并发症和贫血、急慢性肾损害、感染等的处理。

【护理、身体和心理康复】

所有患者都要一级护理，必要时如存在并发症进行特级护理。早期的身体和心理康复，对于患者预后和生活质量提升具有重要的临床意义。

（二）非 ST 段抬高的 ACS

【抗缺血治疗】

抗缺血治疗包括 β 受体阻滞剂、硝酸酯类，如果考虑存在冠状动脉痉挛，也可以使用钙拮抗剂。

【抗血栓治疗】

应常规双抗血小板治疗（参照 STEMI），并维持至少 12 个月，出血高危患者应至少维持 6 个月。

血小板糖蛋白 IIb/ IIIa 受体拮抗剂仅考虑用于高危以上行 PCI 患者，PCI 术中补救性使用，或者血栓高危患者术后使用。

一旦诊断即行抗凝治疗，可选药物包括肝素、低分子肝素和磺达肝癸钠。PCI 术中可以选用肝素、低分子肝素或者比伐卢定抗凝，成功干预后不需要抗凝（参照 STEMI）。

【经皮冠状动脉干预】

中、高危和极高危的 NSTE-ACS 患者应该常规行介入干预，效果好于药物保守治疗，或者效果不佳时再行干预。

极高危患者应该紧急行冠状动脉介入干预（直接 PCI），高危患者 12 小时以内完成干预，中危患者也应该在 72 小时以内行介入治疗。低危患者应在临床和冠状动脉造影评估后，决定是否需要进行介入治疗。

四、稳定型心绞痛

稳定型心绞痛常规治疗包括抗缺血（抗心绞痛）、抗栓（单用阿司匹林）和使用他汀类药物。

对于症状明显影响活动和生活质量，临床综合评估比较高危者（如存在心功能不全或者合并糖尿病），应该进行缺血的功能评价，如运动负荷或者药物负荷试验，也可以考虑冠状动脉 CT 检查。

对于症状明显、临床高危、功能或者影像学评价缺血或者狭窄严重的患者，应该考虑行冠状动脉造影检查，并基于造影结果，决定是否行 PCI 或者冠状动脉搭桥手术。

稳定型心绞痛不行 PCI 者不需要双抗血小板。介入干预后双抗血小板时间 6 ～ 12 个月。

五、冠心病的二级预防

如无禁忌或者不良反应，阿司匹林应该终身服用。

β 受体阻滞剂不但能够抗缺血、预防和治疗缺血相关的心律失常，还能减少 STEMI 患者发生心力衰竭和再梗死的风险。对于 NSTE-ACS，如果可疑心肌缺血（心绞痛）、潜在心力衰竭或者心功能不全，血压较高和心率偏快，也应该长期使用。

无论基线血脂水平，除非不耐受，他汀类药物应该常规使用，目标低密度脂蛋白胆固醇（LDL-C）水平应该在 70 mg/dl（1.8 mmol/L）以下。

血管紧张素转换酶抑制剂（ACEI）或者血管紧张素受体拮抗剂（ARB）可抑制心肌结构重塑和改善心脏功能，主要用于治疗和预防心力衰竭。

控制好高血压、糖尿病等相关危险因素。

适当运动，减肥，必须戒烟，最好戒酒。

案例分析 3-3-7

1. 病历摘要

患者男性，56 岁，持续胸痛 3 小时收入急诊。

患者 2 小时前（凌晨 5 时左右）睡眠中因胸部疼痛醒来，坐起感觉头晕、憋气，轻微恶心，家人给予硝酸甘油 1 片舌下含服，大约 10 分钟后未见缓解，头晕加重，家人随即再次给予硝酸甘油 1 片舌下含服，结果患者全身出冷汗，无力。家人于是开车将其送来急诊。患者恶心加重，呕吐 2 次，全身湿冷。医生测血压 78/60 mmHg，心率 108 次 / 分，心电图检查显示下壁和右心导联 ST 段弓背向上抬高。

既往史，个人史，家族史：高血压病史 5 年，服药控制可；近 2 年发现血糖升高，未规律诊治；体检低密度脂蛋白胆固醇有时轻度升高，未服药；最近 1 个月左右剧烈活动后觉得胸部不适，休息减轻，未予理会。吸烟 20 余年，平均每日 25 支；患者体型肥胖。其父患冠心病，8 年前患心肌梗死，行急诊 PCI 治疗；母亲无心脑血管疾病史。

查体：体温 36.0℃，血压 86/60 mmHg，心率 102 次 / 分，呼吸 22 次 / 分。手足凉，皮肤湿冷，颈静脉无充盈。肺部听诊呼吸音粗糙，未闻及啰音和附加音。腹部隆起，无压痛、反跳痛和肌紧张。双下肢对称，无水肿。

辅助检查：心电图检查显示下壁 Ⅱ、Ⅲ、aVF 和右心 V_{3R}、V_{4R}、V_{5R} 导联 ST 段弓背向上抬高，偶尔可见室性早搏。

2. 思考题

（1）患者是否应该再次舌下含服硝酸甘油，是否应该乘坐私家车来医院就诊？

（2）医生接诊后应该在多长时间内完成心电图检查和初步诊断？

（3）患者是否需要等待肌钙蛋白检测结果出来，再确定诊断和治疗？

（4）患者最为有效的治疗措施是什么？

（5）本例患者的急性心肌梗死是否可以避免？先前的胸痛应该如何诊断？

（许俊堂）

案例分析 3-3-7 参考答案

第六节　心肌疾病

一、心肌病

心肌疾病是指除高血压心脏病、冠状动脉性心脏病、心脏瓣膜病、先天性心脏病和肺源性心脏病等以外的以心肌结构和功能异常为主要表现的一组疾病。1995 年 WHO/ISFC 工作组将心肌病分为原发性和继发性心肌病。2006 年美国心脏学会将心肌病定义为具有心脏结构和（或）电活动异常的心肌疾病，强调以基因和遗传为基础，将原发性心肌病分为遗传性、获得性和混合性，把心脏结构正常的原发性心电紊乱也归入心肌病。中国 2007 年制订的心肌病诊断及治疗建议将原发性心肌病分为扩张型心肌病、肥厚型心肌病、致心律失常性右室心肌病、限制型心肌病和未定型心肌病五类。有心电紊乱尚无明显心脏结构改变，有明显遗传背景的 WPW 综合征、Brugada 综合征等离子通道病暂不纳入原发性心肌病。

（一）扩张型心肌病

【病因和发病机制】

扩张型心肌病以左室、右室或双心室扩大和心脏收缩功能障碍为特征，常伴心力衰竭和心律失常。

病因可为特发性、家族遗传性、感染 / 免疫性、酒精 / 中毒性等。30% ～ 50% 的扩张型心肌病有基因突变和家族遗传背景，以常染色体显性、常染色体隐性和 X 连锁等方式遗传。持续病毒感染致心肌细胞损害及免疫介导的心肌损伤也是扩张型心肌病的重要发病原因之一。

【临床表现】

扩张型心肌病起病缓慢，可在任何年龄发病，20 ～ 50 岁多见，多在临床症状明显时才就诊，可出现乏力、呼吸困难、水肿、腹胀、食欲缺乏等心力衰竭的症状。体格检查可发现心脏扩大、心尖搏动弥散、奔马律、心律失常、交替脉及肺循环和体循环淤血的表现。

【辅助检查】

1. 心电图　可见 QRS 波低电压，多见非特异性 ST 段压低、T 波低平或倒置，少数患者有病理性 Q 波。可见各种类型的心律失常，如室性心律失常、心房颤动、房室传导阻滞及束支传导阻滞。

2. X 线检查　心影增大，心胸比＞0.5，可见肺淤血及胸腔积液。

3. 超声心动图　早期心脏轻度扩大，后期出现全心扩大，以左室扩大为著，左室流出道增宽。室间隔和心室游离壁的厚度变薄，但亦可正常。室壁运动弥漫减弱，左室射血分数降低。二尖瓣瓣叶舒张活动幅度减低，运动曲线呈"钻石样"改变。瓣环扩大导致相对性二尖瓣、三尖瓣关闭不全。附壁血栓多见于左室心尖部。

4. 核素显影　核素心血池显像可见心腔扩大，左室收缩功能减退。心肌灌注显像可见室壁运动弥漫减弱，可见散在灶性放射性减低。

5. 心导管和血管造影检查　左心室舒张末压、左房压及肺毛细血管楔压升高，每搏输出量和心脏指数减低。心室造影可见心腔扩大，室壁运动减弱。冠脉造影常正常，有助于与冠心病鉴别。

6. 心内膜心肌活检　病理学检查可发现心肌细胞肥大、变性，间质纤维化，但对扩张型心肌病的诊断缺乏特异性。可同时进行病毒学检查。

【诊断与鉴别诊断】

缺乏特异性诊断标准，须排除缺血性心肌病、围生期心肌病、酒精性心肌病、代谢性和内分泌性疾病如甲状腺功能亢进、甲状腺功能减退、淀粉样变性、糖尿病等所致的心肌病，遗传性神经肌肉障碍所致的心肌病，全身系统性疾病如系统性红斑狼疮、类风湿关节炎等所致的心肌病以及中毒性心肌病等才可诊断为扩张型心肌病。

【治疗】

治疗目标是有效控制心力衰竭和心律失常，提高患者的生存率及生活质量。血管紧张素转换酶抑制剂及 β 受体阻滞剂，可减少心肌损害，改善心肌重构。有液体潴留者应限盐，监测体重，使用利尿剂改善呼吸困难及水肿，并根据患者的血流动力学状态酌情使用血管扩张药。控制心房颤动患者的心室率可加用洋地黄制剂。终末期心力衰竭患者可在上述药物基础上短期应用多巴酚丁胺、米力农等正性肌力药物。心脏移植适用于经内外科常规治疗无效的终末期心脏病患者。心室辅助装置可用于心脏移植前的过渡治疗及终末替代治疗。

案例分析 3-3-8

1. 病历摘要

患者男性，49 岁，因"间断气短 6 年，加重伴咳嗽、咳痰 1 周"收住入院。

患者 6 年前着凉咳嗽后出现活动后喘憋，伴胸闷，无胸痛，休息数分钟后可缓解，伴夜间阵发性呼吸困难，夜间可憋醒 2 ~ 3 次，活动耐力下降，表现为由发病前游泳 500 米无不适变为游泳 200 米出现喘憋。此后上述症状仍间断发作。行超声心动图提示为"心功能不全"。1 周前着凉后出现咳嗽、咳黄痰，夜间憋气加重，伴大汗，为进一步诊治入院。

既往史，个人史，家族史：父母均有冠心病，高血压，曾行冠脉支架置入治疗。吸烟史 20 年，10 支 / 日，已戒。

查体：体温 37.0℃，脉搏 86 次 / 分，呼吸 18 次 / 分，血压 120/70 mmHg。颈动

案例分析3-3-8 参考答案

脉未见明显充盈，肺部听诊呼吸音粗，双下肺可闻及湿啰音，心界向左扩大，心率86次／分，可闻及早搏，未闻及明显额外心音及杂音。腹部膨隆，无明显压痛及反跳痛。双下肢无明显凹陷性水肿。

辅助检查：超声心动检查提示左室壁运动弥漫性减低，左房、左室扩大，左室收缩及舒张功能降低，射血分数为33.7%。心电图提示 $V_1 \sim V_4$ 导联 R 波递增不良，室性早搏。

2. 思考题

（1）该患者的病史还需做哪些补充？还需做哪些检查？

（2）该患者的治疗包括哪些方面？

（3）该患者在治疗过程中需严密观察哪些方面？

（二）肥厚型心肌病

肥厚型心肌病是以左心室和（或）右心室心肌肥厚（常为非对称性）、心室腔变小、左心室舒张期顺应性下降和充盈受限为特征的心肌病。根据左心室流出道有无梗阻可分为梗阻性和非梗阻性肥厚型心肌病。

【病因和发病机制】

约半数肥厚型心肌病患者有家族史，为常染色体显性遗传，由编码心肌的肌节蛋白基因突变所致。部分患者由代谢性或浸润性疾病引起。

【临床表现】

临床表现多样，部分患者无症状，部分表现为劳力性呼吸困难、胸闷、胸痛及心悸。头晕及晕厥多在运动时出现，与左室舒张末期容量降低、左室流出道梗阻及非持续性室性心动过速等相关。猝死可为首发症状，也是肥厚型心肌病的主要死亡原因。少数患者最后出现收缩功能下降，室壁变薄，左室扩大，类似扩张型心肌病。

体格检查心尖搏动强而有力。肥厚梗阻型心肌病患者胸骨左缘第 3 ～ 4 肋间可闻及粗糙的收缩期喷射样杂音，可伴震颤，为左室流出道梗阻所致。杂音受心肌收缩力、左心室容量及射血速度的影响。应用 β 受体阻滞剂及下蹲位可使杂音减轻，应用强心药物、利尿剂、硝酸甘油或行 Valsalva 动作可使杂音增强。

【辅助检查】

1. 心电图　常见左室肥厚和 ST-T 改变。部分患者在 Ⅱ、Ⅲ、aVF、$V_4 \sim V_6$ 导联可出现深而不宽的病理性 Q 波。心尖肥厚心电图常在胸前导联出现巨大倒置的 T 波。

2. 胸部 X 线　心影正常或轻度增大，出现心力衰竭时可见肺淤血。

3. 超声心动图　室间隔显著增厚＞ 15 mm，左室流出道狭窄，二尖瓣前叶收缩期前向运动，主动脉瓣收缩中期部分性关闭。心尖肥厚型心肌病可见心尖室间隔和左室后下壁明显肥厚。

4. 心脏磁共振成像　可直观显示心脏结构，尤其对于特殊部位的心肌肥厚具有诊断价值。

5. 心导管检查及心室造影　左室舒张末期压力增高，梗阻性患者左心腔与左室流出道之间出现压力阶差。心室造影可见心室腔呈狭长裂缝样改变，心尖肥厚患者可呈香蕉状、犬舌样和纺锤状。冠状动脉造影多无异常。

6. 心内膜心肌活检　心肌细胞肥大畸形，排列紊乱。

【诊断与鉴别诊断】

根据劳力性呼吸困难、胸痛、晕厥等症状，心脏杂音特点及典型超声心动图改变，可考虑肥厚型心肌病的诊断。肥厚型心肌病需与运动员心肌肥厚、高血压心脏病、心肌淀粉样变、主动脉瓣狭窄、冠心病、先天性心脏病等相鉴别。

【治疗】

治疗原则为改善左室舒张功能，减轻左室流出道梗阻，缓解症状，治疗心律失常，降低猝死风险。嘱患者避免剧烈运动、持重及屏气。β 受体阻滞剂及非二氢吡啶类钙通道阻滞剂可减轻左室流出道梗阻，并改善左室壁顺应性。梗阻性肥厚型心肌病患者慎用增强心肌收缩力和降低心脏前负荷的药物，如洋地黄、硝酸甘油及利尿剂，以免加重左室流出道梗阻。药物治疗无效患者可考虑经皮室间隔心肌化学消融术或外科手术治疗。

案例分析 3-3-9

1. 病历摘要

患者女性，54 岁，主因"间断胸闷 10 年，间断头晕、黑矇 3 年"入院。患者 10 年前爬楼梯及跑步后胸闷，就诊于外院，诊断为"肥厚型心肌病"，未规律治疗。3 年前开始在步行时共发作黑矇约 10 次，伴胸闷、头晕，为进一步诊治收住院。

既往史，个人史，家族史：高血压 4 年，最高 160/80 mmHg，目前服用美托洛尔 47.5 mg 降压治疗，平素血压在 120 ~ 140/65 ~ 85 mmHg 之间。父母均有高血压病、糖尿病。

体格检查：体温 36℃，脉搏 76 次 / 分，呼吸 18 次 / 分，血压 121/59 mmHg，神清，全身浅表淋巴结未触及肿大，双肺呼吸音粗，未闻及干、湿啰音，心率 76 次 / 分，心律齐，主动脉瓣听诊区、胸骨左缘第 3、4 肋间可闻及 3/6 级收缩期杂音，腹平软，无压痛、反跳痛、肌紧张，肠鸣音正常。

辅助检查：超声心动检查示室间隔基部及中部增厚，最厚处 2.0 cm，可见二尖瓣前叶收缩期前移。二尖瓣少量反流，左室舒张功能降低。

2. 思考题

（1）心肌肥厚可由哪些原因引起？应与哪些原因鉴别（至少 4 种）？

（2）运动员心脏的心肌肥厚与肥厚型心肌病有何区别？

（3）肥厚型心肌病的治疗方法有哪些？

案例分析 3-3-9 参考答案

（三）限制型心肌病

限制型心肌病以单侧或双侧心室充盈受限和舒张期容量减少为特征。收缩功能和室壁厚度正常或接近正常。

【病因和发病机制】

可能与非化脓性感染、体液免疫异常、过敏反应和营养代谢不良等有关。心肌心内膜纤维化是原发性限制型心肌病常见的一种。淀粉样变累及心肌是继发性限制型心肌病最常见的原因。本病还可见于类肉瘤、辐射、蒽环类抗肿瘤药物的毒性作用、硬皮病、血色病、糖原贮积症、嗜酸性粒细胞增多症、Fabry 病等。

【临床表现】

早期可无症状，或仅为乏力、劳累后感心悸、气短、头晕等。随着病情进展，可逐渐出现运动耐量减低、心悸、呼吸困难和胸痛等症状，并出现水肿、颈静脉怒张、肝大和腹水等心功能不全表现。根据心力衰竭表现，可分为左心室型、右心室型和混合型。

【辅助检查】

1. 心电图　非特异性 ST-T 改变。部分患者可见低电压和病理性 Q 波。可出现各种类型心律失常，房颤多见。

2. 胸部 X 线　心影正常或轻度增大，可见肺淤血表现，偶见心内膜钙化影。

3. 超声心动图　心室腔缩小或正常、心房扩大、心室壁可增厚，可见附壁血栓形成，房室瓣可有增厚、变形。

4. 心脏磁共振成像　心肌心内膜纤维化表现为心内膜增厚、内膜面凹凸不平，可见钙化灶。

5. 心内膜心肌活检　对心肌心内膜纤维化的鉴别诊断有意义，可见心内膜增厚和心内膜心肌纤维化。但病变在心内膜呈散发性病灶时可出现活检阴性。心内膜活检刚果红染色阳性对确诊心肌淀粉样变有重要提示意义。

【诊断与鉴别诊断】

早期诊断较困难，对心力衰竭无心室扩大、而有心房扩大者应考虑本病。临床须与缩窄性心包炎鉴别。

【治疗】

缺乏特异性治疗方法，以对症治疗为主。常表现为难治性心力衰竭，对常规治疗反应欠佳，利尿剂可降低心脏前负荷、减轻肺循环和体循环淤血。对继发性限制型心肌病如淀粉样变可采取针对性的化疗等治疗方法。

案例分析 3-3-10

1. 病历摘要

患者男性，78 岁，因"气短、下肢水肿半年，加重 1 个月"入院。患者 1 年前活动时出现喘憋，伴胸闷，休息 10 分钟后可缓解，伴下肢水肿。1 个月前患者出现夜间喘憋，坐起可缓解。于外院行超声心动检查示：双房增大，心室壁对称性增厚（左室后壁 17 mm，室间隔 18 mm），心肌回声增强，呈斑点样改变，EF 48%。为进一步诊治收入我院。近 1 年来患者发现眼眶周围、上胸部、上臂等部位散在瘀点和瘀斑。

2. 思考题

（1）该患者心肌肥厚的可能原因是什么？

（2）心肌淀粉样变性的分类包括哪些？（至少 3 种）

案例分析 3-3-10 参考答案

二、心肌炎

心肌炎指心肌本身的炎症病变，可分为局灶性或弥漫性，急性、亚急性或慢性，感染性或非感染性。感染性心肌炎由病毒、细菌、螺旋体、立克次体、真菌、原虫、蠕虫等引起，非感染性心肌炎常由过敏、变态反应、理化因素及药物所致。

【病因和分类】

病毒性心肌炎是指嗜心肌病毒感染引起的以心肌非特异性炎症为主要表现的心肌炎。多种病毒可致病，包括柯萨奇病毒、ECHO 病毒、脊髓灰质炎病毒、巨细胞病毒、流感病毒、肝炎病毒、腺病毒、麻疹病毒等。发病机制包括病毒感染导致的直接心肌损害及病毒介导的免疫损伤，后者在心肌炎的发病过程中发挥了重要作用。

【临床表现】

约半数以上的患者发病前 1～3 周常有呼吸道或消化道前驱感染症状。病毒性心肌炎根据病变累及的范围，临床表现差异很大。轻者无症状，重者可出现严重心律失常、心源性休克、心力衰竭甚至猝死。

体格检查可发现：与发热不平行的心动过速或各种心律失常；显著的心脏扩大提示心肌损害严重；第一心音减弱，心音呈胎心律，可闻及奔马律；重症心肌炎者可出现心力衰竭的体征，如肺部啰音、颈静脉怒张、肝大、下肢水肿等，甚至心源性休克。

【辅助检查】

1. 实验室检查　心肌损伤标志物肌钙蛋白或 CK-MB 升高，红细胞沉降率及 CRP 升高。

2. 心电图　可出现窦性心动过速、窦房阻滞、房室传导阻滞或束支传导阻滞等心律失常，严重心肌损害时可出现病理性 Q 波。

3. 胸部 X 线　心影正常或扩大。

4. 超声心动图　正常或不同程度的心脏扩大或室壁运动减弱、附壁血栓等。

5. 病毒学检查　可提供病毒感染的证据，包括病毒抗体第二次抗体滴度较第一次升高 4 倍（两次血清需间隔 2 周以上）或一次高达 1∶640，血清病毒特异性抗体 IgM 1∶320 以上，或急性期直接从心内膜、心肌组织、心包或心包积液中检测出病毒、病毒基因片段或病毒蛋白抗原。

6. 心内膜心肌活检　可见心肌间质炎性细胞浸润伴心肌细胞坏死和（或）心肌细胞变性，可用所取心肌行基因探针原位杂交及原位 RT-PCR，以明确病因。

【诊断与鉴别诊断】

检查结果缺乏特异性，确诊较困难，主要依靠患者的前驱感染症状、心肌损伤表现及病原学检查结果进行综合判定。病原学检查可为病原学诊断提供依据，有条件者可做心内膜心肌活检。

【治疗】

急性期应卧床休息，进食富含维生素及蛋白质的食物，抗病毒治疗主要用于疾病的早期，包括抗病毒药物、干扰素、黄芪等。大剂量维生素 C、辅酶 Q10、曲美他嗪等具有一定的心肌保护作用。急性期出现严重并发症（如Ⅲ度房室传导阻滞、心力衰竭）或考虑存在自身免疫反应的患者，可短期应用糖皮质激素调节免疫治疗。心力衰竭患者首选利尿剂及血管扩张剂，心律失常在急性期多见，炎症恢复后多数可自行缓解，严重缓慢型心律失常患者必要时安装临时心脏起搏器。病毒性心肌炎患者早期诊断和治疗，多数预后良好，但部分患者可演变为扩张型心肌病。

案例分析 3-3-11

1. 病历摘要

患者男性，26 岁，因"发热 1 周，胸痛 4 天"收住院。患者 1 周前着凉后出现发热，伴咽痛、恶心、呕吐，近 4 天持续性胸痛。

既往史、个人史、家族史：平素规律运动。不吸烟。否认早发冠心病家族史。

入院查体：体温 36.5 ℃，脉搏 84 次/分，呼吸 20 次/分，左上肢血压 117/66 mmHg，右上肢血压 119/64 mmHg。颈静脉无怒张，心界不大，心率 84 次/分，律齐，P₂ 无亢进，各瓣膜未闻及明显杂音。未及心包摩擦音。双肺呼吸音清，未闻

案例分析3-3-11参考答案

及干、湿啰音，腹膨隆，腹软，无压痛及反跳痛，双下肢无水肿。

辅助检查：TnI升高。心电图广泛导联ST段抬高，无Q波形成。超声心动图：心内结构及血流未见明显异常。冠状动脉造影未见明显异常。

2. 思考题

（1）该患者可能的诊断是什么？有何诊断依据？

（2）患者出院后有哪些注意事项？

（刘传芬）

第七节　心脏瓣膜病

心脏瓣膜病是指由于心脏瓣膜结构和（或）功能异常，造成瓣膜狭窄和（或）关闭不全导致的心脏疾病。其病因分为风湿性和非风湿性。瓣膜病诊断主要依靠临床评价和心脏超声检查。心脏瓣膜病的治疗包括内科药物及外科手术，多数患者最终需手术治疗才能纠正血流动力学异常。

一、二尖瓣狭窄

【病因与病理生理】

二尖瓣狭窄（mitral stenosis，MS）的主要病因为风湿热。男女MS发病比例为1∶2。老年人二尖瓣严重钙化所致的退行性MS发生率呈上升趋势。

二尖瓣口狭窄导致从左房到左室的血液流动受限，左房压升高，肺静脉压力升高，引起肺淤血及肺水肿。慢性肺静脉压力增高可导致肺毛细血管阻力和肺动脉压力升高，右室肥厚，最终引起右心衰竭。

左房压力升高还可引起左房增大及心房颤动（atrial fibrillation）。心房颤动可引起心房血栓形成，左房血栓脱落后可进入肾、脾、脑及肠系膜动脉，引起相应部位栓塞的表现；右房血栓脱落进入肺动脉，引起肺栓塞。

【临床表现】

（一）症状

二尖瓣狭窄患者运动耐量下降得非常缓慢，无症状期可达20～30年。正常的二尖瓣瓣口面积为$4～6 cm^2$，轻度二尖瓣狭窄（瓣口面积＞$1.5 cm^2$）患者一般无症状，当二尖瓣严重狭窄（瓣口面积＜$1 cm^2$）时，才会导致严重的血流动力学变化，引起明显的症状（表3-3-12）。

表3-3-12　二尖瓣狭窄常见症状

分类	症状
左心衰竭	呼吸困难
	咯血
	急性肺水肿症状
右心衰竭	腹胀、纳差、下肢水肿
其他	心房颤动、心悸
	血栓栓塞
	感染性心内膜炎症状

1. 呼吸困难　是最常见的症状，起初多为劳力性呼吸困难，随狭窄加重，出现静息时呼吸困难、端坐呼吸和夜间阵发性呼吸困难。快速型心律失常、感染、情绪激动、妊娠等可诱发或加重呼吸困难，严重时发生肺水肿。

2. 咯血　可表现为大咯血、痰中带血或粉红色泡沫痰。支气管静脉曲张破裂可导致大咯血，肺泡壁或支气管内膜毛细血管破裂常为痰中带血，而粉红色泡沫痰是急性肺水肿合并肺泡毛细血管破裂的特征性表现。

音频：MS 心脏杂音

3. 其他　MS 常并发心房颤动，引起心悸，诱发或加重呼吸困难、肺水肿。另外还易诱发心房血栓形成。血栓脱落可引起体循环动脉或肺动脉血栓栓塞。

（二）体征

1. 心脏　心尖区舒张期隆隆样杂音是 MS 最重要的体征，还可闻及第一心音亢进及高调的开瓣音（opening snap）。如果严重肺动脉高压引起肺动脉瓣关闭不全，可在肺动脉瓣区闻及高调的舒张早期吹风样杂音，称 Graham Steel 杂音。

2. 其他　重度 MS 患者两颊紫红，呈二尖瓣面容。左心衰竭时可闻及肺内湿啰音。右心衰竭时可见颈静脉怒张、肝大及下肢水肿。

【辅助检查】

1. 心电图　左房增大可见双峰 P 波（二尖瓣 P 波）（图 3-3-16）；右室肥厚可见电轴右偏、V_1 导联 R 波增高。

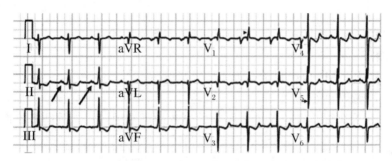

图 3-3-16　二尖瓣狭窄二尖瓣型 P 波、双峰 P 波

2. 胸部 X 线片　左房增大，呈双房影；主、肺动脉及上腔静脉扩张；肺水肿时可见 Kerley B 线。

3. 超声心动检查　最重要的无创检查方法，可发现二尖瓣瓣膜增厚、钙化、僵硬等异常，估算二尖瓣瓣口面积，判断狭窄程度（图 3-3-17）。

视频：MS 超声心动图

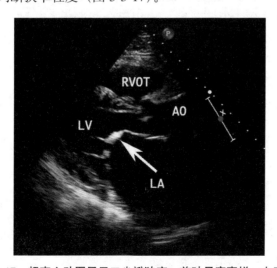

图 3-3-17　超声心动图显示二尖瓣狭窄，前叶呈穹窿样，左房扩大

4. 心导管检查　准确判定 MS 的程度，测定二尖瓣跨瓣压差、肺血管阻力、心排血量和瓣口面积。

【诊断与鉴别诊断】

1. 诊断依据　临床出现呼吸困难、咯血等症状，心尖区舒张期有隆隆样杂音，X 线或心电图示左心房增大，应怀疑 MS，超声心动图检查可确诊。

2. 鉴别诊断

（1）二尖瓣反流：严重二尖瓣反流时，舒张期大量血流通过二尖瓣可导致舒张期隆隆样杂音。但二尖瓣反流有心尖区全收缩期杂音，结合超声心动图可鉴别。

（2）甲状腺功能亢进：甲状腺功能亢进的患者心排血量增高，有时也可闻及舒张期隆隆样杂音。但患者应有甲状腺功能亢进的临床症状和体征，超声心动图显示二尖瓣瓣膜正常。

（3）室间隔缺损：大量的左向右分流使得通过二尖瓣瓣口的血流量增大，可产生舒张期杂音。但超声心动图示二尖瓣正常，可发现室间隔缺损，彩色多普勒可探及左向右分流。

（4）左房黏液瘤：左房黏液瘤可阻塞二尖瓣瓣口，产生类似二尖瓣狭窄的症状和体征。但患者改变体位时，心脏杂音的强度和时程随之改变。超声心动图可在二尖瓣瓣叶后面探及云雾状回声。

【治疗】

（一）随访

所有 MS 患者均应定期随访，复查超声心动图监测病情的变化。

（二）内科治疗

症状轻微的轻中度 MS 以内科治疗为主，主要包括：

（1）避免过度劳累和紧张。

（2）所有诊断为风湿热及风湿性心脏病的患者均可使用青霉素预防 β 溶血性链球菌感染及风湿热复发。

（3）洋地黄类、钙拮抗剂及 β 受体阻滞剂可减慢房颤心室率，利尿剂可减轻体内水负荷，均可用于减轻症状。

（4）房颤、机械瓣置换术后或既往有栓塞史的患者，应当接受抗凝治疗，预防血栓栓塞。

（三）介入治疗

经皮二尖瓣分离术（percutaneous mitral commissurotomy，PMC）主要用于瓣膜无明显钙化、左房无血栓的单纯二尖瓣狭窄；也用于合并严重心、肺、肾疾病而不宜行换瓣术的患者。

（四）外科治疗

外科治疗的方式包括：①二尖瓣分离术：目前已很少用，基本被 PMC 取代；②二尖瓣置换术（mitral valve replacement）：适用于合并严重二尖瓣反流和（或）瓣膜僵硬钙化的 MS 患者。

二、二尖瓣反流

【病因与病理生理】

二尖瓣关闭依赖二尖瓣装置（瓣叶、瓣环、腱索、乳头肌）与左心室结构和功能的完整性，其中任何部位异常均可导致二尖瓣反流（mitral regurgitation，MR）。MR 常见病因见表 3-3-13。

表3-3-13 二尖瓣反流病因

分类	病因
瓣叶	风湿性心脏瓣膜病
	二尖瓣脱垂
	感染性心内膜炎
	先天性心脏病
瓣环扩大	左室增大
	瓣环退行性变和瓣环钙化
腱索	先天性或获得性的腱索病变：过长、缩短或融合
乳头肌	乳头肌坏死、断裂、先天畸形

MR 可分为慢性和急性。慢性 MR 使心脏容量负荷缓慢增加，左房压逐渐升高，引起肺淤血；随着病程进展可出现左室心肌功能受损，左室扩张，左室收缩功能异常，左心排血量下降。急性 MR 导致左心容量负荷急剧增加，左心功能失代偿，可出现低血压休克及急性肺水肿。

【临床表现】

（一）症状

轻度慢性 MR 患者可终身无症状。慢性 MR 患者通常要经历 20 年以上才出现临床症状，由于肺静脉淤血导致不同程度的呼吸困难，包括劳力性呼吸困难、静息性呼吸困难、夜间阵发性呼吸困难及端坐呼吸；同时左心排血量下降，可出现疲劳、乏力、活动耐量下降。

轻度急性 MR 仅有轻微劳力性呼吸困难；严重急性 MR（如乳头肌断裂）可在短时间内出现左心衰竭、急性肺水肿及心源性休克。

（二）体征

MR 最主要的体征是心尖区全收缩期吹风样杂音，向腋下或左肩胛下角传导，部分伴有震颤。由于左室搏出量可以增加，因此心尖搏动增强、呈抬举样。

【辅助检查】

1. 心电图 左房增大（双峰 P 波）、左室肥厚。

2. 胸部 X 线片 左房增大，至后期呈巨大左房，严重时左室增大。急性肺水肿时，可见 Kerley B 线。

3. 超声心动图 是诊断和评估 MR 最精确的无创检查方法，可显示二尖瓣的形态特征，判断 MR 的病因及严重程度（图 3-3-18）。

4. 心导管检查 可确定二尖瓣反流量，评估左室大小和功能。

音频：MR 心脏杂音

视频：MR 超声心动图

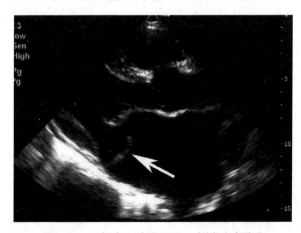

图 3-3-18 超声心动图显示二尖瓣后叶脱垂

【诊断及鉴别诊断】

慢性 MR 主要诊断线索为心尖区典型杂音伴左房、左室增大。而突发呼吸困难，心尖区新出现收缩期杂音，胸片提示心影不大而肺淤血明显，且有明确病因（如二尖瓣脱垂、感染性心内膜炎、急性心肌梗死、创伤和人工瓣膜置换术后），需考虑急性 MR。超声心动图可确诊。

由于心尖区杂音可向胸骨左缘传导，应注意与以下情况鉴别：

1. 主动脉瓣狭窄 主动脉瓣狭窄产生的收缩期杂音有时可在心尖部闻及，可能会与二尖瓣反流性杂音相混淆。超声心动图可发现异常的主动脉瓣，而二尖瓣正常。

2. 肥厚梗阻型心肌病 左室流出道梗阻引起胸骨左缘收缩期杂音，与二尖瓣反流的杂音相反，该杂音于 Valsalva 动作和站立时增强，下蹲时减弱。结合杂音特点和超声心动图所见，二者易于鉴别。

3. 室间隔缺损（ventricular septal defect） 室间隔缺损的全收缩期杂音和二尖瓣反流的杂音相似，但前者通常局限于胸骨左下缘。超声心动图可以对二者进行明确鉴别。

【治疗】

（一）内科治疗

内科治疗适用于代偿期的慢性 MR。

1. 治疗病因 对于继发性 MR，如继发于心肌缺血和心肌病，需先治疗其病因。

2. 改善症状 利尿剂、血管扩张剂及洋地黄类药物。

（二）外科治疗

外科治疗方式主要包括瓣膜置换术和修补术。急性严重 MR 需行紧急手术。

三、主动脉瓣狭窄

【病因与病理生理】

主动脉瓣狭窄（aortic stenosis，AS）的病因包括先天性、退行性和炎症性病变（表3-3-14）。目前瓣膜退行性改变是成人 AS 的重要病因。

表3-3-14 主动脉瓣狭窄的病因

分类	病因
先天性	单叶瓣、二叶瓣或三叶瓣畸形
退行性	老年性主动脉瓣钙化
炎症性	风湿热、结缔组织病

正常成人主动脉口面积为 $3 \sim 4 \ cm^2$，瓣口面积 $> 1 \ cm^2$，血流动力学改变不明显。当瓣口面积 $\leqslant 1 \ cm^2$ 时，左室流出道阻力增加，左室压力负荷明显增加，形成向心性肥厚，因此心肌耗氧量增加；而主动脉根部舒张期压力下降、左室舒张末期压力增高压迫心内膜下血管，使冠脉缺血及脑供血不足，因此导致心绞痛、头晕、黑矇、晕厥等症状。左室肥厚、顺应性下降、舒张末期压力升高，传导至左房，使左房压、肺静脉压升高，引起左心衰竭症状。随病情进展，可出现肺动脉压力升高及右心衰竭。

【临床表现】

（一）症状

AS 患者无症状期较长，瓣口面积 $\leqslant 1 \ cm^2$ 时才出现临床症状。心绞痛（angina）、晕厥（syncope）和呼吸困难是典型 AS 常见的三联征。

1. 心绞痛 临床特点和冠心病劳力性心绞痛相似，常由运动诱发，休息后缓解。

2. 晕厥 多发生于直立、运动中或运动后即刻，主要原因是心排血量减少、脑血流灌注下降。

3. 呼吸困难　劳力性呼吸困难为肺淤血引起的常见首发症状，见于 90% 的有症状患者。进而可发生夜间阵发性呼吸困难、端坐呼吸和急性肺水肿。

（二）体征

最主要的体征是主动脉瓣区收缩期喷射样杂音，先增强后减弱，向颈部传导；心率增加或心排血量减少时，杂音减轻；吸入亚硝酸异戊酯后杂音增强。

【辅助检查】

1. 心电图　左室肥厚，也可见 ST 段改变和左束支传导阻滞（图 3-3-19）。

音频：AS 心脏杂音

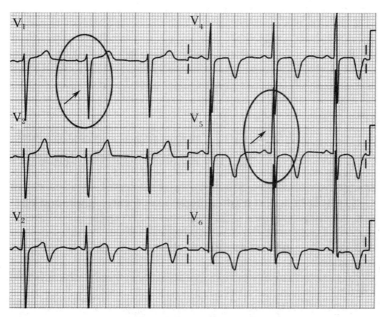

图 3-3-19　主动脉瓣狭窄心电图：左室肥厚伴劳损

2. 胸部 X 线片　心衰时可见左室扩大、主动脉扩张。侧位 X 线片有时可见瓣膜钙化。

3. 超声心动图　可发现左室肥厚、瓣膜钙化，测量瓣口面积、估算跨瓣压差（3-3-20）。

视频：AS 超声心动图

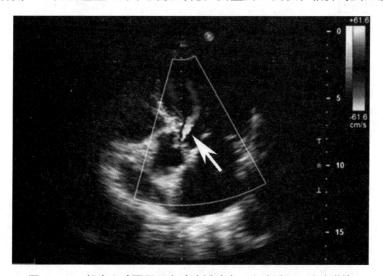

图 3-3-20　超声心动图显示主动脉瓣狭窄、血流受限、流速增快

4. 心导管检查　超声心动图结果不满意时，可通过心导管测量最大跨瓣压差及瓣口面积。同时可评估是否合并冠状动脉狭窄。

【鉴别诊断】

AS 可长期无症状，其诊断依据典型的主动脉瓣区收缩期喷射样杂音及超声心动图。需与以下情况产生的收缩期杂音鉴别：

1. 二尖瓣反流　其收缩期杂音有时易与 AS 杂音相混淆。但二尖瓣反流的杂音可能是全收缩期的，在心尖部最响，向腋下传导，而主动脉瓣狭窄的杂音在心底部最响，向颈部传导。两者的超声心动图所见不同。

2. 肥厚梗阻型心肌病　左室流出道梗阻的临床表现与主动脉瓣狭窄相似，可在心底部闻及收缩期喷射性杂音，但超声心动图显示主动脉瓣正常，而室间隔明显增厚。

3. 肺动脉瓣狭窄　其杂音和 AS 杂音类似，但不向颈部传导。超声心动图示主动脉瓣正常。

4. 主动脉瓣反流　由于心脏每搏输出量增加，常有明显的收缩期喷射性杂音。超声心动图可明确。

【治疗】

（一）内科治疗

无症状患者应适当限制体力活动，定期复查超声心动图，以评估瓣膜狭窄及左室肥厚的进展情况。出现症状后，应尽快手术。无法手术者，可予对症治疗心力衰竭及心绞痛症状。

（二）介入治疗

1. 经导管人工主动脉瓣植入术（transcatheter aortic valve implantation，TAVI）　用于存在外科手术禁忌或手术风险高、预期寿命＞1 年、有症状的重度 AS。

2. 主动脉瓣球囊成形术（balloon aortic valvotomy）　术后再狭窄率高，目前多用于 TAVI或者外科手术的过渡治疗。

（三）外科手术

有临床症状，且超声心动图提示重度狭窄（最大流速 ≥ 4 m/s 或跨瓣压差 ≥ 40 mmHg）的患者应该尽快行主动脉瓣置换术。若合并冠心病，最好同时进行冠状动脉血运重建。

四、主动脉瓣反流

【病因与病理生理】

主动脉瓣反流（aortic regurgitation，AR）可由主动脉瓣和（或）主动脉根部或升主动脉异常所致（见表 3-3-15）。主动脉瓣退行性变是西方国家 AR 的主要病因，其次为感染性或风湿性。

表3-3-15　主动脉瓣反流病因

分类	病因
主动脉瓣病变	风湿性心脏病
	感染性心内膜炎
	先天性畸形
	主动脉瓣黏液样变性
主动脉根部或升主动脉病变	梅毒性主动脉炎
	马方综合征
	特发性升主动脉扩张
	严重高血压和（或）动脉粥样硬化导致升主动脉瘤
	强直性脊柱炎

AR 可分为急性和慢性。感染性心内膜炎和主动脉夹层可导致急性 AR。急性 AR 使左室前负荷突然增加，左室急性代偿性扩张以适应过度容量负荷的能力有限，左室舒张末压骤增，导致左心房压增高和肺淤血，甚至肺水肿。

慢性 AR 引起左室容量负荷缓慢增加，左室扩张，而左心收缩功能正常，总的每搏输出量增加，前向性每搏输出量基本正常，患者多无症状。随着病情进展，左室收缩功能降低，进入失代偿期，出现左心衰竭。

【临床表现】

（一）症状

1. 急性 AR 患者主要是急性肺淤血的临床表现，从呼吸困难到急性肺水肿，症状轻重因反流程度和发病速度而异。

2. 轻中度的慢性 AR 患者通常无症状，即使严重的慢性 AR 患者也可以多年无症状，但一旦出现症状，则病情进展迅速。主要症状包括：

（1）心悸：在出现呼吸困难之前，心悸可能是唯一的症状，左侧卧位时尤其明显，这是每搏输出量增加所致。

（2）心绞痛：AR 导致的舒张期低血压使冠状动脉灌注减少所致。

（3）呼吸困难：可表现为劳力性呼吸困难、夜间阵发性呼吸困难和端坐呼吸。

（4）头晕、晕厥：快速改变体位时，可出现头晕或眩晕，晕厥较少见。

（二）体征

急性 AR 往往无典型的体征和杂音，脉压正常或仅轻度增大，周围血管征少见；舒张期杂音柔和、短促甚至不能闻及，病情容易被低估。

慢性 AR：①典型的心脏杂音是主动脉听诊区舒张期吹风样递减型杂音，坐位前倾吸气时最明显。另外 AR 反流束可冲击二尖瓣前叶，形成相对性二尖瓣狭窄，在心尖部可闻及柔和的舒张早中期杂音（即 Austin-Flint 杂音）；②脉压增大，形成周围血管征，包括水冲脉、随心脏搏动的点头征（De Musset 征）、毛细血管搏动征、股动脉枪击音及股动脉双期杂音（Duroziez 征）。

【辅助检查】

1. 心电图　急性者常见窦性心动过速和非特异性 ST-T 改变。慢性者常见左心室肥厚劳损。

2. 胸部 X 线片　可有左室增大、主动脉扩张及肺淤血表现。

3. 超声心动图　显示左室功能、心腔大小和室壁肥厚的程度，确定手术时机；显示瓣膜和主动脉根部的形态改变，有助于确定病因。经食管超声有利于主动脉夹层和感染性心内膜炎的诊断（图 3-3-21）。

音频：AR 心脏杂音

视频：AR 超声心动图

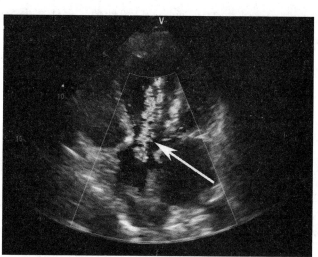

图 3-3-21　超声心动图显示主动脉瓣反流

4. 心导管检查 多用于除外是否合并冠心病。

【诊断及鉴别诊断】

有典型主动脉瓣关闭不全的舒张期杂音伴周围血管征，可诊断为主动脉瓣关闭不全。需鉴别的疾病：

1. 主动脉瓣狭窄 单纯主动脉瓣狭窄患者可于主动脉瓣区闻及明显的收缩期喷射样杂音。但主动脉瓣狭窄无周围血管征，超声心动图检查可明确诊断。

2. 肺动脉瓣反流 当肺动脉瓣反流伴严重肺动脉高压时，可出现 Graham Steel 杂音，该杂音在胸骨左缘第 2 肋间附近听诊最清楚，所以易与主动脉瓣反流的杂音相混淆。但肺动脉瓣反流的患者，P$_2$ 亢进，右室增大，而左室正常。

3. 二尖瓣狭窄 主动脉瓣反流的 Austin Flint 杂音可与二尖瓣狭窄的杂音混淆，但 Austin Flint 杂音于舒张早中期出现，在吸入亚硝酸异戊酯后减轻；而二尖瓣狭窄的杂音于舒张中晚期出现，有时可闻及 S$_1$ 亢进和开瓣音。超声心动图可明确。

【治疗】

（一）随访

无症状的轻中度 AR 患者，应密切随访，定期复查超声心动图。

（二）药物治疗

1. 治疗病因 如治疗心内膜炎、梅毒及风湿热。

2. 缓解症状 应用利尿剂、地高辛、血管紧张素转换酶抑制剂及硝酸酯类药物，可用于合并心衰的患者，减轻症状。

（三）外科治疗

急性 AR 需要急诊手术。

慢性 AR 手术指征：出现症状和（或）超声心动图提示左室功能受损。左室功能受损的指标是左室收缩末期直径 ≥ 50 ～ 55 mm 或 EF ≤ 0.50。外科治疗主要有以下方式：①瓣膜置换术：最常用；②瓣膜修补术：适用于少数无瓣膜钙化的单纯主动脉瓣反流或感染性心内膜炎所致局限性瓣叶穿孔；③主动脉根部置换术：AR 由主动脉根部扩张引起，而主动脉瓣叶正常，须行主动脉根部置换术。

五、三尖瓣病变

（一）三尖瓣狭窄

【病因和病理生理】

三尖瓣狭窄（tricuspid stenosis，TS）通常是风湿性的，多伴三尖瓣反流及二尖瓣、主动脉瓣异常。其他少见病因有先天性瓣叶异常、心内膜炎及右房巨大肿瘤。

TS 使舒张期跨三尖瓣压差升高，平均右房压及体循环静脉压升高，引起颈静脉怒张、肝大和水肿。

【临床表现】

TS 进展缓慢。通常为合并存在的二尖瓣和主动脉瓣疾病的症状，但 TS 患者也可逐渐出现右心衰竭的症状和体征，例如腹胀、纳差和外周水肿等。

心脏听诊可闻及胸骨左下缘舒张中期隆隆样杂音，直立位吸气后增强，Valsalva 动作后减弱。其他体征有颈静脉怒张、肝大及收缩期肝搏动。

音频：TS 心脏杂音

【辅助检查】

1. 心电图 右房增大。

2. 胸部 X 线片 心影增大，后前位右心缘见右房和上腔静脉突出。

3. 超声心动图 确诊三尖瓣狭窄，估算跨瓣压差（图 3-3-22）。

4. 心导管检查　准确测定跨瓣压差。

【诊断和鉴别诊断】

典型心脏杂音和体循环静脉淤血而不伴肺淤血，可诊断三尖瓣狭窄。需与房间隔缺损鉴别。房间隔缺损如左至右分流量大，通过三尖瓣的血流增多，可在三尖瓣区听到第三心音后短促的舒张中期隆隆样杂音。可经超声心动图确诊。

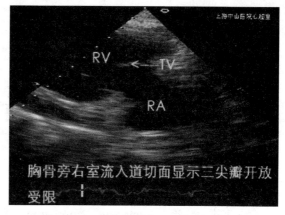

图 3-3-22　超声心动图示三尖瓣开放受限

【治疗】

有症状的患者应限制水钠摄入，必要时可使用利尿剂。当三尖瓣口面积 $< 2\ cm^2$，且瓣膜明显钙化、僵硬，舒张期三尖瓣跨瓣压差 $\geq 5\ mmHg$ 时，应予外科三尖瓣修补或置换术。经皮三尖瓣球囊成形术可用于瓣叶活动度尚好的单纯 TS，但目前尚无指南明确推荐适应证。

（二）三尖瓣反流

【病因和病理生理】

三尖瓣反流（tricuspid regurgitation，TR）多是功能性的，主要继发于各种原因所致的右室和三尖瓣环扩张。原发性 TR 的病因包括风湿性心脏病、心内膜炎、类癌综合征、先天性三尖瓣异常（如 Ebstein 畸形）以及胸壁肿瘤等。

严重 TR 的血流动力学特征为体循环静脉压力升高，病情严重时出现右心室衰竭。

【临床表现】

TR 通常可持续很多年无症状。随病情进展可出现右心衰竭的症状，如纳差、腹胀等。听诊可闻及胸骨左下缘高调的全收缩期杂音；当静脉回流增加，如吸气或下肢抬高时，杂音增强。右心衰竭时可见颈静脉怒张、肝大及下肢水肿。

音频：TR 心脏杂音

【辅助检查】

1. 胸部 X 线片　右房、右室扩张。

2. 超声心动图　右室扩张，三尖瓣结构异常（风湿病、心内膜炎、Ebstein 先天异常）（图 3-3-23）。

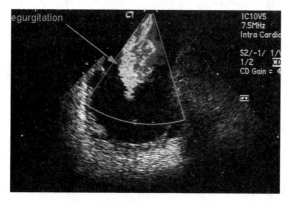

图 3-3-23　超声心动图示三尖瓣反流束

【治疗】

无症状轻度 TR 无需手术。继发性 TR，在治疗原发病后，TR 常可明显改善。治疗后仍有症状的患者，可行三尖瓣环修补术（瓣环成形术）。对不可逆的瓣叶和腱索损伤所致的 TR，必须行三尖瓣置换术。

六、肺动脉瓣病变

（一）肺动脉瓣狭窄

肺动脉瓣狭窄（pulmonary stenosis，PS）几乎均为先天性，少见病因为类癌综合征或风湿性。PS 引起右心室排血受阻，右心室肥厚扩张，最终导致右心衰竭。其主要临床症状为原发疾病的表现，严重时可有右心衰竭的症状。主要体征是胸骨左缘第 2 肋间收缩期喷射性杂音，向左肩放射。患者前倾位、深呼气时最明显。超声心动图是诊断和评价 PS 的主要手段。轻中度单纯 PS 病变基本不进展，不需要治疗。严重的 PS（休息时压力阶差＞ 50 mmHg）需行经皮球囊肺动脉瓣成形，或外科瓣膜切开成形。

（二）肺动脉瓣反流

肺动脉瓣反流（pulmonary regurgitation，PR）主要原因是肺动脉高压导致的肺动脉瓣瓣环扩张。肺动脉高压可继发于左心衰、原发性肺血管疾病或艾森门格综合征。症状通常与原发疾病有关，多为右心衰竭的表现。心脏杂音为胸骨左缘第 2 肋间高调的吹风样杂音。治疗主要针对造成肺动脉高压的基础疾病。

七、联合瓣膜病

两个或以上的瓣膜同时存在病变，多见于风湿性瓣膜病，此外感染性心内膜炎、瓣膜黏液样变性、Marfan 综合征及类癌综合征也可累及多个瓣膜。联合瓣膜病的临床表现复杂，除超声心动图外，往往需要行心导管检查评估瓣膜病变和功能。其治疗方案取决于症状、血流动力学及介入治疗或外科手术的可能性。和单瓣膜置换相比，双瓣膜置换手术期间和长期死亡率均明显增高。因此，手术方案需综合考虑多种因素。

八、人工心脏瓣膜

人工心脏瓣膜包括机械瓣和生物瓣。全部使用人工材料制成的心脏瓣膜称为"机械瓣"（mechanical valve）。机械瓣坚固耐用，但血栓栓塞的危险较大，需终身抗凝。使用生物材料制成的人工瓣膜称为"生物瓣"（bioprosthetic valve）或"组织瓣"（tissue valve），无需终身抗凝，但耐用性欠佳，寿命 10 ～ 15 年。人工瓣膜选择应考虑患者的年龄、预期寿命、病变部位、长期抗凝风险以及社会经济状况。与人工瓣膜相关的合并症有：瓣膜结构破坏、血流动力学异常（如湍流）、瓣周漏、感染性心内膜炎、血栓栓塞、出血、溶血和传导阻滞。超声心动图和 X 线检查对评价人工瓣膜的功能和部分合并症有重要作用。

案例分析 3-3-12

1. 病历摘要

患者女，38 岁。劳累后气短 10 年，加重 1 周。

患者 10 年前开始出现劳累后气短，1 年来进行性加重，伴心悸。1 周前发热、咳嗽后心悸、气短加重，轻微活动即出现喘憋。既往幼年时曾有双膝关节、肘关节红肿及疼痛。无高脂血症和糖尿病病史。无吸烟和饮酒病史。无外伤和手术史。

体格检查：体温 36.9℃，血压 110/70 mmHg，呼吸 16 次 / 分，脉搏 84 次 / 分。神志清楚。全身浅表淋巴结未触及肿大。双肺叩诊清音，双肺呼吸音清。心率 106 次 / 分，心律绝对不齐，第一心音强弱不等，P_2 亢进，心尖部可闻及 3/6 级收缩期吹

案例分析 3-3-12 参考答案

风样和舒张期隆隆样杂音。腹软，无压痛和反跳痛。

2. 思考题

（1）请简述为明确诊断需补充的病史、体格检查内容。

（2）请提出为进一步诊治需完善的辅助检查项目。

（3）请提出该患者的最可能诊断和诊断依据，以及鉴别诊断。

（4）请简述该患者的治疗原则。

案例分析 3-3-13

1. 病历摘要

患者男性，68 岁，间断活动后胸闷 2 年，加重 10 天。

患者 2 年来间断活动后出现胸闷，未重视。10 天前活动后再次出现胸闷，程度较前加重，外院 ECG 提示"心肌缺血"，具体不详，予输液治疗后好转。既往有高血压病史。

体格检查：体温 36.8℃，血压 120/90 mmHg，呼吸 15 次 / 分，脉搏 65 次 / 分。神志清楚。双肺呼吸音清，叩诊清音。心率 65 次 / 分，心律齐，P_2 不亢进，主动脉瓣第一听诊区可闻及 3/6 级收缩期喷射样杂音。腹软，无压痛和反跳痛。双下肢无水肿。

2. 思考题

（1）请简述为明确诊断需补充的病史、体格检查内容。

（2）请提出为进一步诊治需完善的辅助检查项目。

（3）请提出该患者的最可能诊断和诊断依据，以及鉴别诊断。

（4）请简述该患者的治疗原则。

案例分析 3-3-13 参考答案

（陈　红）

第八节　心包疾病

心包是由脏层和壁层组成的纤维弹性囊，两层之间的潜在腔隙为心包腔。健康个体的心包腔内含有 15 ～ 50 ml 的血浆超滤液。心包将心脏固定在纵隔，保护心脏免受感染并润滑心脏。心包疾病在临床实践中相对常见，可以是孤立性疾病，也可以是全身性疾病的一种表现。

心包疾病是由感染、肿瘤、代谢性疾病、尿毒症、自身免疫病、外伤等引起的心包病理性改变。临床上常见的心包疾病包括：急性、亚急性、慢性和复发性心包炎，心包积液、心包填塞，缩窄性心包炎和心包肿瘤。

一、急性心包炎

急性心包炎（acute pericarditis）指的是心包囊的急性炎症，是累及心包的最常见疾病。既可能是潜在全身疾病的一种表现，也可能是一个单独的病变过程。

【病因】

大多数患者找不到明确病因，推测其病因为病毒感染或自身免疫介导，称为特发性急性心包炎或急性非特异性心包炎。其他包括细菌感染、自身免疫病、心脏损伤后综合征（急性心肌梗死后等）、肿瘤、尿毒症、主动脉夹层、辐射、药物、胸壁外伤及心脏手术后。

【临床表现】

根据基础病因的不同，急性心包炎的表现形式多样。急性感染性心包炎患者可能有全身性感染的症状和体征，比如发热和白细胞增多。特别是病毒性心包炎，患者可能有"流感样"呼吸道或胃肠道前驱症状。已知具有自身免疫性疾病或恶性肿瘤的患者可能表现出潜在疾病的特定症状或体征。

1. 症状　绝大多数急性心包炎患者会出现胸痛。通常发病突然且位于胸骨后、心前区；最常呈锐性和胸膜炎性疼痛，吸气或咳嗽时加重，取坐位且身体前倾时疼痛强度减轻。然而也可能发生钝性、压迫性的疼痛或疼痛放射至肩部。随着病程发展，症状可由纤维素期的胸痛为主转变为渗出期的呼吸困难为主，部分患者可因中、大量心包积液造成心脏压塞，从而引起呼吸困难、水肿等一系列相关症状。感染性心包炎可伴发热、乏力等。

2. 体征　急性心包炎最具诊断价值的体征为心包摩擦音，具有高度特异性。心包摩擦音呈表浅的抓刮样或吱吱声，多在胸骨左缘听诊最响亮。在对听诊器膜片加压、屏气、身体前倾（图 3-3-24）或取肘膝位时，摩擦音强度常会增强。心包摩擦音可持续数小时、数天甚至数周。当积液增多将两层心包分开时，心尖搏动减弱，摩擦音消失，心音低弱而遥远。

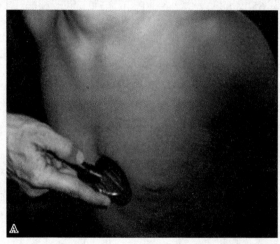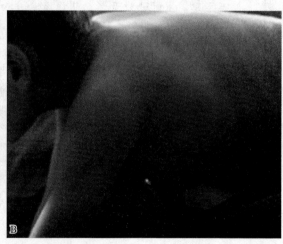

图 3-3-24　身体前倾或取肘膝位时摩擦音常增强

【辅助检查】

1. 血清学检查　取决于原发病，如感染性心包炎常有白细胞计数及中性粒细胞增加、C 反应蛋白增高、红细胞沉降率增快等，自身免疫性疾病可有免疫指标阳性，尿毒症患者可见血肌酐明显升高；可能伴心肌损伤的血清生物标志物升高，如心脏肌钙蛋白 I 或 T。此类患者应考虑为心肌心包炎。

2. 心电图　60% 以上的患者心电图都有异常，主要表现为：①最初的数小时至数日，广泛导联 ST 段弓背向下抬高、伴 aVR 和 V_1 导联的 ST 段镜像性压低（图 3-3-25）；②一至数日后，ST 段回到基线，部分患者出现广泛导联的 T 波低平或倒置；③数周至数月后心电图正常化，或 T 波倒置长时间持续存在；④常有心动过速。积液量较大的情况下可以出现 QRS 电交替。

3. 胸部 X 线　通常是正常的。如心包积液较多，则可见心影增大，通常心包积液量至少达到 200 ml 时才会出现心影增大。

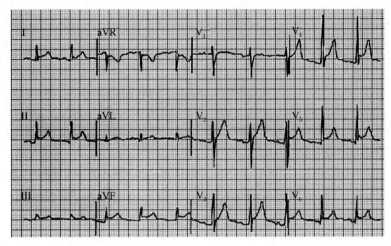

图 3-3-25　广泛导联 ST 段弓背向下抬高、伴 aVR 和 V₁ 导联的 ST 段镜像性压低

4. 超声心动图　通常是正常的。可确诊有无心包积液，判断积液量及是否有心脏压塞。超声引导下行心包穿刺引流可增加操作的成功率和安全性。

5. 心脏磁共振成像　MRI 可清楚显示心包积液量及分布情况，延迟增强扫描可见心包强化，对诊断心包炎较敏感。对急性心肌心包炎有助于判断心肌受累情况。

【诊断和鉴别诊断】

1. 诊断

（1）主要证据：至少符合下述四项中的两项，可诊断急性心包炎。①典型胸痛；②心包摩擦音；③心电图改变；④心包积液，一般轻度。

（2）次要证据：包括炎症指标升高（如 C 反应蛋白、红细胞沉降率和白细胞计数）和影像学检查（CT 或 CMR）提示心包炎的证据。

术语"心肌心包炎"是指急性心包炎的同时还有心肌炎症的表现。当存在急性心包炎，并且缺乏其他原因的证据时，检测到以下 1 ～ 2 项内容，则可以诊断心肌心包炎：①血清心肌生物标志物升高，如心脏肌钙蛋白 I 或 T；②影像学检查显示有新发的或推测为新发的局灶性或整体性左室收缩功能障碍。

亚急性心包炎为心包炎持续 4 ～ 6 周以上，但 3 个月内未缓解；复发性心包炎为首次发作急性心包炎后 4 ～ 6 周或更长时间无症状，再次发作的心包炎；如心包炎持续 3 个月以上则为慢性心包炎。

2. 鉴别诊断

（1）急性心肌梗死：胸痛伴心电图 ST 段抬高者需与急性 ST 段抬高型心肌梗死鉴别。后者典型改变是相邻导联 ST 段弓背向上（圆顶型）抬高，升高幅度可能大于 5 mm，ST-T 改变的演进在数小时内发生，范围通常不如急性心包炎广泛。

（2）主动脉夹层：有高血压伴胸痛的患者需要除外主动脉夹层，后者疼痛为撕裂样，程度较剧烈，多位于胸部后或背部，可向下肢放射，破入心包腔可出现急性心包炎的心电图改变，超声心动图及增强 CT 有助于诊断。

（3）早期复极：早期复极的特征是 J 点处的 ST 段抬高，J 点是 QRS 波群终点（去极化终止）与 ST 段起点（心室复极开始）之间的连接点。因此，存在 ST 段本身的抬高，但其形态保持正常（图 3-3-26）。早期复极时，ST 段抬高最常见于前壁和侧壁胸导联（V₃ ～ V₆），但其他导联也可出现。

由于常见病因导致的心包炎表现为相对良性的病程，因此没有必要对所有急性心包炎患者都寻找病因，但仍需注意识别需要特定治疗的病因，如恶性肿瘤、结核或化脓性心包炎等。

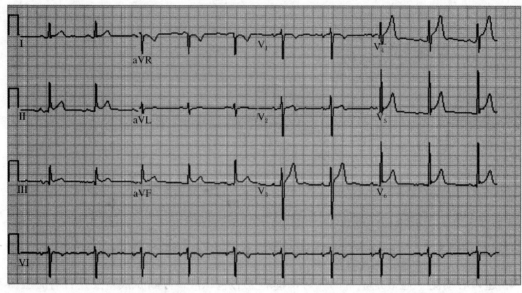

图 3-3-26　早期复极表现为 Ⅱ、Ⅲ、aVF、V₄~₆ J 点上抬，ST 段均抬高＞1 mm

【治疗】

如患者有下列一个或以上危险因素，如发热（体温＞38℃及白细胞增多）、大量心包积液、心脏压塞、阿司匹林或 NSAIDs 治疗 1 周效果不佳、心肌心包炎、免疫抑制状态、创伤及口服抗凝治疗，应住院治疗。包括病因治疗、解除心脏压塞及对症支持治疗。

患者宜卧床休息，直至胸痛消失和发热消退。疼痛时首选阿司匹林（750～1000 mg，一日 3 次）或布洛芬（600 mg，一日 3 次），如效果不佳可予秋水仙碱（0.5 mg，每日 1 次或 2 次）。必要时可予激素治疗。急性心脏压塞时需立即行心包穿刺引流。大多数急性心包炎患者预后良好。

二、心包积液及心脏压塞

心包疾病或其他病因累及心包可造成心包渗出和心包积液（pericardial effusion）（表 3-3-16），当积液迅速或积液量达到一定程度时，可造成心排血量和回心血量明显下降而产生临床症状，即心脏压塞（cardiac tamponade）。

表3-3-16　心包积液的分类

分类依据	类型
发病	急性
	亚急性
	慢性（＞3 个月）
心超半定量	少量（＜10 mm）
	中量（10～20 mm）
	大量（＞20 mm）
分布	弥漫
	局限
性质	漏出液
	渗出液

【病因和发病机制】

各种病因的心包炎均可能伴有心包积液，常见病因包括急性心包炎、自身免疫性疾病、心肌梗死后或心脏手术后、锐性或钝性的胸部创伤，包括心脏诊断性或干预性操作、恶性肿瘤，尤其非心源性原发肿瘤的转移性播散、纵隔放疗、尿毒症肾衰竭、黏液性水肿、延伸入心包的主动脉夹层等。

心包内少量积液一般不影响血流动力学。但如果液体迅速增多，即可引起心脏受压，导致心室舒张期充盈受阻，周围静脉压升高，最终致心排血量显著降低，血压下降，导致急性心脏压塞。而慢性心包积液则由于心包逐渐延伸适应，积液量可达 2000 ml。

【临床表现】

1. 症状　大部分无血流动力学意义的心包积液患者，不会具有积液特异性症状，但他们可能具有与基础病因相关的症状（如心包炎时的发热等）。而心脏压塞常表现为乏力、呼吸困难、颈静脉压升高和水肿。

2. 体征　除非存在心包填塞，否则体格检查的体征并不敏感且不具特异性。可出现心尖搏动减弱，心脏叩诊浊音界向两侧扩大，心音低而遥远。积液量大时有 Ewart 征（左肩胛骨尖的三角形浊音区，以及同一位置的管状呼吸音及羊鸣音）。脉搏可减弱或出现奇脉，表现为桡动脉搏动呈吸气性显著减弱或消失、呼气时恢复；也可通过血压测量来诊断，即吸气时动脉收缩压较吸气前下降 10 mmHg 或更多。大量心包积液可出现体循环淤血表现如颈静脉怒张、肝大、肝颈静脉回流征、腹腔积液及下肢水肿等。

3. 急性心脏压塞　是快速起病的心脏压塞，可能引起心悸、胸痛及呼吸困难，如不立即处理，则可造成急性循环衰竭和休克，危及生命。由于心排血量下降，常见低血压，心音往往低弱。亚急性或慢性心脏压塞可产生体循环静脉淤血征象，颈静脉压升高，吸气时颈静脉充盈更明显（Kussmaul 征）。

【辅助检查】

1. 心电图　心包积液患者最常见的心电图表现是窦性心动过速、QRS 波群低电压及电交替。

2. X 线检查　胸部 X 线检查表现多变，取决于积液的病因和量，以及基础共存疾病。少到中量的心包积液（＜ 200 ～ 300 ml）可能不会引起胸部 X 线上明显的表现，而较大量心包积液通常表现为心脏轮廓增大呈烧瓶状，伴肺野清晰可见（图 3-3-27），有助于鉴别心力衰竭。

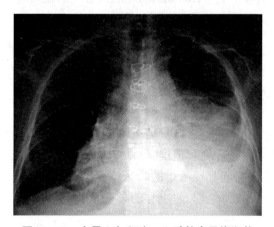

图 3-3-27　大量心包积液，心脏轮廓呈烧瓶状

3. 超声心动图　对检出心包积液既特异又敏感。在心室收缩期间，超过 25 ～ 50 ml 的积液，在整个心动周期中都可见，显示为无回声间隙（图 3-3-28，图 3-3-29）。心脏压塞时的特征：舒张末期右心房及舒张早期右心室的塌陷；左、右心室容量随呼吸出现相应变化（吸气时

右心室内径增大，左心室内径减小，室间隔左移）；下腔静脉扩张，以及吸气过程中下腔静脉直径减小＜50%，反映了体循环淤血。超声心动图可用于心包积液定量、定位，并引导心包穿刺引流。

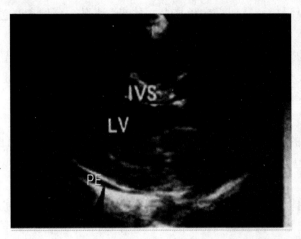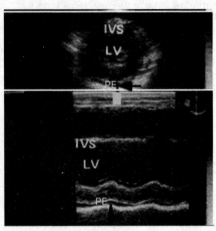

图 3-3-28　左室长轴、短轴及二维超声均提示少量心包积液
PE 即心包积液

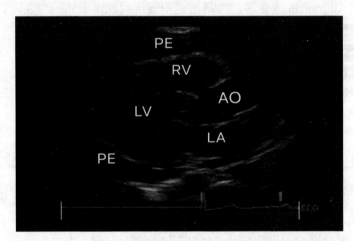

图 3-3-29　左室长轴切面见心包腔周围无回声区环绕心脏
PE 即心包积液

4. 心脏磁共振成像　不常规行 MRI 检查，如超声心动图未确诊，或怀疑存在其他心包病变时可行心脏磁共振成像检查。磁共振成像可根据心包积液的信号强度推测积液的性质，并显示其他病理表现（如心包增厚及缩窄性心包炎）。

【诊断和鉴别诊断】

1. 诊断　超声心动图见心包积液即可确诊。心包积液病因诊断可根据临床表现、实验室检查、心包穿刺液检查以及是否存在其他疾病进一步明确。

2. 鉴别诊断　主要鉴别引起呼吸困难的临床情况，尤其是与心力衰竭鉴别。根据心脏原有基础疾病的病史，结合症状、体征和超声心动图有助于明确诊断。

【治疗】

心包积液应尽可能针对病因治疗。60% 的心包积液是由基础疾病引起，应针对原发病治疗。心包穿刺引流是解除心脏压塞最简单、有效的手段，对所有血流动力学不稳定的急性心脏压塞均应紧急行心包穿刺或外科心包开窗引流，解除心脏压塞。对伴休克患者，需紧急扩容、升压治疗等。

三、缩窄性心包炎

缩窄性心包炎（constrictive pericarditis）是指心脏被致密增厚的纤维化或钙化心包所包围，使心室舒张期充盈受限而产生一系列循环障碍的疾病，多为慢性。

【病因和发病机制】

缩窄性心包炎可发生在几乎所有心包疾病过程后，但很少发生于复发性心包炎。我国缩窄性心包炎的病因以结核最为常见，其次为非特异性、化脓性或创伤性心包炎演变而来。近年来放射性心包炎和心脏手术后引起者逐渐增多。其他少见的病因包括自身免疫性疾病、恶性肿瘤、尿毒症和药物等。

心包缩窄使心室舒张期充盈受限，每博输出量下降，心率代偿性增快以维持心排血量。体循环回流受阻，静脉压增高。由于吸气时外周静脉回流增多，而心室无法适应性扩张，致使吸气时静脉压进一步升高，颈静脉怒张也更明显，称 Kussmaul 征。

【临床表现】

1. 症状　主要症状与心排血量下降和体循环淤血有关，表现为疲乏、劳力性呼吸困难、心悸、活动耐量下降以及肝大、腹水、胸腔积液、下肢水肿等。

2. 体征　绝大多数缩窄性心包炎患者显示有颈静脉压升高。心浊音界正常或稍增大，心音轻而遥远。部分患者可在胸骨左缘第 3～4 肋间闻及心包叩击音，即发生在第 2 心音后，呈拍击样。严重的恶病质、外周水肿、腹水、搏动性肝肿大（充血性肝病综合征的一部分）和胸腔积液是较严重的缩窄性心包炎的常见表现。少数患者可有奇脉、Kussmaul 征。

视频：心包叩击音

【辅助检查】

1. 心电图　缺乏具有诊断意义的心电图表现。常见非特异性 ST 和 T 波改变及心动过速，有时可能存在低电压。在晚期病例中，因心房压增加常见心房颤动。

2. X 线检查　如胸片上有心包钙化环（图 3-3-30），则高度符合缩窄性心包炎的诊断。然而，大多数缩窄性心包炎患者没有心包钙化。多数心影轻度增大呈三角形或球形，左右心缘变直，主动脉弓小或难以辨认，上腔静脉常扩张。

3. 超声心动图　典型表现为心包增厚、粘连，心脏变形，室壁活动减弱，室间隔舒张期矛盾运动，下腔静脉增宽且不随呼吸变化。

4. 心脏 CT 和磁共振成像　CT 和 MRI 均可用于评价心包受累的范围和程度、心包厚度和心包钙化等，对慢性缩窄性心包炎的诊断价值优于超声心动图。CT监测心包钙化的敏感性更高，MRI 可识别少量心包渗出、粘连和心包炎症。

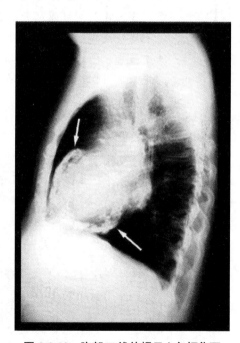

图 3-3-30　胸部 X 线片提示心包钙化环

5. 心导管检查　当非侵入性检查手段不能明确诊断时或拟行心包切除术前可行心导管检查。主要表现为右心房压力、右心室舒张末期压和腔静脉压力显著升高且趋于统一水平，吸气时肺毛细血管楔压比左心室舒张压下降更明显等。

【诊断和鉴别诊断】

1. 诊断　缩窄性心包炎的诊断基于右心衰的症状、体征及辅助检查。

2. 鉴别诊断　主要与限制型心肌病相鉴别。病史和体格检查可能提供对诊断有帮助的线索。在有易引起限制型心肌病的全身性疾病的患者中（如糖尿病或淀粉样变性），限制型心肌病的可能性更高。此外，还应与其他原因引起的心力衰竭相鉴别。当本病以腹水为主要表现时，应注意与肝硬化、结核性腹膜炎等相鉴别。在慢性肝病所致肝硬化的患者中，除非有张力性腹水，否则颈静脉压力一般正常或仅轻度升高。

【治疗】

大多数缩窄性心包炎会进展为慢性缩窄性心包炎，心包切除术是唯一的根治性治疗选择。少数缩窄性心包炎患者的心包缩窄是短暂或可逆的。因此在没有证据证实病况是慢性（如恶病质、心房颤动、肝功能障碍或心包钙化）的情况下，对于血流动力学稳定的新诊断的缩窄性心包炎患者，可在推荐心包切除术前先给予 2～3 个月的尝试性保守治疗。对于结核性心包炎推荐抗结核治疗延缓心包缩窄进展，术后应继续抗结核治疗 1 年。

案例分析 3-3-14

1. 病历摘要

患者女性，53 岁，主因发热 2 天伴胸痛入院。患者 2 天前受凉后出现发热，体温 38.6℃ 左右，胸痛位于胸骨后并放射至颈部和下颌，为持续性，深呼吸、咳嗽时加重。既往有高血压病史 10 年，长期服用 β 受体阻滞剂和利尿剂治疗。

查体：神清，血压 135/80 mmHg，颈静脉充盈明显，心率 102 次/分，律齐，胸骨左缘第 3～4 肋间可闻及表浅抓刮样声音，双肺呼吸音清，未闻及干、湿啰音，腹软，无压痛及反跳痛，肝、脾肋下未及，双下肢无水肿。

辅助检查：C-反应蛋白 298 mg/dl（正常 < 5），血常规提示 WBC 13×10^9/L，N 98%，余心肌损伤标记物、肝肾功能、电解质、甲状腺功能、结核抗体、肿瘤指标、免疫相关抗体等均正常。

心电图如下：

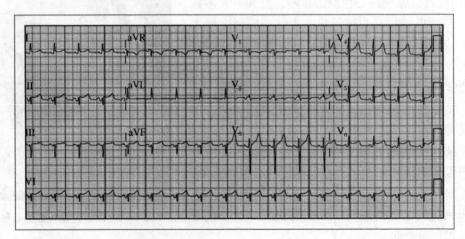

2. 思考题：

（1）该患者最可能的诊断是什么？

（2）需与哪些疾病进行鉴别？

（3）应如何治疗？

案例分析 3-3-14 参考
答案

（邢　燕）

第九节　慢性肺源性心脏病

慢性肺源性心脏病（chronic cor pulmonale）（简称慢性肺心病）是指由肺部、胸廓或肺动脉的慢性病变引起的肺循环阻力增高，导致肺动脉高压和右心室增大，伴或不伴右心功能不全的一类心脏病。导致慢性缺氧和（或）二氧化碳潴留的多种疾病，包括支气管肺疾病、胸廓疾病、神经肌肉疾病、通气驱动力失常性疾病、肺血管疾病等均可引起慢性肺源性心脏病。

【病因和发病机制】

肺功能和结构的不可逆性改变，发生反复的气道感染和低氧血症，导致一系列体液因子和肺血管的变化，使肺血管阻力增加，肺动脉血管的结构重塑，产生肺动脉高压，最终可导致右心室扩大、肥厚。随着病情的进展，特别是急性加重期肺动脉压持续升高，超过右心室的代偿能力，右心失代偿，右心排血量下降，右心室收缩末期残留血量增加，舒张末压增高，促使右心室扩大和功能衰竭。缺氧和高碳酸血症除影响心脏外，尚可导致其他重要器官如脑、肝、肾、胃肠及内分泌系统、血液系统等发生病理改变，引起多脏器的功能损害。

【临床表现】

慢性肺心病病程进展缓慢，可分为肺、心功能代偿期与肺、心功能失代偿期两个阶段。

1. 肺、心功能代偿期　主要为原发病的表现，如慢性咳嗽、咳痰和喘息，活动后气短，劳动耐力下降，有不同程度的发绀等缺氧表现。体格检查包括原发病如肺气肿的表现。右心室扩大、心音遥远、肺动脉瓣第二心音亢进提示有肺动脉高压存在。三尖瓣可闻及收缩期杂音，剑突下可及心脏收缩期搏动提示右心室肥厚和扩大。肺气肿胸腔内压升高，腔静脉回流障碍可出现颈静脉充盈，肝下缘因膈肌下移而可在肋缘触及，但此时肝颈静脉回流征为阴性。

2. 肺、心功能失代偿期

（1）呼吸衰竭：急性呼吸道感染为常见诱因。主要表现为发绀和呼吸困难，病变进一步发展可出现轻重不等的肺性脑病症状。体格检查可见球结膜充血水肿、眼底血管扩张和视神经乳头水肿等颅压升高表现。腱反射减弱或消失，锥体束征阳性。高碳酸血症可导致周围血管扩张，皮肤潮红、多汗。早期可有血压升高，晚期血压下降甚至休克。

（2）心力衰竭：主要表现为右心衰竭。表现为心悸、气短及发绀，腹胀、食欲不振、尿少。体格检查可见颈静脉怒张，肝大有压痛、肝颈静脉回流征阳性，也可见腹水及下肢水肿。心率增快或出现心律失常，剑突下可闻及收缩期杂音，可出现三尖瓣舒张期杂音甚至三尖瓣舒张期奔马律。

（3）其他器官系统损害：包括肺性脑病、酸碱平衡失调、水电解质代谢紊乱、消化道出血、肝损害、休克等。

【辅助检查】

1. X 线诊断标准

（1）右下肺动脉干横径 ≥ 15 mm，右下肺动脉干横径与气管横径比值 ≥ 1.07，或经动态观察较原右下肺动脉增宽 2 mm 以上。

（2）肺动脉段中度凸出或其高度 ≥ 3 mm。

（3）中心肺动脉扩张与外周分支纤细，两者形成鲜明对比。

（4）肺动脉圆锥部显著凸出（右前斜位 45°）或"锥高" ≥ 7 mm。

（5）右心室增大（结合不同体位判断）。

具有上述 1～4 项中的 1 项可提示，2 项或以上者可以诊断，具有第 5 项可确诊。

2. 心电图诊断标准

主要条件

(1) 额面平均电轴≥ +90°。

(2) V_1导联 R/S≥1。

(3) 重度顺钟向转位（V_5导联 R/S≤1）。

(4) $R_{V1}+S_{V5}>1.05$ mV。

(5) aVR 导联 R/S 或 R/Q≥1。

(6) $V_{1\sim3}$导联呈 QS、Qr、qr 型（需除外心肌梗死）。

(7) 肺性 P 波：P 电压≥0.22 mV 或 P 电压≥0.22 mV 呈尖峰型，结合 P 电轴>+80° 或当低电压时，P 电压>1/2R，呈尖峰型，结合 P 电轴>+80°。

次要条件

(1) 肢体导联低电压。

(2) 右束支传导阻滞（不完全性或完全性）。

具有 1 项主要条件者即可诊断，2 项次要条件为可疑肺心病的心电图表现。

3. 超声心动图诊断标准

主要条件

(1) 右室流出道内径≥30 mm。

(2) 右心室内径≥20 mm。

(3) 右室前壁厚度≥5.0 mm，或有前壁搏动幅度增强者。

(4) 左室与右室内径比值<2。

(5) 右肺动脉内径≥18 mm，或主肺动脉内径≥20 mm。

(6) 右室流出道与左房内径之比值>1.4。

(7) 肺动脉瓣超声心动图出现肺动脉高压征象。

参考条件

(1) 室间隔厚度≥12 mm，搏幅<5 mm 或呈矛盾征象者（α波低平或<2 mm，有收缩中期关闭征等）。

(2) 右房≥25 mm（剑突下区）。

(3) 三尖瓣前叶曲线 DF、EF 速度增快，E 峰呈尖高型，或有 AC 间期延长。

(4) 二尖瓣前叶曲线幅度低 CE<18 mm，CD 段上升缓慢，呈水平位。或 EF 下降速度减慢<90 mm/s。

凡有肺胸疾病的患者，具有上述 2 项条件者（其中必具有 1 项主要条件）均可诊断肺心病。

【诊断和鉴别诊断】

根据患者有慢性支气管炎、肺气肿、其他胸肺疾病或肺血管病变，并已引起肺动脉高压、右心室增大或右心功能不全，如 $P_2>A_2$、颈静脉怒张、肝大压痛、肝颈静脉回流征阳性、下肢水肿及体静脉压升高等，心电图、X 线胸片、超声心动图有右心增大肥厚的征象，可以做出诊断。

本病须与下列疾病相鉴别：

1. 冠状动脉粥样硬化性心脏病（冠心病）　慢性肺心病与冠心病均多见于老年人，有许多相似之处，而且常有两病共存。冠心病有典型的心绞痛、心肌梗死病史或心电图表现，若有左心衰竭的发作史、原发性高血压、高脂血症、糖尿病史，则更有助鉴别。体检、X 线检查、心电图、超声心动图检查呈左心室肥厚为主的征象，可资鉴别。慢性肺心病合并冠心病时鉴别有较多困难，应详细询问病史，并结合体格检查和有关的心、肺功能检查加以鉴别。

2. 风湿性心瓣膜病　风湿性心脏病的三尖瓣疾患，应与慢性肺心病的相对三尖瓣关闭不全相鉴别。前者往往有风湿性关节炎和心肌炎病史，其他瓣膜如二尖瓣、主动脉瓣常有病变，X 线、心电图、超声心动图有特殊表现。

3. 原发性心肌病　本病多为全心增大，无慢性呼吸道疾病史，无肺动脉高压的 X 线表现等。

【治疗】

1. 急性期治疗　在慢性肺心病肺血管阻力增加、肺动脉高压的原因中，功能性因素较解剖学因素更为重要。在急性加重期经过治疗、缺氧和高碳酸血症得到纠正后，肺动脉压可明显降低，因此急性期治疗主要是积极控制感染，保持呼吸道通畅，改善呼吸功能，纠正缺氧和二氧化碳潴留，控制呼吸和心力衰竭。

（1）控制呼吸道感染：参考痰菌培养及药物敏感试验选择抗菌药物，在没有培养结果前，根据症状、体征、血象、X 线及感染的场所选用抗菌药物。院外感染以革兰氏阳性菌为主，院内感染以革兰氏阴性菌多见，同时应注意耐药葡萄球菌及广谱抗菌药物使用后继发的真菌感染。

（2）保持呼吸道通畅，改善呼吸功能：采取综合治疗措施，包括予以气道黏液溶解剂或祛痰药物治疗，同时采用翻身、拍背、吸痰、雾化等措施增加呼吸道分泌物排出。应用支气管扩张剂如 β_2 肾上腺素受体激动剂、茶碱类药物扩张气道。持续低浓度（24% ～ 35%）给氧，应用呼吸兴奋剂，必要时使用无创或有创机械通气。

（3）降低肺动脉压：长期氧疗可明显降低肺心病患者的患病率和病死率。血管扩张剂如 α 受体阻断剂、钙离子拮抗剂、血管紧张素转换酶抑制剂、茶碱类药、前列环素可扩张肺血管，有助于降低肺动脉压。

（4）控制心力衰竭：可给予口服利尿剂治疗减轻水肿，但需注意不要造成血液浓缩、痰液黏稠以及电解质紊乱。强心剂治疗可选择毛花苷 C 或小剂量地高辛。同时应用血管扩张药降低肺动脉压力，减轻右心前负荷，改善心脏功能。

（5）纠正水、电解质、酸碱失衡。

（6）肾上腺皮质激素：在有效抗菌药物控制下，对抢救早期呼吸衰竭和心衰患者，短期应用肾上腺皮质激素治疗，减少支气管的炎症与痉挛。

（7）肝素：在急性发作期静脉应用小剂量肝素可以降低血液黏度，改善微循环，还有抗炎抗过敏等作用，以及防止肺微小动脉原位血栓形成的作用。可以用肝素加入液体中每日静脉滴注一次，共用 7 ～ 10 天，但要注意监测活化的部分凝血活酶时间（APTT），以避免出血。

（8）防治并发症：包括针对肺性脑病、心律失常、休克、消化道出血及弥漫性血管内凝血的治疗。

（9）加强营养支持治疗。

2. 缓解期治疗

（1）锻炼腹式呼吸及缩唇呼气。

（2）提高机体免疫力：流感疫苗、肺炎疫苗、转移因子、卡介苗多糖核酸等，对提高和调节免疫功能、减少呼吸道感染可能具有一定的作用。

（3）家庭氧疗。

（4）加强营养：少食多餐，增加热量，并发高碳酸血症者应限制糖类的摄入。

（5）中医中药治疗：以提高机体抵抗力，改善肺循环情况。

3. 预防　积极采取各种措施，提倡戒烟。积极防治原发病的诱发因素，如呼吸道感染、各种过敏原、有害气体吸入、粉尘作业等防护工作和个人卫生宣教。

案例分析 3-3-15

1. 病历摘要

患者女性，82岁，主诉"反复咳嗽、咳痰、喘憋30余年，加重伴发热2天"。30余年前开始每于受凉后出现咳嗽、咳痰，有时伴喘憋，冬春季节多发，抗感染治疗后可缓解。伴活动耐力进行性下降，近5年行走10米即自觉气短，间断伴有双下肢水肿。近1年因症状加重住院治疗2次。无过敏性鼻炎史，有2型糖尿病病史8年。吸烟50余年，4～5支/日，已戒烟10年。查体：体型偏胖，口唇发绀，桶状胸，双肺叩诊过清音，可闻及散在哮鸣音及湿啰音。心界左大，心律齐。肝肋下1指，肝颈静脉回流征阳性，双下肢轻度水肿。血气分析（未吸氧）示 pH 7.32，PaO_2 44.2 mmHg，$PaCO_2$ 84.5 mmHg，HCO_3^- 32.4 mmol/L。

2. 思考题

（1）该患者出现右心功能不全的原因是什么？

（2）简述该患者的治疗要点。

（马艳良）

案例分析3-3-15参考答案

第十节　主动脉瘤与主动脉夹层

动脉瘤是指各种原因导致的血管直径超过其正常管径50%的永久性局限性动脉扩张病变。该疾病起病隐匿、自然病程凶险，一旦发生破裂，致残及致死率高，严重威胁人类健康。以下主要对主动脉瘤进行简要介绍。

【病因与发病机制】

（一）病因

主动脉瘤常见的病因包括动脉粥样硬化、动脉退行性变、动脉中层囊性坏死、免疫炎性反应、创伤、感染、先天因素、夹层动脉瘤、医源性等。

（二）发病机制

单一或多种病因的共同作用，导致动脉壁承受压力的主要结构——中层弹力纤维的破坏，动脉壁局部薄弱、张力减退，管腔在动脉血流及压力的冲击下，逐渐形成局限性永久性扩张。

【主动脉瘤发展的危险因素】

吸烟是主动脉瘤进展的独立危险因素，其他主要危险因素还包括高龄、高血压、肥胖、高胆固醇血症、动脉粥样硬化闭塞性疾病、主动脉瘤家族史等。而女性、糖尿病、非裔美国人种、规律锻炼等因素能够延缓主动脉瘤的进展。

【疾病分类】

1. 根据主动脉壁三层膜结构的变化　真性动脉瘤、假性动脉瘤及夹层动脉瘤（图 3-3-31）。

2. 根据瘤体形状　梭形动脉瘤、囊性动脉瘤、不规则形动脉瘤。

3. 根据瘤体部位　胸主动脉瘤、胸腹主动脉瘤、腹主动脉瘤。

4. 根据病因　动脉粥样硬化性动脉瘤、夹层动脉瘤、感染性动脉瘤、炎性动脉瘤、创伤性动脉瘤、先天性动脉瘤。

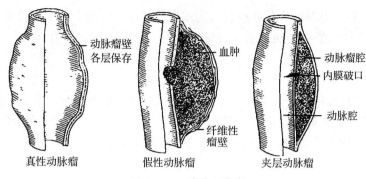

真性动脉瘤　　假性动脉瘤　　夹层动脉瘤

图 3-3-31　动脉瘤分类

【动脉瘤继发病理改变】

（一）动脉瘤破裂

破裂是动脉瘤最严重的继发病理改变，可分为腹腔内和腹膜后破裂。腹腔内破裂将导致快速、大量失血，死亡率较高；腹膜后破裂由于后腹膜的局限性包裹，出血量相对更少且更缓慢。

（二）瘤腔内附壁血栓形成

瘤腔内靠近血管壁区域湍流及逆流形成，导致局部血流缓慢甚至停滞，容易形成附壁血栓，而附壁血栓脱落可导致瘤体远端动脉栓塞。

（三）继发感染

正常动脉壁对感染有一定的抵抗力，在动脉瘤形成时，可继发感染。感染性动脉瘤有急剧增大的倾向，易于破裂。

（四）瘤壁内夹层血肿形成

局部瘤壁在涡流作用下，壁面剪切力增加，可使内膜、中膜破裂及分离，形成夹层动脉瘤样血肿，瘤体可迅速增大，伴剧烈疼痛。

视频：**主动脉瘤** 3D 演示视频

一、胸主动脉瘤

胸主动脉瘤（thoracic aortic aneurysm，TAA）是指主要累及胸主动脉段的瘤样病变，根据发生部位可分为升主动脉动脉瘤、主动脉弓部动脉瘤、降主动脉动脉瘤，同时累及胸主动脉及腹主动脉的瘤样病变称为胸腹主动脉瘤。升主动脉动脉瘤多由主动脉壁中层囊性变性所致，为心脏外科诊治范畴；主动脉弓部动脉瘤、降主动脉动脉瘤及胸腹主动脉瘤最常见的病因是动脉粥样硬化，属于血管外科诊治范畴，以下主要介绍此部分内容。

【临床表现】

胸主动脉瘤早期多无瘤体相关症状及体征，当瘤体压迫或侵犯邻近组织和器官以及破裂时可出现相应的症状。

1. 压迫性症状

（1）胸痛：瘤体压迫及侵蚀胸骨、肋骨、脊椎以及压迫脊椎神经、肋间神经等时可出现胸痛，肩背部、颈部及上肢持续性钝痛不适。

（2）咳嗽、呼吸困难：瘤体压迫气管、支气管时可引起刺激性咳嗽及上呼吸道梗阻，致呼吸困难。

（3）吞咽困难：瘤体压迫食管。

（4）上肢、颈部、面部、上胸部水肿：瘤体压迫上腔静脉及头臂静脉。

（5）声音嘶哑：瘤体压迫喉返神经。

（6）Horner 综合征：瘤体压迫交感神经。

（7）膈肌麻痹症状：瘤体压迫膈神经。

（8）下肢或内脏动脉缺血症状：瘤腔内附壁血栓脱落，引起下肢或内脏动脉栓塞。

2. 破裂　胸主动脉瘤破裂表现为突发胸背部剧烈疼痛，同时伴有休克、血胸、心包填塞等的症状和体征，如不及时救治，短时间内即可死亡。

【辅助检查】

1. X 线检查　不作为胸主动脉瘤的常规检查方式，但 X 线检查可能发现胸主动脉管径增粗、扭曲、钙化等，提示胸主动脉瘤的可能。

2. CTA 检查　作为胸主动脉瘤最常用的检查手段及术前评估手段，可以准确地评估胸主动脉瘤的累及范围、瘤体直径、瘤颈角度及长度、主动脉壁钙化程度、分支动脉受累情况，腔内是否有附壁血栓及与邻近脏器的关系等。三维重建能够对瘤体及主动脉分支动脉有一个总体认识。因此 CTA 检查在确诊胸主动脉瘤的同时，可为进一步治疗提供依据。肾功能不全患者应慎行 CTA 检查，可能导致肾功能急剧恶化；检查前后行水化治疗能够缓解造影剂对肾功能的损害。CTA 检查前需行碘过敏试验，阳性患者应禁止行该项检查。

3. MRA 检查　与 CTA 检查具有相似的作用及准确度，可用于碘过敏的胸主动脉瘤患者的评估。但该项检查耗时较长，且检查环境相对幽闭并伴有一定的噪声，不利于破裂型胸主动脉瘤患者的快速诊断，以及对儿童、空间幽闭症等患者的检查；也不适用于安装有心脏起搏器及因手术体内留有受核磁影响的金属内植物的患者。

4. DSA 检查　作为胸主动脉瘤诊断的金标准，能够提供主动脉血流最直接的影像，准确地评估动脉瘤与动脉分支的关系。但该检查为有创检查，其在诊断及术前评估中的作用已逐渐被 CTA 及 MRA 取代，主要作为腔内治疗的同期检查手段被应用。

【诊断与鉴别诊断】

早期胸主动脉瘤多无症状，常在常规体检行胸部 X 线检查或因胸部疾病行 CT 检查时无意中发现胸主动脉直径增宽，再通过进一步检查确诊。对于症状性胸主动脉瘤，需根据病史、症状、体征及相关辅助检查进行综合评估。需与主动脉夹层、感染性动脉瘤、纵隔肿瘤等相鉴别。

【治疗】

胸主动脉瘤自然病程预后差，若不予治疗，患者多因动脉瘤破裂死亡。治疗包括非手术治疗和手术治疗。手术治疗适应证为：瘤体直径＞ 5.5 cm 的胸主动脉瘤，瘤体直径 5.0 ～ 5.4 cm 的女性胸主动脉瘤，有症状的胸主动脉瘤，破裂胸主动脉瘤，瘤体增长＞ 1 厘米 / 年的胸主动脉瘤。也有国内专家认为瘤体直径＞ 5.0 cm 即可考虑行手术治疗。

1. 非手术治疗　目前仍缺乏治疗胸主动脉瘤的有效药物。非手术治疗主要包括控制血压、戒烟及定期影像学监测瘤体直径的增大。

2. 手术治疗

（1）开放手术治疗：动脉瘤切除、人工血管置换术是目前治疗胸主动脉瘤最有效的方法之一。根据瘤体累及范围、单发及多发，可选择不同的手术方式。开放手术创伤大，手术风险极高，术前应对心、肺、肝、肾、脑等重要器官的功能进行充分评估，做好充分术前准备。

知识拓展：胸主动脉瘤开放手术术式选择

（2）杂交手术：杂交手术是指将血管腔内修复技术与传统外科手术相结合的手术方式，主要用于累及主动脉弓部动脉瘤的治疗。相对传统开放手术创伤更小，死亡率及并发症发生率更低，短中期效果良好。杂交手术包括象鼻术联合血管腔内修复术（Ⅰ型杂交手术）及解剖外旁路术联合血管腔内修复术（Ⅱ型杂交手术）。

（3）腔内治疗：随着腔内技术的迅猛发展，完全腔内治疗因其创伤小、围术期并发症发生率及死亡率低、手术操作相对简单，逐渐成为胸主动脉瘤治疗的重要手段。对于降主动脉瘤，近端锚定区充足的患者，可单纯行降主动脉支架植入术；对于累及主动脉弓，需重建主动脉弓分支血管的胸主动脉瘤患者，可采用烟囱、开窗、分支支架技术。近几年烟囱技术及开窗技术已得到广泛应用。而目前世界上被批准应用于临床的主动脉弓分支型支架只有一款，即由

我国微创心脉科技有限公司生产的 Castor 分支型支架，上市前及上市后研究均提示良好的安全性及有效性，同时世界范围内有多款单分支及多分支型主动脉支架正在进行临床试验，有望为主动脉弓部疾病的治疗提供更多选择。

二、腹主动脉瘤

腹主动脉瘤（abdominal aortic aneurysm，AAA）是指主要累及腹主动脉段的瘤样病变。腹主动脉瘤多发生于肾动脉以下腹主动脉，约占 95%，称为肾下腹主动脉瘤；累及肾动脉及以上水平腹主动脉段动脉瘤较少，称为平肾腹主动脉瘤及肾上腹主动脉瘤。腹主动脉瘤常同时累及一侧或双侧髂总动脉及髂内动脉，累及髂外动脉者较少见。以下主要介绍肾下腹主动脉瘤。

【临床表现】

腹主动脉瘤多缺乏特异性症状，多于体检时发现腹部搏动性包块或因其他疾病行腹部超声或 CT 检查时偶然发现。有症状者表现为：

1. 腹部搏动性肿块　肿块位于脐周或脐上方偏左，搏动与心跳节律一致，有时可扪及震颤或闻及血管杂音。肋缘下二横指及以下扪及动脉瘤顶部，则为肾下腹主动脉瘤。

2. 疼痛　主要为腹部、腰背部疼痛，为动脉外膜和后腹膜受牵引，压迫神经所致。疼痛性质不一，多为胀痛或刀割样疼痛。

3. 动脉瘤压迫　胃肠道受压引起上腹部腹胀、纳差等胃肠道压迫症状最为常见，也可压迫肾盂、输尿管、下腔静脉、胆道等引起泌尿系梗阻、下肢水肿及黄疸等症状。

4. 远端栓塞　瘤腔内血栓或不稳定动脉粥样硬化斑块脱落，造成下肢动脉栓塞，出现下肢急性缺血症状。

5. 腹主动脉瘤破裂　是腹主动脉最严重的并发症，患者常因失血性休克死亡。腹主动脉破裂时伴有剧烈的腹部或腰背部疼痛。破入腹膜后时可形成局限性包裹，破入腹腔将导致快速、大量失血，伴严重低血压等休克表现。破入十二指肠可形成主动脉 – 十二指肠瘘，引起消化道大出血，破入下腔静脉可形成主动脉腔静脉瘘，患者可出现心力衰竭。

【辅助检查】

1. 彩色多普勒超声　是一种无创且价格低廉的检查手段，可作为腹主动脉筛选和随访的主要方法。通过彩色多普勒超声可以发现小腹主动脉瘤、明确有无腹主动脉瘤，瘤体的部位、直径，瘤腔内有无血栓形成及血栓分布情况，破裂腹主动脉瘤破口位置及血流状态。但该检查测量瘤体直径及近远端正常主动脉直径误差较大，难以准确评估瘤体与肾动脉关系，且有时因肠内气体干扰及体型肥胖，难以显示清楚。

2. CTA 检查　逐渐成为腹主动脉瘤诊断及术前评估最常用的检查方法。相比超声能够更加精确地评估瘤体累及范围、瘤体直径、瘤颈角度及长度、主动脉壁钙化程度、腔内是否有附壁血栓、瘤体与邻近脏器的关系、肾动脉、肠系膜下动脉及肠系膜上动脉以及双侧髂总及髂内动脉受累情况等；三维重建能够对瘤体全貌有更为全面的总体认识。但该项检查花费更高，且有辐射，需要注射对比剂。肾功能不全患者应慎行 CTA 检查，可能导致肾功能急剧恶化；检查前后行水化治疗能够缓解造影剂对肾功能的损害。CTA 检查前需行碘过敏试验，阳性患者应禁止行该项检查。

3. MRA 检查　与 CTA 检查具有相似的作用及准确度，且没有电离辐射。但 MRA 检查时间相对较长，不适用于急症患者，也不适用于患有幽闭恐惧症、安装有心脏起搏器、体内留有金属内植物等患者。另外 MRA 对于评估瘤腔附壁血栓、瘤壁钙化程度不如 CT 清晰。目前主要应用于碘过敏试验阳性及肾功能不全无法耐受对比剂的患者。

4. DSA　作为一项有创检查，具有一定的危险性和并发症，主要作为腔内治疗的同期检查手段被应用。

【诊断与鉴别诊断】

通过体格检查扪及腹部搏动性肿块可做出初步诊断，但确诊依赖于进一步影像学检查。需与腹膜后肿物、感染性动脉瘤、主动脉周围炎等鉴别。

【治疗】

1. 非手术治疗　目前仍缺乏治疗腹主动脉瘤的有效药物。非手术治疗主要包括控制血压、戒烟及定期影像学监测瘤体直径的增大。研究显示戒烟是减少 AAA 扩张和破裂的有效方式。

2. 手术治疗　2018 年美国血管外科学会发布的腹主动脉瘤最新指南，手术治疗指征：①直径＞5.5 cm 的纺锤形 AAA 推荐手术治疗（IA）；②直径 5.0～5.4 cm 的女性 AAA 推荐择期手术治疗；③对于直径 4.0～5.4 cm 的小 AAA 根据情况治疗，在有其他合并症时考虑是否需要提前手术干预，并不推荐过早单纯处理 AAA；④对于有症状的 AAA 仍推荐手术干预（IC）；推荐破裂 AAA 行急诊手术干预（IA）。

国内学者多认为，直径＞5 cm 的腹主动脉瘤应尽早行手术治疗；直径＜4 cm 的腹主动脉瘤可定期随访，如瘤体直径增大速度超过 0.5 cm/6 个月，应考虑手术治疗。

（1）开放手术治疗：腹主动脉瘤切除人血管重建术是腹主动脉瘤治疗的重要手段之一，随着手术技术、围术期监护的不断完善，优秀血管外科中心围术期死亡率已将至 5% 以下，五年生存率达 70% 以上。手术有两个可选入路，经腹腔和经腹膜后入路；人工血管分为管状或分叉形（图 3-3-32），主要有涤纶和聚四氟乙烯膨体两种，应根据患者具体情况进行选择。充分的术前评估及准备、熟练的手术技术及严格的术后管理，是保证手术成功的关键。

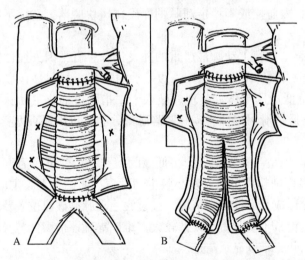

图 3-3-32　腹主动脉瘤切除人工血管重建术

视频：腹主动脉瘤传统手术与 EVAR 手术 3D 演示

（2）腔内治疗：近年来，腹主动脉腔内修复术（EVAR）的不断发展，使得腹主动脉瘤的治疗已基本实现全腔内治疗。相对于传统的开放手术，围术期死亡率及并发症发生率更低，但远期在二次再干预率更高。EVAR 手术成功的关键在于术前对腹主动脉瘤各项解剖参数的准确测量，制备完善的手术方案。对于瘤颈短于 1.5 cm 的近肾腹主动脉瘤，常规的 EVAR 手术容易出现内漏及支架移位，需结合特殊技术手段，如烟囱技术、开窗技术、分支支架技术等。

三、主动脉夹层

主动脉夹层动脉瘤（aortic dissecting aneurysm）是指各种原因导致主动脉内膜及中膜局部撕裂，血液通过内膜破口进入内膜和中膜之间，使中膜分离，并沿主动脉长轴方向扩展，形成真、假腔分离的状态，是一种极为凶险、严重危及生命的主动脉疾病。该病好发于 50～70 岁老年男性患者，男女比例接近 4：1，秋冬、冬春季节交替及早晨 6:00-10:00 是疾病高发时间。

该病常起病急骤，如未得到治疗，24 小时死亡率高达 50%。

【病因】

高血压是主动脉夹层发病最重要的因素，70% ~ 80% 患者合并不同程度的高血压。其他常见病因还包括主动脉中层病变（动脉粥样硬化、Marfan 综合征、E-D 综合征）、创伤及妊娠等。

【分型】

1. 根据发病时间分型　急性夹层（发病＜2 周），亚急性夹层（2 周≤发病时间≤2 个月），慢性夹层（发病时间＞2 个月）。

2. 根据第一破口的位置及瘤体累及范围分型　DeBakey 分型和 Standford 分型（图 3-3-33）。

DeBakey 分型

- Ⅰ型：夹层起于升主动脉，并累及主动脉弓，延伸至降主动脉或腹主动脉，甚至更远端动脉。
- Ⅱ型：夹层起于升主动脉，且病变仅限于升主动脉。
- Ⅲa 型：夹层起于左锁骨下动脉以远降主动脉，且病变仅限于降主动脉。
- Ⅲb 型：夹层累及左锁骨下动脉以远降主动脉和不同程度腹主动脉。

Standford 分型

- Standford A 型：夹层起于升主动脉，包括 DeBakey Ⅰ 型和Ⅱ型。
- Standford B 型：夹层起于左锁骨下动脉以远降主动脉，包括 DeBakey Ⅲa 及 DeBakey Ⅲb 型。

目前在国内，Standford A 型夹层主要由心脏外科诊治，Standford B 型夹层主要由血管外科诊治。

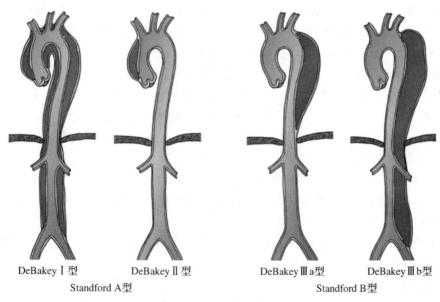

| DeBakeyⅠ型 | DeBakeyⅡ型 | DeBakeyⅢa型 | DeBakeyⅢb型 |

Standford A型　　　　　　　　　　　Standford B型

图 3-3-33　主动脉夹层分型

【临床表现】

1. 疼痛　急性主动脉夹层多以突发、剧烈的胸背部撕裂样疼痛为首发症状。疼痛部位常有助于判定病变位置。Standford A 型夹层多引起胸前区及肩胛间区剧烈疼痛；Standford B 型夹层多引起后背剧烈疼痛，如疼痛累及腰背部及下肢，则提示夹层向下发展可能。疼痛常伴有面色苍白、四肢发凉、神志改变等休克样表现。慢性主动脉夹层可无疼痛表现。

2. 高血压　Standford B 型夹层中超过 70% 患者伴有高血压，Standford A 型夹层中有

25% ～ 35% 患者伴有高血压。这可能与主动脉弓压力感受器受累，导致儿茶酚胺释放紊乱或肾动脉阻塞引起肾素 – 血管紧张素系统激活有关。

3. 心力衰竭　Standford A 型夹层常导致主动脉瓣关闭不全。重度主动脉瓣关闭不全可导致急性左心衰，出现呼吸困难、胸痛、咳粉红色泡沫样痰等症状。

4. 重要脏器及肢体缺血

（1）神经系统缺血症状：夹层累及右头臂干或左颈总动脉时可能导致患者出现意识模糊、晕厥；累及肋间血管时可造成脊髓缺血，出现偏瘫或截瘫等定位体征。

（2）消化系统缺血症状：腹腔干受累可引起黄疸、转氨酶升高等急性肝功能损害表现；肠系膜上动脉受累可引起腹痛、腹胀、呕吐等肠梗阻及急性缺血性肠坏死表现。

（3）肾缺血：肾动脉受累时，可出现腰痛、血尿、少尿、高血压等，缺血时间过长可导致急性肾功能不全。

（4）四肢缺血症状：夹层累及右头臂干、左锁骨下动脉、双侧髂动脉时，可能导致相应动脉供血区缺血，引起急性肢体动脉栓塞的"5P"综合征，即疼痛、皮肤苍白、感觉异常、运动障碍、无脉。

5. 周围压迫症状　压迫喉返神经时可出现声带麻痹，引起声音嘶哑；压迫颈 – 胸神经节时可引起 Horner 综合征；压迫上腔静脉时可出现上腔静脉综合征；压迫气管时可出现呼吸困难。

【辅助检查】

1. 超声检查　经胸及经食管超声均可用于主动脉夹层的诊断，能够显示夹层破口，区分真腔、假腔，显示真、假腔血流情况。相比于经胸超声，经食管超声敏感性及特异性更高。经食管超声不受体型肥胖及肺内气体等的干扰，能够更加全面、精确地探查夹层破口、评估主动脉瓣、冠状动脉及主动脉分支受累情况，明确假腔范围、心包积液等情况。但经食管超声检查可能引起患者恶心、呕吐、心率及血压波动，导致病情加重，通常需要在麻醉状态下进行，因而限制了其应用。这两种检查与超声多普勒检查联合应用能够降低假阳性。

2. CTA 检查　是主动脉夹层诊断及术前评估的首选方法。通过层切影像及三维重建，能够明确夹层的累及范围及夹层破口位置，评估真腔受压程度、假腔内血栓分布、分支血管受累等情况，有助于制订治疗计划。CTA 对于升主动脉显示相对欠清楚，可通过联用超声检查来弥补。另外 CTA 检查有辐射，且需要注射对比剂，肾功能不全患者应慎行 CTA 检查，可能导致肾功能急剧恶化；检查前后行水化治疗能够缓解造影剂对肾功能的损害。CTA 检查前需行碘过敏试验，阳性患者应禁止行该项检查。

3. MRA 检查　对于诊断主动脉夹层的敏感性和特异性不低于 CTA 检查，但检查时间长，需要患者配合，限制了其在急性主动脉夹层诊断中的作用，可用于慢性主动脉夹层、碘过敏试验阳性患者的诊断。

4. DSA 检查　作为主动脉夹层诊断的金标准，已逐渐被 CTA 检查所取代。主要作为腔内治疗的同期检查手段被应用。

【诊断与鉴别诊断】

高血压病史、不明原因的突发胸背部撕裂样或刀割样疼痛或下肢急性骑跨伤患者应警惕本病可能。结合病史、临床表现、体格检查、辅助检查不难确诊。需与急性心肌梗死、急性心包炎、急性胸膜炎、急腹症等相鉴别。

【治疗】

快速且全面的诊断及评估是主动脉夹层治疗的关键，急诊科、血管外科、心脏外科、心血管内科及相关辅助科室的高效协作，使患者得到及时救治能够降低患者围术期死亡率。

1. 非手术治疗

（1）镇痛：根据疼痛程度可选用肌内注射阿片类药物，如布桂嗪、哌替啶或吗啡等。

（2）控制血压：目标收缩压为 100 ～ 120 mmHg，首选静脉持续泵入硝普钠，也可选择硝酸甘油、地尔硫草等。单用硝普钠会增加左室收缩力，引起主动脉夹层恶化，通常与 β- 受体阻滞剂联合使用。

（3）降低心率：目标心率为 60 ～ 80 次 / 分，首选 β- 受体阻滞剂，常用药物为普萘洛尔（心得安），可以降低左心收缩力及心室率，减轻血流对动脉壁的冲击。

2. 手术治疗

（1）Standford A 型主动脉夹层：一经发现均应积极手术，手术多由心脏外科医生完成，年龄不是急性 Standford A 型主动脉夹层的手术禁忌。手术涉及主动脉根部及主动脉弓部的重建。主动脉根部重建主要包括主动脉根部复合替换术（如 Bentall 术）和保留主动脉瓣的主动脉根部替换术（如 David 术）。对于累及升主动脉及主动脉弓部患者，根据情况可选择升主动脉替换术加部分主动脉弓替换术以及全主动脉弓替换术加支架象鼻术（即孙氏手术）。近年来孙氏手术逐渐成为治疗复杂 Standford A 型主动脉夹层的标准术式。杂交手术在 Standford A 型主动脉夹层治疗中也逐渐被推广应用，主要术式为主动脉弓部去分支手术（Debranch 手术），结合了开放手术和腔内修复术的优点，可减少手术创伤，缩短手术时间，同时避免了深低温停循环的应用。近年来也有学者报道应用全腔内修复术治疗 Standford A 型主动脉夹层，但存在诸多技术难度和缺陷，没有推广应用，但是为未来 Standford A 型主动脉夹层的治疗提供了新的方向。

（2）Standford B 型主动脉夹层：急性期药物保守治疗死亡率相对较低，部分患者可获得长期良好预后。对于以下 5 种情况：①急性期破裂的 Standford B 型主动脉夹层；②伴有心包填塞、器官缺血的 Standford B 型主动脉夹层；③主动脉夹层进展者；④慢性期出现破裂、器官缺血的 Standford B 型主动脉夹层；⑤伴有顽固性疼痛或血压无法控制的 Standford B 型主动脉夹层，应积极行手术治疗。治疗方式包括胸主动脉腔内修复术（TEVAR）、直视支架象鼻术置入术、杂交手术、全胸腹主动脉置换术。近年来 TEVAR 手术已成为 Standford B 型主动脉夹层的首选治疗方式。既往近端锚定去不足（夹层第一破口距离左锁骨下动脉＜ 1.5 cm）是腔内手术的禁忌，随着烟囱技术、开窗技术及分支支架技术的应用，该手术禁忌已被突破，大部分 Standford B 型主动脉夹层患者可通过全腔内技术得到治疗。

知识拓展：烟囱、开窗、分支支架技术

案例分析 3-3-16

1. 病历摘要

患者男性，56 岁，主因"突发肩背部撕裂样疼痛 1 小时"急诊入院。患者于 1 小时前晨练过程中突感肩胛间区撕裂样疼痛，持续不缓解。无胸前区疼痛，无腹痛、恶心、呕吐，无呼吸困难、咳嗽等不适。查体：痛苦面容，血压 160/100 mmHg，双肺呼吸音清。心界不大，心率 90 次 / 分，律齐，心脏听诊区未闻及明显杂音。腹软，无压痛及反跳痛。既往高血压病史 15 年余，血压最高 170/100 mmHg，未规律服药及监测血压。初步考虑为"主动脉夹层"。

2. 思考题

（1）为明确诊断，需完善哪些辅助检查？

（2）应与哪些疾病进行鉴别诊断？

（3）简要介绍主动脉夹层非手术治疗包括哪些方式？

案例分析 3-3-16 参考答案

（张　韬　张小明）

第十一节　单纯性下肢静脉曲张

　　下肢静脉曲张（varix of lower limb）是指下肢浅静脉伸长、扩张和蜿蜒迂曲呈曲张状态，是血管外科最常见的疾病之一。在我国，下肢静脉曲张发病率高达 8.3% ～ 16.4%。单纯性下肢静脉曲张是指通常情况下的深静脉仅累及隐静脉及其属支的静脉曲张，包括大隐静脉曲张及小隐静脉曲张。

【病因及发病机制】

　　静脉瓣膜功能不全、静脉壁薄弱以及静脉内压力持久性升高是单纯性下肢浅静脉曲张发病的三要素。静脉瓣膜功能不全及静脉壁薄弱是全身支持组织薄弱的一种表现，与遗传因素有关。长时间站立使下肢浅静脉承受更高血柱产生的压力；重体力劳动、妊娠、习惯性便秘、慢性咳嗽、负重等使腹部压力增高，增加远端静脉内压力。静脉内压力持续升高使原本正常或先天薄弱的静脉瓣膜及静脉壁承受过度压力后受损，瓣膜松弛，静脉管腔扩张，导致瓣膜关闭不全，血液反流；血液反流进一步增加静脉内压力，如此恶性循环，使缺乏周围组织支持、管壁肌层薄弱的浅静脉呈曲张状态。静脉瓣膜及静脉壁离心越远，承受压力越高，因此静脉曲张多先出现于小腿远端。浅静脉内血液反流、压力升高使血液淤滞，毛细血管通透性增加，红细胞、纤维蛋白原、蛋白质、代谢产物等渗出、堆积，引起纤维组织增生、局部色素沉着；局部血氧含量下降，组织缺氧发生营养不良或溃疡等皮肤及皮下组织营养性改变。

【临床表现】

　　1. 进行性加重的下肢静脉扩张、迂曲　是疾病最典型的临床表现，单纯大隐静脉曲张以小腿内侧明显，单纯小隐静脉曲张以小腿后侧及外侧明显。

　　2. 下肢酸胀、疼痛及乏力沉重感　患者早期可无明显症状，浅静脉开始扩张时静脉外膜感受器受到刺激，可出现酸胀、疼痛、乏力沉重感，久站或傍晚时加重，平卧或抬高患者可明显减轻。

　　3. 水肿　浅静脉血液反流、压力升高使血流淤滞，部分患者可出现小腿足踝区甚至胫前区水肿。

　　4. 皮肤及皮下组织营养性改变　病程较长患者，可出现皮肤色素沉着、淤滞性皮炎、湿疹、皮肤脂质硬化、白色萎缩、溃疡等。

　　5. 其他　患者易并发血栓性浅静脉炎，表现为局部曲张静脉红、肿、热、痛。部分患者可出现曲张静脉破裂出血。

【检查】

　　1. 传统检查方法　包括大隐静脉瓣膜功能试验（Brodie-Trendelenburg 试验），交通静脉瓣膜功能试验（Pratt 试验），深静脉通畅试验（Perthess 试验）。可分别对隐 - 股静脉瓣及大隐静脉瓣膜、交通静脉瓣膜有无功能不全，深静脉是否通畅进行初步评估，但无法量化及准确定位。

知识拓展：单纯性下肢静脉曲张传统检查方法

　　2. 辅助检查

　　（1）彩色双功能超声：是下肢静脉曲张首选的检查方法，具有无创、可重复、能够清晰显示深浅静脉管腔及瓣膜形态、有无梗阻等优点，联合站立位瓦氏试验可探查有无血液反流及其程度，以准确评估瓣膜功能。

　　（2）容积描记：包括光电容积描记和空气容积描记，虽然能够准确地为判断深静脉阻塞情况提供量化数据，但因操作相对繁琐，现已较少应用于临床，主要用于实验相关数据采集。

　　（3）下肢静脉造影：是检查下肢静脉系统的可靠方法，但因其有创、需注射对比剂，存在一定风险及相关并发症，在发达的医疗中心已较少被应用。主要在超声技术欠缺的医疗机构被应用。

【诊断】

　　下肢浅静脉曲张症状及体征典型，诊断并不困难。但为指导进一步治疗，需根据以上检查方法评估浅静脉、穿通静脉及下肢深静脉回流功能。需与原发性下肢深静脉瓣膜功能不全、下肢深静脉血栓形成后遗症、动静脉瘘、静脉畸形骨肥大综合征等相鉴别。

【治疗】

1. 非手术治疗

（1）生活习惯改变：避免长时间站立及坐立和重体力劳动，及时治疗导致腹压升高的疾病，适当锻炼小腿肌肉，增加肌泵功能。

（2）药物治疗：主要应用可减少静脉渗出、促进血液回流及静脉保护的药物。如迈之灵、地奥司明等。

（3）压力治疗：行走或站立时穿戴医用压力梯度袜或医用弹力绷带，可以明显降低下肢静脉内压力，促进血液回流，大部分患者能感觉到症状缓解。

2. 传统手术治疗　大隐/小隐静脉高位结扎剥脱术加局部曲张静脉点状剥脱术是下肢静脉曲张的经典术式，目前仍是我国下肢静脉曲张治疗应用最广泛的术式。但其存在创伤大、皮下出血多、影响美观等缺点。

3. 微创手术治疗

（1）硬化剂注射治疗：主要适用于毛细血管扩张及大隐静脉、小隐静脉属支曲张，常作为大隐静脉及小隐静脉主干手术治疗的辅助性治疗。也有学者将硬化剂应用于主干治疗，因主干再通发生率高，未被广泛应用。

（2）腔内热消融治疗：近年来，腔内热消融技术不断发展，因其创伤小、并发症发生率相对更低、操作简单及美观等优点，已经成为欧美等国家治疗下肢静脉曲张的主要方法，我国也正在逐渐推广。主要包括激光消融、射频消融及微波消融法。其原理是通过局部热效应损伤静脉内皮，使静脉纤维性闭锁，去除血液反流来源。短期及长期研究提示其疗效不差于传统的高位结扎剥脱术。

（3）静脉粘合胶：近年来，通过生物胶粘合使大隐/小隐静脉闭合的手术方式逐渐在欧美等地区被应用。该方法无需术中进行肿胀麻醉，简化了手术过程，目前研究提示疗效可靠。

视频：毛细血管扩张硬化剂治疗

视频：下肢静脉曲张激光消融治疗

视频：下肢静脉曲张射频消融治疗

视频：静脉粘合胶治疗静脉曲张

案例分析 3-3-17

1. 病历摘要

患者老年男性，50 岁，主因"发现双下肢蚓状物 5 年，加重伴双下肢酸胀 3 年"入院。长时间站立时症状加重，平卧时可减轻。查体：双小腿内侧多发条索状凸起，双侧足踝区可扪及轻度凹陷性水肿，无局部皮肤色素沉着及破溃。双肺呼吸音清，心界不大，心率 90 次/分，律齐，心脏听诊区未闻及明显杂音。既往无血栓病史，心功能不全病史。彩色双功能超声检查提示：双下肢深静脉通畅，未见反流；双大隐静脉全程扩张，瓦氏试验可探及大隐静脉内血液反流，反流时间 > 4 s，双小腿内侧多发浅静脉迂曲、扩张。

2. 思考题

（1）患者的主要诊断是什么？诊断依据是什么？

（2）主要有哪些微创治疗方式？

案例分析 3-3-17 参考答案

（张　韬　张小明）

第十二节　妊娠期心血管疾病的诊治

妊娠期心血管疾病通常包括妊娠妇女既往存在心血管疾病及妊娠期间新发生心血管疾病两种情况。前者包括先天性心脏病、瓣膜性心脏病和心肌病及心律失常等；后者包括妊娠期高血压和围生期心肌病等。妊娠期心血管疾病的发病率为 0.5% ~ 3.0%，是导致孕产妇死亡的前 3 位死因之一。

妊娠期和分娩期血流动力学改变导致心脏负担增加，贫血、低蛋白血症和感染等可导致心功能下降，双胎、羊水过多和先兆子痫等产科因素可诱使心血管疾病加重，出现心力衰竭、恶性心律失常、肺动脉高压、心源性休克和栓塞等危及母儿生命的严重并发症。

妊娠期心血管疾病需要心血管及相关专业人员参与妊娠前、分娩及产后全程管理，包括：早期风险评估，规律监测，计划分娩及产后监测，避免病情恶化等。

一、妊娠期心血管疾病的分类

临床上常将妊娠期心血管疾病分为结构性疾病和功能性疾病两大类，此外还包括妊娠期高血压和围生期心肌病等妊娠期特有的心血管疾病。

（一）结构性心血管疾病

结构性心血管疾病包括先天性心血管疾病、瓣膜性心脏病、心肌病、心包疾病和心脏肿瘤等。

1. 先天性心血管疾病　包括无分流型（主动脉或肺动脉口狭窄、Marfan 综合征、Ebstein 综合征等）、左向右分流型（房间隔缺损、室间隔缺损、动脉导管未闭等）和右向左分流型（法洛四联症、艾森门格综合征等）。轻者无任何症状，重者有低氧或心功能下降导致的母儿临床表现，结合心电图和超声心动图可诊断。复杂性或诊断困难的病例可能需要借助经食管超声心动图甚至心导管检查确诊。

2. 瓣膜性心脏病　包括二尖瓣、三尖瓣、主动脉瓣和肺动脉瓣病变，累及多个瓣膜者称为联合瓣膜病。最常见原因是风湿性心脏病。依据病史、心脏杂音等体征及超声心动图示瓣膜形态异常进行诊断。

3. 心肌病　包括扩张型心肌病和肥厚型心肌病等。以心脏扩大、心肌壁增厚、心功能下降和常伴发心律失常为特点，结合病史、临床表现、心电图和超声心动图等进行诊断。

（二）功能性心血管疾病

功能性心血管疾病包括快速型和缓慢型心律失常等。快速型心律失常包括室上性心律失常（如房性和结性早搏、室上性心动过速、心房扑动和心房颤动）、室性心律失常（如室性早搏、阵发性室性心动过速）。缓慢型心律失常包括窦性心动过缓、病态窦房结综合征、房室传导阻滞、房室交界性心律、心室自主心律等。结合临床表现、心电图或 24 小时动态心电图检查、超声心动图排除结构异常等进行诊断。

（三）妊娠期特有的心血管疾病

孕前无心血管疾病病史，在妊娠基础上新发生的心血管疾病，主要有妊娠期高血压和围生期心肌病等。

1. 妊娠期高血压　孕前无高血压病史，通常在妊娠 20 周后出现血压升高，多在产后 42 天内消退。可伴有水肿及蛋白尿。严重者可合并心力衰竭和心律失常。

2. 围生期心肌病　是指既往无心血管疾病史，于妊娠晚期至产后 6 个月之间首次发生的以心肌受累、心功能下降、心脏扩大为主要特征的心肌疾病，常伴有心律失常和附壁血栓形成。通过发病时间、病变特征及辅助检查确立诊断。

二、妊娠期心血管疾病的诊断

（一）病史

1. 孕前已确诊心血管疾病　妊娠后维持原心血管疾病主要诊断，补充心功能分级和心脏并发症等次要诊断。注意有无心悸、气短、劳力性呼吸困难、晕厥、活动受限等症状。

2. 孕前无心血管疾病　包括未被发现的心血管疾病，多为漏诊的先天性心血管疾病（如房、室间隔缺损）、心律失常以及孕期新发生的心血管疾病，如妊娠期高血压或围生期心肌病。部分患者没有症状，经产检确诊；部分患者因心悸、气短、劳力性呼吸困难等症状进一步检查确诊。

3. 家族性心血管疾病病史　关注家族性心血管疾病病史和猝死史。

（二）症状和体征

1. 症状　轻者可无症状，重者有易疲劳、食欲不振、体重不增、活动后乏力、心悸、胸闷、呼吸困难、咳嗽、胸痛、咯血、水肿等表现。

2. 体征　不同心血管疾病临床表现不同，如右向左分流型先天性心脏病患者常有口唇发绀、杵状指（趾）、心脏杂音等；风湿性心脏病患者可有心脏扩大；瓣膜狭窄或关闭不全者可有舒张期或收缩期杂音；肺动脉压明显升高时右心扩大，肺动脉瓣区搏动增强、第二心音亢进；妊娠期高血压有明显的血压升高；围生期心肌病者心脏扩大常伴异位心律；部分先天性心脏病修补手术后可以没有任何阳性体征；心力衰竭时常有心率增快、第三心音、两肺干湿啰音、肝-颈静脉回流征阳性、肝大、下肢水肿等。

（三）辅助检查

根据疾病的具体情况和检测条件酌情选择下列检查。

1. 心电图和 24 小时动态心电图　常规 12 导联心电图能帮助诊断心脏节律及心率异常、心肌缺血及心肌梗死，有助于判断左室肥厚、心脏起搏状况和药物或电解质对心脏的影响。24 小时动态心电图可连续记录 24 小时静息和活动状态下心电活动，协助异位心律及隐匿性心肌缺血的判定，能提供心律失常持续时间与频次、心律失常与临床症状关系的客观信息，可为临床分析病情、确立诊断和判断疗效提供依据。

2. 超声心动图　是获得心脏和大血管结构改变、血液流速异常等信息的无创检查方法，可用于定量评价心脏和大血管结构改变的程度、心脏收缩和舒张功能。三维重建超声心动图、经食管超声心动图、负荷超声心动图等有助于进一步显示心脏和大血管的立体结构、了解有无瓣膜赘生物、判定隐匿性缺血等，为妊娠心血管疾病的早期诊断提供了新的手段。

3. 影像学检查　可酌情选择心、肺影像学检查，包括 X 线检查、计算机断层扫描（CT）和磁共振显像（MRI）检查。孕妇单次胸部 X 线检查时胎儿接受的 X 线剂量为 0.02～0.07 mrad；孕妇头胸部 CT 检查时胎儿受到的照射剂量＜1 rad，距离致畸剂量（高于 5～10 rad）差距较大；但因 X 线是影响胚胎发育的不良因素，在妊娠早期禁用，妊娠中期应慎用，病情严重必须摄片时应以铅裙保护腹部。非增强的 MRI 可用于复杂心血管疾病和主动脉疾病，对胚胎无致畸作用。

4. 血生化检测　心肌酶包括肌酸激酶（CK）、肌酸激酶同工酶 MB（CK-MB）及心肌肌钙蛋白（cTn）等，是心肌损伤的标志物。脑钠肽（即 BNP）、BNP 前体（pro-BNP）、氨基酸末端-BNP 前体（NT-pro-BNP）是心力衰竭筛查及预后判断的标记物。其他可酌情选择血常规、血气分析、电解质、肝肾功能、凝血分析等。

5. 心导管及心血管造影　心导管及心血管造影检查是先天性心血管疾病，特别是复杂心脏畸形诊断的"金标准"，因超声心动图、MRI 等无创检查技术的发展，其目前仅适用于无创检查不能明确诊断的先天性心血管疾病等。因需要在 X 线直视下操作，妊娠期必须应用时需由有经验的技术人员操作并在铅裙保护孕妇腹部情况下进行，并尽量缩短操作时间、减少母儿接受射线的剂量。

三、妊娠风险评估

（一）心血管疾病患者妊娠风险分级及分层管理

为使妊娠期心血管疾病诊疗规范、有序、安全、有效，参考 WHO 心血管疾病妇女妊娠风险评估分类法，中华医学会妇产科学分会制订了心血管疾病妇女妊娠风险分级与分层管理制度（见表 3-3-17）。

表3-3-17 心血管疾病妇女妊娠风险分级与分层管理

妊娠风险分级	疾病种类	就诊医院级别
Ⅰ级（孕妇死亡率未增加，母儿并发症未增加或轻度增加）	① 无合并症的轻度肺动脉狭窄和二尖瓣脱垂 ② 小的动脉导管未闭（内径≤ 3 mm） ③ 已手术修补的不伴有肺动脉高压的房间隔缺损、室间隔缺损、动脉导管未闭和肺动脉畸形引流不伴有心脏结构异常的单源、偶发的室上性或室性早搏	二、三级妇产科专科医院或者二级及以上综合性医院
Ⅱ级（孕妇死亡率轻度增加或母儿并发症中度增加）	① 未手术的不伴有肺动脉高压的房间隔缺损、室间隔缺损、动脉导管未闭 ② 法洛四联症修补术后且无残余的心脏结构异常 ③ 不伴有心脏结构异常的大多数心律失常	二、三级妇产科专科医院或者二级及以上综合性医院
Ⅲ级（孕妇死亡率中度增加或母儿并发症重度增加）	① 轻度二尖瓣狭窄（瓣口面积＞ 1.5 cm²） ② Marfan 综合征（无主动脉扩张），二叶式主动脉瓣疾病 ③ 主动脉疾病（主动脉直径＜ 45 mm） ④ 主动脉缩窄矫治术后 ⑤ 非梗阻性肥厚型心肌病 ⑥ 各种原因导致的轻度肺动脉高压＜ 50 mmHg ⑦ 轻度左心功能障碍或者左心射血分数 40%～49%	三级妇产科专科医院或者三级及以上综合性医院
Ⅳ级（孕妇死亡率明显增加或者母儿并发症重度增加；需要专业咨询；如果继续妊娠，需告知风险；需要产科和心脏科专家在孕期、分娩期和产褥期严密监护母儿情况）	① 机械瓣膜置换术后 ② 中度二尖瓣狭窄（瓣口面积 1.0～1.5 cm²）和主动脉瓣狭窄（跨瓣压差≥ 50 mmHg） ③ 右心室体循环患者或 Fontan 循环术后 ④ 复杂先天性心脏病和未手术的紫绀型心脏病（氧饱和度 85%～90%） ⑤ Marfan 综合征（主动脉直径 40～45 mm） ⑥ 主动脉疾病（主动脉直径 45～50 mm） ⑦ 严重心律失常（房颤、完全性房室传导阻滞、恶性室性早搏、频发的阵发性室性心动过速等） ⑧ 急性心肌梗死，急性冠脉综合征 ⑨ 梗阻性肥厚型心肌病 ⑩ 心脏肿瘤，心脏血栓 ⑪ 各种原因导致的中度肺动脉高压（50～80 mmHg） ⑫ 左心功能不全（左心射血分数 30%～39%）	有良好心脏专科的三级甲等综合性医院或者综合实力强的心脏监护中心

续表

妊娠风险分级	疾病种类	就诊医院级别
V级（极高的孕妇死亡率和严重的母儿并发症，属妊娠禁忌证；如果妊娠，须讨论终止问题；如果继续妊娠，需充分告知风险；需由产科和心脏科专家在孕期、分娩期和产褥期严密监护母儿情况）	① 严重的左室流出道梗阻 ② 重度二尖瓣狭窄（瓣口面积＜1.0 cm）或有症状的主动脉瓣狭窄 ③ 复杂先天性心脏病和未手术的紫绀型心脏病（氧饱和度＜85%） ④ Marfan 综合征（主动脉直径＞45 mm），主动脉疾病（主动脉直径＞50 mm），先天性的严重主动脉缩窄 ⑤ 有围生期心肌病病史并伴左心功能不全 ⑥ 感染性心内膜炎 ⑦ 任何原因引起的重度肺动脉高压（≥80 mmHg） ⑧ 严重的左心功能不全（左心射血分数＜30%） ⑨ 纽约心脏病协会心功能分级 Ⅲ～Ⅳ 级	有良好心脏专科的三级甲等综合性医院或者综合实力强的心脏监护中心

（二）心功能评估

孕妇心功能的临床判断仍然以纽约心脏协会（NYHA）的分级为标准，依据心血管疾病患者对一般体力活动的耐受情况，将心功能分为 4 级：Ⅰ级：一般体力活动不受限制；Ⅱ级：一般体力活动轻度受限；Ⅲ级：体力活动明显受限；Ⅳ级：轻微活动或休息时均有心衰症状。

超声心动图检查可以测定心房、心室大小及左室射血分数等，用以评估心功能；BNP 或 NT pro-BNP 的动态监测可以很好地预测和判断心衰，但目前尚缺乏孕妇不同妊娠时期的生理数据。

（三）妊娠期心血管疾病的综合评估

1. 孕前 心血管疾病患者孕前应经产科和心脏专科医师联合咨询和评估，如有可能，在孕前进行心血管疾病手术或药物治疗，治疗后再重新评估是否可以妊娠。对严重心血管疾病不宜妊娠者要明确告知，对可以妊娠的心血管疾病患者也要充分告知风险。

2. 孕早期 应告知妊娠风险和可能会发生的严重并发症，指导患者到相应级别的医院进行规范孕期保健，定期监测心功能。心血管疾病妊娠风险分级Ⅳ～Ⅴ级者，要求其终止妊娠。

3. 孕中、晚期 应根据妊娠风险分级、心功能状态、医院的医疗技术水平和条件、患者及家属的意愿和对疾病风险的了解及承受程度等综合判断和分层管理。妊娠期新发生或者新诊断的心血管疾病患者，应行心脏相关的辅助检查以明确妊娠风险分级，按心血管疾病严重程度进行分层管理。

四、妊娠期伴发的严重心血管疾病

1. 急性和慢性心力衰竭 急性心力衰竭以急性肺水肿为主要表现。常突然发病，患者呼吸困难甚至端坐呼吸，伴有窒息感、烦躁、大汗、口唇发绀、呼吸频速、咳嗽并咳出白色或粉红色泡沫痰。体检除原有的心血管疾病体征外，心尖区可闻及舒张期奔马律，肺动脉瓣区第二心音亢进，两肺底部可闻及散在的湿啰音，重症者两肺满布湿啰音并伴有哮鸣音，常出现交替脉。开始发病时血压可正常或升高，但病情加重时血压下降、脉搏细弱，最后出现神志模糊，甚至昏迷、休克、窒息而死亡。应重视早期心力衰竭的表现，如轻微活动后即出现胸闷、心悸、气短；休息时，心率超过 110 次/分，呼吸超过 20 次/分；夜间常因胸闷而坐起呼吸；肺底出现少量持续性湿啰音，咳嗽后不消失。慢性左心衰主要表现为呼吸困难，轻者仅于较重的体力劳动时发生呼吸困难，休息后好转；随病情的进展，乏力和呼吸困难逐渐加重，轻度体力活动即感呼吸困难，严重者休息时也感呼吸困难，甚至端坐呼吸。慢性右心衰主要为体循环（包括门静脉系统）静脉压增高及淤血而产生的临床表现，上腹部胀满、食欲不振、恶心、呕吐，颈静脉怒张，肝－颈静脉回流征阳性。水肿是右心衰的典型表现，体重增加，下肢、腰背部及骶部等低垂部位呈凹陷性水肿，重症者可波及全身，少数患者可有心包积液、胸腔积液或腹水。

一旦发生急性心力衰竭，需要多学科合作抢救，根据孕周、疾病的严重程度及母儿情况综合考虑终止妊娠的时机和方法。慢性心衰应严密关注疾病的发展、保护心功能、促胎肺成熟、把握好终止妊娠的时机。

2. 肺动脉高压及肺动脉高压危象　肺动脉高压是指静息时（右心导管检查）肺动脉平均压（mPAP）≥ 25 mmHg（1 mmHg=0.133 kPa）。临床上常用超声心动图估测肺动脉压力。肺动脉高压可分为动脉性肺动脉高压、左心疾病所致肺动脉高压、肺部疾病或缺氧所致肺动脉高压、慢性血栓栓塞性肺动脉高压及原因不明或多因素导致的肺动脉高压等。

妊娠期心血管疾病合并肺动脉高压，可发生右心衰，孕妇死亡率较高。因此，肺动脉高压患者要严格掌握妊娠指征，继续妊娠者需要有产科和心脏专科医师联合管理。

肺动脉高压危象是在肺动脉高压的基础上发生肺血管痉挛性收缩、肺循环阻力升高、右心排血受阻，导致突发性肺动脉高压和低心排出量的临床危象状态。主要表现为烦躁不安、个别患者有濒死感，心率增快，血压、血氧饱和度下降，死亡率极高。肺动脉高压危象常由感染、劳累、情绪激动等因素诱发，产科更多见于分娩期和产后的最初 72 小时内。一旦诊断为肺动脉高压危象，需要立即抢救。

3. 恶性心律失常　是指心律失常发作导致患者的血流动力学改变，出现血压下降甚至休克，心、脑、肾等重要器官灌注不足，是孕妇猝死和心源性休克的主要原因。常见有病态窦房结综合征、快速心房扑动和心房颤动、有症状的高度房室传导阻滞、多源性频发室性早搏、阵发性室上性心动过速、室性心动过速、心室扑动和心室颤动等类型。多在原有心血管疾病的基础上发生，少数可由甲状腺疾病、肺部疾病、电解质紊乱和酸碱失衡等诱发。严重者危及母婴安全，需要紧急处理。

恶性心律失常的处理原则：针对心律失常诱因、类型、血流动力学变化对母婴的影响、孕周综合决定尽早终止心律失常的方式，同时注意预防并发症。病情缓解或稳定后再决定长期治疗的策略。由于缺乏孕妇应用抗心律失常药物的大样本临床研究，须权衡治疗获益与潜在的毒副作用。对于孕前存在心律失常的患者建议孕前进行治疗。

4. 感染性心内膜炎　是指由细菌、真菌和其他微生物（如病毒、立克次体等）感染而产生的心瓣膜或心内膜炎症。瓣膜为最常受累的部位，但感染也可发生在室间隔缺损部位、腱索和心内膜。

主要临床特征：发热是最常见的症状，90% 以上的患者都会出现发热。心脏体征：85%的患者可闻及心脏杂音，杂音可能是先天性心血管疾病或风湿性心瓣膜病所致，也可能是感染造成的瓣膜损害、腱索断裂或赘生物形成而影响到瓣膜开放和关闭所致。25% 的患者有栓塞表现。右心内膜或三尖瓣感染可合并肺栓塞，患者可有胸痛、咳嗽、咯血、气促和低氧表现；左心内膜、二尖瓣、主动脉瓣膜感染可导致体循环动脉栓塞，如脑动脉栓塞可有头痛、呕吐、偏瘫、失语、抽搐甚至昏迷；腹腔动脉栓塞可致脾大、腹痛、血尿、便血和肝肾功能异常等。血培养阳性是确诊感染性心内膜炎的重要依据。凡原因未明的发热、体温升高持续在 1 周以上，且原有心血管疾病者，应反复多次进行血培养，以提高阳性率。超声心动图能够了解有无心脏结构性病变，能检出直径＞ 2 mm 的赘生物，对诊断感染性心内膜炎很有帮助；此外，在治疗过程中，超声心动图还可动态观察赘生物大小、形态、活动情况，了解瓣膜功能状态、瓣膜损害程度，对决定是否行换瓣手术具有参考价值。

感染性心内膜炎的治疗：根据血培养和药物敏感试验选用有效的抗生素，坚持足量（疗程6 周以上）、联合和应用敏感药物为原则，同时应及时请心脏外科医师联合诊治，结合孕周、母儿情况、药物治疗的效果和并发症综合考虑心脏手术的时机。

案例分析 3-3-18

1. 病历摘要

患者女性，28 岁。主诉：停经 40 周，发现血压升高 1 个月，加重 1 天。

患者停经 40 周。停经 6 周时尿 HCG（+），此后定期产前检查，未发现其他异常。1 个月前无明显诱因双下肢水肿，自测血压 140～150/90～95 mmHg，产前检查血压 145/95 mmHg，尿检未见异常。患者未遵医嘱用药，1 天前散步后自觉头昏，无恶心、呕吐，无胸闷、心慌。在外院就诊测血压 170/110 mmHg，急诊转入本院。患者现无胸闷、气短及腹痛，无临产征兆。

既往体健。14 岁初次月经。26 岁结婚，爱人体健。否认家族有高血压等病史。

体格检查：体温 37℃，脉搏 90 次 / 分，呼吸 20 次 / 分，血压 160/110 mmHg。心、肺检查未见异常，下肢水肿（++）。

辅助检查：血常规、凝血分析及生化肝肾功能、血糖、血脂均在正常范围以内；尿蛋白（++），余无异常。ECG 示窦性心率 90 次 / 分，正常心电图。眼底检查 A：V=1：3，视网膜未见水肿，未见渗出及出血。

产科检查：符合妊娠足月产科表现，无宫缩，胎膜未破，宫口未开，符合待产情况。胎心监护 NST 反应良好，评 10 分，胎心 140 次 / 分。尿雌三醇 / 肌酐（E/C）值：15。B 超提示胎儿已成熟。

2. 思考题

（1）该病例的特点是什么？

（2）临床诊断是什么？

（3）鉴别诊断有哪些？

（4）进一步的处理方案如何？

案例分析 3-3-18 参考答案

（刘　靖）

第十三节　低血压与休克

低血压是指动脉血压降低，一般指动脉收缩压低于 90 mmHg，或舒张压低于 60 mmHg。但具体血压值低于多少会对人体造成损害，要视组织器官的灌注情况而定。休克是指各种强烈致病因素作用于机体，致使全身有效循环血量锐减，组织血流灌注不足，微循环出现障碍，导致重要的生命器官缺血缺氧的综合征。由于低血压是休克常见的临床症状之一，因此容易将休克和低血压混淆，但需明确，休克不等于低血压，低血压也不等于休克。一个健康成人可能会出现血压偏低，低于 90/60 mmHg 的情况，但由于其组织灌注、器官功能正常，因此就不能称其为休克；相反，一个有效循环容量不足、组织器官灌注低下的休克患者也可以出现血压值正常的情况，此时临床医生也不能因其血压值正常而不去诊治患者。

休克是临床常见的危及生命的急症，根据其病理生理特点，分为四类：低血容量性休克、心源性休克、分布性休克和梗阻性休克（图 3-3-34）。下面从病因和发病机制、临床表现、辅助检查、诊断和鉴别诊断及治疗等方面分别对上述四种类型的休克进行详细阐述。

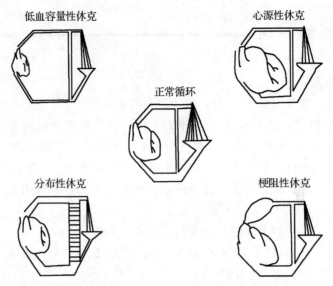

低血容量性休克　　　　　　　心源性休克

正常循环

分布性休克　　　　　　　　　梗阻性休克

图 3-3-34　正常循环和不同类型休克示意图

一、低血容量性休克

【病因和发病机制】

低血容量性休克常见的病因包括失血和失液两种。失血即机体血液大量丢失，包括外伤引起的外出血及器官破裂、动脉瘤破裂引起的内出血。失液最常见的是呕吐和腹泻等消化道液体丢失，也是儿童休克最常见的原因。其他原因还包括烧伤引起的大量渗液、糖尿病酮症和尿崩症引起的尿量异常增多等。

低血容量性休克由于失血和失液等因素引起机体有效血容量骤减，从而导致心排血量减少，外周血管为了维持组织器官灌注，代偿性收缩，最终导致器官灌注低下、微循环灌注不足、组织代谢障碍、器官功能不全。

【临床表现】

除了引起失血、失液病因的症状和体征，患者表现为口渴、口干、少尿、心悸、神志淡漠，严重者还会出现晕厥。体格检查表现为心动过速、脉搏微弱、血压降低。呼吸常表现为浅快。皮肤（尤其是指端）发凉，严重者出现花斑。

【辅助检查】

心电图可表现为窦性心动过速。血流动力学监测技术可以判断患者的血容量、心排血量和血管阻力情况，低血容量性休克表现为血容量降低、心排血量减少和外周血管阻力升高。由于微循环灌注不足，患者会出现酸中毒、血乳酸升高，若休克不能迅速纠正，患者还会出现心、肝、肾等器官功能不全的表现。

知识拓展：血流动力学监测

【诊断和鉴别诊断】

根据患者失血、失液的病因，结合口渴、口干的症状，以及心动过速、血压低、脉搏细弱、皮肤发凉、指端花斑等症状，即可诊断低血容量性休克。血流动力学监测提示的血容量减少、心排血量降低和外周血管阻力增高更能协助诊断并指导治疗。

鉴别诊断上需与其他类型休克进行鉴别，病因是对其进行鉴别的主要因素之一。

【治疗】

静脉快速输液是低血容量性休克治疗的主要措施之一，需要尽快恢复血容量，保障组织器官灌注。失血性休克还应积极补充血制品、纠正凝血功能紊乱。快速针对病因进行治疗亦至关重要。如果积极补液治疗后，休克仍未得到有效控制，需加用升压药物。低血容量性休克治疗过程中需密切监测患者的心率、血压、尿量、酸碱度、血乳酸等指标。

二、心源性休克

【病因和发病机制】

心源性休克的根本原因是心脏泵功能衰竭。其常见病因包括：大面积心肌梗死、心肌炎、心肌病、心脏瓣膜病、恶性心律失常、心脏钝挫伤、严重心力衰竭等。

心脏泵功能障碍会导致静脉系统血流返回心脏受阻，进而造成静脉系统淤血、前负荷增加；同时，心脏泵功能障碍导致动脉系统灌注不足，机体为了维持灌注压，代偿性收缩外周血管，造成体循环阻力增加。

【临床表现】

除了基础心脏病的症状和体征，患者表现为心悸、神志淡漠，严重者还会出现晕厥。体格检查表现为心动过速、脉搏微弱、血压降低，颈静脉怒张，双下肢水肿，皮肤（尤其是指端）发凉，严重者出现花斑。

【辅助检查】

心电图根据不同心脏基础疾病表现各异。超声心动图除了基础心脏疾病的各种表现，还提示心脏泵功能障碍（包括收缩和舒张功能异常，但常见的为收缩功能降低）、心脏增大等。血流动力学监测主要表现为心排血量减少、心脏前负荷增加和外周血管阻力升高。由于微循环灌注不足，患者会出现酸中毒、血乳酸升高，及肝、肾等器官功能不全的表现。

【诊断和鉴别诊断】

根据患者基础心脏病的病因，结合血压低、脉搏细弱、皮肤发凉、指端花斑、颈静脉怒张等症状，即可诊断心源性休克。超声心动图提示心脏泵功能障碍，血流动力学监测提示心排血量降低、心脏前负荷增加和外周血管阻力增高更能协助诊断并指导治疗。

鉴别诊断上需与其他类型休克进行鉴别，潜在病因及血流动力学监测结果是对其进行鉴别的主要因素之一。

【治疗】

心源性休克治疗的关键在于针对心脏泵功能进行治疗，可以根据病因应用增强心肌收缩的药物及升压药物，以维持组织器官灌注压。亦需尽早针对病因进行治疗，对于急性大面积心肌梗死引起的心源性休克，需尽快恢复冠状动脉血流，必要时应用主动脉球囊内反搏增加冠状动脉血流、降低心脏后负荷。对于恶性心律失常引起的心源性休克，需应用抗心律失常药物或电复律治疗。若药物保守治疗心脏功能不能改善，还可应用左心辅助或体外膜氧合器（extracorporeal membrane oxygenator，ECMO）等人工心脏功能支持设备进行心脏功能替代治疗。

三、分布性休克

【病因和发病机制】

分布性休克是指由于各种原因致使血容量异常分布于小血管和第三间隙、或渗漏于血管外，从而导致有效循环容量不足。同时还伴有组织细胞氧利用和代谢障碍。分布性休克以循环阻力降低为主要特点，其循环容量亦降低，但不同于其他类型休克，该类休克心排血量正常或高于正常。

分布性休克中最常见的为感染性休克，可由各种细菌、真菌、病毒和非典型病菌等引起严重感染所导致，感染的部位可为血行性、肺部、腹部、泌尿生殖系统、中枢神经系统或皮肤软组织等。其他非感染性炎症如急性重症胰腺炎等亦可引起分布性休克。第二类常见的分布性休克为过敏性休克，致敏原引起机体组胺大量释放，造成小血管扩张和毛细血管渗漏。高位脊髓损伤引起的神经源性休克和肾上腺功能不全急性恶化（肾上腺危象）引起的休克亦属于分布性休克。

【临床表现】

分布性休克除了心悸、神志淡漠、晕厥、脉搏细弱、低血压、少尿等休克常见的症状和体征外，最主要的临床表现还是各种病因所导致的症状和体征。如感染性休克多表现为各种感染所致的症状和体征（重症肺炎表现为咳嗽、咳痰、发热，查体肺部有湿啰音；腹腔感染可表现为腹痛、发热，查体可出现腹部压痛、反跳痛和肌紧张）；过敏性休克会出现皮疹、喉头水肿等严重过敏的临床表现。

【辅助检查】

血流动力学监测主要表现为外周血管阻力降低、心排血量正常或增高和血容量降低。由于微循环灌注不足，患者会出现酸中毒、血乳酸升高及心、肝、肾等器官功能不全的表现。对于感染性休克血常规、C反应蛋白（C-reactive protein，CRP）和降钙素原（procalcitonin，PCT）等检查会提示感染的存在，各种可疑感染部位的微生物学检查（包括细菌培养和病毒学检查等）和影像学检查能够协助明确感染诊断并指导治疗。

【诊断和鉴别诊断】

患者存在感染、过敏、肾上腺功能不全、高位截瘫等病因，出现心悸、神志淡漠、晕厥、脉搏细弱、低血压、少尿等休克常见的症状和体征，并伴有低灌注所导致的酸中毒、乳酸升高和心、肝、肾等器官功能损伤的表现，即可诊断分布性休克。血流动力学监测提示低循环阻力、心排血量正常或增高及血容量降低，更能协助诊断并指导治疗。

分布性休克应与其他类型休克进行鉴别，主要依据包括病因及血流动力学监测指标。

【治疗】

分布性休克的病理生理特点以体循环阻力降低为主，因此缩血管升压药对其治疗具有至关重要的作用。另一方面，由于有效循环容量不足，为了维持组织器官灌注，积极的液体复苏（静脉补液）也有重要意义，首选的治疗液体为晶体液，包括平衡盐溶液（如乳酸钠林格氏液和醋酸盐溶液）和生理盐水。

感染性休克在积极的液体复苏后，若血压仍低，需积极应用缩血管药物，首选去甲肾上腺素。同时需早期（1小时内）应用抗生素，并在应用前留取可疑感染部位的微生物培养。还需尽快控制感染源、清除感染灶。并且针对感染性休克引起的其他脏器功能不全，如肺（急性呼吸窘迫综合征）、肾（急性肾损伤）、心（心肌损伤）等给予相应的支持治疗。

过敏性休克首选的升压药物为肾上腺素，不仅可以缩血管，还具有扩张支气管和减轻喉头水肿的作用。同时需立即排查并祛除过敏原，应用抗组胺药物，如异丙嗪和苯海拉明。病情严重者还需应用糖皮质激素。

其他类型分布性休克的首选升压药物也为去甲肾上腺素。亦均需根据病因进行治疗，如肾上腺危象引起的休克，在积极液体复苏和应用升压药物的同时，需补充盐皮质激素和糖皮质激素，并纠正水和电解质紊乱。

四、梗阻性休克

【病因和发病机制】

梗阻性休克是指循环血流在心脏外遇到梗阻。常见原因包括：①心包填塞：大量心包积液和缩窄性心包炎，均会引起静脉血流回心脏受阻；②张力性气胸：会引起胸腔和纵隔压力急剧升高，从而阻止心脏血液回流；③肺栓塞：血栓阻塞肺动脉，导致血流从肺回左心受阻；④主动脉瓣狭窄：使得左心室血液流出受阻。

各种循环血流通路阻塞，使得心脏血液回流受阻，心脏前负荷增加，同时心排血量下降，外周血管代偿性收缩，造成体循环阻力增加。

【临床表现】

梗阻性休克患者除了心悸、神志淡漠、晕厥、少尿、脉搏细弱、低血压等休克常见的症状和体征外，最主要的临床表现还是各种病因所导致的症状和体征。如心包填塞表现为颈静脉怒张和奇脉，查体心界增大、心音低钝；张力性气胸表现为呼吸困难，查体肺部叩诊鼓音，听诊未闻及呼吸音，纵隔向健侧偏移。

【辅助检查】

血流动力学监测主要表现为心脏前负荷增加、心排血量降低和外周循环阻力增加。由于微循环灌注不足，患者会出现酸中毒、血乳酸升高及心、肝、肾等器官功能不全的表现。超声心动图可辅助诊断心包填塞和主动脉瓣狭窄；张力性气胸胸部 X 线检查可见气胸线；肺栓塞在肺部血管造影 CT 上显示肺动脉充盈缺损，在超声心动图上可表现为右心室和右心房增大。

【诊断和鉴别诊断】

潜在病因在梗阻性休克的诊断中起着非常重要的作用，当患者存在心包填塞、张力性气胸、肺栓塞及主动脉瓣狭窄等基础疾病，出现心悸、神志淡漠、晕厥、脉搏细弱、低血压等休克常见的症状和体征，并伴有低灌注所导致的酸中毒、乳酸升高和相应的心、肝、肾等器官功能损伤的表现时，即可诊断梗阻性休克。超声心动图有利于协助诊断心包填塞和主动脉瓣狭窄，胸部 X 线检查有利于协助诊断张力性气胸，肺部血管造影 CT 和超声心动图可协助诊断肺栓塞。

梗阻性休克应与其他类型休克进行鉴别，主要依据包括潜在病因及血流动力学监测指标。

【治疗】

梗阻性休克亦需要积极液体复苏和升压药物来及时恢复组织器官的灌注压，但最根本的治疗还是针对原发病处理。心包填塞需要及时抽取心包积液，必要时手术治疗或行体外膜肺氧合等人工心脏辅助。张力性气胸需紧急胸腔闭式引流。大面积肺栓塞需在机械通气等支持下紧急溶栓或介入碎栓治疗。主动脉瓣狭窄需在心肺支持下，尽早手术治疗。

案例分析 3-3-19

1. 病历摘要

患者男性，61 岁，主因"腹痛 3 天，加重伴发热 1 天，神志淡漠 1 小时"收入院。患者 3 天前无明显诱因出现上腹部、剑突下疼痛，为钝痛，未就诊，自行服用中成药物（具体不详）治疗，疼痛无明显好转，并逐渐转移至右下腹。2 天前就诊于当地医院，给予头孢药物输液治疗，疼痛仍无明显好转，并逐渐出现发热。1 天前右下腹疼痛明显加重，并伴有高热，体温最高 39℃，遂于今日就诊于我院急诊，行腹部 B 超检查提示"急性阑尾炎，伴有穿孔"。1 小时前患者出现心悸、嗜睡、神志淡漠。患者发病来无恶心、呕吐、腹泻、皮肤发黄，今日尿量逐渐减少。

查体：脉搏 120 次 / 分，呼吸 32 次 / 分，血压 85/55 mmHg，体温 39.2℃。患者神志淡漠，脉搏细弱，听诊心率 120 次 / 分，未闻及杂音。双肺呼吸音弱，未闻及干、湿啰音。腹部压痛、反跳痛、肌紧张，以右下腹为重。未闻及肠鸣音。

血常规：白细胞 18×10^9/L，中性粒细胞百分比 91%，血红蛋白 135 g/L，血小板 112×10^9/L。

2. 思考题

该患者能否诊断休克？属于何种类型？治疗原则是什么？

案例分析 3-3-19 参考答案

（赵慧颖）

第 4 章

消化系统疾病

第一节　胃食管反流病

胃食管反流病（gastroesophageal reflux disease，GERD）是胃十二指肠内容物反流入食管引起的不适症状和（或）并发症的一种疾病。存在生理性反流和病理性反流两种。生理性反流是由食管下括约肌（LES）自发性松弛引起，有利于胃内气体排出，食管会出现推动性蠕动将胃液推进胃里，正常情况下不造成食管部膜损伤。病理性反流是多种因素引起的胃食管抗反流功能不全，所造成的一种病理现象。近年来，由于饮食结构、不良生活方式及工作压力加重等原因，使 GERD 的患病率呈逐年增长趋势，患病率随年龄增长而增加，男女无明显差异，最常见症状是烧心和反酸。

【病因】

任何引起食管下括约肌压力下降的因素均可造成胃食管反流性疾病。

1. 食管裂孔疝　食管腹段及胃贲门部或腹腔内脏经食管裂孔凸入胸腔，称为食管裂孔疝（hiatus hernia，HH）。不断扩大的食管裂孔导致食管韧带松弛，抗反流屏障功能下降，因此 HH 患者往往合并胃食管反流病。据统计反流性食管炎的患者 85% 有裂孔疝，在裂孔疝病例中有半数以上发生反流性食管炎。所以裂孔疝是胃食管反流性疾病的常见原因。

2. 先天性畸形　食管腹段过短，腹腔食管段在抗胃食管反流中起着重要作用，正常长度为 3～4 cm，若此段过短（平均 1 cm）则易造成反流。

3. 胃轻瘫　胃轻瘫者胃排空延迟或有胃内容物潴留，同时胃轻瘫患者食管下括约肌抗反流功能降低，食管清除率下降，造成胃食管反流。

4. 食管炎　食管炎可使食管下括约肌压力下降，食管清除率降低，引起胃食管反流，进而又加重食管炎。

5. 腹内压增高　过度肥胖、腹水、妊娠后期等原因引起腹内压增高，可引起胃食管反流。

6. 食物与药物　某些食物或药物可降低食管下括约肌的压力引起胃食管反流。如高脂肪餐、巧克力、酒精、薄荷糖、咖啡因、尼古丁等。

7. 其他全身性疾病　食管及胃肠以外的其他全身性疾病，如硬皮病、甲状腺功能减退、糖尿病、淀粉样变等。

8. 其他　呕吐、插胃管、麻醉后，长期打嗝和昏迷。

【发病机制】

主要是抗反流防御机制减弱和反流物攻击食管黏膜，其中抗反流机制的削弱包括下食管括约肌功能失调、食管清除能力降低和食管黏膜屏障功能下降。在食管抗反流防御机制下降的基础上，反流物刺激和损害食管黏膜，其受损程度与反流物的质和量有关，也与反流物与黏膜的接触时间、部位有关。人体进食后，食物的机械性和化学性刺激导致胃酸分泌增加，引起机体胃酸增高或胃泌素分泌下降。若食管抗反流机制削弱，十二指肠和胃内容物极易反流进入食管，刺激、损伤食管黏膜，从而导致 GERD 的发生和发展。

【临床表现】

1. 烧心、反酸　烧心是胃食管反流病常见的症状，表现为胸骨后和剑突下烧灼感，多在餐后一小时出现，平卧、弯腰或用力屏气时加重。

2. 吞咽疼痛、吞咽困难　有严重食管炎或食管溃疡时可出现吞咽疼痛，由于食管痉挛或功能紊乱，部分患者又可出现吞咽困难，且发生食管狭窄时，吞咽困难持续加重。

3. 食管以外的刺激症状　反流物刺激咽部黏膜可引起咽喉炎，出现声嘶、咽部不适或异物感。吸入呼吸道可发生咳嗽、哮喘，这种哮喘无季节性，常在夜间发生阵发性咳嗽和气喘。有的患者以呼吸道症状为主，咽喉痛、声嘶、发音困难，以及口咽部症状：流涎过多、牙齿受损、牙周病、中耳炎等。

【并发症】

1. 食管狭窄　长期胃食管反流可引起食管炎，导致纤维化，食管壁明显狭窄，患者逐渐出现吞咽困难。

2. 出血和穿孔　反流性食管炎可引起少量渗血，弥漫性食管炎或食管溃疡时可发生较大量出血。严重的食管炎或 Barretts 食管溃疡可并发食管穿孔。

3. Barretts 食管　为长期慢性胃食管反流的并发症，由于长期反流，下段食管的鳞状上皮可被化生的柱状上皮所代替，患者常有典型的反流症状。其中部分患者可发展为食管癌。食管外并发症以胸部并发症多见，如支气管炎、支气管扩张、吸入性肺炎、肺脓肿等。

【辅助检查】

1. 纤维内镜　能判断反流性食管炎的严重程度和有无并发症，结合活检可与其他原因引起的食管炎和其他食管病变（如食管癌等）进行鉴别，因此是理想的确定食管炎的方法。对食管糜烂、溃疡或狭窄等可疑病变可通过内镜刷取或活检病理，证明病变的良恶性质。还可发现食管裂孔迹。内镜下根据病变的程度将反流性食管炎分为四级：Ⅰ级：为轻型胃食管交界及食管下段黏膜纵行充血，有轻度小糜烂，表面有渗出物；Ⅱ级：有融合性糜烂，但病变不弥漫；Ⅲ级：以上病变弥漫、病变表面覆有大片飘液膜；Ⅳ级：表现为慢性病变，有溃疡、食管狭窄或 Barrett 化生。反流性食管炎时，齿状线常较模糊，食管下段的毛细血管增生，常有白色小颗粒或斑点，病理证实为鳞状上皮增生。

2. 食管吞钡 X 线检查　其目的主要是排除龛影（食管溃疡）、食管狭窄、食管癌等其他食管疾病，因此不将其作为诊断的常规方法。对食管裂孔疝更有诊断价值。

3. 24 小时 pH 值测定　是确定胃食管反流的较可靠的方法。通过内镜将 Bravo 胶囊固定于远端食管来检测食管的 pH 值，具有高敏感性、高特异性的特点。

4. 核素胃食管反流检查　是用放射性核素标记液体，显示在静息时及腹部加压时有无过多的胃食管反流。该技术是未来医学界研究的方向，其特异性和灵敏性仍然存在争议，目前尚未普及。

5. 食管内压力监测　了解食管动力状态，能显示食管下括约肌压力低下，食管下括约肌频发的松弛及食管蠕动收缩波幅低下或消失。

【诊断】

临床发现不明原因反复烧心、呕吐、咽下困难、反复发作的慢性呼吸道感染、难治性哮喘、生长发育迟缓、反复出现窒息、呼吸暂停等症状时都应考虑到胃食管反流存在的可能性，必须针对不同情况，选择必要的辅助检查，以明确诊断。

【治疗】

1. 一般治疗　抬高床头 15～20 厘米，可减少夜间反流。少食使 LES 压降低的食物，如脂肪、巧克力、茶、咖啡等。避免睡前 3 小时饱食。避免睡前 2 小时内进食，白天进餐后亦不宜立即卧床。注意减少一切引起腹压增高的因素，如肥胖、便秘、紧束腰带等，应戒烟及禁酒。

2. 药物治疗

（1）H₂受体阻滞剂：是目前临床治疗胃食管反流的主要药物。此类药物能减少胃酸分泌，从而降低反流液对食管黏膜的损害作用，缓解症状及促进损伤食管黏膜的愈合。常用药物有西咪替丁、雷尼替丁、法莫替丁及尼扎替丁。

（2）质子泵抑制剂：可抑制胃壁细胞内的质子泵，产生较 H₂受体阻滞剂更强更持久的抑酸效应。目前临床上常用的此类药物有奥美拉唑、兰索拉唑和泮托拉唑。

（3）促动力药：胃食管反流是一种动力障碍性疾病，常存在食管、胃运动功能异常，对于伴随腹胀、嗳气等动力障碍症状者，效果明显。常用药物有多潘立酮、西沙必利等。

（4）黏膜保护剂：铝碳酸镁能结合反流的胆酸，减少其对黏膜的损伤，并能作为物理屏障黏附于黏膜表面。现已在临床上广泛应用。

3. 内镜治疗　内镜治疗主要分为经口内镜下贲门缩窄术治疗、内镜下注射、内镜胃底折叠术、内镜下射频治疗等。

4. 并发症的治疗　对于轻微的食管狭窄，可以通过饮食限制及药物（PPI）治疗改善。短期单纯性狭窄可行内镜下食管扩张术治疗。扩张术后予以长程 PPI 维持治疗可防止狭窄复发，部分患者亦可行外科抗反流手术。Barrett's 食管是胃食管反流严重的并发症。因其有恶变的可能，应进行内镜随访及活检以早期发现异型增生及腺癌。

5. 手术治疗　凡长期服药无效或需终身服药者、或不能耐受扩张者、或需反复扩张者都可考虑行外科手术。研究显示，腹腔镜 Nissen 胃底折叠术后，其与传统开放手术相比，具有微创、有效、安全等多种优势。

【预防】

1. 过度肥胖者会增大腹压而促成反流，所以应避免摄入促进反流的高脂肪食物，减轻体重。少食多餐，睡前 4 小时内不宜进食，以使夜间胃内容物和胃压减到最低程度，必要时将床头抬高 10 厘米。这对夜间平卧时的反流甚为重要，利用重力来清除食管内的有害物。

2. 避免在生活中长久增加腹压的各种动作和姿势，包括穿紧身衣及束紧腰带，有助于防止反流。

3. 戒烟、戒酒，少食巧克力和咖啡等。

案例分析 3-4-1

1. 病历摘要

患者女性，71 岁，因"反复烧心、反酸 10 余年"入院。患者 10 余年前进食后出现烧心、反酸不适，表现为剑突下烧灼感，平卧或用力屏气时加重，伴有背部放射痛。反复发作，曾于外院消化内科就诊，近来患者上腹烧灼感逐日加重，近日来我院就诊。

体格检查：T 36.2℃，P 88 次 / 分，BP 120/70 mmHg，无贫血貌，心肺异常，腹平软、剑突下偏左压痛，无反跳痛，肝、脾触诊正常，肠鸣音 5 次 / 分。

2. 思考题

（1）本病例临床症状有何特点？

（2）如需确诊，还需要做何检查？最可能的诊断是什么？

（3）请列出治疗方案。

（董　擂）

第二节　胃　炎

胃炎（gastritis）是多种病因引起的胃黏膜炎症。按临床发病的缓急，一般可分为急性和慢性胃炎两大类型；急性胃炎病理表现为胃黏膜充血、出血、水肿、糜烂、溃疡等，在临床上分为单纯性、糜烂出血性、腐蚀性、化脓性胃炎，单纯性胃炎最常见。慢性胃炎胃黏膜表现慢性炎症，由幽门螺杆菌感染所致，可分为非萎缩性、萎缩性和特殊类型胃炎三大类。各型胃炎的诊断和鉴别诊断主要依据胃镜检查。

【病因、病理及发病机制】

（一）急性胃炎

1. 药物、化学性损伤　药物有非甾体抗炎药如阿司匹林、吲哚美辛，某些抗生素、肾上腺皮质激素等不但可以刺激胃黏膜引起浅表损伤，还会影响胃黏膜的修复而加重炎症。胆汁、胰液中胆盐等化学物质可破坏胃黏膜屏障，在反流性胃炎的发病中起主要作用。

2. 急性细菌感染　进食受致病菌及毒素，如沙门菌、大肠埃希菌、嗜盐菌以及金黄色葡萄球菌毒素和肉毒杆菌毒素等污染的食物，数小时后即可发生胃炎。

3. 急性应激　如严重创伤、大面积烧伤、全身感染、大手术、休克、脑血管意外、情绪剧烈波动等应激状态。应激所致的胃黏膜缺血和胃腔中氢离子弥散进入黏膜为主要发病因素。

（二）慢性胃炎

1. 生物因素　幽门螺杆菌感染是慢性胃炎最主要的病因。

2. 免疫因素　自身免疫性胃炎，我国较少见。

3. 物理因素　长期摄食过冷或过热食物、粗糙食物、刺激性食物，可导致胃黏膜反复损伤，造成炎症持续不愈。

4. 化学因素　幽门括约肌功能紊乱，造成胆汁、胰液、肠液反流，削弱胃黏膜屏障功能，损坏胃黏膜。长期服用非甾体类抗炎药如阿司匹林、吲哚美辛等可破坏胃黏膜屏障。

5. 其他胃黏膜损伤因子　慢性右心衰、肝硬化门静脉高压等疾病引起胃黏膜淤血缺氧等，均与慢性胃炎的发病相关。

【临床表现】

（一）急性胃炎

在症状上，起病较急，主要表现为上腹痛、腹胀、嗳气、食欲减退、恶心、呕吐等。有沙门菌或金黄色葡萄球菌毒素所致者，多伴有腹泻、发热，甚至脱水、休克。急性糜烂出血性胃炎可以呕血和黑便为首发症状。急性胃炎症状缺乏特异性，临床较难诊断。因细菌污染食物导致急性胃肠炎者常伴有腹泻。在体征上，常表现为上腹压痛。胃镜下可见有黏膜红斑。并发症有胃溃疡、穿孔、癌变等。

（二）慢性胃炎

不同类型胃炎的临床表现会有所不同，但症状缺乏特异性，且轻重程度与病变严重程度常不一致。部分患者可无症状。

1. 上腹痛或不适　大多数胃炎患者有上腹痛或不适感。上腹部疼痛多数无规律，与饮食无关。疼痛一般为弥漫性上腹部灼痛、隐痛、胀痛等。

2. 上腹胀和早饱　部分患者会感腹胀，尤其是餐后有明显的饱胀感。常常因为胃内潴留食物、排空延迟、消化不良所致。早饱是指有明显饥饿感但进食后不久就有饱感，进食量明显减少。

3. 嗳气、反酸、恶心　有嗳气，表明胃内气体增多，经食管排出，使上腹饱胀暂时缓解。反酸是由于胃酸分泌增多所致。

4. 其他　严重萎缩性胃炎患者可有消瘦、舌炎、腹泻，自身免疫性胃炎患者伴有贫血。

【辅助检查】

1. 胃镜 是诊断胃炎的主要方法。在出血后 24 ～ 48 小时内进行胃镜检查，能够确诊急性糜烂性胃炎。镜下可见胃黏膜病损，表现为黏膜水肿、多发性糜烂、出血灶等。内镜下浅表性胃炎的表现是胃黏膜点片状红斑，黏膜粗糙不平。萎缩性胃炎表现为黏膜呈颗粒状，皱襞细小、色泽灰暗。

2. 病理检查 主要用于慢性胃炎的诊断。组织学分级：①炎症：黏膜层以淋巴细胞、浆细胞浸润为主。②活动性：黏膜层中出现中性粒细胞，可形成小凹脓肿。③萎缩：胃固有腺体数量减少。④肠化生：指肠腺样腺体替代了胃固有腺体。⑤不典型增生：是胃癌前病变，形态学上表现细胞异型性和腺体结构紊乱。

3. 其他检查 幽门螺杆菌检测，胃液分析，血清促胃液素测定。

4. 免疫学检查

【诊断与鉴别诊断】

1. 急性胃炎 依据病史、临床表现、内镜检查。应注意与急性胆囊炎、急性胰腺炎和早期阑尾炎等疾病鉴别。

2. 慢性胃炎 根据病史、症状，主要依靠内镜检查和胃黏膜活体组织学检查确诊。主要与阑尾炎、食管炎相鉴别。

【治疗】

（一）急性胃炎

1. 病因治疗 有急性胃黏膜病损者，可预防性给予 H_2 受体拮抗药或质子泵抑制剂及硫酸铝等胃黏膜保护剂。

2. 对症治疗 有恶心、呕吐、腹泻、上腹痛者可给予胃复安、东莨菪碱、补液等药物对症治疗。合并感染者给予抗生素治疗。

（二）慢性胃炎

1. 一般治疗 停用阿司匹林、吲哚美辛等损坏胃黏膜的药物，规律饮食。

2. 增强胃黏膜防御功能 应用胃黏膜保护药如胶体次枸橼酸铋、硫糖铝、氢氧化铝凝胶等。

3. 胃肠动力及消化酶制剂药 腹胀明显者可给予多潘立酮。

4. 抗生素 幽门螺杆菌阳性者给予克拉霉素、青霉素等，常与胃黏膜保护剂、抑酸剂联合应用。

5. 降低胃酸药 制酸药碳酸氢钠、氢氧化铝，抑酸药雷尼替丁、奥美拉唑等。

6. 中药 辨证施治，可与西药联合应用。

7. 其他 抗抑郁药，防止胆汁返流、助消化药等。

案例分析 3-4-2

1. 病历摘要

患者男性，65 岁。突发呕血 1 小时入院。1 小时前患者大量饮酒后突然出现上腹疼痛，持续性伴恶心、呕吐，呕吐胃内容物中混有血性液，量不多，急诊就诊。起病以来无发热、寒战，无心悸、气促，无腹泻。既往有"脑血栓"病史，长期服用阿司匹林抗凝治疗，无外伤、手术及药物过敏史。吸烟，15 支 / 日，偶有饮酒。体格检查：体温 36.8℃，脉搏 96 次 / 分，呼吸 18 次 / 分，血压 125/89 mmHg，急性痛苦面容，全身皮肤黏膜无黄染，浅表淋巴结无肿大。心肺无异常。腹软，上腹压痛，无反跳痛，肝、脾未触及，移动性浊音阴性，肠鸣音活跃，未闻及气过水声。实验室检查：白细胞计数 12×10^9/L，血红蛋白 110 g/L，中性粒细胞 0.69。尿常规正常，血淀粉酶 87 U/L。B 超检查提示：肝、胆、脾、肾均正常。

2. 思考题

（1）最可能的诊断及诊断依据是什么？

（2）应与哪些疾病进行鉴别？为明确诊断，需进行哪些辅助检查？

案例分析 3-4-2 参考答案

（董 撼）

第三节 消化性溃疡

消化性溃疡（peptic ulcer，PU）是指胃肠黏膜发生的炎性损伤，通常与胃液和胃蛋白酶的消化作用有关，病变可穿透黏膜肌层或到达更深的层次。消化性溃疡通常发生于胃及十二指肠，在一些手术后的患者中，也可以发生在食管 – 胃吻合口、胃 – 空肠吻合口及其附近，含有胃黏膜的 Meckel 憩室等。男性发病率高于女性，任何年龄段都可发病，十二指肠球部溃疡（duodenal ulcer，DU）多于胃溃疡（gastric ulcer，GU），两者比例约 3 ∶ 1，

【病因和发病机制】

消化性溃疡的发生是多种因素共同作用的结果，损伤过度和防御不足是最重要的发病机制。损伤因素包括以下几个方面：

1. 幽门螺杆菌（Helicobacter pylori，Hp） Hp 是 PU 的重要致病因素。PU 患者中 Hp 阳性感染率高，根除 Hp 有助于 PU 的愈合及显著降低溃疡的复发。

2. 药物 长期服用非甾体抗炎药（non-steroid anti-inflammatory drugs，NSAIDs）、糖皮质激素、氯吡格雷、双膦酸盐、西罗莫司等药物的患者易于发生 PU。其中 NSAIDs 是导致 PU 的最常用药物，包括布洛芬、吲哚美辛、阿司匹林等，有 5% ～ 30% 的患者可发生溃疡。

3. 胃酸和胃蛋白酶 正常人每小时泌酸量约为 22 mmol，而 DU 患者每小时泌酸约为正常人的两倍，为 42 mmol。胃蛋白酶是 PU 发生的另一个重要因素，胃蛋白酶在 pH 值为 2～3 时容易被激活，造成胃黏膜损害；而在 pH 值＞4 时，则容易失活，因此抑制胃酸的同时可抑制胃蛋白酶的活性。PU 发生的机制是各种致病因素引起的胃酸和胃蛋白酶对胃黏膜侵袭作用增强，以及黏膜屏障的防御能力降低，其中 GU 多以防御机制降低为主要发病机制，而 DU 多以高胃酸分泌导致的侵袭作用增强为主要发病机制。

4. 长期大量饮酒、吸烟、应激等 不良的生活习惯如吸烟、饮酒等可能引起胃或十二指肠溃疡。此外，一些应激状态，包括烧伤、休克、全身严重感染等亦可发生胃或十二指肠溃疡。① Curling 溃疡（Curling ulcer）：又称柯林溃疡，是指中、重度烧伤后继发的应激性溃疡；② Cushing 溃疡（Cushing's ulcer）：又称库欣溃疡，是指在颅脑损伤、脑部病变或颅内手术后发生的应激性溃疡。溃疡可见于食管、胃或十二指肠。

5. 遗传易感性 部分 PU 患者有明显的家族聚集现象，提示其可能存在一定的遗传因素。

【临床表现】

1. 症状 典型症状为上腹痛，性质可有钝痛、烧灼痛、胀痛、剧痛、饥饿样不适等。其特点为：①慢性过程，可达数年或 10 余年；②反复或周期性发作，发作期可为数年或数月，

发作具有季节性，多在季节变化时发生，如秋冬或冬春之交；③症状可表现为与进餐相关的节律性上腹痛，GU 多表现为餐后痛，DU 多表现为饥饿痛、夜间痛或者进餐后可缓解；④抑酸剂或抗酸剂能够缓解疼痛。

部分患者仅表现为上腹胀、上腹部不适、厌食、嗳气、反酸等消化不良症状，还有一些患者表现为无症状性溃疡，这些患者无症状，而以消化道出血、穿孔等并发症为首发症状，可见于任何年龄，以长期服用 NSAIDs 患者以及老年人多见。

2. 体征   发作时可有剑突下、上腹部或右上腹部局限性的压痛，除非有穿孔等并发症的出现，一般无反跳痛，缓解期无明显体征。

3. 特殊类型的溃疡   特殊类型的溃疡包括：复合溃疡，幽门管溃疡，球后溃疡，巨大溃疡，老年人溃疡等。

4. 并发症

（1）出血：上消化道出血中最常见的病因，DU 较 GU 多见。当 PU 侵蚀周围或深处血管，可产生不同程度的出血。根据轻重的不同可表现为粪便隐血阳性、黑便，呕血或暗红色血便。PU 患者的慢性腹痛常在出血后减轻。

（2）穿孔：当溃疡穿透胃、十二指肠壁时，可发生穿孔。常有 3 种后果：①穿透入腹腔引起弥漫性腹膜炎：呈突发性剧烈腹痛，持续而加剧，先出现于上腹部，继之蔓延至全腹。体征有腹壁板样僵直，压痛及反跳痛，肝浊音界消失，部分患者可出现休克。②穿透周围实质性脏器，如肝、胰、脾等（穿透性溃疡）：患者常有慢性病史，腹痛规律改变，呈顽固性或持续性疼痛。穿透至胰腺，腹痛可放射至背部，血清淀粉酶可升高。③穿透至周围空腔脏器可形成瘘管：GU 穿破入十二指肠或横结肠可形成肠瘘，DU 穿破胆总管可形成胆瘘。

（3）幽门梗阻：主要见于 DU 或幽门管溃疡。在急性发作期，可因炎症水肿和幽门部痉挛而引起暂时性梗阻，随着炎症的好转而缓解；慢性梗阻的原因主要是瘢痕收缩。幽门梗阻临床表现为：上腹部疼痛加重，餐后饱胀，并伴有恶心、呕吐，大量呕吐后症状可改善，呕吐物常含有发酵的酸性宿食。严重呕吐可致失水、电解质酸碱平衡紊乱。可发生严重营养不良和体重减轻。体格检查可见胃型和胃蠕动波，胃内可有振水声。进一步做胃镜或 X 线钡剂检查可确诊。

（4）癌变：少数反复发作、持续时间长的 GU 可发生癌变，DU 一般不发生癌变。对可疑癌变者，在胃镜下取多点活检做病理检查；在积极治疗后复查胃镜，直到溃疡完全愈合；必要时定期随访复查。

【辅助检查】

1. 胃镜检查及活检   胃镜检查是 PU 诊断的首选方法和金标准。通过胃镜检查，可明确观察到有无病变、病变的部位及分期以及评价治疗效果；对合并出血者给予止血治疗；对合并狭窄梗阻的患者给予扩张或支架治疗。

通过内镜对溃疡进行组织活检，可明确病变性质，对于 GU，应常规在溃疡边缘取活检，一般取溃疡周边 4 个部位的活检多能达到诊断需要。部分 GU 在胃镜下难以区别良恶性，有时需多次活检和病理检查，甚至超声内镜评估或穿刺活检。对 GU 迁延不愈、需要排除恶性病变者，应多点活检，正规治疗 8 周后复查胃镜，必要时再次活检和病理检查，直到溃疡完全愈合。

2. X 线钡剂造影   随着内镜技术的发展和普及，上消化道钡剂造影应用得越来越少，但钡剂造影可了解胃部的运动情况；对于有胃镜检查禁忌者、不愿意接受胃镜检查者和没有胃镜检查条件时均可作为选择。气钡双重造影能较好地显示胃肠黏膜形态，但总体效果仍差于内镜检查，无法通过活检进行病理诊断。钡剂造影下溃疡的直接征象为龛影、黏膜集中，间接征象为局部压痛、胃大弯痉挛性切迹、狭窄、十二指肠球部激惹及球部畸形等。

3. CT 检查   对于穿透性溃疡或合并穿孔，CT 可以发现穿孔周围组织炎症、包块、积液，对于游离气体的显示甚至优于立位平片。另外，对幽门梗阻也具有鉴别诊断的意义。

4. 实验室检查

（1）Hp 检测：有 PU 病史者，无论溃疡处于活动期还是瘢痕期，均应考虑 Hp 检查，Hp 的检测方法有以下几种：①非侵入性方法如 ^{13}C 或 ^{14}C——尿素呼气试验，该方法不依赖内镜，患者依从性好，准确性较高，为 Hp 检测的重要方法之一，目前被广泛应用于各医院。但其结果的判定容易受到抗生素、铋剂、抑酸药物的干扰；采用单克隆抗体酶联免疫分析（ELISA）检测粪便中的抗原，方法简单、方便，敏感性和准确性类似尿素呼气试验。②侵入性方法主要包括快速尿素酶试验、胃黏膜组织切片染色镜检及细菌培养等。

（2）其他检查：粪便隐血试验、血常规有助于了解溃疡有无活动性出血。

【诊断和鉴别诊断】

1. 诊断　PU 的典型临床表现包括慢性病程，周期性发作，节律性上腹痛，结合内镜检查见到溃疡，即可明确诊断。NSAIDs 服药史等是疑诊 PU 的重要病史。胃镜检查是首选方法和金标准。对于不能接受胃镜检查者，可行上消化道钡剂造影，发现龛影等直接征象时，可以诊断溃疡，但难以区分其良恶性，病理诊断是鉴别良恶性的金标准。

2. 鉴别诊断

（1）胃癌：胃镜或 X 线钡餐检查发现胃溃疡时，必须进行良恶性溃疡鉴别，恶性溃疡的内镜特点为：①溃疡形状大而不规则，一般直径常＞ 2 cm；②底凹凸不平、覆污秽状苔；③边缘呈结节状隆起；④周围皱襞中断；⑤胃壁僵硬、蠕动减弱（X 线钡餐检查亦可见上述相应的 X 线征象），组织检查可以确诊，必要时重复活检。

（2）其他引起慢性上腹痛的疾病：部分患者在 PU 愈合后仍有症状或症状不缓解，应注意是否合并有慢性肝胆胰疾病、功能性消化不良等。

（3）促胃液素瘤（Zollinger-Ellison syndrome，卓 - 艾综合征）：促胃液素瘤是胰腺非 β 细胞瘤分泌大量胃泌素所致。肿瘤往往很小（直径＜ 1 cm），生长缓慢，半数为恶性。溃疡往往多发、部位不典型、易出现溃疡并发症、对正规抗溃疡药物疗效差。实验室检查以高胃酸分泌、空腹促胃液素水平升高等为特征。临床疑诊时，应检测血清促胃液素水平；增强 CT 或磁共振检查有助于发现肿瘤位置。PPI 可减少胃酸分泌、控制症状，应尽可能手术切除肿瘤。

【治疗】

PU 治疗目标为：去除病因，控制症状，促进溃疡愈合，预防复发和防止并发症。

（一）一般治疗

适当休息，减轻精神压力；规律饮食、戒烟酒及少饮浓茶、浓咖啡等。停服不必要的 NSAIDs。对于发生 NSAIDs 溃疡并发症的高危患者，如既往有溃疡病史、高龄、同时不能停用抗凝血药（包括低剂量的阿司匹林）或糖皮质激素者，应常规予抗溃疡药物预防。

（二）药物治疗

1. 抑制及中和胃酸分泌

（1）抗酸剂：呈弱碱性，具有中和胃酸作用，可迅速缓解疼痛症状，但其持续时间短，一般剂量难以促进溃疡愈合，已不作为治疗 PU 的主要或单独药物，多作为加强止痛的辅助治疗。这类药物的作用机制是在酸性环境下，解离出硫酸蔗糖复合离子，复合离子聚合成不溶性的带负电荷的胶体，能与溃疡面带正电荷的蛋白质渗出物相结合，形成一层保护膜覆盖于溃疡面，促进溃疡愈合。常用的药物有铝碳酸镁、磷酸铝、硫糖铝、氢氧化铝凝胶等。这类药物具有保护溃疡面，促进溃疡愈合的作用。除此以外，它们还具有吸附胃蛋白酶和胆汁酸的作用；促进内源性前列腺素的合成以及吸附表皮生长因子（EGF），使之在溃疡处浓集利于黏膜再生。还能促进前列腺素合成，增加黏膜血流量，刺激胃黏膜分泌 HCO_3^- 和黏液。

（2）H_2 受体拮抗剂：选择性地竞争结合壁细胞膜上的 H_2 受体，使胃酸分泌减少，是治疗 PU 的主要药物之一，疗效好，用药方便，价格适中，长期使用不良反应少。年龄大、伴肾功能不全和其他疾病时，易产生不良反应，常见腹泻、头痛、嗜睡、疲劳、肌痛、便秘等。H_2RA 全日剂量于睡前顿服的疗效与 1 日 2 次分服相仿。常用药物有法莫替丁、尼扎替丁、雷尼替丁，治疗 GU 和 DU 的 6 周愈合率分别为 80% ～ 95% 和 90% ～ 95%。由于该类药物价格较 PPI 便宜，临床上特别适用于根除幽门螺杆菌疗程完成后的后续治疗，及某些情况下预防溃疡复发的长程维持治疗。

（3）PPI：是治疗消化性溃疡的首选药物。质子泵抑制剂（PPI）吸收入血，进入到胃黏膜壁细胞酸分泌小管中，酸性环境下转化为活性结构，与壁细胞胃酸分泌终末步骤中的关键酶 H^+-K^+ATP 酶结合，使其不可逆失活，抑制该酶的活性，从而抑制胃酸的分泌，因此抑酸作用比 H_2RA 更强且作用更持久。目前临床常见的本类药物有奥美拉唑、兰索拉唑、泮托拉唑、雷贝拉唑和艾司奥美拉唑等，用以治疗消化性溃疡，以标准剂量每日两次服用。与 H_2RA 相比，PPI 促进溃疡愈合的速度较快、溃疡愈合率较高，因此特别适用于难治性溃疡或 NSAIDs 溃疡患者不能停用 NSAIDs 时的治疗。PPI 可在 2、3 天内控制溃疡症状，对一些难治性溃疡的疗效优于 H_2 受体拮抗剂，治疗典型的胃和十二指肠溃疡 4 周的愈合率分别为 80% ～ 96% 和 90% ～ 100%。在治疗 GU 时，需首先排除溃疡型胃癌的可能，因 PPI 治疗可减轻其症状，掩盖病情。但由于 PPI 不耐酸，容易在酸性环境中被降解，因此口服剂型多采用胶囊剂、肠溶片等多种制剂，以避开胃酸的破坏。PPI 的肠衣保护膜在小肠 pH 值＞ 6 的情况下被溶解释放，吸收入血。

2. 根除 Hp　无论 PU 处于瘢痕期或活动期，Hp 阳性患者均应根除 Hp，根除后可显著降低溃疡的复发率。但由于耐药菌株的出现、抗菌药物不良反应、患者依从性差等因素，部分患者胃内的 Hp 难以根除，此时应因人而异制订多种根除 Hp 方案。对有并发症和经常复发的 PU 患者，应追踪抗 Hp 的疗效，一般应在治疗至少 4 周后复测 Hp，避免在应用 PPI 或抗生素期间复测出现假阴性结果。

3. 保护胃黏膜　铋剂：铋剂分子量较大，在酸性溶液中呈胶体状，与溃疡基底面的蛋白形成蛋白 - 铋复合物，覆于溃疡表面，阻隔胃酸、胃蛋白酶对黏膜的进一步侵袭损害。铋剂可通过包裹 Hp 菌体，干扰 Hp 代谢，发挥杀菌作用，被推荐为根除 Hp 的四联药物治疗方案的主要组成之一。常见副作用有舌苔和粪便变黑。

4. NSAIDs 溃疡的治疗　对服用 NSAIDs 后出现的溃疡，如情况允许应立即停用 NSAIDs，如病情不允许可换用对黏膜损伤少的 NSAIDs，如特异性 COX-2 抑制剂（如塞来昔布等）。对停用 NSAIDs 者，可予常规剂量和疗程的 H_2RA 或 PPI 治疗；对不能停用 NSAIDs 者，应选用 PPI 治疗（H_2RA 疗效差）。因幽门螺杆菌和 NSAIDs 是引起溃疡的两个独立因素，因此需同时检测幽门螺杆菌，如有幽门螺杆菌感染应同时根除幽门螺杆菌。

5. PU 的治疗方案及疗程　为了达到溃疡愈合，抑酸药物的疗程通常为 4 ～ 6 周，一般推荐 DU 的 PPI 疗程为 4 周，GU 疗程为 6 ～ 8 周。根除 Hp 所需的 2 周疗程可重叠在 4 ～ 8 周的抑酸药物疗程内，也可在抑酸疗程结束后进行。

6. 溃疡的预防　溃疡多次复发，在去除常见诱因的同时，要进一步查找是否存在其他病因，并给予维持治疗，即较长时间服用维持剂量的 H_2 受体拮抗剂或 PPI；疗程因人而异，短者 3 ～ 6 个月，长者 1 ～ 2 年，或视具体病情延长用药时间。NSAIDs 溃疡愈合后，如不能停用 NSAIDs，无论幽门螺杆菌阳性还是阴性，都必须继续 PPI 长程维持治疗，以预防溃疡复发。对于发生 NSAIDs 溃疡并发症的高危患者，如既往有溃疡病史、高龄、同时应用抗凝血药（包括低剂量的阿司匹林）或糖皮质激素者，应常规予抗溃疡药物预防，目前认为 PPI 预防效果较好。

（三）外科手术

由于 PPI 的广泛应用及内镜治疗技术的不断发展，大多数 PU 及其并发症的治疗已不需要外科手术。但在下列情况时，要考虑手术治疗：①大量出血经内科治疗无效；②急性穿孔；③瘢痕性幽门梗阻；④胃溃疡癌变；⑤严格内科治疗无效的顽固性溃疡。外科手术不只是单纯切除溃疡病灶，而是通过手术达到永久地减少胃酸和胃蛋白酶分泌的能力。胃大部切除术和迷走神经切断术曾经是治疗 PU 最常用的两种手术方式，但目前已很少应用。手术治疗的并发症有以下几个方面：术后胃出血、十二指肠残端破裂、胃肠吻合口破裂或瘘、术后梗阻、倾倒综合征、胆汁反流性胃炎、吻合口溃疡、缺铁性贫血等。

【预后】

有效的药物治疗可使消化性溃疡愈合率达到 95% 以上，青壮年患者 PU 死亡率接近于零，老年患者的死亡原因主要是严重的并发症，尤其是大出血和急性穿孔，病死率＜1%。

案例分析 3-4-3

1. 病历摘要

患者男，35 岁，反复上腹闷痛 10 余年。近期上腹疼痛不明显，无明显消瘦，反酸、嗳气、腹胀，偶有排黑色成形便，每次量约 200 g。查体：神志清楚，生命体征平稳，营养中等，无贫血外观，心肺查体无阳性体征，上腹轻压痛，无反跳痛，肝、脾未触及肿大，肝浊音界正常，腹部叩诊鼓音，肠鸣音 3 次／分。

2. 思考题

（1）如果考虑消化性溃疡，最重要的病史为

　　A. 恶心、呕吐　　　　　B. 反酸、嗳气　　　　C. 规律性上腹痛

　　D. 反复黑便　　　　　　E. 腹泻

（2）为明确诊断，首选的治疗方法为

　　A. 胃镜检查　　　　　　B. 肝、胆、脾超声检查　C. 上腹部 CT 检查

　　D. 肠镜检查　　　　　　E. 钡餐检查

（3）最可能的病因是

　　A. 幽门螺杆菌感染　　　B. 非甾体类抗炎药　　　C. 吸烟

　　D. 胃酸、胃蛋白酶　　　E. 遗传

（4）以下治疗错误的是

　　A. 山莨菪碱　　　　　　B. 硫糖铝　　　　　　　C. 西咪替丁

　　D. 铋剂　　　　　　　　E. 奥美拉唑

（5）该患者不会出现的并发症是

　　A. 穿孔　　　　　　　　B. 出血　　　　　　　　C. 癌变

　　D. 胃多发息肉　　　　　E. 幽门梗阻

案例分析 3-4-3 参考答案

（肖英莲　匡　铭）

第四节　炎症性肠病

炎症性肠病（inflammatory bowel disease，IBD）是一类由多种病因引起的、异常免疫介导的肠道慢性及复发性炎症，有终生复发倾向，主要包括溃疡性结肠炎（ulcerative colitis，UC）和克罗恩病（Crohn's disease，CD）。对于病理学不能确定为 UC 或 CD 的结肠炎，称为未定型结肠炎。

【病因和发病机制】

由环境、遗传、感染和免疫多因素相互作用所致。IBD 发病机制可概括为：环境因素作用于遗传易感者，在肠道菌群的参与下，启动了肠道免疫反应，导致肠黏膜屏障损伤、溃疡经久不愈、炎性增生等病理改变。

一、溃疡性结肠炎

本病可发生在任何年龄，多见于 20～40 岁，亦可见于儿童或老年。男女发病率无明显差别。我国 UC 患者病情多较欧美国家的轻，但重症也较常见。

【病理】

病变主要限于大肠黏膜与黏膜下层，呈连续性弥漫性分布。范围多自直肠开始，逆行向近段发展，甚至累及全结肠及末段回肠。

活动期时结肠固有膜内弥漫性淋巴细胞、浆细胞、单核细胞等细胞浸润，黏膜糜烂、溃疡及隐窝炎、隐窝脓肿。慢性期时隐窝结构紊乱、腺体萎缩变形、排列紊乱、数目减少，杯状细胞减少，出现潘氏细胞化生及炎性息肉。

知识拓展：溃疡性结肠炎常见病理表现示例

由于结肠病变一般限于黏膜与黏膜下层，很少深入肌层，所以并发结肠穿孔、瘘管或周围脓肿少见。少数重症患者病变累及结肠全层，可发生中毒性巨结肠，可致急性穿孔。

【临床表现】

主要表现为反复发作的腹泻、黏液脓血便及腹痛。起病多为亚急性，少数急性。病程呈慢性经过，发作与缓解交替，少数症状持续并逐渐加重。

（一）消化系统表现

1. 腹泻和黏液脓血便　见于绝大多数患者。腹泻主要与炎症导致大肠黏膜对水钠吸收障碍以及结肠运动功能失常有关；黏液脓血便是本病活动期的重要表现，系黏膜炎症渗出、糜烂及溃疡所致。病变限于直肠或累及乙状结肠的患者，除可有便频、便血外，偶尔表现为便秘，这是病变引起直肠排空功能障碍所致。

2. 腹痛　一般诉有轻至中度腹痛，多为左下腹或下腹的阵痛，亦可累及全腹。常有便后腹痛缓解，里急后重。轻者仅诉腹部不适，重者如并发中毒性巨结肠或炎症波及腹膜，可有持续性剧烈腹痛。

3. 其他　可有腹胀、食欲不振、恶心、呕吐等。

4. 体征　轻、中型患者仅有左下腹轻压痛，有时可触及痉挛的降结肠或乙状结肠。重型和暴发型患者常有明显压痛和鼓肠。若有腹肌紧张、反跳痛、肠鸣音减弱应注意中毒性巨结肠、肠穿孔等并发症。

（二）全身表现

中、重型患者活动期常有低度至中度发热，高热多提示严重感染、并发症或病情急性进展。重症或病情持续活动者还可出现衰弱、消瘦、贫血、低蛋白血症、水与电解质平衡紊乱等营养不良表现。

（三）肠外表现

本病可伴有多种肠外表现，包括外周关节炎、结节性红斑、坏疽性脓皮病、巩膜外层炎、前葡萄膜炎、口腔复发性溃疡等，这些肠外表现在结肠炎控制或结肠切除后可以缓解或恢复；骶髂关节炎、强直性脊柱炎、原发性硬化性胆管炎及少见的淀粉样变性、急性发热性嗜中性皮肤病（Sweet syndrome）等，可与 UC 共存，但与 UC 本身的病情变化无关。

（四）临床分型

按本病的病程、程度、范围及病期进行综合分型。

1. 临床类型　①初发型，指无既往史的首次发作；②慢性复发型，临床上最多见，发作期与缓解期交替；③慢性持续型，症状持续，间以症状加重的急性发作。上述各型可相互转化。

2. 临床严重程度　轻度：腹泻＜ 4 次 / 日，便血轻或无，无发热、脉速，贫血无或轻，血沉正常。重度：腹泻＞ 6 次 / 日，有明显黏液脓血便，体温＞ 37.5℃，脉搏＞ 90 次 / 分，血红蛋白＜ 100 g/L，血沉＞ 30 mm/h。中度：介于轻度与重度之间。

3. 病变范围　可分为直肠炎、左半结肠炎（结肠脾曲以远）、全结肠炎（病变扩展至结肠脾曲以近或全结肠）。

4. 病情分期　分为活动期和缓解期。

【并发症】

（一）中毒性巨结肠（toxic megacolon）

约 5% 的重症 UC 患者可出现中毒性巨结肠，此时结肠病变广泛而严重，累及肌层与肠肌神经丛，肠壁张力减退，结肠蠕动消失，肠内容物与气体大量积聚，引起急性结肠扩张，一般以横结肠为最严重。常因低钾、钡剂灌肠、使用抗胆碱药物或阿片类制剂而诱发。临床表现为病情急剧恶化，毒血症明显，有脱水与电解质平衡紊乱，出现肠型、腹部压痛，肠鸣音消失。血白细胞显著升高。X 线腹部平片可见结肠扩大，结肠袋形消失。本并发症预后差，易引起急性肠穿孔。

（二）直肠、结肠癌变

多见于广泛性结肠炎、幼年起病而病程漫长者。病程＞ 20 年的患者发生结肠癌风险较正常人增高 10 ～ 15 倍。

（三）其他并发症

结肠大出血、肠穿孔、肠梗阻等。

【实验室和其他检查】

（一）血液检查

血红蛋白下降，白细胞计数增高、血沉加快及 C- 反应蛋白增高是活动期 UC 的标志。

（二）粪便检查

肉眼观常有黏液脓血，显微镜检见红细胞和脓细胞，急性发作期可见巨噬细胞。粪便病原学检查的目的是要排除感染性结肠炎。

（三）自身抗体检测

外周型抗中性粒细胞胞质抗体（p-ANCA）和抗酿酒酵母抗体（ASCA）分别为 UC 和 CD 的相对特异性抗体，如能检出，有助于 UC 和 CD 的诊断和鉴别诊断。

（四）结肠镜检查

本病诊断与鉴别诊断的最重要手段之一。应做全结肠及回肠末段检查，必要时活检。UC 病变呈连续性、弥漫性分布，从直肠开始逆行向上扩展，内镜下所见黏膜改变有：①黏膜血管纹理模糊、紊乱或消失、充血、水肿、易脆、出血及脓性分泌物附着；②病变明显处见弥漫性糜烂和多发性浅溃疡；③慢性病变见假息肉及桥状黏膜，结肠变形缩短、结肠袋变浅、变钝或消失。

知识拓展：溃疡性结肠炎结肠镜表现

（五）X 线钡剂灌肠检查

结肠镜检查有困难时可辅以钡剂灌肠检查，但重症者不宜进行，以免诱发中毒性巨结肠。主要 X 线征象有：①黏膜粗乱和（或）颗粒样改变；②多发性浅溃疡，表现为管壁边缘毛糙呈毛刺状或锯齿状以及见小龛影，亦可有炎症性息肉而表现为多个小的圆或卵圆形充盈缺损；③肠管缩短，结肠袋消失，肠壁变硬，可呈铅管状。

【诊断和鉴别诊断】

1. 诊断　具有持续或反复发作腹泻和黏液脓血便、腹痛、里急后重，伴有（或不伴）不同程度全身症状者，在排除急性自限性结肠炎、阿米巴痢疾、慢性血吸虫病、肠结核等感染性结肠炎及结肠克罗恩病、缺血性肠炎、放射性肠炎等基础上，具有上述结肠镜检查重要改变中至少 1 项及黏膜活检组织学所见可以诊断本病。一个完整的诊断应包括其临床类型、临床严重程度、病变范围、病情分期及并发症。对初发病例、临床表现和结肠镜改变不典型者，暂不作出诊断，须随访 3～6 个月。

2. 鉴别诊断　包括急性细菌性结肠炎、阿米巴肠炎、血吸虫病、克罗恩病、大肠癌、肠易激综合征、其他感染性肠炎（如抗生素相关性肠炎、肠结核、真菌性肠炎等）、缺血性结肠炎、放射性肠炎、过敏性紫癜、胶原性结肠炎、贝赫切特病、结肠息肉病、结肠憩室炎以及 HIV 感染合并的结肠炎等。

【治疗】

治疗目的是控制急性发作，黏膜愈合，维持缓解，减少复发，防治并发症。

（一）一般治疗

强调休息、饮食和营养。活动期患者应充分休息，给予流质或半流质饮食，重者应禁食及肠外营养支持。及时纠正水、电解质平衡紊乱，贫血者可输血，低蛋白血症者输注人血清白蛋白。对腹痛、腹泻的对症治疗，要权衡利弊，使用抗胆碱药物或止泻药如地芬诺酯（苯乙哌啶）或洛哌丁胺宜慎重，在重症患者应禁用，因有诱发中毒性巨结肠的危险。

抗生素治疗对一般病例并无指征。但对重症有继发感染者，应积极抗菌治疗，给予广谱抗生素，静脉给药，合用甲硝唑对厌氧菌感染有效。

（二）药物治疗

1. 5- 氨基水杨酸（5-ASA）　5-ASA 几乎不被吸收，可抑制肠黏膜的前列腺素合成和炎症介质白三烯的形成而发挥抗炎作用。适用于轻、中度患者或重度经糖皮质激素治疗后有缓解的患者。剂量 4 g/d，分 4 次口服。

主要包括含偶氮键的柳氮磺吡啶（SASP）和奥沙拉嗪、pH 依赖释放的美沙拉嗪。SASP 价格便宜，但不良反应较多，一类是剂量相关的不良反应如恶心、呕吐、食欲减退、头痛、可逆性男性不育等，餐后服药可减轻消化道反应；另一类不良反应属于过敏，有皮疹、粒细胞减少、自身免疫性溶血、再生障碍性贫血等，因此服药期间必须定期复查血象，一旦出现此类不良反应，应改用其他药物。口服 5-ASA 新型制剂，如奥沙拉嗪和美沙拉嗪，疗效与 SASP 相仿，但降低了不良反应，缺点是价格昂贵。

5-ASA 的灌肠剂适用于病变局限在直肠乙状结肠者，栓剂适用于病变局限在直肠者。

2. 糖皮质激素　对急性发作期有较好疗效。适用于对 5-ASA 疗效不佳的轻、中度患者，特别适用于重度患者。一般予每日口服泼尼松 0.75～1 mg/kg；重症患者先予较大剂量静脉滴注，如氢化可的松 300 mg/d 或甲泼尼龙 48 mg/d，7～10 天后改为口服泼尼松 60 mg/d。病情缓解后以每 1～2 周减少 5 mg，至 20 mg 后需适当延长减药时间至停药。减量期间加用 5-ASA 逐渐接替激素治疗。

病变局限在直肠乙状结肠者，可用琥珀酸钠氢化可的松（不能用氢化可的松醇溶制剂）100 mg 或地塞米松 5 mg 加生理盐水 100 ml 做保留灌肠，每晚 1 次。病变局限于直肠者如有

知识拓展：溃疡性结肠炎与结肠克罗恩病的鉴别

条件也可用布地奈德泡沫灌肠剂 2 mg 保留灌肠，每晚 1 次。

3. 免疫抑制剂　硫唑嘌呤或巯嘌呤可试用于对激素治疗效果不佳或对激素依赖的慢性持续型病例。对严重 UC 急性发作静脉用糖皮质激素治疗无效的病例，应用环孢素 2～4 mg/（kg·d）静脉滴注，大部分患者可取得暂时缓解而避免急诊手术。

（三）手术治疗

紧急手术指征为：并发大出血、肠穿孔及合并中毒性巨结肠，经积极内科治疗无效，且伴严重毒血症状者。择期手术指征：①并发结肠癌变；②慢性持续型病例内科治疗效果不理想而严重影响生活质量，或虽然用糖皮质激素可控制病情，但糖皮质激素不良反应太大，不能耐受者。一般采用全结肠切除加回肠肛门小袋吻合术。

【预后】

本病呈慢性过程，大部分患者反复发作，轻度及长期缓解者预后较好。急性暴发型、有并发症及年龄超过 60 岁者预后不良。慢性持续活动或反复发作频繁，预后较差，但如能合理选择手术治疗，亦可望恢复。病程漫长者癌变危险性增加，应注意随访，推荐对病程 8～10 年以上的广泛性或全结肠炎和病程 30～40 年以上的左半结肠炎、直肠乙状结肠炎患者，至少两年 1 次行监测性结肠镜检查。

二、克罗恩病

发病年龄多在 15～30 岁，但首次发作可出现在任何年龄组，男女患病率相近。本病在欧美多见，我国近年来也逐渐增多。

【病理】

克罗恩病是一种慢性炎性肉芽肿性疾病，多见于末端回肠和邻近结肠，但从口腔至肛门各段消化道均可受累。

大体形态特点为：①病变呈节段性或跳跃性，而不呈连续性；②黏膜溃疡早期呈鹅口疮样，随后溃疡增大、融合，形成纵行溃疡和裂隙溃疡，将黏膜分割呈鹅卵石样外观；③病变累及肠壁全层，肠壁增厚变硬，肠腔狭窄。

组织学特点为：①非干酪性肉芽肿，由类上皮细胞和多核巨细胞构成，可发生在肠壁各层和局部淋巴结；②裂隙溃疡，呈缝隙状，可深达黏膜下层甚至肌层；③肠壁各层炎症，伴固有膜底部和黏膜下层淋巴细胞聚集、黏膜下层增宽、淋巴管扩张及神经节炎等。

肠壁全层病变致肠腔狭窄，可发生肠梗阻。溃疡穿孔引起局部脓肿，或穿透至其他肠段、器官、腹壁，形成内瘘或外瘘。肠壁浆膜纤维素渗出、慢性穿孔均可引起肠粘连。

知识拓展：克罗恩病病理表现

【临床表现】

起病大多隐匿，从发病早期症状出现至确诊往往需数月至数年。病程呈慢性，长短不等的活动期与缓解期交替，有终生复发倾向。少数急性起病，可表现为急腹症。腹痛、腹泻和体重下降三大症状是本病的主要临床表现。

（一）消化系统表现

1. 腹痛　为最常见症状。多位于右下腹或脐周，间歇性发作，常为痉挛性阵痛伴腹鸣。常于进餐后加重，排便或肛门排气后缓解。体检常有腹部压痛，部位多在右下腹。腹痛亦可由部分或完全性肠梗阻引起，此时伴有肠梗阻症状。出现持续性腹痛和明显压痛，提示炎症波及腹膜或腹腔内脓肿形成。全腹剧痛和腹肌紧张，提示病变肠段急性穿孔。

2. 腹泻　亦为本病常见症状，腹泻先是间歇发作，病程后期可转为持续性。粪便多为糊状，一般无脓血和黏液。病变涉及下段结肠或肛门直肠者，可有黏液血便及里急后重。

3. 腹部包块　见于 10%～20% 患者，由于肠粘连、肠壁增厚、肠系膜淋巴结肿大、内瘘或局部脓肿形成所致。

4. 瘘管形成　是克罗恩病的特征性表现。瘘分内瘘和外瘘，前者可通向其他肠段、肠系膜、膀胱、输尿管、阴道、腹膜后等处，后者通向腹壁或肛周皮肤。肠段之间内瘘形成可致腹泻加重及营养不良。肠瘘通向的组织与器官因粪便污染可致继发性感染。外瘘或通向膀胱、阴道的内瘘均可见粪便与气体排出。

5. 肛门周围病变　包括肛门周围瘘管、脓肿形成及肛裂等病变。

（二）全身表现

1. 发热　与肠道炎症活动及继发感染有关。

2. 营养障碍　由慢性腹泻、食欲减退及慢性消耗等因素所致。青春期前患者常有生长发育迟滞。

（三）肠外表现

本病肠外表现与溃物性结肠炎的肠外表现相似，但发生率较高，以口腔黏膜溃疡、皮肤结节性红斑、关节炎及眼病为常见。

（四）临床分型

有助于全面估计病情和预后，制订治疗方案。

1. 临床类型　依疾病行为（B）可分为非狭窄非穿通型（B1）、狭窄型（B2）和穿通型（B3）和伴有肛周病变（P）。各型可有交叉或互相转化。

2. 病变部位（L）　可分为回肠末段（L1）、结肠（L2）、回结肠（L3）和上消化道（L4）。

3. 严重程度　根据主要临床表现的程度及并发症计算 CD 活动指数（CDAI），用于疾病活动期与缓解期区分、病情严重程度估计（轻、中、重度）和疗效评定。

【并发症】

肠梗阻、腹腔内脓肿、穿孔或大量便血。直肠或结肠黏膜受累者可发生癌变。

【实验室和其他检查】

（一）实验室检查

参见本章第一节。

（二）影像学检查

推荐行 CT 或磁共振肠道显像（CTE/MRE），可更清晰显示小肠病变，主要可见内外窦道形成，肠腔狭窄、肠壁增厚、强化，形成"木梳征"和肠周脂肪液化等征象。还可选择做胃肠钡剂造影及钡剂灌肠、腹部超声。

（三）肠镜检查

知识拓展：克罗恩病内镜表现

胶囊内镜、结肠镜及推进式小肠镜可见病变呈节段性、非对称性分布，见阿弗他溃疡或纵行溃疡、鹅卵石样改变，肠腔狭窄或肠壁僵硬，炎性息肉，病变之间黏膜外观正常。

【诊断和鉴别诊断】

1. 诊断　对慢性起病，反复发作性右下腹或脐周痛、腹泻、体重下降，特别是伴有肠梗阻、腹部压痛、腹块、肠瘘、肛周病变、发热等表现者，临床上应考虑本病。本病诊断，主要根据临床表现、影像学检查、胃肠镜检查和活组织检查所见进行综合分析。表现典型者，在充分排除各种肠道感染性或非感染性炎症疾病及肠道肿瘤后，可作出临床诊断。对初诊的不典型病例，应通过随访观察，以求明确诊断。

2. 鉴别诊断　包括肠结核、小肠恶性淋巴瘤、溃疡性结肠炎、急性阑尾炎、其他感染性肠炎、贝赫切特病、药物性肠病（如 NSAIDs）、嗜酸性粒细胞性肠炎、缺血性肠炎、放射性肠炎、胶原性结肠炎、各种肠道恶性肿瘤以及各种原因引起的肠梗阻。

【治疗】

克罗恩病的治疗原则及药物应用与溃疡性结肠炎相似，但具体实施有所不同。5-ASA 应视病变部位选择。对糖皮质激素无效或依赖的患者在克罗恩病中多见，因此免疫抑制剂、抗生素和生物制剂在克罗恩病使用较为普遍。

（一）一般治疗

必须戒烟。强调营养支持，一般给高营养低渣饮食，适当给予叶酸、维生素 B_{12} 等多种维生素。重症患者酌用要素饮食或全胃肠外营养，除营养支持外还有助诱导缓解。余同溃疡性结肠炎。

（二）药物治疗

1. 活动期

（1）5-ASA：SASP 仅适用于病变局限在结肠的轻度患者。美沙拉嗪能在回肠末段、结肠定位释放，适用于轻度回结肠型及结肠型患者。

（2）糖皮质激素：对控制病情活动有较好疗效，适用于各型中、重度患者，以及对 5-ASA 无效的中度患者。对激素无效或依赖（减量或停药短期复发）者，应考虑加用免疫抑制剂。

（3）免疫抑制剂：硫唑嘌呤或巯嘌呤适用于对激素治疗无效或对激素依赖的患者，加用这类药物后可逐渐减少激素用量乃至停用。剂量为硫唑嘌呤 $1.5 \sim 2.5$ mg/（kg·d）或巯嘌呤 $0.75 \sim 1.5$ mg/（kg·d），该类药显效时间为 $3 \sim 6$ 个月，维持用药可至 3 年或以上。严重不良反应主要是白细胞减少等骨髓抑制表现，应用时应严密监测。对硫唑嘌呤或巯嘌呤不耐受者可试换用甲氨蝶呤。

（4）抗菌药物：某些抗菌药物如硝基咪唑类、喹诺酮类药物应用于本病有一定疗效。甲硝唑对肛周病变、环丙沙星对瘘有效。上述药物长期应用不良反应多，故临床上一般与其他药物联合短期应用，以增强疗效。

（5）生物制剂：英夫利昔（infliximab）是一种抗 TNF-α 的人鼠嵌合体单克隆抗体，为促炎性细胞因子的拮抗剂，对传统治疗无效的活动性克罗恩病有效，已在临床推广使用。

2. 缓解期 用 5-ASA 或糖皮质激素取得缓解者，可用 5-ASA 维持缓解，剂量与诱导缓解的剂量相同。因糖皮质激素无效/依赖而加用硫唑嘌呤或巯嘌呤取得缓解者，继续以相同剂量硫唑嘌呤或巯嘌呤维持缓解。使用英夫利昔取得缓解者推荐继续定期使用以维持缓解。维持缓解治疗用药时间可至 3 年以上。

（三）手术治疗

手术后复发率高，故手术适应证主要是针对并发症，包括完全性肠梗阻、瘘管与腹腔脓肿、急性穿孔或不能控制的大量出血。手术方式主要是病变肠段切除。术后复发的预防，选用美沙拉嗪者应半年内进行内镜检查，一旦复发，建议用免疫抑制剂或生物制剂。预防用药推荐在术后 2 周开始，持续时间不少于 3 年。

【预后】

本病可经治疗好转，也可自行缓解。但多数患者反复发作，迁延不愈，其中部分患者在其病程中因出现并发症而手术治疗，预后较差。

案例分析 3-4-4

1. 病历摘要

患者女性，20 岁。主诉"间断腹泻、腹痛 2 年，伴发热、血便 1 周"。

患者 2 年前开始无明显诱因反复腹泻，排便 $3 \sim 5$ 次/日，为黄稀便，时有下腹痛及排便不尽感，症状反复，未系统诊治。近 1 周上述症状复发，粪便为黄稀便中混有鲜血或鲜血便，每日排便 $6 \sim 10$ 次，伴发热（体温最高达 39℃）、左下腹痛，口服"左氧氟沙星及黄连素"无效。发病以来，食欲减退，尿量及尿色正常，体重减轻约 5 kg。既往有关节炎史。其余病史无特殊。

查体：T 38.5℃，P 106 次 / 分，R 18 次 / 分，BP 100/60 mmHg。贫血貌，巩膜无黄染，浅表淋巴结未触及。双肺查体无异常，心率 106 次 / 分，律齐。腹软，左下腹压痛（＋），无反跳痛，肝、脾未触及，肠鸣音活跃。双下肢无水肿。

实验室检查：血常规 Hb 86 g/L，RBC 2.9×10^9/L，WBC 12.9×10^9/L，N 0.87，Plt 300×10^9/L。便常规：镜检 WBC 5 ～ 15/ 高倍视野，RBC 满视野，隐血阳性。乙状结肠镜结果示：所见乙状结肠以远肠壁弥漫性充血糜烂，伴浅表溃疡形成，血管纹理消失，质脆易出血（见图 3-4-1）。

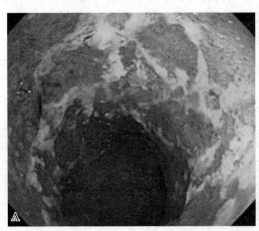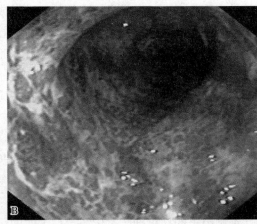

图 3-4-1　患者肠镜图片
A. 直肠　B. 乙状结肠

2. 思考题

根据以上病历摘要，请写出初步诊断、诊断依据、鉴别诊断、进一步检查与治疗原则。

案例分析 3-4 参考答案

（肖英莲　匡　铭）

第五节　肝　硬　化

肝硬化（hepatic cirrhosis）是由一种或多种原因引起的、以肝组织弥漫性纤维化、假小叶和再生结节为组织学特征的进行性慢性肝病。临床上，起病隐匿，晚期以肝功能减退和门静脉高压为特征。

【病因】

在我国以病毒性肝炎为主，欧美国家以酒精性肝硬化多见。

1. 病毒性肝炎　乙型肝炎病毒（HBV）感染最常见，其次为丙型肝炎病毒（HCV）感染。

2. 酒精　长期大量饮酒（一般为每日摄入酒精 40 g，达 10 年以上），乙醇及其代谢产物（乙醛）的毒性作用，引起酒精性肝炎，继而可发展为肝硬化。

3. 胆汁淤积　各种病因导致的肝内外胆道梗阻。

4. 循环障碍　肝静脉和（或）下腔静脉阻塞（布加综合征）、慢性心力衰竭及缩窄性心包炎等。

5. 药物或化学毒物 长期服用肝损害药物或接触四氯化碳、砷等化学毒物。

6. 免疫疾病 自身免疫性肝炎、其他风湿性疾病累及肝。

7. 寄生虫感染 血吸虫、肝吸虫等感染。

8. 遗传和代谢性疾病 先天性酶缺陷疾病，致使某些物质不能被正常代谢而沉积在肝内，如肝豆状核变性（铜沉积）、血色病（铁沉积）、α_1-抗胰蛋白酶缺乏症等。

9. 营养障碍 营养不良、多种慢性疾病导致消化吸收不良、肥胖或糖尿病等。

10. 原因不明 部分患者无法用目前认识的病因解释肝硬化的发生，称为隐源性肝硬化。

【病理】

在大体形态上，肝早期肿大、晚期明显缩小，质地变硬，外观呈棕黄色或灰褐色，表面有弥漫性大小不等的结节和塌陷区。切面见肝正常结构被圆形或近圆形的岛屿状结节代替，结节周围有灰白色的结缔组织间隔包绕。在组织学上，正常肝小叶结构被假小叶所代替。假小叶由再生肝细胞结节（或）及残存肝小叶构成，内含 2～3 个中央静脉或一个偏在边缘部的中央静脉。假小叶内肝细胞有不同程度变性甚至坏死。汇管区因结缔组织增生而增宽，其中可见程度不等的炎症细胞浸润，并有小胆管样结构（假胆管）。

【临床表现】

起病隐匿，病程发展缓慢，临床上分为肝功能代偿期和失代偿期。

代偿期：大部分患者无症状或症状轻微。可有乏力、食欲减退、腹部不适、消化不良和腹泻等。患者营养状况一般，可触及轻中度肿大的脾。肝功能检查正常或仅有轻度酶学异常。

失代偿期：症状较明显，主要有肝功能减退和门静脉高压两类临床表现。

（一）肝功能减退

1. 全身症状 乏力为早期症状，体重下降、不规则低热、营养不良、低白蛋白血症、贫血。

2. 消化道症状 食欲不振为常见症状，可有恶心，偶伴呕吐。腹胀亦常见，与胃肠积气、腹水和肝脾大等有关，腹水量大时，腹胀成为患者最难忍受的症状。腹泻往往表现为对脂肪和蛋白质耐受差，稍进油腻肉食即易发生腹泻。部分患者有腹痛，多为肝区隐痛，当出现明显腹痛时要注意合并肝癌、原发性腹膜炎、胆道感染、消化性溃疡等情况。黄疸多为肝细胞性黄疸。

3. 出血倾向 可有牙龈出血、鼻出血、皮肤紫癜、女性月经过多等，主要与肝合成凝血因子减少及脾功能亢进所致血小板减少有关。

4. 与内分泌紊乱有关的症状 肝掌、蜘蛛痣，男性可有性功能减退、男性乳房发育，女性可发生闭经、不孕。肝硬化患者糖尿病发病率增加。严重肝功能减退易出现低血糖。

（二）门静脉高压（portal hypertension）

多属于肝内型，门静脉高压常导致食管胃底静脉曲张出血、腹水、脾大、脾功能亢进、肝肾综合征、肝肺综合征等，被认为是继病因之后推动肝功能减退的重要病理生理环节，是肝硬化重要死因之一。

1. 腹水 肝硬化腹水形成是门静脉高压和肝功能减退共同作用的结果，为肝硬化肝功能失代偿期最突出的临床表现，涉及多种因素，主要有：门静脉压力升高、低白蛋白血症导致的血浆胶体渗透压下降、有效血容量不足、肝对醛固酮和抗利尿激素灭活作用减弱、肝淋巴量超过淋巴循环引流的能力。

2. 门–体侧支循环开放 持续门静脉高压，机体代偿性脾功能亢进，出现肝内、外分流。主要侧支循环有：①食管和胃底静脉曲张；②腹壁静脉曲张；③痔静脉扩张；④腹膜后吻合支曲张。

3. 脾功能亢进及脾大 脾因长期淤血而肿大，可发生脾功能亢进，表现为外周血白细胞、红细胞和血小板减少。

（三）体征

患者呈肝病病容，面色黝黑而无光泽。晚期患者消瘦、肌肉萎缩。皮肤可见蜘蛛痣、肝掌、男性乳房发育。腹壁静脉以脐为中心显露至曲张，严重者脐周静脉突起呈水母状并可闻及静脉杂音。黄疸提示肝功能储备已明显减退，黄疸呈持续性或进行性加深提示预后不良。腹水伴或不伴下肢水肿是失代偿期肝硬化最常见表现，部分患者可伴肝性胸水，以右侧多见。

肝早期肿大可触及，质硬而边缘钝；后期缩小，肋下常触不到。半数患者可触及肿大的脾，常为中度，少数重度。

【并发症】

（一）上消化道出血

1. 食管胃底静脉曲张破裂出血　为最常见并发症。多突然发生呕血和（或）黑便，常为大量出血，引起出血性休克，可诱发肝性脑病。在血压稳定、出血暂停时内镜检查可以确诊。

2. 消化性溃疡和急性出血性糜烂性胃炎

3. 门脉高压性胃病引起

（二）胆石症

肝硬化患者胆结石发生率增高。

（三）感染

肝硬化患者免疫功能低下，常并发感染，如呼吸道、胃肠道、泌尿道感染等而出现相应症状。

1. 自发性细菌性腹膜炎（spontaneous bacterial peritonitis，SBP）　是指因非腹内脏器感染引发的急性细菌性腹膜炎，是肝硬化常见的一种严重的并发症，其发病率颇高。病原菌多为来自肠道的革兰氏阴性菌。临床表现为发热、腹痛、短期内腹水迅速增加，体检发现轻重不等的全腹压痛和腹膜刺激征。血常规检查白细胞升高。部分患者上述临床表现不典型，而表现为肝功能迅速恶化，发生低血压或休克，可诱发肝性脑病，应予注意。腹水检查如白细胞$> 500 \times 10^6$/L 或多形核白细胞（polymorphonuclear leukocyte，PMN）$> 250 \times 10^6$/L，可诊断 SBP，腹水细菌培养有助确诊。

2. 胆道感染

3. 肺部、肠道和尿路感染

（四）门静脉血栓形成或海绵样变

如果血栓缓慢形成，可无明显的临床症状。如发生门静脉急性完全阻塞，可出现剧烈腹痛、腹胀、血便、休克，脾迅速增大和腹水迅速增加。

（五）电解质和酸碱平衡紊乱

肝硬化患者常见的电解质和酸碱平衡紊乱有：①低钠血症；②低钾低氯血症；③酸碱平衡紊乱如呼吸性碱中毒或代谢性碱中毒。

（六）肝肾综合征（hepatorenal syndrome，HRS）

HRS 是指发生在严重肝病基础上的肾衰竭，但肾本身并无器质性损害，故又称功能性肾衰竭。HRS 诊断标准：①肝硬化合并腹水；②血肌酐升高> 133 μmol/L（1.5 mg/dl）；③在应用白蛋白扩张血容量并停用利尿剂至少 2 天后血肌酐不能降至 133 μmol/L 以下，白蛋白推荐剂量为 1 g/（kg·d），最大可达 100 g/d；④无休克；⑤近期未使用肾毒性药物；⑥不存在肾实质疾病如蛋白尿> 500 mg/d、镜下血尿（红细胞> 50/ 高倍视野）和（或）超声检查发现肾异常。HRS 诊断时应与血容量不足引起的肾前性氮质血症、尿路梗阻、各种病因所致的器质性急、慢性肾衰竭鉴别。

（七）肝肺综合征（hepatopulmonary syndrome，HPS）

肝肺综合征是指发生在严重肝病基础上的低氧血症，主要与肺内血管扩张相关，而既往无心肺疾病基础。临床特征为严重肝病、肺内血管扩张、低氧血症 / 肺泡 – 动脉氧梯度增加的三联征。

（八）原发性肝细胞癌

肝硬化特别是病毒性肝炎肝硬化和酒精性肝硬化发生肝细胞癌的危险性明显增高。当患者出现肝区疼痛、肝大、血性腹水、无法解释的发热时要考虑此病，血清甲胎蛋白升高及 B 超提示肝占位性病变时应高度怀疑，CT 可确诊。

（九）肝性脑病

肝性脑病是本病最严重的并发症，亦是最常见的死亡原因，主要临床表现为性格行为失常、意识障碍、昏迷。

【实验室和其他检查】

（一）血常规

初期多正常，以后可有轻重不等的贫血。有感染时白细胞升高，但因合并脾功能亢进，需要与自身以往白细胞水平相比较。脾功能亢进时白细胞、红细胞和血小板计数减少。

（二）尿常规

一般正常，有黄疸时可出现胆红素，并有尿胆原增加。

（三）便常规

消化道出血时出现肉眼可见的黑便，门脉高压性胃病引起的慢性出血，便隐血试验阳性。

（四）肝功能试验

代偿期大多正常或仅有轻度的酶学异常，失代偿期发生普遍的异常，且其异常程度往往与肝的储备功能减退程度相关。

1. 血清酶学检测 转氨酶升高与肝的炎症、坏死相关。一般为轻至中度升高，以 ALT 升高较明显，肝细胞严重坏死时则 AST 升高更明显。GGT 及 ALP 也可有轻至中度升高。

2. 蛋白质代谢 血清白蛋白下降、球蛋白升高，A/G 倒置，血清蛋白电泳显示以 γ- 球蛋白增加为主。

3. 凝血酶原时间 不同程度延长，且不能为注射维生素 K 所纠正。

4. 胆红素代谢 肝储备功能明显下降时出现总胆红素升高，结合胆红素及非结合胆红素均升高，仍以结合胆红素升高为主。

5. 其他 ①反映肝纤维化的血清学指标：包括Ⅲ型前胶原氨基末端肽（P Ⅲ P）、Ⅳ型胶原、透明质酸、层粘连蛋白等，上述指标升高及其程度可反映肝纤维化存在及其程度，但要注意这些指标会受肝的炎症、坏死等因素影响；②失代偿期可见总胆固醇特别是胆固醇酯下降；③定量肝功能试验：包括吲哚菁绿（ICG）清除试验、利多卡因代谢产物（MEGX）生成试验，可定量评价肝储备功能，主要用于对手术风险的评估。

（五）血清免疫学检查

1. 乙、丙、丁病毒性肝炎血清标记物 有助于分析肝硬化病因。

2. 甲胎蛋白（AFP） 明显升高提示合并原发性肝细胞癌。但需注意肝细胞严重坏死时 AFP 亦可升高，但往往伴有转氨酶明显升高，且随转氨酶下降而下降。

3. 血清自身抗体测定 自身免疫性肝炎引起的肝硬化可检出相应的自身抗体。

（六）影像学检查

1. 腹部超声检查 B 型超声可提示肝硬化，但不能作为确诊依据，而且约 1/3 的肝硬化患者超声检查无异常发现。B 超常示肝表面不光滑、肝叶比例失调（右叶萎缩、左叶及尾叶增大）、肝实质回声不均匀等提示肝硬化改变的超声图像，以及脾大、门静脉扩张等提示门静脉高压的超声图像，还能检出体检难以检出的少量腹水。B 超可检出原发性肝癌，可作为初筛检查。

2. CT 和 MRI　CT 对肝硬化的诊断价值与 B 超相似，但对肝硬化合并原发性肝癌的诊断价值则高于 B 超，当 B 超筛查疑合并原发性肝癌时常需 CT 进一步检查，诊断仍有疑问者，可配合 MRI 检查（普美显造影）综合分析。

（七）内镜检查

内镜检查可确定有无食管胃底静脉曲张，并对其出血的风险性进行评估。

（八）肝穿刺活组织检查

肝穿刺活组织检查具确诊价值，尤适用于代偿期肝硬化的早期诊断、肝硬化结节与小肝癌鉴别及鉴别诊断有困难的其他情况者。

（九）腹腔镜检查

通过腹腔镜检查能直接观察肝、脾等腹腔脏器及组织，并可在直视下取活检，对诊断有困难者有价值。

（十）腹水检查

新近出现腹水者、原有腹水迅速增加原因未明者及疑似合并 SBP 者应做腹腔穿刺，抽腹水做常规检查、腺苷脱氨酶（ADA）测定、细菌培养及细胞学检查。无合并 SBP 的肝硬化腹水为漏出液性质，血清 – 腹水白蛋白梯度（SAAG）＞ 11 g/L；合并 SBP 时则为渗出液或中间型，腹水白细胞及 PMN 增高、细菌培养阳性，如前述。腹水呈血性应高度怀疑癌变，细胞学检查有助诊断。

（十一）门静脉压力测定

经颈静脉插管测定肝静脉楔入压与游离压，二者之差为肝静脉压力梯度（HVPG），反映门静脉压力。正常多小于 5 mmHg，大于 10 mmHg 则为门脉高压症。

【诊断和鉴别诊断】

1. 诊断

（1）确定有无肝硬化：临床诊断肝硬化通常依据肝功能减退和门静脉高压同时存在的证据。影像学所见肝硬化的征象有助于诊断。当以上证据不充分时，肝活检若见假小叶形成，可建立诊断。

（2）寻找肝硬化病因。

（3）肝功能分级、并发症：完整的诊断应包括病因、病期、病理和并发症，如"乙型病毒性肝炎肝硬化（失代偿期），合并食管静脉曲张破裂出血"的诊断。同时，对肝储备功能的评估不但有助预后估计，且对治疗方案的选择具有重要意义，临床常用 Child-Pugh 分级来评估（表 3-4-1）。

表3-4-1　肝功能Child-Pugh分级

项目	分数		
	1	2	3
肝性脑病（级）	无	Ⅰ～Ⅱ	Ⅲ～Ⅳ
腹水	无	少量，易消退	中～大量，难消退
胆红素（μmol/L）	＜ 34	34～51	＞ 51
白蛋白（g/L）	＞ 35	28～35	＜ 28
凝血酶原时间（秒）	≤ 14	15～17	≥ 18

注：A 级：≤ 6 分；B 级：7～9 分；C 级：≥ 10 分

2. 鉴别诊断

（1）肝、脾大的鉴别诊断：如血液病、代谢性疾病引起的肝、脾大，必要时可做肝穿刺活检。

（2）腹水的鉴别诊断：腹水有多种病因，如结核性腹膜炎、缩窄性心包炎、慢性肾小球肾炎等。根据病史及临床表现、有关检查及腹水检查，与肝硬化腹水鉴别并不困难，必要时做腹腔镜检查常可确诊。

（3）肝硬化并发症的鉴别诊断：如上消化道出血、肝性脑病、肝肾综合征等的鉴别诊断见有关章节。

【治疗】

本病目前无特效治疗，关键在于早期诊断，针对病因给予相应处理，阻止肝硬化进一步发展，后期积极防治并发症，及至终末期则只能依赖于肝移植。

（一）保护或改善肝功能

1. 去除或减轻病因　病毒性肝炎患者需行抗病毒治疗，如 HBV 肝硬化者，当 HBV DNA 阳性，都应予抗 HBV 治疗。针对其他病因进行相应治疗。

2. 慎用损伤肝的药物

3. 维护肠内营养　应进食易消化的食物，以糖类为主，辅以多种维生素。

4. 保护肝细胞　胆汁淤积患者，需解除胆道梗阻后，可使用退黄药物（熊去氧胆酸、腺苷蛋氨酸等）；其他保护肝细胞的药物还有多烯磷脂酰胆碱、还原性谷胱甘肽、甘草酸二铵等。

（二）门静脉高压症状及其并发症治疗

1. 腹水的治疗

（1）限制钠和水的摄入：摄入水量在 500 ～ 1000 ml/d，钠摄入量限制在 500 ～ 800 mg/d（氯化钠 1.2 ～ 2 g/d）.

（2）利尿剂：临床常用的利尿剂为螺内酯和呋塞米（保钾和排钾），剂量比例约为 100：40。先用螺内酯 40 ～ 80 mg/d，4 ～ 5 天后视利尿效果加用呋塞米 20 ～ 40 mg/d，以后再视利尿效果分别逐步加大两药剂量（最大剂量螺内酯 400 mg/d，呋塞米 160 mg/d）。理想的利尿效果为每天体重减轻 0.3 ～ 0.5 kg（无水肿者）或 0.8 ～ 1 kg（有下肢水肿者）。难治性腹水（refractory ascites）定义为饮食限钠和使用最大剂量利尿剂（螺内酯 400 mg/d 加上呋塞米 160 mg/d）而腹水仍无减退。

（3）经颈静脉肝内门体分流术（TIPS）：是一种以血管介入方法在肝内的门静脉分支与肝静脉分支间建立分流通道。该法能有效降低门静脉压，可用于治疗门静脉压增高明显的难治性腹水，但易诱发肝性脑病，故不宜作为治疗的首选。

（4）大量排放腹水加输注白蛋白：一般每放腹水 1000 ml，则输注白蛋白 80 g。

（5）自发性腹膜炎：选择肝毒性小的、针对革兰氏阴性杆菌兼顾革兰氏阳性球菌的抗生素，如头孢哌酮或喹诺酮类药物等，用药时间至少 2 周。

2. 食管胃底静脉曲张破裂出血的治疗及预防

（1）一级预防：针对尚未出血者，包括对因治疗、口服抑酸药物、非选择性 β 受体拮抗剂、内镜套扎治疗。

（2）二级预防：针对已发生过出血者。TIPS、内镜下治疗（套扎术、硬化剂或组织胶注射）、血管介入栓塞术、外科断流术。以及口服抑酸药物、非选择性 β 受体拮抗剂。

（三）其他并发症的治疗

1. 门静脉血栓形成　视不同时机选择抗凝治疗、溶栓治疗、TIPS 等。

2. 肝肾综合征　积极防治 HRS 的诱发因素，如感染、上消化道出血、水电解质紊乱、大剂量利尿剂等，避免使用肾毒性药物，是预防 HRS 发生的重要措施。肝移植是唯一能使患者长期存活的疗法。在等待肝移植过程中，可采用以下措施保护肾功能：静脉补充白蛋白、使用血管加压素、TIPS、血液透析以及人工肝支持等。

3. 肝肺综合征　本症目前无有效内科治疗，吸氧及高压氧舱适用于轻型、早期患者，但不能改变自然病程。肝移植为唯一治疗选择。

4. 肝性脑病　去除诱因，减少肠内氮源性毒物的生成和吸收，促进体内氨的代谢，调节神经递质等。

（四）门静脉高压症的手术治疗

手术方式包括治疗门静脉高压的各种分流、断流及限流术。

（五）肝移植

肝移植是对晚期肝硬化治疗的最佳选择，掌握手术时机及尽可能充分做好术前准备可提高手术存活率。

【预后】

肝硬化的预后与病因、肝功能代偿程度及并发症有关。酒精性肝硬化、胆汁性肝硬化、肝淤血等引起的肝硬化，如能在肝硬化进展至失代偿期前予以消除病因，则病变可趋静止，相对于病毒性肝炎肝硬化和隐源性肝硬化好。Child-Pugh 分级与预后密切相关，A 级最好，C 级最差。死亡原因常为肝性脑病、肝肾综合征、食管胃底静脉曲张破裂出血等并发症。肝移植的开展已明显改善了肝硬化患者的预后。

案例分析 3-4-5

1. 病历摘要

患者男，56 岁。主诉：反复乏力、纳差伴腹胀 20 年，呕血 1 天。

现病史：患者于 20 年前，因乏力、纳差、身目黄染等不适，在当地医院就诊，发现乙肝两对半"HBsAg，HBeAg，HBcAb 阳性"，伴有 ALT 升高，胆红素升高，在当地医院治疗后好转出院（具体不详）。此后未定期随诊。有时自觉乏力等不适时，在当地医院查 ALT 升高，自服中草药或在当地医院门诊不规范治疗。病情反复发作，但患者未予重视。2 年前起，患者多次因"乏力、纳差症状加重，伴有腹胀、低热等不适"，在外院以"肝硬化伴自发性腹膜炎"给予诊治（具体不详），症状好转后出院。入院前 1 天，患者无明显诱因出现呕血 3 次，每次量为 300 ~ 500 ml，排柏油样粪便 3 次，共约 1000 ml，伴有头晕、胸闷、乏力、口干、尿少、面色苍白等不适。近 1 天来，患者神志淡漠，伴有腹胀加重，低热，为进一步诊治收入我院。患者起病以来，无体重明显下降，无肝区疼痛等不适。无酗酒史，无进食生鱼史，无注射毒品或纹身史。余既往史、个人史及家族史无特殊或不详。

体格检查：T 38.2℃，BP 90/50 mmHg，P 110 次 / 分，R 20 次 / 分。神志淡漠，应答尚好。计算力、理解力和定向力基本正常。皮肤黏膜苍白，无黄染，可见肝掌，胸前皮肤可见数个蜘蛛痣。淋巴结未触及。除上所述外，心肺无特殊。腹部呈蛙状腹，无明显的压痛和反跳痛。肝肋下未及，脾稍大。肝区无叩击痛，腹水征阳性，肠鸣音稍弱。神经系统检查无特殊。

2. 思考题

根据以上病历摘要，请写出初步诊断、诊断依据、鉴别诊断、进一步检查与治疗原则。

案例分析 345 参考答案

（肖英莲　匡　铭）

第六节　胰　腺　炎

急性胰腺炎（acute pancreatitis）是一种常见的急腹症，是指多种病因引起的胰酶激活，继以胰腺局部炎症反应为主要特征，病情较重者可发生全身炎症反应综合征（systemic inflammatory response syndrome，SIRS）并可伴有器官功能障碍的疾病。按病理分类为水肿性和出血坏死性，前者仅表现为胰腺水肿，临床多见，常呈自限性（self-limiting），预后良好；后者出现胰腺坏死，并发腹膜炎、休克，继发全身多器官功能衰竭，病死率高。

慢性胰腺炎（chronic pancreatitis，CP）是一种由遗传、环境等因素引起的胰腺组织进行性慢性炎症性疾病，其病理特征为胰腺腺泡萎缩、破坏和间质纤维化。临床以反复发作的上腹部疼痛，胰腺内、外分泌功能不全为主要表现，可伴有胰管结石、胰腺实质钙化、胰管狭窄、胰管不规则扩张、胰腺假性囊肿形成等。

【病因】

（一）急性胰腺炎

1. 胆道疾病　胆囊炎、胆石症等。

2. 酗酒和暴饮暴食

3. 十二指肠液反流　穿透性十二指肠溃疡、十二指肠憩室。十二指肠炎症狭窄、胰腺沟突部肿瘤、胃大部切除术后输入袢梗阻等。

4. 其他因素　外伤、手术操作、高脂血症、高血压、妊娠有关的代谢，某些药物也可引起胰腺炎发作。

（二）慢性胰腺炎

长期大量饮酒和吸烟是慢性胰腺炎最常见的危险因素，乙醇和烟草对胰腺具有直接毒性作用。此外，遗传、自身免疫、各种原因造成的胰管梗阻均可能与本病发生有关，有少部分慢性胰腺炎病因不明。

【病理及发病机制】

（一）急性胰腺炎

急性胰腺炎的发病机制复杂，目前尚未完全阐明。大多数研究者认为急性胰腺炎是腺泡内胰酶异常激活的结果。腺泡内的胰酶激活诱导胰腺实质的自身消化，在此基础上腺泡细胞释放炎性细胞因子，可引起炎症的级联反应。严重时胰腺局部可发生出血和坏死，继而引起全身炎症反应综合征（SIRS），甚至多脏器功能衰竭。

基本病理改变是胰腺呈不同程度的水肿、充血、出血和坏死。

1. 急性水肿性胰腺炎　病变轻，多局限在体尾部。胰腺肿胀变硬，充血，被膜紧张，胰周可有积液。腹腔内的脂肪组织，特别是大网膜可见散在粟粒状或斑块状的黄白色皂化斑，腹水为淡黄色。

2. 急性出血坏死性胰腺炎　病变以胰腺实质出血、坏死为特征。胰腺肿胀，呈暗紫色，分叶结构模糊，坏死灶呈灰黑色，严重者整个胰腺变黑。腹腔内可见皂化斑和脂肪坏死灶，腹膜后可出现广泛组织坏死。腹腔内或腹膜后有咖啡色或暗红色血性液体或血性混浊渗液。

（二）慢性胰腺炎

肉眼观，胰腺呈结节状，质较硬。切面可见胰腺间质纤维组织增生，胰管扩张，管内偶见有结石形成。有时可见胰腺实质坏死，坏死组织液化后，被纤维组织包围形成假囊肿。镜下，可见胰腺小叶周围和腺泡间纤维组织增生或广泛纤维化，腺泡和胰腺组织萎缩、消失，间质有淋巴细胞、浆细胞浸润。

【临床表现】

（一）急性胰腺炎

1. 症状   常在饱餐或饮酒后突然发作腹痛，呈刀割样或绞痛、持续性疼痛，阵发性加重。腹痛位置以上腹正中或上腹偏左为多。多向腰背部放射，以左侧为著。胆源性者疼痛在右上腹为重。病变累及全胰时，疼痛范围较宽并呈束带状向腰背部放射。普通型腹痛 3～5 天减轻，出血坏死性腹痛延续较长，疼痛可弥漫至全腹部。起病初始即有频繁呕吐，常与腹痛伴发。急性水肿性胰腺炎可不发热或轻度发热，如无胆道感染不伴寒战。出血坏死性伴感染时体温较高，持续不退，体温 40℃左右。出血坏死性胰腺炎患者可有出血性休克，患者出现脉搏细速、血压下降、烦躁不安、面色苍白、腹部和腰部大片瘀斑、四肢湿冷。严重者可出现 DIC。

2. 体征   急性水肿性胰腺炎时常无明显肌紧张，压痛多局限于上腹部。偶见腰肋部皮下瘀斑征（Grey -Turner 征）和脐周皮下瘀斑征（Cullen 征）。出血坏死性胰腺炎腹膜炎体征明显，范围广，可由上腹延及全腹，移动性浊音多为阳性，肠鸣音减弱或消失。

3. 实验室检查

（1）血、尿淀粉酶测定：急性胰腺炎患者血清淀粉酶在发病后 1～2 小时即开始增高，至 24 小时达最高峰，4～5 天后逐渐降至正常，尿淀粉酶在发病后 24 小时开始增高，48 小时达高峰，维持 5～7 天。血淀粉酶值超过 500 苏氏（Somogyi）单位（正常值 40～180 Somogyi 单位），尿淀粉酶值也明显升高（正常值 80～300 Somogyi 单位），有诊断价值。

（2）血清脂肪酶测定：发病后 24 小时开始升高，可持续 5～10 天。因其下降迟，对较晚就诊者测定该值有助诊断。

（3）其他项目：白细胞计数一般为（10～20）×10⁹/L 之间，如感染严重则计数偏高，并出现明显核左移。部分患者尿糖增高，严重者尿中有蛋白质、红细胞及管型。在发病后 2 天血钙开始下降，重者血钙低于 1.75 mmol/L（7 mg/dl）以下，提示病情严重，预后不良。

4. 影像学检查

（1）胸腹部 X 线检查：腹部可见局限或广泛性肠麻痹（无张力性小肠扩张充气、左侧横结肠扩大积气）。小网膜囊内积液积气。胰腺周围有钙化影。还可见膈肌抬高，胸腔积液，偶见盘状肺不张，出现 ARDS 时肺野呈"毛玻璃状"。

（2）B 超与 CT：均能显示胰腺肿大轮廓，渗液的多少与分布，对假性胰腺囊肿、脓肿也可显示。

（二）慢性胰腺炎

腹痛最常见。常为上腹部疼痛，可向腰背部放射。疼痛持续的时间较长。可有食欲减退和体重下降。胰腺外分泌功能不全早期可无任何临床症状，后期可出现体重减轻、营养不良、脂肪泻等。通常将腹痛、体重下降、糖尿病和脂肪泻称之为慢性胰腺炎的四联症。部分患者可因胰头纤维增生压迫胆总管而出现黄疸。可出现假性囊肿、胆总管狭窄、十二指肠梗阻、胰瘘、胰源性门静脉高压、胰源性胸腹水、假性动脉瘤等并发症。

【并发症】

主要指急性胰腺炎。

1. 局部并发症   ①急性胰周液体积聚；②胰腺假性囊肿；③急性坏死物积聚；④包裹性坏死；⑤其他：包括胸腔积液、胃流出道梗阻、消化道瘘、腹腔或消化道出血、脾静脉或门静脉血栓形成等。

2. 全身并发症   包括 SIRS、脓毒症、多器官功能障碍综合征及腹腔间隔室综合征等并发症。

【诊断】

（一）急性胰腺炎

临床标准符合以下 3 项特征中的 2 项，即可诊断为急性胰腺炎：①与急性胰腺炎临床表现相符合的腹痛；②血清淀粉酶和（或）脂肪酶活性至少高于正常上限值 3 倍；③符合急性胰腺炎的影像学改变。

（二）慢性胰腺炎

主要依据典型的影像学改变及病理学改变，其次根据典型临床表现也可考虑本病的可能。反复发作上腹疼痛，血淀粉酶异常，胰腺内外分泌功能不全，粪便检查可发现脂肪滴，有脂肪泻。超声可见胰腺内高回声病变（考虑结石），或胰管不规则扩张伴胰腺形态不规则改变。X 线平片可显示胰腺钙化或胰管结石。CT 扫描可见胰管结石，胰实质多发钙化，胰腺实质密度改变，显示主胰管全程不规则扩张伴胰腺形态不规则改变；还可发现慢性胰腺炎的合并症如胰腺假性囊肿，十二指肠受压和胰源性门脉高压等。MRCP 能显示主胰管不规则扩张和全胰散在不同程度的分支胰管不规则扩张。ERCP 显示主胰管完全或部分梗阻（胰管结石或蛋白栓），伴上游主胰管和分支胰管不规则扩张。组织学检查可见胰腺外分泌实质减少伴不规则纤维化。

【治疗】

（一）急性胰腺炎

1. 非手术治疗

（1）禁食、胃肠减压：可防止呕吐，减轻腹胀，增加回心血量。

（2）补液、防治休克：静脉输液，补充电解质，纠正酸中毒，预防和治疗低血压，维持循环稳定，改善微循环。

（3）镇痛、解痉：诊断明确后使用。

（4）抑制胰腺分泌：使用抑酸和抑胰酶制剂。

（5）营养支持：禁食期靠全肠外营养。

（6）抗生素应用：对重症胰腺炎，静脉使用广谱抗生素。

（7）中医治疗。

2. 手术治疗　最常用的是坏死组织清除加引流术。胆源性胰腺炎应积极治疗原发病。

（二）慢性胰腺炎

1. 非手术治疗

（1）病因治疗：治疗胆源性疾病，戒酒。

（2）饮食疗法：高蛋白、低脂饮食。

（3）补充胰酶：首选肠溶包衣胰酶制剂。

（4）控制糖尿病：怀疑存在胰岛素抵抗的患者，排除禁忌后可选用二甲双胍治疗。口服药物效果不佳时改为胰岛素治疗。对于合并严重营养不良患者，首选胰岛素治疗。

（5）内镜介入治疗：内镜治疗的主要适应证为胰管结石、胰管狭窄、胰腺假性囊肿、胆管狭窄等，有利于缓解胰源性疼痛，改善患者生活质量。

（6）适当运动。

2. 手术治疗　目的主要在于减轻疼痛，延缓疾病发展，不能根治。

（1）胰管引流术。

（2）胰腺切除术。

（3）联合术式。

案例分析 3-4-6

1. 病历摘要

患者男性，56 岁，因"饱餐后上腹痛伴恶心 1 天，加剧 1 小时"于 2019 年 4 月 10 日入院。

患者 1 天前进食油腻食物后出现上腹痛，呈持续性胀痛，向背部放射，伴恶心。自服头孢克肟不缓解。1 小时前腹痛加剧，伴恶心及呕吐，且腹胀明显，食欲下降。无明显发热。

体格检查：T 36.8℃，P 98 次/分，R 20 次/分，BP 130/85 mmHg，急性病容，皮肤巩膜无黄疸，腹部稍膨隆，未见胃肠型，全腹软，上腹压痛、反跳痛，Murphy 征（＋），肝、脾未触及，肝区无叩痛，移动性浊音（－），肠鸣音减弱。

实验室检查：①血常规：WBC 14.6×10⁹/L，N 0.89，中性粒细胞 9.56×10⁹/L。②尿常规：潜血（－），尿胆原（－）；③肝功能：总胆红素（TBIL）14.6 μmol/L（正常值 5.0～19.0 μmol/L），直接胆红素（DB）5.8 μmol/L（正常值 2.0～7.0 μmol/L）；④血淀粉酶 578（Somogyi）（正常值 40～110 Somogyi 单位），脂肪酶 220（Somogyi）（正常值 30～109 Somogyi 单位），尿淀粉酶 495（Somogyi）（正常值 80～300 Somogyi 单位）。

辅助检查：①B 超：表现为胰腺呈弥漫性肿大，回声减低，严重时缺水。②CT：胆囊饱满，壁不厚，胆总管不宽，胰腺边界模糊，周围少量渗出，胰腺密度不均匀。

2. 思考题

（1）本病应诊断为何种疾病？

（2）需与哪些疾病鉴别？

案例分析346参考答案

（董 擂）

第七节　消化道出血

消化道出血是指从食管到肛门之间的消化道出血，按照出血部位可分为上、中、下消化道出血，其中 60%～70% 的消化道出血源于上消化道。消化道出血的临床表现为呕血、黑便或血便等，轻者可无症状，仅在实验室检查时发现，急性大量出血者伴有贫血及血容量减少，可引起急性周围循环障碍，是临床常见的急症，病情严重者可危及生命。

【部位与病因】

1. 上消化道出血（upper gastrointestinal bleeding，UGIB）　指屈氏韧带近端的消化道，包括食管、胃、十二指肠、胆管和胰管等病变引起的出血。常见病因为消化性溃疡、食管胃底静脉曲张破裂、急性糜烂出血性胃炎、上消化道肿瘤及胆道出血等。其他病因有：食管疾病，如食管贲门黏膜撕裂综合征（Mallory-Weisstear）、食管损伤（器械检查、异物或放射性损伤、强酸、强碱等化学剂所致）、食管憩室炎、主动脉瘤破入食管等；胃十二指肠疾病，如胃癌、胃血管异常（血管瘤、动静脉畸形、胃黏膜下恒径动脉破裂又称 Dieularoy 病变等）、其他肿瘤（胃息肉、胃间质瘤、平滑肌肉瘤、淋巴瘤等）、异物或放射性损伤、胃手术后病变（吻合口溃疡、吻合口或残胃黏膜糜烂、残胃癌）、十二指肠憩室、促胃液素瘤等，门静脉高压引起的门脉高压性胃病；上消化道邻近器官或组织的疾病，如术后胆总管引流管造成的胆道受压坏死，肝癌、肝脓肿或肝血管瘤破入胆道；胰腺疾病累及十二指肠（胰腺癌，急性胰腺炎并发脓肿溃破）。

2. 中消化道出血（mid-gastrointestinal bleeding，MGIB） 指屈氏韧带至回盲部之间的小肠出血。病因包括：肠道各种良恶性肿瘤，如小肠间质瘤、淋巴瘤、腺癌、神经内分泌肿瘤；肠道炎症性病变，如感染性肠炎有肠结核、肠伤寒、细菌性痢疾及其他细菌性肠炎等；寄生虫感染有阿米巴、血吸虫、蓝氏贾第鞭毛虫、钩虫或鞭虫所致的肠炎；非特异性肠炎有溃疡性结肠炎、克罗恩病、结肠非特异性孤立溃疡等；此外还有抗生素相关性肠炎、坏死性小肠炎、缺血性肠炎、放射性肠炎、NSAIDs 药物损伤等；小肠血管畸形、小肠血管病变如血管瘤、毛细血管扩张症、血管畸形；小肠肠壁结构性病变，如憩室、肠套叠及肠重复畸形等。

3. 下消化道出血（lower gastrointestinal bleeding，LGIB） 为回盲部远端的结直肠出血，约占消化道出血的 20%。痔与肛裂是最常见的原因，其他常见的病因有肠息肉、结肠癌、静脉曲张、神经内分泌肿瘤、炎症性病变（溃疡性结肠炎、缺血性肠炎、感染性肠炎等）、肠道憩室、血管病变、肠套叠及放射性肠炎等。

4. 全身性疾病累及消化道

（1）血管性疾病：过敏性紫癜，遗传性出血性毛细血管扩张（Rendu-Osler-Weber 病），弹性假黄瘤（Granblad-Strandberg 综合征），动脉粥样硬化等。

（2）血液病：血友病，血小板减少性紫癜，白血病，弥散性血管内凝血及其他凝血机制障碍。

（3）尿毒症

（4）结缔组织病：结节性多动脉炎，系统性红斑狼疮或其他血管炎。

（5）急性感染：流行性出血热，钩端螺旋体病等。

（6）应激相关胃黏膜损伤（stress-related gastric mucosal injury）：各种严重疾病引起的应激状态下产生的急性糜烂出血性胃炎乃至溃疡形成，统称为应激相关胃黏膜损伤，均可发生出血。

【临床表现】

消化道出血的临床表现取决于出血量、出血速度、出血部位及性质，与患者的年龄及循环功能的代偿能力有关。

1. 呕血 是 UGIB 的特征性表现。出血部位在幽门以近，出血量大者常有呕血，出血量少则可无呕血。出血速度慢，呕血多呈棕褐色或咖啡色；短期内出血量大，血液未经胃酸充分混合即呕出，则为鲜红色或带有血块。幽门以下出血如出血量大、速度快，可因血液反流入胃腔引起恶心、呕吐而表现为呕血。

2. 黑便 粪便呈柏油样，黏稠而发亮。多见于 UGIB，高位小肠出血乃至右半结肠出血，如果血液在肠腔停留时间较久也可呈柏油样。

3. 便血 多为 MGIB 或 LGIB 的临床表现，UGIB 出血量＞ 1 ml/min 时可有便血，粪便呈暗红色血便，甚至鲜血便。

4. 失血性周围循环衰竭 急性大量失血由于循环血容量迅速减少而导致周围循环衰竭，可表现为头晕、心慌、乏力，突然起立发生晕厥、四肢湿冷、心率加快、血压偏低等。严重者呈休克状态。

5. 贫血和血象变化 急性大量出血后均有失血性贫血，但在出血的早期，血红蛋白浓度、红细胞计数与血细胞比容可无明显变化。在出血后，组织液渗入血管内，使血液稀释，一般须经 3～4 小时以上才出现贫血，出血后 24～72 小时血液稀释到最大限度。贫血程度除取决于失血量外，还与出血前有无贫血、出血后液体平衡状况等因素有关。出血 24 小时内网织红细胞计数即可增高，出血停止后逐渐降至正常。急性出血患者为正细胞正色素性贫血，在出血后骨髓有明显代偿性增生，可暂时出现大细胞性贫血；慢性失血则呈小细胞低色素性贫血。上消化道大量出血后 2 ～ 5 小时，白细胞计数轻至中度升高，出血停止后 2 ～ 3 天才恢复正常。但在肝硬化患者中，如同时有脾功能亢进，则白细胞计数可不增高。

6. 发热与氮质血症　消化道大量出血后，部分患者在 24 小时内出现低热，持续 3 ～ 5 天后降至正常。发热的机制可能与循环衰竭影响体温调节中枢功能有关。大量血液蛋白质的消化产物在肠道被吸收，血中尿素氮浓度可暂时增高，称为肠源性氮质血症。出血后数小时血尿素氮开始上升，经 24 ～ 48 小时达高峰，大多不超出 14.3 mmol/L（40 mg/dl），3 ～ 4 天后降至正常。氮质血症多因循环血容量降低，肾前性功能不全所致。

【诊断和鉴别诊断】

（一）消化道出血的确立

根据呕血、黑便、血便和失血性周围循环衰竭的临床表现，呕吐物或黑便隐血试验呈强阳性，血红蛋白浓度、红细胞计数及血细胞比容下降的实验室证据，可诊断消化道出血，但须除外消化道以外的出血因素，如需排除来自呼吸道的出血：鉴别咯血与呕血的区别，排除来自口、鼻、咽喉部的出血，需仔细询问病史和局部体格检查；排除食物及药物引起的黑便，如动物、炭粉、铁剂或铋剂等药物，详细询问病史可加以鉴别。

（二）出血程度的评估和周围循环状态的判断

每日消化道出血＞ 5 ml，粪便潜血试验可阳性；每日出血量＞ 50 ml，可出现黑便；胃内积血量＞ 250 ml，可引起呕血。一次出血量＜ 400 ml 时，因轻度血容量减少可由组织液及脾贮血补充，多不引起全身症状；出血量＞ 400 ml，可出现头晕、心悸、乏力等症状；短时间内出血＞ 1000 ml，可出现周围循环衰竭。

如果出现因容量减少所导致周围循环衰竭的表现，提示急性大出血，循环衰竭是急性大出血导致死亡的直接原因。当患者消化道出血未排除时，可通过观察其循环状态判断出血程度。血压和心率是关键指标，需进行动态观察。如果患者由平卧位改为坐位时出现血压下降（下降幅度大于 15 ～ 20 mmHg）、心率加快（上升幅度大于 10 次／分），提示血容量已经明显不足，是紧急输血的指征。如收缩压低于 90 mmHg、心率大于 120 次／分，伴有面色苍白、四肢湿冷、烦躁不安或神志不清，则表明进入休克状态，属严重大出血，需积极抢救。

呕血与黑便的频率与量对出血量的估计有一定帮助，但由于出血大部分积存于胃肠道，且呕血与黑便分别混有胃内容物与粪便，因此不能据此对出血量做出精确的估计。此外，患者的血常规检验包括血红蛋白浓度、红细胞计数及血细胞比容，虽可估计失血的程度，但并不能在急性失血后立即反映出来，且还受到出血前有无贫血存在的影响，因此也不能对出血量做出精确的估计。

（三）判断出血是否停止

消化道大出血经过恰当治疗，可在短时间内停止出血。由于肠道内积血需数日才能排尽，故黑便不能作为继续出血的指标。有以下情况时需考虑有消化道活动性出血：①反复呕血，或黑便（血便）次数增多，伴有肠鸣音活跃；②周围循环状态经充分补液及输血后未见明显改善，或虽暂时好转而又恶化；③血红蛋白浓度、红细胞计数与血细胞比容继续下降；④补液与尿量足够的情况下，血尿素氮持续或再次升高。

（四）判断出血部位及病因

1. 病史与体格检查　详细的病史和体格检查对于建立良好的临床思维至关重要。慢性、周期性、反复节律性上腹痛多提示出血来自消化性溃疡，特别是在出血前疼痛加剧，出血后减轻或缓解，更有助于消化性溃疡的诊断。有服用非甾体抗炎药等损伤胃黏膜的药物或应激状态者，可能为急性糜烂出血性胃炎。肝功能试验结果异常、白细胞及血小板减少等有助于肝硬化诊断。有病毒性肝炎、血吸虫病或酗酒病史，并有肝病与门静脉高压的临床表现者，可能是食管胃底静脉曲张破裂出血。确诊为肝硬化的患者，其出血原因不一定都是食管胃底静脉曲张破裂的出血，约有 1/3 患者出血原因来自消化性溃疡、急性糜烂出血性胃炎或其他原因，故应做进一步检查，以确定病因诊断。对年龄＞45 岁的患者近期出现上腹痛，并伴有厌食、消瘦者，应警惕胃癌的可能性。

2. 胃镜和结肠镜检查　是诊断 UGIB 和 LGIB 病因、部位和出血情况的首选方法，不仅能直视病变、取活检，对于出血病灶可进行及时、准确的止血治疗。急诊胃镜是指出血后 24～48 小时内进行的检查，急性糜烂出血性胃炎可在短短几天内愈合而不留痕迹，血管异常导致的出血多在活动期或近期出血期间才容易被发现。在体循环相对稳定时，应及时进行内镜检查，根据病变特点行内镜下止血治疗，有利于及时逆转病情，减少输血量及住院时间。

3. 胶囊内镜及小肠镜　胶囊内镜是诊断 MGIB 的一线检查方法。十二指肠降段以远小肠病变所致的消化道出血因胃肠镜难以到达，以往为传统检查的"盲区"，称之为不明原因的消化道出血。近年发明的胶囊内镜，患者吞服后，内镜在胃肠道拍摄的图像通过无线电发送至体外接收器进行图像分析。该检查在出血活动期或静止期均可进行，对小肠病变诊断阳性率在 60%～70%。在此基础上发现的病变，可采用推进式小肠镜从口侧或肛侧进入小肠，进行活检或内镜治疗，该检查插入深度好，诊断率高，不但可以在直视下清晰观察病变，还可进行活检和治疗，因此已逐渐成为诊断小肠病变的重要手段。

4. 影像学检查　X 线钡剂造影有助于发现肠道憩室及较大的隆起或凹陷样肿瘤，但在急性消化道出血期间不宜选择该项检查。腹部 CT 对于有腹部包块、肠梗阻、肠瘘及穿孔征象的患者有一定的诊断价值。当内镜未能发现病灶、估计有消化道动脉性出血时，可行选择性血管造影，若见造影剂外溢，则是消化道出血的直接征象，可立即予以经导管栓塞止血。也可选择红细胞标记的核素扫描，其优势在于在核素的半衰期内，可以对间歇性出血的患者进行连续扫描。超声、CT 及 MRI 有助于了解肝、胆、胰病变，是诊断胆道出血的常用方法。

5. 手术探查　各种检查不能明确出血灶，持续大出血危及患者生命，必须行手术探查。有些微小病变尤其是血管病变手术探查不易发现时，可通过术中内镜检查帮助寻找出血灶。

【治疗】

消化道大量出血病情急、变化快，需迅速补充血容量及纠正休克状态。

（一）一般急救措施

置患者于卧位，保持呼吸道通畅，避免呕血时吸入引起窒息，必要时吸氧，活动性出血期间禁食。严密监测患者的生命体征，如心率、血压、呼吸、尿量及神志变化；观察呕血与黑便情况；定期复查血红蛋白浓度、红细胞计数、血细胞比容与血尿素氮；必要时行中心静脉压测定。

（二）积极补充血容量

尽快建立有效的静脉输液通道和补充血容量，必要时留置中心静脉导管。立即查血型和配血；在配血过程中，可先输入平衡盐溶液或胶体扩容剂。输液量以维持组织灌注为目标，尿量是具有价值的参考指标。应注意避免因输液过快、过多而引起肺水肿，原有心脏病或老年患者必要时可根据中心静脉压调节输入量。当出现以下征象时：①意识恢复；②四肢末端由湿冷、青紫转为温暖、红润，肛温与皮肤温差减小（＜1℃）；③脉搏及血压正常；④尿量＞0.5 ml/（kg·h）；⑤中心静脉压改善，表示补液有效，对血容量补充有指导作用。

下列情况为输浓缩红细胞的指征：①改变体位出现晕厥、血压下降和心率加快；②收缩压＜90 mmHg，或较基础收缩压降低幅度＞30 mmHg；③心率增快，＞120 次/分；④血红蛋白＜70 g/L 或血细胞比容＜25%。输血量以使血红蛋白达到 70 g/L 左右为宜。

（三）止血措施

在治疗原发疾病基础上，根据消化道不同部位病变进行止血。

1. UGIB   分为非静脉曲张性出血和静脉曲张性出血，本章介绍非静脉曲张性出血的止血，其中以消化性溃疡所致出血最为常见。止血措施主要有：

（1）抑制胃酸分泌：血小板聚集及血浆凝血功能需在 pH 值＞6.0 时才能有效发挥，而且新形成的凝血块在 pH 值＜5.0 的胃液中会迅速被消化。因此，抑制胃酸分泌，提高胃内 pH 值具有止血作用。常用 PPI 或 H_2 受体拮抗剂，PPI 在提高及维持胃内 pH 值的作用方面优于 H_2 受体拮抗剂。大出血时应选用 PPI，应早期静脉给药。内镜检查前静脉给予 PPI 可改善出血灶的内镜下表现；内镜检查后维持 PPI 治疗，可降低高危患者的再出血率。出血停止后，PPI 改为口服标准剂量至溃疡愈合。

（2）内镜治疗：约 80% 消化性溃疡出血不经特殊处理可自行止血，部分患者则可能持续出血或再出血。高风险的患者需给予积极的内镜下治疗及住院治疗。内镜止血方法包括注射药物、热凝止血及机械止血等。

（3）介入治疗：内镜治疗不成功时，可通过血管介入栓塞胃十二指肠动脉，上消化道各供血动脉之间侧支循环丰富，栓塞后组织坏死风险较低。

（4）手术治疗：药物、内镜及介入治疗仍不能止血、持续出血将危及患者生命时，必须不失时机地进行手术。

2. MGIB   根据不同的病因进行治疗，如 NSAIDs 导致的小肠溃疡及糜烂，应避免和停止使用该类药物。小肠、黏膜下静脉和黏膜毛细血管发育不良时，出血常可自行停止，但再出血率高，可达 50%，临床可使用生长抑素，通过其收缩内脏血管的作用而止血。克罗恩病引起的小肠溃疡出血，可根据病情使用糖皮质激素或生物制剂。内镜如能发现出血病灶，可在内镜下止血；小肠息肉可在内镜下切除。各种病因导致的动脉性出血，药物及内镜不能止血时，可行肠系膜上、下动脉栓塞治疗。经内科治疗、内镜治疗及介入治疗仍出血不止、危及生命，是紧急手术的指征。

3. LGIB   治疗原则与 MGIB 类似，需对因治疗。下消化道出血常见病因包括痔疮、息肉、溃疡性结肠炎及肿瘤等，根据病因进行个体化治疗，如痔疮出血可行内镜下注射或手术；急诊结肠镜检查如能发现出血病灶，可试行内镜下止血；溃疡性结肠炎根据病情使用激素或氨基水杨酸制剂治疗等。经内科保守治疗仍出血不止、危及生命，无论出血病变是否确诊，均是紧急手术的指征。

【预后估计】

早期识别再出血及死亡危险性高的患者，并加强监护和积极治疗，是急性消化道大量出血处理的重点。下列情况死亡率较高：高龄患者（年龄＞65 岁）；合并严重疾病，如心、肺、肝、肾功能不全，脑血管意外等；本次出血量大或短期内反复出血；食管胃底静脉曲张出血伴肝衰竭，消化性溃疡基底血管裸露等。

 案例分析 3-4-7

病历摘要

男性，43 岁，12 小时前起夜时出现一过性黑矇，意识仍清楚，无晕厥、抽搐，后排黑便 2 次，尤腹痛、腹泻，无呕血、排鲜血便。

（1）为明确诊断，首选的治疗方法为

　　A. 胃镜检查　　　　　　B. 腹部超声检查　　　　C. 上腹部 CT 检查

　　D. 肠镜检查　　　　　　E. 钡餐检查

（2）最可能的病因是
    A. 胃溃疡   B. 溃疡性结肠炎   C. 溃疡性肠结核
    D. 缺血性肠病   E. 结肠癌

（3）出血量大于多少可出现头晕、心悸、乏力等症状
    A. 5 ml   B. 50 ml   C. 250 ml
    D. 400 ml   E. 1000 ml

（4）上消化道出血的临床表现不包括
    A. 呕血   B. 黑便   C. 便血
    D. 发热   E. 氮质血症

（5）消化道出血患者的护理措施是
    A. 一般护理   B. 病情观察   C. 治疗配合
    D. 心理护理   E. 健康指导

案例分析3-4-7 参考答案

（肖英莲　匡　铭）

泌尿生殖系统疾病

第一节　肾小球疾病

人体有 2 个肾，位于腹膜后脊柱两旁。其主要生理功能是排泄代谢产物，调节水、电解质和酸碱平衡，维持机体内环境稳定及内分泌功能。肾最基本的结构和功能单位是肾单位，而肾小球是肾单位的重要组成部分。本章主要讨论常见的原发性肾小球疾病。

肾小球疾病是一组以血尿、蛋白尿、水肿、高血压、肾功能损害等为主要临床表现，病变通常累及双侧肾小球的常见疾病。根据病因及发病机制，肾小球疾病可以分为原发性、继发性和遗传性三类。原发性肾小球疾病指起始于肾小球或者目前病因不清者。继发性肾小球疾病指全身性疾病导致肾小球损害的肾疾病，如糖尿病肾病、过敏性紫癜性肾炎、系统性红斑狼疮性肾炎等。遗传性肾小球疾病为遗传基因突变所导致的肾小球疾病，如薄基底膜肾病、指甲 - 髌骨综合征等。

【肾小球疾病的临床表现】

1. 血尿　是肾小球疾病常见的临床表现，分为镜下血尿和肉眼血尿。镜下血尿为中段尿离心后尿沉渣镜检每高倍镜视野红细胞超过 3 个。肉眼血尿为 1L 尿中含 1 ml 血即呈现肉眼可见的红色。临床特点表现为无痛性、全程性血尿，持续性或间断性出现，可表现为单纯性血尿，也可伴蛋白尿、管型尿等。

2. 蛋白尿　正常人尿中因蛋白质含量低，尿常规蛋白定性试验不能测出，当尿蛋白超过 150 mg/d，尿蛋白定性试验阳性，称为蛋白尿。若 24 小时尿蛋白定量＞ 3.5 g/d，则称为大量蛋白尿。临床上常表现为尿中泡沫增多，泡沫细腻，不易消散。

3. 水肿　肾小球疾病时，水、钠排泄障碍，钠、水潴留形成水肿；另外由于肾小球疾病尿中丢失大量蛋白质，血浆蛋白质水平降低，从而造成血浆胶体渗透压降低，血管中液体进入组织间隙形成水肿。临床上表现为眼睑、颜面部、双下肢水肿等。

4. 高血压　肾小球疾病常伴有高血压，慢性肾衰竭的患者 90% 出现高血压。肾小球损害时水、钠潴留，肾素 - 血管紧张素分泌增多，肾内前列腺素系统、激肽释放酶 - 激肽系统等降血压物质分泌减少等是肾小球疾病导致高血压形成的原因。

5. 肾功能异常　肾小球损害严重时，滤过功能受损，代谢产物排泄功能下降，可表现为尿量减少，血液中代谢废物明显增加，如血肌酐、血尿素氮等升高，代谢性酸中毒等。

【原发性肾小球疾病的临床分型】

根据临床表现，原发性肾小球疾病分为 5 种临床综合征，它们不是独立的疾病，而是多种肾小球疾病的临床表现综合征。

1. 急性肾小球肾炎（acute glomerulonephritis）　多见于儿童及青少年，起病急，发病前常有"致肾炎菌株"的链球菌感染病史，如扁桃体炎、上呼吸道感染等，多在感染后 1～4 周内发病。表现为血尿、蛋白尿、水肿和高血压，可有尿量减少或一过性肾功能不全，尿蛋白常＜ 3.5 g/24 h，血清抗链球菌溶血素"O"滴度升高，血清补体 C3 下降，8 周内逐渐恢复正常。

该病预后良好，在数月内自发缓解，也有部分血尿持续时间长。

2. 急进性肾小球肾炎（rapidly progressive glomerulonephritis，RPGN）　多见于中青年及老年男性，起病急骤，进展迅速，病情重，表现为数天至数周内肾功能急剧恶化，血肌酐进行性升高，可表现为无尿或少尿，若病情没有得到及时、积极、有效的控制，常在短期内进展至肾衰竭，需要依赖肾替代治疗维持生命。

3. 慢性肾小球肾炎（chronic glomerulonephritis，CGN）　简称慢性肾炎，可发生于任何年龄，但以中青年为主，男性多见。多数起病缓慢、隐匿，病程常在 3 个月以上。临床表现多样，主要表现为血尿、蛋白尿或水肿，在疾病的慢性进展过程中逐渐出现氮质血症和高血压，最终可能进展至尿毒症。

4. 肾病综合征（nephrotic syndrome，NS）　以大量蛋白尿（＞ 3.5 g/24 h）、低白蛋白血症（＜ 30 g/L）、水肿和高脂血症为临床表现的一组综合征。前两项是诊断肾病综合征的必要条件。

5. 无症状性血尿和（或）蛋白尿（asymptomatic hematuria and/or proteinuria）　也称为隐匿性肾小球肾炎（latent glomerulonephritis），各年龄段均可发病，临床多无症状，常因体检提示镜下血尿或蛋白尿而发现，无水肿、高血压和肾功能损害。

一、慢性肾小球肾炎

慢性肾小球肾炎（chronic glomerulonephritis，CGN）简称慢性肾炎，是我国常见的肾小球疾病，好发于中青年，男性多见，以血尿、蛋白尿、水肿、高血压为基本临床表现，起病方式各不同，起病迁延并呈缓慢进展，可伴有缓慢进展的肾功能减退为临床特点的一组肾小球疾病。部分患者最终进展为尿毒症。

【病因和发病机制】

病因尚不明确，仅有少数是由急性肾小球肾炎所致，主要发病机制为免疫炎症损伤。

【临床表现和实验室检查】

发病早期患者可无特殊症状，仅表现为尿检异常，或仅表现为乏力、疲倦、腰部酸胀不适等。水肿部位多为眼睑和（或）双下肢凹陷性水肿，一般无浆膜腔积液，在整个发病过程中，水肿可有可无，时轻时重。多数患者伴有中等程度的高血压，少数患者以高血压为突出表现。随着病程持续进展，还可出现夜尿增多、血肌酐升高等表现。

在感染、劳累时，慢性肾小球肾炎患者可出现急性发作，表现为水肿、血压升高、蛋白尿增加、肉眼血尿，甚至出现肾功能恶化。经积极对症处理后，部分患者可恢复，但有部分患者病情进展迅速，最终进展为尿毒症期。

实验室检查多表现为尿检的轻度异常，尿沉渣镜检红细胞可增多，可见管型；尿相差显微镜尿异形红细胞＞ 70%，可判定血尿性质为肾小球源性血尿，24 小时尿蛋白定量常在 1～3 g/d。肾功能正常或轻度异常，可持续数年，逐渐恶化并出现相应的临床表现（如贫血、血压增高等），最后进入尿毒症期。

【诊断与鉴别诊断】

血尿、蛋白尿、伴或不伴水肿及高血压病史达 3 个月以上，无论有无肾功能损害均应考虑该病，在排除继发性及遗传性肾小球肾炎后，临床上可诊断为慢性肾炎。

需要鉴别的疾病如下：

1. 其他原发性肾小球疾病　急性肾小球肾炎、无症状性血尿和（或）蛋白尿、肾病综合征等肾小球疾病。

2. 继发性肾小球疾病　如狼疮性肾炎、过敏性紫癜肾炎、糖尿病肾病等，通过病史、临床表现及特异性实验室检查，一般不难鉴别。

3. Alport 综合征   常起病于青少年，常有家族史，患者可有眼（球形晶状体等）、耳（神经性耳聋）、肾等异常。

4. 原发性高血压肾损害   慢性肾炎伴有高血压的患者需要与此病进行鉴别，原发性高血压肾损害先有较长期高血压病史，其后再出现肾损害，临床上远曲小管功能损伤多较肾小球功能损伤早，尿改变轻微（微量至轻度蛋白尿为主），常有高血压的其他靶器官并发症和眼底改变。

【治疗】

治疗目的是防止或延缓肾功能进行性恶化，改善或延缓临床并发症及防治心脑血管并发症。

1. 积极控制高血压和减少尿蛋白   高血压的控制目标是血压＜ 130/80 mmHg，首先要限盐，短期可选用氢氯噻嗪、呋塞米等利尿剂减轻水肿，降压。除此之外，临床常用降压药包括血管紧张素转换酶抑制剂（ACEI）、血管紧张素 Ⅱ 受体阻断剂（ARB）、β 受体阻断剂、α 受体阻断剂及血管扩张药等亦可应用，从减少尿蛋白、保护肾功能方面尽量选择 ACEI 及 ARB 类药物。尿蛋白的治疗目标是尽量减少至＜ 1 g/d。

2. 限制食物中蛋白质及磷的入量   不主张高蛋白饮食，若肾功能损伤时可给予优质低蛋白饮食，同时增加糖类的摄入以及机体需要的热量。

3. 糖皮质激素和细胞毒药物   一般不主张积极应用，根据病理类型，必要时可试用。

4. 避免加重肾损伤的因素   临床上注意尽量减少具有肾毒性药物的应用，同时生活中避免劳累、感染等增加肾损伤的因素。

案例分析 3-5-1

1. 病历摘要

患者男性，42 岁，发现尿中泡沫增多 1 年，眼睑水肿 1 个月，于 2019 年 1 月 6 日就诊。患者 1 年前发现尿中泡沫增多，泡沫细腻，不易消散，腰痛不适，无尿频、尿急、尿痛，无其他不适，未治疗。半年前测血压 150/95 mmHg，无头痛、头晕，未予处理。1 个月前劳累后出现晨起眼睑水肿，下午略减轻，夜间排尿次数较前增加至 2 次，夜尿量与日尿量相当。饮食、睡眠可，排便无异常，体重无明显变化。既往体健，无肝炎、结核等传染病史；无外伤及手术史，无食物及药物过敏史。无吸烟及酗酒史。婚姻史及家族史无特殊。

查体：血压 160/100 mmHg，正力体型，眼睑轻度水肿，全身无皮疹，浅表淋巴结未触及肿大；心、肺、腹无异常，双下肢无水肿。完善检查：尿常规 PRO 3+，尿红细胞 56 个 /HP；24 小时尿蛋白定量 2.1 g/d；生化检查：总蛋白 56 g/L，白蛋白 38 g/L，血肌酐 145 μmol/L，尿素 7.8 mmol/L。

2. 思考题

该患者考虑什么疾病？需要完善什么检查？

案例分析 3-5-1 参考答案

二、肾病综合征

肾病综合征（nephrotic syndrome，NS）的诊断标准是：①大量蛋白尿（＞ 3.5 g/d）；②低蛋白血症（血清白蛋白＜ 30 g/L）；③水肿；④高脂血症。其中前两项为诊断的必备条件。

【病因及病理】

肾病综合征分为原发性和继发性两大类，其病因及常见的病理类型如表 3-5-1。

表3-5-1　肾病综合征的分类和常见病因

分类	儿童	青少年	中老年
原发性	微小病变型肾病	系膜增生性肾小球肾炎 微小病变型肾病 局灶节段性肾小球硬化 系膜毛细血管性肾小球肾炎	膜性肾病
继发性	过敏性紫癜性肾炎 乙型肝炎病毒相关性肾炎 狼疮肾炎	狼疮肾炎 过敏性紫癜肾炎 乙型肝炎病毒相关性肾炎	糖尿病肾病 肾淀粉样变性 淋巴瘤或实体肿瘤性肾病

【并发症】

1. 感染　感染是肾病综合征患者常见并发症，与低蛋白血症、免疫紊乱及应用激素有关。感染是导致肾病综合征复发和疗效不佳的主要原因，因此应积极治疗。

2. 血栓和栓塞　大量蛋白尿导致低蛋白血症，可出现有效血容量减少，导致血液浓缩及高脂血症，造成血液黏度增加，容易出现血栓栓塞，肾静脉血栓最为常见。此外肺动脉栓塞和下肢静脉、下腔静脉、冠脉血管和脑血管血栓亦常见，可影响肾病综合征的治疗效果和预后。

3. 急性肾损伤　有效血容量减少可导致肾血流量下降，容易诱发急性肾损伤；微小病变型肾病临床上容易引起急性肾损伤。

4. 蛋白质及脂肪代谢紊乱　长期大量蛋白尿可造成长期低蛋白血症，导致营养不良、小儿发育迟缓、免疫力下降等；而高脂血症容易出现血栓、栓塞及心脑血管系统并发症。

知识拓展：肾病综合征的病理

【诊断和鉴别诊断】

诊断思路如下：①明确是否为肾病综合征；②明确病因：完善检查，除外继发性病因和遗传性疾病；③明确病理诊断：通过肾活检；④判定有无并发症。

需进行鉴别诊断的疾病如下：乙型肝炎病毒相关性肾炎、狼疮肾炎、过敏性紫癜肾炎、糖尿病肾病、肾淀粉样变性、骨髓瘤性肾病。

视频：肾穿刺活检术

【治疗】

1. 一般治疗　注意休息，避免感染，适当活动，预防静脉血栓形成。

2. 对症治疗

（1）利尿消肿：利尿治疗不宜过快、过猛，避免造成血容量不足、加重血液高黏滞，容易出现血栓、栓塞并发症。临床常见利尿剂有氢氯噻嗪、呋塞米、托拉塞米等。必要时可输注白蛋白、低分子右旋糖酐等以提高血浆胶体渗透压，从而加强利尿。

（2）减少尿蛋白：应用血管紧张素转换酶抑制剂（ACEI）或血管紧张素Ⅱ受体阻断剂（ARB）降压、减少尿蛋白。

3. 免疫抑制治疗

（1）糖皮质激素：具有抑制免疫炎症反应、抑制醛固酮和抗利尿激素分泌、影响肾小球基底膜通透性和消除尿蛋白的作用。临床常用的激素有甲泼尼龙琥珀酸钠、醋酸泼尼松等。治疗原则是：①起始足量；②缓慢减药；③长期维持。

患者对激素的治疗反应，可分为"激素敏感型"（用药 8 ～ 12 周内肾病综合征缓解）、"激素依赖型"（激素减药到一定程度即复发）和"激素抵抗型"（常规激素治疗无效）3 类。

（2）细胞毒药物：可协调激素治疗"激素依赖型"或"激素抵抗型"的患者。一般不作为首选或单独治疗用药。临床常用细胞毒药物有环磷酰胺、环孢素 A、他克莫司、吗替麦考酚酯等药物，在应用中注意药物的副作用。

4. 并发症防治　积极治疗感染、血栓及栓塞、急性肾损伤、脂代谢紊乱等并发症。

案例分析 3-5-2

1. 病历摘要

患者女性，36 岁，眼睑水肿伴双下肢水肿半个月就诊。患者半个月前无明显诱因出现眼睑水肿，伴双下肢水肿，休息后无缓解，对称性分布，可凹陷性，疲乏不适，无尿频、尿急、尿痛，无腰痛，无发热，无面部红斑，无四肢关节痛，无脱发，无口腔溃疡，无光过敏，未治疗，水肿逐渐加重，尿量逐渐减少，未注意尿中是否有泡沫。饮食、睡眠可，排便无异常，体重增加 5 kg。既往体健，无肝炎、结核等传染病史；无外伤及手术史，无食物及药物过敏史。无吸烟及酗酒史。婚姻史及家族史无特殊。

查体：血压 125/80 mmHg，正力体型，眼睑轻度水肿，全身无皮疹，浅表淋巴结未触及肿大；心、肺、腹无异常，双下肢中度凹陷性水肿，对称性分布。

完善检查：① 尿常规：PRO 3+，尿红细胞 56 个 /HP；24 小时尿蛋白定量 7.3 g/d；② 生化：总蛋白 46 g/L，白蛋白 23 g/L，血肌酐 56 μmol/L，尿素 5.8 mmol/L，胆固醇 9.5 mmol/L，三酰甘油 1.46 mmol/L。

2. 思考题

该例考虑诊断什么疾病？需要与什么疾病鉴别？

（张晓敏）

案例分析 3-5-2 参考答案

第二节　尿路感染

尿路感染（urinary tract infection，UTI）是指各种病原微生物在尿路中生长、繁殖而引起的炎症性疾病，多见于育龄期妇女、老年人、免疫力低下及尿路畸形者。多种病原微生物均可致病，如细菌、真菌、支原体、衣原体、病毒等，本章节主要介绍细菌性尿路感染。

1. 分类　见表 3-5-2。

表3-5-2　尿路感染的分类

分类依据	类别
感染部位	上尿路感染（肾盂肾炎）、下尿路感染（膀胱炎、尿道炎）
病程	急性和慢性感染
有无结构或功能异常	复杂性和非复杂性感染
有无症状	有症状性和无症状性感染
是否初发	初发性和再发性感染

2. 致病菌及发病机制

（1）常见致病菌：革兰氏阴性杆菌，以大肠埃希菌最常见，约占全部致病菌的 95%，其次是变形杆菌、肺炎克雷伯菌。

（2）感染途径：上行感染最常见（占 95%），血行感染、直接感染、淋巴感染少见。

（3）机体防御：正常情况下进入膀胱的细菌很快被清除，细菌的数量、毒力以及机体的防御功能与是否发生尿路感染有关（表3-5-3）。

表3-5-3　机体的防御机制及其作用

机体防御机制	作用
排尿的冲刷作用	机械性冲洗
尿道和膀胱黏膜的抗菌能力	抑制细菌生长
尿液中高浓度尿素、高渗透压、低 pH 值	抑制细菌生长
男性前列腺含有抗菌成分	抑制革兰氏阴性杆菌
感染后白细胞进入膀胱与尿液	清除细菌
输尿管膀胱连接处活瓣结构	防止尿液、细菌进入输尿管
女性阴道乳酸杆菌菌群	限制病原体繁殖

（4）易感因素：尿路梗阻、膀胱输尿管反流、机体免疫力低下、神经源性膀胱、妊娠、性别及性活动、医源性因素、泌尿系统结构异常、遗传因素等。

（5）细菌的致病力：细菌进入尿路后能否引起感染，与其致病力密切相关，大肠埃希菌仅其中少数菌株，如O、K和H血清型菌株可致病。大肠埃希菌表面的P型菌毛也是影响致病力的重要因素。

【临床表现】

1. 膀胱炎　占尿路感染的60%以上，女性患者居多。主要表现为尿路刺激症状：尿频、尿急、尿痛，排尿不畅、下腹不适，排尿烧灼感。一般无全身感染症状。其中30%患者伴有血尿，偶有肉眼血尿。致病菌多为大肠埃希菌，占75%以上。

2. 尿道炎　多见于女性，一般起病缓慢，表现为尿痛、脓尿，临床表现与膀胱炎不易区分。尿道炎常因尿道口或尿道内梗阻、邻近器官的炎症蔓延所致。致病菌以大肠埃希菌、链球菌、葡萄球菌多见。

3. 肾盂肾炎

（1）急性肾盂肾炎

1）全身感染症状：寒战、发热、头痛、消化道症状等，体温＞38.0℃，部分患者出现革兰氏阴性杆菌败血症。

2）泌尿系症状：腰痛、腹痛，伴或不伴尿路刺激症状。

3）体征：肋脊点和输尿管压痛点压痛，伴或不伴肾区叩痛。

4）不典型患者的表现：无症状性肾盂肾炎，类似膀胱炎。

（2）慢性肾盂肾炎：表现复杂多样，全身及泌尿系局部表现可不典型，有时仅表现无症状性菌尿。半数以上有急性肾盂肾炎病史，后出现腰部不适、间歇性尿频、排尿不适、全身症状如低热等。肾小管功能损伤如夜尿增多、低渗、低比重尿。晚期可发展为慢性肾衰竭。

4. 无症状性细菌尿　指患者有真性细菌尿，而无尿路感染症状，又称隐匿性尿路感染，可由症状性尿路感染演变而来或无急性尿路感染病史，多见于老年女性和妊娠期女性。

5. 导管相关性尿路感染　是指留置导尿管或先前48小时内留置导尿管者发生的感染，在全球范围内最常见。其发病机制为导管上形成的生物被膜为细菌定植和繁殖提供了条件。为减少导管感染最有效的方式为避免不必要的导尿管留置，并尽早拔出尿管。

6. 前列腺炎　是成年男性的常见病，包括致病菌明确的急性和慢性感染，更常见者为有前列腺感染的症状和体征，但未检测出明确致病菌的病例。急性细菌性前列腺炎常常可在现有症状、体征、脓尿和细菌尿的基础上确诊。对怀疑慢性前列腺炎者进行正确的分类，需要行1次中段尿、1次前列腺液和1次前列腺按摩后尿标本的定量培养，并估计白细胞数。

【相关并发症】

尿路感染如能治疗及时，并发症很少见。但伴有糖尿病和（或）存在复杂因素的尿路感染，如未能及时治疗或治疗不当，可出现多种并发症，如肾乳头坏死、肾周围脓肿、革兰氏阴性杆菌败血症、尿路结石与梗阻等。

【实验室及其他检查】

1. 尿液检查

（1）常规检查：尿液常混浊，可有白细胞尿、血尿、蛋白尿，尿沉渣镜检白细胞＞5 个 / HP 称为白细胞尿，对尿路感染诊断意义较大。

（2）细菌性检查

1）细菌培养：可采用清洁中段尿、导尿及膀胱穿刺尿，其中尿含菌量 $\geq 10^5$/ml，有意义，为真性菌尿；如两次均为 $\geq 10^5$/ml，且为同一菌种，即使无症状也可诊断；尿含菌量 $10^4 \sim 10^5$/ml，可疑阳性，需复查；尿含菌量 ＜ 10^4/ml，可能为污染。

2）涂片细菌检查：选择新鲜清洁中段尿沉渣涂片，未染色的尿沉渣在高倍镜下检查或革兰氏染色用油镜检查，10 个视野取平均值，结果＞1 个 / 视野提示尿路感染。此法操作简单方便，检出率 80% 以上，可初步判断感染细菌的类型。

（3）硝酸盐还原试验：此法原理是大肠埃希菌等革兰氏阴性细菌可使尿内硝酸盐还原为亚硝酸盐，其敏感性在 70% 以上，特异性 90% 以上，因此可作为尿路感染的过筛试验。

2. 其他检查

（1）血常规及肾功能检查：急性肾盂肾炎时血白细胞常升高，中性粒细胞增多，核左移，血沉常增快。慢性肾盂肾炎肾功能受损时可出现血肌酐升高。

（2）影像学检查：如 B 超、X 线腹平片、IVP、排尿期膀胱输尿管反流造影、逆行性肾盂造影等。

【诊断及鉴别诊断】

1. 诊断   典型尿路感染有尿路刺激征，伴或不伴感染中毒症状、腰部不适等，结合尿液相关检查，不难诊断。凡有真性细菌尿者，均可诊断为尿路感染。无症状细菌尿主要依靠尿细菌学检查，要求两次尿细菌培养菌落数 $\geq 10^5$/ml，且为同一菌株。

（1）尿路感染临床定位诊断：见表 3-5-4。

表3-5-4   尿路感染的临床定位诊断

症状	下尿路感染	上尿路感染	无症状性菌尿
尿路刺激症状	常见	可有	无
全身症状	无	高热、寒战，毒血症症状	无
体温	少数发热，体温＜ 38℃	多高热，体温＞ 38℃	无
肾区叩痛	无	有	无
腰痛	少有	常见	无
血象、血沉	正常	白细胞增高、血沉增快	正常
菌尿	＋	＋	＋

（2）尿路感染的实验室定位诊断：以下均提示上尿路感染。

1）膀胱冲洗后尿培养阳性。

2）尿沉渣镜检白细胞管型，排除间质性肾炎、狼疮性肾炎等。

3）尿 NAG、尿 β_2-MG 升高。

4）尿渗透压降低。

（3）慢性肾盂肾炎的诊断：除反复尿路感染外，需结合影像学及肾功能检查，符合以下第 3 项再加前两项的任何一项可诊断慢性肾盂肾炎。

1）肾外形凹凸不平，且双肾大小不等。

2）静脉肾盂造影可见肾盂、肾盏变形，缩窄。

3）持续性肾小管功能损害。

2. 鉴别诊断　不典型尿路感染需与尿道综合征、肾结核、慢性肾小球肾炎、全身感染性疾病等进行鉴别。

【治疗】

1. 一般治疗　急性期注意休息，多饮水，勤排尿，加强饮食营养，增强抵抗力。膀胱刺激症状比较明显者可口服碳酸氢钠片 1 g，每日 3 次，以碱化尿液、缓解症状。

2. 抗感染治疗

（1）用药原则

1）选用对致病菌敏感的药物。

2）选用的药物在尿液及肾内分布浓度高。

3）选用肾毒性及副作用小的药物。

4）必要时应联合用药。

5）对于不同的尿路感染制订不同的治疗方案。

（2）治疗计划

1）急性膀胱炎：见表 3-5-5。

表3-5-5　急性膀胱炎的治疗

疗法	具体方案	应用价值
单剂量疗法	STS 方案（磺胺甲噁唑 2.0 g+ 甲氧苄啶 0.4 g+ 碳酸氢钠 1.0 g，一次顿服）氧氟沙星 0.4 g，或阿莫西林 3.0 g，一次顿服	应用于非复杂性急性膀胱炎，副作用小，依从性好，但复发率高
3 日疗法	可选用磺胺类、喹诺酮类、半合成青霉素类或头孢类抗生素，任选一种药物，连用 3 天	优于单剂量疗法，可减少复发，增加治愈率，目前比较推荐
7 日疗法	用药同 3 日疗法	合并妊娠、糖尿病、免疫力低下、老年和男性患者可采用

2）急性肾盂肾炎：见表 3-5-6。

表3-5-6　急性肾盂肾炎的治疗

病情	方案
轻者	门诊口服药物 10 ～ 14 天（喹诺酮类、半合成青霉素类、头孢菌素类等），一般 14 天后 90% 患者可治愈
严重感染伴全身中毒症状者	住院静脉用药至热退，改口服，总疗程 14 天（氨苄西林、头孢噻肟、头孢曲松、左氧氟沙星等）

（3）疗效评价

1）治愈：症状消失，尿菌阴性，疗程结束后 2 周、6 周复查尿菌仍阴性。

2）治疗失败：治疗后尿菌仍阳性，或治疗后尿菌阴性，但 2 周或 6 周复查尿菌转为阳性，且为同一菌株。

案例分析 3-5-3

1. 病历摘要

患者女性，30 岁，2 日前劳累后出现发热，体温高达 39℃，伴畏寒、寒战、头痛、恶心，同时伴尿频、尿急、尿痛、腰痛，无肉眼血尿，无腹痛、腹泻，无咳嗽、咳痰，既往无高血压、糖尿病病史，无结核病密切接触史。查体：体温 39℃，心、肺查体未见异常，腹软，肝、脾肋下未触及，双侧上输尿管点压痛（+），双肾有叩击痛（+），双下肢无水肿。实验室检查：① 血常规：WBC 11.8×10^9/L，N 93%，RBC 4.1×10^9/L，Hb 131 g/L，PLT 276×10^9/L，ESR 88 mm/h；② 尿沉渣：红细胞满布视野，形态正常，白细胞满布视野，可见成堆脓球及少量杆菌，亚硝酸盐（+），尿蛋白（+）；③ 肝功能：ALT 16 U/L，AST 15 U/L，ALB 39 g/L；④ 肾功能：BUN 5.4 mmol/L，Scr 78.4 μmol/L。

2. 思考题

（1）请提出该患者最可能的诊断及诊断依据，以及鉴别诊断及依据。

（2）请简述为进一步明确诊断，需完善的相关检查。

（3）请简述治疗方案。

案例分析 3-5-3 参考答案

（张晓敏）

第三节　肾 衰 竭

一、急性肾损伤

急性肾损伤（acute kidney injury，AKI）以往称急性肾衰竭，是指由多种病因引起的肾功能快速下降而出现的临床综合征。可发生于既往无肾疾病者，也可发生在原有慢性肾疾病的基础上。临床上以急性肾小管坏死最为典型。

【病因和发病机制】

AKI 病因多样，根据病因发生的解剖部位不同可分为三大类：肾前性、肾性、肾后性。

肾前性 AKI 最常见，由于肾血液灌流不足引起，见于细胞外液容量减少，或虽然细胞外液容量正常，但有效循环血量下降的某些疾病，或某些药物引起的肾小球毛细血管灌注压降低。常见病因包括：①有效血容量不足；②心排血量降低；③全身血管扩张；④肾动脉收缩；⑤肾自主调节反应受损。

肾性 AKI 按照损伤部位可分为肾小管性、间质性、血管性和小球性。按发病原因，病理改变可表现为：①肾血管疾病；②肾微血管病；③肾小球疾病；④急性间质性肾炎：常由各种药物过敏反应所致；⑤缺血和中毒性急性肾小管坏死。

肾后性 AKI 见于各种原因引起的急性尿路梗阻。肾以下尿路梗阻，使梗阻上方的压力升高，甚至出现肾盂积水。因肾实质受压，致使肾功能急骤下降，又称为急性梗阻性肾病。

【病理】

由于病变及其严重程度不同，病理改变可有显著性差异。一般大体检查见肾肿大、苍白、重量增加，切面皮质苍白，髓质呈暗红色。光镜检查可见肾小管上皮细胞坏死和灶状坏死，从基底膜脱落，可见各种管型出现，引起肾小管管腔堵塞。肾缺血严重者，肾小管基底膜常遭破坏。如基底膜完整性存在，则肾小管上皮细胞可迅速再生，否则上皮细胞不能再生。

【临床表现】

典型急性肾损伤一般经过为起始期、维持期、恢复期。急性肾损伤起始期症状隐匿，可被原发疾病所掩盖，即使尿量开始减少，也容易被忽视。维持期又称少尿期，每日尿量少于 400 ml，此期一般持续 1～2 周，少数患者仅持续数小时，延长者可达 3～4 周。少尿期长，则肾损害重，如超过 1 个月，提示有广泛的肾皮质坏死可能。恢复期：患者度过少尿期后，尿量超过 400 ml/d，标志着肾功能开始好转，每日尿量达 2500 ml（可多达 4000～6000 ml/d），患者进入多尿期。随着尿量的继续增加，水肿消退，血压、血尿素氮和肌酐逐渐趋于正常，尿毒症及酸中毒症状随之消失。本期一般持续 1～3 周，可发生脱水、低血压（低血容量性）、低钠和低钾血症，应注意监测和纠正。肾功能完全恢复需 6 个月至 1 年时间，少数患者肾功能不能完全恢复，遗留永久性肾损害。

AKI 的全身症状：①消化系统：食欲减退、恶心、呕吐、腹胀、腹泻等，严重者可发生消化道出血。②呼吸系统：除感染外还可以出现急性肺水肿，表现为呼吸困难、咳嗽、憋气等症状。③循环系统：易出现高血压及心力衰竭表现，也可以出现心律失常及心肌病变。④神经系统：出现意识障碍、躁动、谵妄、抽搐、昏迷等。⑤血液系统：可出现贫血倾向及轻度贫血表现。感染是 AKI 常见而严重的并发症，在 AKI 同时或在疾病发展过程中还可并发多个脏器衰竭，死亡率极高。

AKI 还可出现水、电解质和酸碱平衡紊乱，表现为：①代谢性酸中毒；②高钾血症；③低钠血症；④低钙高磷血症等。

【实验室检查】

（一）血液检查

血液检查可有轻度贫血、血肌酐、尿素氮进行性升高，血 pH 值降低，血清钠正常或者降低，血钙降低，血磷升高等。

（二）尿液检查

尿液检查可有蛋白尿，尿沉渣镜检可见上皮细胞管型和颗粒管型，尿比重降低且较固定。

（三）影像学检查

泌尿系彩超可见肾正常或者增大，如泌尿道梗阻可发现梗阻部位，还可行逆行尿路造影。CT、MRI 或放射性核素检查对发现血管病变有帮助。

（四）肾活检

肾活检是重要的诊断手段，在排除肾前性及肾后性原因后，没有明确致病因素的肾性 AKI 有肾活检指征。

【诊断与鉴别诊断】

根据病因，肾功能急性进行性减退，结合临床表现和实验室检查一般不难作出诊断。AKI 诊断标准：肾功能 48 小时内突然减退，血清肌酐绝对值升高 ≥ 0.3 mg/dl（26.5 μmol/L），或 7 天内血清肌酐增至 ≥ 1.5 倍基础值，或尿量＜ 0.5 ml/（kg·h），持续时间＞ 6 小时。根据血清肌酐和尿量进一步分期见表 3-5-7。

表3-5-7　AKI的分期标准

分期	血清肌酐	尿量
1 期	增至基础值 1.5～1.9 倍 或升高 ≥ 0.3 mg/dl（26.5 μmol/L）	＜ 0.5 ml/（kg·h），持续 6～12 小时
2 期	增至基础值 2.0～2.9 倍	＜ 0.5 ml/（kg·h），时间 ≥ 12 小时

续表

分期	血清肌酐	尿量
3 期	增至基础值 3 倍 或升高 ≥ 4.0 mg/dl（353.6 μmol/L） 或开始肾替代治疗 或＜ 18 岁患者 eGFR ＜ 35 ml/（min · 1.73m²）	＜ 0.3 ml/（kg · h），时间 ≥ 24 小时 或无尿 ≥ 12 小时

　　在鉴别诊断方面，首先应排除慢性肾脏病（CKD）基础上的 AKI，有 CKD 病史，或者存在老年、高血压、糖尿病等 CKD 易患因素，双肾萎缩，明显贫血，肾性骨病等提示 CKD 基础上的 AKI。还应鉴别肾前性、肾性及肾后性因素，不同病因，其治疗方法不同。

　　【治疗及预后】

　　早期诊断、及时干预，最大限度地减轻肾损伤、促进肾功能恢复。AKI 治疗主要包括尽早识别并纠正可逆性病因、维持内环境稳定、营养支持、并发症防治，必要时行肾替代治疗。AKI 预后与病因及并发症严重程度有关，肾前性 AKI 如处理及时，大多可恢复正常；肾后性如果及时解除梗阻，肾功能也大多恢复良好；肾性 AKI 预后存在较大差异，合并多脏器衰竭时死亡率较高。部分 AKI 患者肾功能不能完全恢复。

案例分析 3-5-4

　　1. 病历摘要

　　患者男，52 岁，因双下肢水肿 8 天入院。患者 8 天前无明显诱因出现双下肢水肿进行性加重，呈凹陷性水肿，伴腰痛、尿量减少。既往史：无高血压、糖尿病史，1 年前行膀胱癌手术，病情较稳定。体格检查：血压 156/89 mmHg，心率 75 次 / 分，脉搏 75 次 / 分，体温 36.5℃，双下肢呈凹陷性对称，双肾区叩痛。辅助检查：血常规 Hb 134 g/L；尿常规蛋白质（++），RBC（++）；粪便常规（－）。血生化：Cr 900 μmol/L，泌尿系彩超示双肾正常大小，双肾重度积水。

　　2. 思考题

　　请给出此患者目前的诊断及发病原因。

（张晓敏）

案例分析 3-5-4 参考答案

二、慢性肾衰竭

　　慢性肾衰竭（chronic renal failure，CRF）为各种慢性肾脏病持续进展的共同结局。它是以代谢产物潴留，水、电解质及酸碱失衡和全身各系统症状为主要表现的一种临床综合征。我国慢性肾衰竭发病率约为 100/ 百万人口，男女发病率分别占 55% 和 45%，高发年龄为 40 ～ 50 岁。

　　【定义和分期】

　　各种原因引起的肾结构和功能障碍 ≥ 3 个月，包括肾小球滤过率（GFR）正常和不正常的病理损伤、血液或尿液成分异常，以及影像学检查异常；或不明原因的 GFR 下降（＜ 60 ml/min）超过 3 个月，称为慢性肾脏病（chronic kidney disease，CKD）。目前国际公认的慢性肾脏病分期依据美国肾脏基金会制定的指南分为 5 期，见表 3-5-8。

表3-5-8　慢性肾脏病分期及建议

分期	特征	GFR [ml/（min·1.73m²）]	防治目标与措施
1	GFR 正常或升高	≥ 90	CKD 诊治，缓解症状，保护肾功能
2	GFR 轻度降低	60 ～ 89	评估、延缓 CKD 进展，降低心血管疾病风险
3a	GFR 轻到中度降低	45 ～ 59	
3b	GFR 中到重度降低	30 ～ 44	延缓 CKD 进展，评估、治疗并发症
4	GFR 中度降低	15 ～ 29	综合治疗，透析前准备
5	ESRD	< 15 或透析	如出现尿毒症，需及时透析治疗

慢性肾衰竭主要代表慢性肾脏病中 GFR 下降至失代偿的那一部分群体，主要为 CKD 4 ～ 5 期。本章节主要介绍慢性肾衰竭。

【病因和发病机制】

凡能引起慢性肾脏损害的疾病都可以导致慢性肾衰竭，其病因常见于原发性与继发性肾小球疾病（慢性肾小球肾炎、糖尿病肾病、高血压肾损害等）、肾小管疾病（慢性间质性肾炎、慢性肾盂肾炎等）、肾血管疾病（肾动脉狭窄等）、遗传性肾病（多囊肾等），在我国原发性肾小球肾炎仍是慢性肾衰竭的病因之首。

慢性肾衰竭发病机制尚未完全阐明，目前有四种学说：健存肾单位学说，矫枉失衡学说，肾小球高代谢、高滤过学说，尿毒症毒素蓄积学说等。

【临床表现】

慢性肾衰竭的临床表现较为复杂，在 CKD 1 ～ 3 期可以无任何临床症状，也可仅有乏力、夜尿增多、腰酸等症状，少数患者可出现食欲减退、代谢性酸中毒等明显症状，在 CKD 4 期以后症状较为明显，到了 CKD 5 期则可出现高钾血症、急性心力衰竭等并发症，严重者可危及生命。主要有水、电解质代谢紊乱，蛋白质、糖类、脂类和维生素代谢紊乱，心血管、呼吸、胃肠道、血液、神经肌肉、内分泌、骨骼病变等各系统表现。

1. 水、电解质和酸碱平衡失调

（1）酸中毒：慢性肾衰竭时易发生酸中毒，由于肾小管分泌 H^+ 障碍或肾小管 HCO_3^- 的重吸收能力下降，以及体内酸性代谢物（如磷酸、硫酸等）因肾排泄障碍导致潴留而产生，多数患者能耐受轻度慢性酸中毒，如严重酸中毒，则有明显症状。如食欲不振、呕吐、虚弱无力、呼吸深长等，与酸中毒时体内多种酶活性受抑制有关。

（2）钠、水失衡：当钠、水摄入过量，而肾排泄能力下降时就会导致钠水潴留，出现水肿、高血压甚至心力衰竭。当患者呕吐、食欲减低时也可出现低钠血症及失水。

（3）钾代谢紊乱：慢性肾衰竭患者由于酸中毒，少尿及保钾利尿剂等的应用容易出现高钾血症，患者表现软弱无力，肢体瘫痪，严重者可出现心律失常甚至心脏骤停等风险。少部分患者由于排钾利尿剂的使用，呕吐、腹泻、摄入不足等也可出现低钾血症。

（4）钙磷代谢紊乱：主要表现为钙缺乏和磷增多，慢性肾衰竭时由于骨化三醇产生减少，使肠道钙吸收减少，同时肾排磷减少，血磷升高，出现低钙高磷现象。低钙刺激甲状旁腺分泌增加，导致肾性骨病。

2. 蛋白质、糖类、脂类和维生素代谢紊乱　蛋白质代谢紊乱主要表现为蛋白质代谢产物聚集，也可有白蛋白、必需氨基酸水平下降等。糖代谢异常主要表现为糖耐量减低和低血糖两种情况，前者多见与胰高血糖素水平升高、胰岛素受体障碍等因素有关，后者主要与胰岛素灭活减少有关。慢性肾衰竭可出现高脂血症，多数为高甘油三酯血症，少数为胆固醇升高。维生素代谢紊乱主要与摄入不足及某些酶活性降低有关。

3. 心血管系统表现　心血管病变是慢性肾脏病患者常见并发症和最主要的死亡原因。主要表现为高血压、左心室肥厚、心力衰竭、心律失常、尿毒症性心肌病、心包病变、血管钙化和动脉粥样硬化等，其中心力衰竭是尿毒症患者最常见的死亡原因。

4. 呼吸系统症状　体液过多和酸中毒可出现呼吸深长，代谢产物潴留可引起尿毒症性支气管炎、肺炎、胸膜炎，甚至胸腔积液。表现为呼吸困难、咳嗽咳痰、双肺湿啰音等。

5. 胃肠道症状　是本病最早和最常见的症状，主要表现为恶心、呕吐、食欲减低、口腔有尿味，也可出现消化道出血。主要与尿毒症毒素蓄积、胃黏膜糜烂等因素有关。

6. 血液系统表现　主要表现为贫血和出血倾向，贫血主要与肾萎缩、促红细胞生成素减少有关，出血倾向多与血小板功能降低有关，轻者可出现皮肤瘀点、瘀斑，严重者可出现消化道出血以及脑出血等。

7. 神经肌肉系统症状　疲乏、失眠、注意力不集中是肾衰竭早期最常有的精神症状，患者也可出现性格改变、抑郁等。周围神经系统也常有改变，最常见的是肢端袜套样感觉丧失，也可出现肢体麻木、深感觉迟钝或消失，并可有神经肌肉兴奋性增加等表现。

8. 内分泌功能紊乱　主要表现为肾本身产生促红细胞生成素、骨化三醇等不足，以及糖耐量异常、胰岛素抵抗，还有垂体、甲状腺等激素分泌异常，可出现性腺功能障碍。

9. 骨骼病变　慢性肾脏病存在钙、磷等矿物质代谢及内分泌（如甲状旁腺功能亢进、骨化三醇分泌不足等）紊乱，导致矿物质异常、骨病、血管钙化等临床综合征，称之为慢性肾脏病 – 矿物质和骨异常。慢性肾衰竭出现的骨矿化和代谢异常称为肾性骨营养不良，包括高转化性骨病、低转化性骨病和混合性骨病，以高转化性骨病常见，可出现骨质破坏增加，纤维囊性骨炎，严重者可出现自发性骨折、骨骼变形。

10. 皮肤症状　皮肤瘙痒最常见，可能与尿毒症的毒素和钙盐沉积皮肤有关。患者颜面肤色暗黄、水肿。

【诊断与鉴别诊断】

慢性肾衰竭诊断并不困难，主要依据患者病史、体格检查及实验室检查。因慢性肾衰竭临床表现复杂，各系统均有表现，且各系统表现均可称为首发症状，因此需全面掌握慢性肾衰竭的病史特点，仔细询问病史和查体，并重视肾相关功能的检查，做到早明确诊断，防止误诊、误治。对既往史不明确或近期存在急性加重诱因的患者需与急性肾损伤鉴别，是否有贫血、低钙高磷血症，以及甲状旁腺激素水平、双肾大小等有助于鉴别。如条件允许可行肾穿刺活检明确病因。

【治疗】

对诊断慢性肾衰竭的患者要积极采取各种措施延缓、停止或逆转慢性肾衰竭的发生，防止进展至终末期肾病。治疗原则是积极去除诱因和治疗原发病，注意饮食和电解质平衡，对症处理，必要时行肾替代治疗。

1. 去除诱因和治疗原发病　是治疗慢性肾衰竭的关键，可使肾功能损害减轻。

2. 饮食治疗

（1）低蛋白饮食：主要目的是降低尿素氮水平，减轻尿毒症症状，特别是厌食、恶心及呕吐。根据慢性肾脏病的分期分别在 CKD 1 ~ 2 期推荐蛋白摄入量 [0.8 g/（kg·d）]，CKD 3 期开始低蛋白饮食 [0.6 g/（kg·d）]，有条件的患者可在低蛋白饮食基础上推荐补充必需氨基酸或 α- 酮酸。

（2）高热量的摄入：无论哪种方案的饮食治疗都必须摄入足够的热量。

（3）其他：要注意补充维生素及叶酸等营养物质，限制钾、磷的摄入，对于高磷血症患者应给予磷结合剂治疗。

3. 慢性肾衰竭的药物治疗

（1）水、钠失衡：治疗目的是尽可能增加尿量，清除毒素，减少水钠摄入，避免出现水钠潴留及心力衰竭，注意出入量平衡，水肿严重者可给予呋塞米 0.5～1.5 g/d 口服或静脉用药。

（2）高钾血症的防治：首先应积极预防高钾血症的发生，严格限制钾的入量，对已有高钾血症患者应采取更积极的措施：①纠正酸中毒，除口服碳酸氢铵外，也可静脉给予碳酸氢钠 10～25 g，根据需要 4～6 小时后再重复用药；②给予袢利尿剂，静脉或肌内注射呋塞米 40～80 mg，必要时增加剂量至 100～200 mg；③应用葡萄糖 - 胰岛素溶液静脉滴注（葡萄糖 4～6 g 中加入胰岛素 1 单位）；④口服降钾树脂，以聚苯乙烯磺酸钙常见；⑤对严重高钾血症（血钾 > 6.5 mmol/L）应及时给予血液透析治疗。

（3）高血压治疗：多为容量依赖性，对于血压的控制不仅是为了控制高血压的症状，还为保护心、脑等靶器官。

（4）贫血的治疗：主要应用促红细胞生成素，同时需注意补充铁、叶酸、维生素 B_{12} 等造血原料，还应排除慢性失血等因素。

（5）肾性骨营养不良的治疗：除限制磷的摄入外，还应给予磷结合剂，比如碳酸钙、司维拉姆、碳酸镧等。对明显低钙患者可口服骨化三醇，治疗中需监测钙、磷、甲状旁腺水平。

（6）感染：平时应预防各种病原体感染，抗生素剂量需根据 GFR 水平调整，尽量应用肾毒性最小的抗生素。

（7）其他：口服吸附疗法、导泄疗法等，注意复查电解质，以防加重电解质紊乱。对于糖尿病肾病患者注意调整胰岛素剂量，对于高脂血症患者的降脂治疗、降尿酸治疗等。

4. 肾替代治疗　肾替代治疗可代替肾的排泄功能，但不能代替内分泌和代谢功能，常见的肾替代治疗方式包括：血液透析、腹膜透析和肾移植，目前来说肾移植是最好的肾替代治疗模式。

案例分析 3-5-5

1. 病历摘要

患者女性，42 岁，因"夜尿增多 2 年，乏力、厌食 2 个月"就诊。患者 2 年前无明显诱因出现夜尿增多，4～6 次 / 晚，未行诊治。近 2 个月无诱因感乏力、厌食，有时伴恶心、腹胀，自服"健胃消食片"无效，乏力、厌食症状进行性加重就诊。患者发病以来，食欲差，睡眠可，排尿如上所述，排便未见异常，体重下降约 2 kg。既往史：5 年前曾发现血压偏高，150/90 mmHg，未正规诊治。无糖尿病史，无药物滥用史，无药物过敏史。查体：T 36.8℃，P 90 次 / 分，R 20 次 / 分，BP 160/100 mmHg。慢性病容，贫血貌，口腔有氨味，浅表淋巴结无肿大，巩膜无黄染。心、肺、腹部查体未见异常。双下肢无水肿。实验室检查：血常规 Hb 90 g/L；尿蛋白（++），尿 RBC（++）；粪便常规（-）。血生化：Cr 900 µmol/L，HCO_3^- 15 mmol/L，血钙 1.65 mmol/L，血磷 2.15 mmol/L，血钾 6.8 mmol/L。B 超：双肾缩小。

2. 思考题

请给出患者目前的诊断及高钾血症的治疗原则。

案例分析 3-5-5 参考答案

（张晓敏）

第四节　泌尿系结石

泌尿系结石（urinary calculus），又称尿石症，根据结石的位置，可分为上尿路结石和下尿路结石。上尿路结石是指肾、输尿管结石，临床最为常见。下尿路结石包括膀胱结石和尿道结石。

发病年龄一般在 20～50 岁，男性发病率较高。结石可以单侧发生，也可以双侧发生，左右两侧的发病率无明显差别。尿石症的发病率有明显的地区差异，中国南方发病率高于北方。许多因素影响尿路结石的形成：①流行病学因素：包括年龄、性别、职业、饮食结构、地域、气候和遗传等因素；②尿液因素：如尿液中钙、草酸、尿酸等结石形成物质增多，尿 pH 值改变，尿量减少，枸橼酸等抑制晶体形成的物质含量减少；③解剖结构异常，如尿路梗阻；④感染因素。泌尿系统梗阻、异物和感染是尿石症产生的重要原因，而尿石症又加重了泌尿系梗阻和感染。

根据发病原因，泌尿系结石又可分为原发性结石、代谢性结石、继发性或感染性结石。其中代谢性结石最常见，是由于体内或肾内代谢紊乱而引起，如甲状腺功能亢进、特发性高尿钙症、痛风、肾小管酸中毒等。

结石成分主要包括：①草酸钙结石，最为常见；②磷酸钙结石，其中羟基磷灰石常见，还有碳酸磷灰石、磷酸氢钙等；③磷酸镁铵结石，是感染性结石的主要成分，又称"鸟粪石"；④尿酸结石；⑤胱氨酸结石。后两种结石在 X 线平片上不显影，即阴性结石。

一、上尿路结石

肾结石形成时多位于肾盏，向肾盂延伸。结石充满肾盂及部分或全部肾盏，形成鹿角形结石，又称铸型结石。结石嵌顿在肾盏颈或输尿管，引起肾积水或感染积脓，进一步可导致肾功能不全、肾萎缩等。输尿管结石大都来自于肾，输尿管有三个生理性狭窄：肾盂输尿管交界处、跨过髂血管处和输尿管膀胱壁内段。在排石过程中，一般结石会停留在这三个狭窄处。临床表现与结石的部位、大小、活动程度、梗阻和感染等因素相关。

【症状】

1. 疼痛　肾结石患者平时大多没有症状，肾结石在肾盏、肾盂内，或进入输尿管活动时可引起输尿管的痉挛和梗阻，导致明显的腰部疼痛等症状，即"肾绞痛"。典型症状表现为突然出现的腰部或上腹部剧烈疼痛，阵发性，沿输尿管走行向同侧腹股沟或会阴部放射。结石位于输尿管壁内段时，常伴随尿频、尿急等膀胱刺激症状和尿道放射痛。

2. 血尿　一般为镜下血尿，也可为肉眼血尿，主要是结石活动时损伤输尿管黏膜所致，结石不活动时可无血尿。

3. 恶心、呕吐　常与肾绞痛伴随发生，主要是结石导致上尿路梗阻，输尿管扩张、痉挛，输尿管与肠由共同神经支配而引起恶心、呕吐。

4. 肾积水和感染　梗阻加重或双侧结石梗阻时，可引起肾积水，导致肾功能不全，严重时出现少尿、无尿，甚至急性肾衰竭。继发感染时，可引起急性肾盂肾炎或肾积脓，出现寒战、发热，或尿频、尿急等膀胱刺激症状。

【体征】

疼痛发作时可有肾区叩击痛。一般无腹部压痛、反跳痛等腹膜炎刺激症状。

【辅助检查】

1. 实验室检查

（1）血常规：一般正常，合并感染时白细胞会升高。

（2）尿常规：镜下血尿，合并感染时可有脓尿。

（3）肾功能：大多正常，合并肾积水时可以出现血尿素氮、肌酐升高。

2. 影像学检查

（1）B 超检查：表现为肾或输尿管内的强回声光团伴声影，肾盂分离、肾或输尿管积水扩张。一般作为首选检查，可以发现 X 线不显影的阴性结石。

（2）KUB 平片：能发现大多数 X 线阳性结石。

（3）静脉尿路造影：用于评价肾结构和肾功能改变，可发现重复肾等先天性尿路发育畸形。结石、息肉或尿路上皮肿瘤等常表现为造影剂充盈缺损。

（4）CT 检查：可以发现前述检查不易发现的绝大多数结石。增强 CT 能够显示肾实质变化、肾盂输尿管形态、肾积水和肾功能情况。

（5）逆行尿路造影：属于有创检查，用造影剂来显示梗阻部位以下的肾盂输尿管形态。

（6）磁共振水成像：可以显示肾输尿管积水形态，不需要用造影剂。

（7）放射性核素肾图：用于评估两侧分肾功能。

【诊断与鉴别诊断】

典型的肾绞痛、肾区叩击痛和镜下血尿需要考虑上尿路结石，通过 B 超等影像学检查可以明确诊断，询问有无肾输尿管结石既往史可以帮助诊断。需要注意与急性胆囊炎、阑尾炎和上消化道穿孔等急腹症鉴别，女性患者需除外异位妊娠、卵巢囊肿扭转等妇产科急症。

【治疗】

1. 药物治疗　对于直径＜ 0.6 cm、无肾积水的结石，可以通过大量饮水、活动和服用金钱草颗粒等药物帮助排石。尿酸或胱氨酸等酸性结石可以使用枸橼酸氢钾钠、碳酸氢钠等药物来碱化尿液，进行药物溶石治疗。结石急性发作导致肾绞痛时，治疗原则以解痉、止痛为主，常用解痉药物有 M 型胆碱受体阻断剂如山莨菪碱、黄体酮等，镇痛药物可选择双氯芬酸钠、吲哚美辛等非甾体类镇痛抗炎药物，或曲马多、哌替啶等阿片类药物。

2. 体外冲击波碎石（extracorporeal shock wave lithotripsy，ESWL）　适用于直径≤ 2 cm 的肾结石和输尿管上段结石。在 X 线或 B 超定位下，利用冲击波能量聚焦在结石上，使结石裂解粉碎，从而排出体外。禁忌证包括孕妇、出血性疾病或严重心脑血管疾病、安装心脏起搏器及结石远端梗阻患者等。体积较大结石需要多次碎石，避免在排石过程中形成"石街"。每次碎石治疗间隔时间 1 ～ 2 周为宜，以减少肾周血肿、尿路感染等并发症。

3. 输尿管镜碎石术　使用硬性或软性输尿管镜经尿道，通过膀胱输尿管口进入输尿管而到达结石处，利用钬激光、超声或弹道等粉碎后取出结石。硬性输尿管镜常用于中下段输尿管结石。软输尿管镜可以到达肾盂，适用于＜ 2 cm 的肾结石和输尿管上段结石手术。

4. 经皮肾镜碎石取石术（percutaneous nephrolithotomy，PNL）　X 线或 B 超引导下经皮穿刺建立肾造瘘通道，通过肾镜粉碎并取出结石。适用于≥ 2 cm 的肾结石、鹿角状结石和输尿管上段结石。

5. 腹腔镜输尿管切开取石术　适用于 1 cm 以上的输尿管结石，尤其合并有输尿管狭窄、输尿管息肉等。

6. 开放手术　如肾盂切开取石、输尿管切开取石等，现已大多被经皮肾镜等腔内手术取代。

知识拓展：双侧上尿路结石的手术治疗原则

二、下尿路结石

下尿路结石包括膀胱结石和尿道结石。膀胱结石多继发于良性前列腺增生、尿道狭窄、异物或神经源性膀胱等，也可由上尿路结石排入膀胱引起。尿道结石见于男性，多位于前尿道，通常是上尿路或膀胱结石进入尿道后，嵌顿在尿道舟状窝等位置引起。

【临床表现】

膀胱结石表现为排尿突然中断，疼痛常放射至阴茎龟头处，跑跳或改变体位后可以继续排尿。尿道结石表现为排尿困难、点滴状排尿，伴尿痛，完全梗阻时可出现尿潴留。疼痛可放射至阴茎龟头或会阴部。下尿路结石常伴有血尿、感染或膀胱刺激症状。

【诊断与鉴别诊断】

通过临床症状、影像学检查和既往结石病史进行诊断，B 超可发现膀胱或尿道内强回声伴声影，且膀胱结石会随体位变化而改变位置。需要与膀胱肿瘤、膀胱内血块等鉴别诊断，KUB 平片、CT 或尿道膀胱镜可以协助明确诊断。尿道结石可以在前尿道或阴囊触诊扪及。

【治疗】

需要治疗引起下尿路结石的病因，有排尿困难或尿潴留时可先留置导尿管。

1. 膀胱结石　多采用经尿道膀胱镜碎石术，巨大膀胱结石或合并尿道狭窄患者可以经耻骨上膀胱切开取石术。

2. 尿道结石　前尿道结石在局麻下经尿道挤出或用弯钳轻柔取出结石，也可经尿道膀胱镜碎石后取出。后尿道结石一般先用尿道探子将结石推入膀胱内，再按膀胱结石处理。

【结石预防】

1. 大量饮水　使尿液稀释，能减少尿中晶体形成，每天应保持尿量 2000 ml 以上。

2. 饮食调节　吸收性高钙尿症患者需要低钙饮食，减少牛奶、豆制品、坚果类摄入。草酸钙结石患者适当限制浓茶、菠菜等以减少高草酸摄入。高尿酸患者避免食用动物内脏、海鲜等高嘌呤食物。

3. 病因预防　由甲状旁腺功能亢进引起高血钙的结石患者，应行甲状旁腺手术治疗。合并尿道狭窄、膀胱出口梗阻或异物等诱因时应及时处理。

案例分析 3-5-6

1. 病历摘要

患者女性，25 岁，突发右侧腰腹痛 2 小时，疼痛向右侧腹股沟区放射，伴恶心、呕吐，无发热。B 超提示：右肾积水，右侧输尿管中上段约 0.9 cm 大小强回声伴声影；左肾未见明显异常。查体一般情况好，右肾区轻度叩击痛。血常规正常，尿常规：RBC 20 ~ 30/HP。

2. 思考题

（1）患者的诊断与诊断依据是什么？

（2）需要与哪些疾病鉴别诊断？

（3）患者的治疗方案是什么？

案例分析 3-5-6 参考答案

（卢　剑）

第五节　前列腺增生症

【病因和发病机制】

前列腺增生症，也称良性前列腺增生（benign prostate hyperplasia，BPH）、前列腺增生。常见于老年男性，50 岁以上男性发病率高达 50%，且发病率随年龄增长而增加。目前认为，BPH 与代谢综合征之间存在密切关系。

前列腺增生包括上皮和间质组织增生，增生主要位于前列腺的移行区。图 3-5-1 显示了前列腺与膀胱尿道的解剖关系；图 3-5-2 显示了前列腺的分区解剖。增生结节压迫尿道导致尿道阻力增大，从而造成膀胱出口的机械性梗阻，并可继发膀胱逼尿肌不稳定。BPH 的确切发生机制尚不清楚，目前已有的假说包括代谢、激素和炎症机制。

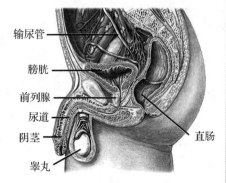

图 3-5-1　前列腺与膀胱尿道关系

雄激素，即睾酮（testosterone，T）和双氢睾酮（dihydrotestosterone，DHT），在正常前列腺以及前列腺增生和前列腺癌的发病机制中起着重要作用。T 由睾丸和肾上腺产生，由 5-α 还原酶转化为对雄激素受体亲和力更强的 DHT。T 和 DHT 尤其是 DHT 能促进前列腺生长。一些研究表明雌激素和正常衰老时雌激素与雄激素比值的升高也可能在 BPH 的发病机制中发挥作用。

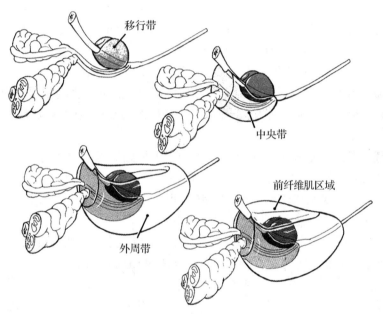

图 3-5-2　前列腺分区解剖

慢性炎症及所产生的炎症因子可以促进前列腺上皮细胞的生长。临床研究发现 BPH 组织的病理学检查中存在炎症浸润，前列腺内炎症与症状的严重程度和发生急性尿潴留的风险相关。

代谢综合征所产生的各种介质刺激人前列腺基质细胞产生生长因子增多，从而导致前列腺上皮增生。此外也会导致自主神经系统过度敏感，通过 α- 肾上腺素受体介导，导致膀胱颈和前列腺平滑肌收缩，形成膀胱出口的动力性梗阻。

【临床表现】

前列腺增生压迫尿道导致膀胱出口梗阻，从而引起下尿路症状（lower urinary tract symptom，LUTS），包括排尿症状如踌躇、费力、尿线变细、尿不尽感，和潴尿症状如尿频、尿急、急迫性尿失禁。

美国泌尿外科协会（AUA）症状评分是一个有效的问卷，可用于客观测量 LUTS 的严重程度。其中包括尿不尽、尿频、间断排尿、尿急、尿线变细、腹压排尿和夜尿等症状的评估以及对生活质量的影响。总分 0 ～ 7 分为轻度，7 ～ 19 分为中度，20 ～ 35 分为重度。

BPH 膀胱出口梗阻导致尿潴留合并尿路感染及膀胱结石，或导致肾功能不全的患者会出现相应的合并症表现。

【查体】

应常规行直肠指检（digital rectal examination，DRE）和神经系统检查。前列腺增生 DRE 表现为两侧叶增大、光滑、对称。如发现腺体不对称，质硬，或触及结节，应进一步检查除外前列腺癌。此外，DRE 时发现肛门括约肌张力减弱可能提示潜在的神经系统病变。神经系统检查包括下肢力量、感觉、反射和会阴感觉的评估。

【辅助检查】

1. 尿液分析　应常规行尿液检查，以评估是否有尿糖阳性或尿红白细胞阳性。糖尿病可能导致 LUTS，应与 BPH 相鉴别。尿路感染则应进一步行尿培养及抗生素治疗。如果前列腺增生合并反复尿路感染，则需积极的手术治疗。如果发现血尿（包括无症状和镜下血尿），需要进一步检查排除泌尿生殖系统恶性肿瘤。

2. 血肌酐　在对 BPH 患者进行初步评估时，应查血肌酐，以明确尿路梗阻是否已导致肾功能不全。梗阻性肾功能不全患者需要早期进行导尿或耻骨上膀胱造瘘。并在肾功能有所恢复后行手术治疗。

3. 前列腺特异性抗原　前列腺特异性抗原（prostate specific antigen，PSA）升高可由前列腺癌导致。对于 BPH 患者常规行血 PSA 检查可对前列腺癌进行早期筛查。此外，PSA 还是急性尿潴留以及前列腺增生病情进展需要接受手术治疗的危险因素。

4. 超声检查　经腹或经直肠超声检查能够比较准确地测量前列腺体积，还可测量排尿后残留在膀胱中的尿量（残余尿）。因此，在前列腺增生的初步评估时及拟行手术干预之前，应完善超声检查。

5. 膀胱尿道镜检查　膀胱尿道镜检查仅应用于下尿路影像学检查有异常发现者，有肉眼及镜下血尿、尿细胞学阳性者以及怀疑尿道狭窄的患者。

6. 尿动力学检查　最大尿流率低于 15 ml/s，提示可能存在 BPH 导致膀胱出口梗阻；但膀胱收缩力减弱或神经源性膀胱也可同样表现为尿流率下降。

尿动力学检查（压力流率研究）有助于明确膀胱出口梗阻，其典型表现为排尿过程中逼尿肌压力升高而尿流率降低。尿动力学检查仅用于复杂的 LUTS 病例，例如当临床症状与前列腺体积不相符时，神经系统疾病时或既往前列腺增生治疗疗效不佳时。

【鉴别诊断】

1. 下尿路的解剖异常　尿道狭窄或膀胱颈挛缩也可能导致排尿困难。通常这些患者有下尿路器械操作病史、阴茎或会阴创伤史或反复的尿道感染病史。

2. 神经源性膀胱　膀胱收缩力降低或膀胱尿道括约肌协同障碍可导致排尿困难。导致神经源性膀胱的疾病包括帕金森病、多发性硬化、脑肿瘤、任何脊髓疾病（如脊髓空洞症、脊髓损伤、脊柱裂、脊髓栓系）和任何周围神经疾病（如糖尿病、酗酒、维生素 B_{12} 缺乏）。

3. 其他老年男性常见疾病　充血性心力衰竭可导致夜间活动性下肢水肿而引起明显的夜尿症。糖尿病可因利尿引起尿频，也可因膀胱自主神经病变引起刺激性症状。

4. 药物副作用　α 肾上腺素激动剂（例如含伪麻黄碱的减充血剂）可通过引起膀胱颈和前列腺平滑肌收缩来增加膀胱出口阻力，抗胆碱药和钙通道阻滞剂可通过促进膀胱松弛导致残余尿增多。利尿剂（如呋塞米或噻嗪类）可引起尿频或夜尿症。

【治疗】

1. 观察等待　由于 BPH 相关 LUTS 的治疗旨在改善生活质量，对轻度症状（AUA 症状评分＜ 8）或中度至重度症状（生活质量受损程度最小）的患者进行观察等待。包括教育、改变生活方式、减少危险因素（例如减肥、体育锻炼、减少咖啡因和酒精摄入）以及每年重新评估。

2. 药物治疗

（1）α 受体阻滞剂：α 受体阻滞剂通过减少前列腺和膀胱颈平滑肌张力来缓解动力性梗阻，

从而减轻 LUTS 症状。常见的副作用包括头晕、疲劳、直立性低血压、鼻塞和逆行射精。α1a 肾上腺素受体主要存在于下尿路，而 α1b 和 α1d 受体存在于血管、中枢神经系统和鼻道。因此，选择性 α1a 受体阻滞剂（坦索罗辛、赛洛多辛）与非选择性 α 受体阻滞剂（特拉唑嗪、多沙唑嗪、阿夫唑嗪）相比，降低了全身副作用。临床上常与 5-α 还原酶抑制剂联合应用。

（2）5-α 还原酶抑制剂：5-α 还原酶抑制剂（非那雄胺、度他雄胺）通过抑制 5-α 还原酶，阻止 T 向 DHT 的转化。DHT 水平降低可导致前列腺体积减小。5-α 还原酶抑制剂可显著改善症状及尿流量、降低患急性尿潴留的风险以及需要手术治疗的风险。5-α 还原酶抑制剂的副作用包括阳痿、性欲下降、射精量减少等。

此外，BPH 常用药物还包括磷酸二酯酶 5 型抑制剂和一些植物制剂。

3. 手术治疗　前列腺增生需行手术治疗的指征包括：膀胱出口梗阻导致上尿路积水和（或）肾功能不全、反复尿路感染、继发膀胱结石、反复血尿。中重度 LUTS 药物治疗疗效不佳和较多的残余尿也是外科干预的相对指征。

（1）经尿道前列腺切除术：经尿道前列腺切除术（trans urethral resection of prostate，TURP）是前列腺增生外科手术治疗的金标准，它通过内镜经尿道电切增生的前列腺组织，可恢复尿道通畅，显著改善排尿症状（图 3-5-3）。TURP 手术主要的并发症包括术中、术后出血，以及因术中冲洗液吸收过多造成的电切综合征。近年来，随着术中采用生理盐水做冲洗液的等离子双极电切设备的出现，可有效避免电切综合征的发生。其他并发症包括：术后排尿困难、尿路感染、由于损伤尿道外括约肌导致的尿失禁以及逆向射精等。

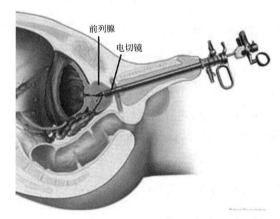

前列腺

电切镜

图 3-5-3　经尿道前列腺手术示意图

（2）经尿道激光汽化、消融和剜除术：前列腺激光汽化术和前列腺激光消融术可显著减少失血，使得这些手术可以在门诊进行。采用绿激光对前列腺进行光选择性汽化术（photoselective vaporization of the prostate，PVP）与 TURP 相比可同样有效地降低 AUA 症状评分和改善尿流率，且具有术中出血少及尿管留置时间短等优势。经尿道消融和前列腺剜除术通常采用钬激光或铥激光进行。其中，钬激光前列腺剜除术（holmium laser enucleation of the prostate，HoLEP）可用于前列腺任何大小的患者。其通过沿腺体与外科包膜之间的解剖层面完整祛除腺体，再通过组织粉碎器将游离腺体在膀胱内粉碎吸出。对于前列腺大于 100 g 的患者，HoLEP 具有显著优势。

（3）单纯前列腺切除术：单纯前列腺切除术是一种通过下腹部切口或腹腔镜方法进行的前列腺摘除手术。通常适用于前列腺体积较大的患者。与经尿道手术相比，术后住院时间延长，并发症发生率升高。采用腹腔镜或机器人辅助下单纯前列腺切除术与传统的开放手术相比，具有创伤小、出血少、恢复快等优势。

案例分析 3-5-7

1. 病历摘要

男性，76 岁，主诉"进行性排尿困难 6 年，加重半年"。近半年排尿费力，尿分叉，排尿等待，尿不尽感，夜尿 4 次。2 次出现急性尿潴留，每次急诊留置尿管 1 周后拔除。1 个月前 B 超提示前列腺 5.6 cm×6.2 cm×5.0 cm，凸入膀胱 1 cm，双侧肾盂轻度扩张，残余尿 120 ml。

2. 思考题：

（1）该患者的诊断及鉴别诊断是什么？

（2）还应完善哪些检查？

（3）治疗方案是什么？

案例分析 3-5-7 参考答案

（刘　可　肖春雷）

第六节　异常子宫出血

异常子宫出血（abnormal uterine bleeding，AUB）是与正常月经周期频率、规律性、经期长度、经期出血量任何一项不符的、源自子宫腔的出血。异常子宫出血是育龄期妇女最常见的妇科疾病之一。

妇产科学国际联合会（FIGO）于 2011 年颁布了异常子宫出血的命名系统，2013 年进行一次修订，该系统按照出血模式和原因对异常子宫出血进行分类，包括两大类 9 个主要类别。目前这个系统受到美国妇产科医师学会的认可。本章所述异常子宫出血限定于育龄期非妊娠妇女，因此需排除妊娠和产褥期相关的出血，也不包含青春发育前和绝经后出血。

一、正常和异常子宫出血的相关术语、病因新分类系统

（一）正常子宫出血和推荐的 AUB 术语

正常子宫出血即月经，规范的月经指标至少包括周期的频率和规律性、经期长度、经期出血量 4 个要素，我国暂定的术语标准见表 3-5-9。其他还应有经期有无不适，如痛经、腰酸、下坠等。

正常女性月经周期一般为 21 ～ 35 天；正常月经持续约 5 天时间，前 3 天出血相对较多。每个月经周期平均出血量为 30 ～ 40 ml。仅有少数的妇女月经出血量超过 80 ml，被认为是异常情况。在月经出血量＞ 80 ml 的妇女中常伴有贫血症状。

女性的月经周期大都可以预测，但是每个月经周期略有变化，青春期和围绝经期的周期更加不稳定。月经周期包括卵泡期和黄体期。这些时期是受卵巢、下丘脑、垂体和子宫的相互作用而调节。在卵泡期，卵母细胞受脑垂体分泌激素刺激而不断发育，该期的特点是雌激素占优势；青春期和围绝经期时，这些变化尤为显著。黄体期的特点是排卵后黄体发育占优势，通常为 12 ～ 14 天；若未受孕，黄体期结束时，由于黄体的衰萎、雌激素和孕激素水平下降导致月经发生。下丘脑、垂体或卵巢功能紊乱可能干扰排卵，影响子宫内膜脱落，导致月经出血量较多、经期点滴出血或两者皆有。

表3-5-9　正常子宫出血（月经）与AUB术语的范围

月经的临床评价指标	术语	范围
周期频率	月经频发	＜21 天
	月经稀发	＞35 天
周期规律性（近 1 年的周期变化）	规律月经	＜7 天
	不规律月经	≥7 天
	闭经	≥6 个月无月经
经期长度	经期延长	＞7 天
	经期过短	＜3 天
经期出血量	月经过多	＞80 ml
	月经过少	＜5 ml

1. 废用和保留的术语　废用"功血"一词，原因是不同地区的定义和所用诊断检查的资源不同，因此内涵不一致。废用 metrorrhagia（子宫出血）、menorrhagia（月经过多）等具有希腊或拉丁字根的术语，理由是定义模糊且理解不同。

2. 提出的新术语

（1）慢性子宫异常出血：指近 6 个月内至少出现 3 次子宫异常出血，但不需要紧急临床处理、需进行规范诊疗的子宫异常出血。

（2）急性子宫异常出血：指发生了严重的大出血，需要紧急处理以防进一步失血的子宫异常出血。

（二）**FIGO 的 AUB 病因新分类系统——PALM-COEIN 系统**

既往我国将 AUB 病因分为器质性疾病、功能失调和医源性病因 3 大类。FIGO 将 AUB 病因分为两大类 9 个类型，按英语首字母缩写为"PALM-COEIN"，"PALM"存在结构性改变、可采用影像学技术和（或）组织病理学方法明确诊断，而"COEIN"无子宫结构性改变。

具体为：子宫内膜息肉（polyp）所致 AUB（简称：AUB-P）、子宫腺肌病（adenomyosis）所致 AUB（简称：AUB-A）、子宫平滑肌瘤（leiomyoma）所致 AUB（简称：AUB-L）、子宫内膜恶变和不典型增生（malignancy and hyperplasia）所致 AUB（简称：AUB-M）、全身凝血相关疾病（coagulopathy）所致 AUB（简称：AUB-C）、排卵障碍（ovulatory dysfunction）相关的 AUB（简称：AUB-O）、子宫内膜局部异常（endometrial）所致 AUB（简称：AUB-E）、医源性（iatrogenic）AUB（简称：AUB-I）、未分类（not yetclassified）的 AUB（简称：AUB-N）。AUB-L 的肌瘤包括黏膜下（SM）和其他部位（O）。

任一患者可有 1 个或多个引起 AUB 或与 AUB 有关的病因，诊断表达为：① 单病因，例如：异常子宫出血 – 子宫肌瘤（黏膜下）；② 多病因，例如：异常子宫出血 – 子宫肌瘤，排卵障碍。

另一方面，已发现的疾病，例如浆膜下子宫肌瘤不是目前 AUB 的原因，则需并列诊断，诊断表达为：异常子宫出血 – 排卵障碍 子宫肌瘤（浆膜下）。

（三）**PALM-COEIN 系统与我国原 AUB 病因分类的比较**

既往我国 AUB 病因分类中，器质性疾病即指 PALM-COEIN 系统中的 P、A、L、M、C 以及部分 E、N；但 PALM-COEIN 系统未包括的器质性疾病还有生殖道创伤、异物、甲状腺功能减低、肝病、红斑狼疮、肾透析等。医源性病因相当于 PALM-COEIN 系统中的 AUB-I。功能失调强调的是排除器质性疾病，无排卵性功血即为 AUB-O，有排卵功血则涉及 AUB-O 和 AUB-E。

二、异常子宫出血病因诊断流程

对异常子宫出血患者，首先应详细询问月经改变的特点，确认其特异的出血模式。询问性生活情况和避孕措施以排除妊娠或产褥期相关的出血，必要时测定血 hCG 水平；特别要区别酷似正常月经的出血和异常出血，并以近 1 ～ 3 次出血的具体日期进行核对，重点关注的应是自然月经而非药物诱发的人工月经。全身检查及妇科检查不可或缺，及时发现相关体征，如性征、身高、泌乳、体质量、体毛、腹部包块等，应确定出血来源，排除子宫颈、阴道病变，及时发现子宫结构的异常；结合必要的辅助检查，明确子宫异常出血病因。

三、诊断

（一）病史和辅助检查

诊断异常子宫出血的女性，必须进行所有的病史询问、仔细的体格检查、适当的实验室检查和影像学检查，并考虑与年龄相关的因素，从而对这一类疾病进行鉴别诊断。

相关内科疾病如甲状腺疾病、高血压、肾疾病、厌食症或暴食症、精神病和其他一些慢性疾病也可能导致卵巢功能紊乱。家族史和妇产科病史也应了解（如出血性疾病、凝血障碍）。一些药物如激素、抗凝剂或溶纤维蛋白药、精神药品可导致子宫异常出血，因此也应当获得药物使用信息。

（二）体格检查

体检结果对异常子宫出血诊断有所帮助。甲状腺疾病（甲状腺结节、甲状腺肿）、乳房溢乳、痤疮、多毛、瘀点、鼻衄和瘀斑。骨盆检查（包括窥镜和双合诊）可以对创伤、外部或内部阴道或宫颈病变、感染和子宫增大进行评估。

（三）实验室检查

针对异常子宫出血建议做以下试验：

1. 全血细胞计数　诉月经过多或出血时间较长患者可除外贫血。

2. 妊娠试验或查血 HCG　有性生活的患者除外妊娠相关疾病。

3. 甲状腺功能检查　怀疑有甲状腺疾病者。

4. 催乳素水平测试　乳房泌乳者。

5. 子宫颈抹片或阴道镜下子宫颈活组织检查

6. 宫颈细胞培养　如出现阴道溢液或有感染征象者有助于了解感染的病原体。

7. 出血性疾病筛查　适用于青少年月经出血严重或成人患有慢性经期出血且筛查史阳性者。

8. 宫腔镜检查或子宫内膜活检　45 岁以上子宫异常出血女性应进行内膜活检，如果患者存在子宫内膜增生或恶性肿瘤危险因素，即使年龄小于 45 岁也应行该类检查。

9. 骨盆 B 超检查　因子宫结构异常导致子宫出血的诊断常借助影像学检查。经腹或经阴道超声检查使子宫结构可视化，可直接观察子宫结构的异常情况，必要时盐水灌注宫腔 B 超造影，如果超声不能确定则可以使用宫腔镜检查，有助于子宫肌瘤、子宫内膜异位、子宫内膜息肉等病变的诊断。

四、治疗

（一）药物治疗

药物治疗目的是使患者恢复正常月经周期或同时恢复排卵。减少月经出血的药物治疗包括激素、抗纤维蛋白溶解药和前列腺素合成酶抑制剂。按照不同的医疗状况、药物耐受性和患者自身条件选择不同的治疗方法。

对大多数患者来说，药物治疗优于手术治疗，除非明确是由结构异常如息肉、子宫肌瘤、癌症引起的出血。不涉及结构异常的患者可推荐激素治疗。

1. 激素治疗　异常子宫出血的激素治疗包括雌激素和孕酮，单独或联合给药。

（1）雌激素治疗：大剂量雌激素治疗可快速提高血液中的雌激素水平，帮助子宫内膜迅速修复而止血，常用于血红蛋白低于 80 g/L 的青春期患者。根据患者的出血量和状态决定用药的时间间隔和剂量大小，首选口服用药，且对大量出血的患者在性激素治疗的 6 小时内应见效，24 ～ 48 小时内出血应基本停止，如 96 小时内仍出血多应考虑有子宫器质性疾病的可能。常用的雌激素主要为戊酸雌二醇、结合雌激素和苯甲酸雌二醇。经这些药物治疗止血后，应每 3 天减少三分之一的用量，直至维持剂量戊酸雌二醇 1 ～ 2 mg/d 或结合雌激素 0.625 ～ 1.25 mg/d 到出血停止的 20 天以上，在患者血红蛋白达到 80 ～ 90 g/L 以上时加用孕激素促使子宫内膜转化，雌孕激素同时停药致使子宫内膜脱落，该方法称为"子宫内膜修复法"。

（2）孕激素治疗：临床上孕激素的应用可使在雌激素作用下呈持续增生的子宫内膜转化为分泌期内膜，停药后子宫内膜完全脱落达到止血目的。适用于出血较少、病情稳定且血红蛋白在 80 g/L 以上的患者。常用药物包括醋酸甲羟孕酮、醋酸甲地孕酮、醋酸炔诺酮等，这些药物一般使用 3 ～ 5 天停药，临床上称其为"子宫内膜脱落法"或"药物性刮宫法"。

孕激素持续性或周期性给药的方法又叫"子宫内膜萎缩法"。孕激素与雌激素对抗，有效抑制黄体期子宫内膜生长。持续性给予孕激素可导致子宫内膜萎缩，高剂量孕酮的使用对子宫内膜增生的患者十分有效。周期性口服孕激素不会抑制排卵。如果患者不是积极准备怀孕，那么需要建议患者交替使用避孕药。

（3）联合激素类避孕药：可以经口服、贴剂和阴道环起作用。由于联合激素类避孕药中既含有雌激素又含有孕激素，因此对绝大多数患者来说效果良好。

联合激素类避孕药还可以明显改善围绝经期患者因雌激素降低导致的潮热和其他一些更年期症状，也可改善青少年痤疮；药物可明显改善多囊卵巢综合征患者的痤疮和多毛症，降低子宫内膜癌风险。联合激素类避孕药还可以增加Ⅷ因子和血管性血友病因子水平。

2. 非甾体抗炎药　非甾体抗炎药通过抑制环氧化酶，从而降低前列腺素水平。多种非甾体抗炎药包括甲芬那酸（MFA）、萘普生、布洛芬、甲氯芬那酸、双氯芬酸、吲哚美辛和阿司匹林等可以减少失血。血小板异常为该药物的禁忌证。通常不建议患肾病、心衰、肝硬化或正在使用利尿剂的患者使用此类药物。最常见副作用为肠胃不适。

3. 抗纤维蛋白溶解药　重度子宫异常出血的妇女子宫内膜纤溶酶原激活剂处于高水平状态。纤溶酶原激活剂抑制剂减少纤维蛋白溶解，促进血块形成，从而减少月经出血。氨甲环酸作为抗纤溶药可用于治疗妇女月经过多，还可以减少出血性疾病患者的月经失血量，但是 18 岁以下患者不允许使用。

（二）手术治疗

异常子宫出血的手术治疗常用于药物治疗无效或因结构异常导致出血的患者，包括子宫切除、子宫内膜切除或消融、子宫内膜息肉切除等手术方法。治疗需要考虑患者有无生育要求、是否存在手术禁忌证或是否通过规范的药物治疗。

子宫肌瘤的手术包括宫腔镜、腹腔镜或开腹肌瘤切除术，主要用于有生育要求或保留子宫的患者。其他治疗还包括栓塞术、子宫肌瘤消融术、超声消融术和子宫切除术。

子宫内膜息肉的手术治疗通常使用宫腔镜电切术。

子宫内膜异位症难以用手术治疗，因为其在子宫肌层生长较为弥散。但是也可使用类似子宫肌瘤切除术的方法将其切除，虽然边界很难辨认。

（毛熙光）

附一：异常子宫出血的诊断流程

1. 确定异常子宫出血的出血模式　流程见图 3-5-4。

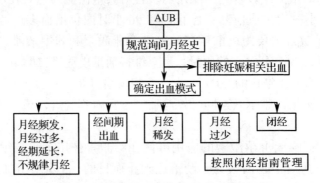

图 3-5-4　确定异常子宫出血的出血模式

2. 月经频发、月经过多、经期延长、不规律月经　诊断流程见图 3-5-5。

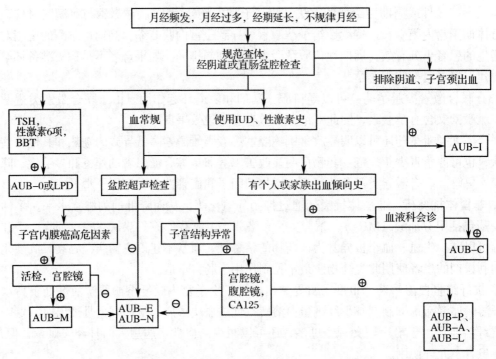

图 3-5-5　月经频发、月经过多、经期延长、不规律月经诊断流程图

性激素 6 项包括 FSH、LH、催乳素（PRL）、雌二醇（E_2）、睾酮（T）、孕酮（P）；子宫内膜癌高危因素包括年龄≥45 岁、持续无排卵、肥胖；TSH：促甲状腺激素；BBT：基础体温测定；IUD：宫内节育器；AUB：异常子宫出血；AUB-O：排卵障碍相关的 AUB；LPD：黄体功能不足；AUB-I：医源性 AUB；AUB-C：全身凝血相关疾病所致 AUB；AUB-M：子宫内膜恶变和不典型增生所致 AUB；AUB-E：子宫内膜局部异常所致 AUB；AUB-N：未分类的 AUB；AUB-P：子宫内膜息肉所致 AUB；AUB-A：子宫腺肌病所致 AUB；AUB-L：子宫平滑肌瘤所致 AUB

　　3. 月经过少的诊断　是 AUB 的一种出血模式，临床常见。其病因可由于卵巢雌激素分泌不足、无排卵或因手术创伤、炎症、粘连等因素导致子宫内膜对正常量的激素不反应。诊治流程见图 3-5-6。

　　4. 月经稀发　诊治流程见图 3-5-7。

　　5. 经间期出血　经间期出血（intermenstrual bleeding，IMB）指发生在有规律、可预期的月经之间的异常子宫出血，包括随机出现和每个周期固定时间出现的出血。按出血时间可分为卵泡期出血、围排卵期出血、黄体期出血，诊断流程见图 3-5-8。

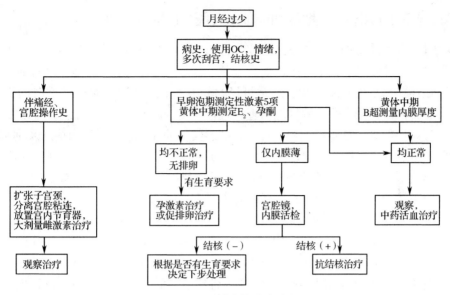

图 3-5-6　月经过少的诊治流程图

性激素 5 项包括 FSH、LH、催乳素（PRL）、雌二醇（E$_2$）、睾酮（T），CO 即口服避孕药

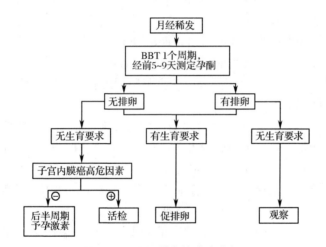

图 3-5-7　月经稀发的诊治流程图

BBT：基础体温测定

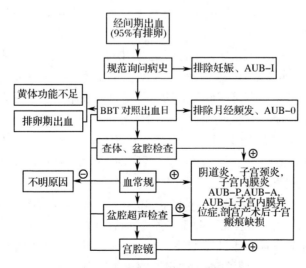

图 3-5-8　经间期出血诊断流程图

BBT：基础体温测定；AUB-I：医源性 AUB；AUB-O：排卵障碍相关的 AUB；AUB-P：
子宫内膜息肉所致 AUB；AUB-A：子宫腺肌病所致 AUB；AUB-L：子宫平滑肌瘤所致 AUB

附二：异常子宫出血 9 类病因的临床表现、诊断与处理

1. AUB-P   子宫内膜息肉可单发或多发，在子宫异常出血原因中占 21% ～ 39%，多表现为月经间期出血、月经过多、不规则出血、不孕。少数可发生腺体的不典型增生或恶变，息肉体积大、高血压是恶变的危险因素。通常可经盆腔 B 超检查发现，最佳检查时间为周期第 10 天之前；确诊需在宫腔镜下摘除行病理检查。直径＜ 1 cm 的息肉若无症状，部分可自然消失，恶变率低，可观察随诊。对体积较大、有症状的息肉，推荐宫腔镜下息肉摘除及刮宫，盲目刮宫容易遗漏。术后有复发风险；对已完成生育或近期不愿生育者可考虑使用短效口服避孕药或左炔诺孕酮宫内缓释系统（LNG-IUS），以减少复发风险；对于无生育要求、多次复发者，可建议行子宫内膜切除术。对恶变风险大者可考虑子宫切除术。

2. AUB-A   子宫腺肌病可分为弥漫型及局限型（即为子宫腺肌瘤），主要表现为月经过多和经期延长，部分患者可有月经间期出血、不孕。多数患者有继发性进行性痛经。确诊需病理检查，临床上可根据典型症状及体征、血 CA125 水平增高做出初步诊断。盆腔超声检查可辅助诊断，有条件者可行 MRI 检查。治疗视患者年龄、症状、有无生育要求决定，分药物治疗和手术治疗。对症状较轻、不愿手术者可试用短效口服避孕药、促性腺激素释放激素激动剂（GnRH-a）治疗 3 ～ 6 个月，停药后症状会复发，复发后还可再次用药。近期无生育要求、子宫小于孕 8 周大小者也可放置 LNG-IUS；对子宫大于孕 8 周大小者可考虑 GnRH-a 与 LNG-IUS 联合应用。年轻、有生育要求者可用 GnRH-a 治疗 3 ～ 6 个月之后酌情给予辅助生殖技术治疗；无生育要求、症状重、年龄大或药物治疗无效者可行子宫全切术，卵巢是否保留取决于卵巢有无病变和患者意愿。有生育要求、子宫腺肌瘤患者可考虑局部病灶切除 +GnRH-a 治疗后再给予辅助生殖技术治疗。

3. AUB-L   根据生长部位，子宫平滑肌瘤可分为影响宫腔形态的黏膜下肌瘤与其他肌瘤，前者最可能引起子宫异常出血。子宫肌瘤可无症状、仅在查体时发现，但也常表现为经期延长或月经过多。黏膜下肌瘤引起的子宫异常出血较严重，通常可经盆腔 B 超、宫腔镜检查发现，确诊可通过术后病理检查。治疗方案取决于患者年龄、症状严重程度、肌瘤大小、数目、位置和有无生育要求等。子宫异常出血合并黏膜下肌瘤的女性，宫腔镜或联合腹腔镜肌瘤剔除术有明确的优势。对以月经过多为主、已完成生育的妇女，短效口服避孕药和 LNG-IUS 可缓解症状。有生育要求的妇女可采用 GnRH-a、米非司酮治疗 3 ～ 6 个月，待肌瘤缩小和出血症状改善后自然妊娠或辅助生殖技术治疗。对严重影响宫腔形态的子宫肌瘤可采用宫腔镜、腹腔镜或开腹肌瘤剔除术等。但这些治疗后肌瘤都可能复发，完成生育后，视症状、肿瘤大小、生长速度等因素酌情考虑其他治疗方式。

4. AUB-M   子宫内膜不典型增生和恶变是 AUB 少见而重要的原因。子宫内膜不典型增生是子宫内膜癌的癌前病变，有一定的癌变风险；常见于多囊卵巢综合征（PCOS）、肥胖、使用他莫昔芬的患者，偶见于有排卵而黄体功能不足者，临床主要表现为不规则子宫出血，可与月经稀发交替发生；少数为经间期出血，患者常有不孕。确诊需行子宫内膜活检病理检查。对于年龄≥ 45 岁、长期不规则子宫出血、有子宫内膜癌高危因素（如高血压、肥胖、糖尿病等）、B 超提示子宫内膜过度增厚回声不均匀、药物治疗效果不显著者应行诊刮并行病理检查，有条件者首选宫腔镜直视下活检。子宫内膜不典型增生的处理需根据内膜病变轻重、患者年龄及有无生育要求选择不同的治疗方案。年龄＞ 40 岁、无生育要求的患者建议行子宫切除术。对年轻、有生育要求的患者，经全面评估和充分咨询后可采用全周期连续高效合成孕激素行子宫内膜萎缩治疗，如甲羟孕酮、甲地孕酮等，3 ～ 6 个月后行诊刮加吸宫。如内膜病变未逆转应继续增加剂量，3 ～ 6 个月后再复查。如果子宫内膜不典型增生消失，则停用孕激素后积极给予辅助生殖技术治疗。在使用孕激素的同时，应对子宫内膜增生的高危因素，如肥胖、胰岛素抵抗同时治疗。子宫内膜恶性肿瘤诊治参照相关的临床指南。

5. AUB-C　包括再生障碍性贫血、各类型白血病、各种凝血因子异常、各种原因造成的血小板减少等全身性凝血机制异常。凝血功能异常除表现为月经过多外，也可有经间期出血和经期延长等表现。育龄期妇女如有血栓性疾病、肾透析或放置心脏支架后必须终生抗凝治疗病史，可导致月经过多。这种子宫异常出血虽可归为医源性范畴，但归入 AUB-C 更合适。月经过多患者须筛查潜在的凝血异常因素，在询问病史时发现以下 3 项中任何一项阳性的患者提示可能存在凝血异常，应咨询血液病专家，包括：①初潮起月经过多；②具备下述病史中的一条：既往有产后、外科手术后或牙科操作过程中的出血；③下述症状中具备两条或以上：每月出现 1～2 次瘀斑或广泛瘀点、每月 1～2 次鼻出血、经常牙龈出血或有出血倾向家族史。治疗需同血液科和其他相关科室共同协商，且以血液科治疗措施为主，妇科协助控制子宫异常出血。妇科首选药物治疗，主要措施为大剂量高效合成孕激素子宫内膜萎缩治疗。药物治疗失败或原发病无治愈可能时，可考虑在血液科控制病情、改善全身状况后行手术治疗。手术治疗包括子宫内膜切除术和子宫全切除术。

6. AUB-O　排卵障碍包括稀发排卵、无排卵及黄体功能不足，主要由于下丘脑 – 垂体 – 卵巢轴功能异常引起，常见于青春期、绝经过渡期，生育期也可因 PCOS、肥胖、高催乳素血症、甲状腺疾病等引起。常表现为不规律的月经，经量、经期长度、周期频率、规律性均可异常，有时会引起大出血和重度贫血。诊断无排卵最常用的手段是基础体温测定（BBT）、估计下次月经前 5～9 天（相当于黄体中期）血孕酮水平测定。同时应在早卵泡期测定血 LH、FSH、催乳素（PRL）、雌二醇（E2）、睾酮（T）、促甲状腺素（TSH）水平，以了解无排卵的病因。治疗原则是出血期止血并纠正贫血，血止后调整周期，预防子宫内膜增生和 AUB 复发，有生育要求者促排卵治疗。止血的方法包括孕激素子宫内膜脱落法、大剂量雌激素内膜修复法、短效口服避孕药或高效合成孕激素内膜萎缩法和诊刮。调整周期的方法主要是后半期孕激素治疗，青春期及生育年龄患者宜选用天然或接近天然的孕激素（如地屈孕酮），有利于卵巢轴功能的建立或恢复。短效口服避孕药主要适合于有避孕要求的妇女。对已完成生育或近 1 年无生育计划者可放置 LNG-IUS，可减少无排卵患者的出血量，预防子宫内膜增生。已完成生育、药物治疗无效或有禁忌证的患者可考虑子宫内膜切除术或切除子宫。促排卵治疗适用于无排卵有生育要求的患者，可同时纠正子宫异常出血，具体方法取决于无排卵的病因。

7. AUB-E　当子宫异常出血发生在有规律且有排卵的月经周期，特别是未发现其他原因可解释的异常子宫出血时，可能是原发于子宫内膜局部异常。以月经过多为主要表现，也可表现为经间期出血或经期延长。目前尚无特异方法诊断子宫内膜局部异常，主要基于在有排卵月经的基础上排除其他明确异常后而诊断。对此类非器质性疾病引起的月经过多，建议先行药物治疗，推荐的药物治疗顺序为：① LNG-IUS，适合于近 1 年以上无生育要求者；②氨甲环酸或非甾体类抗炎药（NSAIDs），用于不愿或不能使用性激素治疗或想尽快妊娠者；③短效口服避孕药；④孕激素子宫内膜萎缩治疗，如炔诺酮 5 mg 每日 3 次，从周期第 5 天开始，连续服用 21 天。刮宫术仅用于紧急止血及病理检查。对于无生育要求者，可以考虑保守性手术，如子宫内膜切除术。

8. AUB-I　指使用性激素、放置宫内节育器或可能含雌激素的中药保健品等因素而引起的子宫异常出血。BTB 指激素治疗过程中非预期的子宫出血，是 AUB-I 的主要原因。引起 BTB 的原因可能与所用的雌、孕激素比例不当有关，多见于避孕药的漏服引起撤退性出血；放置宫内节育器、首次应用 LNG-IUS 或皮下埋置剂、服用利福平、抗惊厥药及抗生素等易导致 AUB-I 的发生。临床诊断需要通过仔细询问用药历史、分析服药与出血时间的关系后确定。必要时应用宫腔镜检查，排除其他病因。有关口服避孕药引起的出血，首先应排除漏服，强调规律服用；若无漏服可通过增加炔雌醇剂量改善出血。因放置宫内节育器所致，治疗首选抗纤溶药物。应用 LNG-IUS 或皮下埋置剂引起的出血可对症处理或期待治疗，做好放置前咨询。

9. AUB-N   子宫异常出血的个别患者可能与其他罕见的因素有关，如动静脉畸形、剖宫产术后子宫瘢痕憩室、子宫肌层肥大等，但目前尚缺乏完善的检查手段作为诊断依据；也可能存在某些尚未阐明的因素。现将这些因素归于"未分类（AUB-N）"。动静脉畸形所致子宫异常出血的病因有先天性或获得性（子宫创伤、剖宫产术后等），多表现为突然出现的大量子宫出血；诊断首选经阴道多普勒超声检查，子宫血管造影检查可确诊，其他辅助诊断方法有盆腔 CT 及 MRI 检查。治疗上，对有生育要求的患者，出血量不多时可采用口服避孕药或期待疗法；对于出血严重的患者，首先维持生命体征平稳，尽早采用选择性子宫动脉血管栓塞术。对无生育要求者，可采用子宫切除术。剖宫产术后子宫瘢痕憩室所致子宫异常出血多由于剖宫产切口位置不当、子宫下段形成前行剖宫产手术及手术操作不当等原因引起，常表现为经期延长；推荐的诊断方法为经阴道超声检查或宫腔镜检查；对无生育要求者可用短效口服避孕药治疗，缩短出血时间；药物治疗效果不佳时，可考虑手术治疗；对于有生育要求者，孕前应充分告知有妊娠期子宫破裂风险，手术治疗包括宫腔镜下、腹腔镜下、开腹或经阴道行剖宫产子宫切口憩室及周围瘢痕切除和修补术。

案例分析 3-5-8

---

1. 病历摘要

患者女性，47 岁。4 年前不明原因出现月经淋漓不净，月经周期 28～30 天，经期 12～16 天，血激素检查无异常，不伴痛经和经量增多，B 超检查发现"子宫 7 cm×5 cm×3 cm 大小，子宫肌层回声清，肌壁内可见 2 cm×3 cm×3 cm 大小增强回声，子宫内膜单层 0.4 cm，子宫腔内可见 4 cm×3 cm×2 mm 增强回声"，经手术治疗后月经基本恢复正常。近两年月经周期紊乱，20～40 天不等，月经量多，较平时月经量增多二分之一，此次又阴道持续流血 20 余天，伴头晕、心悸。查体：轻度贫血貌，子宫、附件正常。

2. 思考题

（1）该患者 4 年前出血的原因是什么？现在的阴道出血原因是什么？

（2）对该患者，下一步应采取何种治疗措施？

（3）假如该患者病理结果为子宫内膜重度不典型增生，下一步应如何治疗？

（毛熙光）

案例分析 3-5-8 参考答案

第七节   卵巢良性肿瘤

卵巢肿瘤为女性生殖系统常见的肿瘤，任何年龄均可发生；组织学成分非常复杂，是全身脏器原发肿瘤类型最多的肿瘤，不同类型肿瘤的组织结构和生物学行为有明显的差异；早期缺乏临床症状，一般很难发现；通常良恶性肿瘤在临床上需要通过病理诊断才可鉴别，因此，为临床的正确处理带来了困难。虽然卵巢恶性肿瘤致死率是妇科肿瘤的首位，但良性肿瘤更常见，故本节仅介绍卵巢良性肿瘤。

【组织学分类和特点】

根据世界卫生组织（WHO）2014 年版女性生殖器肿瘤组织学分类，卵巢肿瘤分为 14 大类，上皮性肿瘤、生殖细胞肿瘤、性索 – 间质肿瘤及转移性肿瘤为其主要的组织学类型。

1. 上皮性肿瘤　最常见的组织学类型，占 50% ～ 70%。分为浆液性肿瘤、黏液性肿瘤、子宫内膜样肿瘤、透明细胞肿瘤、移行细胞肿瘤（Brenner 瘤）、浆黏液性肿瘤 6 类。依据生物学行为的不同进一步分为良性、交界性（不典型增生肿瘤）和恶性肿瘤。

（1）良性浆液性肿瘤：包括浆液性囊腺瘤、乳头状囊性瘤、表面乳头状瘤、腺纤维瘤和囊腺纤维瘤。该类是卵巢最多见的肿瘤之一，发生率为卵巢良性肿瘤的 25%，双侧性为 20%；多发生于生育年龄和绝经期女性；瘤体多为圆形、卵圆形囊性肿块，可为单房或多房，囊内容物通常为稀薄透明水样、浅黄色或血性液体；囊腺瘤囊壁内表面光滑，乳头状囊腺瘤可见乳头簇；腺纤维瘤为实性局部海绵状；囊腺纤维瘤为囊实性，纤维成分越多，质地越硬；表面乳头状瘤的表面可见大小不同的疣状赘生物。显微镜下可见囊壁、腺腔、乳头表面为单层或假复层低柱状或立方上皮，细胞无异型性，核分裂相罕见。

（2）良性黏液性肿瘤：占卵巢良性肿瘤的 20% ～ 25%，占黏液性肿瘤的 80%，包括卵巢黏液性囊腺瘤、黏液性腺纤维瘤、黏液性囊腺纤维瘤三类。黏液性瘤通常体积较大，可达 30 厘米以上，表面光滑，单侧多见，囊内表面光滑，囊内容物为稀薄的液体或稠厚的黏液；腺纤维瘤常呈分叶状、乳头状。显微镜下见肿瘤内表面为单层柱状上皮，核扁平位于基底部。

（3）良性子宫内膜样肿瘤：以子宫内膜腺纤维瘤为主，发病率低，单侧为多，可与子宫内膜移位并发，为囊性或囊实性肿瘤。肿瘤细胞类似子宫内膜上皮，单层或假复层柱状上皮，细胞质稀少，核细长，核仁小而明显，细胞无明显异型。多发生于育龄妇女。

（4）良性透明细胞瘤：主要为透明细胞腺纤维瘤，为罕见肿瘤，肿瘤为分叶状外观，表面光滑，切面呈蜂窝状，囊液为透明液体。

（5）良性 Brenner 瘤：又称勃勒纳瘤或纤维上皮瘤，占卵巢良性上皮肿瘤的 4% ～ 5%，占良性透明细胞肿瘤近 90%。该肿瘤可同时伴发其他类型肿瘤，近 25% 的患者可见胸腔积液、腹水（Meigs syndrome，麦格综合征），肿瘤呈实性致密、局部或广泛钙化，镜下可见纤维性间质中散在分布移行细胞巢为特点。

2. 性索 – 间质肿瘤　由一组分化程度不同的粒层细胞、卵泡膜细胞、支持细胞、间质细胞、纤维细胞及各种黄素化细胞单一或混合构成的肿瘤，占卵巢肿瘤的 5% ～ 8%，该类肿瘤大多具有内分泌症状，最常见的是雌激素增多引起的绝经后阴道出血或月经不规则，少数出现男性化症状。

（1）单一成分的卵泡膜细胞瘤：多为良性，单侧发生，肿瘤呈圆形、卵圆形或分叶状，实性、灰白色，表面光滑，瘤细胞为短梭形，胞质富含脂质，细胞交错排列呈漩涡状。

（2）纤维瘤：常发生于中年女性，多为单侧，瘤体中等大小，实性结节，质地坚硬，灰白色，表面光滑或呈结节状，瘤体由编织状的梭形细胞构成，通常伴有麦格综合征，手术切除肿瘤后，胸腔积液和腹水自然消失。

3. 生殖细胞肿瘤　为发生于原始生殖细胞的一组肿瘤，占卵巢肿瘤的 20% ～ 40%，是仅次于上皮性肿瘤的卵巢肿瘤，以年轻女性和幼女为高发人群。大多数为恶性肿瘤，成熟性畸胎瘤是该类肿瘤中最常见的良性肿瘤。

成熟性畸胎瘤多发生于生育年龄女性，双侧发病者占近 20%，肿瘤大小中等，表面光滑，活动，呈圆形或卵圆形，内容物常含油脂、毛发、骨骼、牙齿、神经和肌肉组织等外、中、内胚层组织，囊壁内表面被覆以复层鳞状上皮，囊壁内可有一实性结构向囊腔内突出，称为"头节"，它是成熟性畸胎瘤容易发生恶变的部位。该肿瘤是发生蒂扭转的卵巢肿瘤中最常见的一种。

【临床表现】

卵巢良性肿瘤较小时大多无临床症状，往往在妇科检查时偶然发现。当肿瘤长大后，扪及腹部包块，或产生压迫症状时，患者才出现腹胀、便秘、尿频、气急等不适。妇科查体腹部膨隆，叩诊实音但无移动性浊音；双合诊或三合诊检查发现盆腔一侧或双侧为圆形、卵圆形包块，呈囊性、囊实性或实性；包块表面光滑、活动、边界清楚，与子宫可分离。

【诊断】

结合病史和体征，良性卵巢肿瘤大多容易诊断，但临床上要确定肿瘤是否来源于卵巢、是否为良性以及可能的组织学类型，常采用必要的辅助检查。

1. 影像学检查

（1）超声检查：可判断肿瘤来源，了解肿瘤是囊性、囊实性或实性，囊内有无乳头和肿瘤的血供状况，有助于判断肿瘤性质。

（2）CT、MRI、PET-CT 检查：该类检查有助于了解肿瘤来源，同周围脏器的关系。但 PET 和 PET-CT 不推荐初次诊断使用。

2. 肿瘤标志物检查　CA-125 在 80% 的卵巢肿瘤患者中可见升高，但有近半数的早期病例不升高，因此，不单独使用作为早期病例的诊断，常将其同 HE4 联合应用，以区分卵巢肿瘤的良、恶性。雌激素虽在性索 – 间质肿瘤中有分泌，但常常受卵巢功能的影响，故临床上少用于卵巢肿瘤的诊断。

3. 腹水细胞学检查　直接抽取腹水或腹腔冲洗液和胸腔积液查找癌细胞，以鉴别卵巢肿瘤的良、恶性。

【鉴别诊断】

1. 恶性肿瘤　良性肿瘤一般病程较长，发展较慢；边界清楚，表面光滑，活动；大多无腹水和胸腔积液；超声检查肿瘤边界清楚，与周围无粘连、浸润，患者一般情况好；但必要时通过病理组织学检查才可明确诊断。

2. 卵巢瘤样病变　常为单侧，壁薄，瘤体较小，通过观察或口服避孕药后自然消失。

3. 输卵管卵巢囊肿　有盆腔炎症病史，常为双侧附件区囊性、条索状包块，活动受限。

4. 妊娠增大子宫　停经史，早孕反应明显，血 HCG 升高，超声检查宫腔内见有孕囊和胎心搏动。

5. 浆膜下子宫肌瘤　肿瘤与子宫相连，随子宫颈和子宫体活动而活动。

6. 腹水　常有慢性肝、肾或心脏病史，腹部虽膨隆，但移动性浊音阳性。

【并发症】

1. 蒂扭转　是妇科较常见的急腹症之一，常发生于瘤蒂长、瘤体中等大小、表面光滑、活动性好的肿瘤，如成熟性畸胎瘤，常在腹腔压力减低、体位突然改变时发生蒂扭转；卵巢肿瘤蒂扭转发生时骨盆漏斗韧带、卵巢固有韧带和输卵管相互扭转在一起形成肿瘤的蒂，致使肿瘤静脉血回流受阻，肿瘤血管充血、破裂出血，肿瘤体积增大；当动脉血流受阻时，肿瘤发生坏死、破裂或感染。肿瘤蒂扭转后，患者立即出现一侧下腹剧痛，可伴恶心、呕吐或休克，查体可扪及压痛明显的肿块。一旦确诊，立即于扭转的瘤蒂近心端钳夹切出肿瘤，不宜对肿瘤进行还纳复位。

2. 破裂　分自发破裂和外伤破裂。自发破裂是由于肿瘤生长过快、浸润囊壁引起；外伤破裂是由于腹部受到外力、分娩、性交、盆腔检查或肿瘤穿刺等。症状与破口大小、进入腹腔的囊液的量和性质有关，临床表现类似蒂扭转，体征可有腹部压痛、反跳痛、肌紧张，盆腹腔可出现积液，肿瘤体积缩小甚至消失。破裂确诊后立即手术治疗，彻底吸净囊液，行囊液细胞学检查。盆腹腔彻底清洗干净，切除标本进行病理组织学检查。

3. 感染　少有发生，常继发于蒂扭转或肿瘤破裂后未及时治疗，或邻近脏器感染的扩散。患者可出现腹痛、发热，腹部压痛、反跳痛、肌紧张，白细胞升高等。治疗方法是在严格抗感染后切除肿瘤。

4. 恶变　肿瘤迅速长大，并出现腹水或盆腹腔多发结节，怀疑恶变者应尽快手术。

【治疗】

卵巢肿瘤诊断明确后应及时手术治疗，特别是囊性和实性的肿瘤。手术可采用开腹和腹腔镜手术，有条件者最好采用腹腔镜手术。对于有生育要求和未绝经的女性，可以采取保留卵巢功能的手术，其余的女性可切除附件，术中尽量避免肿瘤在腹腔内破裂。手术标本术后进行病理组织学检查。

案例分析 3-5-9

1. 病历摘要

32 岁已婚女性，右下腹疼痛 4 天，加重伴恶心、呕吐 1 天入院。平时体健，6 个月前上避孕环时发现右侧卵巢似囊性肿物，4.5 cm×5 cm。查体：T 38℃，R 20 次／分，心肺无异常发现，腹部平坦，无胃肠型，肠鸣音正常，无气过水声，无移动性浊音，右下腹压痛（＋），反跳痛（＋），子宫正常大，其右侧触及 8.0 cm×6.6 cm 囊性肿物，张力较大，压痛，活动受限，左侧附件正常。

2. 思考题

（1）最可能的诊断是什么？

（2）诊断依据是什么？

（3）应采取何种治疗措施？

案例分析 3-5-9 参考答案

（毛熙光）

第八节　包茎和包皮过长

包茎（phimosis）是指包皮外口过小，阴茎头部不能外露，包皮不能向上外翻者。包皮过长（redundant prepuce）指包皮不能使阴茎头外露，但可以翻转者。如图 3-5-9 所示。

包茎在儿童可分为先天性及后天性两种情况。先天性包茎亦称生理性包茎，几乎见于每一个正常新生儿及婴幼儿。小儿出生时包皮口狭小，包皮完全覆盖龟头，龟头不能外露，包皮与阴茎头之间粘连，但皮肤正常、弹性好，以后包皮口随小儿发育逐渐宽大，粘连逐渐吸收，包皮与阴茎头分离。一般 3～4 岁以后由于阴茎与阴茎头生长，包皮多可自行向上退缩，包皮口扩大，外翻包皮可显露阴茎头，包茎自愈，包皮自然状态下仍然覆盖阴茎头。青春期后，阴茎头不能自然外露，外上翻包皮后龟头才能显露，认为是包皮过长。后天性包茎亦称病理性包茎，多继发于阴茎头包皮炎及包皮和阴茎头的损伤。发生率为 0.8%～1.5%。急性阴茎头包皮炎，反复感染，包皮口逐渐有瘢痕而失去弹性，失去皮肤的弹性和扩张能力，因为瘢痕性挛缩形成包皮口狭窄，包皮不能向上退缩，龟头不能外露，并常伴有尿道口狭窄。这种包茎不会自愈。

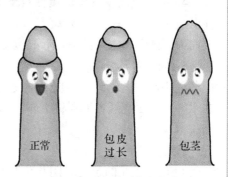

图 3-5-9　包皮过长与包茎

正常　　包皮过长　　包茎

包茎和包皮过长可造成以下危害：

1. 影响阴茎发育　超过 5～7 岁以后，包皮口狭窄，龟头不能外露，包皮不能外上翻，阴茎勃起受限，也会一定程度影响阴茎正常发育。

2. 排尿困难　有些小儿的包皮口非常细小，小若针孔，以致发生排尿困难，甚至继发膀胱输尿管反流。

3. 包皮发炎　包茎过长或包茎不利于包皮分泌物的排出和清洗，形成包皮垢积聚，导致反复发生阴茎头包皮炎（balanoposthitis），并可引起尿道外口炎症、狭窄，严重者可引起尿路感染，以致肾功能损害。

4. 包皮嵌顿　如果强行上翻包皮而又未及时复原，狭小的包皮口可紧箍在阴茎冠状沟上方，造成包皮嵌顿，嵌顿远端的包皮和阴茎头血液回流障碍而发生局部水肿、淤血，甚至缺血坏死。

5. 影响性生活　成年后包皮口狭小，阴茎勃起受限，还会有性交疼痛。

6. 诱发肿瘤　成年后包皮垢细菌分解产物的长期慢性刺激，可使阴茎癌的发生危险性增加，有报道认为可诱发配偶宫颈癌发生率增高。

【临床表现】

1. 包皮口狭小　包皮不能外翻，阴茎头不能外露。图 3-5-10 所示。

2. 尿线细、排尿费力　排尿时包皮膨起，可有排尿困难。长期排尿困难可引起脱肛等并发症，甚至膀胱输尿管反流和肾输尿管积水。

3. 包皮垢形成　尿潴留于包皮囊内，经常刺激包皮及阴茎头，促使其产生分泌物及表皮脱落，形成过多的包皮垢呈乳白色豆腐渣样，从细小的包皮口排出。有的包皮垢如黄豆大小，堆积于阴茎头的冠状沟处，透过包皮可略呈白色小肿块，常被家长误认为肿瘤而就诊。

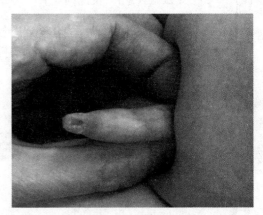

图 3-5-10　包茎

4. 急性或反复发生的慢性包皮炎　由于包皮垢积留于包皮下，可诱发阴茎头包皮炎。急性发炎时，阴茎头及包皮潮湿红肿，可产生脓性分泌物。反复、慢性发炎后，包皮口逐渐有瘢痕而失去弹性，瘢痕性挛缩形成包皮口狭窄。

5. 嵌顿包茎　包皮被翻转至阴茎头上方后，如未及时复位，包皮环将阻塞腔静脉及淋巴循环而引起水肿，致使包皮不能复位，造成嵌顿包茎。水肿的包皮翻在阴茎头的冠状沟上方，在水肿的包皮上缘可见到狭窄环，阴茎头呈暗紫色肿大。患儿疼痛剧烈，哭闹不止，可有排尿困难。

【治疗】

（1）新生儿的包皮和阴茎头是粘连的，一般无需分开这些粘连。如果父母没有要求做新生儿包皮环切术，可不必检查阴茎头。阴茎头包皮粘连通常在 4 岁时分开，但也有的要迟一些。若无阴茎头炎症或泌尿系感染，则不必上翻包皮，可待其自行分离。

（2）父母对男童包茎着急者，可先反复试行上翻包皮，以便扩大包皮口。手法要轻柔，不可过分急于把包皮退缩上去。当阴茎头露出后，应将包皮复原，否则会造成嵌顿包茎。大部分包茎小儿经此种方法治疗，随年龄增长，包茎可自愈。

（3）阴茎头急性包皮炎患儿，有脓性分泌物者，急性期可口服抗生素控制感染，局部每日用温盐水或 33% 硫酸镁温水浸泡数次。炎症消退后，先试行手法分离包皮，局部清洁治疗，无效时考虑做包皮环切术。

（4）目前儿童期包皮环切术的绝对适应证为：①包皮口有纤维性狭窄环，即病理性包茎，甚至尿道口瘢痕性狭窄，影响排尿；②阴茎头包皮炎反复发作。对于 5～7 岁以后包皮口狭窄，包皮不能退缩显露阴茎头的包茎，需要根据患儿意愿及家长要求掌握手术时机。手术时注意检查尿道口有无狭窄，决定是否需同时做尿道口扩张或尿道外口切开术。

（5）嵌顿包茎应尽早就诊，大部分患儿可手法复位。复位困难时可用针头多处穿刺包皮，挤出液体减轻水肿，也有助于复位。复位后应择期做包皮环切术。若手法复位失败，可做包皮背侧切开术，消除狭窄环，复位包皮。情况和条件允许时可急诊做包皮环切术。

（6）对成年后包皮过长者，包皮环切术的适应证说法不一，有人认为包皮环切术可减少阴茎癌、宫颈癌的发病率。但有资料说明，常规做包皮环切术的以色列，与不普及包皮环切术、而生活水平高的北欧国家，这两种癌的发病率均很低，无显著差异。有人认为包皮环切术后，可减少性病传播，但缺乏大量临床资料支持。包皮环切术的优点是可以降低泌尿系感染尤其是包皮感染、阴茎头炎的发生率，但毕竟是有创手术，与其带来的手术风险相比，对于手术的优点仍有争论。

（刘　铭）

血液系统疾病

第一节 贫 血

贫血是指人体外周血红细胞容量减少，低于正常范围下限，不能运输足够的氧至组织而产生的综合征。临床上常以血红蛋白（Hb）浓度为标准。在我国，成年男性 Hb < 120 g/L，成年女性（非妊娠）Hb < 110 g/L，孕妇 Hb < 100 g/L 即为贫血。

【分类】

基于不同的临床特点，贫血有不同的分类方法。按红细胞形态分为大细胞性贫血、正常细胞性贫血和小细胞性贫血（表3-6-1）；按血红蛋白浓度分轻度、中度、重度和极重度贫血（表3-6-2）；按骨髓红系增生情况分增生不良性贫血和增生性贫血等。

表3-6-1 贫血的细胞学分类

类型	MCV（fl）	MCHC（%）	常见疾病
大细胞性贫血	＞100	32～35	巨幼细胞贫血、骨髓增生异常综合征、伴网织红细胞大量增生的溶血性贫血、肝疾病、酒精中毒
正常细胞性贫血	80～100	32～35	再生障碍性贫血、溶血性贫血、急性失血性贫血
小细胞性贫血	＜80	＜32	缺铁性贫血、铁粒幼细胞贫血、珠蛋白生成障碍性贫血

注：MCV，红细胞平均体积；MCHC，平均红细胞血红蛋白浓度。

表3-6-2 贫血的严重度划分标准

血红蛋白浓度	＜30 g/L	30～59 g/L	60～90 g/L	＞90 g/L
贫血严重程度	极重度	重度	中度	轻度

（一）红细胞生成减少性贫血

红细胞生成主要取决于三大因素：造血细胞、造血调节、造血原料。①造血细胞：包括多能造血干细胞、髓系干/祖细胞及各期各系细胞；②造血调节：包括细胞调节和因子调节；③造血原料：是指造血细胞增殖、分化、代谢以及细胞构建必需的物质。这些因素中的任何一种发生异常都可能导致红细胞生成减少，进而发生贫血。

1. 造血干/祖细胞异常所致贫血

（1）再生障碍性贫血：是一种原发性或继发性骨髓造血功能衰竭症。

（2）造血系统恶性克隆性疾病：包括骨髓增生异常综合征及各类造血系统肿瘤性疾病。这些疾病由于多能造血干细胞或髓系干/祖细胞发生了质的异常，高增生、低分化，甚至造血调节也受到影响，从而使正常成熟红细胞减少而发生贫血。

2. 造血调节异常所致贫血

（1）骨髓基质细胞受损：骨髓坏死、骨髓纤维化、骨髓硬化症、各种髓外肿瘤性疾病的骨髓浸润或转移以及各种感染或非感染性骨髓炎，均可因损伤骨髓基质细胞及造血微环境而影响血细胞生成，导致贫血。

（2）淋巴细胞功能亢进所致贫血：T 细胞功能亢进可通过细胞毒性 T 细胞直接杀伤，和（或）T 细胞因子介导造血细胞凋亡而使造血功能衰竭。B 细胞功能亢进可产生抗骨髓细胞自身抗体，进而破坏或抑制造血细胞导致造血功能衰竭。

（3）造血调节因子水平异常所致贫血：肾功能不全、肝病等均可因产生 EPO 不足而导致贫血。肿瘤性疾病或某些病毒感染会诱导机体产生较多的负调控因子，故也会抑制造血，导致贫血。

（4）造血细胞凋亡亢进所致贫血：再生障碍性贫血的髓系造血功能衰竭主要是凋亡所致。

3. 造血原料不足或利用障碍所致贫血

（1）叶酸或维生素 B_{12} 缺乏：由于各种因素导致机体叶酸、维生素 B_{12} 绝对或相对缺乏或利用障碍所引起的巨幼细胞贫血，是临床上常见的大细胞性贫血之一。

（2）缺铁和铁利用障碍：临床上最常见的贫血原因。缺铁和铁利用障碍影响血红素合成，该类贫血的红细胞形态变小，中央淡染区扩大，属于典型的小细胞低色素性贫血。

（二）红细胞破坏过多导致贫血

该种情况主要指各种原因导致的溶血性贫血。

（三）失血性贫血

失血性贫血根据失血速度分急性和慢性贫血，根据失血严重程度分为轻、中、重度贫血。慢性失血性贫血往往合并缺铁性贫血。

【临床表现】

贫血最常见的全身症状为乏力，其临床表现与贫血的病因、血液携氧能力下降的程度、血容量下降程度、发生贫血的速度以及与血液、循环、呼吸等系统对贫血的代偿和耐受能力等有关。

1. 神经系统　头晕、失眠、多梦、耳鸣、眼花、记忆力减退、注意力不集中等是贫血常见的症状。可与脑组织缺血、缺氧有关，有些严重的溶血是引起高胆红素血症或高游离血红蛋白血症所致，有些是引起贫血的原发病所致，甚至可能是贫血并发颅内或眼底出血所致。肢端麻木可由贫血并发的末梢神经炎所致，特别多见于维生素 B_{12} 缺乏所致的巨幼细胞贫血。

2. 皮肤黏膜　皮肤黏膜苍白是贫血的主要表现，其机制主要是贫血通过神经体液调节引起有效血容量重新分布，为保障重要脏器（如脑、心、肾、肝、肺等）供血，相对次要脏器（如皮肤、黏膜）则供血减少。另外，由于单位容积血液内红细胞和 Hb 含量减少，也会引起皮肤、黏膜颜色变淡。

3. 呼吸系统　轻度贫血时，由于机体有一定的代偿和适应能力，呼吸次数可能不增加；活动后机体处于低氧和高二氧化碳状态，刺激呼吸中枢，进而引起呼吸加快、加深。重度贫血时，即使静息状态也可能有气短、呼吸困难甚至端坐呼吸。

4. 循环系统　急性失血性贫血时循环系统的主要表现是对低血容量的反应，如心率加快、心悸、外周血管收缩等。非失血性贫血患者循环系统的主要表现是心脏对组织缺氧的反应：轻度贫血时，安静状态下可无明显表现，仅活动后有心悸、心率加快；中重度贫血时，无论何种状态均可出现心悸和心率加快，且贫血愈重，活动量愈大，心脏负荷愈重，症状愈明显；长期贫血，心脏超负荷工作且供血不足，会导致贫血性心脏病，此时不仅有心率变化，还可有心律失常、心脏长大结构异常，甚至心功能不全。

5. 消化系统　凡是能引起贫血的消化系统疾病，可有原发病的表现。消化系统以外的疾病引起的贫血，也可累及消化系统。长期慢性溶血可合并胆道结石和（或）炎症。缺铁性贫血可有吞咽异物感。巨幼细胞贫血或恶性贫血可引起舌炎、舌乳头萎缩、牛肉舌、镜面舌等。

6. 泌尿系统　肾性贫血在贫血前和贫血同时有原发肾疾病的临床表现。血管内溶血出现游离血红蛋白和含铁血黄素尿，重者甚至可发生游离血红蛋白堵塞肾小管，进而引起少尿、无尿、急性肾衰竭。血管外溶血出现胆红素尿和高尿胆原尿；急性重度失血性贫血可因血容量不足而致肾血流量减少，进而引起少尿甚至无尿，持续时间过长可致肾功能不全。

7. 内分泌系统　孕妇分娩时，因大出血可导致垂体缺血坏死而发生希恩综合征。长期贫血会影响甲状腺、性腺、肾上腺、胰腺的功能。某些自身免疫病不仅可影响造血系统，且可同时累及一个甚至数个内分泌器官，导致激素分泌异常。

8. 生殖系统　长期贫血可影响睾酮的分泌，减弱男性特征；女性贫血可影响女性激素的分泌。

9. 免疫系统　所有继发于免疫系统疾病的贫血患者，均有原发免疫系统疾病的临床表现。贫血本身也会引起免疫系统的改变。贫血患者反复输血会导致 T 细胞免疫功能下降，易发生感染。

10. 血液系统　外周血的改变主要表现在血细胞数量、形态和生化组分上，某些情况下还可合并血浆或血清成分的异常。血细胞数量的改变首先是红细胞数量减少，相应的 Hb、血细胞比容减低以及网织红细胞量的改变，其次是有时合并白细胞或血小板量的异常。血细胞形态的改变包括大、小、正细胞性贫血，以及异形红细胞和异形白细胞、血小板。血浆或血清成分的改变多见于浆细胞病性贫血、溶血性贫血、合并弥散性血管内凝血的贫血、肝病性贫血和肾性贫血等。

【诊断】

应详细询问现病史和既往史、家族史、营养史、月经生育史及危险因素暴露史等。从现病史了解贫血发生的时间、速度、程度、并发症、诱因、治疗反应等。既往史可提供贫血的原发病线索。家族史提供发生贫血的遗传背景。营养史和月经生育史对造血原料缺乏所致的贫血有辅助诊断价值。

全面体检有助于了解：①贫血对各系统的影响：皮肤、黏膜苍白程度，心率或心律改变，呼吸姿势或频率异常等；②贫血的伴随表现：溶血（如皮肤、黏膜、巩膜黄染，胆石症体征，肝大或脾大等）、出血、浸润（如皮肤绿色瘤、淋巴结肿大、肝脾大等）、感染（如发热及全身反应、感染灶体征等）、营养不良（如皮肤黏膜或毛发干燥、舌乳头萎缩、匙状甲或神经系统深层感觉障碍等）、自身免疫（如皮肤黏膜损害、关节损害）等。

贫血的实验室检查分为血常规、骨髓和贫血发病机制检查。

1. 血常规检查　可以确定有无贫血，是否伴白细胞或血小板数量的变化。红细胞参数反映红细胞大小及血红蛋白改变，为贫血的病理机制诊断提供相关线索。血红蛋白测定为贫血严重程度的判定提供依据。网织红细胞计数间接反映骨髓红系增生情况。外周血涂片可观察红细胞、白细胞、血小板数量或形态改变，有无疟原虫和异常细胞等。

2. 骨髓检查　包括骨髓细胞涂片分类和骨髓活检。涂片分类反映骨髓细胞的增生程度、细胞成分、比例和形态变化。活检反映骨髓造血组织的结构、增生程度、细胞成分和形态变化。依据骨髓检查评价患者造血功能时，一个部位骨髓增生减低或与血常规结果矛盾时，应行多部位骨髓检查。

3. 贫血的发病机制检查　包括缺铁性贫血的铁代谢及引起缺铁的原发病检查，巨幼细胞贫血的血清叶酸和维生素 B_{12} 水平测定；失血性贫血的原发病检查；溶血性贫血的红细胞膜、酶、珠蛋白、血红素、自身抗体、同种抗体或 PNH 克隆等检查；骨髓造血功能衰竭性贫血的造血细胞质异常、T 细胞调控、B 细胞调控检查，以及造血系统肿瘤性疾病和其他系统继发贫血的原发病检查。

分析从采集病史、体格检查和实验室检查获得的有关贫血的临床资料，通常可以查明贫血的发病机制或病因，做出贫血的完整诊断。

【治疗】

贫血性疾病的治疗分对症和对因两类。

1. 对症治疗　目的是减轻重度血细胞减少对患者的致命影响，为对因治疗发挥作用赢得时间。具体内容包括：重度贫血患者、老年人或合并心肺功能不全的贫血患者应输红细胞，纠正贫血，改善体内缺氧状态；急性大量失血患者应及时输红细胞及血浆，迅速恢复血容量并纠正贫血；对贫血合并出血者，应根据出血机制的不同采取不同的止血治疗；对贫血合并感染者，应酌情予抗感染治疗；对贫血合并其他脏器功能不全者，应根据脏器的不同及功能不全的程度而施予不同的支持治疗；先天性溶血性贫血多次输血并发血色病者应予祛铁治疗。

2. 对因治疗　是针对贫血发病机制的治疗。如缺铁性贫血补铁及治疗导致缺铁的病因，巨幼细胞贫血补充叶酸或维生素 B_{12}，自身免疫性溶血性贫血采用糖皮质激素或脾切除术，遗传性球形红细胞增多症脾切除有肯定疗效，造血干细胞质异常性贫血采用造血干细胞移植，再生障碍性贫血采用抗淋巴 / 胸腺细胞球蛋白、环孢素及造血正调控因子，各类继发性贫血治疗原发病等。

案例分析 3-6-1

1. 病历摘要

患者女性，26 岁。头晕、乏力 3 个月，平时月经量较多。查血常规：红细胞 2.7×10^{12}/L，血红蛋白 75 g/L，平均红细胞体积 62 fL，白细胞 4.5×10^9/L，血小板 120×10^9/L，网织红细胞 0.015×10^9/L，尿胆原（−），粪便隐血（−）。

2. 思考题

（1）该患者应考虑诊断为何种疾病？

（2）应选择何种治疗方法？

案例分析 3-6-1 参考答案

（闫振宇）

第二节　白　血　病

白血病（leukemia）是一类造血干细胞恶性克隆性疾病，因为增殖失控、分化障碍、凋亡受阻等机制在骨髓和其他造血组织中大量增殖累积，广泛浸润肝、脾、淋巴结等各种脏器，表现为贫血、出血、感染和浸润四大征象。按起病的缓急可分为急、慢性白血病。急性白血病（acute leukemia，AL）细胞分化停滞在早期阶段，以原始及早幼细胞为主，疾病发展迅速，病程数月。慢性白血病细胞分化较好，以幼稚或成熟细胞为主，发展缓慢，病程数年。本节主要介绍急性白血病。

【急性白血病的分类】

常用的法美英 FAB 分类法将 AL 分为急性淋巴细胞白血病（acute lymphoblastic leukemia，ALL）及急性髓系白血病（acute myleoid leukemia，AML）两大类。

AML 共分 8 型：

M_0：急性髓细胞白血病微分化型（minimally differentiated AML）。

M_1：急性粒细胞白血病未分化型（AML without maturation）。

M_2：急性粒细胞白血病部分分化型（AML with maturation）。

M_3：急性早幼粒细胞白血病（acute promyelocytic leukemia，APL）。

M_4：急性粒 – 单核细胞白血病（acute myelomonocytic leukemia，AMMol）。

M_5：急性单核细胞白血病（acute monocytic leukemia，AMoL）

M_6：红白血病（erythroleukemia，EL）。

M_7：急性巨核细胞白血病（acute megakaryoblastic leukemia，AMel）。

ALL 共分 3 型：

L_1：原始和幼淋巴细胞以小细胞（直径 $\leqslant$ 12 μm）为主。

L_2：原始和幼淋巴细胞以大细胞（直径＞ 12 μm）为主。

L_3（Burkitt 型）：原始和幼淋巴细胞以大细胞为主，大小较一致，细胞内有明显空泡，胞质嗜碱性，染色深。

WHO 髓系和淋巴肿瘤分类法（2001）将患者临床特点与形态学（morphology）和细胞化学、免疫学（immunology）、细胞遗传学（cytogenetics）和分子生物学（molecular biology）结合起来，形成 MICM 分型。如 APL 的诊断，更强调染色体核型和分子学结果。在 FAB 分类基础上增设了有特定细胞遗传学和基因异常的 AML、伴多系增生异常的 AML 和治疗相关的 AML 三组白血病亚型。

【临床表现】

AL 起病急，可以贫血、出血、感染、浸润其中一种或两种及以上的表现发病。

（一）正常骨髓造血功能受抑制表现

1. 贫血　部分患者因病程短，暂无贫血，多数患者已有重度贫血，尤其是继发于骨髓增生异常综合征（MDS）者。

2. 感染及发热　半数患者以发热为早期表现。可低热，亦可高达 39～40℃以上，伴有畏寒、出汗等。虽然白血病本身可以发热，但高热往往提示有继发感染。感染可发生在各个部位，以口腔炎（图 3-6-1，见彩图 3-6-1）、牙龈炎、咽峡炎最常见，可发生溃疡或坏死；肺部感染、肛周炎、肛旁脓肿亦常见，严重时可致败血症。最常见的致病菌为革兰氏阴性杆菌，如肺炎克雷伯杆菌、铜绿假单胞菌、大肠埃希菌、产气杆菌等；革兰氏阳性球菌感染的发病率有所上升，如金黄色葡萄球菌、表皮葡萄球菌、粪链球菌、肠球菌感染等。

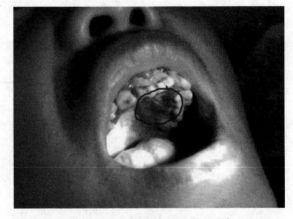

图 3-6-1　一例急性白血病口腔炎

长期应用抗生素者，可出现真菌感染，如念珠菌、曲霉菌、隐球菌感染等。因患者伴有免疫功能缺陷，可发生病毒感染，如单纯疱疹病毒、带状疱疹病毒、巨细胞病毒感染等。偶见卡氏肺孢子虫病。

3. 出血　以出血为早期表现者近 40%。出血可发生在全身各部位，以皮肤瘀点、瘀斑（图 3-6-2，见彩图 3-6-2）、鼻出血、口腔及牙龈出血（图 3-6-3，见彩图 3 6 3）、月经过多为多见。眼底出血可致视力障碍。APL 易并发凝血异常而出现全身广泛性出血。颅内出血时会发生头痛、呕吐、瞳孔大小不对称，甚至昏迷而死亡。有资料表明 AL 死于出血者占 62.24%，其中 87% 为颅内出血。大量白血病细胞在血管中淤滞及浸润、血小板减少、凝血异常以及感染是出血的主要原因。

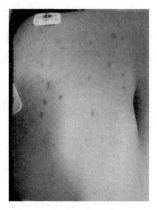

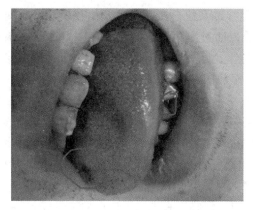

图 3-6-2　上腹部皮肤出血　　　　　图 3-6-3　口腔广泛出血

（二）白血病细胞增殖浸润的表现

1. 淋巴结和肝、脾大　以 ALL 较多见，可有轻至中度肝、脾大；慢性髓系白血病（chronic myeloid leukemia，CML）常见巨脾。

2. 骨骼和关节　常有胸骨下段局部压痛及关节、骨骼疼痛，尤以儿童多见。发生骨髓坏死时，可引起骨骼剧痛。

3. 眼部　粒细胞白血病形成的粒细胞肉瘤或绿色瘤常累及骨膜，可引起眼球突出、复视或失明。

4. 口腔和皮肤　AL 尤其是 M_4 和 M_5，由于白血病细胞浸润可使牙龈增生、肿胀（图 3-6-4，见彩图 3-6-4）；局部皮肤隆起、变硬，呈紫蓝色结节（图 3-6-5，见彩图 3-6-5）。

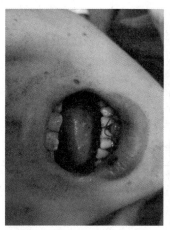

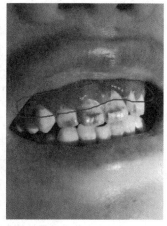

图 3-6-4　牙龈增生肿胀

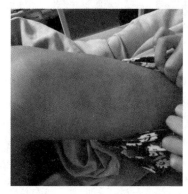

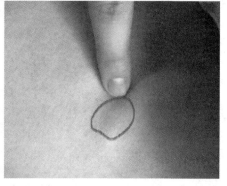

图 3-6-5　白血病皮肤浸润

5. 中枢神经系统白血病　可发生在疾病各个时期，但常发生在治疗后缓解期，这是由于化疗药物难以通过血脑屏障，隐藏在中枢神经系统的白血病细胞不能被有效杀灭而引起。以ALL 最常见，儿童尤甚，其次为 M_4、M_5 和 M_2。临床上轻者表现头痛、头晕，重者有呕吐、颈强直，甚至抽搐、昏迷。

6. 睾丸　睾丸出现无痛性肿大，多为一侧性，另一侧虽无肿大，但在活检时往往也发现有白血病细胞浸润。睾丸白血病多见于 ALL 化疗缓解后的幼儿和青年，是仅次于中枢神经系统的白血病髓外复发的根源。

此外，白血病可浸润其他组织器官。肺、心、消化道、泌尿生殖系统等均可受累。

【诊断】

有上述白血病临床表现，下述血象和骨髓象特点，诊断白血病一般不难。但因白血病细胞类型、染色体改变、免疫表型和融合基因的不同，治疗方案及预后亦随之改变，故初诊患者应尽力获得全面的 MICM（"M"形态学、"I"免疫学、"C"细胞遗传学、"M"分子生物学）资料，以便评价预后（表 3-6-3，表 3-6-4），指导治疗。

表3-6-3　急性髓系白血病患者的预后危险度分级

预后等级	细胞遗传学	分子遗传学
预后良好	inv(16)(p13q22) 或 t(16;16)(p13;q22) t(8;21)(q22;q22)	NPM1 突变但不伴有 FLT3-ITD 突变 CEBPA 双突变
预后中等	正常核型 t(9;11)(p22;q23) 其他异常	inv(16)(p13q22) 或 t(16;16)(p13;q22) 伴有 C-Kit 突变、t(8;21)(q22;q22) 伴有 C-Kit 突变
预后不良	单体核型 复杂核型（≥ 3 种），不伴有 t(8;21)(q22;q22)、inv(16)(p13q22) 或 t(t16;16)(p13;q22) 或 t(15;17)(q22;q12) –5 –7 5q– –17 或 abn(17p) 11q23 染色体易位，除外 t(9;11) inv(3)(q21q26.2) 或 t(3;3)(q21;q26.2) t(6;9)(p23;q34) t(9;22)(q34.1;q11.2)	TP53 突变 RUNX1 (AML1) 突变 [a] ASXL1 突变 [a] FLT3-ITD 突变 [a]

注：a. 这些异常如果发生于预后良好组时，不应作为不良预后标志。DNMT3a、RNA 剪接染色质修饰基因突变（SF3B1、U2AF1、SRSF2、ZRSR2、EZH2、BCOR、STAG2），这几种基因突变在同时不伴有 t(8;21)(q22;q22)、inv(16)(p13q22) 或 t(16;16)(p13;q22) 或 t(15;17)(q22;q12) 时，预后不良

表3-6-4　成人急性淋巴细胞白血病（ALL）预后危险度分组

指标	预后好	预后差	
		B-ALL	T-ALL
诊断时			
WBC（$\times 10^9$/L）	＜ 30	＞ 30	＞ 100(?)
免疫表型	胸腺 T	早期前 B（CD10⁻） 前体 B（CD10⁻）	早期前 T（CD1a⁻，sCD3⁻） 成熟 T（CD1a⁻，sCD3⁻）
遗传学或基因表达谱	TEL-AML1(?) HOX11 过表达 (?) NOTCH1(?) 9p 缺失 (?) 超二倍体 (?)	t(9;22)/BCR-ABL t(4;11)/ALL1-AF4 t(1;19)/E2A-PBX(?) 复杂异常 (?) 低亚二倍体 / 近四倍体 (?)	HOX11L2 过表达 (?) CALM-AF4 过表达 (?) 复杂异常 (?) 低亚二倍体 / 近四倍体 (?)

续表

指标	预后好	预后差	
		B-ALL	T-ALL
治疗反应			
泼尼松反应	好 (?)	差 (?)	
达 CR 的时间	早期	较晚 (>3～4 周)	
CR 后 MRD	阴性 / $<10^{-4}$	阳性 / $>10^{-4}$	
年龄	<25 岁，<35 岁	>35 岁，>55 岁，>70 岁	
其他因素	依从性、耐受性及多药耐药、药物代谢基因的多态性等		

知识拓展：NCCN 临床实践指南——急性髓系白血病

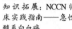

知识拓展：急性髓系白血病的危险度分层

注：CR 即完全缓解；MRD 即微小残留病；"?"指可能有意义，但尚未达成共识

（一）血常规检查

大多数患者白细胞增多，超过 $10\times10^9/L$ 以上者，血涂片分类检查可见数量不等的原始和幼稚细胞，称为白细胞增多性白血病。也有部分白细胞计数正常或减少，低者可 $<1.0\times10^9/L$，血常规表现为全血细胞减少，但很难找到原始细胞，称为白细胞不增多性白血病。患者常有不同程度的正常细胞性贫血，少数患者血片上红细胞大小不等，可找到幼红细胞。约 50% 的患者血小板低于 $60\times10^9/L$，晚期血小板往往极度减少。

（二）骨髓检查

骨髓检查是诊断 AL 的主要依据和必做检查。FAB 协作组提出原始细胞≥骨髓有核细胞的30% 为 AL 的诊断标准，WHO 分类将骨髓原始细胞≥ 20% 定为 AL 的诊断标准。多数病例骨髓象有核细胞显著增生，以原始细胞为主，而较成熟中间阶段细胞缺如，并残留少量成熟粒细胞，形成所谓"裂孔"现象。M_3 以多颗粒的异常早幼粒细胞为主，此类患者的原始细胞也可能< 30%，正常的巨核细胞和幼红细胞减少。在原始和幼红细胞≥ 50% 时，若非红系有核细胞中原始细胞≥ 30%，即可诊断为红白血病，不论这些原始细胞是否在骨髓有核细胞中大于 30%。少数骨髓增生低下但原始细胞仍占 30% 以上者称为低增生性 AL。Auer 小体仅见于 AML，有独立诊断意义。

（三）免疫学检查

主要用于协助形态鉴别各类白血病。根据白血病细胞表达的系列相关抗原，确定其系列来源。造血干 / 祖细胞表达 CD34 抗原，其他常用的免疫分型标志见表 3-6-5。APL 除 CD13 和CD33 阳性外，还表达 CD9 和 CD68，而 HLA-DR 阴性。急性混合细胞白血病包括急性双表型（白血病细胞同时表达髓系和淋系抗原）、双克隆（两群来源各自干细胞的白血病细胞分别表达髓系和淋系抗原）或双系列（除白血病细胞来自同一干细胞外，余同双克隆型）白血病，其髓系和一个淋系积分均> 2。

表3-6-5　白血病免疫学积分系统（EFIL，1998）

分值	B 系	T 系	髓系
2	*CyCD79α	CD3	*CyMPO*
	CyCD22	*TCRα/β	
	CyIgM	TCRγ/δ	
1	CD19	CD2	CD117
	CD20	CD5	CD13
	CD10	CD8	CD33
		CD10	CD65
0.5	TdT	TdT	CD14
	CD24	CD7	CD15
		CD1α	CD64

* 注：Cy 即胞质内，TCR 即 T 细胞受体

（四）染色体和基因改变

常伴有特异的染色体和基因改变。例如 90% 的 M_3 有 t（15;17）（q22;q21），该易位使 15 号染色体上的早幼粒白血病基因（promyelocytic leukemia，*PML*）与 17 号染色体上维 A 酸受体基因（vitamin A acid receptor alpha，*RARα*）形成 *PML-RARα* 融合基因。这是 M_3 发病及用全反式维 A 酸靶向治疗有效的分子基础。

（五）血液生化改变

血清尿酸浓度增高，特别在化疗期间。患者发生 DIC 时可出现凝血异常。M_5 和 M_4 血清和尿溶菌酶活性增高，其他类型 AL 不增高。出现中枢神经系统白血病时，脑脊液压力升高，白细胞数增加，蛋白质增多，而糖定量减少。涂片及流式检测可找到白血病细胞。

（六）急性白血病预后危险分层

【鉴别诊断】

1. 骨髓增生异常综合征　该病的难治性贫血伴原始细胞增多，外周血中有原始和幼稚细胞，全血细胞减少和染色体异常，易与白血病相混淆，但骨髓中原始细胞小于 20%。WHO 分类法已将难治性贫血伴原始细胞增多在转变中（原始细胞 20% ～ 30%）划为 AL。

2. 某些感染引起的白细胞异常　如传染性单核细胞增多症，血象中出现异形淋巴细胞，但形态与原始细胞不同，血清中嗜异性抗体效价逐步上升，病程短，可自愈。百日咳、传染性淋巴细胞增多症、风疹等病毒感染时，血象中淋巴细胞增多，但淋巴细胞形态正常，病程良性。骨髓原幼细胞不增多，经原发病治疗后血常规可恢复。

3. 巨幼细胞贫血　巨幼细胞贫血有时可与红白血病混淆。但前者骨髓中原始细胞不增多，叶酸、$VitB_{12}$ 治疗有效。

4. 急性粒细胞缺乏症恢复期　在药物或某些严重感染引起的粒细胞缺乏症的恢复期，骨髓中原、幼粒细胞增多。但该症多有明确病因，血小板正常，原、幼粒细胞中无 Auer 小体及染色体异常。短期内骨髓成熟粒细胞恢复正常。

【治疗】

（一）一般治疗

1. 紧急处理高白细胞血症　当循环血液中白细胞数 $> 200 \times 10^9/L$，患者可产生白细胞淤滞，当外周血白细胞 $> 100 \times 10^9/L$ 时，应紧急行血细胞分离（M_3 型不推荐），并以化疗和大量补液的水化治疗。可先用预处理方案：ALL 用地塞米松 10 mg/m²，静脉注射或强的松 1.0 mg/（kg·d）；AML 用羟基脲 1.5 ～ 2.5 g/6 h（总量 6 ～ 10 g/d）约 36 小时，然后进行联合化疗。

2. 防治感染　白血病患者在化疗、放疗及粒细胞缺乏期，需入住层流病房或消毒隔离单间病房。粒细胞集落刺激因子（granulocyte colony-stimulating factor，G-CSF）可缩短粒缺期，发热患者应在使用抗生素之前做细菌培养和药敏试验，并酌情行骨髓培养提高阳性率，抗生素选择原则：及早治疗，重拳出击。

3. 成分输血支持　严重贫血可吸氧、输浓缩红细胞，维持血红蛋白 > 80 g/L。如果因血小板计数过低而引起出血，最好输注单采血小板悬液。拟行异基因 HSCT 者减少输注频次及输注辐照血液制品。

4. 防治高尿酸血症肾病　由于白血病细胞大量破坏，发生高尿酸血症肾病。因此需多饮水，大量补液水化治疗，使每小时尿量 > 150 ml/m² 并保持碱性尿。若患者出现少尿和无尿，应按急性肾衰竭处理。

5. 维持营养　应注意补充营养，维持水、电解质平衡及肠道菌群平衡，给患者高蛋白、高热量、易消化食物，必要时经静脉补充营养及专业肠内营养液。

（二）化疗

联合化疗是治疗急性白血病的主要方法。化疗可分为诱导缓解治疗和缓解后治疗两个阶段。诱导缓解方案是多种药物联用的强效化疗，AML 以去甲氧柔红霉素或柔红霉素联合阿糖胞苷（DA 或 IA）方案为主，ALL 以长春新碱联合泼尼松（VP）方案为基础，以求快速杀伤白血病细胞，达到完全缓解。所谓完全缓解，是指白血病的症状、体征完全消失，血象和骨髓象基本恢复正常。缓解后治疗目的在于巩固治疗和维持强化治疗，最后达到治愈。巩固治疗是在诱导缓解治疗患者获得缓解后进行，原则上选用原诱导方案继续进行 1 ～ 2 个疗程。维持巩固治疗是在诱导缓解治疗使患者获得完全缓解并经巩固治疗后进行，以期继续杀灭残留体内的白血病细胞。中枢神经预防性治疗宜在诱导治疗出现缓解后立即进行，一个完整的治疗方案应遵循上述原则进行。若不予以治疗，自然生存期在 3 个月左右。

（三）其他治疗

针对发病机制的分子靶向治疗，全反式维 A 酸及亚砷酸治疗 APL。甲磺酸伊马替尼针对 *bcr/abl* 融合基因的产物融合蛋白在慢性粒细胞白血病治疗中已取得成功，对 *Ph*1 阳性的 ALL 也有效果。针对 CD33 及 CD52 单克隆抗体及 CAR-T 等治疗。

（四）造血干细胞移植治疗

根据造血干细胞的来源，分别称为自体造血干细胞移植和异体造血干细胞移植，适用于复发难治的白血病，为根治白血病的方法之一。

【预后】

AL 患者即便获得完全缓解后，无病生存率仍仅为 40% ～ 50%。但急性早幼粒细胞白血病目前认为长期生存率可以达到 90% 以上，成为一种可以被治愈的肿瘤。

案例分析 3-6-2

1. 病历摘要

患者男性，24 岁，重水厂工人，因"牙龈出血 3 天，咳嗽伴发热 1 天"入院。患者入院前 3 天无明显诱因出现牙龈间断性渗血，伴有肿胀，不伴有疼痛，进行性加重至 1 天前出现持续性渗血为不凝血，具体出血量不详，出现间断性咳嗽，咳出白色黏稠的痰液量约 50 ml，痰中带有少许鲜血，并出现高热伴寒战，体温最高达 40.2℃。药物降温后可降至 38.0℃，今为求进一步诊治来我院门诊，发现血常规明显异常，收治入院。入院查体：T 39.5℃，P 110 次 / 分，BP 85/45 mmHg，R 25 次 / 分，急性热病容，贫血貌，心率 110 次 / 分，节律整齐，腹平软，肝、脾未扪及，全腹无压痛及反跳痛，双下肢不肿。

2. 思考题

（1）现病史当中没有具体交代哪项检查的结果？该检查对于诊断疾病的意义是什么？

（2）在入院查体中没有交代哪些系统或者部位的检查？请描述患者可能出现的典型体征。

（3）下一步患者应继续完善哪些检查以明确诊断？

案例分析3-6-2 参考答案

（唐君玲　李晓明）

第三节　淋　巴　瘤

淋巴瘤（lymphoma）是一组起源于淋巴造血系统的恶性肿瘤，主要表现为无痛性淋巴结肿大，肝、脾大，全身各组织器官均可受累，伴发热、盗汗、消瘦、瘙痒等全身症状。根据组织病理学改变，分为非霍奇金淋巴瘤（non-Hodgkin's lymphoma，NHL）和霍奇金淋巴瘤（Hodgkin's lymphoma，HL）两类。病理学特征上，在霍奇金淋巴瘤内含有淋巴细胞、嗜酸性粒细胞、浆细胞和特异性的里－斯（Reed-Steinberg，R-S）细胞，按照病理类型分为结节性富含淋巴细胞型和经典型，经典型包括淋巴细胞为主型、结节硬化型、混合细胞型和淋巴细胞消减型。NHL 发病率远高于 HL，具有很强的异质性，病理上主要是分化程度不同的淋巴细胞、组织细胞或网状细胞。根据自然病程，归为三大临床类型：高度侵袭性、侵袭性和惰性淋巴瘤。根据淋巴细胞起源，分为 B 细胞、T 细胞和 NK 细胞淋巴瘤。我国以非霍奇金淋巴瘤常见。

【诊断】

1. 病史　常不能发现确切的病因，可能与放射线、药物有关，部分患者与艾滋病病毒及 EB 病毒、幽门螺杆菌感染及免疫功能低下有关。

2. 症状

（1）无痛性颈部、锁骨上、腋下或腹股沟淋巴结进行性肿大：表面光滑、活动，扪之质韧、饱满、均匀，早期活动，孤立或散在，晚期则互相融合，与皮肤粘连，不活动，或形成溃疡，HL 以颈部包块为多，NHL 更易发生结外受累。

（2）淋巴结外器官受累的表现：多见于 NHL。胃肠道、肠系膜、腹膜后及髂窝淋巴结是 NHL 最常见的结外病变部位。皮肤表现可为原发或继发皮肤侵犯，多见于 NHL；疾病晚期表现为骨髓受侵或合并白血病；神经系统表现，如进行性多灶性脑白质病、亚急性坏死性脊髓病、感觉或运动性周围神经病变以及多发性肌病等其他表现。恶性淋巴瘤还可以原发或继发于脑、硬脊膜外、睾丸、卵巢、阴道、宫颈、乳腺、甲状腺、肾上腺、眼眶球后组织、喉、骨骼及肌肉软组织等，临床表现复杂多样，应注意识别。

（3）细胞及体液免疫功能降低的表现：因体液及细胞免疫受损，放化疗影响易发生各种感染。病毒感染如带状疱疹，反复的肺部感染及二重感染为常见表现。晚期患者易死于严重而无法控制的全身性复杂感染。

（4）全身症状：发热，可以不明原因发热为首发表现，霍奇金淋巴瘤可出现特殊性的周期性发热，非霍奇金淋巴瘤则以不规则发热常见，注意明确有无感染；顽固性的皮肤瘙痒及多形性红斑较常见，以及盗汗、消瘦等。

3. 体征　颈部包块为主，其包块性质有典型的"橡皮样"感，余体征因器官受压或受累不同而各不相同。

4. 辅助检查

（1）血常规：早期无特殊，可合并慢性病性贫血；HL 可以出现血小板增多、白细胞增多、嗜酸性粒细胞增多；侵袭性 NHL 侵犯骨髓可出现贫血、白细胞及血小板减少，外周血涂片可发现淋巴瘤细胞，甚至典型的白血病表现。

（2）骨髓象：骨髓活检找到 R-S 细胞是霍奇金淋巴瘤骨髓浸润的依据，HL 罕见骨髓受累。NHL 侵犯骨髓，骨髓涂片可见淋巴瘤细胞；淋巴瘤细胞 ≥ 20% 则进展为淋巴瘤白血病；骨髓活检可见淋巴瘤细胞聚集浸润。部分骨髓涂片可见噬血细胞增多及噬血现象，多见于 NK/T 细胞 NHL。

（3）病理活检：淋巴瘤细胞侵犯的淋巴结及结外组织器官的病理活检为确诊恶性淋巴瘤的金标准，细胞学穿刺仅作为辅助诊断手段，不作为确诊检查依据。HL 的基本病理改变是在炎症细胞的混合增生背景中见到诊断性的 R-S 细胞及其变异型细胞。免疫组化：经典型 CD15$^+$，CD30$^+$，CD25$^+$；结节淋巴细胞为主型 CD19$^+$，CD20$^+$，EMA$^+$，CD15$^-$，CD30$^-$。NHL

淋巴结或组织病理可见正常淋巴结或组织结构破坏，根据不同的病理类型有其独特的病理表现和免疫表型。近年恶性淋巴瘤的免疫组织化学检测已作为常规检测，病理分型有困难的淋巴瘤则需要资深血液病理专家进行诊断。

（4）其他检查：可行 TCR 或 IgH 基因重排检验可阳性。依受累的淋巴结及器官不同进行选用，如 X 线、B 超、CT 检查等。目前 PET-CT 在淋巴瘤诊断、疗效判断及随访中具有重要意义，作为首选（图 3-6-6，图 3-6-7，图 3-6-8，图 3-6-9）。

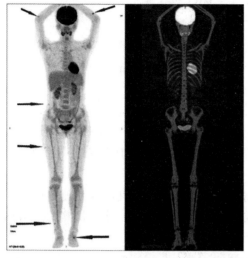

图 3-6-6　PET-CT 示多部位皮下软组织浸润

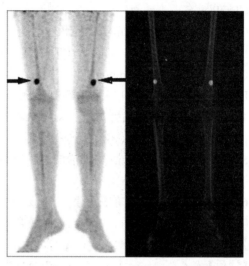

图 3-6-7　PET-CT 示双侧股骨下端浸润

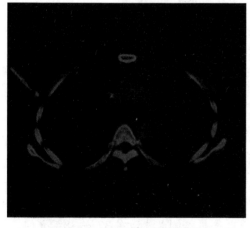

图 3-6-8　PET-CT 示胸壁浸润

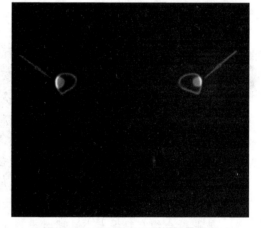

图 3-6-9　PET-CT 示双侧股骨浸润

5. 淋巴瘤的病理分型、临床分期及临床分组

【鉴别诊断】

淋巴瘤临床表现多样，虽然可以有慢性、进行性、无痛性淋巴结肿大，但也可以表现为其他系统受累或全身症状。临床上怀疑淋巴瘤时，可以做淋巴结或其他受累组织或器官的病理切片检查（活检）以确诊。本病应注意与其他淋巴结肿大疾病鉴别，包括结核性淋巴结炎、转移性淋巴癌（鼻咽癌等）及其他淋巴系统恶性疾病，其确诊手段为侵犯部位病理活检。

【治疗】

1. 一般对症治疗

2. 放射治疗　Ⅰ、Ⅱ 期患者首选，现倾向用扩大野照射（膈以上用斗蓬式，膈以下用倒"Y"字式），放射量为 30～40 GY。

3. 联合化疗　适用于 Ⅲ、Ⅳ 期患者及 Ⅰ、Ⅱ 期患者放疗后的巩固维持治疗。霍奇金淋巴瘤首选"ABVD"方案，4～6疗程；非霍奇金淋巴瘤首选"CHOP"方案，4～6疗程。具体方案如下：

ABVD：（4种药均在第1及第15天 静脉注射1次，疗程间休息2周）

A（阿霉素）：25 mg/m²

B（博来霉素）：10 mg/m²

V（长春碱）：6 mg/m²

D（甲氮咪胺）：375 mg/m²

CHOP：

C（环磷酰胺）：750 mg/m² 静脉注射，第1天

H（阿霉素）：50 mg/m² 静脉注射，第1天

O（长春新碱）：1.4 mg/m² 静脉注射，第1天（最大剂量每次2 mg）

P（泼尼松）100 mg/d 口服，第1～5天

4. 必要时采取二线治疗方案　对于一线治疗方案4～6疗程反应较差、达不到完全缓解的病例，可使用二线方案。

5. 造血干细胞移植　复发难治的恶性淋巴瘤可进行自体造血干细胞移植或者异基因造血干细胞移植。

6. 免疫调节治疗　目前以长期使用α-干扰素为主。凡CD20阳性的B细胞淋巴瘤，均可用CD20单抗（利妥昔单抗）与CHOP联合形成R-CHOP方案治疗。注意检测HBV-DNA拷贝数及肝功能。

【预后】

淋巴瘤的治疗已取得了很大进步，霍奇金淋巴瘤已成为化疗可治愈的肿瘤之一，非霍奇金淋巴瘤五年生存率明显改善，部分患者可治愈。

案例分析 3-6-3

1. 病历摘要

患者女性，48岁，工人，因"发现颈部淋巴结肿大3个月，加重伴发热1个月"入院。入院前3个月上感后出现右侧颈部3枚淋巴结肿大，约有蚕豆大小，不伴疼痛、红肿、破溃，给予阿莫西林治疗1周后上感痊愈，淋巴结缩小至黄豆大小，未行淋巴结活检及穿刺术。1个月前右侧淋巴结进行性长大并出现左侧淋巴结进行性长大，彼此融合约有鸡蛋大小，同时出现不规则发热，体温波动在37～38℃之间，可自行退热，不伴咳嗽、咳痰、痰中带血，不伴寒战、腹泻，今为求进一步诊治入院。入院查体：T 37.5℃，P 90次/分，BP 100/60 mmHg，R 20次/分，慢性病容，浅表淋巴结在颈前、颈后均可扪及，彼此融合，最大在5 cm×5 cm，质地中等，表面光滑，无压痛。心率：90次/分，节律整齐，双肺未见阳性体征，下腹部深触诊可扪及一约5 cm×6 cm包块，无触痛，表面欠规则，肝、脾肋下未扪及，双下肢不肿。

2. 思考题

（1）下一步患者急需完善哪项实验室检查以明确诊断？简述该项检查在该病诊断中的意义。

（2）为了明确分期还需完善哪些检查？

案例分析3-6-3参考答案

（唐君玲　李晓明）

第四节 出血性疾病

凝血系统是促凝蛋白与抗凝蛋白维持相互平衡，并与血小板和血管内皮相互作用共同形成的一个复杂网络，最终结果是防止出血和抑制血栓形成。当凝血系统平衡被打破时，如人体血管受到损伤时，血液可自血管外流或渗出。此时，机体将通过一系列生理性反应使出血停止，此即止血。止血功能缺陷而引起的以自发性或血管损伤后异常出血为特征的疾病，称为出血性疾病。

【正常的止血、抗凝及纤溶机制】

（一）血管因素

血管收缩是人体对出血最早的生理性反应。当血管受损时，血管反射性地收缩，导致管腔变窄、破损伤口缩小或闭合以减少血流。

（二）血小板因素

当血管受损时，血小板通过多种途径参与止血过程，包括：①黏附功能：血小板膜糖蛋白 I b（glycoprotein I b，GP I b）作为受体，通过 vWF 的桥梁作用，使血小板黏附于受损内皮下的胶原纤维，形成血小板血栓，机械性修复受损血管；②聚集功能：血小板膜糖蛋白 II b（glycoprotein，GP II b）、III a（glycoprotein III a，GP III a），通过纤维蛋白原互相连接而致血小板聚集；③释放功能：聚集后的血小板活化，分泌或释放多种促进血管收缩的活性物质。

（三）凝血因素

当血管局部损伤时，由于组织因子（tissue factor，TF）和胶原的暴露，以及在血小板因子3（platelet factor 3，PF3）等多种因素参与下，激活外源及内源性凝血途径，经过一系列酶解反应形成纤维蛋白血栓，并镶嵌于血管损伤部位，使出血得以停止。

【凝血机制】

血液凝固是一系列复杂的酶促反应过程，需要多种凝血因子的参与，其实质是血浆中的可溶性纤维蛋白原转变成不溶性的纤维蛋白的过程。

1. 凝血酶原复合物的形成 凝血酶原复合物的形成过程一般分为外源性和内源性两种途径，主要区别在于启动方式及参与的凝血因子不同。

（1）外源性凝血途径：当血管损伤时，来自血液之外的 TF 释放入血，与 F VII 或 F VIIa 在钙离子（Ca^{2+}）存在的条件下，形成 TF/F VII 或 TF/F VIIa 复合物，继而激活 F X，且后者还有激活 F IX 的作用。

（2）内源性凝血途径：当血管内皮损伤时，内皮下胶原暴露，F XII 与带负电荷的胶原接触而激活，转变为 F XIIa。F XIIa 激活 F XI。在 Ca^{2+} 存在的条件下，F XIa 激活 F IXa。F IXa、F VIII:C 及 PF3 在 Ca^{2+} 的参与下形成复合物，激活 FX。

上述两种途径激活 FX 后，凝血过程即进入共同途径。在 Ca^{2+} 存在的条件下，F X a、F V 与 PF3 形成复合物，此即凝血活酶。

2. 凝血酶生成 血浆中无活性的凝血酶原在凝血活酶的作用下，转变为蛋白分解活性极强的凝血酶。凝血酶形成是凝血瀑布反应中的关键。

3. 纤维蛋白生成 在凝血酶作用下，纤维蛋白原依次裂解，释出肽 A、肽 B，形成纤维蛋白单体，单体自动聚合，形成不稳定性纤维蛋白，再经 F XIIIa 的作用，形成稳定性交联纤维蛋白。

【抗凝与纤维蛋白溶解机制】

除凝血系统外，人体还存在完善的抗凝及纤溶系统。体内凝血与抗凝、纤维蛋白形成与纤溶维持着动态平衡，以保持血流的通畅。

1. 丝氨酸蛋白酶抑制物 主要有抗凝血酶 III（antithrombin III，AT-III）、C1 抑制物、

α₁- 抗胰蛋白酶、α₂- 抗纤溶酶、α₂ 巨球蛋白以及肝素辅因子 Ⅱ 等，其中 AT- Ⅲ 是人体内最重要的抗凝物质，约占血浆生理性抗凝活性的 75%，由肝及血管内皮细胞产生，主要功能是灭活 F X a 及凝血酶，对其他丝氨酸蛋白酶如 F Ⅸ a、F Ⅺ a、F Ⅻ a 等亦有一定灭活作用，其抗凝活性与肝素密切相关。

2. 蛋白 C 系统 蛋白 C 系统主要由 PC、PS、TM 等组成。PC、PS 为维生素 K 依赖性因子，在肝内合成。形成活化的 PC（APC），APC 以 PS 为辅助因子，通过灭活 F V 及 F Ⅷ 而发挥抗凝作用。

3. 组织因子途径抑制物（tissue factor pathway inhibitors，TFPI） 为一种对热稳定的二价糖蛋白，内皮细胞可能是其主要生成部位。TFPI 的抗凝机制为：①直接对抗 F X a；②在 Ca^{2+} 参与下，拮抗 TF/F Ⅶ a 复合物的促凝活性。

4. 肝素 为酸性粘多糖，主要由肥大细胞和嗜碱性粒细胞产生，在肺、心、肝、肌肉组织中含量较丰富。其抗凝作用主要表现为通过增强抗凝血酶 Ⅲ 的活性而间接抑制抗 F X a 及凝血酶。

【纤维蛋白溶解系统的组成与激活】
纤溶系统主要由纤溶酶原、纤溶酶、纤溶酶原激活剂和纤溶抑制物组成。

1. 纤溶酶原（plasminogen，PLG）和纤溶酶 一种单链糖蛋白，主要在脾、嗜酸性粒细胞及肾等部位生成。纤溶酶原激活后转变为具有降解纤维蛋白活性的纤溶酶。

2. 组织型纤溶酶原激活剂（tissue plasminogen activator，t-PA） 人体内主要的纤溶酶原激活剂，主要在内皮细胞合成。

3. 尿激酶型纤溶酶原激活剂（urokinase type plasminogen activator，u-PA） 最先由尿中分离而得名，亦称尿激酶（urokinase，UK）。主要存在形式为前尿激酶（pro-urokinase，pro-UK）和双链尿激酶型纤溶酶原激活剂。

4. 纤溶抑制物 主要包括 α₂- 纤溶酶抑制剂（alpha 2-plasmin inhibitor，α₂-PI）、α₁- 抗胰蛋白酶及 α₂- 抗纤溶酶（alpha 2-antifibrinolytic enzyme，α₂-AP）等数种。有抑制 t-PA、纤溶酶等作用。

【出血性疾病分类】
根据止血机制障碍的发生环节，可分为以下几种主要类型：

1. 血管壁异常

（1）先天性或遗传性：①遗传性出血性毛细血管扩张症；②家族性单纯性紫癜。

（2）获得性：①感染：如败血症；②过敏：如过敏性紫癜；③化学物质及药物：如药物性紫癜；④营养不良：如维生素 C 及 PP 缺乏症；⑤代谢及内分泌障碍：如糖尿病、Cushing病；⑥其他：如结缔组织病、动脉硬化、机械性紫癜、体位性紫癜等。

2. 血小板异常

（1）血小板数量异常

1）血小板减少：①血小板生成减少：如再生障碍性贫血、骨髓增生异常综合征、白血病、放疗及化疗后的骨髓抑制以及恶性肿瘤骨髓浸润等；②血小板破坏过多：发病多与免疫反应等有关，如原发性免疫性血小板减少症（primary immune thrombocytopenia，ITP）、结缔组织病（connective tissue diseases，CTD）继发的免疫性血小板减少症；③血小板消耗过度：如弥散性血管内凝血、血栓性血小板减少性紫癜等；④血小板分布异常：如脾功能亢进等。

2）血小板增多：①原发性：如骨髓增殖性肿瘤；②继发性：如脾切除术后。

（2）血小板质量异常

1）遗传性：黏附功能障碍 – 巨大血小板综合征，聚集功能障碍 – 血小板无力症，分泌功能障碍 – 贮存池病。

2）获得性：由药物、感染、尿毒症、异常球蛋白血症等引起。

3. 凝血异常

（1）先天性或遗传性

1）血友病 A、B 及遗传性 F XI 缺乏症。

2）遗传性凝血酶原、F V、F Ⅶ、F X 缺乏症，遗传性纤维蛋白原缺乏及减少症、遗传性F Ⅻ缺乏及减少症、血管性血友病。

（2）获得性：①肝病；②维生素 K 缺乏症；③抗磷脂综合征；④抗因子Ⅷ、Ⅸ抗体形成；⑤尿毒症性凝血异常等。

4. 抗凝及纤维蛋白溶解异常　主要为获得性疾病：①药物过量或毒物中毒：肝素、香豆素类药物、溶栓药物、鼠药等；②蛇咬伤、水蛭咬伤；③异常循环抗凝物质产生。

【出血性疾病诊断】

（一）病史

1. 出血特征　包括出血发生的年龄、部位、持续时间、出血量、有无出生时脐带出血及迟发性出血、有无同一部位反复出血等。血管、血小板异常多表现为皮肤、黏膜出血，而凝血因子缺乏多表现为深部关节或肌肉出血。

2. 出血诱因　是否为自发性，以及与手术、创伤及接触或使用药物的关系等。

3. 基础疾病　如肝病、肾病、消化系统疾病、糖尿病、免疫性疾病及某些特殊感染慢性疾病史等。

4. 家族史　父系、母系及近亲家族有无类似疾病或出血病史。

5. 其他　饮食、营养状况、职业及环境等。

（二）体格检查

1. 出血特征　出血范围、部位，有无血肿等深部出血、伤口渗血，分布是否对称等。

2. 相关疾病体征　有无合并贫血，有无肝、脾、淋巴结肿大，有无黄疸、蜘蛛痣、腹水、水肿、关节畸形、皮肤异常扩张的毛细血管团等。

3. 一般体征　如心率、呼吸、血压、末梢循环状况等。

（三）实验室检查

实验室检查应根据筛选、确诊及特殊试验的顺序进行。

1. 筛选试验

（1）血管异常：出血时间（bleeding time，BT），毛细血管脆性试验。

（2）血小板异常：血小板计数，血块收缩试验，毛细血管脆性试验及 BT。

（3）凝血异常：凝血时间（coagulation time，CT），活化部分凝血活酶时间（activated partial thromboplastin time，APTT），凝血酶原时间（prothrombin time，PT），凝血酶原消耗时间（prothrombin consumption time，PCT），凝血酶时间（thrombin time，TT）等。

2. 确诊试验

（1）血管异常：毛细血管镜，血管性血友病因子（von Willebrand factor，vWF）、内皮素 -1（endothelin-1，ET-1）及凝血酶调节蛋白（thrombomodulin，TM）测定等。

（2）血小板异常：血小板数量、形态，平均体积，血小板黏附、聚集功能，PF3 有效性测定，网织血小板、血小板 α 颗粒膜蛋白（P 选择素）、直接血小板抗原（GP Ⅱ b/ Ⅲ a 和 Ⅰ b/ Ⅸ）单克隆抗体俘获血小板抗原技术（monoclonal platelet antigen capture assays，MAIPA）检测及血栓烷 B2 测定等。

（3）凝血异常：

1）凝血第一阶段：测定 F Ⅻ、Ⅺ、Ⅹ、Ⅸ、Ⅷ、Ⅶ、Ⅴ 及 TF 等抗原及活性。

2）凝血第二阶段：凝血酶原抗原及活性，凝血酶原碎片 1+2（F1+2）测定。

3）凝血第三阶段：纤维蛋白原、异常纤维蛋白原、纤维蛋白单体、血（尿）纤维蛋白肽A（FPA）、FⅫ抗原及活性测定等。

（4）抗凝异常：①AT抗原及活性或凝血酶–抗凝血酶复合物（TAT）测定；②PC、PS及TM测定；③FⅧ:C抗体测定；④狼疮抗凝物或心磷脂抗体测定。

（5）纤溶异常：①鱼精蛋白副凝（3P）试验；②血、尿FDP测定；③D-二聚体测定；④纤溶酶原测定；⑤t-PA、纤溶酶原激活物抑制物（PAI）及纤溶酶–抗纤溶酶复合物（plasminase-antiplasminase complex，PIC）等测定。

（四）诊断步骤

按照先常见病、后少见病及罕见病、先易后难、先普通后特殊的原则，逐层深入进行程序性诊断。①确定是否属出血性疾病范畴；②根据临床特征，初步判断是血管、血小板异常，还是凝血障碍性疾病；③判断是数量异常还是质量缺陷；④通过病史、家系调查及某些特殊检查，初步确定为先天性、遗传性或获得性；⑤若为先天或遗传性疾病，应行分子生物学检测，确定病因及发病机制。

【出血性疾病的防治】

（一）病因防治

遗传性出血性疾病目前尚无法根治，病因防治主要适用于获得性出血性疾病。

1. 防治基础疾病 如控制自身免疫性疾病、慢性感染，积极治疗肝、胆疾病和肾病，抑制异常免疫反应等。

2. 避免接触、使用可加重出血的物质及药物 如血管性血友病、血小板功能缺陷症等，应避免使用阿司匹林、吲哚美辛（消炎痛）、噻氯匹定等抗血小板药物。凝血障碍所致如血友病等，应慎用抗凝药，如华法林、肝素等。

（二）止血治疗

1. 补充或替代治疗 在紧急情况下，输入新鲜血浆或新鲜冷冻血浆是一种可靠的补充或替代疗法，因其含有除TF、Ca^{2+}以外的全部凝血因子。此外，如血小板悬液、纤维蛋白原、凝血酶原复合物、冷沉淀物、因子Ⅷ等，亦可根据病情予以补充。

2. 止血药物 目前广泛应用于临床的药物有以下几类：

（1）收缩血管、改善血管通透性：如卡巴克络、曲克芦丁、垂体后叶素、维生素C、维生素P及糖皮质激素等。

（2）补充合成凝血因子相关成分：如维生素K_1、K_3、K_4等。

（3）抗纤溶药物：如氨基己酸（amino caproic acid，EACA）、氨甲苯酸（aminomethylbenzoic acid，AMBA）、抑肽酶等。

（4）促进凝血因子释放的药物：如去氨加压素（1-脱氨-8-精氨酸加压素，1-desamino-8-D-arginine vasopressin，DDAVP）促进血管内皮细胞释放vWF，从而改善血小板黏附、聚集功能，并有稳定血浆FⅧ∶C和提高FⅧ∶C水平的作用。

（5）局部止血药物：如凝血酶、巴曲酶及吸收性明胶海绵等。

3. 促血小板生成的药物 包括血小板生成素（thrombopoietin，TPO）、白介素-11（interleukin-11，IL-11）等。

4. 局部处理 局部加压包扎、固定及手术结扎局部血管等。

（三）其他治疗

1. 基因疗法 适用于某些先天性出血性疾病，如血友病等。

2. 抗凝及抗血小板药物疗法 如肝素、华法林、阿司匹林等可发挥一定的止血作用。

3. 血浆置换 重症ITP、血栓性血小板减少性紫癜（thrombotic thrombocytopenic purpura，TTP）等，通过血浆置换去除抗体或相关致病因素。

4. 手术治疗　包括脾切除、血肿清除、关节成型及置换等。

5. 中医中药疗法

案例分析 3-6-4

1. 病历摘要

患者女，19 岁。1 年来反复出现双下肢紫癜，月经过多。病前无服药史。脾肋下 1 cm。血红蛋白 105 g/L，白细胞 5.4×10^9/L，血小板 25×10^9/L，血沉、尿常规及肝功能试验正常。未找到红斑狼疮细胞。骨髓颗粒型巨核细胞增多，余正常。

2. 思考题

本例最可能的诊断是什么？

案例分析 3-6-4 参考答案

（闫振宇）

第7章 内分泌系统和营养代谢性疾病

第一节 甲状腺功能亢进症

甲状腺功能亢进症（hyperthyroidism）是由于甲状腺组织增生、功能亢进，产生和分泌甲状腺激素过多所引起的一组临床综合征，简称甲亢。甲亢的病因很多，临床上以弥漫性毒性甲状腺肿（diffuse toxic goiter，Graves disease，GD）最常见，约占所有甲亢患者的85%。本章主要讨论GD。

【病因和发病机制】

GD的发病机制未明，目前认为与甲状腺自身免疫反应有关。其突出特征是血中存在针对甲状腺组织的自身抗体。其中最主要的有促甲状腺激素受体抗体（TSH receptor antibody，TRAb）、甲状腺过氧化物酶抗体（thyroid peroxidase antibody，TpoAb）、甲状腺球蛋白抗体（thyroid thyroglobulin antibody，TgAb）。TRAb是G蛋白偶联受体家族中的一种，其分子结构和功能不均一，其中一种TRAb可与TSH受体结合，激活TSH受体，引起甲状腺功能自主性合成和分泌甲状腺激素、甲状腺肿大。眼球后组织与甲状腺存在共同的抗原，所以可与TRAb产生交叉免疫反应，导致球后组织炎症浸润，发生眼肌间质水肿和突眼。因此GD是以遗传易感性为背景，在感染、应激等启动因素作用下，引起体内免疫功能紊乱，产生针对甲状腺组织的自身免疫反应，导致甲亢、甲状腺肿、突眼的发生。

【临床表现】

GD多见于20～40岁女性，男女之比为1∶（4～6）。

1. 高代谢症候群 乏力、畏热、多汗。

2. 甲状腺肿 甲状腺弥漫肿大，因局部血流增多可出现震颤和血管杂音的体征。部分患者无甲状腺肿大。

3. 眼部表现 为甲状腺相关性眼病（thyroid associated ophthalmopathy，TAO），是由于甲状腺激素分泌过多导致局部交感神经兴奋性增强，可出现以下眼征：突眼、眼裂增宽、上睑移动受限、瞬目减少和凝视、惊恐眼神、双眼内聚不良。

4. 精神神经表现 易激动，焦虑，烦躁，严重者可出现幻觉甚至躁狂症。年老者也可表现为抑郁。

5. 心血管系统 心动过速、脉压差增大，可出现阵发性或持续性心房颤动。当伴有下列一项或多项心脏病的表现时可诊断为甲亢性心脏病：①心律失常：包括持续性或阵发性心房颤动、心房扑动、频发房性早搏、频发室性早搏、二到三度房室传导阻滞；②心力衰竭；③心脏扩大；④心绞痛或心肌梗死；⑤除外其他原因引起的心脏病。甲亢控制好转后上述情况可减轻或恢复。

6. 消化系统 食欲亢进，排便次数增多。部分可出现厌食甚至恶病质。可出现肝功能异常或伴黄疸。

7. 皮肤、毛发和四肢 皮肤温暖潮湿，毛发脱落或斑秃。小腿胫前下1/3处可出现黏液性水肿。可合并甲亢性肌病，包括甲亢性低钾性周期性麻痹、重症肌无力。

【辅助检查】

1. 甲状腺功能检查　甲状腺激素水平升高，TSH 水平降低。

2. 甲状腺自身抗体测定　TRAb 在未经治疗的 GD 中阳性率可达 80% ～ 100%，是判断病情活动度及早期诊断的重要依据。

3. 影像学检查　甲状腺 B 超和甲状腺功能显像有助于 GD 的诊断和鉴别诊断。

【诊断和鉴别诊断】

1. 甲亢的诊断　表现典型的病例易于诊断，而不典型病例则易被漏诊或误诊。临床上遇有不明原因的体重下降、低热、腹泻、心房颤动、肌无力等均应考虑甲亢的可能。对疗效不满意的结核病、心力衰竭、肝病等也要排除合并甲亢的可能。不典型甲亢的诊断有赖于甲状腺功能检查。

2. GD 的诊断　①甲亢；②甲状腺弥漫性肿大（部分甲状腺无肿大）；③甲状腺相关性眼病；④胫前黏液性水肿；⑤ TRAb、TpoAb、TgAb 阳性。前两项为必备条件，后三项为辅助条件，其中 TpoAb、TgAb 虽为非特异性指标，但能提示自身免疫病因。

3. 鉴别诊断

（1）与其他类型的甲亢鉴别：包括结节性甲状腺肿伴甲亢、毒性甲状腺腺瘤、碘甲亢等。甲状腺功能显像有助于鉴别。

（2）与非甲亢性疾病鉴别：单纯性甲状腺肿、更年期综合征、糖尿病、其他心血管疾病、消化系统疾病等。甲状腺功能检查有助于鉴别。

【治疗】

（一）一般治疗

注意休息，保证足够的热量和营养摄入，限制碘的摄入。

（二）药物治疗

1. 抗甲状腺药物　包括硫脲类和咪唑类。药物治疗分为三个阶段：初治期、减量期、维持期。根据病情决定起始剂量，总疗程超过一年半。治疗过程中应监测药物的不良反应，包括皮肤过敏、粒细胞减少或缺乏、肝功能异常，其中硫脲类还可能引起中性粒细胞胞质抗体（antineutrophil cytoplasm antibody，ANCA）相关性小血管炎。

2. 其他药物　复方碘液仅用于甲亢术前准备和甲状腺危象。β- 受体阻滞剂可作为甲亢初治期的辅助治疗，用于控制心率。

（三）放射性 ^{131}I 治疗

利用甲状腺高度摄取和浓集碘的能力及 ^{131}I 释放的 β 射线对甲状腺的生物效应来破坏甲状腺滤泡上皮而降低甲状腺激素的分泌。一般在治疗后 2 ～ 4 周症状改善，3 ～ 4 个月约 60% 以上的患者可治愈，如半年后仍未缓解可进行第二次治疗。副作用主要是可并发永久性甲减或使 TAO 恶化。

（四）手术治疗

甲状腺次全切除术的治愈率可达 70% 以上，但可发生创口出血、喉上神经与喉返神经损伤、甲状旁腺功能受损、甲减及 TAO 恶化等。

（五）TAO 的治疗

目的是纠正甲状腺功能异常，改善和保护视力、减轻眼部症状。轻度 TAO 具有自限性，不必使用特殊药物，选择合适的治疗方案控制甲亢后眼病即可恢复正常。建议戒烟、注意眼部保护、低盐饮食等。中、重度 TAO 需要使用糖皮质激素、眼眶减压手术或放射治疗。

案例分析 3-7-1

1. 病历摘要

患者女，48 岁。近期出现焦虑、心悸、怕热，不明原因的体重减轻，每日多次排便。停经 3 年。体检发现甲状腺肿大，甲状腺血管杂音，轻度眼球突出。实验室检查表明，T_3、T_4 水平升高，促甲状腺激素检测不到。有恶性贫血史。

2. 思考题

最可能的病因是什么？

（纪立农　高蕾莉）

第二节　甲状腺功能减退症

甲状腺功能减退症（hypothyroidism）简称甲减，是由多种原因引起的甲状腺激素合成、分泌减少或外周组织生物效应不足所致的临床综合征。根据疾病严重程度可分为临床甲减和亚临床甲减。

根据起病年龄不同，甲减可分为三型：呆小病（cretinism）、幼年型甲减、成年型甲减。呆小病发病始于胎儿或新生儿，幼年型甲减起病于青春期发育前，成年型甲减起病于成年期。

甲减的病因复杂，根据病因不同可分为原发性甲减、中枢性甲减或继发性甲减、甲状腺激素不敏感综合征。其中以原发性甲减多见，其次为继发性甲减。甲减的发病机制、临床表现依病因和类型的不同而异。

【病因与发病机制】

（一）成年型甲减

1. 原发性甲减（primary hypothyroidism）　也称为甲状腺性甲减，是由甲状腺本身病变导致的甲减，是最常见的甲减类型。主要病因有：甲状腺手术切除、放射性碘治疗后或颈部放射治疗后、慢性淋巴细胞性甲状腺炎或侵袭性纤维性甲状腺炎、抗甲状腺药物过量等。以慢性淋巴细胞性甲状腺炎为最常见病因。

2. 垂体性甲减　也称继发性甲减（secondary hypothyroidism），是少见的甲减类型。常因垂体或其周围的肿瘤、手术、放射治疗导致垂体坏死而引起。

3. 下丘脑性甲减　也称三发性甲减，是罕见的甲减类型。由于下丘脑促甲状腺激素释放激素（thyrotropin releasing hormone，TRH）分泌不足导致甲状腺激素分泌减少引起。可由下丘脑部位的肿瘤、肉芽肿性病变、慢性炎症或放射治疗引起。

4. 甲状腺激素不敏感综合征　为常染色体显性或隐性遗传病，病变累及甲状腺激素受体。由于缺陷性质、累及组织和代偿程度不同致使临床表现不同，多数患者甲状腺功能正常，少数表现为甲减或甲亢。

（二）呆小病

1. 地方性呆小病　主要见于地方性甲状腺肿流行区，多因母体缺碘而致胎儿甲状腺发育不良。临床表现为不可逆性中枢神经系统损害。

2. 散发性呆小病　病因包括胎儿或新生儿甲状腺发育缺陷或甲状腺激素合成障碍、母亲妊娠期服用抗甲状腺药物阻碍胎儿甲状腺发育或甲状腺激素合成等。

（三）幼年型甲减

病因与发病机制同成人患者。

【临床表现】

1. 成年型甲减　多见于40～60岁患者，起病隐匿，发展缓慢。主要表现包括低代谢症候群、黏液性水肿，病变累及精神神经系统、关节与肌肉系统、心血管系统、内分泌生殖系统等。可表现为乏力、行动迟缓、记忆力减退、注意力不集中、腹胀、便秘、性欲减退、女性月经过多或不育等。

2. 呆小病　出生后数周或数月发病，起病越早病情越重。患儿可表现为不主动吸奶、不活泼。之后体格（包括身高、出牙、换牙等）、智力发育迟缓，呈现特殊面容（颜面苍白浮肿、眼距增宽、鼻梁塌陷、唇厚流涎、舌大外伸等）。

3. 幼年型甲减　临床表现介于成年型与呆小病之间，幼儿多表现为呆小病，较大儿童的临床表现与成年型相似。

【辅助检查】

1. 一般化验检查　甲状腺激素（三碘甲腺原氨酸和四碘甲腺原氨酸）水平降低。原发性甲减血 TSH 升高，垂体性和下丘脑性甲减 TSH 正常或降低。慢性淋巴细胞性甲状腺炎患者血甲状腺球蛋白抗体（TgAB 和 TpoAB）明显升高。可出现贫血、高胆固醇血症、肌酸激酶升高和血胡萝卜素升高。心电图检查提示低电压、窦性心动过缓等。骨龄延迟及骨化中心呈不均匀性斑点状改变有助于呆小病的早期诊断。

2. 动态试验　TRH 兴奋试验可用于甲减的定位诊断，尤其是垂体性甲减和下丘脑性甲减。垂体性甲减对 TRH 无反应，下丘脑性甲减呈延迟反应。

3. 特殊检查　遗传学检查可有助于明确甲状腺激素不敏感综合征的分子学病因。

【诊断和鉴别诊断】

（一）诊断

甲减的临床表现缺乏特异性，因此轻症患者易被漏诊或误诊。存在以下症状者要想到甲减的可能：无法解释的乏力；反应迟钝、记忆力下降；不明原因的水肿和体重增加等。甲减的诊断除症状和体征外，甲状腺激素及 TSH 水平是功能诊断的重要依据。甲减的定位诊断（甲状腺性、垂体性、下丘脑性）主要依据 TSH 和 TRH 兴奋试验。甲减的病因诊断主要依据病史、体格检查、甲状腺自身抗体来确定，必要时可进行病理检查或遗传学检查。

（二）鉴别诊断

1. 慢性肾炎或肾病综合征　也可出现水肿、甲状腺激素水平降低（与低蛋白血症导致甲状腺激素结合球蛋白降低有关）、高胆固醇血症，需与甲减鉴别。肾功能和尿常规异常有助于鉴别诊断。

2. 低 T_3 综合征　见于急慢性重症疾病期间，化验提示 T_3 降低、TSH 正常，需与垂体性甲减和下丘脑性甲减鉴别。本症中反 T_3 升高有助于鉴别诊断。

【治疗】

（一）常规替代治疗

临床型甲减必须用甲状腺激素替代治疗。

1. 药物　甲状腺素片或左旋甲状腺素钠。前者甲状腺激素含量不稳定，治疗效果欠佳，建议优选后者。

2. 注意事项　起始剂量宜小，尤其是重症或伴有心血管疾病及年老患者；根据甲状腺功能化验结果和症状逐渐加量至维持剂量，重症或伴有心血管疾病及年老患者应缓慢递增剂量；根据甲减病情、生活环境、劳动强度等给予个体化的维持剂量。

（二）呆小病的治疗

一旦确诊，必须立即治疗。治疗愈早愈好，且应维持终生。

案例分析3-7-2参考答案

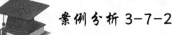

案例分析 3-7-2

1. 病历摘要

患者女性，38 岁，5 个月来乏力，记忆力减退，嗜睡，体重增加（BMI 29 kg/m²），血清胆固醇 6.9 mmol/L。

2. 思考题

患者乏力最可能的原因是什么？

（纪立农　高蕾莉）

第三节　甲状腺结节

甲状腺结节是甲状腺组织局部增生形成的病变，根据结节性质分为良性甲状腺结节和恶性甲状腺结节。本章主要阐述恶性甲状腺结节（甲状腺癌）。

【发病机制】

发病机制未完全明了，但与环境及遗传等多种因素有关。当一种或多种因素损害甲状腺激素合成和分泌，会导致垂体促甲状腺激素（thyrotropin，thyroid stimulating hormone，TSH）分泌增多，促进甲状腺上皮细胞增生，随着病程延长和病灶反复进展，后期形成单发或多发的甲状腺结节。

【病理】

甲状腺癌的组织学分类主要分为：原发性上皮肿瘤、原发性非上皮肿瘤与继发性肿瘤。约95% 的甲状腺原发性上皮肿瘤来源于甲状腺滤泡细胞，其余多来源于甲状腺滤泡旁细胞（C 细胞）。滤泡上皮与 C 细胞混合性甲状腺癌十分罕见。甲状腺恶性淋巴瘤是最常见的甲状腺非上皮来源肿瘤，可独立发生于甲状腺，亦可为全身淋巴系统肿瘤的一部分。甲状腺肉瘤、继发性甲状腺恶性肿瘤等在临床中较少见。

【临床表现】

多数无临床症状。部分恶性结节可出现喉返神经受压（声音嘶哑、刺激性咳嗽）。出现以下情况时结节恶性的可能性较大：

（1）年龄在 20 岁以下或 70 岁以上。

（2）头颈部放疗或甲状腺癌家族史。

（3）结节生长迅速、质地硬的单发结节。

（4）周围组织受压或淋巴结肿大。

【辅助检查】

1. 甲状腺功能检查和肿瘤标记物测定　甲状腺功能检查可判断甲状腺功能状态，多数正常，也可出现甲亢或甲减。降钙素和癌胚抗原可作为甲状腺髓样癌的肿瘤标记物进行测定。

2. 影像学检查　超声检查可显示甲状腺形态、大小以及结节的情况，结节边缘不规则或伴有砂砾样钙化提示恶性可能。核素扫描用于评估合并甲亢的甲状腺结节。CT 或 MRI 检查用于评估结节与周围组织的解剖关系，用于术前。甲状腺细针穿刺活检（fine needle aspiration biopsy，FNAB）可以收集甲状腺结节组织以送检行病理学诊断，在标本充足、形态典型的情况下有助于诊断。

【诊断与鉴别诊断】

恶性甲状腺结节需与甲状腺腺瘤、结节性甲状腺肿鉴别。B 超、FNAB 有助于确定甲状腺结节的病理类型和进行鉴别诊断。

【治疗】

甲状腺恶性结节的治疗以外科治疗为主，辅以术后内分泌治疗、放射性核素治疗，具体方案根据不同的病理类型有所不同。

 案例分析 3-7-3

1. 病历摘要

患者女，35 岁。发现左颈部前一无痛性肿块 1 年，约 1 cm 大小。近 1 个月来出现声音嘶哑。查体：甲状腺左下极质硬结节，直径 1.5 cm，随吞咽活动，颈部未触及肿大淋巴结。

2. 思考题

患者最可能的诊断是什么？

案例分析 3-7-3 参考答案

（纪立农　高蕾莉）

第四节　糖　尿　病

糖尿病是由各种致病因子作用于机体导致胰岛功能减退和（或）胰岛素抵抗等而引发的糖、蛋白质、脂肪、水和电解质等一系列代谢紊乱综合征，临床上以高血糖为主要特点，典型病例可出现多尿、多饮、多食、消瘦等表现，即"三多一少"症状。胰岛素对细胞内外营养物质的调控如图 3-7-1 所示。糖尿病长期控制不良会引发各种急慢性并发症，导致心、脑、肾、眼、足等部位的病变，且治疗困难。糖尿病分 1 型糖尿病、2 型糖尿病、妊娠糖尿病及其他特殊类型的糖尿病。

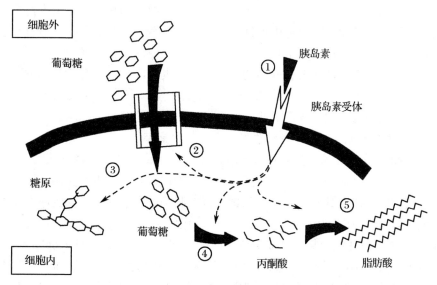

图 3-7-1　胰岛素对细胞内外营养物质的调控

生理状态下，胰岛素作用于细胞膜上胰岛素受体后，促进葡萄糖从细胞外转移到细胞内，同时促进营养物质在细胞内的转化。

【胰岛的解剖】

在所有哺乳类物种中，胰腺的 β 细胞位于胰岛中，它们呈分散的集群分布于整个胰腺，但是主要分布在胰尾。每个胰腺有 100 000 ～ 2 500 000 个胰岛，直径大小在 50 ～ 300 μm，并且有许多分泌激素的内分泌细胞。分泌胰岛素的 β 细胞组成了 70% ～ 90% 的胰岛内分泌细胞。而分泌胰高血糖素的 α 细胞占剩余细胞的大多数。其余的细胞包括分泌生长抑素的 D 细胞和分泌胰多肽的 F 细胞。

【β 细胞的功能和胰岛素的分泌】

胰岛素和其他激素一样也是通过细胞内肽的合成机制而合成的。β 细胞能敏锐感受血浆营养物质、激素以及其他神经递质。β 细胞将这些信号整合到一起，并根据机体的变化合成并分泌胰岛素。

1. 胰岛素分泌的促进和抑制因素

（1）葡萄糖：虽然很多物质可刺激胰岛素的释放，但是葡萄糖是各种因素中最重要的。葡萄糖对胰岛素的分泌有较强的调节作用。

（2）氨基酸：大部分的氨基酸能够刺激胰岛素的释放。蛋白质饮食时，胰岛素的释放增加氨基酸的摄取和储存；在空腹时蛋白质可提供糖异生氨基酸。

（3）脂肪：糖类、脂肪和蛋白质的混合饮食有助于刺激胰岛素的释放，将消化的三酰甘油储存起来备空腹时用。游离脂肪酸的一个刺激作用是，当饥饿导致血浆葡萄糖水平很低时维持基础胰岛素分泌。血浆游离脂肪酸的慢性和病理性增加会损伤胰岛素分泌、生物合成和消除β 细胞的敏感性，这一现象被称为脂毒性。饥饿时，中枢神经系统不能依赖于糖类和蛋白质代谢提供能量，酮体这时是一种主要的能量来源。在这种状态下血浆游离脂肪酸水平增加，以提供足够的物质产生大量的酮体为大脑提供一半以上能量需求。但如果这时缺乏胰岛素，会导致细胞内外营养物质的失衡，产生大量酮体，容易发生糖尿病酮症酸中毒。

（4）胃肠激素：包括葡萄糖依赖性促胰岛素分泌多肽（glucose-dependent insulinotropic polypeptide，GIP）、胰高血糖素样肽 -1（glucagon like peptide-1，GLP-1）、促胆囊收缩素（cholecystokinin，CCK）等。GLP-1 是小肠 L 细胞释放的一种肽。混合饮食时，比单纯服用葡萄糖更容易刺激这些肽的释放。GLP-1 能促进葡萄糖依赖的胰岛素的分泌，在高血糖时发挥刺激胰岛素分泌的作用，但在低血糖时停止此作用，因而是降糖药物中的"聪明药"。它已经被制成了各种药物用于临床治疗。越来越多的临床证据表明，GLP-1 有助于维持正常的胰岛素水平和防止 β 细胞数目减少，并通过中枢神经系统抑制食欲，使体重下降，最重要的是可以有效防止心、脑血管并发症。过去几十年的临床试验提示，使用常规的降糖药物如胰岛素等，可以有效降低眼底动脉或肾小球微血管的病变，从而减少失明或糖尿病肾病等的发生，但却不能有效地降低大血管的病变，因而不能降低心肌梗死、脑卒中等的发生率和全因死亡率。GLP-1 受体激动剂类药的出现为 2 型糖尿病的并发症治疗提供了新的曙光。

2. 血糖的反向调节性激素：胰高血糖素和肾上腺激素等

胰腺在低血糖应激状态下，会释放应激激素，包括胰高血糖素、肾上腺素和生长激素等，防止低血糖的发生。胰高血糖素主要用于升高血糖，抵抗低血糖，主要作用于肝，胰岛素与胰高血糖素的比例对糖尿病尤其重要。肾上腺素是肾上腺髓质在应激时分泌的应激激素。在 1 型和 2 型糖尿病的晚期特别容易发生低血糖，有的临床医生称为"脆性糖尿病"，虽然很形象，但这是一个不完全的说法，应该称为低血糖相关自主神经调节失调（hypoglycemia associated autonomic failure，HAAF）。在这些患者体内，胰腺分泌胰高血糖素的 α 细胞和肾上腺髓质嗜铬细胞内肾上腺素并没有减少很多，但 α 细胞释放胰高血糖素的动作，主要是依赖胰岛内 β 细胞的胰岛素释放减少的动作而驱动的，而嗜铬细胞释放肾上腺素主要是靠交感神经的兴奋，这些患者因为 β 细胞的极度衰竭而导致 β 细胞的胰岛素释放减少的动作缺失，同时有交感神经系统的损害造成了肾上腺素、胰高血糖素和生长激素等反向应激激素的释放困难，因而造成了"低血糖不感"的状态，形成了 HAAF。目前，对于 HAAF 的病因治疗还处于动物实验阶段，有研究表明在大鼠脑刺激用于情绪控制的脑杏仁核可以改善机体对低血糖的不感状态。

【糖尿病的分类】

1. 1 型糖尿病　1 型糖尿病多发生于青少年，又称胰岛素依赖性糖尿病或青少年糖尿病，是一种自身免疫性疾病。在此类患者体内，β 细胞损伤很严重，因而在大多数患者，内源性的胰岛素和 C 肽分泌对促胰岛素分泌因素，如血中葡萄糖、氨基酸等升高的应答很低下。它也可以发生在成年期，称为成人隐匿性自身免疫性糖尿病（latent autoimmune diabetes in adults，LADA），是 1 型糖尿病的一种形式。在中国，LADA 占总糖尿病类型的 4% ～ 7%，发病时病情通常好于青少年诊断的 1 型糖尿病。患有 LADA 的患者可能具有正常的体重指数（body mass index，BMI），或可能超重到轻度肥胖。如果他们也具有 2 型糖尿病家族史，患有 LADA 的成年人最初可能被误诊为 2 型糖尿病，但可以通过糖尿病相关抗体的检测、口服葡萄糖耐量试验（oral glucose tolerance test，OGTT）等，了解血糖升高的根本原因是胰岛衰竭而不是胰岛素抵抗，依此可以鉴别诊断。由于某些磺脲类药物可能通过增加自身免疫反应使 LADA 恶化，因而 LADA 患者应避免使用。

临床表现：典型症状包括多尿、多饮、口干、多食和体重减轻，即"三多一少"的症状。患者特别是儿童，往往忽视上面的症状，没有得到诊断和治疗，持续的高血糖会造成糖尿病酮症酸中毒，以此为首发症状，表现为胃痛和呕吐，快且深的呼吸、嗜睡、昏迷等。实验室检查：血中可检测到针对 β 细胞的自身抗体 - 糖尿病相关抗体，如胰岛细胞抗体（ICA 抗体）、胰岛素抗体（IAA）、谷氨酸脱羧酶抗体（glutamic acid decarboxylase antibody，GAD 抗体）等。

2. 2 型糖尿病　2 型糖尿病（type 2 diabetes mellitus，T2DM）是由多种病因引起的以慢性高血糖为特征的代谢紊乱，伴有因胰岛素分泌或作用缺陷引起的糖、脂肪和蛋白质代谢异常。以胰岛素抵抗为主，同时伴有或不伴有胰岛素分泌不足，也称成人发病型糖尿病，占糖尿病患者 90% 以上。2 型糖尿病患者体内产生胰岛素的能力并非完全丧失，有的早期患者体内胰岛素甚至产生过多，出现高胰岛素血症，但胰岛素的作用效果却大打折扣，因此患者体内的胰岛素处于一种相对缺乏的状态（如图 3-7-2）。

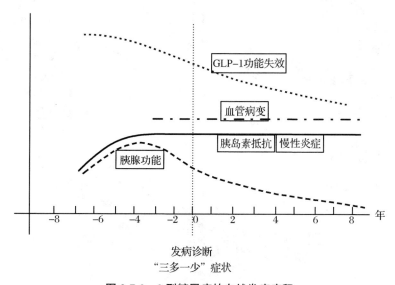

图 3-7-2　2 型糖尿病的自然发病病程

病因：在糖尿病的形成机制中，各种因素都起到了重要的作用。

（1）基因在糖尿病的成因中起一定的作用：从人类进化的角度来讲，2型糖尿病只是经济发达国家所面临的新的健康问题。最近科学家发现有很多基因对2型糖尿病有作用。但即便是对 T2DM 的发生贡献最大的基因——黑素皮质素受体-4（melanocortin-4 receptor，MC4R）基因，对糖尿病发生的贡献也只有不到1%，换句话说 MC4R 基因发生变异的患者只占 T2DM 的不到1%。因而目前认为基因遗传因素对糖尿病的流行只起到一定的作用。

（2）现代生活因素和环境因素：近五十年的生活环境改变对目前糖尿病的流行起了重要的促进作用。目前研究认为现代生活因素如精神压力、饮食因素等，主要通过神经内分泌系统，通过内分泌激素，如胰岛素的改变，导致基因异常表达；而这些患者的糖代谢相关基因又容易发生个别碱基的突变。最新的研究表明，在精神工作压力大的女性，皮质醇的升高会导致肥胖和糖尿病，说明激素可能通过与 DNA 上的激素受体结合，而改变信使 RNA（messenger RNA，mRNA）的表达水平，导致肥胖和 T2DM。

（3）胰岛素 β 细胞发生细胞凋亡，胰腺功能逐渐衰竭；同时 α 细胞功能亢进，分泌过量的胰高血糖素。目前认为 β 细胞内的基因和（或）外周组织胰岛素抵抗等因素共同造成 β 细胞的功能衰竭和死亡。

（4）脂肪组织的分解增加，自由脂肪酸转化为葡萄糖的糖异生活动增加。

（5）肝内肝糖原分解增加，输出更多的葡萄糖到血液循环中。

（6）肠道 L 细胞分泌的 GLP-1 在2型糖尿病的患者减低40%左右。

（7）骨骼肌组织摄取葡萄糖减少。

（8）中枢内分泌系统在糖尿病的发生中起着综合调控的作用，特别是对饮食的摄入，肝糖原输出和肥胖等的发生起着决定性的作用。

（9）药物因素：临床上使用的一些药物，如糖皮质激素、噻嗪类药物、β 受体阻滞剂、非典型性抗精神病药物和他汀类药物都会引起血糖升高。

（10）肠道菌群失调可能对 T2DM 有一定的促进作用。

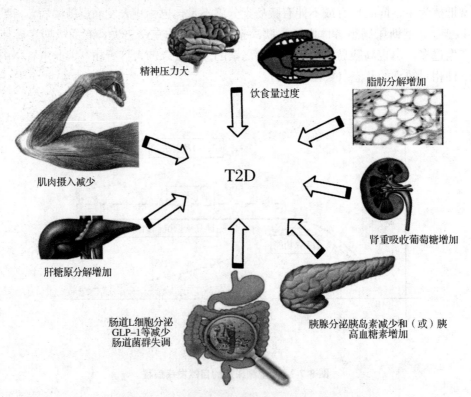

精神压力大

饮食量过度

脂肪分解增加

肌肉摄入减少

T2D

肾重吸收葡萄糖增加

肝糖原分解增加

肠道L细胞分泌GLP-1等减少 肠道菌群失调

胰腺分泌胰岛素减少和（或）胰高血糖素增加

图 3-7-3　组织器官在2型糖尿病发展中的作用

3. 妊娠糖尿病　妊娠糖尿病是一种非糖尿病女性怀孕期间出现高血糖水平的疾病，在怀孕的最后三个月尤为常见，占妊娠妇女的 3%～9%，亚洲人的风险更高。妊娠糖尿病是由胰岛素抵抗引起的胰岛素相对不足导致的。风险因素包括超重、既往患有妊娠糖尿病、2 型糖尿病家族史和多囊卵巢综合征。对于高风险人群，可以在第一次产前检查时就进行检测。对于正常风险的人，建议在妊娠 24～28 周之间进行筛查。妊娠糖尿病通常症状少，但它会增加先兆子痫、抑郁症和剖宫产的风险。妊娠糖尿病治疗不佳者巨大胎儿发生率高，出生后血糖过低和黄疸的风险增加。如果不治疗，也可能导致死产。从长远来看，儿童期超重和成年后患 2 型糖尿病的风险更高。

4. 其他类型糖尿病　其他内分泌疾病如肢端肥大症、库欣综合征、甲亢、嗜铬细胞瘤等，导致上述影响胰岛素、血糖、营养物质变化的疾病；或胰腺炎、胰腺手术后、胰腺肿瘤等造成胰腺功能变化的疾病，可以引起继发性糖尿病。

【糖尿病的症状、诊断和治疗】

典型的症状如口干、口渴和多尿、多饮、多食、体重下降，即"三多一少"的症状。其他常见的症状还包括视物模糊、皮肤发痒、周围神经病变、经常性尿道及阴道感染和疖痈等。2 型糖尿病的急性并发症包括糖尿病酮症酸中毒和非酮症高渗性昏迷等。非酮症高渗性昏迷多发生于既往没有糖尿病的老年患者，临床工作中需要注意。

糖尿病的诊断依赖症状，空腹血糖、随机血糖或 OGTT 测定，糖化血红蛋白的检测，以及对各个系统功能和并发症的评估。主要诊断标准：空腹血糖＞ 7.0 mmol/L，OGTT 2 小时血糖＞ 11.1 mmol/L，以及任意时间血糖＞ 11.1 mmol/L，任意两次血糖超过上面标准，即可诊断为糖尿病。

知识拓展：中国 2 型糖尿病防治指南（2017 年版）

75 g 葡萄糖耐量试验（OGTT 试验）

成人口服 75 g 无水葡萄糖，儿童按每千克体重 1.75 g 计算，总量不超过 75 g，然后测其血糖变化，观察患者耐受葡萄糖的能力，是目前公认的诊断糖尿病的金标准，在血糖异常增高但尚未达到糖尿病诊断标准时，为明确是否为糖尿病可以采用该试验。因为无水葡萄糖需要较高的实验室保存条件，因而我国医院中多使用 82.5 g- 水葡萄糖粉（$C_6H_{12}O_6 \cdot H_2O$，分子量 198.17），试验中使用 220 ml 水将糖粉溶解，5 分钟内服用。也可以使用 50%- 水葡萄糖粉 165 ml（含 82.5 g- 水葡萄糖水），服用时用 150 ml 水在 5 分钟之内送下。在早上 7 到 8 点钟抽空腹静脉血 1 次，作为 0 分钟，检测血糖、胰岛素和 C 肽。然后在 5 分钟内服完糖水，在服糖水后 30 分钟、60 分钟、2 小时、3 小时各抽一次静脉血检测。

治疗方面，糖尿病目前依赖"五驾马车"，包括糖尿病教育、饮食治疗、运动治疗、药物治疗（包括口服药物及针剂）和自我监测血糖。

口服药物主要包括：胰岛素增敏剂如二甲双胍、噻唑烷二酮类如吡格列酮；胰岛素促泌剂如磺脲类的格列美脲；非磺脲类促泌剂格列奈类如瑞格列奈；α 糖苷酶抑制剂如阿卡波糖；二肽基肽酶 -4 抑制剂（dipeptidyl peptidase-4，DPP- Ⅳ 酶抑制剂；DPP- Ⅳ 酶是 GLP-1 的降解酶）如西格列汀等；主要作用于肾近曲小管上的钠 – 葡萄糖协同转运蛋白 2 的抑制剂（sodium-dependent glucose transporter 2，SGLT-2 抑制剂）如恩格列净等。

链接：GLP-1RA 和 SGLT2i 等药物的治疗效果

针剂主要包括：胰岛素和胰岛素类似物，根据作用时间的特点，胰岛素又可分为超短效胰岛素类似物、常规（短效）胰岛素、中效胰岛素（neutral protamine Hagedorn，NPH；Hagedorn 是 NPH 制造者的名字）和长效胰岛素类似物；根据是否与 NPH 按一定比例预混而分为预混胰岛素和预混胰岛素类似物；GLP-1 受体激动剂如利拉鲁肽等。目前临床试验表明 GLP-1 受体激动剂可以改善糖尿病患者的心脑血管并发症，而作用于肾近曲小管的葡萄糖排泄药物 SGLT-2 抑制剂对晚期糖尿病患者的心血管并发症特别是心衰有明显的缓解作用。目前不断有新的治疗方式出现，包括减重手术、胰腺移植等方式。这些治疗方式也在不断丰富我们对胰岛生理功能的理解、认识以及对糖尿病的防治策略，相信未来糖尿病治疗将不再是世界难题。

案例分析 3-7-4

1. 病历摘要

患者女性，38岁，上海人，亚裔，发热伴尿频、尿急、尿痛3天。患者3天前因发热39.5℃到外院急诊就医，考虑上呼吸道感染，予口服药治疗，体温未见好转。近3天自觉排尿灼热感，排尿次数增加到10～15次/天，并逐渐有尿痛和尿急，到我院就诊。患者近1年有口干、多饮、多尿，体重下降10 kg。在急诊查血常规：白细胞 WBC 12,000×10^9/L，中性粒细胞比值90%，C反应蛋白100 mg/L；尿常规：白细胞 WBC 100 个/视野，酮体（+），尿糖（+++），降钙素原10.2 ng/ml，ECG和胸片未见异常。因为发现尿糖升高请内分泌科会诊。本次内分泌科专科检查：HbA1c=8.4%，FPG=18 mmol/L，正常代谢指数 BMI 24.5。糖尿病相关抗体检查谷氨酸脱羧酶抗体（GAD 抗体）（+）。既往史和生育史：5年前产一子，妊娠时诊断妊娠糖尿病，产后糖尿病缓解，未服用糖尿病药物。患者平时喜欢甜食。2年前查糖化血红蛋白（HbA1c）= 5.0%；空腹血糖（fasting plasma glucose，FPG）= 4.5 mmol/L，肥胖，体重指数 BMI 30。家族史：患者母亲为马来西亚籍，母亲70岁时发生2型糖尿病。父亲为中国人，体健。

2. 思考题

（1）此患者可能患有哪种糖尿病？

（2）应选用何种药物治疗？

案例分析 3-7-4 参考答案

（周里钢）

第五节　高尿酸血症及痛风

痛风（gout）是嘌呤代谢障碍所致的一组异质性慢性代谢性疾病，其临床特征为高尿酸血症（hyperuricemia）、反复发作的痛风性急性关节炎、间质性肾炎和痛风石形成，严重者可出现关节畸形、尿路结石。本症可分为原发性和继发性两类，以原发性高尿酸血症和痛风占绝大多数。

【病因和发病机制】

1. 原发性高尿酸血症和痛风　由先天性嘌呤代谢障碍引起，包括多基因遗传缺陷、嘌呤代谢酶缺陷导致的尿酸生成增多或排泄减少。痛风患者中高尿酸血症多数由尿酸排泄减少引起，因尿酸生成增多所致者仅占10%左右。

2. 继发性高尿酸血症和痛风

（1）某些遗传学疾病：如Ⅰ型糖原贮积症。

（2）某些血液病：如多发性骨髓瘤、淋巴瘤及恶性肿瘤化疗或放疗后，因尿酸生成过多而引起高尿酸血症。

（3）药物：呋塞米、吡嗪酰胺等因抑制尿酸排泄而引起高尿酸血症。

【临床表现】

原发性痛风多见于男性，常伴有肥胖、2 型糖尿病、高脂血症、高血压等。其自然病程包括以下几个阶段：无症状期、急性关节炎期、间歇期、慢性关节炎期和肾病变。继发性痛风的临床表现常较原发性痛风严重，肾石病多见，关节症状多不典型。

1. 无症状期　仅有血尿酸波动性或持续性升高。

2. 急性关节炎期　急性关节炎是原发性痛风最常见的首发症状。好发部位为跖趾关节，发作通常在夜间，数小时内出现关节红、肿、热、痛，可伴发热等全身性症状，疼痛剧烈难忍。受凉、劳累、酗酒、进食富含嘌呤食物为常见诱因。

3. 间歇期　多数数月发作一次，病程越长发作越频繁。

4. 慢性关节炎期　多见于未经治疗或治疗不规范者。尿酸盐沉积于软骨、滑膜、肌腱等组织中形成痛风石为本期的特征性表现，以耳郭、跖趾、指间、掌指等关节较为常见。痛风石在骨关节周围引起炎症性损伤，甚至造成关节功能损毁和畸形。

5. 肾病变　病程较长的痛风患者约 1/3 会出现肾损害，主要表现为痛风性肾病、尿酸性肾石病、急性肾衰竭。

（1）痛风性肾病：尿酸盐在肾间质组织沉积，导致肾小管功能受损，可出现间歇性蛋白尿、镜下血尿、夜尿增多甚至慢性肾功能不全。

（2）尿酸性肾石病：以尿酸性肾结石为首发表现。细小泥沙样结石可随尿液排出，较大结石常引起肾绞痛、血尿及尿路感染。

（3）急性肾衰竭：大量尿酸盐结晶堵塞肾小管、肾盂甚至输尿管所致。

【诊断与鉴别诊断】

（一）诊断

常根据诱因、家族史、泌尿系尿酸结石史及典型的关节炎表现考虑痛风的诊断。其中以关节症状的部位穿刺发现尿酸盐结晶为诊断的金标准。

1. 血尿酸增高　少数患者在急性痛风发作时可能正常。

2. 关节腔滑囊液旋光显微镜检查　白细胞内有双折光的针形尿酸盐结晶。

3. 痛风石活检或穿刺　检查证实为尿酸盐结晶。

4. X 线检查　提示受累关节骨软骨缘有圆形或不整齐穿凿样透亮缺损。

5. CT 检查　见灰度不等的斑点状痛风石影像。

急性关节炎期诊断困难者可行秋水仙碱诊断性治疗。如为痛风性关节炎，服用秋水仙碱后症状可迅速缓解。

（二）鉴别诊断

本病急性关节炎期需与风湿性关节炎、类风湿关节炎急性期、化脓性关节炎、创伤性关节炎等鉴别。慢性关节炎期需与类风湿关节炎鉴别。上述化验和检查有助于鉴别诊断。

【治疗】

原发性痛风目前尚无根治方法，控制高尿酸血症可使病情逆转。继发性痛风的治疗主要针对原发疾病的病因。

1. 一般治疗　低嘌呤饮食，多饮水，使每日尿量在 2000 ml 以上。可口服碳酸氢钠碱化尿液，使尿 pH 值维持在 6.2 ～ 6.9，以增加尿酸溶解度，避免结石形成。

2. 急性关节炎期的治疗　急性关节炎发作期应及早治疗，24 小时以内有针对性地使用非甾体类抗炎药或秋水仙碱可有效抗炎镇痛，提高患者生活质量。非甾体类抗炎药或秋水仙碱治疗无效或有禁忌时可采用糖皮质激素缓解急性发作。

3. 间歇期和慢性关节炎的治疗　抑制尿酸合成的药物（如别嘌醇）或促进尿酸排泄的药物（如苯溴马隆、非布司他）可用于控制尿酸水平。对合并慢性肾疾病的痛风患者，建议先评估肾功能，再根据患者具体情况使用对肾功能影响小的降尿酸药物，并在治疗过程中密切监测不良反应。

案例分析 3-7-5

1. 病历摘要

患者男性，51 岁。突发右侧跖趾关节疼痛 1 天，疼痛剧烈难忍。体检右足第一跖趾关节红肿，当地医院诊断为"软组织挫伤"，包扎并服用云南白药，效果不佳。查血尿酸水平 356 μmol/L。

2. 思考题

对诊断最有价值的检查是什么？

（纪立农　高蕾莉）

案例分析 3-7-5 参考答案

第六节　骨质疏松症

骨质疏松症（osteoporosis，OP）是一种以骨量减少、骨组织微结构破坏为特征，导致骨脆性增加，易发生骨折的全身性骨病。骨质疏松症可发生于任何年龄，但多见于绝经后女性和老年男性。骨质疏松症分为原发性和继发性两大类。原发性骨质疏松症包括绝经后骨质疏松症（Ⅰ型）、老年骨质疏松症（Ⅱ型）和特发性骨质疏松症（包括青少年型）。继发性骨质疏松症指由任何影响骨代谢的疾病和（或）药物及其他明确病因导致的骨质疏松。本章主要介绍绝经后骨质疏松症。

【病因及发病机制】

骨强度包括骨质量和骨密度（bone mineral density，BMD）。骨吸收增加和（或）骨形成不足都可引起骨质量和骨密度下降。绝经后骨质疏松症主要是由于绝经后雌激素水平降低，雌激素对破骨细胞的抑制作用减弱、破骨细胞的数量增加、凋亡减少、寿命延长，导致其骨吸收功能增强。尽管成骨细胞介导的骨形成亦有增加，但不足以代偿过度骨吸收，导致骨强度下降、骨脆性增加，直至发生脆性骨折。此外，随着年龄增长，肠钙吸收减少，1,25-$(OH)_2D_3$ 生成减少，甲状旁腺激素相对增多，促进骨吸收。

【临床表现】

1. 骨痛　骨质疏松症患者，可出现腰背疼痛或全身骨痛。疼痛通常在翻身时、坐起时及长时间行走后出现，夜间或负重活动时疼痛加重，并可能伴有肌肉痉挛，甚至活动受限。

2. 脊柱变形　严重骨质疏松症患者，因椎体压缩性骨折，可出现身高变矮或驼背等脊柱畸形。多发性胸椎压缩性骨折可导致胸廓畸形，甚至影响心肺功能；严重的腰椎压缩性骨折可能会导致腹部脏器功能异常，引起便秘、腹痛、腹胀、食欲减低等不适。

3. 骨折　骨质疏松性骨折属于脆性骨折，通常指在日常生活中受到轻微外力时发生的骨折。骨折发生的常见部位为椎体（胸、腰椎）、髋部（股骨近端）、前臂远端和肱骨近端；其他部位如肋骨、跖骨、腓骨、骨盆等部位亦可发生骨折。骨质疏松性骨折发生后，再骨折的风险显著增加。

【诊断和鉴别诊断】

（一）诊断标准

骨质疏松症的诊断基于全面的病史采集、体格检查、骨密度测定、影像学检查及必要的生化测定。临床上诊断原发性骨质疏松症应包括两方面：确定是否为骨质疏松症和排除继发性骨质疏松症。目前公认的骨质疏松症诊断标准是基于双能 X 线吸收检测法（dual energy X-ray absorptiometry，DXA）的结果。对于绝经后女性参照 WHO 推荐的诊断标准，基于 DXA 测量结果：骨密度值低于同性别、同种族健康成人的骨峰值 1 个标准差及以内属正常；降低 1 ～ 2.5 个标准差为骨量低下（或低骨量）；降低等于和超过 2.5 个标准差为骨质疏松；骨密度降低程度符合骨质疏松诊断标准，同时伴有一处或多处脆性骨折（指受到轻微创伤或日常活动中即发生的骨折）为严重骨质疏松。骨密度通常用 T- 值（T-Score）表示，T- 值 =（实测值 – 同种族同性别正常青年人峰值骨密度）/ 同种族同性别正常青年人峰值骨密度的标准差。

基于 DXA 测量的中轴骨（腰椎 1 ～ 4、股骨颈或全髋）骨密度或桡骨远端 1/3 骨密度对骨质疏松症的诊断标准是 T- 值 ≤ –2.5。如髋部或椎体发生脆性骨折，不依赖于骨密度测定，临床上即可诊断骨质疏松症。而在肱骨近端、骨盆或前臂远端发生的脆性骨折，即使骨密度测定显示低骨量（–2.5 ＜ T- 值 ＜ –1.0），也可诊断骨质疏松症。

（二）骨折风险评价

世界卫生组织（World Health Organization，WHO）推荐的骨折风险预测工具（fracture risk assessment tool，FRAX®），根据患者的临床危险因素及股骨颈骨密度建立模型，用于评估患者未来 10 年发生髋部骨折及主要骨质疏松性骨折（椎体、前臂、髋部或肩部）的概率。

链接：针对中国人群的 FRAX®

（三）鉴别诊断

骨质疏松可由多种病因所致。在诊断原发性骨质疏松症之前，一定要重视和排除其他影响骨代谢的疾病，以免发生漏诊或误诊。需详细了解病史，评价可能导致骨质疏松症的各种病因、危险因素及药物。需要鉴别的病因主要包括：影响骨代谢的内分泌疾病（甲状旁腺疾病、性腺疾病、肾上腺疾病和甲状腺疾病等）、类风湿关节炎等免疫性疾病、影响钙和维生素 D 吸收和代谢的消化系统和肾疾病、神经肌肉疾病、多发性骨髓瘤等恶性疾病，以及多种先天和获得性骨代谢异常疾病、长期服用糖皮质激素或其他影响骨代谢的药物等。

【治疗】

1. 基础治疗　包括调整生活方式和骨健康基本补充剂。加强营养，均衡膳食，推荐每天摄入牛奶 300 ml 或相当量的奶制品。适当日照，规律运动。戒烟、限酒。避免过量饮用咖啡、碳酸饮料。

2. 骨健康补充剂

（1）钙剂：成人每日钙推荐摄入量为 800 mg（元素钙），50 岁及以上人群每日钙推荐摄入量为 1000 ～ 1200 mg。尽可能通过饮食摄入充足的钙，饮食中钙摄入不足时，可给予钙剂补充。

（2）维生素 D：充足的维生素 D 可增加肠钙吸收、促进骨骼矿化、保持肌力、改善平衡能力和降低跌倒风险。维生素 D 不足可导致继发性甲状旁腺功能亢进，增加骨吸收，从而引起或加重骨质疏松症。成人推荐维生素 D 摄入量为 400 IU（10 μg）/ 日；65 岁及以上老年人因缺乏日照以及摄入和吸收障碍常有维生素 D 缺乏，推荐摄入量为 600 IU（15 μg）/ 日；可耐受最高摄入量为 2000 IU（50 μg）/ 日；维生素 D 用于骨质疏松症防治时，剂量可为 800 ～ 1200 IU/ 日。对于日光暴露不足和老年人等维生素 D 缺乏的高危人群，建议酌情检测血清 25-(OH)D_3 水平，以了解患者维生素 D 的营养状态，指导维生素 D 的补充。临床应用维生素 D 制剂时应注意个体差异和安全性，定期监测血钙和尿钙浓度。

3. 药物治疗　有效的抗骨质疏松症药物可以增加骨密度，改善骨质量，显著降低骨折的发生风险。适用人群：经骨密度检查确诊为骨质疏松症的患者，已经发生过椎体和髋部等部位脆性骨折者，骨量减少但具有高骨折风险的患者。

抗骨质疏松症药物按作用机制主要分为骨吸收抑制剂和骨形成促进剂。骨吸收抑制剂包括：双膦酸盐（如阿仑膦酸、唑来膦酸、利塞膦酸等）、降钙素、锶盐、雌激素、选择性雌激素受体调节剂（selected estrogen receptor modulators，SERMs）。甲状旁腺素类似物（parathyroid hormone analogue，PTHa）是当前促骨形成的代表性药物，如特立帕肽。治疗通常首选具有较广谱抗骨折的药物（如阿仑膦酸、唑来膦酸、利塞膦酸钠）。对低、中度骨折风险者（如年轻的绝经后妇女，骨密度水平较低但无骨折史）首选口服药物治疗。对口服不能耐受、有禁忌、依从性欠佳及高骨折风险者（如多发椎体骨折或髋部骨折的老年患者、骨密度极低的患者）可考虑使用注射制剂（如唑来膦酸、特立帕肽等）。如仅椎体骨折高风险，而髋部和非椎体骨折风险不高的患者，可考虑选用雌激素或选择性雌激素受体调节剂如雷洛昔芬。新发骨折伴疼痛的患者可考虑短期使用降钙素。

4. 骨质疏松性骨折的治疗　复位、固定、功能锻炼和抗骨质疏松治疗是骨质疏松性骨折的基本治疗原则。

案例分析 3-7-6

1. 病历摘要

患者女性，62 岁。38 岁时因病行双侧卵巢摘除术。1 天前在家扫地时突发腰痛。X 线检查提示第 2 腰椎压缩性骨折。

2. 思考题

本例最可能的诊断是什么？

案例分析 3-7-6 参考答案

（纪立农　高蕾莉）

第七节　佝　偻　病

维生素 D 缺乏性佝偻病（rickets of vitamin D deficiency）是由于体内维生素 D 不足，使钙、磷代谢紊乱，导致生长期骨组织矿化不全，产生的一种以骨骼病变为特征的全身慢性营养性疾病。

【维生素 D 的来源及转化】

维生素 D 是一组具有生物活性的脂溶性类固醇衍生物（secosteroids），天然的维生素 D 包括维生素 D_2（ergosterol，麦角骨醇）和维生素 D_3（胆骨化醇，cholecalciferol），前者存在于植物中，后者系由人体或动物皮肤中的 7- 脱氢胆固醇，经日光中紫外线的光化学作用转变为维生素 D_3（内源性维生素 D_3）。食物中的维生素 D_2 在空肠经胆汁的作用形成乳糜微粒，经淋巴管吸收，再进入血液循环。血清中的维生素 D_2 和 D_3 均无生物活性，它们与血浆中的维生素 D 结合蛋白（vitamin D binding protein，DBP）相结合后被转运，贮存于肝、脂肪、肌肉等组织内。维生素 D_3 在体内必须经过肝的羟化作用后生成 25-$(OH)D_3$ 和肾的羟化作用后生成 1,25-$(OH)_2D_3$ 方能发挥生物效应。

目前认为 1,25-$(OH)_2D_3$ 是一个类固醇激素，其生物活性为 25-$(OH)D_3$ 的 100～200 倍，主

要功能是增加钙的肠、肾吸收，促进骨的正常形成和矿化。

由 25-(OH)D$_3$ 转变为 1,25-(OH)$_2$D$_3$，主要受以下因素影响：①甲状旁腺激素（PTH）；②钙、磷；③ 1,25-(OH)$_2$D$_3$ 自身；④其他：生长激素、胰岛素和雌激素等。

【维生素 D 的生理功能】

1,25-(OH)$_2$D$_3$ 是维持钙、磷代谢平衡的主要激素之一，它通过对肠、肾、骨等靶器官的作用而发挥抗佝偻病的生理功能：①促进钙、磷自小肠黏膜吸收；②动员骨钙、磷释放入血，刺激成骨细胞促进骨样组织成熟和钙盐沉积；③增加肾小管对钙、磷的重吸收，减少尿磷排出，提高血磷浓度，有利于骨钙化。

【病因】

1. 日照不足 人皮肤内 7- 脱氢胆固醇需经紫外线照射才能转化为维生素 D$_3$，此为人体维生素 D 的主要来源。紫外线不能通过玻璃窗，故婴幼儿如缺乏户外活动，室内又不经常开窗，容易造成内源性维生素 D 生成不足，导致佝偻病。另外，城市中高大建筑、空气污染严重、北方地区寒冷季节长、冬季日照时间短、紫外线较弱等，均为导致小儿佝偻病发病率较高的因素。

2. 摄入不足 母乳和牛乳含维生素 D 的量均少，不能满足婴儿需要；母乳喂养儿若缺少户外活动，或不及时补充富含维生素 D 的辅食，也易患佝偻病。

3. 先天性维生素 D 储备不足及生长过快 母孕期，特别是妊娠后期维生素 D 营养不足，以及早产、双胎或低出生体重儿均可使婴儿的体内维生素 D 储量少，且出生后生长速度快，需要多，易发生维生素 D 缺乏性佝偻病。

4. 疾病因素 多数胃肠道或肝胆疾病影响维生素 D 和钙、磷的吸收和利用，如婴儿肝炎综合征、先天性胆道狭窄或闭锁、脂肪泻、胰腺炎、慢性腹泻等。严重肝、肾损害可使维生素 D 羟化障碍，致 1,25-(OH)$_2$D$_3$ 生成量不足，可引起佝偻病。

5. 药物影响 长期服用抗惊厥药物如苯妥英钠、苯巴比妥等可提高肝细胞微粒体氧化酶系统的活性，使维生素 D 和 25-(OH)D$_3$ 分解成无活性的代谢产物；糖皮质激素有对抗维生素 D 对钙的转运作用。

【发病机制】

佝偻病本质为骨矿化代谢障碍引发的骨骼改变。维生素 D 缺乏，肠道吸收钙、磷减少，血钙水平降低，并刺激 PTH 分泌增加，一方面动员骨释放出钙，使血钙浓度维持在正常或接近正常的水平；另一方面 PTH 抑制肾小管对磷的重吸收，使尿磷排出增加，致血磷降低，钙磷乘积下降（钙磷乘积指 100 ml 血清钙和磷的毫克数相乘的值，正常＞40），使骨样组织钙化过程障碍（图 3-7-4）。同时维生素 D 缺乏引起成骨细胞代偿性增生，局部骨样组织堆积，骨碱性磷酸酶分泌增多，骨样组织堆积于干骺端，骺端增厚，向外膨出形成"串珠""手足镯"。骨膜下骨样组织不能钙化，皮质骨变薄，骨质疏松，负重时出现长骨干的弯曲；颅骨骨化障碍而颅骨软化，颅骨骨样组织堆积出现"方颅"。临床出现一系列佝偻病症状和血生化改变。

【临床表现】

多见于婴幼儿，3 个月～2 岁小儿主要表现为处于生长最快部位的骨骼改变，并可出现肌肉松弛和神经兴奋性增高的表现。重症患儿可有消化功能紊乱和心肺功能障碍，并影响行为发育和免疫功能。本病在临床上分为初期、激期、恢复期和后遗症期，初期和激期统称活动期。

1. 初期（早期） 多见于 6 个月以内，特别是小于 3 个月的婴儿，主要表现为非特异性神经兴奋性增高如易激惹、烦躁、夜间啼哭、睡眠不安，常伴有与室温、季节无关的多汗，尤其是头部多汗刺激头皮致婴儿常摇头擦枕，出现枕秃。此期骨骼病变不明显，X 线骨片可正常，或仅呈临时钙化带轻度模糊；血清 25-(OH)D$_3$ 下降，PTH 升高，血钙正常或稍降低，血磷降低，碱性磷酸酶正常或稍高。

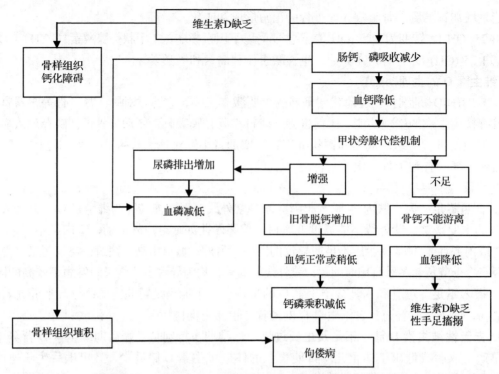

图 3-7-4　维生素 D 缺乏性佝偻病和手足搐搦症的发病机制

2. 激期　除初期症状外，小儿身体有典型骨骼改变，以生长快的部位改变最明显。

（1）骨骼系统改变

1）头部：①颅骨软化：小于 6 个月的患儿以颅骨改变为主，颅骨薄，前囟边缘较软。用手指压枕部或枕骨中央部位可感觉到颅骨内陷，手放松则弹回，恰似压乒乓球样，称乒乓颅。②方颅：7～8 个月以上患儿，由于骨样组织增生致颅骨和顶骨双侧呈对称性隆起，形成方颅，重者可呈鞍状或十字状颅形。③头围增大。④前囟增大，闭合延迟，重者可延迟至 2～3 岁。

2）胸廓：胸廓骨骼改变多见于 1 岁左右小儿。①肋骨串珠（beading of ribs）：肋骨与肋软骨交界处的骨骺端因骨样组织堆积而膨大，可扪及钝圆形隆起，以两侧第 7～10 肋骨最明显，上下排列如串珠状。因膨大的肋软骨向胸腔内隆起而压迫肺组织，故患儿易患肺炎。②鸡胸或漏斗胸：由于肋骨骺部内陷，以致胸骨向前突出，形成鸡胸（pigeon chest）；如胸骨剑突部向内凹陷，即形成漏斗胸（funnel chest）。③郝氏沟（Harrison's groove）：膈肌附着处的肋骨因膈肌牵拉而内陷，同时下部肋骨因腹大而外翻，形成一条水平方向的横沟。这些胸廓畸形会影响呼吸功能。

3）四肢：①腕踝畸形：多见于 6 个月以上小儿。在手腕、足踝部可扪及或看到钝圆形环状隆起，称佝偻病"手镯"或"脚镯"，此种腕踝畸形由软骨和未钙化的骨样组织形成。②下肢畸形：由于骨质软化与肌肉关节松弛，小儿双下肢在开始站立与行走后因负重可出现"O"形腿（膝内翻）或"X"形腿（膝外翻）。正常小儿 1 岁内可有生理性弯曲和轻度姿势变化，如足尖向内或向外等，以后会自然矫正，故仅对 1 岁以上小儿才做下肢畸形检查。

4）其他：患儿会坐后可致脊柱后突或侧弯，重者骨盆前后径变短而形成扁平骨盆，女婴成年后可致难产。

（2）全身肌肉松弛：糖代谢需要磷的参与。严重低血磷可妨碍肌肉中的糖代谢，使全身肌肉和肌张力降低，韧带松弛，表现为头项软弱无力，坐、立、行等运动功能发育落后，腹肌张力低下致腹部膨隆如蛙腹。

（3）其他：严重佝偻病患儿常伴营养不良及贫血，并可出现肝、脾大，还可有智力发育迟缓。因免疫功能低下，容易患呼吸道、消化道感染，并使感染加重，死亡率增加。

此期患儿的血生化除血清钙稍微降低或正常外，其他生化指标改变更加明显，如血磷明显降低，碱性磷酸酶较初期更为增高。X 线检查显示：①长骨骺端临时钙化带模糊或消失，呈毛刷样及杯口状；②骨骺软骨明显增宽（＞ 2 mm），骨骺与干骺端距离加大；③骨质普遍稀疏，密度减低，骨皮质变薄；④可有骨干弯曲或青枝骨折。

3. 恢复期　经适当治疗后，患儿临床症状和体征逐渐减轻或近于消失。血清钙、磷浓度逐渐恢复正常，碱性磷酸酶需 1 ～ 2 个月恢复到正常水平；骨骼 X 线改变于治疗 2 ～ 3 周后才有所改善，临时钙化带重新出现，逐渐致密增厚，骨质密度逐步恢复正常。

4. 后遗症期　婴幼儿期严重佝偻病可遗留不同程度的骨骼畸形，多见于 3 岁以后，此时已无任何临床症状，血生化、骨骼 X 线检查正常。

【诊断】

因早期患儿骨骼改变不明显，且多汗、烦躁、夜惊等神经兴奋性增高的症状又无特异性，因此正确诊断来自对患儿病史、临床表现、血生化检测和骨骼 X 线检查结果的综合判断。血清 25-(OH)D$_3$ 在病初明显降低，是可靠的诊断标准。基于目前的研究结果，婴儿及儿童适宜的血清 25-(OH)D$_3$ 水平应＞ 20 μg/ml（50 nmol/L），当＜ 8 μg/ml 时可诊断本病。

【鉴别诊断】

本病需与以下疾病鉴别：

1. 先天性甲状腺功能低下（congenital hypothyroidism）　简称甲减。甲减患儿智力低下明显，有特殊外貌、皮肤粗糙等，X 线可见骨龄延迟，血钙、磷正常，血清 TSH、T$_4$ 测定可资鉴别。

2. 骨软骨营养不良（chondro-osteodystrophy）　是遗传性软骨发育障碍。本病体态特殊，四肢粗短、五指齐平、腰椎前凸。血钙、磷正常。X 线可见长骨粗短和弯曲，干骺端变宽，呈喇叭状，但轮廓清楚，有时可见骨骺埋入扩大的干骺端中。前额突出、臀部后突。根据特殊的体态（短肢型矮小）及骨骼 X 线可做出诊断。

3. 脑积水（hydrocephalus）　先天性脑积水出生数月后表现为头颅和前囟逐渐增大，前囟饱满，骨缝裂开，严重时两眼下视呈落日状。头颅 B 超、CT 检查可做出诊断。

4. 继发性抗维生素 D 佝偻病

（1）肝性佝偻病：如慢性肝疾病伴有胆汁淤积，可使 25-(OH)D$_3$ 生成障碍，同时影响维生素 D 和钙吸收，可出现低血钙、抽搐和佝偻病的体征。

（2）肾性佝偻病：由于先天或后天原因所致的慢性肾功能障碍，导致钙磷代谢紊乱，血钙低，血磷高，甲状旁腺继发性功能亢进，骨质普遍脱钙，骨骼呈佝偻病改变。

5. 原发性抗维生素 D 佝偻病　较少见。

（1）低血磷抗维生素 D 佝偻病：即家族性低磷血症，本病多为性连锁遗传，亦可为常染色体显性或隐性遗传，也有散发病例。为肾小管重吸收磷及肠道吸收磷的原发性缺陷所致。临床表现常在 2 岁以后出现，表现为生长发育迟缓、骨骼畸形和肌肉疼痛。血钙多正常，血磷明显降低，尿磷增加。对用一般治疗剂量的维生素 D 治疗佝偻病无效时应与本病鉴别。

（2）维生素 D 依赖性佝偻病：为常染色体隐性遗传，可分两型：Ⅰ型为肾 1α- 羟化酶缺陷，使 25-(OH)D$_3$ 不能转变为 1,25-(OH)$_2$D$_3$，血中 25-(OH)D$_3$ 升高，而 1,25-(OH)$_2$D$_3$ 降低；Ⅱ型为靶器官 1,25-(OH)$_2$D$_3$ 受体缺陷，血中 1,25-(OH)$_2$D$_3$ 浓度增高。两型在临床均有严重的佝偻病体征，低钙血症、低磷血症，碱性磷酸酶明显升高及继发性甲状旁腺功能亢进。

【治疗】

目的在于控制活动期佝偻病，防止骨骼畸形。

1. 维生素 D 制剂　以口服为主。剂量为 50 ～ 100 μg/d（2000 ～ 4000 IU），1 个月后改

预防量 10 μg/d（400 IU/d）。有并发症或无法口服者可一次肌内注射维生素 D_3 20 万～30 万 IU，3 个月后改预防量口服。

2. 补充钙剂　如有低钙血症，需补钙治疗。

3. 其他　多参加户外活动，接触阳光；活动期要加强护理，勿使患儿久坐、久立，不要行走太早，以防发生骨骼畸形。严重骨骼畸形后遗症可考虑手术矫治。

【预防】

营养性维生素 D 缺乏性佝偻病为自限性疾病，预防的关键是日光浴和适量维生素 D 的补充，其具体措施如下：

1. 围生期　孕母应多在户外活动，食用含钙、磷、维生素 D 和蛋白质丰富的食物。妊娠后期为秋冬季的妇女宜适当补充维生素 D 10～25 μg/d（400～1000 IU/d）。有条件的孕妇在妊娠后 3 个月应检测血 25-(OH)D_3 浓度，必要时补充维生素 D。

2. 户外活动　指导家长携婴儿尽早户外活动，逐渐达 1～2 h/d。

3. 补充维生素 D　婴儿（包括纯母乳喂养）生后 2 周开始补充维生素 D 10 μg/d（400 IU/d）至 2 岁；早产儿、低出生体重儿或双胎儿生后即应补充维生素 D 20～25 μg/d（800～1000 IU/d），3 个月后逐渐减至 10 μg/d（400 IU/d）。

只有当乳类摄入不足和营养不良时可适当补充微量营养素和钙剂。

 案例分析 3-7-7

1. 病历摘要

患儿女，5 个月，因夜间睡眠不安 1 个月余于 2019 年 3 月 30 日上午就诊。患儿于最近 1 个月经常晚上睡觉时不明原因哭醒，白天吃奶好，玩耍基本正常。无发热，无咳嗽，无腹泻。家长不放心抱来就诊。查体：神志清楚，精神佳，前囟平，1.5cm×1.5 cm，方颅，枕秃，心肺听诊正常。追问病史，患儿系足月，顺产，一直母乳喂养，未添加辅食；平时易出汗。

2. 思考题

（1）此患儿首先考虑什么病？依据是什么？

（2）为了帮助诊断，此时可以做哪些检查？

（3）此时应如何治疗？

案例分析 3-7-7 参考答案

（徐家丽）

第八节　水、电解质平衡

人体大部分组织都是由水组成，水占成年男性体重的 60% 左右，占女性的 55% 左右。人体所含的水分中，约 2/3 在细胞内液，1/3 在细胞外液，而细胞外液中约 80% 为组织间液，只有 20% 为血管内的血浆。细胞外液中的阳离子以钠离子为主，阴离子以氯离子最多，碳酸氢根离子次之；而细胞内液则完全不同，阳离子以钾离子为主，阴离子主要是有机酸离子。

体液的渗透压是指溶质分子通过半透膜的一种吸水力量。血浆渗透压的估算公式为：$2×(Na^+ + K^+) + 血尿素氮 + 血糖$，所有成分单位都取 mmol/L。血浆渗透压的正常值是 280～310 mOsm/L。

一、高钠血症

血钠的正常值为 135 ～ 145 mmol/L，因此，血钠高于 145 mmol/L 即为高钠血症，高于 160 mmol/L 为严重的高钠血症。血钠高于 180 mmol/L 则往往伴有死亡风险的增加。

【病因和发病机制】

钠是细胞外液中最主要的阳离子，血钠升高主要包括以下几方面的因素：

1. 丢失过多　即水丢失的比例大于钠丢失的比例，主要包括出汗过多、利尿、尿崩症等。

2. 水摄入不足　如老年人或行动受限的人，饮水困难，水摄入不足。还有部分患者会出现口渴感降低或消失，从而导致不能主动摄入水。

3. 钠摄入过多　医源性输入大量高渗的盐溶液。

钠离子是细胞外液中最主要的阳离子，也是维持血液渗透压的重要组成部分，因此，血钠升高最主要的损害是高渗透压所导致的。

【临床表现】

高钠血症的症状主要与中枢性高渗所导致的脑细胞脱水有关，主要表现在中枢神经系统和肌肉系统，轻者出现淡漠、嗜睡、恶心、肌肉抽搐或痉挛，重者会出现昏迷、癫痫发作。

【治疗】

高钠血症的治疗主要为病因治疗和补充液体。当患者处于低血容量状态时，应输注平衡盐溶液；当患者血容量正常时，可输注 5% 葡萄糖溶液，或者 0.45% 的氯化钠溶液，亦可经过胃肠道补充水分。但治疗的同时要密切监测血钠的水平，血钠纠正的速度不宜过快，否则会造成脑水肿，表现为抽搐、昏迷，甚至死亡。高钠血症持续的时间较久或不明时，每日血钠的降低不应超过 10 ～ 12 mmol/L；若高钠血症出现得较急（数小时），血钠降低的速度可略快，但仍不能超过每小时 1 ～ 2 mmol/L。

二、低钠血症

血钠低于 135 mmol/L 即为低钠血症，低于 120 mmol/L 为严重的低钠血症。

【病因和发病机制】

低钠血症的病因主要包括以下几方面：

1. 体内水潴留过多或水大量摄入　即稀释性低钠血症，如心力衰竭、肝硬化肝衰竭、肾衰竭等水潴留过多，和大量摄入低渗的液体。

2. 钠丢失过多　反复呕吐、腹泻或慢性肠梗阻导致的消化液大量丢失，大面积创伤导致的慢性渗液，肾小管损伤所导致的钠和氯大量丢失，及神经系统损伤所导致的脑耗盐综合征等。

3. 钠摄入减少　疾病或行动不便等因素导致钠摄入减少。

4. 其他内分泌因素　抗利尿激素异常分泌综合征（syndrome of inappropriate antidiuretic hormone secretion，SIADH）和肾上腺皮质功能不全亦可引起低钠血症。

【临床表现】

低钠血症的临床症状也主要表现在中枢神经系统和肌肉系统。其症状的轻重与血钠水平的高低及血钠降低的速度有关。轻度低钠血症者临床症状不明显，或仅表现为恶心、乏力、虚弱、注意力不集中等。严重的低钠血症（一般低于 120 mmol/L）则会引起脑水肿，从而造成头痛、意识障碍、抽搐、凝视、昏迷等，更严重者，甚至会发生脑疝，危及生命。短时间低钠血症可能只是引起功能性改变，若长期处于低钠血症状态，则会导致器质性改变。

【治疗】

低钠血症的治疗主要包括治疗原发病和调控水钠两方面。对于机体容量负荷增加的情况，如心力衰竭、肝硬化和肾衰竭等，在补充钠的同时要限制水的摄入。对于大量呕吐、腹泻、肠梗阻等原因引起的血容量不足的状态，在补钠的同时还要积极补充血容量。估算机体钠缺失量的公式为（140- 血钠水平）× 体重 ×0.6，单位为 mmol（1 g 氯化钠约含 17 mmol 的钠离子）。纠正低钠血症时应密切监测，血钠升高的速度也不应太快，否则会引起中枢神经系统脱髓鞘。尤其是对于慢性低钠血症者，最初 24 小时内血钠升高的范围应控制在 8 ～ 12 mmol/L 内。可以用 0.9% 氯化钠、3% 氯化钠、5% 氯化钠、10% 氯化钠，根据液体摄入的量进行选择，能正常进食者还可通过胃肠道途径进行补充。

三、高钾血症

血钾的正常值为 3.5 ～ 5 mmol/L，血钾高于 5 mmol/L 即为高钾血症。

【病因和发病机制】

高钾血症的病因主要包括以下几方面：①钾排出减少：肾功能不全是钾排出减少的主要原因。保钾利尿剂等药物使用不当也会导致高钾血症。②细胞内钾释放增加：细胞大量破坏会导致钾离子大量释放，如溶血、挤压综合征和横纹肌溶解等。酸中毒时钾离子从细胞内向细胞外转移，也会引起血钾升高。③钾摄入过多：该原因不常见，如医源性大量不恰当补钾或大量输注库存血等。

【临床表现】

主要表现为乏力、心悸和肌无力。其主要危害为心脏毒性，影响心脏电生理活动。心电图上表现为 T 波高尖，P 波缩小，P-R 间期缩短，QRS 波变宽。随着血钾的增高，还会出现 P 波消失，QRS 波变为正弦波，最终造成心脏停搏（见图 3-7-5）。

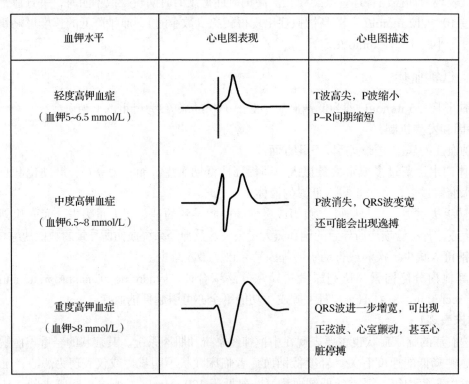

血钾水平	心电图表现	心电图描述
轻度高钾血症 （血钾5~6.5 mmol/L）		T波高尖，P波缩小 P–R间期缩短
中度高钾血症 （血钾6.5~8 mmol/L）		P波消失，QRS波变宽 还可能会出现逸搏
重度高钾血症 （血钾>8 mmol/L）		QRS波进一步增宽，可出现 正弦波、心室颤动，甚至心 脏停搏

图 3-7-5　高钾血症的心电图表现

【治疗】

高钾血症的治疗主要包括以下几方面：①去除病因，停止一切含钾液体或物质的摄入；②促进钾向细胞内转移：输注高糖和等比例的胰岛素［糖和胰岛素的比例一般为（4 ～ 6）g：1U］；输注碳酸氢钠，增加血 pH，促进钾向细胞内转移；③稳定心脏电活动：缓慢静脉推注 10% 氯化钙 10 ml 或 10% 葡萄糖酸钙 20 ～ 30 ml；④增加钾的排出：保守的方法包括口服降钾树脂和排钾利尿。最有效的方法为血液净化治疗（如血液透析）。

四、低钾血症

血钾低于 3.5 mmol/L 为低钾血症。

【病因和发病机制】

低钾血症的病因主要包括以下几方面：①摄入不足：长期不能进食，如肠梗阻、短肠、厌食等；②丢失过多：严重腹泻、呕吐、肠梗阻等消化道途径丢失，应用排钾利尿剂，应用大剂量糖皮质激素或糖皮质激素分泌增加的库欣综合征；③向细胞内转移增加：高血糖降糖时输注大量胰岛素，或输注大量糖和胰岛素。呼吸性碱中毒和代谢性碱中毒也可引起钾向细胞内转移。

【临床表现】

轻度低钾血症症状不明显，随着血钾的降低，患者会出现肌肉无力、肌肉震颤痉挛和便秘等症状，还会出现迟缓性麻痹和反射降低。心电图上，最早表现为 T 波波幅降低，然后出现 ST 段压低和 T 波倒置，并在 T 波后出现 U 波，继而导致 QT 间期延长。

【治疗】

低钾血症的治疗除了纠正病因外，需要积极补充钾，可以通过静脉或胃肠道补充。外周静脉补氯化钾的浓度不应超过 0.3%，经过中心静脉补氯化钾的浓度可以适当提高。静脉补钾的速度不宜超过 20 mmol/h（即氯化钾 1.5 g/h）。经胃肠道可以补充氯化钾片或枸橼酸钾。补钾需密切监测，以防没有效果或矫枉过正。对于肾功能不全、少尿或无尿者，补钾应非常慎重。低钾血症常伴有低镁血症，且若不予补充血镁，则补钾效果会受到影响，因此需一同补充。

五、其他电解质代谢紊乱

（一）低钙血症

血钙的正常值是 2.1 ～ 2.6 mmol/L，血钙低于 2.1 mmo/L 为低钙血症。常见的病因包括：重症胰腺炎、坏死性筋膜炎和消化道瘘等原因导致的丢失过多，大量输血或枸橼酸盐抗凝导致的钙离子螯合过多，肾衰竭，甲状旁腺功能低下。

临床表现常见手足抽搐、肌痛、口周指尖发麻。查体可见 Trousseau 征（通过测血压袖带充气并保持袖带压力高于收缩压，引起腕痉挛）和 Chvostek 征（叩击颧骨的下部会产生面部痉挛）。心电图表现为 QT 间期延长，严重时会出现室性心动过速等心律失常。因钙离子是凝血因子之一，故低钙血症会引起凝血功能障碍。

治疗包括病因治疗和补钙，可静脉补充葡萄糖酸钙或氯化钙，慢性低钙还应补充维生素 D_3。

（二）高钙血症

血钙高于 2.6 mmol/L 为高钙血症。常见病因包括甲状旁腺功能亢进、多发性骨髓瘤、骨肿瘤溶骨破坏等。临床上表现为肌肉无力、躯体疼痛、口渴、多尿和心律失常。查体表现为腱反射减弱。治疗包括补液稀释，去除病因，应用降钙素，严重时（> 4 mmol/L）需行血液净化治疗。

（三）低镁血症

血镁的正常值为 0.6 ～ 1.1 mmol/L。机体镁缺乏的病因包括摄入不足，腹泻、利尿等因素导致的排出增多等。临床上表现为疲乏、无力、肌肉痉挛、抽搐等，严重时会出现心律失常。治疗以去除病因和补充为主，可静脉输注硫酸镁，治疗过程中应密切监测，并注意钾、钙等电解质的补充。

（四）高镁血症

高镁血症的病因主要包括肾功能不全和医源性治疗过量（如治疗妊高症子痫时应用硫酸镁）。临床上表现为乏力、恶心、呕吐、肌无力，严重者会导致呼吸无力、低血压、心律失常（心率减慢，甚至心脏停搏）。治疗上首先是去除病因和停止摄入镁，静脉输注钙以稳定心脏电活动，若肾功能正常通过利尿增加镁的排出，严重时需血液净化治疗。

案例分析 3-7-8

1. 病历摘要

患者男性，71 岁，慢性肾功能不全 2 年，一直保守治疗。2 天前患者出现咳嗽、发热，体温最高 38℃，并出现尿量减少，近 24 小时尿量约 100 ml。查体：脉搏 90 次 / 分，呼吸 26 次 / 分，血压 135/85 mmHg，体温 38℃。患者神志清楚，听诊心率 90 次 / 分，未闻及杂音。双肺呼吸音弱，肺底闻干、湿啰音。腹部查体（－），双下肢可见水肿。化验检查：血钠 138 mmol/L，血氯 102 mmol/L，血钾 6.7 mmol/L，血肌酐 890 μmol/L。

2. 思考题

该患者属于何种电解质紊乱？治疗原则是什么？

案例分析 3-7-8 参考答案

（赵慧颖）

第九节　蛋白质–能量营养不良

蛋白质–能量营养不良（protein-energy malnutrition，PEM）是由于蛋白质和能量供应不足，导致儿童体重不增或增加缓慢、消瘦、皮下脂肪减少、皮下水肿，并可造成各器官功能障碍，并发电解质紊乱、腹泻等症状。慢性 PEM 患儿常伴有微量营养素如铁、碘、锌及各种维生素的缺乏。以热能缺乏为主的营养不良，临床常表现以消瘦为主，称为营养不良性消瘦；以蛋白质缺乏为主的营养不良，临床表现多为水肿，称夸希奥科（kwashiorkor）。

【病因】

1. 喂养不当　婴幼儿处于体格快速发育阶段，对营养素和能量要求高，必须供应充足的能量和优质蛋白质才能满足其需要。母乳不足、不充足的代乳品或代乳品蛋白质浓度太低、以糖类作为哺乳期婴儿主要食物、断乳后辅食添加不当等因素，均可能造成营养供应不足。

2. 消化系统疾病　患有先天性唇、腭裂的婴幼儿吸吮困难，影响进食；长期腹泻影响胃肠道对营养的吸收。

3. 消耗性疾病　急、慢性感染时，能量消耗增加，而此时患儿食欲及消化系统功能往往比较差，导致营养素摄入和需要之间的不平衡。儿童肠道寄生虫是常见疾病，可严重影响儿童营养吸收。

4. 先天性营养基础差　双胎儿、足月小样儿、早产儿等宫内发育时就存在营养不良，出生后如喂养不当则不能出现追赶型生长。

【病理生理】

机体靠饮食中的蛋白质提供氨基酸来合成身体所需的蛋白质和其他功能性分子，能量是机体产生化学和生理学功能的基本要素，因此 PEM 可以影响全身任何器官系统。

1. 器官功能低下

（1）消化系统：胃肠道黏膜萎缩、细胞数减少，肠绒毛变短，肠壁变薄、消化腺体萎缩、退化，胰腺萎缩、脂肪变性，各种消化酶活力低下，消化吸收功能明显减退。

（2）循环系统：心肌纤维因蛋白质不足出现肌纤维浑浊肿胀，收缩力减弱，心排血量随之减少。

（3）中枢神经系统：大脑生长缓慢，脑重量轻，大脑皮质菲薄，神经元数量减少，成髓鞘不足以及树突改变。

（4）肾：肾小管浑浊肿胀、脂肪变性，尿比重下降。

（5）肝：脂肪变性，蛋白质合成功能障碍，白蛋白减少。

2. 代谢失调

（1）糖代谢异常：因食欲低下，摄入量减少，糖原储备不足，常见低血糖。

（2）脂肪代谢异常：体内脂肪动员消耗大，血清胆固醇下降，肝脂肪浸润。

（3）蛋白质代谢异常：蛋白质摄入不足，机体处于负氮平衡状态，总蛋白和白蛋白均低于正常水平，全身可出现低蛋白血症。

（4）水、电解质失衡：能量不足，细胞内钠潴留。

3. 免疫功能低下　中重度营养不良患儿体内免疫系统组织萎缩，免疫功能低下。淋巴结增殖分化低下，免疫因子如白介素、肿瘤坏死因子等分泌减少，免疫球蛋白合成也下降，因此细胞免疫和体液免疫两个方面功能不足，造成患儿抵抗力差，容易并发各种感染。

【临床表现】

1. 体重减轻　早期表现为体重增长缓慢或不增长，线性生长减慢，身高、体重低于正常。

2. 精神差　轻度营养不良时精神状态正常，重症患儿可出现精神萎靡、反应低下。

3. 皮下脂肪层变薄甚至消失　消减顺序为腹部、胸背腰部、上肢、下肢、臀部、面部，体检时应注意检查。皮下脂肪层厚度是判断营养不良程度的重要指标之一。

4. 水肿　是蛋白质营养不良的重要表现，常见于四肢，重症患儿可出现全身水肿，并发腹水、胸腔积液。可有凹陷性水肿，皮肤发亮，严重时可溃破、感染，形成慢性溃疡。

5. 口腔改变　口唇干裂、口角炎、舌乳头萎缩。

6. 腹部膨胀　腹部体检可见因腹部肌肉萎缩或软弱导致的腹部膨胀，可见因脂肪浸润导致的肝大。

7. 皮肤改变　干燥、脱屑、苍白，皮肤逐渐失去弹性、额部出现皱纹如老人状。

8. 并发症　可伴有微量营养素缺乏的病理症状，出现相关的并发症。常见的并发症有营养性贫血，以小细胞低色素性贫血最为常见。维生素缺乏以脂溶性维生素 A、D 缺乏常见。营养不良时维生素 D 缺乏的症状不明显，在恢复期生长发育加快时症状比较明显。约有 3/4 的患儿伴有锌缺乏。

9. 脏器功能损害　重度营养不良可有重要脏器功能损害；如心功能低下，可有心音低钝、血压偏低、脉搏变缓、呼吸浅表等。

10. 其他并发症　由于免疫功能低下，易患各种感染，如反复呼吸道感染、鹅口疮、肺炎、结核病、中耳炎、尿路感染等。婴儿腹泻常迁延不愈，加重营养不良，形成恶性循环。可并发自发性低血糖，患儿可突然表现为面色灰白、神志不清、脉搏减慢、呼吸暂停、体温不升，但无抽搐。若不及时诊治，可致死亡。

【实验室检查】

最有帮助的是小儿血液和蛋白质营养状况的实验室检查。其他检查可以作为佐证。

1. 血常规检查　包括周围血细胞涂片，通过该项目检查也可排除缺铁性贫血、叶酸和维

生素 B_{12} 缺乏所致贫血。

2. 蛋白质营养状态   可通过检测血清白蛋白、视黄醇结合蛋白、前清蛋白、转铁蛋白、肌酐、尿素氮水平来评估。其中视黄醇结合蛋白、前清蛋白、转铁蛋白半衰期较短，适合作为早期诊断的指标；白蛋白则半衰期长，可作为慢性 PEM 的诊断指标。

3. 胰岛素样生长因子 -1（insulin-like growth factor-1，IGF-1）   IGF-1 在体内调节物质代谢和体格生长发育，在营养不良出现临床症状前已经发生变化，不仅反应灵敏，而且受其他因素影响较小，是诊断蛋白质营养不良的较好指标。

【诊断】

根据儿童的喂养史，对儿童营养状况进行评价，结合体重增长缓慢或下降、身高增长放缓、皮下脂肪减少或消失、水肿以及各器官系统功能受损等，典型的 PEM 诊断并不困难。轻症易被忽略，需要对患儿生长发育情况进行较长时间的检测，并做相应的体格发育评估和实验室检查。

根据体格测量指标和同年龄、同性别儿童比较，临床将营养不良儿童分为三种类型。每种类型分轻、中、重三度（表 3-7-1）。

表3-7-1   儿童营养不良分型和分度

类型	分度	标准	临床意义
体重低下 (underweight)	轻	$\bar{x}$＞体重＞（$\bar{x}$-2SD)	反映儿童有急性和（或）长期营养不良
	中	（$\bar{x}$-2SD)＞体重＞（$\bar{x}$-3SD)	
	重	体重＜（$\bar{x}$-3SD)	
生长迟缓 (stunting)	轻	$\bar{x}$＞身高＞（$\bar{x}$-2SD)	反映儿童有慢性或既往营养不良
	中	（$\bar{x}$-2SD)＞身高＞（$\bar{x}$-3SD)	
	重	身高＜（$\bar{x}$-3SD)	
消瘦 (wasting)	轻	$\bar{x}$＞体重 / 身高＞（$\bar{x}$-2SD)	反映儿童有近期急性营养不良
	中	（$\bar{x}$-2SD)＞体重 / 身高＞（$\bar{x}$-3SD)	
	重	体重 / 身高＜（$\bar{x}$-3SD)	

【治疗】

PEM 治疗应采取综合措施，临床应在处理紧急并发症的基础上，调整膳食方案，补充能量和营养物质，治疗原发病，改善患儿消化系统功能。

1. 维持水、电解质平衡   患儿出现水和电解质紊乱、严重酸中毒、低血糖、继发感染等紧急情况时，应先行处理。因患儿皮下脂肪菲薄，对脱水程度容易估计过高，故在补液疗法时应注意准确估计应补液总量，以免造成心力衰竭。

2. 调整饮食和补充营养   要根据 PEM 的程度和个体对食物耐受程度逐步调整。轻度 PEM 患儿原来的食物耐受能力及其消化功能接近正常，膳食方案不需要做太大变动，逐步增加其中热卡含量即可。中重度 PEM 患儿，消化功能损害明显，对食物不耐受，在调整膳食时从小量开始增加。从每日 251.0 kJ/kg（60 kcal/kg）开始，逐步少量增加；若消化吸收功能较好，可逐渐增加到每日 500 ～ 727 kJ/kg（120 ～ 170 kcal/kg），并按实际体重计算热能需要量。

3. 食物   应挑选容易消化吸收的优质蛋白质食物，并保证能量的供应。鼓励幼儿患者的母亲继续给予母乳喂养，及时添加辅食。断乳的婴儿应给予代乳品如牛乳、配方乳。由于此时患儿消化功能比较弱，任何食品均应该遵循从少量开始、从容易消化开始的原则逐渐增加。蛋白质的需要可按照 1.5 ～ 2.0 g/（kg·d）开始，逐渐增加到 3.0 ～ 4.5 g/（kg·d）。

4. 肠外营养   肠道消化功能严重损害、短期内不能恢复的患儿，应考虑给予肠外营养

（parenteral nutrition，PN），完全不能进食者可给予全肠道外营养（total parenteral nutrition，TPN）。静脉营养可以及时改善体内能量和蛋白质的供应，促进脏器功能包括肠道消化功能的恢复，有利于患儿恢复到正常膳食状态。常用的营养液有葡萄糖、复方氨基酸、脂肪乳剂、维生素制剂、微量元素制剂等。

5. 纠正贫血 PEM 患儿通常伴有贫血，如果血红蛋白含量少于 80 g/L 可以输注红细胞，同时给予铁剂、叶酸、维生素 B_{12} 等造血原料。

6. 改善消化功能和促进食欲 给予 B 族维生素和胃蛋白酶、胰酶等可以助消化。也可以给予蛋白同质化类固醇制剂，如苯丙酸诺龙，能促进蛋白质合成，并能增加食欲，每次肌内注射 10～25 mg，每周 1～2 次，连续 2～3 周，用药期间应供给充足的热量和蛋白质。对食欲差的患儿可给予胰岛素注射，降低血糖，增加饥饿感以提高食欲，通常每日 1 次皮下注射正规胰岛素 2～3 单位，注射前先服葡萄糖 20～30 g，每 1～2 周为一疗程。锌制剂可提高味觉敏感度，有增加食欲的作用，每日可口服元素锌 0.5～1 mg/kg。

7. 治疗原发疾病

8. 加强护理 PEM 患儿多伴有神情冷漠、抑郁，医护人员应从心理上多给予关爱。食欲缺乏者不要强迫其进食。

案例分析 3-7-9

1. 病历摘要

患者男，6 个月，体重 5.6 kg，身高 62.6 cm，头围 40 cm。追问病史：母乳喂养，未添加辅食；患儿有腭裂，准备近期手术。

［参考值：6 个月男婴，体重（kg）：8.3±0.9；身高（cm）：69.5±2.3；头围（cm）：43.5±1.3］

2. 思考题

（1）请予患儿营养状况评估。

（2）营养不良的最初表现是什么？

（3）营养不良患儿皮下脂肪消失的顺序是什么？

（4）营养不良合并微量营养素缺乏的常见并发症有哪些？

案例分析 3-7-9 参考答案

（徐家丽）

第8章

神经与精神疾病

第一节　脑血管疾病

脑血管疾病（cerebrovascular disease，CVD）是脑血管病变导致局限性或弥漫性脑功能障碍的一类疾病的总称。脑血管病变包括血管闭塞或狭窄、破裂、畸形、血管壁损伤或通透性发生改变，但不包括血流动力学异常等因素导致的全脑缺血或缺氧所引发的弥漫性脑功能障碍。脑卒中（stroke）为脑血管疾病的主要临床类型，以突然发病、迅速出现的局限性或弥漫性脑功能缺损症状和体征为共同临床特征，包括缺血性脑卒中和出血性脑卒中。

脑血管疾病的发病率、患病率和死亡率随着年龄增长而逐年增高，是成人首要的致残疾病，约 2/3 的卒中幸存者遗留有不同程度的残疾，给患者、患者家庭和社会带来沉重的经济负担和痛苦。目前，脑卒中已是全球范围内导致人类死亡的第二位病因，近年来，成为我国居民首要致死病因。全世界平均每 6 个人中就有 1 个人患有脑卒中，每 6 秒钟就有 1 个人死于脑卒中，每 6 分钟就有 1 个人因脑卒中而永久致残。根据 2017 年发表的 Ness-China 中国脑卒中流行病学调查研究表明，我国平均每年新发脑卒中病例约 240 万，每年死亡病例约 110 万，存活者约 1100 万。

【脑血管疾病的病因和危险因素】

1. 脑血管疾病的病因　动脉粥样硬化、血管炎、先天性血管病、外伤、药物、血液病及各种栓子和血流动力学改变等各种原因均可引起急性或慢性脑血管病。根据解剖结构和发病机制不同，可将脑血管病的病因归为以下几类：

（1）血管壁病变。

（2）心脏病和血流动力学改变。

（3）血液成分和血液流变学改变。

（4）其他病因：包括空气、脂肪、癌细胞和寄生虫等栓子、外伤、脑血管痉挛等。在分析病因时，约 30% 的缺血性脑血管病患者仍然病因不明。

2. 脑血管疾病的危险因素　可分为可干预危险因素和不可干预危险因素两大类，其中控制可干预危险因素是 CVD 预防的主要目标。

（1）不可干预的危险因素：包括年龄、性别、遗传因素和种族。高龄是重要的危险因素。男性卒中发病率高于女性。父母有卒中史会增加其子女患病风险。黑种人比白种人发生卒中的风险高，中国人和日本人患卒中风险也较高。

（2）可干预的危险因素：包括高血压、吸烟、糖尿病、心房颤动及其他心脏病、血脂异常、无症状性颈动脉狭窄、绝经后雌激素替代治疗、膳食和营养不均衡、缺乏运动、肥胖、饮酒、代谢综合征、高同型半胱氨酸血症、镰状细胞贫血、药物滥用、偏头痛等。其中，高血压是脑卒中最重要的可干预的危险因素，无症状性颈动脉狭窄是明确的卒中独立危险因素。CVD 往往是多种危险因素共同作用的结果，对任何个体来说，一个或多个危险因素存在，虽不能预测脑血管病的发病，但将增加脑血管病发病的概率。

【脑血管疾病的分类和分型】

1. 脑血管疾病的分类　中华医学会神经病学分会和脑血管病学组编写了《中国脑血管疾病分类（2015）》。该分类主要根据脑血管病的病因和发病机制、病变血管、病变部位及临床表现等因素，将脑血管疾病归为十三类（表3-8-1）。此版本包括了几乎所有相对常见的脑血管疾病，是系统全面了解脑血管病的重要参考。

表3-8-1　中国脑血管疾病分类（2015）

一、缺血性脑血管病	四、高血压脑病
1. 短暂性脑缺血发作	五、颅内动脉瘤
2. 脑梗死（急性缺血性脑卒中）	六、颅内血管畸形
3. 脑动脉盗血综合征	七、脑血管炎
4. 慢性脑缺血	八、其他脑血管疾病
二、出血性脑血管病	九、颅内静脉系统血栓形成
1. 蛛网膜下腔出血	十、无急性局灶性神经功能缺损症状的脑血管病
2. 脑出血	十一、脑卒中后遗症
3. 其他颅内出血	十二、血管性认知障碍
三、头颈部动脉粥样硬化、狭窄或闭塞（未导致脑梗死）	十三、脑卒中后情感障碍

2. 缺血性脑卒中的病因分型　缺血性脑卒中约占脑卒中的80%，对缺血性脑卒中患者进行病因分型，有助于指导治疗、判断预后和进行二级预防决策。目前在临床工作和临床研究中应用最为广泛的卒中分型系统是 TOAST 分型和 CISS 分型。

TOAST 分型包括大动脉粥样硬化型、心源性栓塞型、小血管闭塞型、有其他明确病因型和不明原因型。CISS 分型包括大动脉粥样硬化型、心源性卒中型、穿支动脉疾病型、其他病因型和病因不确定型。

【脑血管疾病常见类型的临床表现和诊断】

脑血管病多好发于中老年人，男性患者多于女性，半数以上的患者伴有高血压、糖尿病、高脂血症、动脉粥样硬化等脑血管病危险因素。当突然出现以下症状时，应考虑脑卒中的可能：

（1）一侧肢体（伴或不伴面部）无力或麻木；

（2）口角歪斜或一侧面部麻木；

（3）言语不清或语言理解困难；

（4）眼球向一侧凝视；

（5）单眼或双眼黑矇、视力丧失或视物模糊；

（6）眩晕伴呕吐、眼球运动异常和复视；

（7）既往少见的严重头痛、伴或不伴呕吐；

（8）意识障碍。

根据起病突然、迅速出现局限性或弥漫性脑损害的症状和体征，临床可初步考虑诊断脑卒中。但是单纯依靠症状和体征等临床表现不能将缺血性或出血性脑血管病完全区分，必须依靠脑 CT 等神经影像学检查才能做出鉴别诊断。结合伴有脑血管病的危险因素，神经功能缺损符合脑血管供血分布的特点，脑 CT、MRI、数字减影血管造影（digital subtraction angiography，DSA）等检查发现相应的病灶或相关的脑血管病变证据，均有助于做出脑血管病的具体诊断。

1. 短暂性脑缺血发作（transient ischemic attack，TIA）　短暂性脑缺血发作是由于局部脑组织或视网膜缺血引起的短暂性神经功能缺损。临床症状一般不超过1小时，最长不超过24小时，且神经影像学检查无责任病灶的证据。许多传统的 TIA 病例实际上是小卒中。

（1）临床表现：TIA 常反复发作、症状突然出现且持续时间短，不留后遗症。因每次发作受累的脑血管和部位有所不同，其临床表现多变，可分为颈内动脉系统 TIA 和椎 - 基底动脉系统 TIA。神经功能缺损的中位持续时间分别为 14 分钟和 8 分钟。可表现为缺血对侧肢体的单瘫、轻偏瘫、面舌瘫、偏身感觉障碍、失语、失用、空间定向障碍、视物模糊、一过性黑矇、眩晕、平衡障碍、复视等。

（2）诊断及鉴别诊断：大多数 TIA 患者就诊时临床症状已消失，故诊断主要依靠病史。中老年患者突然出现局灶性脑功能缺损症状，并在短时间内症状完全恢复，符合颈内动脉或椎－基底动脉系统及其分支缺血表现，应高度怀疑为 TIA。若神经影像学检查未发现神经功能缺损对应的病灶，临床即可诊断 TIA。须与脑梗死、癫痫的部分性发作、梅尼埃病、心脏疾病等相鉴别。

2. 脑梗死（cerebral infarction）　脑梗死又称缺血性脑卒中，是指各种脑血管病变所致脑部血液供应障碍导致局部脑组织缺血、缺氧性坏死，而迅速出现相应神经功能缺损的一类临床综合征。是卒中最常见类型，占 70%～80%。

（1）临床表现：动脉粥样硬化性脑梗死多见于中老年人，常在安静状态或睡眠中发病。患者大多意识清楚，症状在发病后 10 余小时或 1～2 日达到高峰，局灶体征相对多。由于不同血管闭塞、梗死灶的大小、部位以及侧支循环和血管变异导致临床表现各异，严重程度差异较大。

1）不同脑血管闭塞的临床表现：颈内动脉缺血可出现单眼黑矇。大脑中动脉主干闭塞可导致不同程度的三偏症状，即病灶对侧偏瘫（包括中枢性面舌瘫和肢体瘫痪）、偏身感觉障碍及偏盲，伴双眼向病灶侧凝视，优势半球受累出现失语，非优势半球受累出现体象障碍，并可出现意识障碍，大面积脑梗死可危及生命。基底动脉或双侧椎动脉闭塞是危及生命的严重脑血管事件，基底动脉闭塞多发生于基底动脉起始部和中部，可引起脑干梗死，出现眩晕、呕吐、四肢瘫痪、共济失调、昏迷和高热，同时可伴有肺水肿及消化道出血。脑桥病变可出现针尖样瞳孔。

2）大面积脑梗死：多由颈内动脉主干、大脑中动脉主干或皮质支闭塞所致，表现为完全性三偏症状，进行性加重，常出现明显的脑水肿和颅内压增高征象，易发生脑疝，导致死亡。

3）分水岭脑梗死：是由相邻血管供应区交界处或分水岭区局部缺血导致，也称边缘带脑梗死。症状较轻。多因血流动力学原因所致，纠正病因后病情易得到有效控制。

4）出血性脑梗死：常见于大面积脑梗死后。

5）多发性脑梗死：指两个或两个以上不同供血系统脑血管闭塞引起的脑梗死。多由于反复多次发生脑梗死所致。

（2）诊断及鉴别诊断：脑梗死诊断步骤是脑卒中诊断的代表性步骤，其他类型急性卒中均可参考，大致可分为三步。第一步，需明确是否为卒中：中老年患者，急性起病，迅速出现局灶性脑损害的症状和体征，该症状及体征符合某一动脉供血区，排除非血管性病因，临床应初步考虑急性脑卒中；第二步，需明确是缺血性卒中还是出血性卒中：可行脑 CT 或 MRI 检查，排除脑出血和其他颅内病变，同时帮助鉴别诊断，当影像学检查发现责任梗死灶时，即可明确诊断；当影像学检查缺乏责任病灶证据时，如果症状或体征持续 24 小时以上，也可诊断急性脑梗死；第三步，需明确是否开展特殊治疗（如溶栓治疗）：首先应评估卒中患者行溶栓治疗的可能性，依据患者发病时间，若在溶栓治疗时间窗内，应迅速进行溶栓适应证筛查，对符合指征的患者尽快实施溶栓治疗或血管再通治疗。

3. 脑栓塞（cerebral embolism）　脑栓塞指各种栓子随血流进入脑动脉，使血管急性闭塞或严重狭窄，导致脑组织缺血缺氧性坏死，而迅速出现相应神经功能缺损的一种临床综合征。因 80% 以上的栓子通常来源于心脏（如心房、心室壁血栓及心脏瓣膜赘生物），故称为心源性脑栓塞。可发生于任何年龄，青年女性多为风湿性心脏病引起的脑栓塞，中老年人典型的脑栓塞多源于非瓣膜性心房颤动或急性心肌梗死。多无明显前驱症状，活动中急骤发病，症状和体征在数秒至数分钟即达高峰，因病灶容易复发和出血，故病情波动较大。80% 的心源性脑栓塞表现为颈内动脉系统相应症状和体征。

4. 腔隙性缺血性脑卒中（lacunar ischemic stroke）　又称腔隙性脑梗死（lacunar infarct）或小动脉闭塞性脑梗死。病灶累及的部位包括脑深部白质、基底核、丘脑和脑桥。中国人发病率较白种人高，首次发病的平均年龄约为 65 岁，可突然发病或逐渐起病，通常偏瘫或偏身感觉障碍等局灶症状较轻，体征单一，一般无头痛、颅内压增高和意识障碍等表现。结合上述腔隙综合征临床特点，可初步诊断此病。若脑 CT 或 MRI 检查证实有与症状体征一致的腔隙性病灶（梗死灶直径 < 1.5 ~ 2.0 cm），且梗死灶符合大脑半球或脑干深部的小穿通动脉病变，即可明确诊断。

5. 脑出血（intracerebral hemorrhage，ICH）　是指非外伤性脑实质内出血，占全部脑卒中的 20% ~ 30%。脑出血患者多为 50 岁以上男性，寒冷季节发病率较高。

（1）临床表现：常在情绪激动或活动中突然发病，少数也可在安静状态下发病，多伴有高血压病史，前驱症状一般不明显，发病后数分钟至数小时内症状即可达到高峰。出血量和出血部位决定症状和局灶体征的严重程度，其中，基底核区出血最常见，壳核出血占 ICH 病例的 50% ~ 60%，丘脑出血占 10% ~ 15%，脑叶出血占 5% ~ 10%，脑干出血和小脑出血约占 10%，脑室出血占 ICH 病例的 3% ~ 5%。

（2）诊断及鉴别诊断：中老年患者在活动或情绪激动时突然发病，迅速出现局灶性神经功能缺损症状以及头痛、呕吐等颅内高压症状，应考虑脑出血的可能，诊断 ICH 的首选方法是脑 CT 检查，若可见边界清楚、密度均匀增高的圆形或卵圆形病灶，则可迅速明确诊断。

6. 脑静脉系统血栓形成（cerebral venous thrombosis，CVT）　是一组由多种病因导致的脑静脉系统血管病的统称，包括颅内静脉窦及脑静脉血栓形成。

（1）临床表现：CVT 的发病率占所有卒中的 1%，多见于老年人和产褥期妇女。共同的常见临床表现包括高颅压症状、卒中症状以及脑病样症状。头痛是颅内压增高最常见的临床表现，可见于 75% ~ 95% 的患者，头痛程度严重且持续时间长。卒中症状包括出血性或缺血性静脉梗死的临床症状。脑病样症状虽然少见，但最为严重，临床表现有癫痫、精神异常、意识混乱、意识模糊甚至昏迷等。

（2）诊断及鉴别诊断：DSA 颅内静脉血管造影是诊断 CVT 的金标准，病变的静脉窦在静脉相不显影即可明确诊断，亦可做磁共振静脉血管造影（magnetic resonance venography，MRV）检查协助诊断。

【辅助检查】

所有患者都应做的辅助检查项目，包括：

（1）脑 CT 平扫或 MRI 检查；

（2）血糖检测；

（3）全血细胞计数；

（4）血生化检查：包括肝、肾功能，电解质，血脂等，以及肌钙蛋白等心肌缺血标志物检测；

（5）凝血功能检测：包括 PT、INR 和 APTT 等；

（6）心电图检查；

（7）胸部 CT 检查。

部分患者需进一步评价脑血管动脉粥样硬化和狭窄程度，可行经颅彩色多普勒超声、颈动脉超声、磁共振血管成像、CT 血管成像、DSA 等检查。部分患者必要时可选择的检查项目包括：毒理学筛查、血液酒精水平、妊娠试验、动脉血气分析（怀疑缺氧）、脑电图（怀疑癫痫发作）。除影像学检查可协助诊断及鉴别诊断外，卒中常规实验室检查的目的是进行溶栓指征的紧急筛查，排除卒中模拟病或其他病因，了解卒中的危险因素。

脑 CT 平扫是最方便快捷和常用的影像学检查手段，可排除脑出血和明确脑梗死诊断，并帮助鉴别非血管性病变如脑肿瘤，缺点是对脑干和小脑部位病灶及较小梗死灶分辨率差。多数脑梗死病例在发病 24 小时后脑 CT 逐渐显示低密度梗死灶，发病 2～15 天可见均匀片状或楔形的明显低密度灶。大面积脑梗死可见脑水肿和占位效应，出血性脑梗死则呈混杂密度。MRI 在识别急性小脑梗、急性小梗死灶和后颅窝梗死方面明显优于平扫脑 CT。MRI 弥散加权成像在症状出现数分钟内就可清晰显示缺血灶，梗死灶 T1 呈低信号、T2 呈高信号。缺点为费用较高，检查时间长，部分患者因金属植入物或幽闭恐惧症等不能进行 MRI 检查。

【脑血管病的防治】

脑血管病的防治包括急性期治疗、二级预防和一级预防。具体治疗方法包括一般处理、药物治疗、外科治疗和血管介入治疗。

1. 急性期治疗　TIA、急性脑梗死、脑出血都是急症，TIA 发病后 7 天内对 TIA 患者进行紧急评估与干预，可减少卒中的发生。急性脑梗死应在发病 6 小时内尽快开展静脉溶栓。大动脉闭塞的急性缺血性卒中需选择性进行血管内治疗，重症患者可考虑行外科收入。

2. 脑血管病的一级预防　是指首次脑血管发病的预防，对有卒中倾向但无卒中病史的个体，通过早期改变不健康的生活方式，积极控制各种可控危险因素（包括控制高血压、戒烟、控制血脂及血糖等），达到使脑血管病不发生或推迟发生的目的。

3. 脑血管病的二级预防　指防止再次脑血管病发病的预防，通常 TIA 患者作为卒中二级预防。包括控制可干预的危险因素，抗血小板聚集治疗可单独应用阿司匹林 50～325 mg/d，氯吡格雷 75 mg/d。

4. 脑血管病的治疗方法

（1）一般处理：卒中是急症，患者发病后应及时拨打"120"或"999"急救电话，通过急救车将患者快速安全地运送到最近的、能提供急性缺血性脑卒中溶栓治疗的医院。有条件的医院，所有急性脑血管病患者都应收入到卒中单元进行治疗。卒中单元（stroke unit）是一种多学科合作的组织化病房管理系统，其核心工作人员包括临床医师、专业护士、物理治疗师、职业治疗师、语言训练师和社会工作者。卒中单元已被循证医学证实是卒中治疗的最佳途径，一般治疗包括吸氧和通气支持、心脏监测、体温控制、血压控制、血糖控制、营养支持。约 70% 急性脑梗死患者和脑出血患者在发病早期出现血压增高，治疗原则为安静卧床、脱水、降颅压、调整血压。一般来说，准备溶栓患者，血压应控制在 180/100 mmHg 以内，脑出血患者降压目标则为 160/90 mmHg 或平均动脉压 110 mmHg。卒中后病情稳定，持续血压 ≥ 140/90 mmHg，可于发病数天后恢复发病前使用的降压药物或开始启动降压治疗。

（2）特异性治疗

1）静脉溶栓治疗：对于急性脑梗死患者和部分 TIA 患者，静脉溶栓是目前最主要的恢复脑血流措施，重组组织型纤维蛋白酶原激活剂（recombinant tissue plasminogen activator，rtPA）和尿激酶是我国目前使用的主要溶栓药。rtPA 静脉溶栓需在发病 3 小时内或 3～4.5 小时，按照适应证和禁忌证严格筛选患者，尽快给予 rtPA 静脉溶栓治疗。使用方法：rtPA 0.9 mg/kg（最大剂量 90 mg）静脉滴注，其中 10% 在最初 1 分钟内静脉推注，其余持续滴注 1 小时。溶栓药用药期间及用药 24 小时内应严密监护患者，定期进行血压和神经功能检查，如出现严重头痛、高血压、恶心呕吐或神经症状体征明显恶化时，需考虑合并脑出血，应立即停用溶栓药物并进行脑 CT 检查。迄今为止，发病 3 小时内 rtPA 标准静脉溶栓疗法是唯一被严格的临床科学实验证实具有显著疗效，并被批准应用于临床的急性脑梗死药物治疗方法。尿激酶静脉溶栓：治疗发病 6 小时内的急性脑梗死相对安全有效。如没有条件使用 rtPA 且发病在 6 小时内，可对符合适应证和禁忌证的患者考虑静脉给予尿激酶。使用方法：尿激酶 100 万～150 万溶于生理盐水 100～200 ml，持续静脉滴注 30 分钟。

2）血管内介入治疗：包括动脉溶栓、桥接、机械取栓、血管成形和支架术。对 rtPA 标准静脉溶栓治疗无效的大血管闭塞患者在发病 6 小时内可给予补救机械取栓，研究表明，部分患者治疗时间窗可延长至 24 小时。如存在责任血管狭窄，可考虑早期或择期进行颈动脉内膜切除术（carotid endarterectomy，CEA）或血管成形和支架置入术（carotid angioplasty and stenting，CAS）。

3）抗血小板治疗：常用的抗血小板聚集剂包括阿司匹林和氯吡格雷。未进行溶栓的急性脑梗死患者，应在 48 小时之内尽早服用阿司匹林，150 ～ 325 mg/d。阿司匹林过敏或不能使用时可用氯吡格雷 75 mg/d 替代。静脉溶栓患者应在溶栓治疗 24 小时后给予抗血小板治疗。非心源性栓塞 TIA 推荐抗血小板治疗。发病 24 小时之内具有卒中高复发风险（ABCD^2 评分 ≥ 4 分，具体评分标准见表 3-8-2）的急性非心源性 TIA 或轻型缺血性脑卒中患者（NIHSS 评分 ≤ 3 分），应尽早给予阿司匹林联合氯吡格雷治疗 21 天。发病 30 天内伴有症状性颅内动脉严重狭窄（狭窄率 70% ～ 99%）的 TIA 患者应尽早给予阿司匹林联合氯吡格雷治疗 90 天。

表3-8-2　TIA短期卒中风险评估（ABCD^{2}评分）

TIA 的临床特征		
年龄（A）	60 岁	1
血压（B）	收缩压＞ 140 mmHg 或舒张压＞ 90 mmHg	1
临床症状（C）	单侧无力	2
	不伴无力的言语障碍	1
症状持续时间（D）	＞ 60 分钟	2
	10 ～ 59 分钟	1
糖尿病（D）	有	1

4）抗凝治疗：主要包括肝素、低分子肝素、华法林及直接口服抗凝药（如达比加群、利伐沙班、阿哌沙班、依度沙班等）。心源性栓塞性 TIA 一般推荐抗凝药物。心房颤动引起的心源性脑栓塞是 80 岁以上人群脑梗死的主要病因，但心源性栓塞急性期一般不推荐抗凝治疗，对大部分房颤导致的卒中患者可在发病 4 ～ 14 天开始口服抗凝治疗，预防卒中复发。

5）扩容治疗和其他治疗：扩容治疗有助于纠正低灌注，适用于血流动力性脑卒中。其他治疗包括脑保护治疗、降纤治疗、中药制剂、针灸、丁基苯酞、人尿激酶原等。

6）外科治疗：大面积脑梗死或严重脑出血危及患者生命时，外科治疗可以挽救生命，但会增加严重残疾风险。主要手术方法包括去骨瓣减压术、小骨窗开颅血肿清除术等。

【脑血管病的预后】

不同病情脑卒中患者急性期长短有所不同，通常认为脑卒中发病 2 周后即进入恢复期，对于病情稳定的急性脑卒中患者，应尽可能早期安全启动卒中二级预防。

1. TIA 的预后　TIA 患者早期发生卒中的风险很高，发病 7 天内脑梗死的发生率为 4% ～ 10%，发病 90 天内脑梗死的发生率为 10% ～ 20%。症状发作间隔时间缩短、持续时间延长、临床症状逐渐加重的进展型 TIA 是即将发展为脑梗死的强烈预警信号。

2. 脑梗死的预后　脑梗死发病 30 天内的病死率为 5% ～ 15%，致残率达 50% 以上，存活者中 40% 以上复发，且复发次数越多，病死率和致残率越高。

3. 心源性脑栓塞的预后　心源性脑栓塞比其他类型脑梗死预后差，致残率高。

4. 腔隙性脑梗死的预后　比其他类型脑梗死一般预后好，死亡和致残率较低。但研究表明我国小动脉闭塞性脑梗死患者有相对较高的复发率。

5. 脑出血的预后　总体预后较差。脑出血急性期病死率为 30% ～ 40%，脑水肿、颅内压增高和脑疝形成是致死的主要原因。

6. CVT 的预后　整体预后较好，一半以上的患者能够痊愈，死亡率不超过 10%。

案例分析 3-8-1

1. 病历摘要

患者男，57岁，突发右侧肢体无力伴言语不利 6 小时，加重 2 小时。患者 6 小时前晨起时发现右侧肢体无力，右上肢尚可抬起，右手能够持物，能够自行行走，伴轻微言语不清，能够交谈。2 小时前上述症状加重，不能自行行走，右上肢抬举费力，右手持物不能，伴言语不利，只能说简短的句子或词语，听不懂他人言语。

神经系统查体：神清，不全混合性失语，双眼向右侧不全凝视麻痹，双侧瞳孔等大等圆，光反应灵敏，右侧中枢性面舌瘫，右面部针刺觉减退。右侧肢体肌力 3- 级，左侧肢体肌力 5 级，四肢肌张力正常，腱反射对称引出，右侧巴氏征阳性，左侧病理征阴性。右侧偏身针刺觉减退，触觉及深感觉检查不合作。右侧指鼻、跟－膝－胫试验欠合作，左侧共济运动稳准。脑膜刺激征（－）。

2. 思考题

（1）请根据目前病例资料提出定位、定性。

（2）请简述为明确诊断需要补充的病史，问诊中需要重点关注的问题。

（3）请提出为明确诊断需要完善的辅助检查项目。

（4）请简述急性脑梗死的诊断标准。

案例分析 3-8-1 参考答案

（宋海庆）

第二节　颅脑损伤

颅脑损伤是指因头部受到直接或间接外力的作用，而导致颅骨或脑组织的损伤。由于所受外力的着力点、力的大小以及作用方式的不同，颅骨损伤或（和）脑组织损伤既可以单独出现也可以同时产生，并在颅脑原发损伤的基础上，产生一系列的中枢神经系统和全身的继发性病理生理性改变，是致残和致死率很高的一类疾病。

【流行病学】

颅脑损伤是发病率仅次于四肢创伤的创伤类型，占身体各部位创伤的 10% ～ 20%。尽管颅脑损伤发病率位居第二，但其致死致残率位居第一。总体而言，颅脑损伤的致死率仍然高达 30% 左右，除了轻型颅脑损伤之外，存活者中会遗留不同程度的意识、认知或肢体功能障碍。由于男性在社会生活中所承担的工作角色，使其颅脑损伤发生率明显高于女性。颅脑损伤的致病原因在不同的国家与地区有相当大的差异，在欧美等西方老龄化国家，跌倒伤居第一位，其次为车祸伤、生产或生活中的意外伤害和枪弹伤。而在我国，由于道路交通条件及汽车进入家庭较晚，交通意外所致的颅脑损伤最多，随着我国逐渐进入老龄化，老年人跌倒伤发病率亦逐年上升。由于颅脑损伤的高发生率、高致死致残率，以及中青年男性高发，一旦发生颅脑损伤，将会给伤者本人、家庭及社会带来极大的痛苦和沉重的负担。

【机制及病理生理改变】

（一）颅脑损伤的机制

颅脑损伤的机制，与头部外伤时受击打的方式有关。根据头部受外力作用方式的不同，主要分为加速性损伤、减速性损伤和挤压伤。

1. 加速性损伤　是指静止的头部，突然被运动的物体击中，造成头部加速运动而造成的颅脑损伤。

2. 减速性损伤　是指运动的头部，遭遇到静止物体的撞击而造成的损伤。减速性损伤可造成受力局部的损伤，也可因为头部内容物的惯性运动，而造成受伤部位对侧的严重损伤。

3. 挤压伤　是一种常见的颅脑损伤类型，指头颅部受到机械挤压伤。

（二）颅脑损伤的病理生理改变

临床上将颅脑损伤分为原发性颅脑损伤和继发性颅脑损伤两类。顾名思义，原发性损伤是指外力作用在头部，立即产生的病理性损害；继发性损伤是在原发损伤基础上，由于损伤后的病理生理改变，而产生的一系列损伤。继发性损伤大部分是在损伤后经过一定时间而形成的病变，临床可表现为受伤后经过一段时间出现症状，或伤后即出现原发损伤症状和体征，之后可见症状进行性加重。

1. 原发性脑损伤　包括脑震荡、脑挫裂伤及原发性脑干损伤。

脑挫裂伤可单发或多发。在颅脑减速伤中，多发生于着力点的对侧，即对冲性脑挫裂伤，常见于额极、颞极及其底面。在颅脑加速伤的着力点局部，凹陷骨折之下的脑组织也可发生。脑挫裂伤常合并外伤性蛛网膜下腔出血和急性硬脑膜下血肿。

原发性脑干损伤是指外力较大，造成了脑干的直接破坏，它不同于因脑疝所致的继发性脑干损伤，其特点是脑干损伤的症状与体征在受伤时立即出现，且持续存在，伴有或不伴有颅内压增高的表现。单独的原发性脑干损伤较少见，常与弥漫性脑损伤并存。

2. 继发性脑损伤　主要有脑水肿（brain edema）和颅内血肿（intracranial hematoma）。脑水肿的发生主要是血脑屏障和细胞膜的代谢功能遭到损害，外伤性脑水肿主要是血管源性。脑水肿在脑损伤后几乎是立即发生的，渐进发展，一般在伤后 3 ～ 7 天达到高峰，伤后 10 ～ 14 天开始减退。当然，这种过程可受临床各种因素的影响，比如是否合并其他器官损伤，是否经过药物治疗等，脑水肿的发展速度和持续时间将缩短或延长。严重的脑水肿造成局部压力增加，压迫正常脑组织，并形成移位，导致脑疝，对生命构成危胁。严重脑水肿造成颅内压力增高，相应地减少了脑灌注压，也会使得脑组织缺血缺氧，脑组织细胞代谢障碍，最终造成神经细胞坏死，影响神经功能。因此，颅脑损伤后处理颅内压增高，减轻脑组织水肿是临床主要的干预目标。

【分类】

颅脑损伤按照不同的临床出发点，其分类方法不同。比如根据损伤部位，可分为颅伤和脑伤两部分，分别指颅骨损伤和脑组织损伤。因为临床上很少见到单纯的颅骨或脑组织损伤，故常常统称为颅脑损伤。下面就有重要临床意义的分类方法，简述如下。

（一）依据硬脑膜是否完整分类

依据硬脑膜是否完整可分为开放性颅脑损伤（open craniocerebral injury）和闭合性颅脑损伤（closed craniocerebral injury）。开放性颅脑损伤诊断主要标志是硬脑膜破裂是否完整，如果硬脑膜破裂，脑组织暴露，脑脊液外流，颅腔与外界相交通，就称之为开放性颅脑损伤。颅底骨折因多伴有颅底部位的硬脑膜撕裂，而使脑组织与外界相通（存在脑脊液鼻漏或耳漏、气颅等证据），因而也属于开放性颅脑损伤范畴，临床为区别于颅骨穹隆部位的开放性颅脑损伤，常称有颅底骨折的患者为"内开放"性颅脑损伤。

（二）依据脑损伤后，颅内血肿形成的时间分类

分为三型：72 小时以内者为急性型，3 天以后到 3 周以内为亚急性型，超过 3 周为慢性型。

（三）依据病情轻重分类

颅脑损伤按其伤情表现，如昏迷时间、阳性体征和生命体征的轻重，分为轻型、中型与重型三类。在重型中分出"特重型"。

1. 轻型颅脑损伤　伤后昏迷时间 0～30 分钟，有轻微头痛、头晕等自觉症状，神经系统和 CSF 检查无明显改变。主要包括脑震荡，可伴有或无颅骨骨折。

2. 中型颅脑损伤　伤后昏迷时间 12 小时以内，有轻微的神经系统阳性体征，体温、呼吸、血压、脉搏有轻微改变。主要包括轻度脑挫裂伤，伴有或无颅骨骨折及蛛网膜下腔出血，无脑组织受压者。

3. 重型颅脑损伤　伤后昏迷 12 小时以上，意识障碍逐渐加重或再次出现昏迷，有明显神经系统阳性体征，体温、呼吸、血压、脉搏有明显改变。主要包括广泛颅骨骨折、广泛脑挫裂伤及脑干损伤或颅内血肿。

4. 特重型颅脑损伤　脑原发损伤重，伤后深昏迷，有去大脑强直或伴有其他部位的脏器伤、休克等。已有脑疝，包括单侧或双侧瞳孔散大，生命体征紊乱。

（四）格拉斯哥昏迷分级计分法

国际常用格拉斯哥昏迷分级计分法（Glasgow coma scale，GCS）来对伤情进行分类，见表 3-8-3。检查颅脑损伤患者的睁眼反应、语言反应和运动反应，最高 15 分，最低 3 分。按照 GCS 计分将伤情轻重分为轻型（13～15 分）、中型（9～12 分）和重型（3～8 分）。

表3-8-3　格拉斯哥昏迷分级计分法

睁眼反应	语言反应	肢体反应
自动睁眼　4	语言正常　5	遵嘱动作　6
呼唤睁眼　3	应答错误　4	刺痛定位　5
刺痛睁眼　2	语言错乱　3	刺痛肢体躲避　4
刺痛不睁眼　1	能发音　2	刺痛肢体屈曲　3
	不能发音　1	刺痛肢体过伸　2
		刺痛肢体不动　1

临床中也把 GCS 3～5 分的患者称为特重型。

【诊断】

颅脑损伤的诊断，依据受伤经过、临床表现、体格检查及影像学检查来确定。

（一）受伤经过

受伤经过的问询及病史采集非常重要。特别是中、重度的，有意识障碍或昏迷的患者，受伤机制、致伤部位以及伤后症状和意识的变化，对判断病情、快速重点检查是很重要的依据。

（二）临床表现及体格检查

1. 意识障碍　绝大多数患者伤后即出现意识丧失，时间长短不一。意识障碍由轻到重表现为嗜睡、朦胧、浅昏迷、昏迷和深昏迷。

2. 头痛、呕吐　是伤后常见症状，如果不断加剧应警惕颅内血肿。

3. 瞳孔　瞳孔大小及光反射是提示颅脑损伤严重程度最重要的体格检查之一。伤后一侧瞳孔先缩小，继而散大，光反应迟钝或消失，患者意识障碍加重，瞳孔散大，对侧肢体偏瘫，为典型的小脑幕切迹疝（颞叶沟回疝）表现；若双侧瞳孔散大固定，光反应消失，深度昏迷，呼吸停止，为典型的枕大孔疝（小脑扁桃体疝）表现。脑疝是颅脑损伤需要紧急处理的临床征象。若伤后双侧瞳孔大小不等且多变，提示脑干的中脑受损；若双侧瞳孔极度缩小，光反应消失，一般为脑干的桥脑损伤；如果伤后一侧瞳孔立即散大，光反应消失，患者意识清醒，无肢体活动障碍，一般为动眼神经的原发损伤。

4. 生命体征　生命体征是否有变化，与受伤轻重有关。伤后出现呼吸、脉搏浅弱，节律紊乱，血压下降，一般经数分钟或十余分钟后逐渐恢复正常。如果生命体征紊乱时间延长，且无恢复迹象，表明脑干损伤严重；如果伤后生命体征已恢复正常，随后逐渐出现血压升高、呼吸和脉搏变慢，常提示颅内有继发血肿。

5. 神经功能障碍　依据不同的脑损伤部位，可以出现不同的脑神经或中枢神经功能障碍。脑神经障碍主要包括面瘫，视神经、动眼神经、展神经麻痹；中枢神经功能障碍，除昏迷之外，包括定向力、计算力和认知功能障碍，失语，肢体的运动和感觉障碍，如偏瘫等。

（三）影像学检查

1. X 线平片检查　X 线平片检查包括正位、侧位和创伤部位的切线位平片，有助于颅骨骨折、颅内积气、颅内骨片或异物的诊断，同时也能提供颅内损伤部位的线索。在可以进行 CT 扫描的医疗机构，可以不做此项检查。

2. CT 扫描检查　CT 扫描检查是颅脑损伤患者最快捷和最有价值的影像学检查。CT 扫描可以快速反映颅骨以及脑组织损伤部位、范围、类型，可以动态观察病变的发展与转归，是首选的影像学检查。

头部 CT 扫描可以清晰显示颅骨结构如线性骨折或凹陷骨折，脑挫裂伤、颅内血肿及创伤性的蛛网膜下腔出血，包括急性硬膜外血肿、硬膜下血肿、脑内血肿，根据不同的解剖部位，在脑 CT 上呈现各自特征性的高密度改变。

3. MRI 检查　对于等密度的硬膜下血肿、轻度脑挫裂伤、小灶性出血、脑干损伤、外伤性脑梗死初期及位于颅底、颅顶或后颅窝等处的薄层血肿有明显优势，但由于扫描时间较长，对扫描环境要求较高，不适于躁动、不合作或危急患者。

【类型】

（一）颅骨骨折

1. 线形骨折（linear fractures）　单纯的线形骨折本身并不需处理，其重要性在于提示患者头部受伤的力量较大，以及着力部位，尤其是硬膜外血肿，常常是因骨折线穿越脑膜中动脉走行部位而致出血（图 3-8-1）。

2. 凹陷骨折（depressed fractures）　凹陷骨折多见于额、顶部，单纯性凹陷骨折，头皮完整，不伴有脑损伤，多为闭合性损伤；儿童尤其是婴幼儿头部的外伤，由于患儿颅骨较软，有一定的弹性，可引起颅骨凹陷，类似于乒乓球受压后的凹陷，亦无明显的骨折线可见。凹陷骨折较大、较深，可有相应的脑受压症状和体征（图 3-8-2）。

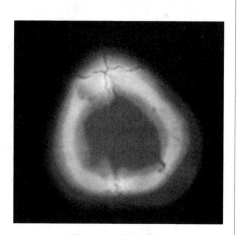

图 3-8-1　线形骨折

凹陷粉碎性骨折，常系暴力打击或高空坠落的物体造成。往往头皮、颅骨、硬脑膜与脑同时受累，引起开放性颅脑损伤。临床所见开放性凹陷骨折有洞形骨折及粉碎凹陷骨折两种类型。骨折的形态往往与致伤物形状相同，骨折碎片常嵌入脑组织深部，造成严重的局部脑损伤、出血和异物存留，较大范围的颅骨凹陷，甚至会引起颅腔变形狭窄，而致颅内高压。

3. 颅底骨折（skull base fractures）　颅底骨折因常常将硬脑膜撕裂，造成脑脊液耳漏、鼻漏，因此是一种"开放性"的颅脑损伤，也容易引起颅内感染（图 3-8-3）。

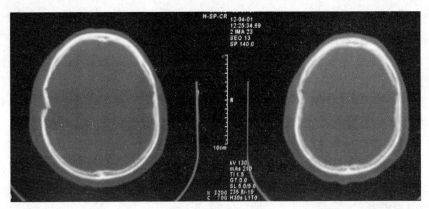

图 3-8-2　颅骨凹陷骨折

（二）脑震荡

脑震荡是指头部受到外力打击后，大脑皮质或脑干网状结构受到影响，造成一过性的意识障碍，伤后不能回忆受伤时的情况，可能有头痛、头晕、恶心呕吐等症状，而神经系统查体或影像学检查没有特殊发现的一种临床综合征。脑震荡是最轻的脑损伤，是临床医生根据病情和体检所见而进行诊断，在患者症状严重时，需要行 MRI 检查，排除脑挫裂伤后，才能进行诊断。

（三）脑挫裂伤

当头部受到较大的外力打击，造成脑实质组织的挫伤或者裂伤，称为脑挫裂伤，由于在临床上很难区分单纯的挫伤或者裂伤，因此统称为脑挫裂伤。脑 CT 扫描主要表现为受伤部位的脑组织散在点状或小片状高密度影。也可在脑的沟回、外侧裂、纵裂等部位，见到高密度影，称之为创伤性蛛网膜下腔出血。脑挫裂伤依据其受伤部位的不同，会产生相应的临床症状（图 3-8-4）。

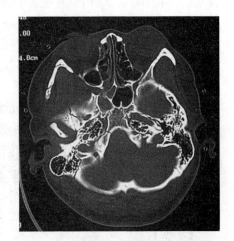

图 3-8-3　颅底骨折

（四）颅内血肿

当颅骨受到外力打击，脑内或者脑组织和颅骨之间的血管破裂之后，血液集聚于脑内或者脑与颅骨之间，形成颅内血肿（intracranial hematomas），并对脑组织产生压迫。颅内血肿是颅脑损伤中常见且严重的病变。发生率约占闭合性颅脑损伤的 10% 和重型颅脑损伤的 40% ～ 50%。

按血肿的来源和解剖层次，可分为硬脑膜外血肿（epidural hematoma）、硬脑膜下血肿（subdural hematoma）及脑内血肿（intracerebral hematoma）、脑室内血肿。血肿可单独发生，也可在多部位合并发生。

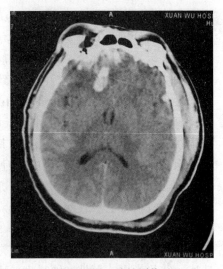

图 3-8-4　脑挫裂伤

1. 临床表现与体格检查

（1）意识障碍：意识障碍是颅内血肿常见的症状，可有三种类型：①当原发性脑损伤很轻，如脑震荡或轻度脑挫裂伤，在伤时有短暂的昏迷，昏迷后能够清醒，此时颅内尚未形成血肿，而当血肿逐渐形成，压迫脑组织或脑干形成脑疝时，患者会再次昏迷。在最初的昏迷与脑疝后的昏迷之间有一段意识清醒的时间，大多为几十分钟或数小时，称为"中间清醒期"，有典型中间清醒期的患者，临床高度提示有颅内血肿形成，需要立即行脑 CT 扫描明确诊断。

②如果原发性脑损伤较重或血肿形成较迅速，则见不到中间清醒期，可有"意识好转期"，未及清醒却又加重，也可表现为持续进行性加重的意识障碍。③少数脑挫裂伤、颅内血肿患者，早期无意识障碍，只在血肿扩大或脑水肿加重引起脑疝时才出现意识障碍，这类患者大多数在进入脑疝昏迷之前，已先有头痛、呕吐、烦躁不安或淡漠、嗜睡、定向不准等症状逐渐加重的过程。

（2）瞳孔改变：小脑幕切迹疝早期，患侧动眼神经和中脑受压，该侧瞳孔表现为进行性扩大、对光反射消失、睑下垂，若不能及时解除脑疝，对侧瞳孔亦随之扩大。而枕大孔疝则通常是双侧瞳孔同时散大，对光反射消失。

（3）锥体束征：早期出现的一侧肢体肌力减退，如无进行性加重表现，可能是脑挫裂伤的局灶体征；如果是稍晚出现或早期出现而有进行性加重，则应考虑为血肿引起脑疝或压迫运动区所致。去大脑强直是脑疝的晚期表现。

（4）生命体征：常为进行性的血压升高、心率减慢和体温升高。由于颞叶部位的血肿大都先经历小脑幕切迹疝，然后合并枕骨大孔疝，故严重的呼吸循环障碍常在意识障碍和瞳孔改变后才发生；额叶、枕叶及小脑的血肿，则可不经历小脑幕切迹疝而直接发生枕骨大孔疝，可表现为意识障碍，瞳孔变化和呼吸骤停几乎是同时发生。

2. 影像学表现

（1）急性硬脑膜外血肿：CT 检查表现为颅骨内板与脑表面之间有双凸镜形或弯弓形高密度影。CT 检查还可明确定位、计算出血量、了解脑室受压及中线结构移位以及脑挫裂伤、脑水肿、多个或多种血肿并存等情况（图 3-8-5）。

（2）急性硬脑膜下血肿：急性硬脑膜下血肿是指出血积聚于硬脑膜下腔，是颅内血肿中最常见者，常呈多发性或与其他类型血肿合并发生。

1）急性硬脑膜下血肿：CT 检查表现为颅骨内板与脑表面之间出现高密度或混杂密度的新月形或半月形影（图 3-8-6）。

2）慢性硬脑膜下血肿：常见于中老年人，CT 检查可见颅骨内板下等密度或低密度的新月形、半月形或双凸镜形影像；少数也可呈现高密度或混杂密度，与血肿形成的时间和病程有关。

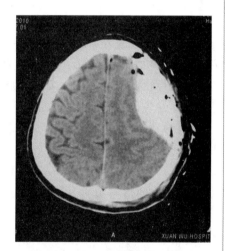

图 3-8-5　左额颞硬膜外血肿

（3）脑内血肿：CT 检查在脑挫裂伤灶附近或脑深部白质内见到圆形或不规则高密度血肿影，同时亦可见血肿周围的低密度水肿区（图 3-8-7）。

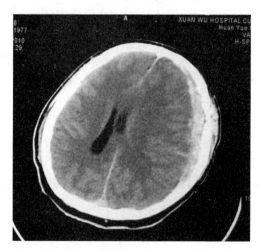

图 3-8-6　左颞硬脑膜下血肿，中线右移

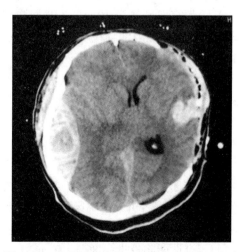

图 3-8-7　左颞脑内血肿，伴有右颞硬膜外血肿

（4）脑室内出血与血肿：CT 检查可见脑室扩大，脑室内有高密度凝血块影或血液与脑脊液混合的中等密度影。

（5）迟发性颅内血肿：指颅脑损伤后首次 CT 检查时无血肿，而在以后的 CT 检查中发现了血肿，或在原无血肿的部位发现了新的血肿。此种现象可见于各种外伤性颅内血肿。确诊须依靠多次 CT 检查的连续观察。

【治疗】

颅脑损伤的治疗方法选择，与创伤所造成的病理生理改变相关。针对创伤造成的原发性病变，如颅骨粉碎性或凹陷性骨折、脑神经损伤，需要手术治疗；对脑挫裂伤、颅内血肿等引起颅内压增高或对正常脑组织产生压迫，甚至引起脑疝的病变，也需要外科手术治疗；对颅内血肿、脑挫裂伤较小，对全脑造成的影响较小，主要采取非手术治疗。对颅脑损伤较为严重的患者，特别是重型颅脑损伤，无论是否需要手术，都需要神经外科的重症监护治疗。

（一）手术治疗

颅脑损伤手术治疗原则为挽救伤者生命，最大限度保护未受损脑组织，恢复神经系统重要功能，降低死亡率和伤残率。手术治疗主要针对开放性颅脑损伤，颅内血肿，脑挫裂伤占位效应明显，引起严重颅内高压，或因颅脑外伤所引起的合并症或后遗症。主要手术方式有清创术、凹陷性骨折整复术、开颅血肿清除术、大骨瓣减压术、创伤性脑积水以及颅骨缺损修补术。

1. 急性硬膜外血肿手术指征

（1）硬膜外血肿量＞30 ml，颞部血肿量＞20 ml，需立刻开颅手术清除血肿。

（2）硬膜外血肿量＜30 ml，颞部血肿量＜20 ml，最大厚度＜15 ml，中线移位＜5 mm。

2. 急性硬膜下血肿手术指征

（1）硬膜下血肿量＞30 ml，颞部血肿量＞20 ml，血肿厚度＞10 mm，或者中线移位＞5 mm，需立刻开颅手术。

（2）硬膜下血肿量＜30 ml，颞部血肿量＜20 ml，血肿厚度＜10 mm，中线移位＜5 mm，GCS 评分＜9 分，可先行非手术治疗。如果出现伤后进行性意识障碍，GCS 评分下降＞2 分，可立刻行手术治疗。

3. 急性脑内血肿和脑挫裂伤手术指征

（1）对于急性脑实质损伤（脑内血肿、脑挫伤）的患者，如果出现进行性意识障碍和神经功能损害，药物无法控制高颅压，CT 出现明显占位效应，应该立刻手术。

（2）额颞顶叶挫裂伤体积＞20 ml，中线移位＞5 mm，伴有基底池受压，应该手术。

4. 急性后颅凹血肿手术指征

（1）后颅窝血肿量＞10 ml，CT 扫描有占位效应（第四脑室变形、移位或者闭塞，基底池受压或者消失，梗阻性脑积水），立刻手术。

（2）后颅窝血肿量＜10 ml，无神经功能异常，CT 扫描显示不伴有占位性征象或有轻微占位征象患者，可以进行严密观察治疗，不定期复查 CT。

5. 慢性硬膜下血肿手术指征

（1）临床出现高颅压症状和体征，伴有或不伴有意识改变和大脑半球受压体征。

（2）CT 或 MRI 扫描显示单侧或双侧硬膜下血肿厚度＞10 mm，单侧血肿导致中线移位＞10 mm。

（3）无临床症状和体征、CT 或 MRI 扫描显示单侧或双侧硬膜下血肿厚度＜10 mm，中线移位＜10 mm 患者可动态临床观察。

6. 颅骨凹陷骨折手术指征

（1）闭合性凹陷骨折深度＞1.0 cm。

（2）闭合性凹陷骨折位于脑功能区，压迫脑组织导致神经功能障碍。

（3）开放性凹陷骨折。

以上所有手术指征，不是单一的和绝对的，临床医生主要依据患者的全身状态、神经系统病情以及病情进展动态，结合脑 CT 表现进行综合判断，来确定手术治疗的指征。

（二）非手术治疗

绝大多数轻、中型颅脑损伤多以非手术治疗为主。包括严密的生命体征监测，意识状态与瞳孔的变化观察，并给予其他对症治疗。而对小的脑挫裂伤或占位效应不显著的颅内血肿，以高渗盐水、甘露醇等高渗透性药物应用，脱水降颅压为主要治疗方式。

对重型颅脑损伤患者非手术治疗，则需要神经重症监护管理。分为两大部分：一是针对神经系统原发损伤和继发损伤的监测和处理，主要包括颅内压监护、脱水降颅压治疗、亚低温及神经保护治疗、脑血管痉挛防治等等；另一部分主要是针对全身的病理生理变化和并发症的监测和处理，包括呼吸道管理及肺部并发症的预防与治疗，水、电解质与酸碱平衡紊乱处理，消化道管理与营养支持疗法等等。特重型颅脑损伤的预后仍然不良，因此，只有在现代重症监护技术指导下的临床处置，才能最大限度地减少伤残及死亡率。

颅脑损伤是神经外科的常见、多发病，并且颅脑损伤后的病理生理变化，如脑水肿、颅内高压等变化与其他神经外科占位性疾病有相似的过程，因此学习颅脑损伤也有助于对神经外科其他疾病的理解与认识。

案例分析 3-8-2

1. 病历摘要

患者男性，45 岁，因车祸头部外伤，意识不清约 60 分钟就诊。现病史：患者 40 分钟前在行走中被行驶的汽车撞倒，右侧头部着地，意识不清，持续 2 ～ 3 分钟，清醒后不能回忆伤时情况，感觉头痛，呕吐 1 次，能回答自己的姓名及住址，但大约 30 分钟后，患者意识模糊，不能言语，且有二便失禁，由路人呼叫"120"急救，送来就诊。体格检查：神志不清，不能配合查体，呼唤不能睁眼，刺激能发音，含混不清，疼痛刺激左侧肢体少动，右侧肢体可以屈曲。右侧颞顶部可触及头皮血肿，右侧外耳道有血性液流出，双侧瞳孔等大，直径约 2.5 mm，对光反射存在。左侧 Babinski 征阳性，右侧未引出。

2. 思考题

（1）根据患者的病史及其病情变化，可能的临床诊断是什么？

（2）患者首选的影像学检查是什么？

（3）根据体格检查情况，患者的 GCS 昏迷评分是多少？

案例分析 3-8-2 参考答案

（王　宁）

第三节　癫　痫

癫痫（epilepsy）是多种原因导致的脑部神经元高度同步化异常放电所致的临床综合征。流行病学资料显示癫痫的年发病率为（50 ～ 70）/10 万，患病率为 5‰～ 10‰。我国目前约有900 万以上的癫痫患者。

【病因和发病机制】

癫痫不是独立的疾病，而是一组疾病或综合征。癫痫的病因非常复杂，总体可分为：①症状性病因：各种明确的中枢神经系统结构损伤或功能异常，包括脑外伤、脑血管病、脑肿瘤、中枢神经系统感染、寄生虫感染、遗传代谢性疾病、皮质发育障碍、神经系统变性疾病、药物和毒物中毒等；②特发性病因：未发现脑部有足以引起癫痫发作的结构性损伤或功能异常，可能与遗传因素密切相关，常在某一特定年龄段起病，具有特征性临床及脑电图表现；③隐源性：临床表现提示为症状性，但现有的检查手段不能发现明确的病因。近年来随着研究的深入，癫痫病因可以更为细致地分为脑结构、遗传性、感染性、代谢性、免疫性以及不明原因等。

癫痫的发病机制非常复杂，但至今尚未能了解其全部机制。普遍认为与各种原因导致的离子通道异常、神经递质异常和异常神经环路形成有关。神经系统具有复杂的调节神经兴奋和抑制过程的结构，从而来维持神经细胞膜的电位相对稳定，而在发作间歇期，癫痫源区的神经元在每次动作电位发生以后，细胞膜保持持续去极化状态，神经元的放电形式由单个动作电位转为动作电位群爆发，使神经元保持去极化状态约 100 ms，此种现象称为阵发性去极化漂移（paroxymal depolarizing shift，PDS），是癫痫的电生理机制基础。在癫痫发作期，不同神经元以及不同区域之间的同步化异常放电起到了关键作用。

【临床表现及分类】

癫痫临床表现的核心在于癫痫发作。由于异常放电神经元的位置不同及异常放电波及的空间范围差异，导致患者发作形式不一，可表现为感觉、运动、意识、精神、行为以及自主神经功能障碍或兼有之。癫痫发作具有如下共同特征：发作性，即症状突然发生，持续一段时间后迅速恢复，间歇期正常；短暂性，即发作持续时间非常短，除癫痫持续状态外，通常为数秒钟或数分钟；重复性，即第一次发作后，经过不同间隔时间会有第二次或更多次的发作；刻板性，指针对于具体的患者，反复出现的发作临床表现相对一致。

1. 癫痫发作分类　由于脑功能的复杂性决定了癫痫发作临床表现的复杂性。1981 年国际抗癫痫联盟（international league against epilepsy，ILAE）提出的癫痫发作分类方案在临床工作中被广泛采用。主要基于临床和电生理特征，最初的临床发作表现和脑电图（electroencephalogram，EEG）改变提示一侧大脑半球内局部首先受累的称为部分性发作，而最初的临床发作表现及EEG 改变提示双侧大脑半球同时受累的称为全面性癫痫发作。并进一步基于发作中意识是否障碍，将部分性发作分为简单部分性发作和复杂部分性发作以及部分性发作继发全面性发作。

2017 年，ILAE 基于近年来的临床和基础研究进展，新提出了癫痫发作分类的分类方案（图 3-8-8），将癫痫发作分为局灶性起源、全面性起源以及未知起源，同时强调知觉的保留与否，以及运动性和非运动性的发作。对于临床具有重要的指导意义。

在 2017 年癫痫发作的分类中，引入了神经网络的概念。其中，局灶性起源发作被认为是起源于单侧半球的网络，全面性起源发作则是起源于双侧脑网络中的一点并迅速传播。发作中的意识状态，描述为是否存在知觉障碍，即是否意识受损，不能感知外界环境。运动性发作包括肌肉增强或减弱造成的不同运动表现，非运动性发作为发作中运动活动不明显。另外，由于信息不足或临床特征不寻常，仍然有部分发作表现无法准确分类。

常见的具体发作表现如下：

（1）强直发作（tonic seizure）：全面性强直表现为躯体中轴、双侧肢体近端或全身肌肉持续性收缩，肌肉僵直，通常持续 2 ～ 10 秒，发作时 EEG 显示双侧性波幅渐增的棘波节律（20±5 Hz）或低波幅约 10 Hz 节律性放电活动。而局灶性强直发作，是强直局限于一侧肢体的发作形式，或者双侧不对称受累及，呈现姿势性强直。

（2）阵挛发作（clonic seizure）：全面性阵挛表现为双侧肢体节律性（1 ～ 3 Hz）抽动，伴有或不伴有意识障碍，多持续数分钟。发作时 EEG 为全面性（多）棘波或（多）棘 – 慢波

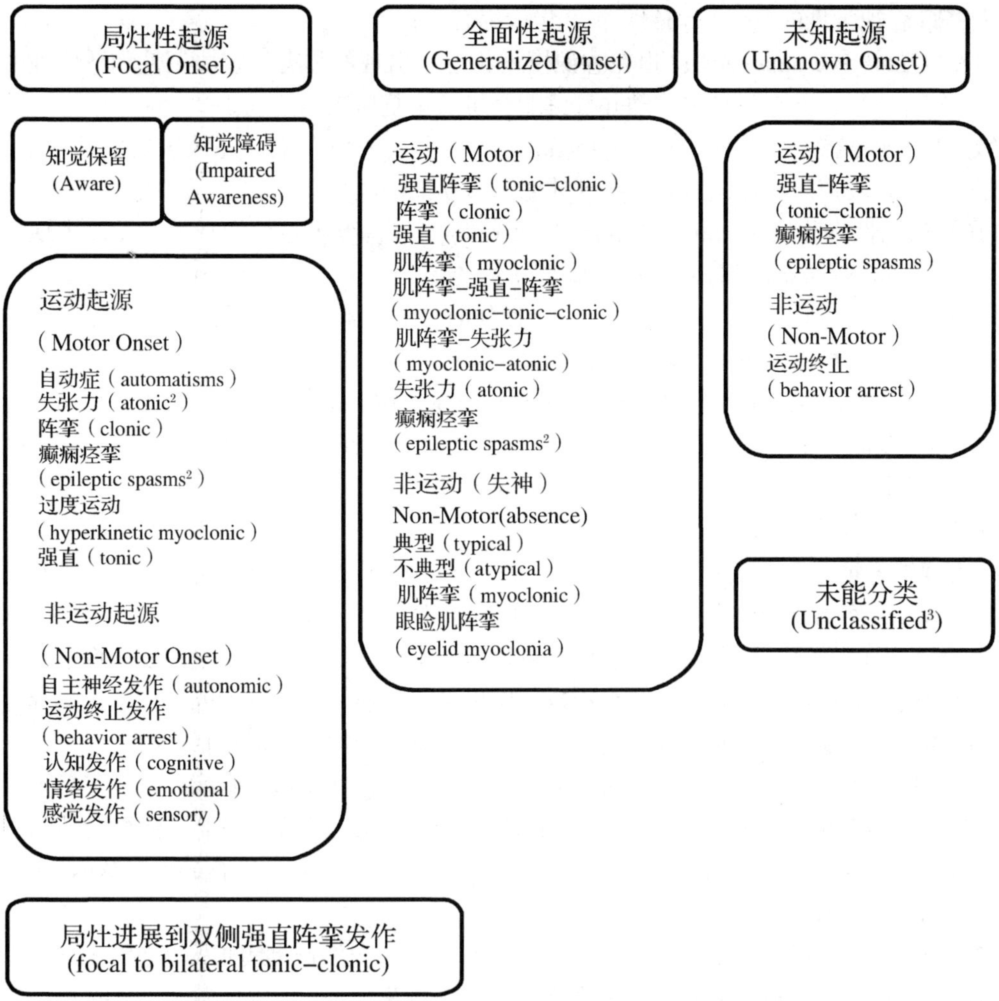

局灶性起源 (Focal Onset)	全面性起源 (Generalized Onset)	未知起源 (Unknown Onset)

知觉保留 (Aware)	知觉障碍 (Impaired Awareness)

运动起源

（Motor Onset）
自动症（automatisms）
失张力（atonic[2]）
阵挛（clonic）
癫痫痉挛
（epileptic spasms[2]）
过度运动
（hyperkinetic myoclonic）
强直（tonic）

非运动起源

（Non-Motor Onset）
自主神经发作（autonomic）
运动终止发作
（behavior arrest）
认知发作（cognitive）
情绪发作（emotional）
感觉发作（sensory）

运动（Motor）
强直阵挛（tonic-clonic）
阵挛（clonic）
强直（tonic）
肌阵挛（myoclonic）
肌阵挛-强直-阵挛
（myoclonic-tonic-clonic）
肌阵挛-失张力
（myoclonic-atonic）
失张力（atonic）
癫痫痉挛
（epileptic spasms[2]）

非运动（失神）
Non-Motor(absence)
典型（typical）
不典型（atypical）
肌阵挛（myoclonic）
眼睑肌阵挛
（eyelid myoclonia）

运动（Motor）
强直-阵挛
（tonic-clonic）
癫痫痉挛
（epileptic spasms）

非运动
（Non-Motor）
运动终止
（behavior arrest）

未能分类 (Unclassified[3])

局灶进展到双侧强直阵挛发作 (focal to bilateral tonic-clonic)

图 3-8-8　2017 年 ILAE 新癫痫发作分类的分类方案

综合。而局灶性强直发作，是强直局限于一侧肢体的发作形式。

（3）肌阵挛发作（myoclonic seizure）：全面性肌阵挛发作表现为不自主、快速短暂、电击样肌肉抽动，每次抽动历时 10～50 毫秒，很少超过 100 毫秒。可累及全身，也可限于某局部肌肉或肌群，可非节律性反复出现。发作期典型的 EEG 表现为爆发性出现的全面性多棘慢波综合。肌阵挛发作也可以有局灶起源类型。

（4）失张力发作（atonic seizure）：表现为头部、躯干或肢体肌肉张力突然丧失或减低，发作之前没有明显的肌阵挛或强直成分。发作持续 1～2 秒或更长。发作时 EEG 表现为短暂全面性 2～3 Hz（多）棘 - 慢波综合发放或突然电压减低。

（5）癫痫性阵挛（epileptic spasm）：表现为突然、主要累及躯干中轴和双侧肢体近端肌肉的突然弯曲、伸展或混合伸展，但不像强直性癫痫那样持久。癫痫性痉挛经常成簇发生。婴儿期的阵挛为最常见的形式，但可发生于各个年龄段。

（6）典型失神发作（typical absence）：发作突发突止，表现为动作突然中止或明显变慢，意识障碍，不伴有或伴有轻微的运动症状（如阵挛、肌阵挛、强直、自动症等）。发作通常持续 5～20 秒（＜30 秒）。发作时 EEG 呈双侧对称同步、3 Hz（2.5～4 Hz）的棘 - 慢综合波爆发。约 90% 的典型失神患者可被过度换气诱发。

（7）不典型失神（atypical absence）：发作起始和结束均较典型失神缓慢，意识障碍程度较轻，伴随的运动症状（如自动症）也较复杂，肌张力通常减低，发作持续可能超过 20 秒。

发作时 EEG 表现为慢的（＜ 2.5 Hz）棘 - 慢波综合节律。

（8）自动症（automatism）：指在意识模糊状态下出现的具有一定协调性和适应性的无意识活动，伴有遗忘，类似于自主运动并且可能会机械重复原来的运动。

（9）自主神经性发作（autonomic seizure）：发作表现为自主神经系统功能的明显改变，包括心血管、胃肠道、泌汗、血管舒缩和体温调节功能的改变。

（10）认知性发作（cognitive seizure）：发作与皮质高级认知功能有关，发作表现包括发作性语言、空间感觉障碍、记忆及体验等。

（11）情绪性发作（emotional seizure）：发作时伴有情绪变化或是情绪变化作为早期的特征性表现，例如恐惧、自发的快乐或欣快等。

（12）全面强直 - 阵挛发作（generalized tonic-clonic seizure）：双侧对称或有时不对称的强直收缩，然后双侧躯体肌肉阵挛性收缩。在发作起始时，双侧大脑半球均参与发作网络的形成。

（13）局灶性双侧强直 - 阵挛发作（focal onset bilateral tonic-clonic seizure）：局灶性发作进展为双侧强直 - 阵挛活动。

2. 癫痫综合征分类 癫痫综合征（epileptic syndrome）指由一组特定的临床表现和脑电图改变组成的癫痫疾患（即脑电临床综合征）。临床上常结合发病年龄、发作类型、病因学、解剖基础、发作时间规律、诱发因素、发作严重程度、其他伴随症状、脑电图及影像学结果、既往史、家族史、对药物的反应及转归等资料，做出某种癫痫综合征的诊断。诊断癫痫综合征对于治疗选择、判断预后等方面具有一定指导意义。常见的癫痫综合征包括：

（1）大田原综合征（Ohtahara Syndrome）：是年龄依赖性癫痫性脑病的最早发病形式。主要特征为婴儿早期出现强直痉挛性发作，伴脑电图暴发抑制图形和严重的精神运动障碍，部分病例有脑部结构性病变。本病发作多难以控制，预后差。存活者常演变为 West 综合征和 Lennox-Gastaut 综合征。

（2）Dravet 综合征：其临床特点为 1 岁以内起病，首次发作多表现为热性惊厥，1 岁以内主要表现为发热诱发的持续时间较长的全面性或半侧阵挛发作，1 岁后逐渐出现多种形式的无热发作，包括全面性或半侧阵挛或强直阵挛发作、肌阵挛发作、不典型失神、局灶性发作，发作常具有热敏感性。早期发育正常，1 岁后逐渐出现智力运动发育落后或倒退，可出现共济失调和锥体束征。脑电图在 1 岁以前常无异常，1 岁以后出现广泛性棘慢波、多棘慢波或局灶性、多灶性痫样放电。约 70% 的患儿可发现钠离子通道 SCN1A 基因突变。多数患儿对抗癫痫药物疗效差，预后不良，属于癫痫性脑病。

（3）婴儿痉挛症（infantile spasms）：又称 West 综合征。通常起病于 3 ~ 12 个月，病因复杂多样，可分为症状性、隐源性和特发性，是脑损伤的年龄依赖性反应。特征性表现为癫痫性痉挛发作、脑电图高度失律和精神运动发育障碍三联征。为临床最常见的癫痫性脑病，总体预后不良。

（4）Lennox-Gastaut 综合征（LGS）：是一种临床常见的年龄相关性癫痫性脑病。多发生于 1 ~ 8 岁儿童。病因复杂多样，发病机制不清，部分病例由 West 综合征演变而来。主要特征为多种癫痫发作类型、脑电图广泛性慢的（1.5 ~ 2.5 Hz）棘 - 慢综合波和精神智能发育迟滞三联征。最常见的发作类型有强直、不典型失神及失张力发作，也可有肌阵挛、全面强直 - 阵挛和局灶性发作。通常发作频繁，药物难以控制，总体预后不良。

（5）儿童良性癫痫伴中央颞区棘波（benign childhood epilepsy with centrotemporal spikes, BECTS）：又称良性 Rolandic 癫痫，是儿童期最常见的癫痫综合征，有明显年龄依赖，多数患者 5 ~ 10 岁发病。主要特点是面部和口咽部局灶运动性和感觉性发作，偶有继发全面性发作。大多数病例仅在睡眠中发作，通常发作不频繁。预后良好，几乎所有病例在 16 岁前缓解。EEG 的特征为中央颞区棘波，在睡眠中发放明显增多。

（6）儿童失神癫痫（childhood absence epilepsy）：是儿童期常见的特发全面性癫痫综合

征。发病与遗传有关，一般起病于 4 ～ 10 岁。临床表现为频繁典型失神发作。脑电图背景正常，发作期为双侧广泛、同步、对称性 3 Hz 棘 - 慢综合波。患儿体格、智能发育正常，常在12 岁前缓解，预后良好。

（7）Panayiotopoulos 综合征：既往又称早发性儿童良性枕叶癫痫（Panayiotopoulos 型）。发病于儿童早中期，主要临床特征为呕吐为主的自主神经症状性发作及发作持续状态，多数患儿脑电图显示枕区多灶性棘波放电，也可为其他脑区棘波发放。一般认为发病与遗传有关，预后良好。

（8）晚发性儿童枕叶癫痫（Gastaut 型）：发病较早，发病年龄 3 ～ 16 岁。主要临床特征为以视觉异常等枕叶癫痫发作为主，有时伴偏身或全身性抽搐发作，脑电图有枕叶阵发性放电。一般认为发病与遗传有关，预后良好。

（9）Landau-Kleffner 综合征（Landau-Kleffner syndrome，LKS）：又称获得性癫痫性失语（acquired epileptic aphasia）。本病少见，是儿童期特有的癫痫综合征，病因不清。起病多在2 ～ 8 岁。临床主要表现为获得性失语、癫痫发作、脑电图异常和行为心理障碍。癫痫发作和脑电图改变呈年龄依赖性，常在 15 岁后缓解，半数以上患者持续有语言、心理和行为障碍。脑电图以慢波睡眠期连续出现的棘 - 慢综合波为特征，多为双侧性，颞区占优势。

（10）青少年失神癫痫（juvenile absence epilepsy，JAE）：是常见的特发性全面性癫痫综合征之一。发病年龄多在 7 ～ 16 岁，高峰为 10 ～ 12 岁。主要临床特征为典型失神发作，约80% 的病例伴有全身强直 - 阵挛发作，约 15% 的病例还有肌阵挛发作。发作期脑电图为双侧广泛同步、对称性 3 ～ 4 Hz 棘 - 慢综合波，多数病例治疗后缓解，预后良好。

（11）青少年肌阵挛癫痫（juvenile myoclonic epilepsy，JME）：为常见的特发性全面性癫痫综合征。通常起病于 12 ～ 18 岁，生长发育及神经系统检查正常。临床主要表现为觉醒后不久出现肌阵挛发作，80% 以上的病例有全身强直 - 阵挛发作，约 1/3 的病例有失神发作。发作间期脑电图特征为双侧性 4 ～ 6 Hz 多棘 - 慢综合波。本病对药物治疗反应好，但多数患者需长期治疗。

（12）颞叶癫痫（temporal lobe epilepsies，TLE）：是指发作起源于包括海马、杏仁核、海马旁回和外侧颞叶新皮质在内的颞叶，是临床最常见的癫痫类型。主要见于成年人和青少年。在成年人癫痫中，约 50% 以上的病例为 TLE。海马硬化是 TLE 最常见的病因和病理改变。临床主要表现为简单部分性发作、复杂部分性发作伴自动症和继发全面性发作。部分患者对于药物的反应性欠佳，可考虑接受手术治疗。

（13）额叶癫痫（frontal lobe epilepsies，FLE）：是指发作起源于额叶内任何部位的癫痫，儿童及成年人都可发病。临床表现复杂多样，不同个体间差异很大。常见发作类型有简单部分性发作、复杂部分性发作和继发全面性发作。通常发作频繁，运动性症状明显，持续时间短暂，多见于睡眠中发作。部分病例临床表现怪异，有时需要与非癫痫性发作鉴别。常规脑电图检查的阳性率较低，部分患者脑电图显示额区痫样放电。

（14）Rasmussen 综合征：又称 Rasmussen 脑炎。主要在儿童期发病，病理特征为一侧大脑半球慢性局限性炎症。临床表现为药物难治性部分运动性癫痫发作，常发展成部分性癫痫发作持续状态、进行性偏身力弱和智力障碍。脑结构影像学显示一侧脑皮质进行性萎缩。本病对药物治疗反应差，手术可有效控制癫痫发作，阻止病程进展。本病预后不良，多留有神经系统后遗症。

（15）进行性肌阵挛癫痫（progressive myoclonic epilepsies）：是一组由遗传性或者代谢性病因导致的具有肌阵挛发作的慢性进行性疾病，其共同临床特点为肌阵挛发作、其他形式的癫痫发作和进行性神经功能及精神智能衰退。病情呈进展性，进展情况与病因有关，多数预后不良。常见的具体疾病包括 Lafora 病、神经元蜡样脂褐质沉积病、肌阵挛癫痫伴破碎红纤维及Unverricht-Lundborg 病等。

【辅助检查】

1. 脑电图　通过放置于头皮的电极，记录脑电活动，并根据放电的特征识别癫痫放电，是诊断癫痫最重要的辅助检查方法。EEG 对发作性症状的诊断有很大价值，有助于明确癫痫的诊断及分型和确定特殊综合征。采用过度换气、闪光刺激等诱导方法还可进一步提高脑电图的阳性率。近年来广泛应用的 24 小时长程脑电监测和视频脑电图使发现痫样放电的可能性大为提高，后者可同步监测记录患者发作情况及相应脑电图改变，可明确发作性症状与脑电图变化间的关系。

2. 影像学检查　包括 CT 和 MRI，可确定脑结构异常或病变，对癫痫及癫痫综合征诊断和分类颇有帮助，有时可做出病因诊断，如颅内肿瘤、灰质异位等。影像学检查如 SPECT、PET 等能从不同角度反映脑局部代谢变化，辅助癫痫灶定位。

3. 其他　包括血液检查、尿液检查、心电图检查等，必要时可行脑脊液检查及遗传学病因等检测。

【诊断】

癫痫是多种病因所致的疾病，至少 2 次无症状（或反射性）发作，发作间隔大于 24 小时符合癫痫综合征的诊断。鉴别癫痫发作和非癫痫发作是癫痫诊断的首要也是最重要部分。非癫痫发作包括心因性发作、晕厥、各种发作性感觉 / 运动 / 自主神经症状、睡眠障碍和感染、代谢中毒等引起的发作性症状。非癫痫发作的原因很多，既包括病理性也包括生理性原因。

在明确发作性症状是否为癫痫发作基础上，癫痫诊断体系遵循诊断癫痫发作类型、诊断癫痫类型、诊断癫痫综合征和明确病因的逐步递进。另外，ILAE 2017 增加了要确定共患病的步骤（图 3-8-9）。

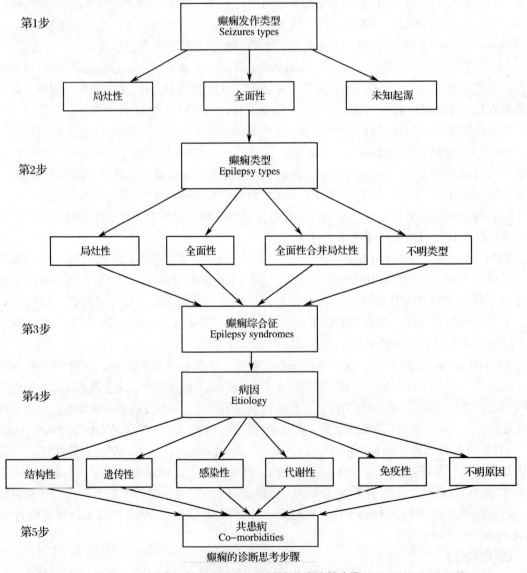

图 3-8-9　2017 ILAE 确定共患病的步骤

【治疗】

目前癫痫的治疗方法较多，近年来在药物治疗、神经调控等方面都有许多进展。常用的治疗方法有药物治疗、外科治疗和生酮饮食。癫痫治疗的流程见图 3-8-10。

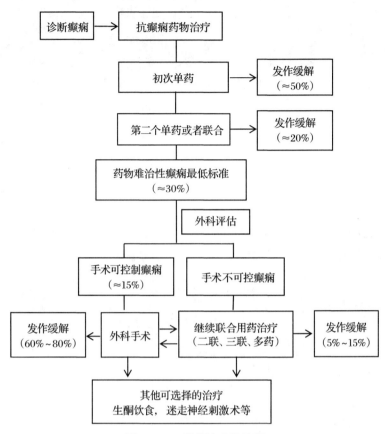

图 3-8-10 癫痫治疗的流程

1. 药物治疗　目前癫痫仍以药物治疗为主，药物治疗应达到三个目的：控制发作或最大限度地减少发作次数；长期治疗无明显不良反应；使患者保持或恢复其原有的生理、心理和社会功能状态。近年来抗癫痫药物（antiepileptic drugs，AEDs）治疗的进步、药代动力学监测技术的发展；不同发作类型癫痫的选药原则见下表（表 3-8-4 及表 3-8-5）。由于不同抗癫痫药在生物利用度和药代动力学方面有差异，以及相对特异的不良作用，为了避免疗效降低或副作用增加，尽可能单药治疗，在单药治疗没有达到无发作时才推荐联合治疗，同时有条件的医院可以监测抗癫痫血药浓度，并根据临床效果调整药物剂量。标注 * 者为目前国内市场尚没有的抗癫痫药。

表3-8-4　根据发作类型的选药原则

发作类型	一线药物	添加药物	可以考虑的药物	可能加重发作的药物
全面强直阵挛发作	丙戊酸	左乙拉西坦		
	拉莫三嗪	托吡酯		
	卡马西平	丙戊酸		
	奥卡西平	拉莫三嗪		
	左乙拉西坦	氯巴占 *		
	苯巴比妥			

续表

发作类型	一线药物	添加药物	可以考虑的药物	可能加重发作的药物
强直或失张力发作	丙戊酸	拉莫三嗪	托吡酯 卢菲酰胺 *	卡马西平 奥卡西平 加巴喷丁 普瑞巴林 替加宾 * 氨己烯酸 *
失神发作	丙戊酸 乙琥胺 * 拉莫三嗪	丙戊酸 乙琥胺 * 拉莫三嗪	氯硝西泮 氯巴占 * 左乙拉西坦 托吡酯 唑尼沙胺	卡马西平 奥卡西平 苯妥英钠 加巴喷丁 普瑞巴林 替加宾 * 氨己烯酸 *
肌阵挛发作	丙戊酸 左乙拉西坦 托吡酯	左乙拉西坦 丙戊酸 托吡酯	氯硝西泮 氯巴占 * 唑尼沙胺	卡马西平 奥卡西平 苯妥英钠 加巴喷丁 普瑞巴林 替加宾 * 氨己烯酸 *
局灶性发作	卡马西平 拉莫三嗪 奥卡西平 左乙拉西坦 丙戊酸	卡马西平 左乙拉西坦 拉莫三嗪 奥卡西平 加巴喷丁 丙戊酸 托吡酯 唑尼沙胺 氯巴占 *	苯妥英钠 苯巴比妥	

表3-8-5 根据癫痫综合征的选药原则

癫痫综合征	一线药物	添加药物	可以考虑的药物	可能加重发作的药物
儿童失神癫痫 青少年失神癫痫 或其他失神综合征	丙戊酸 乙琥胺 * 拉莫三嗪	丙戊酸 乙琥胺 * 拉莫三嗪	氯硝西泮 唑尼沙胺 左乙拉西坦 托吡酯 氯巴占 *	卡马西平 奥卡西平 苯妥英钠 加巴喷丁 普瑞巴林 替加宾 * 氨己烯酸 *
青少年肌阵挛癫痫	丙戊酸 拉莫三嗪 左乙拉西坦	左乙拉西坦 拉莫三嗪 丙戊酸 托吡酯	氯硝西泮 唑尼沙胺 氯巴占 * 苯巴比妥	卡马西平 奥卡西平 苯妥英钠 加巴喷丁 普瑞巴林 替加宾 * 氨己烯酸 *

续表

癫痫综合征	一线药物	添加药物	可以考虑的药物	可能加重发作的药物
特发性全面性癫痫	丙戊酸 拉莫三嗪	左乙拉西坦 丙戊酸 拉莫三嗪 托吡酯	氯硝西泮 唑尼沙胺 氯巴占 * 苯巴比妥	卡马西平 奥卡西平 苯妥英钠 加巴喷丁 普瑞巴林 替加宾 * 氨己烯酸 *
儿童良性癫痫伴中央颞区棘波 Panayiotopoulos 综合征或晚发性儿童枕叶癫痫（Gastaut 型）	卡马西平 奥卡西平 左乙拉西坦 丙戊酸 拉莫三嗪	卡马西平 奥卡西平 左乙拉西坦 丙戊酸 拉莫三嗪 托吡酯 加巴喷丁 氯巴占 *	苯巴比妥 苯妥英钠 唑尼沙胺 普瑞巴林 替加宾 * 氨己烯酸 * 艾司利卡西平 * 拉科酰胺 *	
West 综合征（婴儿痉挛症）	类固醇 氨己烯酸 *	托吡酯 丙戊酸 氯硝西泮 拉莫三嗪		卡马西平 奥卡西平 苯妥英钠
Lennox-Gastaut 综合征	丙戊酸	拉莫三嗪	托吡酯 左乙拉西坦 卢菲酰胺 * 非氨酯 *	卡马西平 奥卡西平 加巴喷丁 普瑞巴林 替加宾 * 氨己烯酸 *
Dravet 综合征	丙戊酸 托吡酯	氯巴占 * 司替戊醇 * 左乙拉西坦 氯硝西泮		卡马西平 奥卡西平 加巴喷丁 拉莫三嗪 苯妥英钠 普瑞巴林 替加宾 * 氨己烯酸 *
Landa-Kleffner 综合征	丙戊酸 氯硝西泮 类固醇	左乙拉西坦 拉莫三嗪 托吡酯		卡马西平 奥卡西平

　　癫痫患者在经过抗癫痫药物治疗后，有 60% ～ 70% 可以实现无发作。通常情况下，癫痫患者如果持续无发作 2 年以上，即存在减停药的可能性，但是否减停、如何减停，还需要综合考虑患者的癫痫类型（病因、发作类型、综合征分类）、既往治疗反应以及患者个人情况，仔细评估停药复发风险，确定减停药复发风险较低时，并且与患者或者其监护人充分沟通减药与继续服药的风险 / 效益比之后，可考虑开始逐渐减停抗癫痫药物。

　　2. 手术治疗　20% ～ 30% 的癫痫患者经过 2 年以上正规单药治疗或先后用两种 AEDs 达到最大耐受剂量，每月仍有 1 次以上发作，因癫痫发作而严重影响工作、学习和生活或严重致残者，考虑难治性癫痫。采用适当的手术治疗可减轻患者的发作，并有机会使患者获得发作的完全控制。

癫痫外科手术治疗的目的是最大可能地消除发作，最大可能地减少和避免术后的神经功能缺损。精准的术前评估对于癫痫手术成功与否非常重要。总体来说，药物难治性癫痫的术前评估流程包括两步，即无创性评估和有创性评估。在无创性术前评估中，遵循临床–电生理–解剖结构–功能的特征逐步推进，序贯进行的检查包括以下方面：发作症状学分析、头皮神经脑电生理/磁电生理检查、结构影像学、功能影像学、神经心理评估等，上述方法起到互相补充和验证的作用，从而对致痫源区进行综合定位。部分患者由于无创性定位信息矛盾或者需要精确描绘癫痫源和功能区空间关系，需要植入颅内电极，进行有创性检查，主要包括手术植入颅内电极，进行颅内脑电记录。目前临床应用的有硬膜下电极以及立体定向电极。

在准确定位癫痫起源部位的情况下，切除手术的治疗效果最好，常用的手术方法有：①前颞叶切除术和选择性杏仁核、海马切除术；②颞叶以外的脑皮质切除术；③大脑半球切除术。

除此以外，针对无法准确定位，癫痫发作起源于重要功能区以及双侧或者弥散性癫痫起源的病例，可以考虑姑息性手术治疗，包括胼胝体切开术以及多处软脑膜下横切术等，以及神经调控治疗，包括迷走神经刺激术等，能够减少癫痫发作，改善生活质量。

案例分析 3-8-3

1. 病历摘要

患者女，21岁，发作性意识丧失伴四肢抽搐6年。患者6年前无明显诱因出现意识丧失，表现为突发眼神发愣，呼之不应，伴有吐口水、咂嘴、吞咽等动作，持续约十余秒缓解，有时意识丧失后继发双眼上翻、四肢抽搐、摔倒，每次发作前有心慌恐惧感，发作后呈朦胧状态，对发作过程不能回忆，平均每月发作1～2次。

神经系统查体：神志清晰，言语流利，记忆力粗测稍下降，余高级皮质功能正常。双侧瞳孔等大等圆，直接及间接对光反射存在，双侧额纹对称，伸舌居中。四肢肌张力正常，四肢肌力5级，双侧深、浅感觉正常。双侧肱二头肌反射、肱三头肌反射、膝腱反射正常，双侧 Hoffmann 征（–）、Babinski 征（–）。双侧指鼻、跟–膝–胫试验稳准。脑膜刺激征（–）。

2. 思考题

（1）请根据目前病例资料提出定位、定性诊断。

（2）请简述为明确诊断需要补充的病史，问诊中需要重点关注的问题。

（3）请提出为明确诊断需要完善的辅助检查项目。

（4）请简述癫痫的治疗方法。

案例分析 3-8-3 参考答案

（任连坤）

第四节　帕金森病

帕金森病（Parkinson's disease，PD）是一种常见于中老年的神经系统退行性疾病，在我国 65 岁以上人群的患病率为 1700/10 万，并随年龄增长而升高，给家庭和社会带来了沉重的负担。该病由英国医师 James Parkinson 于 1817 年首先报道并系统描述，其主要病理改变为黑质致密部多巴胺能神经元丢失和路易小体形成，主要生化改变为纹状体区多巴胺递质减少，多巴胺与乙酰胆碱递质失平衡，临床症状包括以静止性震颤、肌强直、运动迟缓和姿势平衡障碍为主要特征的运动症状及嗅觉减退、快动眼期睡眠行为异常、便秘和抑郁等非运动症状。

【病因与发病机制】

本病的病因和发病机制十分复杂，至今仍未彻底明确，可能与下列因素相关。

1. 年龄因素　本病主要发生于 50 岁以上的中老年人，40 岁以前很少发病，提示年龄因素可能与发病有关。研究证实 30 岁以后，随年龄增长，黑质多巴胺能神经元数目逐渐减少，纹状体内多巴胺递质水平逐渐下降。尽管如此，其程度并不足以导致发病，老年人群中患病者也只是少数，所以年龄增长只是帕金森病的促发因素。

2. 环境因素　20 世纪 80 年代初发现一种嗜神经毒 1- 甲基 4- 苯基 1,2,3,6- 四氢吡啶（1-methyl-4-phenyl-1,2,3,6-tetrahydropyridine，MPTP）在人和灵长类均可诱发典型的帕金森综合征，其临床、病理、生化及对多巴胺替代治疗的敏感性等特点均与人类帕金森病甚为相似。已发现环境中与 MPTP 分子结构相类似的工业或农业毒素，如某些除草剂、杀虫剂、鱼藤酮、异喹啉类化合物等可能与帕金森病的病因有关。现有较多的流行病学调查结果显示，长期接触或生活在上述相关环境中者帕金森病发病率高，而吸烟、饮茶、喝咖啡者发病率低。

3. 遗传因素　20 世纪 90 年代后期的研究发现，在意大利、希腊和德国的个别家族性帕金森病患者体内存在 α- 突触核蛋白（α-synuclein）基因突变，呈常染色体显性遗传，其表达产物是路易小体的主要成分。到目前至少发现有 23 个单基因（Park 1 ～ 23）与家族性帕金森病连锁的基因位点。绝大多数基因突变未在散发性病例中发现，仅 *LRRK2* 基因突变见于少数散发性帕金森病。帕金森病患者中绝大多数为散发病例，国外报道有 10% ～ 15% 的帕金森病患者有阳性家族史。

4. 多因素交互作用　目前认为帕金森病并非单因素所致，而是多因素交互作用下发病。除基因突变导致少数患者发病外，基因易感性可使患病概率增加，但并不一定发病，只有在环境因素、神经系统老化等因素的共同作用下，通过氧化应激、线粒体功能紊乱、蛋白酶体功能障碍、炎性和（或）免疫反应、钙稳态失衡、兴奋性毒性、细胞凋亡等机制导致黑质多巴胺能神经元大量变性、丢失，才会导致发病。

【临床表现】

该病多见于 50 岁以后发病，男性稍多于女性，起病缓慢，逐渐进展。

（一）运动症状

1. 静止性震颤　常为本病的首发症状，多自一侧上肢远端开始，静止时明显、精神紧张时加剧、随意运动时减轻、睡眠时消失。典型表现为规律性的手指屈曲和拇指对掌运动，如"搓丸样"动作，其频率为 4 ～ 6 Hz。少数患者可不出现震颤，部分患者可合并轻度姿势性震颤。

2. 肌强直　当腕、肘关节被动运动时，检查者感受到的阻力增高是均匀一致的，称为"铅管样肌强直"；如患者合并有静止性震颤，则可感到在均匀阻力中出现断续的停顿，如同齿轮转动一样，称为"齿轮样肌强直"。躯干、四肢和颈部肌肉强直常呈现一种特殊的姿势，称之为屈曲体姿，表现为头部前倾、躯干俯屈、肘关节屈曲、腕关节伸直、前臂内收、髋关节和膝关节略为弯曲。

3. 运动迟缓　患者可表现多种动作的缓慢、笨拙，随意运动减少，早期以手指精细动作如解系纽扣或系鞋带等动作缓慢，晚期因合并肌张力增高，表现为起床、翻身均有困难。查体见面容呆板、瞬目减少、双眼凝视，称之为"面具脸"。书写字体越写越小，表现为"小字征"。因口、舌咽和腭肌运动障碍使讲话缓慢、语调变低，严重时发音单调、吐字不清，使别人难以听懂。

4. 姿势步态障碍　早期患者行走时患侧上肢自动摆臂动作减少，走路时患侧下肢拖曳。随着病情加重，步伐逐渐变小变慢，启动、转弯时步态障碍尤为明显，自坐位、卧位起立时困难。有时行走过程中双脚突然不能抬起，好像被粘在地上一样，称为"冻结"现象。还可出现"慌张步态"，表现为迈步时以极小的步伐前冲，越走越快，不能立刻停下脚步。

（二）非运动症状

1. 精神和认知障碍　近半数患者伴有抑郁，并常伴有焦虑。有 15%～30% 患者在疾病晚期出现认知障碍乃至痴呆，以及幻觉。

2. 自主神经功能障碍　主要表现为便秘、排尿障碍（尿频、尿急、夜尿、尿失禁）、直立性低血压、性功能障碍、体温调节异常、流涎、多汗或少汗等。

3. 睡眠障碍　主要表现为入睡困难（即睡眠的启动困难）和片段睡眠（即维持困难）、白天嗜睡、快速眼球运动睡眠行为障碍（Rem sleep behavior disorder，RBD）、不宁腿综合征（restless legs syndrome，RLS）等。

4. 其他症状　包括嗅觉障碍、疼痛、麻木、疲劳等。

【辅助检查】

1. 血、唾液、脑脊液常规检查　均无异常。在少数患者体内可以发现血 DNA 基因突变，可以发现脑脊液和唾液中 α- 突触核蛋白、DJ-1 蛋白含量有改变。

2. 嗅棒及经颅黑质超声　嗅觉测试可发现早期患者的嗅觉减退；经颅黑质超声可通过耳前的听骨窗探测黑质回声，可以发现绝大多数 PD 患者的黑质回声异常增强（单侧回声面积＞20 mm^2）；心脏间碘节胍（metaiodobenzylguanidine，MIBG）闪烁照相术可显示心脏交感神经元的功能，研究提示早期 PD 患者的总 MIBG 摄取量减少。

3. 分子影像学检查　结构影像如 CT、MRI 检查无特征性改变。分子影像 PET 或 SPECT 检查在疾病早期甚至亚临床期即能显示异常，有较高的诊断价值。其中 ^{123}I-β-CIT、^{11}C-CFT、^{99m}Tc-TRODAT-1 作示踪剂行多巴胺转运体（DAT）功能显像可显示显著降低，^{18}F-多巴作示踪剂行多巴摄取 PET 显像可显示多巴胺递质合成减少；以 ^{123}I-IBZM 作示踪剂行 D$_2$ 多巴胺受体功能显像其活性在早期呈失神经超敏，后期低敏。

4. 病理检查　外周组织，如胃窦部和结肠黏膜、下颌下腺、周围神经等部位可以检见 α-突触核蛋白异常聚积。

【诊断要点】

国际帕金森病及运动障碍学会以及我国帕金森病及运动障碍学组和专委会制订了帕金森病临床诊断标准（2016 版）（表 3-8-6）。

表3-8-6　中国帕金森病的临床诊断标准（2016版）

诊断标准（必备条件）	1. 运动迟缓：启动或在持续运动中运动幅度或速度的下降 2. 至少存在下列 1 项：肌强直或静止性震颤
支持标准（支持条件）	1. 患者对多巴胺能药物的治疗明确且显著有效。在初始治疗期间，患者的功能可恢复或接近正常水平。在没有明确记录的情况下，初始治疗的显著应答可定义为以下两种情况： （1）药物剂量增加时症状显著改善，剂量减小时症状显著加重。以上改变可通过客观评分（治疗后 UPDRS-Ⅲ评分改善超过 30%）或主观描述（由患者或看护者提供的可靠而显著的病情改变）来确定 （2）存在明确且显著的开 / 关期症状波动，并在某种程度上包括可预测的剂末现象 2. 出现左旋多巴诱导的异动症 3. 临床体检观察到单个肢体的静止性震颤（既往或本次检查） 4. 以下辅助检查阳性有助于鉴别帕金森病与非典型性帕金森综合征：存在嗅觉减退或丧失，或头颅超声显示黑质异常高回声（＞20 mm^2），或心脏间碘苄胍闪烁显像法显示心脏去交感神经支配

绝对排除标准（不应存在下列情况）	1. 存在明确的小脑性共济失调，或者小脑性眼动异常（持续的凝视诱发的眼震、巨大方波跳动、超节律扫视） 2. 出现向下的垂直性核上性凝视麻痹，或者向下的垂直性扫视选择性减慢 3. 在发病后 5 年内，患者被诊断为高度怀疑的行为变异型额颞叶痴呆或原发性进行性失语 4. 发病 3 年后仍局限于下肢的帕金森样症状 5. 多巴胺受体阻滞剂或多巴胺耗竭剂治疗诱导的帕金森综合征，其剂量和时程与药物性帕金森综合征相一致 6. 尽管病情为中等严重程度（即根据 MDS-UPDRS，评定肌强直或运动迟缓的计分大于 2 分），但患者对高剂量（不少于 600 mg/d）左旋多巴治疗缺乏显著的治疗应答 7. 存在明确的皮质复合感觉丧失（如在主要感觉器官完整的情况下出现皮肤书写觉和实体辨别觉损害），以及存在明确的肢体观念运动性失用或进行性失语 8. 分子神经影像学检查突触前多巴胺能系统功能正常 9. 存在明确可导致帕金森综合征或疑似与患者症状相关的其他疾病，或者基于全面诊断评估，由专业医师判断其可能为其他综合征，而非帕金森病
警示征象（支持判断其他疾病）	1. 发病后 5 年内出现快速进展的步态障碍，以至于需要经常使用轮椅 2. 运动症状或体征在发病后 5 年内或 5 年以上完全不进展，除非这种病情的稳定是与治疗相关 3. 发病后 5 年内出现球麻痹症状，表现为严重的发音困难、构音障碍或吞咽困难（需进食较软的食物，或通过鼻胃管、胃造瘘进食） 4. 发病后 5 年内出现吸气性呼吸功能障碍，即在白天或夜间出现吸气性喘鸣或者频繁的吸气性叹息 5. 发病后 5 年内出现严重的自主神经功能障碍，包括：①直立性低血压，即在站起后 3 分钟内，收缩压下降至少 30 mmHg（1 mmHg=0.133 kPa）或舒张压下降至少 20 mmHg，并排除脱水、药物或其他可能解释自主神经功能障碍的疾病；②发病后 5 年内出现严重的尿潴留或尿失禁（不包括女性长期存在的低容量压力性尿失禁），且不是简单的功能性尿失禁（如不能及时如厕）。对于男性患者，尿潴留必须不是由前列腺疾病所致，且伴发勃起障碍 6. 发病后 3 年内由于平衡障碍导致反复（＞ 1 次 / 年）跌倒 7. 发病后 10 年内出现不成比例的颈部前倾或手足挛缩 8. 发病后 5 年内不出现任何一种常见的非运动症状，包括嗅觉减退、睡眠障碍（睡眠维持性失眠、日间过度嗜睡、快动眼期睡眠行为障碍）、自主神经功能障碍（便秘、日间尿急、症状性直立性低血压）、精神障碍（抑郁、焦虑、幻觉） 9. 出现其他原因不能解释的锥体束征 10. 起病或病程中表现为双侧对称性的帕金森综合征症状，没有任何侧别优势，且客观体检亦未观察到明显的侧别性

1. 临床确诊的帕金森病需要具备：①不存在绝对排除标准；②至少存在 2 条支持标准；③没有警示征象。

2. 临床疑诊为帕金森病需要具备：①不符合绝对排除标准；②如果出现警示征象则需要通过支持标准来抵消：如果出现 1 条警示征象，必须需要至少 1 条支持标准抵消；如果出现 2 条警示征象，必须需要至少 2 条支持标准抵消；如果出现 2 条以上警示征象，则诊断不能成立。

【治疗要点】

应该对帕金森病的运动症状和非运动症状采取全面综合的治疗，包括药物治疗、手术治疗、运动疗法、心理疏导及照料护理等。药物治疗为首选，且是整个治疗过程中的主要治疗手段，手术治疗则是药物治疗的一种有效补充。目前应用的治疗手段，无论是药物或手术治疗，只能改善患者的症状，并不能阻止病情的发展，更无法治愈。因此，治疗不仅要立足当前，并且需要长期管理，以达到长期获益。

（一）药物治疗

用药原则应该以达到有效改善症状、提高工作能力和生活质量为目标。应坚持"剂量滴定"，以避免产生药物的急性副作用，力求实现"尽可能以小剂量达到满意临床效果"的用药原则。进行抗帕金森病药物治疗时，特别是使用左旋多巴时不能突然停药，以免发生撤药恶性综合征。目前帕金森病常用的治疗药物有以下几种：

1. 抗胆碱药物　目前国内主要应用苯海索，剂量为 1 ～ 2 mg，3 次 / 日。主要适用于伴有震颤的年轻患者，而对无震颤的患者不推荐应用。长期应用本药可导致认知下降，故老年患者慎用。闭角型青光眼和前列腺肥大患者禁用。

2. 金刚烷胺　用法 50 ～ 100 mg，2 ～ 3 次 / 日，末次应在下午 4 时前服用。对少动、强直、震颤均有改善作用，对改善异动症有帮助。

3. 复方左旋多巴（苄丝肼左旋多巴、卡比多巴左旋多巴）　是治疗本病最基本、最有效的药物，对强直、少动、震颤等均有良好疗效。初始用量 62.5 ～ 125 mg，2 ～ 3 次 / 日，根据病情而渐增剂量至疗效满意和不出现不良反应为止，餐前 1 小时或餐后 1 个半小时服药。常用药物有美多巴、卡左双多巴控释片等。

4. 多巴胺受体（dopamine receptor，DR）激动剂　目前大多推崇非麦角类 DR 激动剂为首选药物，尤其用于早发型患者。激动剂均应从小剂量开始，渐增剂量至获得满意疗效而不出现副作用为止。副作用与复方左旋多巴相似，不同之处是症状波动和异动症发生率低，而直立性低血压和精神症状发生率较高。常用药物有吡贝地尔缓释片、普拉克索、罗匹尼罗、罗替戈汀、阿扑吗啡等。

5. B 型单胺氧化酶（B type monoamine oxidase，MAO-B）抑制剂　能阻止脑内多巴胺降解，增加多巴胺浓度。目前国内有司来吉兰和雷沙吉兰。

6. 儿茶酚 – 氧位 – 甲基转移酶（catechol-O-methyltransferase，COMT）抑制剂　恩他卡朋和托卡朋通过抑制左旋多巴在外周的代谢，使血浆左旋多巴浓度保持稳定，并能增加其入脑量。COMT 抑制剂与复方左旋多巴合用，可增强后者的疗效，改善症状波动。

（二）手术治疗

早期药物治疗显效而长期治疗疗效明显减退，同时出现严重的运动波动及异动症者可考虑手术治疗。手术仅改善症状，而不能根治疾病，术后仍需应用药物治疗，但可减少剂量。手术需严格掌握适应证，帕金森叠加综合征是手术的禁忌证。手术对肢体震颤和（或）肌强直有较好疗效，但对躯体性中轴症状如姿势步态异常、平衡障碍无明显疗效。手术方法主要有神经核毁损术和脑深部电刺激术（deep brain stimulation，DBS），因 DBS 相对无创、安全和可调控性而作为主要选择。

（三）康复与运动疗法

帕金森病患者多存在步态障碍、姿势平衡障碍、语言和（或）吞咽障碍等，可以根据不同的行动障碍进行相应的康复或运动训练，如做健身操、打太极拳、慢跑等运动，进行语言障碍训练、步态训练、姿势平衡训练等。

（四）心理疏导

帕金森病患者多存在抑郁等心理障碍，抑郁可以发生在帕金森病运动症状出现前和出现之后，是影响患者生活质量的主要危险因素之一，同时也会影响抗帕金森病药物治疗的有效性。因此要重视改善患者的抑郁等心理障碍，予以有效的心理疏导和抗抑郁药物治疗并重，从而达到更满意的治疗效果。

案例分析 3-8-4

1. 病历摘要

患者男，66 岁，行动迟缓、肢体不自主抖动 6 年。患者 6 年前出现左下肢发沉，行走迟缓、拖步，伴左手不自主抖动，静止时明显，情绪激动时加重，动作时可减轻，睡眠后消失。上述症状呈进行性加重，左手灵活性逐渐变差，穿衣、系扣等动作明显笨拙，伴左侧肢体僵硬，行走时左侧摆臂动作减少。至当地医院就诊，给予"美多巴"口服，肢体抖动、活动缓慢症状均有明显缓解。3 年前，患者右侧肢体亦开始出现活动迟缓、僵硬，右手静止时可见轻微不自主抖动。1 年前，患者出现行走困难，步距变小，起步及转弯明显费力，走路身体易前倾。自坐位起立较困难，夜间翻身费力。言语较前低缓，流涎增多。自患病来，患者饮食尚可，无饮水呛咳及吞咽困难。便秘数年，排尿正常。夜间入睡困难，有睡眠中恶梦伴梦话、喊叫及拳打脚踢症状。情绪稍低落，兴趣减低。记忆力尚可，无幻觉。嗅觉减退十余年。

神经系统查体：卧位血压 120/80 mmHg，立位血压 110/75 mmHg。神志清楚，语音低。面部表情减少。高级皮质功能粗测正常。双侧瞳孔等大等圆，直接及间接对光反射均存在。双眼各方向活动灵活，无眼球震颤。双侧鼻唇沟对称，伸舌居中。四肢肌力 5 级，颈部肌张力正常，双上肢肌张力呈齿轮样增高，双下肢肌张力轻度增高，均以左侧为著。双侧肱二头肌反射、肱三头肌反射、膝腱反射正常，双侧 Hoffmann 征（－）、Babinski 征（－）。双手轮替、对指、握拳动作均迟缓，左侧较明显。双手静止性震颤，左侧为著。双侧指鼻试验及跟膝胫试验均稳准。Romberg 征阴性。慌张步态，后拉试验阴性。

2. 思考题

（1）请根据目前病例资料提出定位、定性。

（2）请简述为明确诊断需要补充的病史，问诊中需要重点关注的问题。

（3）请提出为明确诊断需要完善的辅助检查项目。

（4）请简述帕金森病的诊断标准。

案例分析 3-8-4 参考答案

（毛　薇）

第五节　阿尔茨海默病

阿尔茨海默病（Alzheimer's disease，AD）是老年人常见的慢性进行性神经系统变性病，占老年期痴呆的 50% ～ 70%，是最常见的痴呆类型。AD 是一个连续的过程，隐匿起病，缓慢进行性恶化，情景记忆损害是其核心特征，可伴有语言障碍、视空间能力损害及人格行为改变等。AD 的典型病理改变为大脑皮质广泛老年斑形成和神经元纤维缠结，病理生理进程在 AD 出现临床症状之前 15 ～ 20 年就已经开始，将其分为 AD 临床前期、AD 源性轻度认知功能障碍、AD 痴呆三个阶段。AD 的发病率为 1000 万 / 年，每 3 秒新发 1 例。2018 年全球患者数量达 5000 万，预计 2030 年达 8200 万，2050 年达 15200 万。

【病因和发病机制】

AD 分为家族性 AD 和散发性 AD。家族性 AD 呈常染色体显性遗传，发病较早，一般 65 岁之前发病。AD 的基因包括致病基因和易感基因。目前已知的致病基因有三个，分别是位于 21 号染色体的淀粉样前体蛋白（amyloid precursor protein，APP）基因、位于 14 号染色体的早老素 1（presenilin 1，PS1）基因及位于 1 号染色体的早老素 2（presenilin 2，PS2）基因。这些 β 淀粉样蛋白（β-amyloid，Aβ）代谢相关的基因突变可导致 β 淀粉样蛋白过度生成，脑内 β 淀粉样蛋白异常沉积是家族性 AD 的病因。易感基因是散发 AD 的易患基因，目前研究最广泛被认可的是载脂蛋白 E（apolipoprotein E，AOPE），有 ε2、ε3、ε4 三种不同的等位基因。AOPEε4 携带者是散发性 AD 的高危人群，研究显示携带一个 AOPEε4 等位基因的人群，其罹患 AD 的风险约是正常人群的 3.2 倍，而携带两个 AOPEε4 等位基因的人群，其罹患 AD 的风险是正常人群的 8～12 倍。其他的 AD 危险因素还包括高龄、低教育程度、膳食因素、吸烟、女性雌激素水平下降、高血压、糖尿病、高胆固醇、高同型半胱氨酸、血管因素等。

AD 的发病机制有多种假说，其中影响较广的有 β 淀粉样蛋白假说、tau 蛋白假说和神经递质障碍假说三种。

【临床表现】

AD 通常隐匿起病，好发年龄一般在 65 岁以上，持续性进展，主要表现为进行性全面认知功能损害和非认知性神经精神症状。按照认知损害的程度，AD 痴呆期可分为轻、中、重度三期，但是三期症状存在重叠和交叉，并无明显分界。

1. 轻度 　主要表现为记忆力障碍，早期对近事遗忘突出，记忆力缺损妨碍日常活动，学习新知识困难，其特点是情景记忆力障碍，表现为不记得刚才做的事情或说过的话，忘记刚刚吃过的饭菜等。随着病程的进展，可出现远期的记忆减退，可能会忘记熟悉的人的名字；可以出现时间定向障碍；判断力、处理复杂问题的能力下降，家庭活动轻度障碍，放弃复杂的家务、爱好和兴趣；部分患者出现视空间障碍，外出找不到回家的路，临摹图形困难；言语障碍，表现为词汇量减少，找词困难，命名困难；同时可能会伴有焦虑、抑郁等情绪，甚至部分患者会出现精神、行为异常。此期患者个人生活能力需旁人督促或提醒。

2. 中度 　患者认知障碍随着病情进展逐渐加重，出现严重的记忆缺损，只能够记住过去非常熟悉的事情，对新发生的事情很快遗忘，原来掌握的知识和技能明显衰退；时间、地点定向明显障碍，出现迷路，甚至在自己熟悉的环境中（如自己家中）也不能顺利到达自己想去的地方；在解决问题、分辨事物间的异同点方面严重损害，社会判断力受损；还可以出现失语、失用、失认等；此时可以有明显的精神行为异常、人格改变，可出现幻觉、错觉、妄想等，比如怀疑配偶出轨，怀疑子女偷盗自己的钱财和物品，甚至出现丧失羞辱感（比如随地排二便）的行为。此期患者的穿衣、个人卫生及个人事务都需要他人的帮助。

3. 重度 　此期患者上述症状加重，严重的记忆丧失，仅存片段的记忆，精神行为症状比较突出，判断力、认知能力完全丧失；不能独立进行室外活动，病重者不能被带到家庭以外的场所参加活动，丧失一切有意义的家庭活动；经常排二便失禁，个人自理方面依赖别人给予很大的帮助。查体可出现锥体系和锥体外系体征，如肌强直、动作缓慢、姿势和步态异常等。此期容易合并全身系统性疾病症状，常常因感染等并发症死亡。

【辅助检查】

（一）实验室检查

1. 常规实验室检查 　血、尿常规及生化检查均正常。

2. 基因检测 　有明确家族史的可以进行 *APP*、*PS*1、*PS*2 基因检测，有助于家族性 AD 的诊断，*AOPE*ε4 易感基因的检出有助于高危人群的提前预防。

3. 脑脊液常规检查 　无明显异常。脑脊液 Aβ42 浓度、Aβ42/Aβ40 比值、总的 Tau 蛋白浓度、磷酸化 Tau 蛋白浓度，或者三者组合可作为 AD 诊断的特异性生物标志物。

（二）影像学检查

影像学检查分为进展标志物和诊断标志物。

1. 进展标志物 包括头颅CT、头颅磁共振成像（magnetic resonance imaging，MRI）和正电子发射计算机断层扫描（positron emission tomography，PET）。其中头颅MRI能够很好地提供脑叶、脑室、脑沟等结构信息，成为最为常用的诊断AD的检查方法，海马、颞叶内嗅皮质是AD最早受累的位置。PET比头颅MRI更早出现脑葡萄糖代谢减低，但由于设备依赖及检查价格昂贵，未得到推广。

2. 诊断标志物 PET扫描技术可通过同位素示踪剂标记放射性核素，以三维成像形式高灵敏、高特异地反映体内组织的生理情况和病理改变。其中β淀粉样蛋白PET（如PIB-PET、AV45-PET）可见脑内Aβ沉积，Tau蛋白PET可见脑内异常Tau蛋白沉积。

（三）神经生理学检查

神经生理学检查是目前临床诊断AD的最常用的检查方法，可以评价认知各个领域损害的程度并可以与其他类型痴呆鉴别，但是量表检查具有一定的主观性，需要与客观性更强的影像学检查指标相结合进行判断。临床上常用的工具包括：简易的精神状况量表（Mini-mental examination，MMSE）、蒙特利尔认知测验（Montreal Cognitive Assessment，MoCA）、世界卫生组织–加利福尼亚听觉词语学习测试（WHO-UCLA Auditory Verbal Learning Test，WHO-UCLA AVLT）、波士顿命名测验（Boston Naming Test，BNT）、临床痴呆评定量表（Clinical Dementia Rating，CDR）、日常生活能力量表（Activity of Daily Living Scale，ADL）等。

【诊断要点】

临床AD诊断可依据1984年美国国立神经病语言障碍卒中研究所和阿尔茨海默病及相关疾病学会（the National Institute and Communicative Disorders and Stroke and the Alzheimer Diseases and Related Disorders Associations，NINCDS-ADRDA）或2011年版美国国立老化研究所和阿尔茨海默协会（National Institute of Aging-Alzheimer Association，NIA-AA）诊断标准进行诊断。诊断标准见表3-8-7。

表3-8-7 NIA-AA AD的诊断标准

Ⅰ. 很可能的AD痴呆
核心临床诊断标准：
1. 符合痴呆诊断标准
2. 隐匿起病，症状缓慢进展，长达数月乃至数年，并非发生于数小时和数天之内
3. 报告或观察到明确的认知功能恶化史；包括记忆、视空间、执行功能等方面的障碍
排除标准：
1. 伴发与认知障碍发生或恶化相关的脑血管病，或存在严重的白质病变
2. 具有路易体痴呆而非痴呆本身的核心特征
3. 具有行为变异性额颞叶痴呆的显著特征
4. 具有原发性进行性失语的显著特征
5. 有其他活动性神经疾病并发症，或非神经性并发症，或药物使用产生严重认知影响的证据

Ⅱ. 可能的AD痴呆
满足AD痴呆所有的核心临床诊断标准，但具有以下症状：
1. 伴发与认知障碍发生或恶化相关的脑血管病，或存在严重的白质病变
2. 有其他疾病引起的痴呆特征，或痴呆症状可用其他疾病或者原因解释

Ⅲ. 确诊的AD痴呆
满足很可能和可能AD痴呆的诊断标准，同时满足以下表现：
1. 具有组织病理学诊断的证据（脑活检或尸检、*AD诊断标志物阳性）
2. 具有遗传学诊断的证据（*APP*、*PS*1、*PS*2突变）

注：NIA-AA：美国国立老化研究所和阿尔茨海默协会；AD：阿尔茨海默病

* AD诊断标志物包括：β淀粉样蛋白PET、Tau蛋白PET、脑脊液β淀粉样蛋白或Tau蛋白

鉴别诊断：主要与其他类型的痴呆包括血管性痴呆、额颞叶痴呆、路易体痴呆等相鉴别。

【治疗要点】

1. 非药物治疗　包括认知康复、生活护理等。

2. 药物治疗　改善认知：胆碱酯酶抑制剂（cholinesterase inhibitors，ChEIs），包括多奈哌齐、卡巴拉汀等，是目前治疗轻、中度 AD 的一线药物；N- 甲基 -D- 天冬氨酸受体拮抗剂，盐酸美金刚可用于中重度 AD 的治疗。两类药物均存在剂量效应关系，但是给药时应遵循低剂量开始逐渐滴定的原则，防止出现不良反应。控制精神症状：临床上常用 5-HT 再摄取抑制剂和非典型的抗精神病药。

3. 支持治疗　重度患者自身生活能力丧失，常常合并营养不良、褥疮、感染等合并症，支持治疗和对症治疗尤为重要。

案例分析 3-8-5

1. 病历摘要

患者男，52 岁，记忆力减退、精神行为异常 2 年。患者 2 年前出现记忆力减退，表现为忘记刚刚做过的事情，如早饭吃的什么不记得，经常找不到自己放的东西，认为别人偷了，不认识以前的熟人、同事，甚至在熟悉的地方（如办公室）迷路，伴有精神行为异常，怀疑同事议论自己，妻子对自己不忠，性格容易暴躁，偶有攻击行为，症状进行性加重，目前不能完成日常工作。

神经系统查体：神志清晰，言语流利，记忆力、计算力、定向力、理解判断力粗测下降。双侧瞳孔正大等圆，直接及间接对光反射存在，双侧额纹对称，伸舌居中。四肢肌张力正常，四肢肌力 5 级，双侧深、浅感觉正常。双侧肱二头肌反射、肱三头肌反射、膝腱反射正常，双侧 Hoffmann 征（－）、Babinski 征（－）。双侧指鼻、跟 - 膝 - 胫试验稳准。脑膜刺激征（－）。

2. 思考题

（1）请根据目前病例资料提出定位、定性诊断。

（2）请简述为明确诊断需要补充的病史，问诊中需要重点关注的问题。

（3）请提出为明确诊断需要完善的辅助检查项目。

（4）请简述阿尔茨海默病的诊断标准。

案例分析 3-8-5 参考答案

（武力勇）

第六节　精神分裂症

精神分裂症是精神科常见的一种病因尚未完全阐明的精神障碍，常有感知觉、思维、情感和意志行为等多方面的异常表现，以及精神活动与环境的不协调，伴有不同程度的整体精神功能损害。一般无意识及智能障碍。多起病于青壮年，慢性、隐袭起病者多见，也有急性起病者，病程多迁延。

20 世纪瑞士精神病学家布鲁勒通过细致的临床观察，指出"4A"症状为本症的临床特点，分别是联想障碍（association disturbance）、情感淡漠（apathy）、意志缺乏（abulia）以及内向性（autism），并提出了"精神分裂"的概念，建议将本症命名为精神分裂症。

精神分裂症的发病情况存在很大的地域差异，各国以及同一国家的不同地区发病率都不尽相同。A. Jablensky（2000）在总结近百年来精神分裂症的流行病学一文中指出：精神分裂症的患病率为 1.4‰ ～ 4.6‰。就性别而言，1982 年，我国 12 个地区协作组调查资料中女性患病率高于男性，性别差异在 35 岁以上年龄组较明显，（女：男）比例为（1.60 : 1）。但是也有调查发现两性间发病率没有明显差异。

【病因和发病机制】

精神分裂症的病因和发病机制目前尚未完全阐明，该病被认为是一组多因素综合作用所致的障碍。

遗传因素：据估计精神分裂症的遗传度为 80% ～ 85%。20 世纪 80 年代以来有十余个精神分裂症家系调查结果均指出精神分裂症一级亲属中患本病的危险度明显高于对照组。

除遗传因素外，环境中的生物学因素也起到重要作用。赫尔辛基一项母孕期环境因素的调查研究发现，母孕期的母体病毒感染史阳性者，孩子成年后发生精神分裂症的危险度明显增高，推测病毒感染影响胎儿神经发育，可能与精神分裂症患者皮质神经细胞结构紊乱有关。也有研究发现母孕期及围生期的并发症对精神分裂症的发病也有一定影响。

神经生化及精神药理方面的研究提出多种神经递质的紊乱也参与了精神分裂症的发病。多巴功能亢进假说认为精神分裂症患者的边缘通路存在多巴能活动亢进。随着研究的进展，谷氨酸系统和 5- 羟色胺系统的紊乱在精神分裂症发病机制中也占据一席之地，有人因此提出多巴胺系统和谷氨酸系统功能不平衡的假说。

综上所述，大多数学者认为精神分裂症是遗传因素和社会心理因素相互作用的结果，其中遗传因素十分重要，虽然遗传模式未明。神经发育异常假说和中枢神经递质各系统间的紊乱和功能不平衡是其可能的发病机制。

【临床表现和临床分型】

精神分裂症的临床表现是一组涉及感知觉、思维、情感和意志行为的异常表现的综合征。症状复杂多样，疾病不同阶段或不同类型表现不一。但其具有的内在思维、情感和行为意向之间的不协调和脱离现实环境的特点是其本质。布鲁勒（Bleuler）提出本病重要的临床特点是人格的改变，其症状分为原发和继发。原发症状具有重要诊断价值，继发症状虽可见但不是本病的主要特征。施耐德（Schneider）将精神分裂症的特征性症状称为一级症状，见表 3-8-8。

表3-8-8　施耐德精神分裂症一级症状

症状名称	症状定义
评论性幻听	幻听评论或描述患者正在进行的思考或行为，也有命令性的幻听要求患者去做某事
第三人称幻听	患者听到两个或多个说话声是用第三人称在争辩患者的心理行为
思维化声（思维鸣响）	幻听内容是患者正在思考的内容，幻听与思维同步，或稍后于思维
思维被广播	患者感到其思维以某种令人可以直接感知的形式向四面八方扩散
思维被夺	患者感到思维过程中正在进行的思考突然被某种无形的力量夺走
思维插入	患者在思维过程中感到某些思考不是他自己的，而是某种外力强行插入的
被动意志，被动行为，被动情感，躯体被动体验	患者认为自己的精神活动（知情意）受到某种外力，或仪器设备，或一种意念的影响与控制，自身无法抗拒，被动地执行
妄想知觉	患者存在一个真实的知觉体验，几乎同时便产生了一个妄想，此时的妄想和知觉体验没有内容上的联系，但妄想是在该知觉发生时出现的，知觉似乎给了患者某种特殊的启示

这些症状在非器质性患者身上出现高度提示精神分裂症的诊断。当然这些症状并非精神分裂症患者独有，情感障碍患者或器质性精神障碍患者也可以有上述症状。20%的慢性精神分裂症患者没有上述症状。

临床上经常将精神分裂症的症状概括为阳性症状、阴性症状和认知症状三组症状。阳性症状群包括妄想、幻觉和思维联想障碍。妄想常见的内容为被害妄想（例如：认为自己被他人加害）和关系妄想（例如：认为自己被人议论，认为别人咳嗽是针对自己）。其他内容的妄想也可见到。妄想内容可以是荒诞离奇的（例如：认为自己是玉皇大帝的儿子）或者不荒诞的。幻觉通常是听幻觉，内脏性幻觉、视幻觉、嗅幻觉和触幻觉也可见到。幻听可以是声音也可以是其他噪声（例如：关门声、狗叫声等）。声音可以是两个人对话，也可以是多个人讨论，或者给出指令（例如：让患者下车）。常见的思维联想障碍如思维松弛（严重时为破裂性思维），以及语词新作。

阴性症状群包括患者思维贫乏、少语、情感淡漠、意向减退、动作迟缓和社会退缩。认知症状群包括注意力缺陷、执行功能缺陷、工作记忆和长程记忆受损。阴性症状和认知症状在慢性病程患者身上更为显著，导致其不良的功能结局。自知力不完整存在于大多数患者。

【诊断与鉴别诊断】

（一）诊断

诊断基于临床的评估。向知情人收集病史资料，对患者完善精神检查，获得症状学资料，辅助实验室检查以除外其他原因引起的精神障碍。

目前DSM-Ⅳ（美国精神障碍诊断和统计手册第4版）和ICD-10（世界卫生组织制定的国际精神障碍诊断标准与分类方案第10版）均为目前临床上广泛使用的具有良好可靠性的诊断操作标准。DSM-Ⅳ诊断病程要求症状存在不少于6个月并且伴有社会或工作能力受损。ICD-10病程要求相对宽松，需要症状存在至少1个月。

（二）鉴别诊断

1. 使用精神活性物质所致的精神和行为障碍　临床常见的精神活性物质所致精神症状的情况有酒精的使用，大麻类物质也可出现，还有某些药物，如化疗药物或抗生素，都有可能出现幻觉或妄想等症状。

2. 抑郁发作　精神分裂症的阴性症状和认知症状容易与抑郁症状混淆。精神分裂症患者可以表现为少语少动、不与人交往、注意力不集中等。但是两者之间是有本质区别的。精神分裂症患者的少言不语是思维活动的贫乏，大脑词句容量的缺如；情感活动是迟钝、淡漠，或者不协调；意志减退，行为减少，缺乏社会性意向。而抑郁症患者的少言不语背后是思维活动的缓慢、费力、欲说不能的状态；意志行为减少、缓慢、迟滞，不想活动，并且自己有缺乏精力的体验。

3. 躁狂发作　青春型精神分裂症，起病急，片段的幻觉，离奇思维，突出的言语运动性兴奋，情感不稳定，可能与躁狂状态的患者表现有类似。鉴别要点是躁狂患者为音联意联，语量增多，有一定可理解性和现实性，具有夸大色彩。精神分裂症患者言语凌乱，破碎，难以理解。躁狂患者情感高涨，活跃，有感染性，情感反应与思维内容相一致，与周围环境协调配合。精神分裂症患者情感喜怒无常，表情做作，没有感染性，情感反应与思维内容和周围环境不协调。

4. 偏执性精神障碍　需要和精神分裂症偏执型进行鉴别。偏执性精神障碍是一组疾病的总称，共同特点是以系统的妄想为主要临床表现，但缺乏精神分裂症的特征性症状。妄想具有一定现实基础，患者的行为和情感反应与妄想内容相一致。一般不存在思维逻辑障碍，缺乏幻觉，认知功能受损不明显。这类患者多具有敏感多疑、固执、自我为中心等不良个性特点。精神分裂症偏执型首先需满足精神分裂症的基本诊断标准，临床以显著幻觉和特征性妄想为突出

知识拓展：世界卫生组织制定的国际精神障碍诊断标准与分类方案（第10版）

知识拓展：美国精神障碍诊断和统计手册（第4版）

表现，妄想内容多荒谬离奇，缺乏现实基础，难以理解，伴有思维逻辑障碍。病程进展迁延，精神功能逐渐衰退，并有显著认知功能受损症状。

【治疗】

精神分裂症的治疗中，抗精神病药物起着重要作用。心理治疗及心理社会康复对于提高患者生活质量亦十分重要。在精神分裂症急性发病期，以药物治疗为主，待患者进入疾病慢性阶段，在稳定的药物治疗基础上，心理干预和教育等康复措施对于预防疾病复发，提高患者社会适应能力愈发重要。

抗精神病药物可有效控制精神分裂症的精神症状并预防复发。不同种类的抗精神病药物治疗机制各有不同，不良反应也各有侧重。

常见的典型抗精神病药物有：氯丙嗪、三氟拉嗪、氟哌噻吨、氟哌啶醇、舒必利。常见的非典型抗精神病药物有：氯氮平、利培酮、奥氮平、喹硫平、阿立哌唑、齐拉西酮、氨磺必利等。

常见不良反应包括类帕金森综合征，肌张力障碍，迟发性运动障碍，静坐不能，体重增加和过度镇静。非典型抗精神病药物对改善阴性症状和认知功能较之传统抗精神病药物可能更佳，并具有更少的锥体外系不良反应发生率。但容易出现其他不良反应，如体重增加、对糖脂代谢的损害等。使用方式以口服药物为主，也可短期肌内注射或长效针剂定期注射。抗胆碱药物对缓解锥体外系不良反应是有效的。小剂量 β 受体阻滞剂可以缓解静坐不能。对于激惹性高的患者可以使用短效苯二氮䓬类药物。无抽搐电休克治疗也是可选择的治疗方式，可以快速控制症状，对服药治疗有难度，或紧张型精神分裂症或激越兴奋的患者可以考虑选用该治疗。

急性发作期的治疗目标是通过系统的、充分的抗精神病药物治疗，力求达到精神症状尽可能的缓解。治疗原则首选单一用药和个体化用药。疗程一般在 8～10 周。在急性期症状得到有效控制后，需继续使用抗精神病药物治疗剂量进行巩固治疗。为减少复发风险，患者需要药物维持治疗较长时间。

心理社会干预对于慢性患者必不可少。包括支持性的心理咨询，对于残留症状的认知行为治疗，社会技能训练，疾病和预防复发的宣教，对患者照料者进行教育和提供帮助等。精神障碍康复作为重要的治疗手段有了很大的发展，个案管理已在临床实践中逐渐普及，帮助患者恢复社会功能，促进其重返社会。

【预后】

有利于预后的一些非治疗因素包括急性起病，发病年龄晚，女性，有明显诱因，病前人格无明显偏离正常，病前社交与适应能力良好，阳性症状为主或伴有明显情感症状，病程为间断性发作，家族遗传史阴性等。不良的预后因素包括隐匿起病，精神病家族史阳性，男性，分裂样人格特点，病前适应性差，阴性症状突出，病程迁延，共病物质滥用等。

20 世纪 50 年代以来，随着抗精神病药物的广泛应用，精神分裂症的临床缓解率有了明显提高。非典型抗精神病药物的问世，提高了患者对药物使用的依从性，减少了病情的复发，改善了患者的预后。首次发作的患者，经过规范和系统治疗，75% 可达临床治愈，但因复发风险较高，坚持长程治疗非常重要。早期干预包括早期识别，监测易感人群，减少未被治疗病程的时长，减少社会功能损害等，都是有利于预后的治疗性因素。

案例分析 3-8-6

1. 病历摘要

患者女性，38 岁，已婚，公司职员，大专文化。主诉：缓起孤僻少语 1 年余，自语自笑，言行异常 3 个月。现病史：近 1 年以来，无明显诱因，患者逐渐变得懒言少语，不愿出门，与家人疏远，工作不能胜任，最近拒绝去单位上班。近 3 个月来，家人发现患者经常无故自笑，有时自语，内容听不清。言语内容有时难以理解，如认为家中被人监视，看电视认为电视内容暗示自己和家人有危险。经常不吃饭，吃饭时也显得小心翼翼。常白天拉着窗帘独自在房间不出屋。近 1 周夜间睡眠不好，自语频繁，有时情绪激动，骂人。经家人骗说来我院就诊。自发病以来，否认发热史，二便尚可。家族史：患者姑姑在当地精神病院曾诊断精神疾病，具体不详。既往史：否认心脏病、高血压、糖尿病等重大脏器疾病史。否认颅脑外伤史。个人史：独生女。已婚，育有一子，夫妻关系尚可。病前性格偏内向，比较小心眼，敏感多疑。月经规律。患者无烟酒嗜好。无精神活性物质使用史。体格检查：患者体态微胖，血压 125/70 mmHg。躯体及神经系统检查未见明显异常。精神检查：神志清楚，接触被动，患者不愿在诊室就坐，多位家人陪伴、安慰、劝说后坐下。定向力完整，目光显警惕，不愿与医生交流，认为没有必要。经医生反复安慰和保证，患者勉强对答，诉自己很不安全，一路过来有车跟着自己，自己的家人也在危险中。查及言语性幻听，患者诉能听到很多人在说话，有时清楚有时不清楚，男女声音都有，有议论自己的，自己想什么声音都说出去了。电视里说大风预警，就是告诉自己明天不要出门有危险。认为饭有异味不能吃。患者称声音影响自己休息，有时心烦，对被害之事患者称不知道为什么，自己没得罪谁，称害怕也没有用。否认持久心情不好。不承认有病，但劝说下愿意服药调节睡眠。

2. 思考题

（1）患者精神检查中查及哪些明确存在的症状？

（2）考虑何种诊断？

（3）需要与哪些疾病鉴别？

案例分析 3-8-6 参考答案

（董问天）

第七节 焦虑障碍

焦虑是一种提心吊胆、恐惧、不安的不适感觉，这是人类面对威胁和心理应激时的正常反应，每个人都有这种经历。焦虑障碍（anxiety disorder）是一组以病理性焦虑为主要临床特征的精神障碍。病理性焦虑（pathological anxiety）指持续地、无充分现实依据地感到紧张不安，甚至大难临头。其临床特点包括：①焦虑情绪的产生无现实依据，或与现实威胁明显不相称；②持久存在，不随客观问题的解决而改善；③伴随强烈的自主神经系统症状，如心悸气短、胸闷、口干、出汗、肌紧张性震颤、颤抖或颜面潮红、苍白等；④导致明显的精神痛苦和自我效能下降；⑤灾难化的预感。

焦虑障碍是人群中最常见的精神障碍之一。世界卫生组织（WHO）2004 年发布的数据显示，焦虑障碍的终身患病率为 13.6%～28.8%，年患病率为 5.6%～19.3%。2019 年我国学者的研究显示，中国各类主要精神障碍中，焦虑障碍患病率最高，成人任何一种焦虑障碍的终生患病率为 7.6%。多项调查发现，东方及发展中国家焦虑障碍的总体患病率低于西方国家。

一、惊恐障碍

惊恐障碍（panic disorder，PD）又称急性焦虑障碍，以突然发作的、强烈的焦虑发作为主要临床特点，一次发作时间不等，从几分钟到几小时，可自行缓解，但反复发作。惊恐障碍是一种慢性复发性疾病，常显著影响社会功能。女性发病率是男性的 2～3 倍。

【病因和发病机制】

惊恐障碍的病因及发病机制目前尚不明确。目前的研究涉及遗传因素、神经生物学因素、神经影像学因素、心理社会因素等方面。

遗传因素方面，根据目前的家系及双生子研究，推测惊恐障碍的遗传度为 40% 左右。

神经生物学因素方面，目前有多个假说，主要有：① CO_2 超敏学说：给惊恐障碍患者吸入 5% 的 CO_2 可诱发惊恐发作，而健康人没有该反应。如果刺激脑干 CO_2 感受器，患者会出现过度通气和惊恐发作。因此认为惊恐障碍患者可能存在脑干 CO_2 感受器超敏。②γ- 氨基丁酸（γ-GABA）系统异常学说：苯二氮䓬类（BZD）药物可以迅速控制惊恐发作，这与其能和 BZD-GABA$_A$ 受体复合物结合，进而抑制神经兴奋传导有关。PET 研究发现惊恐障碍患者在额叶、颞叶、顶叶、海马、海马旁回等脑区 BZD 受体结合力变化。因此认为惊恐障碍与 γ-GABA 系统异常有关。③ NE 与 5-HT 系统：蓝斑是 NE 能中枢，电刺激该位置可引发实验动物的惊恐反应。SSRIs 有效治疗的患者，其 NE 功能紊乱可恢复，因此认为惊恐障碍发病与以上两种递质相关，具体机制仍需进一步研究。

不同的心理学流派对惊恐障碍有不同的解释。如精神分析认为惊恐发作是个体害怕潜意识活动影响现实生活，行为主义理论认为惊恐障碍与创伤性事件相关。这些理论均尚需进一步科学验证。

【临床表现】

1. 惊恐发作 突如其来的紧张、害怕、恐惧感，伴有濒死感、失控感、大难临头感。惊恐发作时常伴有强烈的心脏和自主神经系统症状，如胸闷、心慌、呼吸困难、喉头堵塞、出汗、全身发抖等。发作可自行缓解，后一切如常，不久又可突然复发。

2. 预期焦虑 60% 的患者会对再次发作有持续的焦虑和关注，害怕发作产生不幸后果。

3. 回避行为 因焦虑、担心再次发作，部分患者可能出现回避行为，回避与发作相关的场景，如回避学习场所、回避公共交通工具等。

【诊断与鉴别诊断】

诊断要点：①以惊恐发作为主要临床症状，并伴有相关自主神经症状；②在至少一次惊恐发作后 1 个月内存在：持续担心再次发作、担心发作的后果、可能的不良反应、回避等与发作相关的行为改变；③排除其他临床问题，如物质使用和躯体疾病导致的惊恐发作。

鉴别诊断：①心血管疾病；②其他躯体疾病导致的惊恐发作；③药物使用或精神活性物质滥用或戒断；④其他精神障碍：社交焦虑障碍和特定的恐惧障碍均可出现惊恐发作，此时不诊断惊恐障碍。如惊恐障碍继发于抑郁障碍，不应把惊恐障碍作为主要诊断。

【治疗】

治疗目标为减少或消除惊恐发作，改善预期焦虑和回避行为，提高生活质量和社会功能。治疗前应向患者说明惊恐障碍是生理与心理共同作用的结果，药物治疗、心理治疗均是有效的。

1. 药物治疗 苯二氮䓬类抗焦虑药起效快，可在急性期快速控制焦虑发作，应注意的是此类药物长期使用有成瘾风险，急性期症状控制后应注意逐渐减量或减停。

SSRIs 类和 SNRIs 类抗抑郁药治疗惊恐障碍有效，无依赖性，长期服用可降低惊恐障碍复发率，是目前惊恐障碍常用的治疗药物，尤其是患者与抑郁障碍、广泛性焦虑障碍等共病时。

三环类抗抑郁药氯米帕明治疗惊恐障碍有效，但其药物不良反应较多，使用不当有中毒风险，限制了此类药物的使用。

临床上患者经过 8～12 周急性期治疗，可转入巩固、维持期治疗，时间 1 年。如病程长、反复发作、治疗效果不理想、伴有抑郁或其他焦虑障碍等，持续治疗时间常为数年。

2. 心理治疗　认知行为治疗是目前循证证据最多的惊恐障碍心理治疗方法。通常分为三步：第一步疾病教育，使患者了解惊恐障碍发作相关情况；第二步为内感受性暴露，患者通过有计划地暴露于自己的害怕感觉或害怕情境，使患者注意这些感受，从而耐受并控制这些感受，不再出现惊恐发作；第三步认知重构，重构患者的负性自动化思维。

二、广泛性焦虑障碍

【病因和发病机制】

1. 遗传因素　双生子研究表明，广泛性焦虑障碍存在中等程度的遗传风险，估计为 15%～20% 之间。

2. 神经生物学因素　主要涉及以下神经生化系统：①γ- 氨基丁酸（γ-GABA）系统：PET 研究发现广泛性焦虑患者左颞极 GABA 受体结合率降低，患者外周血细胞 GABA 受体密度下降。② NE 与 5-HT 系统：SSRIs 类和 SNRIs 类药物治疗广泛性焦虑有效。研究显示调控 5-HT 受体基因，会引起小鼠焦虑样行为变化。应激诱导的 NE 释放可促进模型动物的焦虑样行为。

3. 心理学病因学说　精神分析理论认为焦虑是一种生理的紧张状态，起源于未获得解决的无意识冲突，自我不能运用有效的防御机制，便会导致病理性焦虑。认知理论则认为焦虑是面临危险时的一种反应，信息加工的持久歪曲导致对危险的误解和焦虑体验，病理性焦虑则与对威胁的选择性信息加工有关。

【临床表现】

1. 精神性焦虑　过度担心是精神焦虑的核心症状，表现为经常担心未来可能发生的、难以预料的某种危险或不幸，不能明确意识到担心的对象。警觉性增高、注意力难以集中、入睡困难、易醒、易激惹也常见于广泛性焦虑障碍（GAD）患者。

2. 躯体性焦虑　运动性不安可表现为搓手顿足、不能静坐、无目的小动作多。肌肉紧张表现为主观上的一组或多组肌肉不舒服的紧张感。

3. 自主神经功能紊乱　表现为心动过速、胸闷气短、头晕头痛、皮肤出汗、吞咽梗阻感、恶心、腹痛、便秘、尿频等。有的患者可出现早泄、勃起功能障碍、月经紊乱、性欲缺乏等症状。

4. 其他症状　GAD 患者常合并疲劳、抑郁、强迫、恐惧、惊恐发作、人格解体等症状体验，但这些不是疾病的主要临床表现。

【诊断与鉴别诊断】

1. 诊断　按照 ICD10 诊断系统，一次发作中，患者必须在至少数周内的大多数时间存在焦虑的原发症状，症状包含以下要素：①恐慌（为将来的不幸烦恼，感到"忐忑不安"，注意困难等）；②运动性紧张（坐卧不宁、紧张性头痛、颤抖、无法放松）；③植物神经活动亢进（头重脚轻、出汗、心动过速或呼吸急促、上腹不适、头晕、口干等）。

儿童突出的表现可能是经常需要抚慰和一再出现躯体主诉。

如要确定广泛性焦虑障碍诊断，要求患病时间持续 6 个月以上。

2. 鉴别诊断

（1）抑郁障碍：GAD 与抑郁障碍有许多症状重叠，但两者在生物学方面有区别，如食欲的降低与增加，失眠与睡眠过多，动作迟滞与坐立不安等。根据抑郁症状的严重性、出现的顺序、绝望和自杀等症状有助诊断。

（2）其他焦虑障碍：焦虑障碍各有特征。广泛性焦虑障碍特点是持续、波动、泛化的担心紧张，其担心对象不明确、不固定。恐怖性焦虑障碍的担忧对象较明确。惊恐障碍存在特征性的惊恐发作，特点是反复出现的、突然发作的、不可预测的、强烈的紧张焦虑体验，常伴濒死感或失控感。

（3）其他鉴别：精神分裂症、痴呆、酒精和其他精神活性物质戒断、躯体疾病引起的焦虑等。

【治疗】

1. 药物治疗 治疗 GAD 的主要药物有苯二氮䓬类抗焦虑药、$5-HT_{1A}$ 受体部分激动剂、具有抗焦虑作用的抗抑郁药及其他药物。临床上，SSRIs、SNRIs 类药物的不良反应较轻，常被推荐为治疗 GAD 的一线药物。美国 FDA 批准的治疗 GAD 的抗抑郁药物有：帕罗西汀、艾司西酞普兰、文拉法辛、度洛西汀。我国 NMPA 批准治疗 GAD 的抗抑郁药物有：文拉法辛、度洛西汀。

2. 心理治疗 认知行为疗法在多个国际指南中推荐为广泛性焦虑障碍的一线治疗，方法是通过改变个人非适应性的思维和行为模式来改善心理问题。对于儿童青少年广泛性患者，有证据提示，家庭治疗效果较单独对患者进行认知行为治疗更好。此外，根据不同患者需要，可选择心理动力学疗法（解决潜在冲突）、正念疗法（鼓励关注当下、接纳及超越症状的核心价值观）、放松疗法（教导达到放松状态）等不同治疗方法。对于轻症患者通过自我放松技术和体育锻炼也可以减轻焦虑。

案例分析 3-8-7

1. 病历摘要

患者李某，男，45 岁，和往常一样晚上 10 点准备上床入睡，突然感到莫名的恐惧，伴有气喘、出汗、颤抖、憋气、手抖及心悸。自己数脉搏为每分钟 120 次。他意识到"我快要死了"。赶紧向妻子呼救，要求立刻打"120"到急诊室。妻子却相对淡定，这是本月第三次出现这样的情况了。这半年来至少有 10 次发作。大约 30 分钟后到达急诊室，此时患者感到已经好一些，急诊医生为其做了心电图，显示为窦性心动过速，心率 105 次 / 分，测量了血压，也在正常范围。医生安慰了几句，几分钟后患者自觉恢复了。次日他感到没有精神，乏力。他时刻担心自己再次出现那种恐怖的情况。

患者在公司的工作能力是受到认可的，平时与同事交往也很好。只是稍稍有些追求完美，平时很注重安全，对认为有冒险的活动，例如坐过山车等，基本不参与。

与大夫交谈中，李某表现知识广博、态度和蔼。他谈及不愉快的事情时坦率和详尽。李某提到如果饮用了 7 ~ 8 杯啤酒后，更容易出现发作，近 1 个月没有饮酒，出现的频率比以前少了一些。大夫没有发现患者有自杀倾向，也没有发现患者有幻觉妄想等症状。

大夫建议患者戒酒。服用帕罗西汀 20 mg qd。2 个月后患者发作进一步减少，在第 3 个月的随访时，患者当月没有出现发作。

2. 思考题

（1）该患者的诊断及诊断依据是什么？

（2）进一步的治疗措施有哪些？

案例分析 3-8-7 参考答案

（董问天）

第八节　心境障碍

心境障碍，又称情感障碍，是一组由各种原因引起的、以显著而持久的心境或情感改变及认知功能损害为主要特征的精神障碍，病因学尚未明确。主要包括抑郁症、双相障碍、心境恶劣及环性心境障碍等。其中，抑郁症是指一种以心境低落为主要特征的综合征，抑郁症和双相障碍都具有"患病率高、复发率高、高致残率、知晓率低和治疗率低"的特点，对社会造成了严重的负担。

公元前就已经出现了对抑郁症的描述和记载，Hippocrates 使用忧郁症（melancholia）一词描述此类症状，并认为抑郁症是由于"黑胆汁"及"黏液"淤积影响脑功能所致，这一名称沿用多年。到 12 世纪，犹太医生 Moses Maimonides 认为"忧郁症"是一种独立疾病。直到 19 世纪中叶以后，抑郁症的科学研究才逐渐展开。法国精神病学家描述了一些深度抑郁陷入木僵状态的病例，即经典的"抑郁性木僵"。几乎是同时，Falret 和 Baillarger 将在同一患者身上交替出现的躁狂症和抑郁症命名为循环型精神病。1896 年，Kraepelin 首先将抑郁症和躁狂症归于同一种疾病，称为躁郁症。随后，Leonhard 于 1959 年提出了单双相情感性精神病的概念，并在 1962 年将单相分离开来，后经许多学者研究并发展，构成当今心境障碍分类和诊断的基础。

2017 年 WHO 公布的数据表明，全球有超过 3 亿人患有抑郁症，6000 万双相情感障碍患者，从 2005 年至 2015 年，抑郁症患者增加了 18% 以上。2013 ～ 2015 年全国代表性的中国精神卫生调查数据显示（2019 年），我国心境障碍的终生加权患病率高达 7.4%，其中，抑郁症是最常见的心境障碍，终生加权患病率为 3.4%，其次为抑郁障碍未特定 3.2%。抑郁症患病率女性高于男性一倍以上。此外，抑郁症高发于低收入、物质依赖、教育水平低、性格内向的群体。

【病因和发病机制】

心境障碍目前病因未明，现有的研究发现可能的发病机制涉及遗传、神经生化、神经内分泌、神经发育及社会心理因素各个方面。目前的研究还远未阐明其具体机制。

遗传因素是被公认的病因学因素，国内外心境障碍的家系调查结果比较一致。有资料显示，遗传因素对双相心境障碍抑郁期的影响占 62% ～ 80%，先证者的直系亲属的患病风险高达 10%。双生子调查发现同卵双生子间重性抑郁症同病率为 50%，而异卵双生子间重性抑郁症同病率为 1.0% ～ 2.5%。遗传学影响的作用方式则十分复杂，谷氨酸受体离子化受体基因、5- 羟色胺多巴胺受体基因可能是心境障碍发病的风险基因。

社会心理因素对心境障碍也有着重要影响，在心境障碍发病前常常会存在应激性生活事件。生活、工作以及社会和人际关系等事件会造成人体应激反应，进而表现出焦虑、抑郁以及愤怒等情绪问题。国内研究结果显示性格内向、高学历、离异等是心境障碍的危险因素，但是同一生活事件在不同性别、年龄、文化背景，及至同一个体的不同时期可能具有不同意义。现有研究表明遗传因素对双相障碍影响较大，而环境因素对抑郁症的发病更重要。

生物化学研究发现，心境障碍患者存在生物胺水平或生物胺神经通路功能和结构的异常，而去甲肾上腺素和 5- 羟色胺被认为与情感障碍的发生关系最密切。美国研究发现，5- 羟色胺功能异常与情绪低落以及自杀行为等存在关联，而在 5- 羟色胺功能低下的基础上，去甲肾上腺素功能低下出现抑郁，亢进则表现为躁狂。

神经内分泌紊乱是另一原因，下丘脑 - 垂体 - 肾上腺轴功能改变、血清胆固醇水平降低、雌激素和其他生殖激素水平下降，这些因素都与抑郁症的发生发展有关。生物钟紊乱常会造成各种生理生化指标以及内分泌系统的节律发生异常，所以，生物钟紊乱也是抑郁症的潜在病因之一。

神经发育学说认为早期环境因素能够干扰神经系统的正常发育，导致神经元增殖与分化异常，突触异常联系。国内研究发现寒冷季节出生的人其大脑相对较易受不良环境因素影响，如果机体代偿能力不足，很容易出现心境障碍等神经精神系统疾病。

【临床表现】

（一）抑郁发作

抑郁发作（depressive episode），概括为情绪低落、兴趣或愉快感下降、易疲劳。发作应至少持续 2 周，并且不同程度地损害患者社会功能，或给本人造成痛苦或不良后果。有以下临床表现：

1. 心境低落　显著而持久的情感低落、抑郁悲观、自我评价低，伴有自责或自罪。有的患者表现为自信心下降，与病前相比认为自己不如别人、不如从前；有的患者表现为自责，认为以前的错误严重，愧对他人，甚至无意的错误也完全无法接受，认为是滔天大罪，应当受到法律的严惩，这种表现即为自罪妄想；有的患者会出现无助感，感觉未来毫无希望，认为目前的处境无法改变，没有人能够帮助自己。严重时，患者会产生自杀的想法，甚至付诸行动，所以预防自杀是治疗抑郁症患者的重要内容。

2. 躯体症状　回避强度大的脑力或者体力运动，感到乏力、疲劳，精力、体力均明显下降；食欲下降，体重减轻，患者自述没有食欲，吃饭只是任务；睡眠质量下降，易惊醒及早醒，并且再次入睡困难；性欲下降。除此之外，常见的还有心悸、胸闷、消化功能下降、头晕、头痛。部分患者以这些躯体的不适为主诉，多次就医，但是临床检查正常，或者躯体上的问题也与临床表现不符，临床上称之为"隐匿性抑郁"（非标准诊断术语），有很好的教学和提示意义，对反复到医院就医、无明确器质性原因的患者，要注意询问情绪状态。

3. 意志活动减少　兴趣下降，缺乏动力，对以前感兴趣的事情不再愿意做，也体会不到愉快，例如以前爱看电视、爱看书、喜欢打球，现在对这些项目毫无兴趣。懒惰，社交、生活自理能力差。

4. 认知功能损害　表现为注意力不集中，记忆力减退，以及学习和工作能力下降。部分患者表现为思维迟缓，反应迟钝，如难以理解他人正常语速的句子。

5. 其他精神症状　常见的是焦虑症状，莫名的紧张担心，伴有自主神经症状，如坐卧不安等。还会出现烦躁的情绪，有时易激惹。

（二）躁狂发作

1. 情绪高涨　常有显著的自我感觉良好，并感觉精力充沛，关注点太多，注意力不集中。不停追求新鲜事物，所以许多事情容易出现虎头蛇尾的情况。

2. 易激惹　容易急躁，当别人不理解、不配合时，会找到别人的缺点进行攻击，表现为好发脾气。这点也是与心情愉快的鉴别点，愉快时更容易表现出理解和宽容。

3. 活动增多　躁狂的患者有活动增加的表现，并且言语表达急促，内容转换快，有时让人难以理解。睡眠需求减少，严重时睡眠三个小时，就感到精神抖擞。

4. 冒险行为增多　倾向于冒险行为，例如投资。还表现有行为轻率，平时花钱有节制的人，会冲动购物，购买大量非必需物品。

5. 夸大和夸大妄想　夸大自己才能、资产、容貌，认为自身容貌出众、出身高贵、才华横溢等。严重时会出现夸大妄想，认为自己有超凡的能力，持续时间短。

【诊断与鉴别诊断】

（一）诊断

双相障碍的诊断主要应根据病史、临床症状、病程及体格检查和实验室检查，典型病例诊断一般不困难。密切的临床观察，把握疾病横断面的主要症状及纵向病程的特点，进行科学的分析是临床诊断的可靠基础。为了提高诊断的一致性，国内外都制定了诊断标准供参照，如ICD-11、DSM-5。

按照ICD-10诊断系统，如果患者既有躁狂发作，也曾经有过抑郁发作，诊断为双相情感障碍；如果只有抑郁发作，诊断抑郁障碍；如果患者多次发作之后，出现了躁狂发作，更改为双相障碍。由于仅有躁狂发作的患者很罕见，故将两次躁狂发作的患者诊断双相障碍。

（二）鉴别诊断

1. 器质性心境障碍　脑器质性疾病、躯体疾病、某些药物和精神活性物质等引起的继发性心境障碍。与原发性心境障碍的鉴别要点：①前者有明确的器质性疾病、某些药物或精神活性物质使用史，体格检查有阳性体征，实验室检查有相应指标改变；②前者可出现意识障碍、遗忘综合征及智能障碍，后者除谵妄性躁狂发作外，无意识障碍、记忆障碍及智能障碍；③前者的症状随原发疾病病情的消长而波动，原发疾病好转，或在有关药物停用后，情感症状相应好转或消失；④前者既往无心境障碍的发作史，而后者可有类似的发作史。

2. 精神分裂症　伴有不协调精神运动性兴奋或精神病症状的急性躁狂发作需与青春型精神分裂症鉴别。其鉴别要点为：①双相障碍患者的思维、情感和意志行为等精神活动多是与自己的内心体验相协调的，而精神分裂症患者精神活动与自己的内心体验是不协调的；②二者病程特点不一样，双相障碍是发作性病程，间歇期基本正常；精神分裂症多数为持续进展病程，缓解期常有残留精神症状或人格改变。

3. 其他　重性抑郁障碍、注意缺陷障碍与多动障碍、分裂情感障碍、人格障碍及应激相关障碍也应与本病进行鉴别，鉴别要点仍应紧扣本病临床特征。

【治疗】

（一）双相障碍治疗方法

1. 药物治疗　双相障碍治疗以心境稳定剂为主，目前公认的心境稳定剂主要包括锂盐（碳酸锂）和丙戊酸盐、卡马西平。临床证据显示，抗癫痫药（如拉莫三嗪、加巴喷丁）、第二代抗精神病药物（如喹硫平、奥氮平）也具有一定的心境稳定作用。临床上通常采用药物联合治疗以增加疗效、提高临床治愈率，即在急性期采用第二代抗精神病药物联合锂盐或丙戊酸盐治疗较单一使用心境稳定剂治疗的疗效更好。对于双相障碍患者抑郁相时，使用抗抑郁药一定慎重。

（1）锂盐：锂盐是治疗躁狂发作的首选药物，临床上常用碳酸锂，既可用于躁狂的急性发作，也可用于缓解期的维持治疗。急性躁狂发作时碳酸锂的治疗剂量一般为$1000 \sim 2000$ mg/d，维持治疗剂量为$500 \sim 750$ mg/d。急性治疗期血锂浓度应维持在$0.6 \sim 1.2$ mmol/L，维持治疗期为$0.4 \sim 0.8$ mmol/L。老年及体弱者、与抗精神病药合用时剂量应适当减小。

锂盐治疗剂量与中毒剂量较接近，为防止中毒，血锂浓度不宜超过1.4 mmol/L。在治疗中除密切观察病情变化和治疗反应外，应监测血锂浓度，并根据病情、治疗反应和血锂浓度调整剂量。老年患者血锂浓度不宜超过1.0 mmol/L。

锂盐的不良反应主要有：恶心、呕吐、多尿、多饮、手抖、乏力、心电图的改变等。锂盐中毒则可有意识障碍、共济失调、高热、昏迷、反射亢进、心律失常、血压下降、少尿或无尿等，出现上述症状，必须立即停药，并及时抢救。

（2）丙戊酸盐：效果与碳酸锂相近，起效时间较快。

（3）抗精神病药物：对严重兴奋、激惹、攻击或伴有精神病性症状的急性躁狂患者，以及伴有精神病性症状的急性躁狂患者需要较长时间连用抗精神病药物。第二代抗精神病药物喹硫平、奥氮平等均能有效控制躁狂发作，疗效较好。

（4）苯二氮䓬药物：可以作为躁狂发作治疗早期的辅助用药，能够迅速起效，减少患者的过度活动，恢复睡眠。

2. 物理治疗　改良电抽搐治疗（modified electroconvulsive therapy，MECT）已被广泛用于治疗双相障碍，总有效率 80% 左右，很多患者对药物水柴草效果差，而采用 MECT 治疗有效。

（二）抑郁障碍治疗方法

1. 药物治疗

（1）三环类药物治疗：代表药物有阿米替林、氯米帕明等。此类药物同时作用于 5-HT 受体、胆碱受体等，患者容易出现口干、视物模糊、便秘等副作用。

（2）选择性 5-HT 再摄取抑制剂（selective 5-HT reuptake inhibitors，SSRIs）：代表药物有氟西汀、帕罗西汀、舍曲林、氟伏沙明、西酞普兰等。效果与三环类药物相似，较三环类药物容易出现耐受。

（3）选择性去甲肾上腺素重摄取抑制剂（selective noradrenalin reuptake inhibitor，NaRI）：代表药物有苯氟沙酮和瑞波西汀，疗效与三环类抗抑郁药物和 SSRI 相同。

（4）去甲肾上腺素和选择性 5-HT 再摄取抑制剂（noradrenalin and selective 5-HT reuptake inhibitors，NaSSA）：代表药物米氮平。

（5）5-HT、NE 再摄取抑制剂：代表药物有文拉法辛。

2. 物理治疗　MECT 对于迟滞的患者、伴有严重自杀观念的抑郁患者均为快速有效的治疗手段。

3. 心理治疗　抑郁患者一般都需要心理治疗。可以保障悲观的患者配合特殊的治疗，还可以减轻患者症状。可以使用支持性心理治疗、认知治疗。

对于抑郁发作时的自杀倾向要引起关注，降低自杀风险。缺乏经验的医生不敢问患者自杀的问题，担心会暗示患者，这种担心是没有依据的。如果我们不询问，反而会忽略一个非常危险的问题。双相障碍和抑郁均有复发风险，坚持长程治疗非常重要。早期症状识别、监测易感人群，做到早发现、早治疗，减少患者社会功能损害，对于抑郁发作时的自杀倾向要引起关注，以降低自杀风险。

案例分析 3-8-8

1. 病历摘要

患者李某，女，35 岁，未婚。患者读大学二年级时，感到自己学习很吃力，上课很难集中注意力，身体疲乏，不愿说话，甚至觉得自己是个废人，食欲很差，为此到医院检查，抽血检测甲状腺功能正常，也未发现其他问题。患者夜间能很快入睡，但半夜会醒，并感到恐慌、出汗。患者 2 个月前与男友分手，以前喜欢逛街的她，现在变得对此毫无兴趣，并且感到对生活毫无眷恋，于是有了自杀想法。患者有个堂哥有双相情感障碍，已经自杀。患者最终得以住院，予以阿米替林治疗，后情况改善，出院后服用 1 个月的药物后未再继续用药。2 年后，类似症状再次出现，予以"百忧解"治疗，后自行停药。去年因与同事发生冲突，再次复发，第三次住院，服用氟西汀后好转出院。

今年李某再次出现在门诊，自称最近 1 个月感觉自己像换了一个人，变得很坚强，认为自己能力提升了，觉得周围同事太笨，责怪领导没有远见，如果听信自己的建议，公司早已进入 500 强企业。患者侃侃而谈，精力旺盛，并准备把自己多年积蓄用来投资项目，还鼓励医生也来投资。此次来院是家人意愿。医生建议患者服用丙戊酸钠缓释片。

2. 思考题

根据患者的病情演变，可能的诊断是什么？

（董问天）

第一节　中枢神经系统传染病

（一）流行性脑脊髓膜炎

流行性脑脊髓膜炎（epidemic cerebrospinal meningitis）简称为流脑，是由脑膜炎奈瑟菌（neisseria meningitidis，Nm）经呼吸道传播而引起的一种急性化脓性脑膜炎，属于法定传染病乙类。

【流行病学】

带菌者和流脑患者是本病的传染源，人是唯一的天然宿主。本病隐性感染率高，带菌者作为传染源的意义更重要。病原菌主要由呼吸道直接传播，人群普遍易感，儿童尤其是 6 个月～2 岁的婴幼儿发生率高。我国流行菌株以 A 群为主，但近几年，B 群和 C 群有增多的趋势。

【临床表现】

潜伏期一般为 1～2 天。病原菌主要引起隐形感染。

1. 普通型　最常见。分成 4 期：前驱期（上呼吸道感染期）、败血症期、脑膜炎期、恢复期。其主要临床表现是突发高热、剧烈头痛、频繁呕吐，皮肤黏膜瘀点及脑膜刺激征。皮肤黏膜的瘀点、瘀斑是败血症期的主要特征（图 3-9-1、图 3-9-2）。

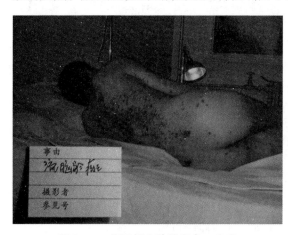
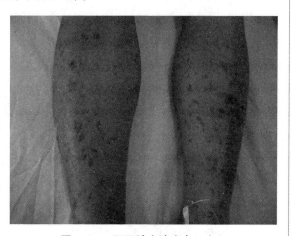

图 3-9-1　躯干部皮肤的瘀点、瘀斑　　　　　图 3-9-2　双下肢皮肤瘀点、瘀斑

2. 暴发型　少数患者起病急骤，病情变化迅速，若不及时治疗可在 24 小时内死亡，儿童多见。分成以下三型：①休克型：除有败血症表现外，短期出现广泛皮肤黏膜瘀点或瘀斑，并迅速扩大融合成片，循环衰竭是本型的突出特征；②脑膜脑炎型：主要表现为脑膜及脑实质损伤，出现高热、头痛、呕吐、意识障碍、脑膜刺激征，可迅速出现昏迷，锥体束征阳性，严重者可发生脑疝；③混合型：可先后或同时出现休克型和脑膜脑炎型的症状，病情极凶险。

【诊断】

1. 疑似病例 ①有流脑流行病学史，冬、春季发病；②临床表现及脑脊液（cerebrospinal fluid，CSF）检查符合化脓性脑膜炎表现。

2. 临床诊断病例 ①有流脑流行病学史，冬、春季发病；②临床表现及 CSF 检查符合化脓性脑膜炎表现，伴有皮肤黏膜瘀点、瘀斑，或虽无化脓性脑膜炎表现，但在感染中毒性休克表现的同时伴有迅速增多的皮肤黏膜瘀点、瘀斑。

3. 确诊病例 在临床诊断病例的基础上，细菌学或流脑特异性血清免疫学检查阳性。

【鉴别诊断】

1. 其他细菌引起的化脓性脑膜炎、败血症或感染性休克 均无明显季节性，以散发为主，无皮肤瘀点、瘀斑。确诊有赖于细菌学检查。

2. 结核性脑膜炎（结脑）、流行性乙型脑炎（流脑） 鉴别见表 3-9-1。

表3-9-1 流脑、结脑、乙脑鉴别

病种	流行病学	临床表现	脑脊液（CSF）检查						
			压力	外观	WBC	蛋白质	糖	氯化物	病原体
流脑	冬春季	皮肤瘀点、瘀斑	↑↑↑	脓样	数千或上万	↑↑	↓↓	↓	脑膜炎双球菌
结脑	无季节结核史	缓起，结核中毒症状	↑↑	微混，有薄膜	数十或数百	↑↑	↓↓↓	↓	结核分枝杆菌
乙脑	夏秋季	脑实质损害	↑	清亮或微混	似结脑	↑	正常	正常	特异性 IgM (+)

【治疗】

1. 普通型

（1）病原治疗：一旦高度怀疑流脑，应在 30 分钟内给予抗菌治疗，尽早、足量应用细菌敏感并能透过血脑屏障的抗菌药物。首选青霉素。

（2）一般对症治疗：保证足够液体量、热量及电解质，高热时可物理降温和药物降温，颅内高压时给予甘露醇脱水。

2. 暴发型

（1）休克型：包括病原治疗、抗休克、短期应用糖皮质激素、纠正 DIC 等。

（2）脑膜脑炎型：包括病原治疗、短期应用糖皮质激素、减轻脑水肿及防止脑疝，防治呼吸衰竭等综合措施。

【预防】

1. 管理传染源 患者就近隔离治疗，隔离至症状消失后 3 天，一般不少于病后 7 天。密切接触者，应医学观察 7 天。

2. 切断传播途径 搞好环境卫生，保持室内通风，外出应戴口罩。

3. 保护易感人群 疫苗预防以 15 岁以下儿童为主要对象，可接种 A+C 群流脑多糖疫苗。对密切接触者，可用磺胺甲噁唑进行药物预防。

案例分析 3-9-1

1. 病历摘要

患者男性，15 岁，因突发寒战高热、头痛、呕吐 5 天于 1 月 18 日急诊入院。查体：体温 39.5℃，脉搏 118 次/分，血压 108/60 mmHg，神清，躯干及四肢有散在皮下出血点，脑膜刺激征阳性。血常规：WBC 18.5×10^9/L，N 0.9，L 0.1。脑脊液：压力 300 mmH$_2$O，白色混浊，细胞数 2.8×10^9/L，分叶核细胞 0.89，淋巴细胞 0.11，蛋白高，糖和氯化物低。

2. 思考题

（1）本病例最可能的诊断是什么？

（2）确诊此病需要做哪些检查？

（3）本例治疗首选哪一种抗菌药物？

案例分析 3-9-1 参考答案

（于红卫）

（二）流行性乙型脑炎

流行性乙型脑炎（epidemic encephalitis B）简称乙脑，又称日本脑炎（Japanese encephalitis），是由乙脑病毒（Japanese encephalitis virus，JEV）引起的以脑实质炎症为主要病变的中枢神经系统急性传染病，属于法定传染病乙类。

【流行病学】

乙脑是一种人畜共患的自然疫源性疾病，人与许多动物（如：猪、牛、马、羊、鸡、鸭、鹅等）都可以成为本病的传染源。猪为主要传染源，常流行于夏秋季。乙脑主要通过蚊虫叮咬而传播，三带喙库蚊是主要传播媒介。主要通过猪－蚊－人传播模式感染人。

人对乙脑病毒普遍易感，感染后多数呈隐性感染，显性与隐性感染之比 1 :（300 ～ 2000），感染后可获得持久免疫力。病例主要集中在 10 岁以下儿童，以 2 ～ 6 岁组发病率最高。近年来由于儿童和青少年广泛接种疫苗，成人和老年人的发病率则相对增加。

【临床表现】

1. 潜伏期　潜伏期 4 ～ 21 天，一般为 10 ～ 14 天。

2. 临床分期　典型的临床表现分四期。

（1）初期：病初的 1 ～ 3 天，起病急，一般无明显症状，体温在 1 ～ 2 天内上升至 39 ～ 40℃，伴有精神萎靡、嗜睡、食欲差，少数患者出现神志淡漠、激惹或颈强直。

（2）极期：病程的第 4 ～ 10 天，主要表现为高热、意识障碍、惊厥或抽搐、呼吸衰竭等，重者伴脑水肿、颅内高压、脑疝和中枢性呼吸衰竭。高热、抽搐和呼吸衰竭是乙脑极期的严重表现，体温越高，热程越长，或昏迷越早，程度越深，持续时间越长，病情越严重。呼吸衰竭为死亡的主要原因。

（3）恢复期：患者体温逐渐下降，神经系统症状和体征好转，一般患者于 2 周左右可完全恢复，若半年症状仍不能恢复，称为后遗症。

（4）后遗症期：5% ～ 20% 的重型乙脑患者留有后遗症，主要有失语、肢体瘫痪、意识障碍、精神失常及痴呆等。

【临床分型】

根据发热、惊厥、意识障碍、脑水肿、呼吸衰竭及预后情况，分为轻型、普通型、重型和极重型（暴发型）。见表3-9-2。

表3-9-2　乙脑临床分型

	体温	神志	脑膜刺激征	抽搐	呼吸衰竭	病程	后遗症
轻型	<39℃	清	不明显	—	—	1周	—
普通型	39～40℃	浅昏迷	有	偶有	—	10天左右	多无
重型	40～41℃	昏迷	明显	反复	可有	2周左右	常有
极重型	>41℃	深昏迷	明显	持续	迅速出现	2～3天	严重

【诊断】

1. 流行病学资料　严格的季节性（夏秋季），10岁以下儿童多见。

2. 临床特点　起病急，高热，头痛，呕吐，意识障碍，抽搐，病理反射及脑膜刺激征阳性等。

3. 实验室检查　血象白细胞及中性粒细胞增高；脑脊液呈无菌性脑膜炎改变；对乙脑诊断主要依靠抗体检测，血清学特异性IgM抗体阳性可助确诊。脑部MRI检查可直观地显示病变部位范围。

【鉴别诊断】

1. 中毒性细菌性痢疾　起病较乙脑更急，常于发病24小时内出现高热、抽搐、昏迷和脓毒症休克，一般无脑膜刺激征，脑脊液多正常。做肛拭或生理盐水灌肠镜检粪便，可见大量脓、白细胞。

2. 中枢神经系统感染性疾病　乙脑应与常见中枢神经系统感染性疾病进行鉴别（见表3-9-1）。

【治疗】

1. 一般治疗　隔离，室温控制在30℃以下。注意口腔和皮肤清洁，翻身、拍背、吸痰。一般成人每天补液1500～2000 ml，儿童每天50～80 ml/kg。

2. 对症治疗　"把三关"，高热、抽搐及呼吸衰竭是危及患者生命的三大主要症状。

（1）高热：应以物理降温为主，药物降温为辅。

（2）抽搐：去除病因及镇静、解痉。

（3）呼吸衰竭：应根据病因进行相应治疗。氧疗，保持呼吸道通畅，病情危重者可采用气管插管或气管切开建立人工气道。

3. 恢复期及后遗症治疗　加强护理，防治压疮和继发感染的发生；进行语言、智力、吞咽和肢体的功能锻炼。

【预防】

1. 乙脑的预防　应采取防蚊、灭蚊及预防接种为主的综合措施。

2. 婴幼儿预防接种　地鼠肾细胞灭活疫苗或地鼠肾细胞减毒活疫苗，6～12个月婴幼儿为主要接种对象。

3. 初入疫区者的预防接种　初入疫区进行初种，流行前1个月完成接种，重点对象10岁以下。

4. 疫苗接种注意事项　流行前1个月不能与伤寒三联菌苗同时注射；中枢神经系统疾病和慢性乙醇中毒者禁用；皮下注射可有局部肿痛、淋巴结肿大，偶有发热、皮疹等全身反应。

案例分析 3-9-2

1. 病历摘要

2 岁儿童,畏寒、发热 8 小时,嗜睡 3 小时于 8 月 15 日入院。查体:体温 40℃,脉搏 120 次/分,血压 75/55 mmHg,发育、营养良好,浅昏迷,瞳孔等大,对光反应好,面色苍白,四肢冷,全身皮肤黏膜未见瘀点、瘀斑,心肺(-),克氏征(-),布氏征(-),胸片(-)。

2. 思考题

(1)本病例最可能的诊断是什么?

(2)为及时诊断应立即进行哪项检查?

(3)治疗的原则是什么?

案例分析 3-9-2 参考答案

(于红卫)

第二节 肠道传染病

一、霍乱

霍乱(cholera)是由于霍乱弧菌(*vibrio cholerae*)感染而引发的一种烈性肠道传染病。其典型特点为:发病急,剧烈吐泻,常伴脱水、肌肉痉挛,甚至循环衰竭,常无发热及腹痛,传染性强,致死率高。属于法定传染病甲类。

【流行病学】

主要传染源为患者及带菌者,患者可连续排菌 5 天至 2 周,带菌者包括潜伏期带菌者、病后带菌者、健康带菌者。经粪-口途径感染。食入被霍乱弧菌污染的食物和水,蚊蝇及生活接触也可间接传播,而被污染的水源往往是引起暴发流行的主要原因。人群普遍易感,病后可获得一定免疫力。夏秋季为主要流行季节,高峰 7 ~ 10 月,沿海地区为主要流行地区。

【临床表现】

患者潜伏期多为 1 ~ 3 天,临床表现为上吐下泻,排泄物呈"米泔水样"便,其中含有大量霍乱弧菌,这一症状为霍乱的典型临床表现。分为 3 期:

1. 泻吐期 急性起病,剧烈腹泻,而后出现呕吐。一般情况下,无腹痛及里急后重感。排便次数多,通常每日次数难以计数,每日腹泻量在 2000 ~ 4000 ml,病情严重的患者腹泻量可达 8000 ml 以上。初期粪便为黄水样,而后很快变为米泔水样便,个别患者可出现血性水样便或柏油便,在腹泻症状出现后,有可能出现喷射性呕吐,最初呕吐物为胃内容物,而后表现为米泔样。呕吐时通常没有恶心,呕吐物和粪便性状基本一致。部分患者不伴有呕吐。

2. 脱水期 泻吐严重的患者可以引发大量体液与电解质的丢失,导致出现循环衰竭,临床表现为唇舌干燥、四肢冰凉、口渴、声音嘶哑、尿少,甚至无尿、眼窝深陷、皮肤干燥皱缩、脉搏细弱、血压下降、血液浓缩、血红蛋白比重增高、代谢性酸中毒和早期肾衰竭的表现,并出现严重电解质紊乱。血钠下降可导致肌肉痉挛,最常见的部位为腓肠肌或腹直肌痉挛。血钾下降可引起如鼓肠、肌腱反射减弱或消失、肌肉张力减退、心律不齐、心动过速等。肠道大量碳酸氢根离子丢失,导致代谢性酸中毒,严重者可引发死亡。

3. 恢复期　临床症状逐渐减轻及消失，部分患者（以儿童多见）可出现发热，体温通常在 38 ～ 39℃左右，一般在 1 ～ 3 天后体温可自行降至正常，故此期也可称为反应期。平均 3 ～ 7 天病程。

4. 临床分型　循环衰竭可引起急性肾衰竭，酸中毒及补液不当可引起急性肺水肿。临床分型见表3-9-3。

表3-9-3　霍乱的临床分型

临床表现	轻型	中型	重型
排便次数	＜ 10 次	10 ～ 20 次	＞ 20 次
尿量	正常	＜ 500 ml	＜ 50 ml
意识状态	正常	淡漠	烦躁、昏迷
皮肤弹性	正常	干燥	无弹性
眼窝	稍下陷或正常	下陷	深陷
肌肉痉挛	无	偶有	频繁
脉搏	有力	细速	微弱
收缩压	正常	稍低	明显下降

【诊断与鉴别诊断】

在霍乱流行地区、流行季节，任何有腹泻和呕吐的患者均应怀疑霍乱可能，均需做排除霍乱的粪便细菌学检查。凡有典型症状者，应先按霍乱处理。

1. 确诊标准

（1）凡有明显腹泻及呕吐等症状，粪便培养霍乱弧菌阳性。

（2）霍乱流行时，生活在疫区，并出现典型霍乱样腹泻和呕吐症状。虽然粪便培养阴性，但除外其他原因者。如条件允许，可以做双份血清凝集素试验比对，滴度 4 倍及以上升高者，可诊断。

（3）疫源检索中发现粪便培养阳性前 5 天内，有腹泻者，可诊断轻型霍乱。

2. 疑似标准

（1）凡出现典型霍乱腹泻及呕吐症状的首发病例，病原学检查尚未明确诊断前。

（2）霍乱流行时期，有过霍乱患者接触史，并出现腹泻、呕吐症状，无其他可以确诊原因的患者。

3. 带菌者标准　无霍乱临床表现，但在吐泻物或肛拭子细菌培养中分离到霍乱弧菌者。

【鉴别诊断】

本病应与其他病原微生物引起的腹泻相鉴别，主要包括：细菌性食物中毒、急性细菌性痢疾、大肠埃希菌性肠炎、病毒性肠炎等。

【治疗】

本病的治疗原则是严格消毒隔离，快速补充体液，纠正电解质紊乱，纠正代谢性酸中毒，适当抗生素治疗及对症支持治疗。

1. 一般处理原则

（1）按消化道隔离原则，严格消毒隔离，隔离至临床症状消失，粪便培养连续 2 次阴性为止，严格消毒患者的呕吐物及排泄物，医护人员严格遵守消毒隔离措施，避免交叉感染。

（2）危重症患者应绝对卧床，直到症状改善。

（3）泻吐症状明显时，暂禁食，待症状缓解，可给流食，饮食应缓慢增加。

（4）充分补液是霍乱治疗的基础，轻型者给予口服补液，重型者必须给予充分静脉补液，待症状减轻后，可改为口服。

（5）患者入院后应立即采集排泄物标本，并应立即送检。

（6）密切监测病情变化，记录出入量，必须准确，监测生命体征，每 4 小时 1 次。

2. 输液的治疗　输液治疗原则：迅速、适量、早期，先快后慢，先盐后糖，适量补碱，纠酸补钙，见尿补钾。

3. 针对病因治疗　抗菌治疗可以缩短病程，减轻腹泻症状等。可以选用的抗生素包括：环丙沙星、诺氟沙星、多西环素、复方磺胺甲噁唑等。

4. 给予对症支持治疗　防治急性肺水肿、心力衰竭、急性肾衰竭等。

案例分析 3-9-3

1. 病历摘要

患者男性，52 岁，务农，2012 年 6 月 13 日就诊。1 天前无明显诱因出现腹泻 20 余次，水样便，间断呕吐胃内容物，转院途中出现小腿痉挛 1 次。无发热及腹痛。查体：神清，意识淡漠，急性病容，脱水貌，BP 90/50 mmHg，双肺呼吸音清，心率 96 次/分，律齐，心音稍低钝，腹平软，无压痛，腱反射减弱。便悬滴法动力试验和制动试验阳性。

2. 思考题

（1）请简述还需补充哪些病史？

（2）请提出该患者最可能的诊断和诊断依据。若确诊，还需做哪项检查？

（3）应给予该患者的治疗原则是什么？

案例分析 3-9-3 参考答案

（窦爱华　徐　斌）

二、细菌性痢疾

细菌性痢疾（bacillary dysentery）简称菌痢，是志贺菌属（痢疾杆菌）引起的肠道传染病。临床表现主要有发热、腹痛、腹泻、里急后重、黏液脓血便，同时伴有全身毒血症状，严重者可引发感染性休克和（或）中毒性脑病。属于法定传染病乙类。

【流行病学】

急、慢性菌痢患者和带菌者是主要传染源，经粪 - 口途径传播，人群普遍易感。常年散发，夏秋多见，儿童和青壮年是高发人群。

【临床表现】

潜伏期一般为 1～4 天。分为急性菌痢及慢性菌痢。

1. 急性菌痢　最常见，起病急，有畏寒、发热，体温可达 39℃，可伴头痛、乏力、纳差，继而出现腹痛、腹泻、里急后重，每天排便 10 余次至数十次，初为稀水样便，1～2 天后可转为黏液脓血便，里急后重更为明显，可出现左下腹压痛和肠鸣音亢进。

2. 中毒性菌痢　为急性菌痢特殊类型，以 2～7 岁儿童多见，成人偶有发生。起病急骤，突起畏寒、高热，体温可达 40℃以上，临床上以严重全身毒血症、感染性休克和（或）中毒性脑病为主要表现，而腹痛、腹泻等消化道症状多不明显。

3. 慢性菌痢　菌痢反复发作或迁延不愈，病程超过 2 个月考虑为慢性菌痢。患者有腹部隐痛症状，腹泻、便秘交替出现，左下腹可触及呈条索状的乙状结肠。

【诊断】

临床诊断病例：有不洁饮食或与菌痢患者接触史，出现发热、腹泻、腹痛、里急后重、脓血便等临床症状，粪便常规检查白细胞≥15个/高倍视野，急性期血白细胞总数增高，多在（10～20）×10^9/L，中性粒细胞为主。并除外其他原因引起的腹泻。粪便培养检出志贺菌属可确诊。

【鉴别诊断】

1. 急性阿米巴痢疾　多不发热，通常无里急后重，多为右下腹痛，为暗红色果酱样便，便常规白细胞少，可见阿米巴滋养体。

2. 其他细菌引起的肠道感染　如肠侵袭性大肠埃希菌、空肠弯曲菌等肠道感染也可出现类似症状，鉴别需要便培养病原学证据。

3. 细菌性胃肠型食物中毒　因进食沙门菌、金黄色葡萄球菌等细菌污染的食物引起，有进食同一食物集体发病病史，确诊需呕吐物、便培养等病原学证据。

【治疗】

1. 一般治疗　消化道隔离，饮食以少渣易消化的流质或半流质为宜。

2. 抗菌治疗　喹诺酮类（环丙沙星）或三代头孢（头孢曲松）等药物。

3. 对症治疗　对症退热，酌情补液治疗，预后较好。

4. 中毒性菌痢的治疗　需同时抗休克、纠正酸中毒、脱水等治疗，必要时有创呼吸机支持，预后差，病死率高。

5. 慢性菌痢的治疗　可同时选用两种抗菌药物，延长疗程。

【预防】

采取以切断传播途径为主的综合预防措施，养成良好卫生习惯，注意饮食卫生，同时做好急慢性菌痢患者的隔离及抗菌治疗。

案例分析 3-9-4

1. 病历摘要

患者男性，25岁，2013年6月28日就诊，急起腹泻1天，水样便，共10次，伴有发热，体温最高39℃，伴轻度腹痛及里急后重感，呕吐2次。查体：神志清，血压102/70 mmHg，心率90次/分，双肺未及干、湿啰音，肝、脾肋下未触及，双下肢无水肿。血常规：WBC 16.2×10^9/L，中性粒细胞比例80%，淋巴细胞比例20%。粪便为黄色黏液便，镜检：RBC（2～4）个/高倍视野，WBC（20～30）个/高倍视野。

2. 思考题

（1）该病最可能的诊断及诊断依据是什么？

（2）如何确诊该病？

（3）简述本病的治疗原则。

案例分析3-9-4参考答案

（赵　娟　徐　斌）

三、手足口病

手足口病（hand-foot-mouth disease，HFMD）是由肠道病毒（enterovirus，EV）感染引起的一种儿童常见的急性传染病，以柯萨奇病毒 A 组 16 型和肠道病毒 71 型感染最常见。属于法定传染病丙类。

【流行病学】

手足口病是全球性疾病，我国各地全年均有发生，发病率为（37.01 ～ 205.06）/10 万，近年报告病死率在（6.46 ～ 51.00）/10 万。患儿和隐性感染者为主要传染源，粪便、咽喉部分泌物、唾液和疱疹液等均具有传染性。

密切接触是手足口病重要的传播方式，通过接触被病毒污染的手、日常用品、衣物等引起感染；也可通过呼吸道飞沫传播；饮用或食入被病毒污染的水和食物亦可感染。以 5 岁以下儿童发病为主，婴幼儿和儿童普遍易感。

【临床表现】

1. 潜伏期 多为 2 ～ 10 天，平均 3 ～ 5 天。

2. 皮疹特点 口腔黏膜疹出现较早，可引起口痛，影响进食，最初为粟米样斑丘疹或疱疹，皮疹周围有炎性红晕，主要位于舌及两颊部或口唇。手足等远端部位及臀部、躯干和四肢成簇出现或平或凸的斑丘疹或疱疹，疱疹内液体较少，不疼不痒，皮疹恢复时不结痂、不留疤，多在 1 周内消退。手足口皮损在同一患者不一定全部出现。

3. 分期 根据疾病的发生发展过程，将手足口病分期、分型为：

第 1 期（出疹期）：主要表现为发热，手、足、口、臀等部位出疹，可伴有咳嗽、流涕、食欲不振等症状。此期属于手足口病普通型，绝大多数在此期痊愈。

第 2 期（神经系统受累期）：主要表现为精神差、嗜睡、吸吮无力、易惊、头痛、呕吐、烦躁、肢体抖动、肌无力、颈强直等。此期属于手足口病重症病例重型，大多数可痊愈。

第 3 期（心肺功能衰竭前期）：主要表现为心率和呼吸增快、出冷汗、四肢末梢发凉、皮肤发花、血压升高。此期属于手足口病重症病例危重型。及时识别并正确治疗是降低病死率的关键。

第 4 期（心肺功能衰竭期）：主要表现为心动过速（个别患儿心动过缓）、呼吸急促、口唇发绀、咳粉红色泡沫痰或血性液体、血压降低、抽搐、严重意识障碍等或休克。此期属于手足口病重症危重型，病死率较高。

第 5 期（恢复期）：体温逐渐恢复正常，神经系统受累症状和心肺功能逐渐恢复，少数可遗留神经系统后遗症。

4. 预后 大多数患儿预后良好，一般在 1 周内痊愈，无后遗症。少数患儿发病后迅速累及神经系统，表现为脑干脑炎、脑脊髓炎、脑脊髓膜炎等，发展为循环衰竭神经源性肺水肿的患儿病死率高。

【诊断】

1. 临床诊断病例 流行病学 + 临床表现 = 临床诊断病例

2. 确诊病例 临床诊断病例 + 病原学及血清学检查结果 = 确诊病例

病原学及血清学检查有下列之一者即可确诊：

（1）肠道病毒（CV-A16、EV-A71 等）特异性核酸检查阳性。

（2）分离出肠道病毒，并鉴定为 CV-A16、EV-A71 或其他可引起手足口病的肠道病毒。

（3）急性期血清相关病毒 IgM 抗体阳性。

（4）恢复期血清相关肠道病毒的中和抗体比急性期有 4 倍及以上升高。

【重症病例的早期识别】

重症病例诊疗关键在于及时准确地识别第 2 期和第 3 期,阻止发展为第 4 期。年龄 3 岁以下、病程 3 天以内和 EV-A71 感染为重症高危因素,下列指标提示患儿可能发展为重症病例危重型:

(1) 持续高热。

(2) 神经系统表现。

(3) 呼吸异常。

(4) 循环功能障碍。

(5) 外周血白细胞计数升高。

(6) 血糖升高。

(7) 血乳酸升高。

【鉴别诊断】

1. 儿童其他发疹性疾病　疱疹性荨麻疹、沙土性皮炎、水痘、幼儿急疹及风疹等。根据流行病学特点、皮疹形态、部位等可鉴别,必要时根据病原学及血清学检查进行鉴别。

2. 重症病例的鉴别　神经系统表现为主者,需与中毒性菌痢、乙型脑炎、化脓性脑膜炎等鉴别;呼吸系统表现为主者,需与急性呼吸窘迫综合征、重症肺炎等鉴别;循环障碍为主者,需与感染性休克、暴发性心肌炎等鉴别。

【治疗】

1. 一般治疗　注意隔离,避免交叉感染;清淡饮食;做好口腔和皮肤护理。积极控制高热。体温超过 38.5℃时,采用物理降温(温水拭浴、使用退热贴等)或应用退热药物治疗。惊厥病例需要及时控制。

2. 病因治疗　目前尚无特效抗肠道病毒药物。

3. 重症病例的治疗

(1) 液体疗法:重症病例可出现脑水肿、肺水肿及心力衰竭,应控制液体入量,严格控制液体输入速度。

(2) 降颅压。

(3) 血管活性药物:第 3 期患儿血流动力学改变为高动力高阻力型,以使用扩血管药物为主。

(4) 静脉应用丙种球蛋白:有脑脊髓炎和持续高热等表现者以及危重病例可酌情使用。

(5) 糖皮质激素:有脑脊髓炎和持续高热等表现者以及危重病例酌情使用。

(6) 机械通气:患儿出现呼吸急促、血性气道分泌物、肺部渗出性病变明显或低氧血症、循环障碍、意识障碍等情况,可予气管插管机械通气。

4. 中医辨证论治　手足口病属于中医"瘟疫、温热夹湿"等范畴,具有"卫气营血"的规律,根据病症,分期辨证论治。

【预防】

1. 一般预防措施　保持良好的个人卫生习惯是预防手足口病的关键。勤洗手,注意水及食品卫生。儿童玩具和常接触到的物品及时清洁消毒。避免与患手足口病儿童密切接触。

2. 接种疫苗　EV-A71 型灭活疫苗可用于 6 月龄～5 岁儿童预防 EV-A71 感染所致的手足口病,鼓励在 12 月龄前完成接种。

3. 保护易感人群　在本病流行期间,尽量不带婴幼儿和儿童到人群聚集、空气流通差的公共场所。

案例分析 3-9-5

1. 病历摘要

患儿男，4 岁，突发高热 1 天，最高体温 39.5℃，无畏寒、寒战，服用布洛芬口服液体温无明显下降，精神萎靡，咽痛明显，食欲差，几乎不能进食。体格检查：急性病容，神清，精神差，体温 39.2℃，呼吸 28 次 / 分，咽充血，咽部及口腔黏膜可见散在粟米样斑丘疹，皮疹周围有红晕（图 3-9-3，见彩图 3-9-3），心率 118 次 / 分，律齐，未闻及杂音，双肺呼吸音粗，未闻及干、湿啰音，腹软，无压痛。

2. 思考题

（1）请简述为明确诊断需补充的病史内容。

（2）请提出该患儿的最可能诊断和诊断依据。

（3）简述治疗原则。

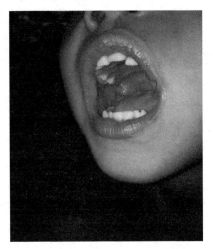

图 3-9-3　患儿口咽部皮损

案例分析 3-9-5 参考答案

（惠　威　徐　斌）

第三节　性传播疾病

一、艾滋病

艾滋病是获得性免疫缺陷综合征（acquired immunodeficiency syndrome，AIDS）的简称，是由人类免疫缺陷病毒（human immunodeficiency virus，HIV）引起的慢性传染病。本病主要经性接触、血液及母婴传播。HIV 主要侵犯、破坏 CD4$^+$T 淋巴细胞（CD4$^+$T lymphocytes），导致机体免疫细胞和（或）功能受损乃至缺陷，最终并发各种严重机会性感染（opportunistic infection）和肿瘤。属于法定传染病乙类。

【流行病学】

HIV 属于 RNA 病毒，主要存在于传染源的血液、精液、阴道分泌物中，唾液、眼泪、胸腹水、羊水和乳汁等体液也含有 HIV。HIV 感染者及艾滋病患者均是传染源。目前公认的传染途径主要是性接触、血液接触和母婴传播。性接触传播是主要的传播途径（包括异性、同性和双性性接触）。血液接触传播主要指共用污染的注射器与针头、静脉吸毒、输入污染的血液及血制品等。母婴垂直传播包括宫内感染、分娩时和哺乳，还有其他途径可引起传播，如器官移植、人工授精等。

人群普遍易感，青壮年多发。男多于女，高危人群包括男男同性性行为者或双性恋者、性乱交者、静脉药物依赖者、多次接受输血和血制品者等。

【临床表现】

临床一般分为三期。

1. 急性期　常发生在初次感染 HIV 后 2 ～ 4 周，此期症状轻微，易被忽视，持续 1 ～ 3

周后缓解。临床上患者呈急性起病，以发热最常见，可伴有头痛、咽痛、盗汗、恶心、呕吐、腹泻、皮疹、肌肉关节痛、淋巴结肿大，也可表现为无菌性脑膜炎而出现神经系统症状。

此期在血液中可检出病毒核酸（HIV RNA）和 p24 抗原。而 HIV 抗体则在感染后数周出现。CD4$^+$T 淋巴细胞计数一过性减少。

2. 无症状期 本期可有全身淋巴结肿大等症状或体征，但容易被忽视。持续时间一般为 6～8 年。其时间长短与感染病毒的数量和型别、感染途径、机体免疫状况的个体差异、营养条件及生活习惯等因素有关。本期由于病毒不断复制，免疫系统受损，CD4$^+$T 淋巴细胞计数逐渐下降。抗 HIV 抗体、HIV RNA、gp24 抗原均可查到。

3. 艾滋病期 为 HIV 感染的终末阶段。CD4$^+$T 淋巴细胞计数明显下降，常＜200/μl。HIV 血浆病毒载量明显升高，本期主要的临床表现为 HIV 相关症状、各种机会性感染和肿瘤。

HIV 相关症状包括：原因不明的持续 1 个月以上的发热、盗汗、腹泻；体重减轻 10% 以上；持续性全身淋巴结肿大（persistent generalized lymphadenopathy，PGL），其特点是除腹股沟以外有两个或两个以上部位淋巴结肿大；淋巴结直径≥1 cm，无压痛及粘连；持续时间 3 个月以上。部分患者表现为神经精神症状，如记忆力减退、精神淡漠、性格改变、头痛、癫痫及痴呆等。

在此基础上可发生各种机会性感染和肿瘤。

（1）呼吸系统：①肺孢子菌肺炎（pneumocystis pneumonia，PCP）：表现为进行性加重的呼吸困难，伴发热、干咳及胸闷，严重者可出现呼吸窘迫；肺部阳性体征少；胸片可见弥漫性或对称性肺门周围间质性浸润，CT 常呈磨玻璃样改变。痰、支气管灌洗液可找到肺孢子菌。②肺结核：可见于 HIV 感染任何阶段，进展快，表现不典型，出现肺外结核的比例要高于非 HIV 人群。

（2）中枢神经系统：常见的有隐球菌脑膜炎、结核性脑膜炎、弓形虫脑病、病毒性脑炎等。

（3）消化系统：常见念珠菌、单纯疱疹病毒（herpes simplex virus，HSV）、巨细胞病毒（cytomegalovirus，CMV）累及口咽、食管引起炎症和溃疡，隐孢子虫、结核及非结核分枝杆菌、CMV、卡波西肉瘤均可侵犯胃肠道引起损伤。

（4）皮肤黏膜：带状疱疹、真菌性皮炎和甲癣等。

（5）眼部：常见 CMV 视网膜炎。

（6）肿瘤：常见恶性淋巴瘤、卡波西肉瘤等。卡波西肉瘤侵犯皮肤和黏膜，表现为紫红色或深蓝色浸润斑或结节，也可侵犯内脏和淋巴结。

【诊断】

（一）诊断原则

需要结合流行病学史：①患有性病或有性病史；②有不安全性行为（包括同性、异性、双性性接触）；③有共用注射器吸毒史；④有医源性暴露史；⑤有职业暴露史；⑥ HIV/AIDS 患者的配偶或性伴侣；⑦ HIV/AIDS 母亲所生的子女。加上临床表现和实验室检查等进行综合分析，慎重做出诊断。

（二）诊断标准

1. 急性期 患者近期有流行病学史或急性 HIV 感染综合征，HIV 抗体筛查试验阳性和 HIV 补充试验阳性。

2. 无症状期 有流行病学史，结合 HIV 抗体阳性可以诊断。或仅实验室检查抗体阳性也可诊断。

3. 艾滋病期 有流行病学史，实验室检查 HIV 抗体阳性，CD4$^+$T 淋巴细胞计数＜200/μl，或者具有以下16种指征性疾病的任何一项，即可诊断艾滋病：

（1）不明原因的持续不规则发热38℃以上＞1个月。

（2）腹泻（排便次数多于3次/日）＞1个月。

（3）6个月之内体重下降10%以上。

（4）反复发作的口腔真菌感染。

（5）反复发作的HSV感染或带状疱疹病毒感染。

（6）肺孢子菌肺炎（PCP）。

（7）反复发生的细菌性肺炎。

（8）活动性结核或非结核分枝杆菌病。

（9）深部真菌感染。

（10）中枢神经系统占位性病变。

（11）中青年人出现痴呆。

（12）活动性CMV感染。

（13）弓形虫脑病。

（14）马尔尼菲篮状菌病。

（15）反复发生的败血症。

（16）皮肤黏膜或内脏的卡波西肉瘤、淋巴瘤。

【鉴别诊断】

主要与继发性细胞免疫缺陷疾病鉴别。见于放/化疗、应用免疫抑制剂、恶性肿瘤及自身免疫性疾病患者。另外需要与原发性$CD4^+$淋巴细胞减少症鉴别。

【治疗】

1. 抗反转录病毒（anti-retroviral，ART）治疗 是针对HIV的特异性治疗，目标是最大限度地抑制病毒复制，重建或者改善免疫功能，降低发病率和病死率，提高生活质量，减少HIV的传播，预防母婴传播。

目前国际上共有抗反转录病毒6大类30多种药物，分别为核苷类反转录酶抑制剂（nucleoside reverse transcriptase inhibitors，NRTIs）、非核苷类反转录酶抑制剂（non-nucleoside reverse transcriptase inhibitors，NNRTIs）、蛋白酶抑制剂（protease inhibitors，PIs）、整合酶抑制剂（integrase strand transfer inhibitors，INSTIs）、融合抑制剂（fusion inhibitors，FIs）等。

因仅用一种药物易诱发HIV变异，产生耐药，目前主张联合用药，以2种NRTIs为骨干药物联合第三类药物（NNRTIs、PIs或者INSTIs），有条件的可以选择复方单片制剂。

2. 其他治疗方法 针对机会性感染及肿瘤，可以采取相应的抗病原治疗、放疗、化疗、营养对症支持、心理治疗等。

【预防】

1. 管理传染源 发现HIV感染者要向当地疾控中心（The Centers for Disease Control，CDC）报告。建立HIV监测网，加强对高危人群的监测及国境检疫。对患者及感染者做好消毒隔离。

2. 切断传播途径 加强艾滋病防治知识的宣传教育。高危人群应用避孕套，严格筛查血液及血制品。发生暴露及时进行药物干预。进行HIV感染孕妇的母婴阻断。

3. 保护易感人群 目前疫苗正在试验研究阶段。

案例分析 3-9-6

1. 病历摘要

患者男性，28 岁，无诱因出现发热，体温 38℃，无畏寒、寒战，伴轻微头痛、咽痛，周身肌肉酸痛。无咳嗽、鼻塞、流涕。查体：双侧颌下淋巴结肿大，活动度好，有触痛。咽部充血，其他未见异常。

流行病学史：有同性性接触史，性伴不固定。最近 1 个月有多次无保护的同性性行为。

2. 思考题

（1）该患者最可能的诊断是什么？

（2）需要做哪些实验室检查确定诊断？

（3）对该患者有哪些建议？

案例分析 3-9-6 参考答案

（画　伟　徐　斌）

二、梅毒

梅毒（syphilis）是由梅毒螺旋体（*treponema pallidum*，TP）引起的慢性、系统性传染病，主要通过性接触途径传播。本病危害性极大，可侵犯全身各组织器官或通过胎盘传播引起死产、流产、早产和胎传梅毒。属于法定传染病乙类。

【流行病学】

传染源是梅毒患者，患者的皮损、血液、精液、乳汁、分泌物、唾液中均含有 TP。常见传播途径：①性接触传播：95% 以上的患者通过性接触由皮肤黏膜微小破损传染；②垂直传播：一般认为妊娠 4 个月后 TP 可通过胎盘及脐静脉由母体传染给胎儿，可引起死产、流产、早产或胎传梅毒；③其他途径：冷藏 3 天内的梅毒患者血液具有传染性，输入此种血液可发生感染，少数患者可经接吻、握手、哺乳或接触污染衣物、用具，或医源性途径而感染。人群普遍易感。

【临床表现】

根据传播途径可分为获得性（后天）梅毒和胎传（先天）梅毒；根据病程可分为早期梅毒（病程＜ 2 年）和晚期梅毒（病程＞ 2 年）。

（一）获得性梅毒

1. 一期梅毒（primary syphilis）

（1）硬下疳（chancre）：潜伏期 1 周～ 2 个月，平均 2 ～ 4 周。好发于外生殖器，典型的硬下疳为单个直径 1 ～ 2 cm、圆形或椭圆形无痛性溃疡，境界清楚，触之有软骨样硬度，表面有浆液性分泌物。内含大量 TP，传染性极强。

（2）硬化性淋巴结炎（sclerolymphahadenitis syphilitica）：出现于硬下疳 1 ～ 2 周后，常累及患处附近或单侧腹股沟淋巴结，受累淋巴结明显肿大，表面无红肿破溃，一般无疼痛、触痛，淋巴结穿刺检查可见大量 TP。

2. 二期梅毒（secondary syphilis）　常发生在硬下疳消退 3 ～ 4 周后，少数可与硬下疳同时发生。

（1）皮肤黏膜损害：①梅毒疹：皮损内含大量 TP，传染性强。皮损可为斑疹、丘疹、红斑、脓疱或溃疡，常以一种类型皮损为主，多数泛发，不痒或轻度瘙痒。斑疹性梅毒疹表现为淡红色斑疹，丘疹性梅毒疹类似于皮炎、湿疹、扁平苔藓、银屑病等，掌跖部位梅毒疹常有领圈样脱屑。②扁平湿疣（condyloma latum）：多发生在外生殖器、肛周、会阴、腹股沟等处，表现为粉红色扁平丘疹或斑块，表面糜烂湿润或轻度结痂，单个或多个，内含大量 TP，传染性强。③梅毒性脱发（syphilitic alopecia）：表现为局限性或弥漫性脱发，呈虫蚀状，头发稀疏，可累及长发、短发。④黏膜损害：多见于口腔、生殖器黏膜，表现为一处或多处红斑、水肿、糜烂，表面覆盖灰白色膜状物。

（2）骨关节损害：可发生骨膜炎、滑囊炎、骨髓炎、骨炎、关节炎等。

（3）眼损害：常见虹膜炎、脉络膜炎、视网膜炎、视神经炎、角膜炎等，可影响视力。

（4）神经损害：常见无症状神经梅毒、梅毒性脑膜炎、脑血管梅毒。出现头痛或相应的神经系统症状。

（5）内脏梅毒：少见。可出现肝炎、肾病、胃肠道病变等。

二期梅毒未经治疗或治疗不当，一般 2～3 个月可自行消退。当患者免疫力降低时可导致复发梅毒，皮损通常数目较少，形态奇特。

3. 三期梅毒（tertiary syphilis）　早期梅毒未经治疗或治疗不充分，经一定潜伏期后，40% 患者可发生三期梅毒。除皮肤黏膜和骨骼出现梅毒损害外，还可侵犯心血管系统及中枢神经系统，严重者可危及生命。

（二）先天梅毒

分为早期先天梅毒、晚期先天梅毒和先天潜伏梅毒。

1. 早期先天梅毒（early congenital syphilis）　患儿常早产，营养发育差，瘦小、皮肤松弛，貌似老人。皮损与二期获得性梅毒相似，口周或肛周常有皲裂，愈后遗留放射状瘢痕，具有特征性。常见梅毒性鼻炎、骨梅毒，多有肝、脾大和全身淋巴结肿大、肾病综合征、血液系统损害及神经系统损害。

2. 晚期先天梅毒（late congenital syphilis）　发生在 2 岁以后。以角膜炎、骨损害和神经系统损害常见，心血管梅毒罕见。标志性损害：哈钦森齿、胸锁关节增厚、基质性角膜炎、神经性耳聋。

3. 先天潜伏梅毒　是指有梅毒感染史、无临床症状或临床症状已经消失，除梅毒血清学阳性外无任何阳性体征，并且脑脊液检查正常者。

【诊断与鉴别诊断】

由于梅毒的临床表现复杂多样，诊断主要根据接触史、潜伏期、典型临床表现等，实验室检查包括：①暗视野显微镜检查：早期梅毒皮肤黏膜损害可查到梅毒螺旋体；②梅毒血清试验：用非螺旋体抗原试验做初试，如果阴性，若怀疑为梅毒患者，应进一步检查；如果阳性，结合病史及体格检查符合梅毒，可以确定诊断。

一期梅毒硬下疳应与生殖器疱疹、软下疳、固定性药疹、白塞病等鉴别。二期梅毒注意与玫瑰糠疹、银屑病、药疹、扁平苔藓等鉴别。神经梅毒脑脊液检查可见白细胞 $\geq 10 \times 10^6$/L，蛋白质 > 0.5 g/L，性病研究实验室抗原试验（venereal disease research laboratory test，VDRL）阳性。注意与其他中枢神经系统疾病或精神性疾病鉴别。

先天梅毒的诊断主要依据患儿母亲有梅毒病史，结合典型临床表现和实验室检查。

【治疗】

首选苄星青霉素 G 240 万 U，1 次 / 周，早期梅毒连续 2～3 次，晚期梅毒连续 3～4 次；或普鲁卡因青霉素 G 80 万 U/d 肌内注射，早期梅毒连续 10～15 天，晚期梅毒连续 20 天。青霉素过敏者选用四环素类或红霉素类药物。

心血管梅毒和神经梅毒应住院治疗。

妊娠梅毒应根据孕妇梅毒的分期不同，采用相应的方案进行治疗，但妊娠初 3 个月及妊娠末 3 个月各进行 1 个疗程的治疗。

早期先天梅毒，脑脊液异常者选用水剂青霉素 G 或普鲁卡因青霉素 G，脑脊液正常者选用苄星青霉素 G。晚期先天梅毒选用水剂青霉素 G 或普鲁卡因青霉素 G。

梅毒应早期、足量、规则治疗，尽可能避免心血管梅毒、神经梅毒及严重并发症的发生。性伴侣同时治疗，治疗期间禁止性生活，避免再感染他人。治疗后需定期随访，定期进行体格检查、血清学检查及影像学检查以监测疗效。

【预防】

杜绝不正当的性行为。若有可疑梅毒接触史，应及时进行梅毒血清试验；对可疑患者均应行梅毒血清试验检查；发现梅毒患者必须强迫进行隔离治疗；对可疑患有梅毒的孕妇，应及时给予预防性治疗，以防胎儿受染。

案例分析 3-9-7

1. 病历摘要

患者男性，25 岁。主诉：全身出现红斑丘疹 10 余天。10 天前口唇部位出现丘疹红斑，很快其他部位也出现红斑丘疹，渐蔓延至全身，无痛痒感，肛门部位出现红斑丘疹，在多家医院诊断为湿疹，外用药膏无效。既往有同性恋接触史多年。查体：全身弥漫性分布红斑，但手足部位红斑较少且色浅，以面颈、躯干部为重，面部大量红斑，部分中央糜烂、结痂，躯干部位红色至紫红色斑疹，压之褪色。化验梅毒螺旋体抗原血清学试验（+），非梅毒螺旋体抗原血清学试验 1：32。

2. 思考题

（1）本例诊断是什么？

（2）诊断依据是什么？

（3）如何治疗？

案例分析 3-9-7 参考答案

（刘翠娥　徐　斌）

第四节　狂犬病

狂犬病（rabies）是由狂犬病毒（rabies virus）引起的一种以侵犯中枢神经系统为主要特征的急性人畜共患传染病。至今，该病尚无特效治疗药物，病死率几乎达 100%，属于法定传染病乙类。

【流行病学】

携带狂犬病毒的动物是本病的传染源，我国狂犬病的主要传染源是病犬，其次为猫、猪、牛、马等家畜。狂犬病毒主要通过咬伤传播，也可由携带病毒的犬的唾液经各种伤口和抓伤、舔伤的黏膜和皮肤入侵，少数可在宰杀病犬、剥皮、切割等过程中被感染。人对狂犬病普遍易感（高危人群：兽医、饲养者、野生动物捕捉者）。人被病犬咬伤后发病率 15%～20%，被病兽咬伤后是否发病与下列因素有关：①咬伤部位：头、面、颈、手指处被咬伤后发病机会多；②咬伤的严重性：创口深而大者发病率高；③局部处理情况；④是否及时、全程、足量注射狂犬疫苗和免疫球蛋白；⑤被咬伤者的免疫功能状态。

【临床表现】

潜伏期长短不一，大多在 3 个月内发病。特有症状是恐水，即患者恐惧饮水或闻及水声，饮水后无法下咽，甚至他人说到水时出现咽喉肌发紧与呼吸困难。典型临床经过分三期：①前驱期：具有诊断意义的早期症状——50% ～ 80% 患者在已愈合的伤口部位及其神经支配区有麻木、发痒、刺痛或虫爬、蚁走感；②兴奋期："四恐一痉挛"，即恐水、恐风、恐光、恐声、发作性咽肌痉挛，其中恐水为本病的特征；③麻痹期：肌肉痉挛停止，全身弛缓性瘫痪，昏迷状态，因呼吸、循环衰竭死亡。本病全程一般不超过 6 天，超过 10 天者少见。

【诊断】

1. 流行病学史　有被犬或病兽咬伤或抓伤史。

2. 临床表现　典型症状如恐水、怕风、咽喉痉挛或怕光、怕声、多汗、流涎和咬伤处出现麻木、感觉异常等即可做出临床诊断。

3. 确诊　有赖于病毒抗原、病毒核酸、尸检脑组织中的内格里小体或病毒分离等实验室检查。

【鉴别诊断】

1. 破伤风　有外伤史，苦笑面容，牙关紧闭，角弓反张，无恐水、怕风、怕光等表现。

2. 病毒性脑炎　早期有意识障碍，脑膜刺激征明显等。

3. 脊髓灰质炎　以脊髓病变最重，脊髓前角运动细胞最显著。主要表现为：发热、咽痛、肢体疼痛，部分有肢体麻痹，但无恐水、痉挛性抽搐与兴奋症状。

4. 类狂犬病性癔病、狂犬恐怖症　对狂犬病十分恐怖，有咬伤部位的疼痛感而产生精神恐怖症状，可以有低烧、遇水咽喉痉挛及恐水现象。

【治疗】

以对症支持等综合治疗为主。

【预防】

1. 管理传染源　以犬的管理为主。一旦发生狂犬病病例，应对疫区内伤人动物、患狂犬病动物或可疑动物进行扑杀。

2. 伤口处理　应用 20% 肥皂水或 1% 新洁尔灭彻底冲洗伤口后，用 2% 碘酒或 75% 乙醇涂擦，伤口一般不予缝合或包扎，严重者在伤口底部及周围行局部浸润注射抗狂犬病免疫球蛋白或血清，还需防止细菌感染和破伤风。

3. 预防接种　按照接触方式和暴露程度，将狂犬病暴露分为三级：

（1）接触或者喂养动物，完好的皮肤被舔为 I 级，无需进行处置；

（2）裸露的皮肤被轻咬，或者无出血的轻微抓伤、擦伤为 II 级，应当立即处理伤口并接种狂犬病疫苗，接种 5 次，于第 0、3、7、14 和 28 天完成。

（3）单处或者多处贯穿性皮肤咬伤或者抓伤，或者破损皮肤被舔，或者开放性伤口、黏膜被污染为 III 级。应当立即处理伤口并注射抗狂犬病免疫球蛋白或免疫血清，随后接种狂犬病疫苗，可全程注射 10 针，于当天至第 6 天每天一针，随后于第 10、14、30、90 天各注射一针。

案例分析 3-9-8

1. 病历摘要

患者女，42 岁。2010 年 6 月 12 日，其家养的 5 个月大的犬（未免疫）出现乱跑、乱叫、不进食等异常表现，次日患者被该犬咬伤右手示指和中指，咬伤处均出现皮损和出血，未做伤口处理，也未接种狂犬病疫苗，约 10 天伤口自行愈合。2010 年 7 月 7 日出现发热、右臂麻木、怕风和怕声症状，7 月 9 日住院。随后患者出现恐水、全身麻痹和呼吸困难等症状，7 月 12 日因呼吸、循环衰竭死亡。

2. 思考题

（1）本病例最可能的诊断是什么？

（2）确诊此病需要做哪些检查？

（3）患者属于哪一级暴露级别，伤口处理是否恰当？

（于红卫）

第五节　病毒性肝炎

病毒性肝炎（viral hepatitis）是由 5 型肝炎病毒引起的、以肝损害为主的一组全身性传染病，可分为甲型、乙型、丙型、丁型、戊型。其中除乙型肝炎病毒为 DNA 病毒外，其余 4 型均为 RNA 病毒。病毒性肝炎可分为两类：一类包括甲型和戊型，经粪 - 口途径传播，主要表现为急性感染；另一类包括乙型、丙型、丁型，主要经血液、体液等胃肠外途径传播，可转变为慢性，甚至进展至肝硬化或肝细胞癌（hepatocellular carcinoma，HCC）。

急性病毒性肝炎临床表现类似，可出现乏力、纳差、厌油等消化道症状，化验肝功能异常，部分患者可出现黄疸。乙型、丙型、丁型肝炎病毒可引起慢性肝炎，治疗应采取以抗病毒为主的综合治疗。5 型肝炎病毒均可引起肝衰竭，虽发病率低，但病死率高。

【病原学】

（一）甲型肝炎病毒（hepatitis A virus，HAV）

HAV 属于微小 RNA 病毒科嗜肝 RNA 病毒属，该属仅有 HAV 一个种。HAV 有蛋白衣壳和核酸，无包膜，由 32 个壳粒组成的 20 面体立体对称的球状颗粒。HAV 在外界的生存力很强，某些水产品如毛蚶、牡蛎等有浓缩水中 HAV 的能力，故可通过此类食物引起暴发流行。

HAV 在肝细胞内复制，可分为 7 个基因型，感染人的 HAV 为Ⅰ、Ⅱ、Ⅲ、Ⅶ型。感染后早期产生 IgM 型抗体，是近期感染的标志。IgG 型抗体则是既往感染或免疫接种后的标志，可长期存在。

（二）乙型肝炎病毒（hepatitis B virus，HBV）

1. HBV 形态及基因组结构　HBV 是嗜肝 DNA 病毒科，电镜下 HBV 呈现 3 种颗粒，一种是大球形颗粒，为完整的 HBV 颗粒，又称 Dane 颗粒，直径 42 nm，由包膜与核心组成；第二种是小球形颗粒，直径 22 nm；第三种是管状颗粒，后两种由乙型肝炎表面抗原（hepatitis B surface antigen，HBsAg）组成，为空心包膜，不含核酸，无感染性。

HBV 基因组由不完全的环状双链 DNA 组成，长链（负链）约含 3200 个碱基，短链（正链）的长度为长链的 50% ～ 80%。长链含 4 个部分重叠的开放读码框（open reading frame，

知识拓展：HBV 生活周期和复制

ORF），分别是 S 区、C 区、P 区和 X 区。S 区又分为前 S1、前 S2 及 S 三个编码区，分别编码前 S1 蛋白、前 S2 蛋白及 HBsAg。C 区又分为前 C 区和 C 区，共同编码前 e 多肽，酶切后形成乙型肝炎 e 抗原（hepatitis B e antigen，HBeAg），释放到血液中。乙型肝炎核心抗原（hepatitis B core antigen，HBcAg）则由 C 区单独编码。前 C 区和基本核心启动子的变异可产生 HBeAg 阴性变异株。P 区编码 DNA 聚合酶等多种功能蛋白。X 区编码 X 抗原，此抗原具有反式激活作用，可能与 HBV 感染导致 HCC 发生有关。

2. 各种 HBV 标志物的临床意义

（1）HBsAg：成人感染 HBV 后血中首先出现 HBsAg，急性自限性 HBV 感染时血中 HBsAg 大多持续 1 ～ 6 周。携带者和慢性肝炎患者 HBsAg 可持续存在多年，甚至终身。HBsAg 阳性表示存在 HBV 感染。

（2）抗 -HBs（anti-HBs）：是一种中和抗体，即保护性抗体，其阳性说明感染已恢复，机体已对 HBV 感染有了免疫力。单纯抗 -HBs 阳性是乙型肝炎疫苗接种后产生有效免疫力的标志。

（3）HBeAg：阳性常表示体内有 HBV 复制。

（4）抗 -HBe（anti-HBe）：HBeAg 消失而抗 -HBe 产生，称为 HBeAg 血清学转换。如果随着 HBeAg 的阴转，抗 -HBe 的阳转病情明显好转，血中 HBV DNA 明显减少或阴转，则提示为 HBV 复制减少或停止；如果 HBeAg 血清学转换后，病情未见好转或反而恶化，血清中 HBV DNA 并未减少，则很可能是 HBV 前 C 基因或 C 区基本核心启动子发生变异。

（5）HBcAg：血液中 HBcAg 主要存在于 Dane 颗粒的核心，故较少用于临床常规检测。

（6）抗 -HBc（anti-HBc）：不是中和抗体，HBcAg 有很强的免疫原性，HBV 感染者几乎均可测出抗 -HBc。抗 -HBc IgM 是感染后较早出现的抗体，其阳性提示急性乙型肝炎感染，也见于慢性肝炎急性发作。抗 -HBc IgG 出现较迟，抗 -HBc 总抗体主要是抗 -HBc IgG，常与抗 -HBs 并存，只要感染过 HBV，无论病毒是否被清除，此抗体多为阳性。

（7）HBV DNA：应采用敏感的 PCR 方法检测，其阳性是 HBV 活跃复制的标志。

（三）丙型肝炎病毒（hepatitis C virus，HCV）

HCV 属于黄病毒科肝炎病毒属，其基因组为单股正链 RNA。HCV 基因组含有一个 ORF，编码 10 余种结构和非结构（non-structured，NS）蛋白（NS2，NS3，NS4A，NS4B，NS5A 和 NS5B），NS3/4A、NS5A 和 NS5B 是目前直接抗病毒（direct-acting antiviral，DAA）药物的主要靶位（图 3-9-4）。

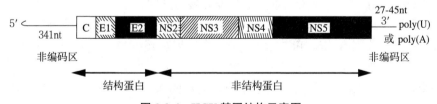

图 3-9-4　HCV 基因结构示意图

HCV 目前可至少分为 6 个基因型及多个亚型。以阿拉伯数字表示 HCV 基因型，以小写的英文字母表示基因亚型。其中 1 型是最常见的基因型。

抗 -HCV（anti-HCV）：不是保护性抗体，阳性提示 HCV 现症感染或既往感染。

HCV RNA 阳性表示体内有 HCV 复制，是现症感染和有传染性的标志。

（四）丁型肝炎病毒（hepatitis D virus，HDV）

HDV 是一种缺陷病毒，在血液中由 HBsAg 包被，其外壳、装配、传播均需嗜肝 DNA 病毒协助。可与 HBV 同时感染人体，但大部分情况下是在 HBV 感染的基础上引起重叠感染。HDV RNA 是诊断 HDV 感染最直接的依据。

（五）戊型肝炎病毒（hepatitis E virus，HEV）

HEV 为 RNA 病毒，呈圆球状颗粒，无包膜。抗 -HEV IgM 阳性是近期 HEV 感染的标志，抗 -HEV IgG 持续时间在不同病例差异较大，多数于发病后 6 ～ 12 个月阴转，但亦有持续几年甚至十余年者。

【流行病学】

（一）甲型肝炎

传染源是急性期患者和隐性感染者，主要经粪 – 口途径传播，粪便污染饮用水源、食物、蔬菜、玩具等可引起流行。未受染者及未接种甲肝疫苗者均为易感人群。感染后可获持久免疫。

（二）乙型肝炎

传染源主要是急、慢性乙型肝炎患者和病毒携带者。经血液、血制品、母婴、破损的皮肤和黏膜以及性接触途径传播。凡未感染过 HBV 也未进行过乙肝疫苗接种者对 HBV 均易感。HBV 感染呈世界性流行，据世界卫生组织报道，全球约 20 亿人曾感染过 HBV。2006 年全国乙型肝炎流行病学调查表明，我国 1 ～ 59 岁一般人群 HBsAg 携带率为 7.18%。2014 年中国疾病预防控制中心对全国 1 ～ 29 岁人群乙型肝炎血清流行病学调查结果显示，1 ～ 4 岁、5 ～ 14 岁和 15 ～ 29 岁人群 HBsAg 检出率分别为 0.32%、0.94% 和 4.38%。

（三）丙型肝炎

HCV RNA 阳性者为传染源。传播途径包括经输血及血制品传播，经破损的皮肤和黏膜暴露，性传播及母婴传播。人类对 HCV 普遍易感。2006 年全国血清流行病学调查显示，我国 1 ～ 59 岁人群抗 -HCV 流行率为 0.43%。

（四）丁型肝炎

传染源及传播途径与乙型肝炎类似。易感者为 HBsAg 阳性者。

（五）戊型肝炎

传染源及传播途径与甲型肝炎类似，水源或食物污染可引起暴发流行，日常生活接触引起散发，人群普遍易感。

【自然史、发病机制及病理】

（一）自然史、发病机制

1. 甲型肝炎　HAV 经口进入体内后，由肠道进入血流，引起短暂的病毒血症，约 1 周后进入肝细胞内复制，2 周后由胆汁排出体外。感染早期 HAV 大量增殖，肝细胞轻微破坏，随后细胞免疫发挥重要作用，在感染后期体液免疫亦参与其中。

2. 乙型肝炎　HBV 感染时的年龄是影响慢性化的最主要因素。在围生期和婴幼儿时期感染 HBV 者中，分别有 90% 和 25% ～ 30% 将发展成慢性感染，而 5 岁以后感染者仅有 5% ～ 10% 发展为慢性感染。

慢性乙肝的发病机制较为复杂，大量研究表明，HBV 不直接杀伤肝细胞，其引起的免疫应答是肝细胞损伤及炎症发生的主要机制。而炎症反复存在是患者进展为肝硬化甚至 HCC 的重要因素。

3. 丙型肝炎　暴露于 HCV 后 1 ～ 3 周，在外周血可检测到 HCV RNA。急性 HCV 感染者出现临床症状时，仅 50% ～ 70% 抗 -HCV 阳性，3 个月后约 90% 患者抗 -HCV 阳转。大约最高 50% 的急性 HCV 感染者可自发清除病毒，多数发生于出现症状后的 12 周内。病毒血症持续 6 个月仍未清除者为慢性感染，丙型肝炎慢性化率为 55% ～ 85%。不论是否清除病毒，抗 -HCV 可长期存在。

HCV 感染进展多缓慢，感染后 20 年，儿童和年轻女性肝硬化发生率为 2% ～ 4%；中年因输血感染者 18% ～ 30%；一般人群为 5% ～ 15%。HCV 相关 HCC 发生率在感染 30 年后为 1% ～ 3%，主要见于肝硬化和进展期肝纤维化患者，一旦发展成为肝硬化，HCC 的年发生率

知识拓展：HBV 感染自然史

为 2%～4%。

丙型肝炎肝损害的主要原因是 HCV 感染后引起的免疫学反应，其中细胞毒性 T 淋巴细胞起重要作用。

4. 丁型肝炎　HDV 本身及其表达产物对肝细胞有直接作用，宿主免疫反应亦参与了肝细胞的损伤。

5. 戊型肝炎　一般不发展为慢性，但对于免疫抑制及免疫缺陷患者，则可引起慢性化或持续感染。孕妇感染戊型肝炎后临床症状及肝功能损害较重，易发生肝衰竭。发病机制与甲型肝炎相似，细胞免疫是引起肝细胞损伤的主要原因。

（二）病理

病毒性肝炎以肝损害为主，肝外器官可有一定损害。各型肝炎基本病理改变相同，表现为肝细胞变性、坏死，同时伴有不同程度的炎症细胞浸润、间质增生和肝细胞再生。

慢性乙型肝炎及慢性丙型肝炎肝组织炎症坏死的分级（G）、纤维化程度的分期（S），推荐采用国际上常用的 Metavir 评分系统（表3-9-4 和表3-9-5）。

表3-9-4　Metavir评分系统之肝组织炎症活动度评分

界面炎	小叶内炎症坏死	组织学活动度（histologic activity，A）*
0（无）	0（无或轻度）	0（无）
0	1（中度）	1（轻度）
0	2（重度）	2（中度）
1（轻度）	0, 1	1
1	2	2
2（中度）	0, 1	2
2	2	3（重度）
3（重度）	0, 1, 2	3

注：*组织学活动度（A）根据界面炎和小叶内炎症坏死程度综合确定。

表3-9-5　Metavir评分系统之肝组织纤维化分期评分

病变	纤维化分期（Fibrosis，F）
无纤维化	0
汇管区纤维性扩大，但无纤维间隔形成	1
汇管区纤维性扩大，少数纤维间隔形成	2
多数纤维间隔形成，但无硬化结节	3
肝硬化	4

【临床表现】

不同类型病毒引起的肝炎潜伏期不同，甲型肝炎 2～6 周，平均 4 周；乙型肝炎 1～6 个月，平均 3 个月；丙型肝炎 2 周～6 个月，平均 40 天；丁型肝炎 4～20 周；戊型肝炎 2～9 周，平均 6 周。

（一）急性病毒性肝炎

1. 急性黄疸型肝炎

（1）黄疸前期：乏力及消化道症状，如纳差、厌油、恶心等，可有发热。本期血清丙氨酸氨基转移酶（alanine aminotransferase，ALT）即可明显异常。

（2）黄疸期：症状好转，发热消退，但尿色加深，皮肤、巩膜出现黄疸。肝常轻度肿大、压痛，可有脾大。ALT 明显增高，胆红素高于正常。

（3）恢复期：症状、体征、化验结果逐渐恢复正常。

2. 急性无黄疸型肝炎　除无黄疸外，其他临床表现与黄疸型类似，此型发病率远高于黄疸型。

（二）慢性病毒性肝炎

肝炎病毒感染超过 6 个月或原有乙、丙、丁型肝炎病史，本次又因同一病原再次出现肝炎症状、体征及肝功能异常者。发病日期不明确或虽无肝炎病史，但肝组织学检查符合慢性肝炎改变，或根据症状、体征、实验室检查及影像学检查综合分析符合慢性肝炎表现者。

（三）病毒性肝炎肝衰竭

肝衰竭是多种因素引起的严重肝损害，导致合成、解毒、代谢和生物转化功能严重障碍或失代偿，出现以黄疸、凝血功能障碍、肝肾综合征、肝性脑病、腹水等为主要表现的一组临床症候群。在我国引起肝衰竭的主要病因是肝炎病毒，尤其是 HBV。

（四）淤胆型肝炎

以肝内淤胆为主要表现的一种特殊临床类型，急性淤胆型肝炎起病类似急性黄疸型肝炎。在慢性肝炎或肝硬化基础上发生上述表现者，称为慢性淤胆型肝炎。患者皮肤瘙痒、粪便颜色变浅，总胆红素明显升高，以直接胆红素升高为主，伴有 γ- 谷氨酰转肽酶、碱性磷酸酶等升高，影像学检查无肝内外胆管扩张。患者黄疸深，但消化道症状较轻，凝血酶原时间无明显延长，借之可与肝衰竭鉴别。

【诊断与鉴别诊断】

（一）诊断

1. 流行病学资料　见"流行病学"部分。

2. 临床表现　见"临床表现"部分。

3. 病原学诊断

（1）甲型肝炎：主要根据抗 -HAV IgM 阳性。

（2）乙型肝炎：急性乙型肝炎主要根据 HBsAg 阳性和 HBV DNA 阳性，但应注意与慢性乙型肝炎急性发作鉴别；急性期 HBsAg 阳性，恢复期 HBsAg 转阴，也可诊断为急性乙型肝炎。

慢性乙型肝炎病毒感染是指 HBsAg 和（或）HBV DNA 阳性 6 个月以上。慢性乙型肝炎（chronic hepatitis B，CHB）是指由 HBV 持续感染引起的慢性肝脏炎症性疾病。

1）HBeAg 阳性 CHB：血清 HBsAg 阳性、HBeAg 阳性、HBV DNA 阳性，ALT 持续或反复升高，或有肝组织学病变。

2）HBeAg 阴性 CHB：血清 HBsAg 阳性、HBeAg 阴性、HBV DNA 阳性，ALT 持续或反复升高，或有肝组织学病变。

（3）丙型肝炎：慢性丙型肝炎的诊断主要依靠 HCV RNA 和抗 -HCV 阳性超过 6 个月。

（4）丁型肝炎：有现症乙肝病毒感染，同时血清 HDAg 或抗 -HDV IgM 或高滴度抗 -HDV IgG 或 HDV RNA 阳性，可诊断为丁型肝炎。

（5）戊型肝炎：抗 -HEV IgM 阳性是近期 HEV 感染的标志。如果抗 -HEV IgG 滴度较高，或由阴性转为阳性，或由低滴度升为高滴度，或由高滴度降至低滴度甚至阴转，或血 HEV RNA 阳性，或粪便 HEV RNA 阳性或检出 HEV 颗粒，均可诊断为 HEV 感染。

（二）鉴别诊断

转氨酶升高患者应注意与其他原因引起的肝损害，如药物性肝损害、酒精性肝病、自身免疫性肝病、非酒精性脂肪性肝病、感染中毒性肝炎、巨细胞病毒感染、EB 病毒感染、肝豆状核变性等鉴别。出现黄疸患者应注意与肝外梗阻性黄疸、溶血性黄疸等鉴别。

【治疗】

（一）急性肝炎

急性甲型肝炎和戊型肝炎是自限性疾病，以对症支持治疗为主。

急性乙型肝炎的治疗目标主要是防止发展为急性或者亚急性肝衰竭，同时减少感染慢性化的风险。95% 以上的成人急性乙型肝炎患者并不需要特殊治疗，因其可自发性完全恢复。只有出现凝血功能障碍或病程迁延的重症急性乙型肝炎患者，应当接受核苷（酸）类似物（nucleos（t）ide analogue，NA）治疗。

为防止慢性化，急性丙型肝炎应考虑抗病毒治疗。

（二）慢性肝炎

慢性病毒性肝炎的治疗应采取以抗病毒为主的综合治疗，包括抗病毒、减轻肝脏炎症、保护肝细胞、防止肝纤维化、防止癌变等综合措施，其中抗病毒治疗是基本和最重要的治疗方法。

1. 慢性乙型肝炎治疗

（1）治疗适应证

1）所有 HBeAg 阳性或阴性 CHB 患者，定义为 HBV DNA＞2000 IU/ml，ALT＞正常值上限和（或）肝中度炎症坏死或纤维化，应该接受治疗。

2）无论 ALT 水平，代偿期或失代偿期肝硬化患者只要检出 HBV DNA，均需要治疗。

3）无论纤维化程度，HBV DNA＞20000 IU/ml，ALT＞2 倍正常值上限的患者应该开始治疗。

4）无论肝组织学病变严重度，HBeAg 阳性慢性 HBV 感染者，定义为 ALT 水平持续正常，HBV DNA 水平较高，如果年龄大于 30 岁，或可接受治疗。

5）即使不满足典型的治疗适应证，有肝细胞癌或肝硬化家族史以及存在肝外表现的HBeAg 阳性或 HBeAg 阴性慢性 HBV 感染者，可以接受治疗。

（2）治疗药物

1）不论肝病严重程度如何，均可将长期应用一种高耐药屏障的强效 NA 作为治疗选择。

2）首选方案为恩替卡韦、替诺福韦酯或富马酸丙酚替诺福韦单药治疗。

3）聚乙二醇干扰素 α 可考虑作为轻至中度 HBeAg 阳性或阴性 CHB 患者的初始治疗选择。

知识拓展：2017 年欧洲肝病学会临床实践指南——HBV 感染的管理

2. 慢性丙型肝炎治疗

（1）治疗适应证：HCV RNA 阳性的慢性丙型肝炎患者均应接受抗病毒治疗。持续病毒学应答（sustained virological response，SVR）是指治疗结束后第 12 周和 24 周，HCV RNA 不可测，可表示为 SVR12 和 SVR24。

（2）治疗药物

1）在直接抗病毒药物（DAAs）上市之前，聚乙二醇干扰素联合利巴韦林方案是 HCV 感染者接受抗病毒治疗的主要方案，可应用于所有基因型 HCV 现症感染，同时无治疗禁忌证的患者。

2）DAAs 包括 NS3/4A 蛋白酶抑制剂、NS5A 抑制剂及 NS5B 聚合酶抑制剂。直接抗病毒药物分为泛基因型类和基因型特异类，丙肝治疗的泛基因型药物时代已来临。目前泛基因型药物包括索磷布韦 / 维帕他韦、格卡瑞韦 / 哌仑他韦。含有蛋白酶抑制剂的方案不可应用于失代偿期肝硬化（Child-Pugh 评分 B 和 C）患者。使用 DAAs 应注意与其他药物同时使用所产生的药物相互作用（drug-drug interaction，DDI）影响。

知识拓展：2018 年欧洲肝病学会丙型肝炎治疗推荐意见

【预防】

预防包括管理传染源、切断传播途径及保护易感人群。其中接种乙型肝炎疫苗是我国预防和控制乙型肝炎流行的最关键措施。

案例分析 3-9-9

1. 病历摘要

患者男性，35 岁，主因发现乙型肝炎表面抗原阳性 20 年，反复 ALT 升高 1 年收住院。患者 20 年前查体发现乙型肝炎表面抗原阳性，当时化验肝功能正常，乙肝 5 项检查提示：HBsAg 阳性、HBeAg 阳性、抗 -HBc 阳性，HBV DNA 未查。患者无任何不适症状，一直未在意及就诊。1 年前患者化验发现 ALT 126 U/L，口服复方甘草酸苷治疗后，肝功能好转停药。此后患者定期复查肝功能，ALT 波动在 100 ～ 220 U/L 之间，未予特殊治疗。3 天前患者劳累后自觉乏力、纳差，遂来院就诊。化验 ALT 335 U/L，AST 120 U/L，ALB 41 g/L，TBIL 25 μmol/L，DBIL 10 μmol/L，HBsAg 阳性、HBeAg 阳性、抗 -HBc 阳性，HBV DNA 2.5×10^7 IU/ml。腹部超声提示肝回声增粗，脾稍大。患者既往无饮酒史，无肝损害药物服用史。发病前无不洁饮食史。患者母亲患有乙型肝炎、肝硬化。

2. 思考题

（1）患者是急性乙型肝炎还是慢性乙型肝炎？

（2）如果是慢性乙型肝炎，该患者是 HBeAg 阳性 CHB 还是 HBeAg 阴性 CHB？

（3）根据该患者病史特点，目前最重要的治疗是什么？

案例分析 3-9-9 参考答案

（马　慧）

第一节　肺　癌

【病因和发病机制】

1. 吸烟　目前认为吸烟是肺癌最重要的高危因素，烟草中有超过 3000 种化学物质，其中多链芳香烃类化合物（如：苯并芘）和亚硝胺均有很强的致癌活性。

2. 职业和环境接触　肺癌是职业癌中最重要的一种。约 10% 的肺癌患者有环境和职业接触史。长期接触铍、镉、硅、甲醛等物质也会增加肺癌的发病率，空气污染，特别是工业废气均能引发肺癌。

3. 电离辐射　美国曾有报道开采放射性矿石的矿工 70% ~ 80% 死于放射引起的职业性肺癌。

4. 既往肺部慢性感染

5. 遗传等因素

6. 大气污染

【临床表现】

肺癌早期症状常较轻微，甚至可无任何不适。中央型肺癌症状出现早且重，周围型肺癌症状出现晚且较轻，甚至无症状，常在体检时被发现。肺癌的症状大致分为：局部症状、全身症状、肺外症状、浸润和转移症状。

（一）局部症状

局部症状是指由肿瘤本身在局部生长时刺激、阻塞、浸润和压迫组织所引起的症状。

1. 咳嗽　咳嗽是最常见的症状，肺癌所致的咳嗽可能与支气管黏液分泌的改变、阻塞性肺炎、胸膜侵犯、肺不张及其他胸内合并症有关。

2. 痰中带血或咯血　痰中带血或咯血亦是肺癌的常见症状，由于肿瘤组织血供丰富，质地脆，剧咳时血管破裂而致出血。

3. 胸痛　大多数情况下，周围型肺癌侵犯壁胸膜或胸壁，可引起胸膜性疼痛，肩部或胸背部持续性疼痛提示肺叶内侧近纵隔部位有肿瘤外侵可能。

4. 胸闷、气急　多见于中央型肺癌，特别是肺功能较差的患者。

5. 声音嘶哑　通常伴随有咳嗽，声嘶一般提示直接的纵隔侵犯或淋巴结长大累及同侧喉返神经而致左侧声带麻痹。

（二）全身症状

1. 发热　可为阻塞性肺炎导致的炎症性发热和肿瘤热。

2. 消瘦和恶病质　肺癌晚期由于感染、疼痛所致食欲减退，可引起严重的消瘦、贫血、恶病质。

（三）肺外症状

由于肺癌所产生的某些特殊活性物质（包括激素、抗原、酶等），患者可出现一种或多种肺外症状，常可出现在其他症状之前，并且可随肿瘤的消长而消退或出现，多见于小细胞肺癌。

（1）肺源性骨关节增生症

（2）与肿瘤有关的异位激素分泌综合征

（四）浸润和转移症状

（1）淋巴结转移

（2）胸膜受侵和（或）转移

（3）上腔静脉综合征（superior vena cava syndrome，SVCS）

（4）肾转移

（5）消化道转移（肝转移、肾上腺转移等）

（6）骨转移

（7）中枢神经系统症状

（8）心脏受侵和转移

（9）周围神经系统症状

【辅助检查】

1. X 线检查　通过 X 线检查可以了解肺癌的部位和大小。

2. 胸部 CT　可以详细评估病变的大小及外侵情况，以及肺门及纵隔淋巴结肿大等。胸部 CT 可以较 X 线检查发现更早期的肺癌病变，因此目前更广泛应用于临床。

3. 支气管镜检查　通过支气管镜可直接窥察支气管内膜及管腔的病变情况（多为中央型肺癌）。可采集肿瘤组织供病理检查，或吸取支气管分泌物做细胞学检查，以明确诊断和判定组织学类型，其中超声内镜下细针穿刺（EBUS-TBNA）能够明确淋巴结性质，协助分期诊断。

4. 细胞学检查　痰细胞学检查是肺癌普查和诊断的一种简便有效的方法，原发性肺癌患者多数在痰液中可找到脱落的癌细胞。中央型肺癌痰细胞学检查的阳性率较高。

5. 剖胸探查术　肺部肿块经多种检查和短期诊断性治疗仍未能明确病变性质，又不能除外肺癌者，应做剖胸探查术。

6. 骨扫描检查　骨显像可以较早地发现骨转移灶，目前也常用 PET-CT 来进行全身评估。

7. 纵隔镜检查　纵隔镜检查主要用于伴有纵隔淋巴结转移，不适合于外科手术治疗，而其他方法又不能获得病理诊断的患者。

8. CT 引导下穿刺　多用于周围型肺癌的诊断。

【诊断和鉴别诊断】

根据临床症状、体征、影像学检查和组织病理学检查做出诊断。肺癌的早期诊断具有重要意义，只有在病变早期得到诊断和治疗，才能获得较好的疗效。

典型的肺癌容易识别，但在有些病例，肺癌易与以下疾病混淆：

1. 肺结核　肺结核尤其是肺结核瘤（球）应与周围型肺癌相鉴别。肺结核瘤（球）较多见于青年患者，病程较长，少见痰液带血，痰中发现结核分枝杆菌。

2. 肺部感染　肺部感染有时难与肺癌阻塞支气管引起的阻塞性肺炎相鉴别，抗炎后无明显变化的可疑病例应施行剖胸探查术。

3. 肺部良性肿瘤　肺部良性肿瘤：如错构瘤、软骨瘤、纤维瘤等都较少见，但都须与周围型肺癌相鉴别。

【治疗】

肺癌从病理类型角度可分为非小细胞肺癌（non-small-cell lung cancer）和小细胞肺癌（small cell lung cancer）两种，非小细胞肺癌以手术治疗为主，而小细胞肺癌以非手术治疗为主。

（一）化学治疗

化疗是肺癌的主要治疗方法，对小细胞肺癌的疗效无论早期或晚期均较肯定，同时也是治疗非小细胞肺癌的主要手段，对于非小细胞肺癌的肿瘤缓解率为 40% ～ 50%。化疗需根据肺癌组织学类型选用不同的化疗药物和化疗方案。近年来化疗在肺癌中的作用已不再限于不能手术的晚期肺癌患者，而常作为综合治疗列入肺癌的综合治疗方案，例如手术前的新辅助化疗和手术后的辅助化疗等。

（二）放射治疗

1. 治疗原则　放疗对小细胞肺癌疗效最佳，鳞状细胞癌次之，腺癌最差。放疗是一种局部治疗，常常需要联合化疗。放疗与化疗的联合可以视患者的情况不同，采取同步放化疗或交替放化疗的方法。

2. 放疗的分类　根据治疗的目的不同分为根治治疗、姑息治疗、术前新辅助放疗、术后辅助放疗及腔内放疗等。

3. 放疗的并发症　包括放射性肺炎、放射性食管炎、放射性肺纤维化和放射性脊髓炎。

（三）肺癌的外科治疗

外科治疗是非小细胞肺癌首选和最主要的治疗方法，也是唯一能使肺癌治愈的治疗方法。

1. 手术治疗的目的

（1）完全切除肺癌原发病灶及转移淋巴结，达到临床治愈。

（2）切除肿瘤的绝大部分，为其他治疗创造有利条件，即减瘤手术。

2. 手术适应证　肺癌外科治疗主要适合于早中期（Ⅰ～Ⅱ期）肺癌、Ⅲa 期肺癌和肿瘤局限在一侧胸腔的部分选择性的Ⅲb 期肺癌。

（1）Ⅰ、Ⅱ期肺癌。

（2）Ⅲa 期非小细胞肺癌。

（3）病变局限于一侧胸腔，能完全切除的部分Ⅲb 期非小细胞肺癌。

（4）Ⅲa 期及部分Ⅲb 期肺癌，经术前新辅助化疗后降期的患者。

（5）伴有孤立性转移（即颅内、肾上腺或肝）的非小细胞肺癌，原发肿瘤和转移瘤均适合于外科治疗，又无外科手术禁忌证，并能达到原发肿瘤和转移瘤完全切除者。

（6）诊断明确的非小细胞Ⅲb 期肺癌，肿瘤侵犯心包、大血管、膈肌、气管隆突，经各种检查排除了远处和（或）微转移，病变局限，患者无生理性手术禁忌证，能够达到肿瘤受侵组织器官完全切除者。

3. 手术禁忌证

（1）已有广泛转移的Ⅳ期肺癌。

（2）伴有多组融合性纵隔淋巴结转移，尤其是侵袭性纵隔淋巴结转移者。

（3）伴有对侧肺门或纵隔淋巴结转移的Ⅲb 期肺癌。

（4）伴有严重内脏功能不全，不能耐受外科手术者。

（5）患有出血性疾病，又不能纠正者。

4. 手术术式的选择　手术切除的原则为：彻底切除原发灶和胸腔内有可能转移的淋巴结，且尽可能保留正常的肺组织，全肺切除术宜慎重。

（1）肺楔形及局部切除术（wedge resection）：是指楔形癌块切除及部分肺段切除。主要适合于肿物活检，或者体积较小、年老体弱、肺功能差或癌分化好、恶性度较低的早期肺癌。

（2）肺段切除术（segmentectomy）：是解剖肺段的切除术。主要适合于老年、心肺功能较差的周围型孤立性早期肺癌。

（3）肺叶切除术（lobectomy）：适用于肺癌局限于一个肺叶内的周围型和部分中央型肺癌，中央型肺癌必须保证支气管残端无癌残留。如果肺癌累及两叶或中间支气管，可行上中叶或下中叶两叶肺切除术。

（4）支气管袖状成型肺叶切除术（bronchus sleeve lobectomy）：这种术式主要适合于肺癌位于肺叶支气管或中间支气管开口的中央型肺癌。该术式的好处是既达到了肺癌的完全切除，又保留了健康的肺组织。

（5）支气管肺动脉袖状成型肺叶切除术：主要适合于肺癌位于肺叶支气管或中间支气管开口、肺癌同时侵犯肺动脉干的中央型肺癌。

（6）气管隆突切除重建术：肺癌超过主支气管、累及隆突或气管侧壁但未超过 2 cm 时，可做气管隆突切除重建术或袖式全肺切除，若还保留一叶肺叶时，应力争保留肺叶的气管隆突切除重建术。

（7）全肺切除术（pneumonectomy）：全肺切除术是指一侧全肺，即右侧或左侧全肺切除术，主要适合于心肺功能良好、病变较为广泛、年龄较轻，不适合于肺叶或袖式肺叶切除术的患者。

5. 复发性肺癌的外科治疗　复发性肺癌包括外科手术后局部残留癌的复发和肺部新发生的第二个原发性肺癌。对于支气管残端残留癌复发，应争取再手术，施行支气管袖状成型切除残留癌。

（四）其他治疗

1. 靶向治疗　特定的基因突变就像一个靶点，例如最常见的 EGFR 基因突变等，靶向治疗就是针对这种靶点进行精准治疗。对于晚期及转移性肺癌患者而言，如果检测出有一个基因突变，就预示着相应的靶向治疗对于患者来说是非常有效的。目前来自全世界的报道中，靶向治疗有效率约 70%。

2. 免疫治疗　目前以 PD-1/PD-L1 免疫检查点抑制剂为首的免疫治疗药物占据了半壁江山，利用抗体关闭 PD-1/PD-L1 通路，可增强自身免疫反应，使得人体自身的免疫系统能够发现并攻击癌细胞，打破肿瘤免疫逃逸机制，从而抑制肿瘤，实现治疗癌症的目的。

知识拓展：肺癌免疫治疗的临床进展

案例分析 3-10-1

1. 病历摘要

患者男性，55 岁，吸烟，因痰中带血就诊。气管镜提示右肺上叶支气管内见新生物，活检病理为腺癌，胸部 CT 如图 3-10-1 所示，全身 PET-CT 未见明显转移部位。

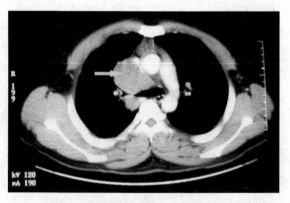

图 3-10-1　胸部 CT 表现

2. 思考题

患者下一步的治疗计划是什么？

案例分析 3-10-1 参考答案

（吴　楠）

第二节 食 管 癌

【病因和发病机制】

食管癌（esophageal carcinoma）的成因比较复杂，欧美等国家发病率很低，病理类型以腺癌为主；在我国，食管癌的发病有明显的地域特点，以太行山南段的河南、河北、山西三省交界地区的发病率最高，迄今难以定论是何种因素起着最为关键的作用。食管癌的人群分布与年龄、性别、职业、种族、地域、生活环境、饮食生活习惯、遗传易感性等有一定关系。经已有调查资料显示，食管癌可能是多种因素所致的疾病。已提出的病因如下：①化学病因：如亚硝胺，这类化合物及其前体分布很广，可在体内、外形成，致癌性强。②生物性病因：如真菌，霉菌毒素，霉菌属真菌的一类，科学家试验证明，某些真菌的产物具有致癌作用，食用霉变食物与食管癌发病呈正相关。在某些高发区的粮食中、食管癌患者的上消化道中或切除的食管癌标本上，均能分离出多种真菌，其中某些真菌有致癌作用。有些真菌能促使亚硝胺及其前体的形成，更促进癌肿的发生。③缺乏某些微量元素：多次研究证明，血硒水平较高的人群其食管癌的发病和死亡危险性显著低于血硒水平较低的人群。④烟、酒、热食、热饮、口腔不洁等因素：常酗酒者其食管癌的发生率是普通人群的 25 ～ 30 倍。⑤食管癌遗传易感因素：遗传因素流行病学调查表明，食管癌的发生有较明显的家族聚集现象。

【临床表现】

1. 早期 症状通常不明显，只在吞咽粗硬食物时可出现不同程度的不适感觉，包括吞咽食物后的哽噎感，胸骨后烧灼样、针刺样或牵拉摩擦样疼痛。食物通过缓慢，并有停滞感或异物感。哽噎停滞感常通过吞咽水或流食后缓解或消失。症状时轻时重，进展缓慢。

2. 中、晚期 食管癌典型的症状为进行性吞咽困难，先是难咽干硬的食物，继而半流质食物也可能出现症状，最后水和唾液也不能咽下。常吐黏液样痰，为下咽的唾液和食管的分泌物。患者逐渐消瘦、脱水、无力。持续胸痛或背痛提示为晚期症状，提示癌肿已侵犯食管外组织及神经等。有时梗阻症状可暂时减轻，常误认为病情好转，但很可能是癌肿梗阻所引起的炎症水肿暂时消退，或部分癌组织坏死脱落。若癌肿侵犯喉返神经，可出现声音嘶哑；若压迫颈交感神经节，可产生 Horner 综合征；若侵犯气管、支气管，可形成食管、气管或支气管瘘，出现吞咽水或食物时剧烈呛咳，或产生严重的呼吸系统感染。若有肝、脑等脏器转移，可出现黄疸、腹水、昏迷等状态。最后出现恶病质状态。

食管癌无明显体征，但体格检查时应特别注意锁骨上有无增大淋巴结、肝有无包块和有无腹水、胸腔积液等远处转移体征，可能对判断食管癌分期有一定帮助。

知识拓展：食管癌的分期

【辅助检查】

对可疑病例，首先应进行影像学检查，如上消化道造影检查。早期可见：①食管黏膜皱襞紊乱、粗糙或有中断现象；②小的充盈缺损；③局限性管壁僵硬，蠕动中断；④小龛影。中、晚期有明显的不规则狭窄和充盈缺损，管壁僵硬。有时狭窄上方口腔侧食管有不同程度的扩张，上消化道造影同时可以帮助外科医生评估胃的形态，便于手术。B 超检查是否有肝等脏器转移。胸、腹部 CT 检查病变局部的严重程度，是否侵犯食管外膜或者食管外组织，如主动脉、心包等。实验室检查贫血程度和癌胚抗原检测。胃镜检查可明确病变起止部位、病变受累长度以及病理诊断结果。

【诊断和鉴别诊断】

1. 诊断 胃镜病理诊断可确诊。病理类型在我国多为鳞癌，占 95% 以上，其他类型包括腺癌、小细胞癌、黑色素瘤、肉瘤等等。

2. 鉴别诊断 早期仅有胸骨后不适，应与食管炎、食管憩室和食管静脉曲张相鉴别。如有咽下困难时，应与食管良性肿瘤、贲门失弛缓症和食管良性狭窄相鉴别。鉴别诊断方法主要依靠胸部 CT、上消化道造影和胃镜检查。目前的超声食管镜也能够协助判断食管病变的浸润深度，进一步明确 T 及 N 分期。

临床上采用美国癌症联合会（AJCC）和国际抗癌联盟（UICC）食管癌分期标准（第8版），以原发肿瘤中心所在的部位进行判定：①颈段：自食管入口至胸骨切迹（距门齿约20 cm）；②胸段：从胸骨切迹至食管裂孔上缘，长度约25 cm，又被分为上、中、下三段（距门齿25 cm 的奇静脉弓下缘，距门齿30 cm 的下肺静脉下缘）；③腹段：食管裂孔上缘至胃食管交界部，距门齿约42 cm。

【治疗】

治疗方法分为外科治疗、放射治疗、化学治疗和综合治疗。

1. 外科治疗　手术是治疗食管癌的首选方法。若全身情况良好、有较好的心肺功能储备、无明显远处转移征象者，可考虑手术治疗。一般以颈段癌长度＜3 cm、胸上段癌长度＜4 cm、胸下段癌长度＜5 cm 切除的机会较大。但如果瘤体不大，但已与主要器官，如主动脉、气管（通常为膜部）等紧密粘连，则不能切除。对较大的食管癌估计切除可能性不大而患者全身情况良好者，可先采用术前放疗、化疗甚至同步 / 续贯放化疗，待瘤体缩小后再做手术。

手术禁忌证：①全身情况差，已呈恶病质，或有严重心、肺或肝、肾功能不全者；②病变侵犯范围大，已有明显外侵及穿孔征象，例如已出现声音嘶哑或已有食管气管瘘者；③已有远处转移者。

2. 放射治疗

（1）放射和手术综合治疗：可增加手术切除率，也可提高远期生存率。术前放疗后，休息 3～4 周再做手术较为合适。对术中切除不完全的残留癌组织处做金属标记，一般在术后3～6 周开始术后放疗。

（2）单纯放射疗法：多用于颈段、胸上段食管癌，这类患者的手术难度常常较大，并发症多，疗效不满意；也可用于有手术禁忌证而病变时间不长、患者尚可耐受放疗者。

3. 化学治疗　术前化疗通常采用含铂二药方案进行，目的是降低分期，便于手术切除。通常在末次化疗日起第 4～6 周内行手术治疗。新辅助化疗的客观缓解率比放疗低，但是化疗后产生的水肿以及组织粘连轻于术前放疗。采用化疗与手术治疗相结合或与放疗、中医中药相结合的综合治疗，有时可提高疗效，或使食管癌患者症状缓解，存活期延长。但要定期检查血象和肝、肾功能，并注意药物反应。

知识拓展：食管癌微创手术的术式及优点

案例分析 3-10-2

1. 病历摘要

患者男性，56 岁，泥瓦工，进行性吞咽困难 6 个月，近期有明显加重。患者自诉在 6 个月前吞咽食物后偶感胸骨后食物停滞及异物感，但不影响进食，有时呈间歇性；此后出现进行性吞咽困难，开始是对固体性食物，后对半流食、流食均有困难，吞咽时胸骨后有烧灼痛、钝痛，近来出现持续性胸背部疼痛，自 2 个月前开始出现剧烈阵发性咳嗽，伴血痰，近几周出现声音嘶哑。

检查：发现患者消瘦，虚弱，双侧锁骨上淋巴结未见肿大，辅助检查行胸部 CT（如图 3-10-2），上消化道造影检查，胃镜活检提示距门齿 29～36 cm 肿物，质脆易出血，活检病理为鳞状细胞癌。

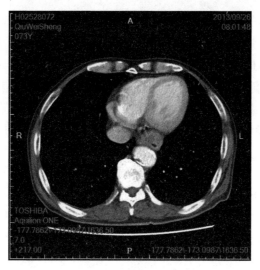

图 3-10-2　胸部 CT 表现

2. 思考题

患者目前应采取何种治疗方法？

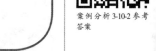

案例分析 3-10-2 参考答案

（吴　楠）

第三节　甲状腺癌

甲状腺癌（thyroid carcinoma）是最常见的甲状腺恶性肿瘤，占全身恶性肿瘤的 0.2% ～ 1%。国内报道发生率约为 11.5/10 万，近年来呈上升趋势，以女性发病居多，男女比例为 1：（2 ～ 3）。

【病因】

1. 电离辐射　电离辐射是比较明确的致癌原因。

2. 缺碘　与缺碘有一定的相关性。

3. 遗传因素　家族遗传易感性。

【病理】

1. 乳头状癌　是成人甲状腺癌的最主要类型（约占 60%）和儿童甲状腺癌的全部类型。多见于 30 ～ 40 岁女性。此型分化好，恶性程度较低，发展较慢。约 1/3 累及双侧甲状腺，较早出现淋巴结转移，但预后较好。

2. 滤泡状腺癌　约占 20%，常见于 50 岁左右中年人，肿瘤生长较快，属中度恶性，且有侵犯血管倾向，可经血运转移到肺、肝和骨及中枢神经系统。颈淋巴结转移仅占 10%，预后不如乳头状癌。乳头状癌和滤泡状腺癌统称为分化型甲状腺癌。

3. 髓样癌　占 5% ～ 10%，来源于滤泡旁降钙素（calcitonin）分泌细胞（C 细胞），细胞排列呈巢状，无乳头或滤泡结构，呈未分化状；间质内有淀粉样沉积物。恶性程度中等，可有颈淋巴结侵犯和血性转移，预后不如乳头状癌，但较未分化癌好。

4. 未分化癌　占 5% ～ 10%，多见于老年人，发展迅速，高度恶性，约 50% 有早期淋巴结转移或远处转移。预后差，一年存活率仅 5% ～ 15%。

【临床表现】

1. 甲状腺肿块　无意间发现甲状腺内肿块是最常见的表现（图 3-10-3）。

2. 压迫气管、神经　随着病程进展，肿块增大常可压迫气管，使气管移位，并有不同程度的呼吸障碍症状（图 3-10-4）。当肿瘤侵犯气管时，可发生呼吸困难或者咯血；当肿瘤压迫或浸润食管，可引起吞咽障碍；当肿瘤侵犯喉返神经可出现声音嘶哑；如交感神经受压可引起 Horner 综合征，侵犯颈丛出现耳、枕、肩等处疼痛。未分化癌以浸润表现为主。

3. 颈淋巴结肿大　局部淋巴结转移可出现颈淋巴结肿大，有的患者以颈淋巴结肿大为首要表现。

4. 远处转移灶　晚期常转移到肺、骨等器官，出现临床表现。有少部分患者甲状腺肿块不明显，而以转移灶就医时，应想到甲状腺癌的可能。

5. 类癌综合征　髓样癌除有颈部包块外，因其能产生降钙素（CT）、前列腺素（PG）、5-羟色胺（5-HT）、血管活性肠肽（VIP）等，患者可有腹泻、面部潮红和多汗等类癌综合征或其他内分泌失调表现。

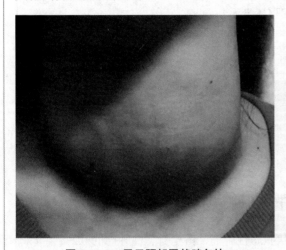
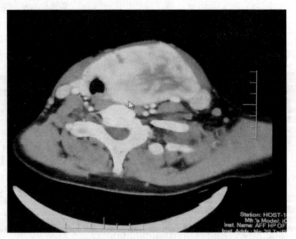

图 3-10-3　显示颈部甲状腺包块　　　　图 3-10-4　CT 显示肿块压迫周围组织

【诊断】

1. 临床表现　若甲状腺肿块质硬、固定，颈淋巴结肿大，或有压迫症状，或存在多年的甲状腺肿块，在短期内迅速增大者，均应怀疑为甲状腺癌。

2. 超声检查有助于诊断　血流丰富，高回声、钙化灶，边界不清，实性肿块等，提示恶性可能性大。囊性包块、边界清者恶性可能性小。

3. 细针穿刺细胞学检查　可在术前行细胞学病理诊断。

4. CT 及 MRI　可明确是否有周围组织侵犯，及颈部、纵隔淋巴结的肿大等情况。

5. 应注意与慢性淋巴细胞性甲状腺炎鉴别，此外，血清降钙素测定可协助诊断髓样癌。

【治疗】

1. 手术治疗　是治疗甲状腺癌的首选治疗方式。无论病理类型如何，尽可能手术切除，包括甲状腺本身切除和颈淋巴结清扫。

根据肿瘤的病理类型和浸润范围的不同，其方法也不同。分化型甲状腺癌甲状腺的切除范围目前虽有分歧，但最小范围为腺叶切除已达共识，近年来国内不少学者也接受甲状腺全切或近全切的观点；颈淋巴结清扫的范围目前仍有分歧，但最小范围清扫，即中央区颈淋巴结（VI）清扫已基本达到共识。理想的手术方式是依据每一患者具体情况不同，充分评估淋巴结转移范围，行择区性颈淋巴结清扫术（图 3-10-5），即个体化手术原则。

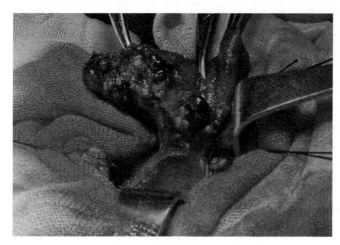

图 3-10-5 淋巴结清扫术

2. 放射性核素治疗 甲状腺组织和分化型甲状腺癌细胞具有摄 ^{131}I 的功能，利用 ^{131}I 发射出的 β 射线的电离辐射生物效应，可破坏残余甲状腺组织和癌细胞，从而达到治疗目的。

3. TSH 抑制治疗 甲状腺癌做近全切或全切者应终身服用甲状腺素片或左甲状腺素，以预防甲状腺功能减退及抑制 TSH。

4. 放射外照射治疗 主要用于未分化型甲状腺癌。

【预后】

不同病理类型的甲状腺癌预后差别很大，总体来说，分化型甲状腺癌预后比较好。据报道，甲状腺乳头状癌、滤泡状癌 10 年生存率分别为 75% ～ 95%、45% ～ 90%，未分化癌 1 年生存率仅有 5% ～ 15%。

案例分析 3-10-3

1. 病历摘要

患者男，36 岁，1 年前患者无意扪及左侧颈前区包块，约鸽子蛋大小，随吞咽上下活动，无声嘶、饮水呛咳，无压痛、呼吸困难。患者未予以治疗。1 年来患者诉包块进行性增大，1 个月前患者诉声音嘶哑，无呼吸困难、饮水呛咳、吞咽障碍、咯血等不适。体格检查：T 36.5℃，P 65 次 / 分，R 16 次 / 分，BP 114/72 mmHg。左侧颈前区可扪及一大小约 3 cm×3 cm 包块，质硬，边界清楚，形态规则，活动度可，颈淋巴结肿大。实验室检查：降钙素原、T_3、T_4、FT_3、FT_4、TSH 等均无明显异常。甲状腺超声示：左侧甲状腺中部探及一低回声肿块，大小约 2.5 cm×3 cm，肿块形态不规则，内部可见强回声，纵横比 > 1。

2. 思考题

（1）本病例最可能的诊断是什么？

（2）如何诊断？

（3）简述本例患者的治疗原则。

案例分析 3-10-3 参考答案

（刘　铭）

第四节 乳 腺 癌

乳腺癌（breast cancer）是女性最常见的恶性肿瘤之一。男性患者少见，约占乳腺癌的1%。在北京、上海等部分大城市，乳腺癌已成为女性恶性肿瘤之首。

【病因】

乳腺癌的病因尚不清楚。与其发病相关的因素有：

1. 遗传因素及家族史 一级亲属患乳腺癌者，发生乳腺癌的概率较普通人群高 2～3 倍。研究发现，一些基因突变与乳腺癌的发生有明显相关性，如 *P53*、*BRCA1*、*BRCA2* 基因等。

2. 生育与激素水平 乳腺是多种内分泌激素的靶器官，其中雌酮及雌二醇与乳腺癌的发病有直接关系。月经初潮年龄早、绝经年龄晚、经期短、不孕、初次产的年龄晚以及生育后未哺乳等，都会导致乳腺癌发病风险增加；初次产年龄越小、产次越多、哺乳越多，则患乳腺癌的风险降低。

3. 生活方式与饮食因素 营养过剩、肥胖、高脂肪低纤维素饮食、酗酒等，会增加发病机会。适当的体育活动可减少乳腺癌的发生。

4. 环境因素 包括外源性雌激素、化疗药物、电离辐射等与乳腺癌的发病有一定的关系。

5. 乳腺良性疾病 乳腺良性疾病与乳腺癌的关系尚有争论。

【病理类型】

乳腺癌分为非浸润性癌和浸润性癌两大类。

1. 非浸润性癌 包括导管内癌（癌细胞未突破导管壁基底膜）、小叶原位癌（癌细胞未突破末梢乳管或腺泡基底膜）及乳头湿疹样乳腺癌（伴发浸润性癌者，不在此例）。此型属早期，预后较好。

2. 浸润性癌 分为浸润性非特殊癌和浸润性特殊癌。

（1）浸润性非特殊癌：包括浸润性小叶癌、浸润性导管癌、硬癌、髓样癌（无大量淋巴细胞浸润）、单纯癌、腺癌等。此型是乳腺癌中最常见的类型，约占 80%。

（2）浸润性特殊癌：包括乳头状癌、髓样癌（伴大量淋巴细胞浸润）、小管癌（高分化腺癌）、腺样囊性癌、黏液腺癌、大汗腺样癌、鳞状细胞癌等。

随着分子病理学的发展，分子生物学研究表明乳腺癌是异质性疾病，存在不同的分子亚型，且不同的分子亚型具有不同的临床预后。目前国际上采用 4 种标志物（ER、PR、HER2 和 Ki-67）进行乳腺癌分子分型。

【转移途径】

1. 局部扩散 癌细胞通过浸润生长方式，沿导管或筋膜间隙蔓延，进而侵及深面 Cooper 韧带和浅面皮肤。

2. 淋巴转移 主要途径有：①乳腺外侧象限的癌细胞经胸大肌外侧缘淋巴管侵入同侧腋窝淋巴结，然后侵入锁骨下淋巴结以至锁骨上淋巴结，进而可经胸导管或右淋巴管侵入静脉血流而向远处转移；②乳腺内侧象限尤其是内上象限的癌细胞经内侧淋巴管，沿着乳内淋巴管的肋间穿支引流到胸骨旁淋巴结，继而达到锁骨上淋巴结，并可通过同样途径侵入血流。

3. 血运转移 乳腺癌属于一种全身性疾病已得到共识。早期浸润型乳腺癌已有血运转移，癌细胞可直接侵入血液循环而致远处转移。最常见的远处转移部位依次为骨、肺、肝。

【临床表现】

1. 乳腺肿块 早期表现是患侧乳房出现无痛、单发的小肿块，常为患者无意中发现。肿块质硬，表面不光滑，与周围组织分界不清，在乳房内不易被推动。随着肿瘤增大，可引起乳房局部隆起（图 3-10-6）。

2. 皮肤改变 如皮下淋巴管被癌细胞阻塞，引起淋巴回流障碍，出现真皮水肿，皮肤呈"橘皮样"改变。若累及 Cooper 韧带，可使其缩短而致肿瘤表面皮肤凹陷，即"酒窝征"。乳腺癌发展至晚期，可侵入胸肌筋膜、胸肌，以致肿瘤固定于胸壁而不易被推动。如癌细胞侵入大片皮肤，可出现多个小结节，甚至彼此融合。有时皮肤可破溃形成溃疡，这种溃疡常有恶臭，容易出血（图 3-10-7）。

3. 乳头改变 邻近乳头或乳晕的癌肿因侵入乳管使之缩短，可把乳头牵向癌肿一侧，进而可使乳头扁平、回缩、凹陷（图 3-10-8），也可出现乳头血性溢液。

4. 淋巴结转移灶 乳腺癌淋巴转移最初多见于腋窝。肿大淋巴结质硬、无痛、可被推动；以后数目增多，并融合成团，甚至与皮肤或深部组织粘连。

5. 远处转移灶 乳腺癌转移至肺、骨、肝时，可出现相应的症状。

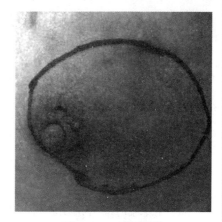

图 3-10-6 乳腺肿块

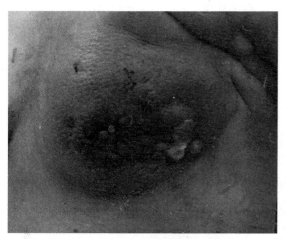

图 3-10-7 乳腺癌皮肤溃疡改变

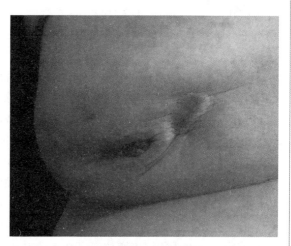

图 3-10-8 乳头改变

6. 特殊类型表现 某些类型乳腺癌的临床表现与一般乳腺癌不同。例如炎性乳腺癌（inflammatory breast carcinoma）和乳头湿疹样腺癌（paget's carcinoma of the breast）。炎性乳腺癌并不多见，特点是发展迅速、预后差。局部皮肤可呈炎症样表现，包括发红、水肿、增厚、粗糙、表面温度升高。乳头湿疹样腺癌少见，恶性程度低，发展慢。乳头有瘙痒、烧灼感，以后出现乳头和乳晕的皮肤变粗糙、糜烂如湿疹样，进而形成溃疡，有时覆盖黄褐色鳞屑样痂皮。部分病例于乳晕区可扪及肿块。

【诊断】

病史、体格检查以及乳腺超声、钼靶检查（图 3-10-9）或 MRI 是临床诊断的重要依据。确诊乳腺癌要通过组织活检进行病理检查，可以行术前细针穿刺活检、包块切除活检或术中冰冻活检。

【鉴别诊断】

诊断乳腺癌时应与下列常见乳腺良性疾病鉴别：

1. 纤维腺瘤 常见于青年妇女，肿瘤大多为圆形或椭圆形，边界清楚，活动度大，发展缓慢，一般易于诊断。

2. 乳腺囊性增生病 特点是乳房胀痛，肿块大小与质地可随月经周期变化。肿块或局部乳腺

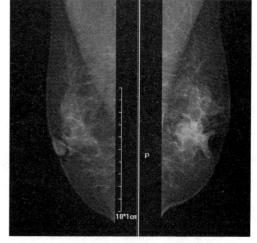

图 3-10-9 乳腺癌钼靶检查

腺体增厚与周围乳腺组织分界不明显。若经过影像学检查未发现可疑肿物，且月经来潮后肿块缩小、变软，则可继续观察。

3. 浆细胞性乳腺炎 是乳腺的无菌性炎症，炎性细胞中以浆细胞为主。临床上 60% 呈急性炎症表现，肿块大时皮肤可呈橘皮样改变。40% 患者开始即为慢性炎症，表现为乳腺肿块，边界不清，可有皮肤粘连和乳头凹陷。急性期应予以抗炎治疗，炎症消退后若肿块仍存在，可考虑手术切除。

【治疗】

乳腺癌自发病开始即是一个全身性疾病。因而缩小手术范围、加强术后综合辅助治疗越来越重要。因此，乳腺癌的治疗采用的是以手术为主的综合治疗策略。

1. 手术治疗 对早期乳腺癌患者，手术治疗是首选。全身情况差、主要脏器有严重疾病、年老体弱不能耐受手术者属手术禁忌。

（1）保留乳房的乳腺癌切除术（conservative surgery）：手术完整切除肿块范围包括肿瘤、肿瘤周围 1～2 cm 的组织，保留正常乳腺组织。适合于临床 I 期、II 期的乳腺癌患者，且乳房有适当体积，术后能保持外观效果者。无法获得切缘阴性者禁忌施行该手术。术后必须辅以放疗等。

（2）乳腺癌改良根治术（modified radical mastectomy）：有两种术式，一是保留胸大肌，切除胸小肌；二是保留胸大、小肌。根据大量病例观察，认为 I、II 期乳腺癌应用根治术及改良根治术的生存率无明显差异，故后者是目前常用的手术方式。

（3）乳腺癌根治术（radical mastectomy）和乳腺癌扩大根治术（extensive radical mastectomy）：乳腺癌根治术应包括整个乳房、胸大肌、胸小肌及腋窝 I、II、III 组淋巴结的整块切除。扩大根治术还需同时切除胸廓内动、静脉及其周围的淋巴结（即胸骨旁淋巴结）。此两种术式已较少使用。

（4）全乳房切除术（total mastectomy）：手术范围必须是切除整个乳房，包括腋尾部及胸大肌筋膜。该术式适用于原位癌、微小癌及年迈体弱不宜做根治术者。

（5）前哨淋巴结活检术及腋淋巴结清扫术（sentinel lymph node biopsy and axillary lymph node dissection）：对临床腋淋巴结阳性的乳腺癌患者常规行腋淋巴结清扫术。对临床腋淋巴结阴性的乳腺癌患者，可先行前哨淋巴结活检术。前哨淋巴结阴性的乳腺癌患者可不常规行腋淋巴结清扫术。

2. 化学治疗（chemotherapy） 包括手术后辅助化疗和手术前的新辅助化疗。

浸润性乳腺癌伴腋淋巴结转移者是应用辅助化疗的指征。对腋淋巴结阴性者是否应用辅助化疗尚有不同意见。一般认为腋淋巴结阴性而有高危复发因素者，诸如原发肿瘤直径大于 2 cm，组织学分级差，雌、孕激素受体阴性，癌基因表皮生长因子受体 2（*HER2*）有过度表达者，适宜应用术后辅助化疗。

术前化疗又称新辅助化疗，多用于局部晚期的病例，目的在于缩小肿瘤，提高手术成功率及探测肿瘤对药物的敏感性。

3. 内分泌治疗（endocrinotherapy） 乳腺癌细胞中雌激素受体（ER）、孕激素受体（PR）含量高者，称雌激素依赖性肿瘤，这些病例对内分泌治疗有效。内分泌治疗首选药物为雌激素受体拮抗剂，他莫昔芬为代表。

4. 放射治疗（radiotherapy） 是乳腺癌局部治疗的手段之一。在保留乳房的乳腺癌手术后，放射治疗是一重要组成部分，应于肿块局部广泛切除后给予适当剂量放射治疗。单纯乳房切除术后可根据患者年龄、疾病分期分类等情况，决定是否应用放疗。

5. 分子靶向治疗 曲妥珠单抗（赫赛汀）对 *HER2* 过度表达的乳腺癌患者有良好效果，可降低乳腺癌患者术后的复发转移风险等，提高无病生存期。

【预防与筛查】

乳腺癌病因尚不清楚，目前尚难以提出确切的病因学预防（一级预防）。但重视乳腺癌的早期发现、早期诊断、早期治疗（二级预防），其 5 年生存率将有很大改善，医务人员应重视卫生宣教及普查。

在我国一般推荐乳腺癌超声联合乳腺钼靶摄片作为筛查方法，对于有 *BRCA* 基因突变的女性可考虑行预防性乳房全切术。

案例分析 3-10-4

1. 病历摘要

患者女，53 岁。因"右乳无痛性肿块 2 个月余"入院。患者 2 个月前发现右乳肿块，大小约 2 cm，无乳房疼痛，无乳头溢液；近 1 个月来，肿块明显增大。体格检查：T 36.5℃，P 65 次 / 分，R 16 次 / 分，BP 114/72 mmHg。一般情况可，双侧乳房发育正常，对称，右侧乳房外上象限可见橘皮样改变，乳头凹陷，其乳晕深面可触及 1.5 cm×1.5 cm 大小包块，无压痛，无破溃，未扪及搏动，质地硬，边界不清，活动度差；左侧乳房未触及包块；右侧腋窝可触及 1 cm×1.5 cm 大小淋巴结，质地硬，活动好。心、肺、腹部查体阴性。钼靶检查示：右乳外上见一肿块，大小 1.8 cm×1.5 cm，见明显边缘毛刺征和可疑钙化，BIRADs 4c 类。B 超引导下粗针穿刺活检，病理提示：浸润性导管癌。

2. 思考题

该案例最可能的诊断是什么？治疗原则是什么？

（刘　铭）

案例分析 3-10-4 参考答案

第五节　胃　癌

【病因和发病机制】

胃癌发生与多种因素有关。与胃癌发病相关的因素称为危险因素。

（一）饮食因素

1. 亚硝基化合物　亚硝基化合物是化学致癌物，人群硝酸根和亚硝酸根的暴露水平与胃癌流行呈正相关。胃是亚硝基化合物的致癌器官之一。

2. 多环芳烃化合物　在熏、烤、炸等加工过程中可形成或产生大量致癌性多环芳烃化合物，其主要代表是 3，4- 苯并芘。

3. 高盐饮食　摄入高浓度食盐可造成胃黏膜损伤，进而使胃癌易感性增加或导致协同致癌。

4. 吸烟、饮酒　增加胃癌的发病风险。

（二）幽门螺杆菌

幽门螺杆菌（HP）感染是胃癌发病极为重要的因素。据统计，HP 感染者罹患胃癌的危险性是无感染者的 6 倍以上。在我国，胃癌高发地区成人 HP 感染率超过 60%。

（三）胃慢性疾患

1. 慢性萎缩性胃炎　以胃黏膜腺体萎缩、减少为主要特征，常伴有不同程度的胃黏膜肠上皮化生。

2. 胃溃疡 慢性胃溃疡发生癌变的概率为 0.5% ～ 5%。

3. 残胃 良性疾病切除部分胃后，剩余的胃组织仍然有可能癌变。

（四）遗传因素

有 5% ～ 10% 的胃癌有家族聚集倾向，有 3% ～ 5% 的胃癌来自遗传性胃癌易感综合征，包括家族性腺瘤息肉病、幼年性息肉综合征、遗传性弥漫型胃癌、Peutz-Jeghers 综合征、林奇综合征等。

【临床表现】

1. 症状 胃癌早期常无特异症状，甚至毫无症状。随着肿瘤的发展，影响胃功能时才出现较明显的症状，但此种症状亦非胃癌所特有，常与胃炎、溃疡病等胃慢性疾患相似。因此早期胃癌诊断率低。主要症状为上腹痛或不适。疼痛和体重减轻是进展期胃癌最常见的症状。随着病情进展，出现食欲下降、乏力、消瘦，部分患者可有恶心、呕吐。根据肿瘤的部位不同，也有其特殊表现。胃底贲门癌可有胸骨后疼痛和进行性吞咽困难；幽门附近的胃癌则有幽门梗阻表现；肿瘤破溃可有呕血、黑便等消化道出血症状。

2. 体征 早期胃癌患者常无明显体征，查体难以发现。当疾病发展至进展期，可出现腹部压痛、上腹部包块、锁骨上肿大淋巴结及腹水等。上腹部深压痛常常是查体唯一可以发现的重要体征，当存在明显压痛、反跳痛及肌紧张等腹膜炎体征时提示疾病进展较晚，存在溃疡穿孔。进展期胃癌有时可以在查体时扪及上腹部包块，当存在盆腔转移时或可在直肠指检时触及直肠前凹包块或结节，女性患者下腹部扪及活动性良好肿块时应考虑 Krukenberg's 瘤可能。当疾病进展较晚时，可能于锁骨上触及肿大的转移淋巴结，若移动性浊音阳性或腹腔穿刺发现血性腹水，常提示存在腹膜转移可能。若患者存在幽门梗阻，或可及胃型、振水音及液波震颤等。

【辅助检查】

1. 内镜检查 内镜检查病理活检是诊断胃癌的金标准，只有内镜检查可以获得组织进行病理学诊断。同时，内镜检查可以对肿瘤进行定位，为确定手术方式提供重要参考。活检是确诊胃癌的必要手段，可以依靠活检明确肿瘤病理类型。

2. 超声内镜检查 超声内镜是判断胃癌浸润深度的重要方法，在胃癌分期和新辅助治疗效果评判方面有重要意义。超声内镜不仅可以显示胃壁各层的结构，还可了解胃与邻近脏器的病变，判断胃癌浸润深度，侵犯周围脏器如胰腺、肝的情况，估计淋巴结转移范围，对临床判断分型、估计手术切除都有重要帮助。

3. CT 检查 胃癌 CT 检查的重要作用在于进行肿瘤分期判断，包括淋巴结状态、腹腔种植和肝等腹腔脏器。进行胃癌 CT 检查，应该常规进行增强扫描。胃癌在 CT 扫描可以表现为：①胃壁增厚；②腔内肿块；③溃疡；④胃腔狭窄等。

4. X 线诊断 X 线检查是胃癌的基本诊断方法之一。随着胃镜和 CT 技术的普及，此方法的重要性有所降低。但是对于胃癌病变范围的判断，特别是近端胃癌，以及观察食管下端受侵的范围，确定手术方式有重要作用。

5. 磁共振检查 胃癌的 MRI 表现除胃壁增厚外，可发现病变部位的信号强度异常，在 T1WI 呈等或稍低信号，T2WI 呈高或稍高信号；可见向腔内或腔外生长的软组织肿块，肿块的信号强度与上述增厚的胃壁相同，如出现溃疡则呈不规则低信号或呈裂隙状凹陷，发现胃腔对比剂充填"龛影"及胃壁的破坏，表现为正常胃壁组织信号中断破坏。

6. 肿瘤标志物检查 胃癌缺乏特异的肿瘤标志物，癌胚抗原（CEA）在 40% ～ 50% 的病例中升高，甲胎蛋白（AFP）和 CA199 在 30% 的胃癌患者中增高。这些肿瘤标志物的主要意义在于随访而不是诊断或普查。

7. 放射性核素检查　PET-CT 检查能够获得全身代谢图像，可以扫描其他检查手段无法涉及或准确检查的部位，尤其是针对晚期胃癌患者，能够通过无创的方式判断是否存在全身骨骼、内外分泌腺体、软组织等部位癌转移，对临床治疗决策有重要的参考价值。

8. 诊断性腹腔镜　腹腔镜探查可发现常规影像学技术难以发现的微小腹膜和大网膜转移灶，腹腔镜下超声可检测到肝的微转移灶及肿瘤浸润胰腺的程度，避免无益的开腹探查和姑息手术。但在淋巴结转移与否及融合淋巴结能否切除等的判断上，腹腔镜较之影像学手段无明显优势。

【诊断和鉴别诊断】

胃癌早期并无特异性临床表现，常易与其他良性胃疾病症状混淆（表 3-10-1），导致误诊或者无法早期发现。最常见的症状是腹部不适、食欲不振、不明原因消瘦、乏力、恶心呕吐以及黑便等。因此如果出现上述症状伴有不明原因消瘦的表现，应高度重视。晚期胃癌患者查体可发现阳性体征，包括腹部肿块、远处淋巴结转移及腹水等。

表3-10-1　胃溃疡和胃癌的鉴别诊断

	胃溃疡	早期胃癌
形状	类圆形	不规则
轮廓	边缘光滑、清晰	边缘不规则
深度	病变小而深	病变较浅而范围大
溃疡底	凹陷的最深部光滑	凹陷底有隆起的黏膜岛
溃疡口及周围	光滑，黏膜皱襞纠集状	口部不规则，有指压征、息肉样充盈缺损，周围黏膜中断，溃疡边缘有环堤征，呈"火山口"样
附近胃壁	柔软，蠕动好	僵硬，蠕动中断

胃癌的诊断包括定性诊断及分期诊断。应根据患者临床症状、查体的体征、实验室检查和影像学检查进行诊断，确诊胃癌首先需要病理学诊断，多数情况下通过胃镜活检而确诊。胃癌的分期诊断包括临床分期和根治术后的病理分期。根据影像学检查和内镜检查等，结合患者的临床症状和体征，进行临床分期，根据根治手术后病理分析进行病理分期。

【治疗】

（一）早期胃癌

早期胃癌是指局限于胃黏膜内与黏膜下的胃癌，而不考虑是否存在淋巴结转移。

早期胃癌手术方案包括：①内镜下胃黏膜切除术（endoscopic mucosal resection，EMR）和内镜黏膜下剥离术（endoscopic submucosal dissection，ESD）；②胃局部切除术；③缩小淋巴结清扫范围。

（二）进展期胃癌

1. 根治性手术　整块切除胃原发病灶并按临床分期标准廓清胃周围淋巴结，重建消化道。手术的主要目的是达到切缘阴性的完全切除。远端胃癌首选胃次全切除。近端胃切除术和全胃切除术均适用于近端胃癌。淋巴结清扫范围根据肿瘤位置的不同，要求也不同，原则上应当遵循 D2 淋巴结清扫。

2. 新辅助治疗　术前辅助治疗亦称新辅助治疗。对于肿瘤分期偏晚、肿瘤位置特殊、手术不易完整切除、侵犯周围组织器官、难以根治性切除的患者，可以先行术前化疗，使肿瘤缩小控制之后再行手术治疗，可以提高完整切除肿瘤的可能性，提高治疗效果。

3. 辅助化疗　胃癌术后化疗称为辅助化疗。对于进展期胃癌患者，原则上均应给予术后辅助化疗。辅助化疗的目的是通过全身给药尽可能杀灭手术后残留的肿瘤细胞，巩固手术的疗效，降低术后复发率等。

（三）晚期胃癌

晚期胃癌治疗困难，效果不佳。治疗原则以改善症状、提高生活质量为主。可适当选择姑息性手术、化疗、对症支持治疗等。姑息性手术：原发病灶无法根治性切除，为了减轻由于梗阻、穿孔、出血等并发症引起的症状，可行姑息性切除、胃空肠吻合、穿孔修补、空肠造口等。晚期胃癌化疗应根据患者身体状况进行选择。

案例分析 3-10-5

1. 病历摘要

患者男性，60 岁，主因上腹部不适、进食后饱胀 1 个月来门诊检查，胃镜检查提示胃窦部巨大溃疡性病变，约 5 cm×3 cm 大小，溃疡不规则，表面可见渗血。既往吸烟史 30 年，每日 1 包，未戒烟，无饮酒史。查体提示腹部膨隆，轻压痛，无肌紧张，叩诊上腹部鼓音。追问病史近 1 个月体重下降 7 kg。

2. 思考题

（1）患者目前的诊断及依据是什么？

（2）尚需完善的辅助检查是什么？

（3）下一步治疗方案是什么？

（步召德）

案例分析 3-10-5 参考答案

第六节　原发性肝癌

原发性肝癌（primary liver cancer）系指原发于肝的癌肿，简称肝癌，是我国和某些亚非地区常见的癌症，是目前我国第四位的常见恶性肿瘤及第三位的肿瘤致死病因，严重威胁我国人民的生命和健康。原发性肝癌主要包括肝细胞癌（hepatocellular carcinoma，HCC）、肝内胆管癌（intrahepatic cholangiocarcinoma，ICC）和 HCC-ICC 混合型三种不同病理类型，三者在发病机制、生物学行为、组织学形态、治疗方法以及预后等方面差异较大，其中肝细胞癌占到85%～90% 以上，因此本节主要论述原发性肝癌中的肝细胞癌。肝细胞癌可发生在任何年龄，我国的肝癌发病年龄以 40～50 岁多见，男性多于女性，比例为（5～11）：1。

【病因学】

肝癌的病因迄今尚未完全明确，现代流行病学和实验研究表明：病毒性肝炎（尤其乙型与丙型）、肝硬化、黄曲霉素 B_1、亚硝酸以及农村中饮水污染可能与肝癌的发生有关。其他与肝癌发病有关的因素还包括吸烟、饮酒、遗传、低硒等。

【病理】

1. 根据病理形态分类　分为巨块型、结节型和弥漫型。

2. 根据肿瘤大小分类　微小肝癌（直径 ≤ 2 cm），小肝癌（2 cm ＜直径 ≤ 5 cm），大肝癌（5 cm ＜直径 ≤ 10 cm）和巨大肝癌（直径＞ 10 cm）。

3. 根据生长方式分类　分为浸润型、膨胀型、浸润膨胀混合型和弥漫型。

4. 根据组织学类型分类　分为肝细胞、胆管细胞和肝细胞与胆管细胞混合型三类。

5. 根据癌细胞分化程度分类　分四级：Ⅰ级为高度分化，Ⅱ/Ⅲ级为中度分化，Ⅳ级为低度分化。

【临床表现】

早期一般无任何症状，如下症状往往为中、晚期肝癌的临床表现。

1. 肝区疼痛　有半数以上患者以此为首发症状，多为持续性钝痛、刺痛或胀痛。主要是由于肿瘤迅速生长，使肝包膜张力增加所致。如病变侵犯膈，疼痛可牵涉右肩。肝癌结节发生坏死、破裂，引起腹腔内出血时，则表现为突然右上腹剧痛和压痛，出现腹膜刺激征等急腹症表现。

2. 全身及消化道症状　早期常不易引起注意，主要表现为乏力、消瘦、食欲减退、腹胀等，部分患者可伴有恶心、呕吐、发热、腹泻等症状。晚期则出现贫血、黄疸、腹水、下肢水肿、皮下出血及恶病质等。

3. 发热　偶见，体温多波动于 37.5 ～ 38℃，发热呈弛张型，其特点是用抗生素往往无效，而内服吲哚美辛常可退热。发热的机制尚不清楚，可能与癌组织出血坏死、毒素吸收或癌肿压迫胆管引发胆管炎有关。

4. 癌旁表现（paracarcinoma manifestations）　多种多样，主要有低血糖、红细胞增多症、高血钙和高胆固醇血症等。

体格检查：①肝大：为中、晚期肝癌最常见的体征。肝呈不对称性增大，表面有明显结节，质硬有压痛，可随呼吸上、下移动；②黄疸：多见于弥漫型肝癌或胆管细胞癌。常由于癌肿侵犯肝内主要胆管或肝门外转移淋巴结压迫肝外胆管所致；③腹水：呈草黄色或血性，产生原因是腹膜受浸润、门静脉受压、门静脉或肝静脉内的癌栓形成以及合并肝硬化等。

【辅助检查及筛查】

（一）高危人群的监测筛查

对肝癌高危人群的筛查，有助于早期发现、早期诊断、早期治疗，是提高肝癌疗效的关键。在我国，肝癌的高危人群主要包括：具有乙型肝炎病毒（hepatitis B virus，HBV）和（或）丙型肝炎病毒（hepatitis C virus，HCV）感染、长期酗酒、非酒精脂肪性肝炎、食用被黄曲霉毒素污染的食物、各种原因引起的肝硬化以及有肝癌家族史等的人群，尤其是年龄在 40 岁以上的男性风险更大。血清甲胎蛋白（Alpha-fetoprotein，AFP）和肝超声检查是早期筛查的主要手段，建议高危人群至少每隔 6 个月进行一次检查。

（二）血清学检查

血清 AFP 检查是当前诊断肝癌常用而又重要的方法。诊断标准：AFP ≥ 400 μg/L，需排除慢性或活动性肝炎、肝硬化、睾丸或卵巢胚胎源性肿瘤以及正常妊娠等。AFP 低度升高者，应动态观察，并与肝功能变化对比分析，有助于诊断。约 30% 的肝癌患者 AFP 水平正常，检测甲胎蛋白异质体，有助于提高诊断率。其他常用的肝癌诊断分子标志物包括 α-L- 岩藻苷酶、异常凝血酶原等。

（三）影像学诊断

各种影像学检查手段各有特点，应该强调综合应用、优势互补、全面评估。

1. 超声检查（ultrasonography，US）　腹部超声检查因操作简便、灵活直观、无创便携等特点，是临床上最常用的肝影像学检查方法。常规超声筛查可以早期、敏感地检出肝内可疑占位性病变，准确鉴别囊性或实质性占位，并观察肝内或腹部有无其他相关转移灶。

2. X 线计算机断层成像（computed tomography，CT）　是肝癌定位诊断的常规检查。对于小病灶的诊断敏感性优于 B 超，但总体略逊于 MRI。常用 CT 平扫 + 增强扫描，可明确病症位置、数目、大小及其与重要血管的关系，尤其增强扫描有助于鉴别肝血管瘤，也多用于肝癌局部治疗的疗效评价。

3. 磁共振成像（magnetic resonance imaging，MRI）　MRI 是临床肝癌检出、诊断和疗效

评价的常用影像学技术，对于肝癌的诊断敏感性优于 CT 及超声检查。常规采用平扫＋增强扫描，影像扫描特点与 CT 相同，均呈现"快进快出"的诊断特点。

4. 肝动脉造影检查　属侵入性有创检查，多用于肝癌局部治疗或肝癌破裂出血的治疗。

5. 正电子发射计算机断层成像（PET/CT）　对于肿瘤分期及疗效评价更加准确和敏感，可全面评价淋巴结转移及远处器官的转移，也可确定穿刺活检部位或者指导放疗生物靶区的勾画，评价肿瘤的恶性程度及预后。

（四）肝穿刺活检

肝穿刺活检可获得病理诊断，对于确立肝癌的诊断、指导治疗、判断预后非常重要。但是因肝穿刺活检存在出血或针道种植转移，对于具有典型肝癌影像学特征的占位性病变、符合肝癌临床诊断标准的患者，通常不需要以诊断为目的的肝穿刺活检；而对于缺乏典型肝癌影像学特征的占位性病变，肝穿刺活检可获得病理诊断，有重要意义。肝穿刺活检需要在超声或 CT 引导下进行，另外肝穿刺的病理诊断存在一定的假阴性率，阴性结果也不能完全排除肝癌的可能。

知识拓展：肝癌的病理学诊断常用免疫组化检查的标记

【诊断和鉴别诊断】

1. 诊断　肝癌早期缺乏特异性症状，除普查外，难以发现。出现肝区疼痛、腹部肿块、腹胀、消瘦、黄疸等症状时，则多属于中晚期，大多失去手术机会。肿瘤标志物甲胎蛋白（AFP）检测的阳性率约 60%。超声、CT、MRI、肝动脉造影及 PET 等检查方法对定位、定性诊断有极大帮助。但确诊原发性肝癌的国际标准仍是细胞学或病理组织学诊断。

2. 鉴别诊断　原发性肝癌常需要与下列疾病鉴别：继发性肝癌、肝脓肿、肝血管瘤、肝囊肿、肝包虫病、肝腺瘤、肝肉瘤等。

【并发症和转归】

1. 肝癌结节破裂出血　发生率相当高，有报道为 14%。多由于肿瘤发展中或治疗后出现的坏死软化而自行破裂，也可因外力、腹内压增高（如剧烈咳嗽、用力排便等）或在体检后发生破裂。破裂出血可引起急腹症和失血性休克。

2. 上消化道出血　肝癌常因合并肝硬化或门静脉内癌栓导致门静脉高压，引起食管胃底静脉曲张，一旦破裂可发生上消化道大出血。

3. 其他　肝癌终末期可发生肝衰竭。

知识拓展：肝癌的分期与治疗

【治疗】

肝癌治疗领域的特点是多种方法、多个学科共存，而以治疗手段的分科诊疗体制与实现有序规范的肝癌治疗之间存在一定的矛盾。因此肝癌诊疗须重视多学科诊疗团队的模式，从而避免单科治疗的局限性，为患者提供一站式医疗服务，促进学科交流，并促进建立在多学科共识基础上的治疗原则和指南。合理治疗方法的选择需要有高级别循证依据支持，但也需要同时考虑地区和经济水平差异。

（一）治疗原则

应遵循综合治疗的原则，合理安排各种现存的治疗手段，以期获得最佳的疗效。肝癌的治疗原则是以手术为主的个体化综合治疗。

（二）治疗方法

1. 手术治疗　肝切除仍是目前治疗肝癌首选的和最有效的方法，总体上，肝癌切除术后 5 年生存率为 30%～40%，微小肝癌切除术后 5 年生存率可达 90%，小肝癌 75% 左右。手术适应证如下：

（1）患者一般情况：①无明显心、肺、肾等重要器官器质性病变；②肝功能正常，按肝功能分级属 A 级，或是 B 级经短期护肝治疗后可恢复到 A 级；③肝外无广泛转移肿瘤。

（2）下述病例可做根治性肝切除：①单发的微小肝癌；②单发的小肝癌；③单发的向肝外生长的大肝癌或巨大肝癌，表面光滑，周围界限较清楚，受肿瘤破坏的肝组织少于 30%；④多发肿瘤，但肝癌结节少于 3 个，且局限在一段或一叶肝内。不符合以上条件者可综合评估行姑息性肝切除、肝移植等其他方法。

2. 局部消融治疗　超声引导下经皮穿刺肿瘤行射频、微波或注射无水乙醇治疗。适用于瘤体较小而又不能或不宜手术切除者，特别是肝切除术后早期肿瘤复发者，他们的优点是安全、简便、创伤小，有些患者可获得较好的治疗效果。

3. 介入治疗　经肝动脉栓塞化疗（TACE）是肝癌非手术治疗的最常用方法之一。经股动脉做超选择插管至肝动脉，注入栓塞剂和抗癌药，有一定的姑息性治疗效果。

4. 全身治疗　包括分子靶向药物、系统化疗、免疫治疗及中医药治疗等。最近分子靶向药物已在临床应用，对中晚期肝癌有延长生存时间的治疗效果，索拉菲尼仍是我国唯一获得批准的治疗晚期肝癌的分子靶向药物。系统化疗在肝癌的治疗中效果欠佳，含奥沙利铂的 FOLFOX4 方案在整体反应率、疾病控制率、无进展生存期、总生存期方面，均优于传统化疗方案。故奥沙利铂在我国被批准用于治疗不适合手术切除或局部治疗的局部晚期或转移性肝癌。

案例分析 3-10-6

1. 病历摘要

患者男性，52 岁。右上腹隐痛不适 1 年，加重伴体重减轻 1 个月。1 年前出现右上腹部隐痛，偶伴腹胀、纳差、乏力，未予治疗。1 个月前自觉疼痛症状加重，伴低热，疼痛可放射至右肩。无反酸、嗳气、恶心、呕吐。患者自服"胃药"无明显缓解。发病以来，食欲欠佳，睡眠尚可，近半年体重减轻约 10 kg。

既往史：慢性乙型病毒性肝炎病史 14 余年。无药物过敏及手术、外伤史。无烟酒嗜好。

查体：T 37.6℃，P 80 次 / 分，R 18 次 / 分，BP 123/85 mmHg。神志清楚，表情自然，自动体位，查体合作，全身皮肤无黄染，可见肝掌及腹部蜘蛛痣，巩膜无黄染，双肺呼吸音清，未闻及干、湿啰音，心界不大，心率 80 次 / 分，律齐，各瓣膜区未闻及杂音。腹平软，肝右肋缘下 2 cm 可触及，质硬，轻压痛。脾肋下 2 cm，肝区叩击痛阳性，移动性浊音阴性，肠鸣音 4 次 / 分，双下肢无水肿。

辅助检查：血常规 WBC 6.5×10^9/L，Hb 110 g/L，PLT 75×10^9/L，HBsAg（＋），AFP 500 μg/L（正常值 0 ~ 20 μg/L）。

2. 思考题

根据以上病史摘要，请写出诊断及诊断依据（如有两个以上诊断，应分别列出各自诊断依据）、鉴别诊断、进一步检查与治疗原则。

案例分析 3-10-6 参考答案

（匡　铭　张昆松）

第七节　大 肠 癌

大肠癌是消化系统常见的恶性肿瘤，包括结肠癌和直肠癌。大肠癌的发病率从高到低依次为直肠、乙状结肠、盲肠、升结肠、降结肠及横结肠（图 3-10-10）。近些年，我国大肠癌的发病率和死亡率均呈上升趋势。

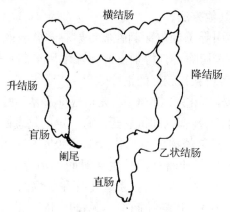

图 3-10-10　大肠解剖图

【病因和发病机制】

　　大肠癌的发病与遗传、饮食、环境、个人生活方式、疾病史等因素相关，其发生发展是一个多因素、多步骤的过程。从正常上皮到癌前病变再到浸润性癌，大肠黏膜上皮细胞在基因水平往往经历了多个癌基因的激活、抑癌基因的失活，过程非常复杂（图 3-10-11），具体发病机制尚不完全清楚。

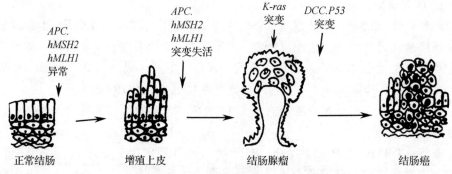

图 3-10-11　大肠癌发病机制模拟图

　　1. 遗传易感因素　约 20% 的大肠癌与遗传相关，家族性腺瘤性息肉病（FAP）和遗传性非息肉病性结直肠癌（HNPCC，Lynch 综合征）是最常见的遗传性结直肠癌。FAP 是常染色体显性遗传病，常发生 *APC* 基因突变。在肠镜下可见结肠内成百上千的息肉，患者往往 10 ～ 15 岁开始出现腺瘤，所有患者在 45 岁前发生腺瘤癌变，60% ～ 70% 的 FAP 患者有明确的家族史。基因水平的变化导致了个体对大肠肿瘤的易感性，大肠癌患者的家庭成员也是大肠癌发病的高危人群，应该进行按时筛查，争取做到尽早发现，尽早治疗。

　　2. 饮食因素　研究表明，总的能量摄入与大肠癌危险性有关系，减少能量的摄入有可能降低结肠癌的发病率。大肠癌的发生与动物脂肪和肉类密切相关，高脂摄入的妇女与低脂摄入的妇女相比发生结肠癌风险增加 32%，减少食物中脂肪的含量，有助于预防大肠癌的发生。食物烤焦的部分（尤其是肉类食品）中含有能作用于结肠的致癌剂。另外，经常摄食腌制食品者，发生大肠癌的风险增加。大肠癌的保护性饮食因素有维生素、微量元素和膳食纤维。研究表明，维生素、胡萝卜素均能降低大肠癌的发病风险。流行病学调查发现大肠癌的发生与膳食硒摄入量及土壤硒含量呈负相关。膳食钙对大肠癌有保护作用。食物纤维是指植物性食物中不能被人的消化酶所水解的植物多糖类和木质素，它能增加粪便量，稀释结肠内的致癌剂，吸附胆汁酸盐，从而能减少大肠癌的发生。

　　3. 生活方式　吸烟是大肠腺瘤的危险因素，也是大肠癌基因活化的刺激因素。肥胖尤其是腹型肥胖是独立的大肠癌的危险因素。另外体力活动过少也是大肠癌的危险因素，体力活动可以影响大肠蠕动，有利于粪便排出，从而达到预防大肠癌的作用。

4. 疾病史　存在肠道相关症状，包括慢性腹泻、长期便秘、黏液血便时，大肠癌发病风险增加。溃疡性结肠炎、克罗恩病等炎症性肠病是大肠癌的癌前病变。

【临床表现】

大肠癌患者早期可以无明显症状，随着病程的发展，可出现排便习惯改变、腹痛、便血、腹部肿块、乏力、消瘦等症状。临床上一般以横结肠中段为界，将结肠分成右半及左半两部分。按肿瘤发生的部位不同，临床表现也有所不同：

1. 左半结肠癌　左半结肠癌多为浸润性腺癌，肿瘤常环绕肠壁生长，导致肠腔环形狭窄，另外由于左半结肠肠腔内的粪便已形成粪块，易出现低位肠梗阻的症状，表现为腹痛、腹胀、停止排气排便、恶心呕吐等。干结粪块也可磨擦病灶造成出血和感染，引起肠道刺激症状，表现为腹痛、腹泻、黏液血便。

2. 右半结肠癌　早期常有上腹部不适，由于右半结肠癌瘤体较大，易发生溃疡、出血及感染，出现肠道刺激症状，表现为腹部持续性隐痛、腹泻，伴黏液血便。右半结肠血液循环较丰富，吸收功能好，中毒症状一般较明显，表现为全身乏力、发热、消瘦、贫血等。腹部肿块也是右半结肠癌的常见表现。肿瘤早期肿块尚可推动，当肿块侵及周围组织，则肿块粘连固定，不可推动。当肿瘤进展到晚期，也可以出现不完全性肠梗阻的症状。

3. 直肠癌　早期直肠癌常无明显症状。随肿瘤的进展，可以出现排便习惯改变。最初多为排便次数增多，粪便稀或变形、变细，混有黏液或脓血。有时有排便频繁，排便不尽，可以出现里急后重的表现。有时出现便秘，或便秘腹泻交替现象。便血是直肠癌较早出现的症状，血为鲜红或暗红色，量一般不多，多为间歇性，若肿瘤侵犯血管也可出现大出血。肿瘤增大可导致肠腔狭窄致肠梗阻。

大肠癌晚期，有的可发生急性或慢性穿孔，表现为急性腹膜炎或腹腔脓肿。当穿孔穿入邻近器官可导致内瘘，例如直肠癌侵入膀胱，可出现尿频、尿急、尿痛等尿路刺激症状。晚期肿瘤可出现肝、肺、骨等部位广泛转移，可表现为肝大、腹水、黄疸，常伴有消瘦、水肿、贫血等恶病质现象。

【辅助检查】

1. 实验室检查　血常规化验了解有无贫血，粪便常规及潜血试验明确有无消化系统出血，消化系统肿瘤标志物检查（如 CEA、CA199、AFP 等）用于大肠癌的诊断和鉴别诊断。

2. 结肠镜 + 活检　对于除外结肠镜检查禁忌的所有疑似大肠癌患者，均推荐全结肠镜检查，发现病灶时应该镜下取组织进行活检以明确病变性质。

3. 经直肠腔内超声（ERUS）　用于早期直肠癌（T_2 期及以下）分期诊断，尤其是可能行经肛局部切除术的直肠癌。

4. 气钡双重造影　可发现充盈缺损、肠腔狭窄、黏膜皱襞破坏等征象，显示大肠癌的部位和范围。对结肠镜检查因肠腔狭窄等原因未能继续进镜者，钡剂灌肠对肠镜未及肠段的检查尤为重要。

5. 腹盆增强 CT　评估肿瘤部位、大小、与周围组织器官之间的关系、区域淋巴结的情况以及是否存在腹膜或其他器官的转移，评估是否能行根治性手术。

6. 胸部平扫 CT　评估是否有肺转移或可疑的肺结节。

7. 肝增强 MRI　大肠癌常出现肝转移，当肝出现可疑病灶时，需要行肝增强 MRI 明确病灶性质，同时可以用于肝转移灶和原发性肝癌的鉴别诊断。

8. 直肠增强 MRI　评估肿瘤与肛缘和肛管直肠环的相对位置、肿瘤与腹膜返折的关系、肿瘤大小、分期、直肠系膜筋膜（MRF）状态等。结合上述信息综合判断是否需要做术前放化疗，评估肿瘤局部复发的远隔转移风险。

【诊断和鉴别诊断】

当患者近期出现原因不明的排便习惯改变、腹痛不适、便血等临床表现时，均应疑诊大肠癌，并及时行直肠指检和内镜检查。根据内镜下组织活检明确诊断。

1. 结肠癌的鉴别诊断 主要有炎症性肠病、肠结核、血吸虫病、阿米巴肉芽肿、结肠息肉病、淋巴瘤等。临床上鉴别要点是病期的长短，是否合并低热、盗汗等全身症状，粪便检查寄生虫，钡灌肠检查所见病变形态和范围等，最可靠的鉴别是通过结肠镜取活组织检查。

2. 直肠癌的鉴别诊断 直肠癌常被误诊为痔、阿米巴肠炎、直肠息肉等。痔一般多为无痛性便血，血色鲜红不与粪便相混合；直肠癌便血常伴有黏液而出现黏液血便和直肠刺激症状。阿米巴肠炎的症状为腹痛、腹泻，病变累及直肠可伴里急后重。粪便为暗红色或紫红色血液及黏液。肠炎可致肉芽及纤维组织增生，使肠壁增厚，肠腔狭窄，易误诊为直肠癌。直肠息肉边界清楚，不呈浸润生长。纤维结肠镜检查及活检为有效鉴别手段。

【治疗】

大肠癌的治疗关键在于早期发现、早期诊断与早期治疗，从而争取获得肿瘤根治机会。

1. 手术治疗

（1）结肠癌的治疗方案是以手术切除为主的综合治疗方案。对于Ⅰ、Ⅱ和Ⅲ期结肠癌患者，常采用根治性的切除 + 区域淋巴结清扫。根据癌肿所在部位确定根治切除范围及其手术方式，如乙状结肠癌根治术、根治性左半结肠切除术、根治性右半结肠切除术。对于Ⅳ期患者（即出现远处器官的转移），如果患者存在肠梗阻、出血等外科急症，可进行姑息性手术治疗，以缓解症状，改善患者生活质量。

（2）直肠癌治疗的基础同样是根治性手术。根据肿瘤部位和分期不同，可选择不同的手术方式，如经肛局部切除术、直肠癌低位前切除术、经腹肛门括约肌腹会阴联合切除术。对于临床分期为Ⅱ、Ⅲ期且位于腹膜返折以上的直肠癌，推荐行术前放疗或术前同步放化疗，再行根治性手术治疗，这样能使部分肿瘤降期，提高肿瘤根治性，降低局部复发和改善患者生存质量。局部晚期不可手术切除的直肠癌（T_4）必须行术前同步放化疗，放化疗后重新评估，争取根治性手术切除。

2. 化疗或化疗联合放疗

（1）术后辅助（放）化疗：大肠癌在形成远处转移病灶之前，癌细胞可以从原发癌灶脱落，经血道、淋巴道或者直接脱落至腹腔形成微小癌灶（微转移）。术后辅助化疗的目的是防止超出（根治术）局部控制范围的微转移，降低术后肿瘤复发转移的风险。结肠癌根治性手术后，术后病理分期证实为Ⅰ期的结肠癌，不需要进行辅助化疗；Ⅱ期（$T_{3\sim4}N_0M_0$）伴有高危因素 [T_4、组织学分化差（除外 MSI-H）、淋巴血管侵犯、周围神经浸润、术前肠梗阻 / 肠穿孔、切缘阳性、标本检出淋巴结少于 12 枚]，建议辅助化疗；Ⅲ期结肠癌术后推荐辅助化疗。类似地，Ⅱ、Ⅲ期直肠癌推荐术后行辅助（放）化疗。结直肠癌常用的辅助化疗方案有：CAPOX、FOLFOX、Capecitabin 等。

（2）姑息化疗：对于Ⅳ期大肠癌，如果没有出血、梗阻等外科急症，则采取以化学治疗为主的综合治疗方案，化疗药物包括 5- 氟尿嘧啶、卡培他滨、奥沙利铂、伊立替康等多种药物。常用化疗方案有：FOLFOX、XELOX、FOLFIRI 等，在化疗基础上酌情联合靶向药物治疗，如贝伐单抗、西妥希单抗。

3. 其他治疗 对于晚期大肠癌或者大肠癌手术后复发，经过多线治疗无效的患者，需根据患者症状进行对症支持治疗，也可考虑参加免疫治疗相关的临床研究。

案例分析 3-10-7

1. 病历摘要

患者女，61 岁。主诉：间断便血 1 个月。

现病史：1 个月前无诱因出现粪便带血，量少。于本院行肠镜示：距肛门口 10 cm 可见一直肠肿物，菜花样，未予治疗。为求治疗入我院。患者自发病以来，精神、睡眠、食欲尚好，排尿如常，排便如上述，体重无明显改变。

既往史：无。

个人婚育及家族史：无特殊。

查体：直肠指检未触及明显肿物，退指指套无染血。

辅助检查：腹盆增强 CT 示直肠上段管壁轻度增厚及强化，直肠癌可能，直肠上动脉走行区多个小淋巴结，肝右叶多发低密度结节。

2. 思考题

（1）该患者的诊断可能是什么？鉴别诊断有哪些？

（2）需要完善哪些分期检查？

案例分析 3-10-7 参考答案

（步召德）

第八节　膀胱癌

膀胱癌（bladder carcinoma）是我国泌尿外科临床上最常见的肿瘤之一，是一种直接威胁患者生命的疾病。绝大多数为上皮组织来源，移行上皮肿瘤占 90% 以上。近年来，我国部分城市肿瘤发病率报告显示膀胱癌发病率有增高趋势，膀胱癌男性发病率为女性的 3～4 倍，且城市居民膀胱癌死亡率明显高于农村。

【病因】

较为明确的两大致病危险因素是吸烟和长期接触工业化学产品。

1. 吸烟　目前最为肯定的膀胱癌致病危险因素，吸烟可使患膀胱癌危险率增加 2～4 倍，其危险率与吸烟强度和时间成正比。

2. 长期接触工业化学产品　如长期接触纺织、染料制造、橡胶化学、药物制剂和杀虫剂生产、油漆、皮革及铝等，可增加膀胱癌的发生危险。

3. 其他致病危险因素　包括膀胱慢性感染（细菌、血吸虫及 HPV 感染等）及长期异物刺激（留置导尿管、结石）等，其主要见于鳞状细胞癌。另外，膀胱癌还可能与遗传有关，有家族史者发生膀胱癌的危险性明显增加。

【病理】

1. 组织学类型　膀胱癌包括尿路上皮（移行）细胞癌、鳞状细胞癌和腺细胞癌，其次还有较少见的小细胞癌、混合型癌、癌肉瘤及转移性癌等。其中，膀胱尿路上皮癌最为常见，占膀胱癌的 90% 以上；膀胱鳞状细胞癌比较少见，占膀胱癌的 3%～7%。膀胱腺癌更为少见，占膀胱癌的比例 < 2%。膀胱腺癌是膀胱外翻最常见的癌。

2. 组织学分级　膀胱癌的分级与膀胱癌的复发和侵袭行为密切相关。膀胱肿瘤的恶性程度以分级（Grade）表示。目前采用 WHO 2004 分级法分为乳头状肿瘤、低度恶性潜能尿路上皮乳头状肿瘤（papillaryurothelial neoplasms of low malignant potential，PUNLMP）、低分级尿路上皮癌和高分级尿路上皮癌。

3. 分期　膀胱癌的分期指肿瘤浸润深度及转移情况，是判断膀胱肿瘤预后的最有价值的参数。膀胱癌可分为非肌层浸润性膀胱癌（Tis，Ta，T_1）和肌层浸润性膀胱癌（T_2 以上）。原位癌虽然也属于非肌层浸润性膀胱癌，但一般分化差，属于高度恶性的肿瘤，向肌层浸润性进展的概率要高得多。目前采用的是 2000 TNM 分期标准，T 为膀胱壁浸润的深度（图 3-10-12），N 为盆腔或淋巴结浸润程度，M 为其他器官转移情况。

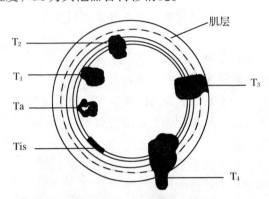

图 3-10-12　膀胱癌局部浸润深度

T（原发肿瘤）

　　Tx　原发肿瘤无法评估

　　T_0　无原发肿瘤证据

　　Ta　非浸润性乳头状癌

　　Tis　原位癌（"扁平癌"）

　　T_1　肿瘤侵及上皮下结缔组织

　　T_2　肿瘤侵犯肌层

　　T_3　肿瘤侵犯膀胱周围组织

　　T_4　肿瘤侵犯以下任一器官或组织，如前列腺、子宫、阴道、盆壁和腹壁

N（区域淋巴结）

　　Nx　区域淋巴结无法评估

　　N_0　无区域淋巴结转移

　　N_1　区域淋巴结转移

M（远处转移）

　　Mx　远处转移无法评估

　　M_0　无远处转移

　　M_1　远处转移

【临床表现】

血尿是膀胱癌最常见的症状，尤其是间歇全程无痛性血尿，可表现为肉眼血尿或镜下血尿，血尿出现时间及出血量与肿瘤恶性程度、分期、大小、数目、形态并不一致。出现尿频、尿急、尿痛多为膀胱癌晚期表现，常因肿瘤坏死、溃疡所致。三角区及膀胱颈部肿瘤可造成膀胱出口梗阻，导致排尿困难和尿潴留。其他症状还包括肿瘤导致输尿管梗阻所致腰胁部疼痛、下肢水肿、盆腔包块。部分患者就诊时即表现为体重减轻、肾功能不全、腹痛或骨痛，均为晚期症状。

膀胱癌患者体格检查包括经直肠、经阴道指检和麻醉下腹部双合诊等。

【诊断】

中年以后出现无痛性肉眼血尿应想到膀胱癌的可能，患者不一定出现尿频、尿急、尿痛及排尿困难等症状，下列检查有助于明确诊断。

1. 尿液检查 尿常规检查可早期发现血尿。尿细胞学检查可发现脱落的肿瘤细胞，目前是膀胱癌诊断和术后随访的主要方法之一。尿液膀胱肿瘤抗原（BTA）、核基质蛋白（NMP22）以及尿液荧光原位杂交（FISH）检查等有助于膀胱癌的早期诊断。

2. 影像学检查 超声检查用于最初筛选，可发现直径 0.5 cm 以上肿瘤。泌尿系统平片和静脉尿路造影（KUB+IVU）对较大的肿瘤显示为充盈缺损，可发现并存的上尿路肿瘤。CT 和 MRI 检查可以判断肿瘤浸润膀胱壁深度、淋巴结以及内脏转移的情况（图 3-10-13，图 3-10-14）。怀疑有骨转移时可行放射性核素骨扫描检查进一步明确。

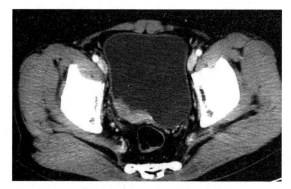 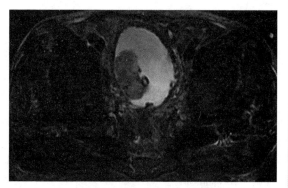

图 3-10-13 膀胱癌 CT 检查表现　　　　　　图 3-10-14 膀胱癌 MRI 检查表现

3. 膀胱镜检查和活检 是诊断膀胱癌最可靠的方法，通过膀胱镜检查可以明确膀胱肿瘤的数目、大小、形态（乳头状的或广基的）、部位以及周围膀胱黏膜的异常情况，同时可以对肿瘤和可疑病变进行活检以明确病理诊断。

【治疗】

膀胱癌以手术治疗为主，根据肿瘤的分化程度及临床分期等决定手术方式，非肌层浸润性膀胱癌（non muscle-invasive bladder cancer）选择经尿道膀胱肿瘤电切术（TURBT），保留膀胱术式，术后膀胱灌注化疗。肌层浸润性膀胱癌选择根治性膀胱切除术，同时行盆腔淋巴结清扫术，是肌层浸润性膀胱癌的标准治疗，也是提高浸润性膀胱癌患者生存率、避免局部复发和远处转移的有效治疗方法，必要时术后辅助化疗或放疗。

1. 非肌层浸润性膀胱癌（T_a、T_{is}、T_1） 经尿道膀胱肿瘤切除术（TURBT）既是非肌层浸润性膀胱癌的重要诊断方法，同时也是主要的治疗手段，还可以选择经尿道激光手术及光动力学治疗。因术后复发的第一个高峰期同术中肿瘤细胞播散有关，而术后膀胱灌注治疗可以大大降低由于肿瘤细胞播散而引起的复发，故术后建议患者 24 小时内行辅助膀胱灌注化疗药物或免疫制剂，常用药物为表柔比星、吡柔比星或丝裂霉素等。卡介苗（BCG）是最有效的膀胱内免疫治疗制剂，可以预防膀胱肿瘤进展。

2. 肌层浸润性膀胱癌（$T_2 \sim T_4$） 肌层浸润性膀胱癌优先考虑根治性膀胱切除术 + 尿流改道和重建术，根治性膀胱切除术的手术范围包括：膀胱及周围脂肪组织、输尿管远端，并行盆腔淋巴结清扫术；男性应包括前列腺、精囊，女性应包括子宫、附件。尿流改道和重建术，主要包括原位新膀胱术、回肠通道术、输尿管皮肤造口术等。手术方式可选择开放手术、腹腔镜或机器人辅助下腹腔镜手术，与开放手术相比，腹腔镜手术具有失血量少、术后疼痛较轻、恢复较快的特点，但手术时间并不明显优于开放性手术，而且腹腔镜手术对术者的操作技巧要求较高。近来机器人辅助的腹腔镜根治性膀胱切除术可以使手术更精确和迅速，并可减少出血量。

对于身体条件不能耐受根治性膀胱切除术，或不愿接受根治性膀胱切除术的浸润性膀胱癌患者，可以考虑行保留膀胱的综合治疗。保留膀胱手术后，应辅以化疗和放疗，并密切随访。

【预防及预后】

对密切接触致癌物质的职业人员应加强劳动保护，嗜烟者及早戒烟，可以预防或减少肿瘤的发生。膀胱癌的预后与肿瘤分级、分期、大小、数目、复发时间和频率以及是否存在原位癌等因素密切相关，其中肿瘤的病理分级和分期是影响预后的最重要因素。保留膀胱手术后患者膀胱灌注化疗药物，可以预防或推迟肿瘤的复发和进展。

案例分析 3-10-8

1. 病历摘要

患者女性，38 岁。间歇性肉眼血尿 3 个月。患者于 3 个月前无明显诱因出现无痛性肉眼血尿，表现为间歇性，尿中混有血凝块，无尿频、尿急、尿痛，无畏寒、发热，无恶心、呕吐，无腹痛、腹胀，于当地医院予抗炎治疗，效果不佳。粪便正常。查体：T 37℃，P 100 次 / 分，R 20 次 / 分，BP 130/80 mmHg。神志清，双眼凹陷，全身皮肤未见黄染，双肾区叩击痛，双输尿管上、中压痛点压痛，膀胱区不胀。

实验室检查：Hb 86 g/L，WBC 12×10^9/L，K^+ 3.5 mmol/L，Na^+ 135 mmol/L，Cl^- 105 mmol/L。

辅助检查：B 超示双肾未见异常，膀胱内左侧 1.5 cm × 1.5 cm 低回声肿物。

2. 思考题

（1）请简述为明确诊断需补充的病史、体格检查内容。

（2）请提出为进一步诊治需完善的辅助检查项目。

（3）请提出该患者的最可能诊断和诊断依据，以及鉴别诊断及依据。

（4）请提出该患者下一步治疗方案。

（王声兴）

案例分析 3-10-8 参考答案

第九节　前列腺癌

世界范围内，前列腺癌（prostate cancer）发病率在男性所有恶性肿瘤中位居第二。前列腺癌发病率有明显的地理和种族差异，在澳大利亚、新西兰、加勒比海及斯堪的纳维亚地区最高，在亚洲及北非地区较低。前列腺癌患者主要是老年男性，新诊断患者中位年龄为 72 岁，高峰年龄为 75 ～ 79 岁。在美国，大于 70% 的前列腺癌患者年龄都超过 65 岁，50 岁以下男性很少见，但是一旦超过 50 岁，发病率和死亡率就会呈指数增长。我国前列腺癌发病率近年来呈显著上升态势，这与人均寿命的延长、饮食结构的改变以及诊断技术的提高有关。

【病因】

引起前列腺癌的危险因素尚未完全明确，可能与种族、遗传、环境、饮食、肥胖和性激素等有关。目前已经被公认为最重要的因素是遗传，如果一个一级亲属（兄弟或父亲）患有前列腺癌，其本人患前列腺癌的危险性会增加 1 倍以上；2 个或 2 个以上一级亲属患前列腺癌，相对危险性会增至 5 ～ 11 倍。高动物脂肪饮食是一个重要的危险因素，其他可能的危险因素包括缺乏运动、木脂素类、异黄酮的低摄入、过多摄入腌肉制品等。

【病理】

1. 组织学类型 95% 以上的前列腺癌为腺癌，起源于腺上皮细胞，其他少见类型包括鳞癌、小细胞癌等。前列腺外周带是癌最常发生的部位。

2. 组织学分级 在前列腺癌的病理分级方面，推荐使用 Gleason 评分系统。前列腺癌组织分为主要分级区和次要分级区，每区的 Gleason 分值为 1 ~ 5，Gleason 评分是把主要分级区和次要分级区的 Gleason 分值相加，形成癌组织分级常数。

3. 分期 前列腺癌分期可以指导选择疗法和评价预后。通过直肠指检、CT、MRI、骨扫描以及淋巴结切除来明确分期，前列腺特异性抗原（prostate-specific antigen，PSA）可以协助分期，T 分期表示原发肿瘤的局部情况，N 分期表示淋巴结情况，M 分期主要针对骨转移。

T（原发肿瘤）

Tx 原发肿瘤无法评估

T_0 无原发肿瘤证据

T_1 不能被扪及和通过影像学检查发现的临床隐匿肿瘤

T_2 局限于前列腺内的肿瘤

T_3 肿瘤突破前列腺包膜

T_4 肿瘤固定或侵犯除精囊外的其他邻近组织结构，如膀胱颈、尿道外括约肌、直肠、肛提肌和（或）盆壁。

N（区域淋巴结）

Nx 区域淋巴结不能评价

N_0 无区域淋巴结转移

N_1 区域淋巴结转移

M（远处转移）

Mx 远处转移无法评估

M_0 无远处转移

M_1 远处转移

【临床表现】

前列腺癌发病年龄大多 > 65 岁，高发年龄 72 ~ 79 岁，50 岁以下少见。多数无明显临床症状，但可表现为下尿路梗阻症状，如尿频、尿急、尿流缓慢或中断、排尿不尽、尿潴留、尿失禁等，血尿少见。

晚期、转移症状：骨痛、脊髓压迫神经症状、病理性骨折、贫血、消瘦等。

【诊断】

直肠指检联合 PSA 检查是目前公认的早期发现前列腺癌最佳的初筛方法，最终靠前列腺穿刺病理活检明确诊断，下列检查有助于确诊：

1. 直肠指检（digital rectal examination，DRE） 直肠指检应注意前列腺大小、外形、硬度、有无结节及腺体活动度等情况；前列腺癌患者直肠指检时可发现前列腺癌结节及表面不规则等表现。

2. 实验室检查 前列腺特异性抗原（prostate-specific antigen，PSA）是前列腺癌一种特殊的血清标志物，正常值为 0 ~ 4 ng/ml，PSA 值升高提示前列腺癌的可能。

3. 影像学检查 经直肠 B 超可发现前列腺外周区有低回声病变，少数为高回声、等回声或混合回声。MRI 检查可以显示前列腺包膜的完整性、是否侵犯前列腺周围组织及器官，还可以显示盆腔淋巴结受侵犯的情况及骨转移的病灶，对前列腺癌的诊断和分期有参考价值（图 3-10-15）。怀疑有骨转移时可行放射性核素骨扫描检查进一步明确。

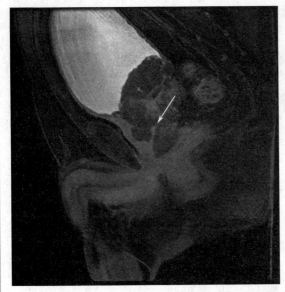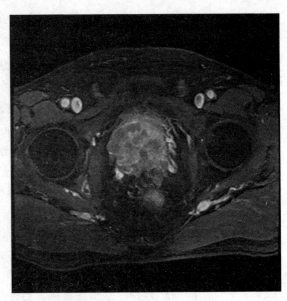

图 3-10-15 前列腺癌 MRI 检查表现

4. 前列腺穿刺活检 前列腺系统性穿刺活检是诊断前列腺癌最可靠的检查。

【治疗】

前列腺癌根据危险因素等级、患者预期寿命、总体健康状况及临床分期等决定治疗方式，早期（肿瘤仅位于前列腺内部）前列腺癌可以通过根治性手术或者根治性放疗等方式达到良好的治疗效果，必要时术后雄激素去除治疗或放疗，转移性前列腺癌一般选择雄激素去除治疗为主的姑息性治疗，以期延长患者生存期，改善生活质量。

1. 手术治疗 根治性前列腺切除术是治愈局限性前列腺癌最有效的方法之一，近年已尝试治疗进展性前列腺癌，手术方式可选择开放手术、腹腔镜或机器人辅助下腹腔镜手术；与开放手术相比，腹腔镜手术具有失血量少、术后疼痛较轻、恢复较快的特点。近来机器人辅助的腹腔镜根治性膀胱切除术可以使手术更精确和迅速，并减少出血量。

2. 放射治疗 外放射治疗（external beam radiotherapy，EBRT）是前列腺癌患者最重要的治疗方法之一，具有疗效好、适应证广、并发症少等优点，适用于各期前列腺癌患者，主要有根治性放射治疗、辅助性放射治疗和姑息性放射治疗。

3. 雄激素去除治疗 雄激素去除治疗（androgen deprivation therapy，ADT）目的是降低体内雄激素浓度、抑制肾上腺来源雄激素的合成、抑制睾酮转化为双氢睾酮或阻断雄激素与其受体的结合，以抑制或控制前列腺癌细胞的生长，主要方法为手术去势（双侧睾丸切除）和药物去势。

4. 其他 冷冻治疗对前列腺癌病灶具有一定控制效果；前列腺癌引起膀胱口梗阻时，可通过经尿道前列腺电切术以缓解梗阻症状。

 案例分析 3-10-9

1. 病史摘要

患者男性，75 岁。间歇性肉眼血尿伴尿频半年。患者于半年前无明显诱因出现无痛性全程肉眼血尿，尿中混有血凝块，伴有尿频，无尿急、尿痛，无排尿困难，无畏寒、发热，无恶心、呕吐，无腹痛、腹胀，于当地医院予抗炎治疗，效果不佳。

粪便正常。查体：T 36.5℃，P 80 次 / 分，R 20 次 / 分，BP 130/82 mmHg。神志清，双眼凹陷，全身皮肤未见黄染，双肾区叩击痛，双输尿管上、中压痛点压痛，膀胱区不胀。

实验室检查：PSA 95 ng/ml。

辅助检查：经直肠彩超提示前列腺外周带回声不均匀。

2. 思考题

（1）请简述为明确诊断需补充的病史、体格检查内容。

（2）请提出为进一步诊治需完善的辅助检查项目。

（3）请提出该患者的最可能诊断和诊断依据，以及鉴别诊断及依据。

（4）请提出该患者下一步治疗方案。

案例分析 3-10-9 参考答案

（王声兴）

第十节　子宫颈癌

子宫颈癌是最常见的妇科恶性肿瘤，通常起源于子宫颈鳞状上皮内病变，它们两者的病因均为高危型 HPV 持续感染所致。子宫颈癌的高发年龄为 50～55 岁，很好地普及子宫颈癌的筛查，就可以早期诊断、早期治疗子宫颈癌前病变和子宫颈癌，使其发病率和死亡率明显下降。

一、子宫颈鳞状上皮内病变

子宫颈鳞状上皮内病变（cervical squamous intraepithelial lesion，SIL）是与子宫颈癌关系密切的一组子宫颈的病变，多发生在 25～35 岁女性，但多数均为可以自然消退的低级别鳞状上皮内病变（low-grade squamous intraepthelial lesion，LSIL），而高级别鳞状上皮内病变（high-grade squamous intraepthelial lesion，HSIL）是具有癌变潜能的子宫颈病变，属于子宫颈癌的癌前病变。

【发病的相关因素】

子宫颈上皮内病变和子宫颈癌与多个性伴侣、性生活过早（＜16 岁）、性传播疾病、分娩年龄小、多产、吸烟、社会经济地位低下、口服避孕药及免疫功能低下等相关。在这些因素的影响下，人乳头瘤病毒感染侵入子宫颈鳞状上皮与柱状上皮交界处，即转化区的代谢活跃的未成熟的化生鳞状上皮，使得细胞发生异常增生、分化不良、排列紊乱、有丝分裂增加、细胞核异常，而最终形成 SIL。因此，转化区是子宫颈鳞状上皮病变和子宫颈癌的好发部位。

【临床表现】

无特殊临床表现。部分患者可有阴道排液增多，伴或不伴臭味，接触性出血。妇科检查可见子宫颈光滑、局部红斑、白色上皮、颗粒状增生表现，无明显病灶。

【诊断】

1. 子宫颈细胞学检查　子宫颈鳞状上皮病变和子宫颈癌筛查的基本方法，虽然特异性高，但敏感性低。细胞学检查的方法分为巴氏涂片法和液基细胞涂片法。筛查应在性生活开始 3 年后或 21 岁以后进行，定期复查。

2. HPV 检测　通常和细胞学检查联合应用于 25 岁以上女性的子宫颈癌筛查，也可单独用于 25 岁以上妇女子宫颈癌的初筛，阳性者用细胞学分流，阴性者常规随访。对于 21～25

岁细胞学轻度异常的妇女进行高危型 HPV 检测，阳性者行阴道镜检查，阴性者 12 个月后行细胞学检查。该方法敏感性高但特异性低。

3. 阴道镜检查　细胞学轻度异常伴 HPV 阳性、细胞学 LSIL 及以上、HPV16/18 阳性者，均建议阴道镜检查。

4. 子宫颈活组织检查　是确诊子宫颈鳞状上皮内病变的最可靠方法。通常采用子宫颈多点活检或包括子宫颈管搔刮术。

子宫颈鳞状上皮内病变在病理学诊断上，WHO 女性生殖器肿瘤分类（2014）建议采用二级分类法（即 LSIL 和 HSIL），LSIL 相当于 CIN1，HSIL 包括大部分 CIN2 和 CIN3；CIN2 采用 P16 免疫组化染色进行分流，P16 阳性者按 HSIL 处理，P16 阴性者按 LSIL 处理。

LSIL：鳞状上皮基底及副基底样细胞增生，细胞核极性轻度紊乱，核异型性轻度，核分裂象少见，病变局限于上皮下 1/3，上皮内 P16 染色阴性或散在点状阳性。

HSIL：细胞核极性紊乱，核质比例增加，核分裂象多见，异型细胞累及上皮下 2/3 或全层；P16 染色在上皮 2/3 以上呈弥漫阳性。

【治疗】

1. LSIL　因 60% 的 LSIL 会自然消退，故细胞学检查为 LSIL 及以下者应观察随访，若病变发展或持续 2 年，应进行治疗。

2. HSIL　可发展为子宫颈浸润癌，需进行治疗。阴道镜检查充分的 HSIL 采用子宫颈锥切术或消融治疗；阴道镜检查不充分的 HSIL 采用子宫颈环形电切除术（loop electrosurgical excision procedure，LEEP）和冷刀锥切术。

二、子宫颈癌

子宫颈鳞状上皮内病变形成后持续发展，当突破基底膜并累及间质便形成子宫颈癌，是妇科最常见的恶性肿瘤，其发病相关因素与子宫颈鳞状上皮内病变一致。

【病理】

子宫颈鳞状细胞癌和腺癌为最常见的组织学类型，其中鳞状细胞癌占 75% ～ 80%，浸润性鳞状细胞癌根据癌细胞核的多型性、大小和核分裂程度分为高（Ⅰ级）、中（Ⅱ级）、低（Ⅲ级）分化癌，该分类方法可为肿瘤的放疗和化疗预后提供相关信息。但现在更倾向于分为角化型和非角化型鳞状细胞癌；角化型大致相当于高分化鳞癌，非角化型大致相当于中分化和低分化鳞癌。腺癌占 20% ～ 25%，最常见的子宫颈腺癌为普通型子宫颈腺癌。子宫颈癌可累及子宫颈外口突出生长，也可累及子宫颈管浸润管壁，使子宫颈呈桶状增粗。

【转移途径】

子宫颈癌通常的转移途径包括直接蔓延、淋巴转移和极少见的血行转移。直接蔓延是其最常见的转移途径；癌组织直接向子宫颈邻近器官和组织播散，向下累及阴道壁、向两侧侵犯主韧带、子宫颈旁和阴道旁组织，直至骨盆壁；当癌灶压迫或侵及输尿管时，可导致输尿管阻塞和肾盂积水，甚至肾功能不全，晚期还可累及膀胱和直肠。

【临床分期】

采用国际妇产科联盟（FIGO，2009 年）的临床分期标准（表 3-10-2）。临床分期在治疗前进行，治疗后对分期不再更改。

表3-10-2　子宫颈癌临床分期（FIGO，2009年）

Ⅰ期	肿瘤局限在子宫颈（扩展至子宫体应忽略）
ⅠA	镜下浸润癌，间质浸润＜ 5 mm，宽度 ≤ 7 mm
ⅠA1	间质浸润 ≤ 3 mm，宽度 ≤ 7 mm

Ⅰ A2	间质浸润＞3 mm 但＜5 mm，宽度≤7 mm	
Ⅰ B	局限于子宫颈的肉眼可见癌灶，或镜下病灶＞Ⅰ A	
Ⅰ B1	肉眼可见病灶≤4 cm	
Ⅰ B2	肉眼可见病灶＞4 cm	
Ⅱ期	病变超过子宫但未累及骨盆壁或阴道下 1/3	
Ⅱ A	肿瘤侵犯阴道上 2/3，无子宫旁浸润	
Ⅱ A1	肿瘤病灶≤4 cm	
Ⅱ A2	肿瘤病灶＞4 cm	
Ⅱ B	有明显的宫旁浸润但未达盆壁	
Ⅲ期	肿瘤已侵犯盆壁且同盆壁无间隙，累及阴道下 1/3 肿瘤导致的肾盂积水或肾无功能的所有病例	
Ⅲ A	肿瘤浸润阴道下 1/3 但未达盆壁	
Ⅲ B	肿瘤浸润盆壁，或引起肾盂积水或肾无功能	
Ⅳ期	肿瘤超过真骨盆范围，病变累及膀胱和（或）直肠黏膜	
Ⅳ A	肿瘤浸润膀胱和（或）直肠	
Ⅳ B	远处转移	

【临床表现】

1. 阴道不规则出血　开始常表现为性交后或妇科检查后出血（即接触性出血），以后表现为不规则阴道流血，向子宫颈表面突出生长的病灶出血发生早，量多；向子宫颈管壁内生长者出血发生晚。

2. 阴道排液　常为白色或血性，稀薄如水样或米泔状、伴腥味的液体。

3. 晚期症状　根据病变侵犯的范围不同会出现不同的症状，如尿频、尿急、血尿，便秘、黏液脓血便，尿毒症，晚期还出现恶病质等。

4. 体征　微小浸润癌肉眼可无明显病灶，子宫颈光滑或呈糜烂样改变；向子宫颈表面生长的外生型宫颈癌可呈息肉样、菜花状新生物，质脆易出血；向子宫颈管壁内生长的内生型宫颈癌仅表现为子宫颈肥大、质硬呈桶状；肿瘤坏死脱落后子宫颈呈溃疡状或空洞状。

【诊断】

早期子宫颈癌的诊断采用子宫颈细胞学检查和（或）HPV 检查、阴道镜检查和子宫颈活组织检查的"三阶梯"程序，确诊依据为子宫颈活组织检查。对子宫颈活检为 HSIL 而不能除外浸润癌，或活检为可疑微小浸润癌需测量肿瘤范围或除外进展期浸润癌者，应行子宫颈锥切术进行组织学检查。

【治疗及预防】

子宫颈癌通常采用手术和放疗为主、化疗为辅的综合治疗。

1. 手术治疗　只适合于早期子宫颈癌（Ⅰ A～Ⅱ A 期）患者。Ⅰ A1 期无脉管淋巴间隙浸润的患者可行筋膜外全子宫切除，有生育要求的鳞状细胞癌患者可行子宫颈锥形切除术以保留生育功能，其余患者应根据年龄、期别、身体状况、医疗技术条件等要素选择改良广泛子宫切除术、广泛性子宫切除术，加盆腔淋巴结切除、选择性腹主动脉旁淋巴结取样或前哨淋巴结绘图活检等手术。

2. 放射治疗　①根治性放疗适合于部分 Ⅰ B2 期、Ⅱ A2 期和 Ⅱ B 期～Ⅳ A 期患者及全身情况不适合手术的 Ⅰ A1～Ⅰ B1、Ⅱ A1 期患者；②辅助放疗适合于术后病理检查有影响预后的中高危因素的患者；③姑息性放疗主要用于晚期患者的局部减瘤，或对转移病灶行姑息治疗。

3. 综合治疗　主要指全身化疗、免疫治疗和靶向治疗等。

4. 预防　子宫颈癌是一种可以预防的肿瘤，推广 HPV 预防性疫苗接种（一级预防），可以阻断 HPV 感染而预防子宫颈癌的发生；普及规范的子宫颈癌筛查，早期发现子宫颈鳞状上皮内病变（二级预防）；及时恰当处理高级别病变，可阻断子宫颈浸润癌的发生（三级预防）。

5. 治疗后的随访　子宫颈癌治疗后的 2 年内应每 3 ～ 6 个月复查一次，3 ～ 5 年内应每 6 个月复查一次，第 6 年开始每年复查一次。

案例分析 3-10-10

1. 病历摘要

患者女性，51 岁，绝经 3 年，白带增多 2 个月余，白带呈白色，稀薄水样，偶发阴道瘙痒不适，无尿频、尿痛和血尿，7 天前性交后白带呈血性而行妇科检查。既往身体健康，无慢性咳嗽、心累、气促病史，无糖尿病和高血压病史。14 岁月经来潮，周期规律 28 天，经期 6 ～ 8 天，月经量中等，无痛经。19 岁结婚，丈夫身体健康，夫妻性生活和谐。G5P1，48 岁绝经，绝经后无白带增多和阴道流血；无肝炎、结核病史。妇科专科查体：外阴已婚已产型，阴道通畅，各壁光滑、无充血和溃疡，后穹窿有白色白带，子宫颈直径 2.5 cm 左右，下唇有较表浅的糜烂面，0.8 cm×0.4 cm 大小，质地中等硬度，接触性出血，无触痛，子宫 6 cm×4 cm×3 cm 大小，活动，主韧带和骶韧带均无缩短、增厚；外院阴道镜下病理组织学检查示"子宫颈 HSIL"。

2. 思考题

（1）针对提供的病史资料，该患者恰当的处理方法是什么？

（2）如果进一步病理检查确诊为"子宫颈非角化型鳞状细胞癌"，临床分期如何？

案例分析 3-10-10 参考答案

（毛熙光）

第一节　类风湿关节炎

类风湿关节炎（rheumatoid arthritis，RA）是以慢性、对称性、侵袭性多关节炎为主要表现的自身免疫病，可出现关节外受累，如间质性肺炎、皮肤血管炎、角膜炎等，以及非特异性全身症状，包括发热、贫血、皮下结节等，反复迁延，未经正规治疗者最终导致关节畸形，总体致残率为50.3%。世界范围内RA患病率为0.5%～1%。我国流行病学调查显示，RA的患病率为0.28%～0.44%。各年龄段皆可发病，中老年女性多见，男女比为1∶（2～3）。RA发病具有一定的种族差异，印地安人高于白种人，白种人高于亚洲黄种人。

【病因和发病机制】

RA发病的确切病因尚不清楚，遗传、感染及环境等共同参与其发病。

1. 遗传因素　基因在RA的易感性及严重性中起关键作用。人类白细胞抗原（human leukocyte antigen，HLA）DR是最早证实的RA易感基因。表观遗传学因素也参与RA发病，包括DNA甲基化和组蛋白乙酰化。

2. 感染因素　微生物感染也可能与RA的发病相关。如病毒感染、口腔细菌如牙龈卟啉单胞菌和放线菌感染、肠道菌群感染、结核分枝杆菌感染等。实验证实，口腔益生菌如*S.salivarius*可通过产生抗菌肽（salivaricin）抑制机会性致病菌生长，同时具有免疫调节作用而抑制试验动物关节炎的发生和发展。

3. 性激素的影响　性激素也可能参与了RA的发病。RA女性发病为男性的2～3倍。RA患者体内雄激素及其代谢产物水平明显降低。妊娠期前3个月RA症状可消退，而半数患者在分娩后2～3周症状加重，多在产后6周内复发。以上均提示孕激素水平下降或雌-孕激素失调可能与RA的发生和发展有关。

4. 环境因素　吸烟是最明确的血清阳性RA的危险因素。每年累计吸烟20包者发生RA的风险是不吸烟者的2倍。吸烟与抗瓜氨酸化抗体（anti-citrullinated antibody，ACPA）的产生密切相关，还可增加炎症因子的产生，导致RA疾病高活动度。

5. 其他因素　粉尘吸入如吸入二氧化硅粉尘、创伤后应激障碍、肥胖等均可能增加RA的发病风险。

【临床表现】

RA常表现为慢性病程，可单关节或多关节起病，表现为关节肿胀及压痛，少数患者可起病较急。还可出现全身症状包括乏力、体重下降、低热等。

1. RA的关节表现

（1）关节肿胀及压痛：常常以关节疼痛起病，伴有肿胀，肿胀及疼痛的特点为持续性，常持续超过6周。可见于任何关节，多以手指关节起病，最常见于近端指间关节、掌指关节、腕关节，也可累及肘、肩、髋、膝、足、颞颌关节、寰枢椎关节等。关节肿胀主要是由于受累关节出现关节腔积液、滑膜增生及组织水肿。最典型的体征为梭形肿胀（图3-11-1）。

（2）晨僵：指清晨出现关节部位的僵硬感，活动后可明显改善。可见于多种关节炎，但类风湿关节炎最为突出，一般持续时间超过1小时。

（3）关节畸形：长病程控制不佳的患者可出现关节破坏和畸形。由于滑膜、软骨破坏、关节周围肌肉萎缩及韧带牵拉的综合作用引起关节半脱位或脱位。关节畸形最常见于近端指间关节、掌指关节及腕关节，典型的畸形如天鹅颈样畸形（图3-11-2）、纽扣花畸形、尺偏畸形（图3-11-3）、踇外翻畸形（图3-11-4）。

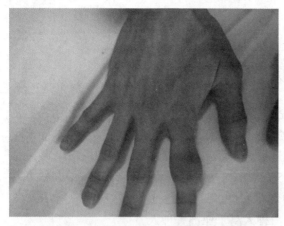

图3-11-1　RA患者近端指间关节梭形肿胀

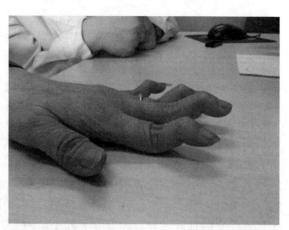

图3-11-2　RA患者手指天鹅颈样畸形

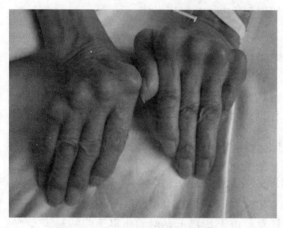

图3-11-3　RA患者掌指关节尺偏畸形

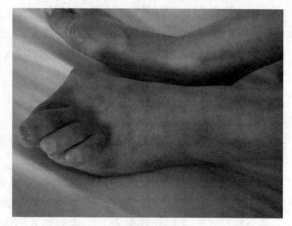

图3-11-4　RA患者的足部踇外翻畸形

（4）关节功能障碍：关节的持续肿痛和畸形导致关节活动障碍。美国风湿病学会（American College of Rheumatology，ACR）将本病的关节功能分为4级，如下：

Ⅰ级：可照常进行日常生活和各项工作。

Ⅱ级：可进行一般日常生活和某些职业工作，但其他项目的活动受限。

Ⅲ级：可进行一般日常生活，但对参与某种职业工作或其他项目活动受限。

Ⅳ级：日常生活的自理和参加工作的能力均受限。

2. RA的关节外表现

（1）血管炎：血管炎表现多样，如指（趾）坏疽、梗死、皮肤溃疡（图3-11-5）、紫癜、网状青斑、巩膜炎、角膜炎、视网膜血管炎等。病理表现为坏死性小动脉或中动脉血管病变，组织中有免疫复合物沉积。

（2）类风湿结节：5%～15%的患者可出现皮下类风湿结节（图3-11-6），发生于疾病活动期，常伴血清中高滴度类风湿因子。多发于易受摩擦的骨突起部位如尺骨鹰嘴下方、腕部的桡骨结节、膝关节、跟腱、坐骨结节附近等皮下组织。一般为直径数毫米至数厘米的硬性或者韧性结节，触之可移动，不伴有疼痛或触痛。某些类风湿结节还可出现在胸膜、肺、心包、心内膜、中枢神经系统等。

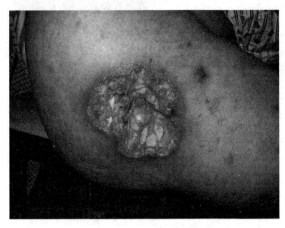

图 3-11-5　RA 患者的皮肤血管炎

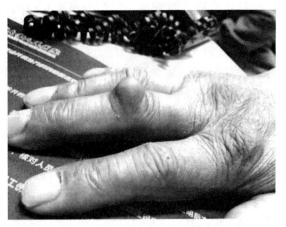

图 3-11-6　RA 患者近端指间关节伸侧的类风湿结节

（3）心脏受累：本病可出现心包炎、心内膜炎及心肌炎。心包炎的发生率可达 10%。心脏损害可出现于病程的任何阶段，多见于合并血管炎及类风湿因子阳性者。

（4）肺及胸膜病变：约 30% 的 RA 患者可出现肺损害及胸膜病变，包括胸膜炎、间质性肺病（图 3-11-7）、支气管扩张、闭塞性细支气管炎、肺类风湿结节、肺血管炎及肺动脉高压，其中间质性肺病及胸膜炎最为常见。

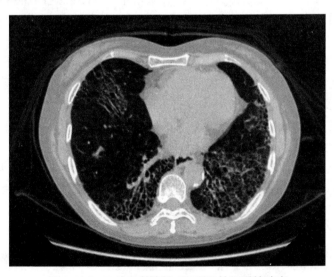

图 3-11-7　RA 患者肺部 CT 所示的间质性肺病

（5）肾损害：可表现为膜性及系膜增生性肾小球肾炎、间质性肾炎、局灶性肾小球硬化及淀粉样变性。肾淀粉样变发生率为 5% ～ 15%。

（6）神经系统损害：可出现感觉型周围神经病、混合型周围神经病、多发性单神经炎、颈脊髓神经病、嵌压性周围神经病及硬膜外结节引起的脊髓受压等。

（7）淋巴结病：30% 的患者可有浅表或者体腔内淋巴结肿大。

（8）其他关节外表现：可出现巩膜炎、角膜炎及继发干燥综合征或眼干燥症，或伴发因血管炎、淀粉样变而致的胃肠道、肝、脾及胰腺损害。

3. RA 的特殊类型

（1）Felty 综合征：Felty 综合征是指 RA 伴有脾大及白细胞减少。发生率约 1%，多伴有贫血、血小板减少、血沉增快、类风湿因子及 HLA-DR4 阳性。部分病例可为抗核抗体或抗组蛋白抗体阳性。

（2）反复型风湿症：反复型风湿症（palindromic rheumatism）表现为反复急性发作，单个或少数关节起病，症状几小时内达高峰，持续数小时至数天后缓解。发作间歇期关节完全正常。

（3）缓解型血清阴性对称性滑膜炎伴凹陷性水肿综合征：缓解型血清阴性对称性滑膜炎伴凹陷性水肿综合征（syndrome of remitting seronegative symmetric synovitis with pitting edema, RS3PE）特征是突发的、对称性手背凹陷性水肿、腕关节滑囊炎及手指屈肌腱鞘炎，亦可累及足和踝关节（图 3-11-8）。患者类风湿因子多为阴性，亦无 X 线片可见的关节破坏。

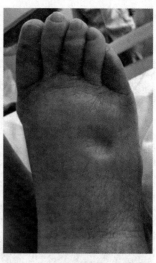

图 3-11-8　RS3PE 患者足部凹陷性水肿

（4）类风湿狼疮综合征（Rhupus）：RA 合并红斑狼疮时称为 Rhupus，患者存在 RA 及红斑狼疮的临床特点及血清学检查结果，常需要与经典的 RA 相鉴别。

【辅助检查】

1. 血液学检查

（1）类风湿因子：类风湿因子（rheumatoid factor，RF）可分为 IgM、IgA、IgG 及 IgE 四型。临床上最常检测的是 IgM 型 RF，其阳性率为 60%～78%，类风湿因子阳性的患者较多伴有关节外表现，如皮下结节及血管炎等。

（2）抗瓜氨酸化蛋白 / 多肽抗体（ACPA）：十余年来，RA 患者血清中新发现了抗环瓜氨酸抗体、抗核周因子及抗角蛋白抗体、抗突变型瓜氨酸化波形蛋白抗体、抗 CEP-1 抗体等多种自身抗体（表 3-11-1），这些抗体均识别瓜氨酸化自身抗原，统称为抗瓜氨酸化蛋白 / 多肽抗体（ACPA）。这些抗体在 RA 的诊断中均有很高的敏感性及特异性，用于 RA 的早期诊断。此外，ACPA 与病情活动度及骨侵蚀严重程度密切相关，高滴度阳性往往提示预后不佳。

（3）补体和免疫复合物：非活动性 RA 患者的总补体、C3 及 C4 水平多正常。但是，在关节外表现较多的活动期类风湿关节炎患者，可出现总补体、C3 及 C4 水平下降。

（4）炎性标记物：RA 活动期可有多种炎性标记物升高，包括血沉、C- 反应蛋白、纤维蛋白原、淀粉样蛋白 A、淀粉样蛋白 P 等，临床上广泛应用的是 C- 反应蛋白及血沉。

（5）其他血液学改变：RA 患者疾病活动期可出现贫血，多为慢性病贫血，亦可出现血小板升高，疾病缓解后贫血可改善，血小板可降至正常。

表3-11-1　RA患者血清中的主要自身抗体

抗体类型	敏感性（%）	特异性（%）
类风湿因子	50～70	89
RA33/36 抗体	25～45	99.6
抗瓜氨酸化多肽或蛋白抗体（ACPA）		
角蛋白抗体	33	87～95
抗核周因子	48～92	70～90
抗 CCP 抗体	60～70	98
抗 MCV 抗体	82	97
ACF 抗体	67.2	84.8
抗 CEP-1 抗体	64.3	94.5
隐性类风湿因子	50	70～90
抗 P68 抗体	70	92
抗 BiP 抗体	70	92

2. 滑液检查　类风湿关节炎患者的滑液的实验室检查特点可表现为白细胞总数升高，可达 10 000 个 /mm³，以中性粒细胞为主。滑液内可测出类风湿因子、抗 II 型胶原抗体及免疫复合物。

3. 影像学检查

（1）X 线检查：X 线片可见软组织肿胀，软骨、软骨下骨质破坏，骨质疏松，关节融合或畸形（图 3-11-9）。典型的表现是近关节区的骨质疏松、近端指间关节的梭形肿胀、关节面模糊或毛糙及囊性变。晚期出现关节间隙变窄甚至消失，有些可伴发骨质增生。根据美国风湿病学会（ACR）提出的标准，可将类风湿关节炎的 X 线表现分为 I～IV 期（表 3-11-2）。

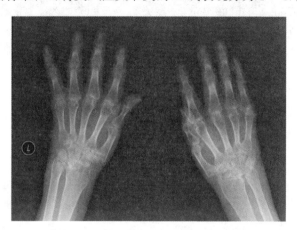

图 3-11-9　RA 患者手关节 X 线典型病变

表3-11-2　美国风湿病学会关于RA的X线分期

分期	X 线表现
I 期	正常或出现关节面下骨质疏松
II 期	关节面下骨质疏松，关节周围软组织肿胀，关节间隙正常或有轻微的关节面骨质侵蚀或破坏，无关节畸形
III 期	明显的关节面下骨质侵蚀或破坏，关节间隙狭窄或消失，但无纤维性或骨性强直及关节畸形
IV 期	除 II 期和 III 期表现外，同时还有关节的纤维性或骨性强直

（2）磁共振检查：核磁可很好地分辨关节软骨、滑液及软骨下骨组织，有利于发现早期关节破坏及关节炎症。滑膜炎、骨髓水肿、骨侵蚀和腱鞘滑膜炎是 RA 主要的 MRI 表现（图 3-11-10）。

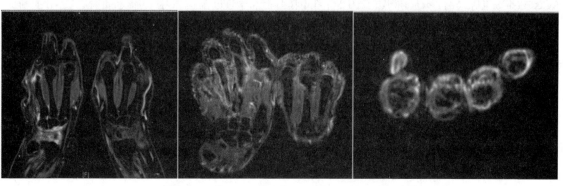

图 3-11-10　RA 患者手关节核磁提示滑膜炎

（3）超声检查：关节超声有助于早期发现滑膜炎（图 3-11-11），并可早于 X 线发现关节侵蚀改变。敏感性高、价格相对低廉，已逐渐用于 RA 的早期诊断、病情及预后判断、疗效评价。

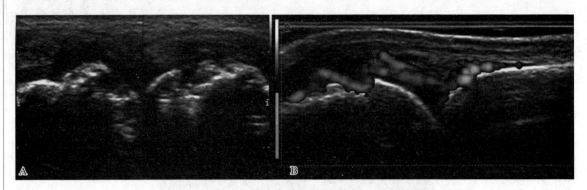

图 3-11-11　RA 患者关节超声所示骨侵蚀（A）及滑膜炎（B）

【诊断】

目前，国际上应用较广泛的诊断标准是 1987 年美国风湿病学会（ACR）制订的分类标准（表 3-11-3）。

表3-11-3　1987年ACR类风湿关节炎分类标准

条目	内容
1	晨僵，持续至少 1 小时（≥ 6 周）
2	至少 3 个关节区的关节炎（≥ 6 周），包括双侧近端指间关节、掌指关节、腕、肘、跖趾、踝、膝共 14 个关节区中至少 3 个
3	手关节炎（≥ 6 周），近端指间关节、掌指关节、腕关节中至少有一个关节肿胀
4	对称性关节炎（≥ 6 周）（近端指间关节、掌指关节及跖趾关节不要求完全对称）
5	类风湿结节
6	类风湿因子阳性
7	典型放射学改变，必须包括骨质侵蚀或受累关节及其邻近部位有明确的骨质脱钙

注：符合上述 7 项中至少 4 项者并排除其他关节炎后可诊断为类风湿关节炎

该标准的提出是基于病程较长的确诊 RA 患者，其中 X 线骨侵蚀及皮下结节等多见于长病程患者，不利于疾病早期诊断。因此，2010 年 ACR 和欧洲抗风湿病联盟（EULAR）联合推出了新的 RA 分类标准（表 3-11-4）。这一分类标准对早期 RA 诊断的敏感性高于 1987 年 ACR 标准，但特异性明显降低。2012 年中国国内学者通过全国多中心临床研究，提出了新的早期 RA 分类标准（表 3-11-5），临床应用中更为简便、实用。

表3-11-4　ACR/EULAR 2010年RA分类标准和评分系统

条目	得分
关节受累	0 ~ 5 分
1 个大关节	0 分
2 ~ 10 个大关节	1 分
1 ~ 3 个小关节（伴有或不伴有大关节受累）	2 分
4 ~ 10 个小关节（伴有或不伴有大关节受累）	3 分
> 10 个关节（至少 1 个小关节受累）	5 分

续表

条目	得分
血清学（确诊至少需要 1 条）	**0～2 分**
类风湿因子和抗 CCP 均阴性	0 分
类风湿因子和（或）抗 CCP 低滴度阳性	1 分
类风湿因子和（或）抗 CCP 高滴度阳性	2 分
急性期反应物（确诊至少需要 1 条）	**0～1 分**
C- 反应蛋白和血沉均正常	0 分
C 反应蛋白或血沉异常	1 分
症状持续时间	**0～1 分**
＜6 周	0 分
≥6 周	1 分

注：总得分 6 分以上并排除其他关节炎可考虑诊断为 RA

表3-11-5　早期RA（ERA）分类标准

条目	内容
1	晨僵时间≥ 30 分钟
2	多关节炎（14 个关节区中至少 3 个以上部位关节炎）
3	手关节炎（腕或掌指或近端指间关节至少 1 处关节炎）
4	抗 CCP 抗体阳性
5	类风湿因子阳性

注：以上 5 条满足 3 条或 3 条以上并排除其他关节炎可诊断 RA

【病情活动度和轻重程度评估】

疾病活动评估指标包括全身症状、关节压痛和肿胀数目、疼痛程度、炎性指标等。临床常用的活动度评分包括 DAS28 评分、临床的疾病活动指数（CDAI）、简化的疾病活动指数（SDAI）等。此外，患者就诊时还应评估病程、躯体功能障碍（HAQ 评分）、关节外表现、自身抗体、炎症指标、关节 X 线等。

【诊断思路】

有慢性多关节炎的临床表现，尤其中老年女性发病，有小关节受累，尤其是对称性、掌指关节、近端指间关节受累，伴有血沉或 C- 反应蛋白升高，血清类风湿因子和（或）抗 CCP 抗体升高，应考虑诊断类风湿关节炎。

【治疗】

类风湿关节炎的治疗原则包括以下四个方面：

（1）早期治疗：尽早应用慢作用抗风湿药（slow action anti-rheumatic drugs，SAARDs）或称改善病情抗风湿药（disease modifying anti-rheumatic drugs，DMARDs），以控制类风湿关节炎病变的进展。

（2）联合用药：联合应用两种以上慢作用抗风湿药可抑制免疫或炎症损伤的不同环节，从而增加疗效。

（3）方案个体化：根据患者的病情特点、对药物的反应及药物副作用等选择个体化治疗。

（4）功能锻炼：药物治疗的同时应强调关节的功能活动。

1. 一般治疗　关节肿痛明显者应休息，关节肿痛缓解后进行关节功能锻炼。此外，理疗、外用药对缓解关节症状有一定作用。

2. 药物治疗　药物治疗主要包括非甾体类抗炎药（nonsteroidal anti-inflammatory drugs，NSAIDs）、改善病情抗风湿药（DMARDs）、糖皮质激素及植物药等。

（1）NSAIDs 是 RA 治疗的一线药物，有抗炎、止痛、解热作用，是类风湿关节炎治疗中最为常用的药物，适用于活动期等各个时期的患者。常用的药物包括双氯芬酸、萘丁美酮、美洛昔康、塞来昔布等。只能缓解症状，不能阻止疾病的进展。应用非甾体抗炎药的同时，应尽早加用 DMARDs。

（2）改善病情抗风湿药（DMARDs）可以控制病情的进展，阻止关节侵蚀及畸形发生，是 RA 治疗的核心。目前应用于 RA 治疗的 DMARDs 包括 3 类：

1）传统合成 DMARDs：起效慢，一般 1～3 个月起效，又称慢作用抗风湿药（SAARDs），包括甲氨蝶呤、来氟米特、羟氯喹、艾拉莫德、柳氮磺吡啶等。

2）生物 DMARDs（bDMARDs）：生物 DMARDs 包括抑制炎症因子和炎症细胞的多个种类，如抑制 TNF 的单克隆抗体英夫利昔单抗、阿达木单抗和戈利木单抗；抑制 TNF 受体蛋白的依那西普；抑制聚乙二醇化 Fab 片段的赛妥珠单抗；白细胞介素 -1（IL-1）受体拮抗剂阿那白滞素；IL-6 受体单克隆抗体托珠单抗；抑制 B 细胞的利妥昔单抗和抑制 T 细胞的阿巴西普（表 3-11-6）。

表3-11-6　RA常用的改善病情抗风湿药

传统合成 DMARDs	生物 DMARDs
甲氨蝶呤	依那西普
羟氯喹	英夫利昔单抗
柳氮磺吡啶	阿那白滞素
来氟米特	阿达木单抗
艾拉莫德	阿巴西普
金制剂（肌内注射和口服）	利妥昔单抗
硫唑嘌呤	赛妥珠单抗
米诺环素	戈利木单抗
环孢素	托珠单抗
青霉胺	托法替布
环磷酰胺	

3）靶向合成 DMARDs（targeted synthetic DMARDs，tsDMARDs）：如以酪氨酸激酶 -3（JAK-3）为靶向的新药托法替布、巴瑞克替尼（Baricitinib）等。生物制剂从预后和发病机制上已经改变了 RA 的治疗前景。由于其起效快（特别是 TNF 抑制剂），可以减缓放射学进展，提倡早期应用。

（3）糖皮质激素起效迅速，但因副作用较多，与 DMARDs 联用时仅作为 DMARDs 起效前的"桥梁"治疗。常用于 RA 活动期、有关节外表现、关节腔内局部注射等，疾病控制后尽早减量。

（4）植物药包括雷公藤、白芍总苷、青藤碱等。部分药物对治疗类风湿关节炎具有一定的疗效，但作用机制需进一步研究。

3. 外科治疗　经内科治疗不能控制及严重关节功能障碍的类风湿关节炎患者，外科手术是有效的治疗手段。外科治疗的范围包括腕管综合征的松解术、肌腱撕裂后修补术、滑膜切除术及关节置换术。

【预后】

近年来，随着慢作用抗风湿药的正确使用以及新疗法的不断出现，类风湿关节炎的预后已得到明显改善。若能早期诊断、正规治疗，类风湿关节炎患者均可得到完全缓解。

案例分析 3-11-1

1. 病历摘要

患者女性，51 岁，主诉"对称性多关节肿痛伴晨僵"。患者于半年前无诱因出现肘关节、腕关节、膝关节、踝、双侧第 2～5 近端指间关节、双侧第 2～5 掌指关节肿痛，伴活动受限，晨僵大于 1 小时，自觉低热，未测体温，服用抗炎止痛药物后疼痛可好转，但出现关节功能障碍，表现为双膝行走困难，双手握拳困难。为进一步诊治入院。患者自患病来无皮疹、脱发、口腔溃疡及光过敏，无口干、眼干及猖獗齿。精神、饮食及二便正常，体重未见明显变化。既往体健。

体格检查：T 36.2℃，P 86 次 / 分，R 18 次 / 分，BP 110/65 mmHg，无眼睑水肿，结膜无苍白，无口腔溃疡，甲状腺不大，双肺呼吸音清，未闻及干、湿啰音，心界不大，心律齐，未闻及杂音，腹软，无压痛、反跳痛，肝、脾肋下未及。双腕关节、双侧第 2～5 近端指间关节、双侧第 2～5 掌指关节肿痛，双肘、双膝、双踝肿胀、压痛。双侧肩关节可勉强平举至水平面，双侧肘关节无法伸直，双手握拳稍困难，双侧膝关节皮温升高，下蹲屈曲至 90° 疼痛明显，双侧浮髌试验（＋），双下肢无水肿。四肢肌力 V 级。

辅助检查：血常规：WBC 7.84×10⁹/L，N 78.2%，Hb 112 g/L，Plt 330×10⁹/L。尿常规：蛋白质（－），红细胞微量，白细胞微量。便常规未见明显异常。ALT、AST、肾功能正常，Alb 34.7 g/L，电解质未见明显异常。血沉 77 mm/h，C- 反应蛋白 127 mg/L，类风湿因子 198 U/ml。

2. 思考题

请分析本例患者可能的诊断，需要考虑的鉴别诊断，以及进一步的检查与治疗。

案例分析 3-11-1 参考答案

（姚海红　栗占国）

第二节　系统性红斑狼疮

系统性红斑狼疮（systemic lupus erythematosus，SLE）是一种慢性、多系统受累、自身免疫介导的、以免疫性炎症为突出表现的弥漫性结缔组织病。血清中可出现以抗核抗体（antinuclear antibody，ANA）为代表的多种自身抗体。该病好发于育龄期女性，多见于 15～45 岁年龄段，女：男比例为（7～9）：1。我国的流行病学调查显示 SLE 的患病率为 70/10 万，女性则高达 113/10 万。不同种族的患病率也不一致，非洲裔女性最高，而白人男性最低。

【病因和发病机制】

SLE 的病因和发病机制尚未明确，目前研究概括起来可以认为是易感基因与环境因素两方面的相互作用导致了机体免疫反应异常。SLE 存在遗传易感性，同时性激素水平异常。SLE

发病的环境因素包括紫外线、病毒感染（如 EB 病毒感染）、药物（如肼屈嗪、异烟肼、普鲁卡因胺及肿瘤坏死因子抑制剂等）、吸烟及接触过敏原等。

【临床表现】

SLE 临床表现复杂多样，发病之初，可能仅累及 1～2 个器官系统，随着疾病进展，更多的临床表现将逐渐出现，大部分患者在临床表现出现时已存在自身抗体。SLE 的自然病程多表现为病情的加重与缓解交替。

1. 全身表现　SLE 患者经常出现发热，可能是病情活动的提示，但需除外感染。疲乏、体重下降也是常见但容易被忽略的症状。

2. 皮肤黏膜　在鼻梁、颧部及颊部呈蝶形分布的红斑是 SLE 特征性改变（图 3-11-12）。SLE 其他的皮肤损害包括光过敏、脱发、盘状红斑、血管炎、网状青斑、雷诺现象等（图 3-11-13，图 3-11-14，图 3-11-15，见相应彩图）。

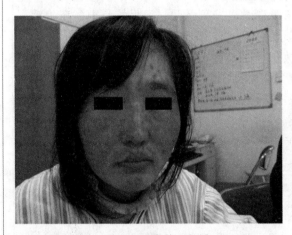

图 3-11-12　SLE 患者的面部蝶形红斑

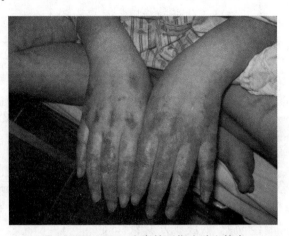

图 3-11-13　SLE 患者的手指皮肤血管炎

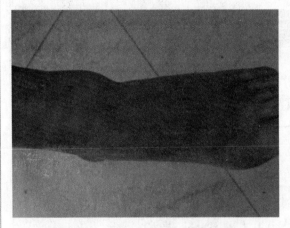

图 3-11-14　SLE 患者的下肢网状青斑

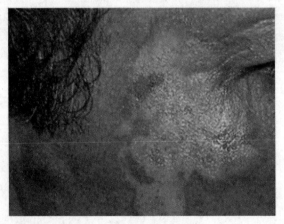

图 3-11-15　SLE 患者的盘状红斑

3. 关节肌肉　可出现关节炎或者关节痛，通常不引起骨质破坏。畸形以关节半脱位最常见。肌肉受累表现为肌痛、肌无力、肌酸激酶（CK）增高等。

4. 肾损害　狼疮性肾炎（lupus nephritis，LN）是 SLE 最常见的脏器受累表现，也是导致 SLE 患者死亡的主要原因之一，对 SLE 的预后影响深远。LN 的表现包括蛋白尿、血尿、管型尿，乃至肾衰竭。LN 的病理分型对于评估预后和指导治疗有积极意义（表 3-11-7）。

表3-11-7　国际肾脏病学会/肾脏病理学会（ISN/RPS）狼疮性肾炎分型（2003）

Ⅰ型	轻微系膜性 LN	光镜正常，免疫荧光和电镜可见系膜区免疫复合物沉积
Ⅱ型	系膜增生性 LN	光镜下单纯的系膜区细胞或基质增生，伴系膜区免疫复合物沉积。免疫荧光或电镜下可有少量上皮下或内皮下免疫复合物沉积
Ⅲ型	局灶性 LN	活动性或非活动性的局灶性、节段性或球性血管内皮或血管外肾小球肾炎（≤ 50% 的肾小球受累），通常伴有局灶性内皮下免疫复合物沉积，伴或不伴系膜改变
Ⅳ型	弥漫性 LN	活动性或非活动性的弥漫性、节段性或球性血管内皮或血管外肾小球肾炎（≥ 50% 的肾小球受累）。弥漫节段性 LN（Ⅳ-S）指 ≥ 50% 的小球存在节段性病变，节段性是指 < 1/2 的小球血管袢受累。弥漫性球性 LN（Ⅳ-G）是指 ≥ 50% 的小球存在球性病变
Ⅴ型	膜性 LN	可合并Ⅲ型或Ⅳ型 LN，应分别诊断
Ⅵ型	晚期硬化性 LN	≥ 90% 的小球表现为球形硬化，且不伴残余的活动性病变

5. 神经系统　神经系统损害称为神经精神狼疮（neuropsychiatric SLE，NPSLE）。常见的 NPSLE 表现见表 3-11-8。

表3-11-8　美国风湿病协会（ACR）列出的19种常见NPSLE表现

中枢神经系统表现	周围神经系统表现
无菌性脑膜炎	吉兰 – 巴雷综合征
癫痫发作	重症肌无力
脑血管病	脑神经病变
脱髓鞘综合征	单神经病变
脊髓病变	多发性神经病变
运动障碍	神经丛病变
头痛	自主神经系统功能紊乱
急性精神错乱	
焦虑	
认知障碍	
情绪失调	
精神障碍	

6. 血液系统　SLE 常出现贫血、白细胞减少及血小板减少。短期内出现贫血通常是自身免疫溶血性贫血所致，多有 Coomb's 试验阳性和网织红细胞升高。其他贫血原因包括慢性病贫血、肾性贫血及再生障碍性贫血等。

7. 肺部表现　SLE 常出现胸膜炎，合并双侧胸腔积液。其他肺部表现包括狼疮性肺炎、肺间质病变、肺动脉高压、肺梗死等，合并弥漫性肺泡出血的患者病情危重，死亡率高。

8. 心脏表现　SLE 患者常出现心包炎，表现为心包积液。也可出现心肌炎、心律失常、心功能不全。SLE 可出现心脏瓣膜受累，出现疣状心内膜炎（Libman-Sacks 心内膜炎），表现为瓣膜赘生物，需与感染性心内膜炎鉴别。SLE 出现心肌梗死风险更高。

9. 消化系统　恶心、呕吐、腹痛、腹泻是 SLE 的常见胃肠道表现。SLE 可出现急腹症，常见原因包括肠系膜血管炎、急性胰腺炎及假性肠梗阻等。长期腹泻需考虑蛋白丢失性肠病。SLE 常见肝酶升高。典型的肠系膜血管炎在腹部 CT 上可见"梳征"及"靶征"（图 3-11-16）。

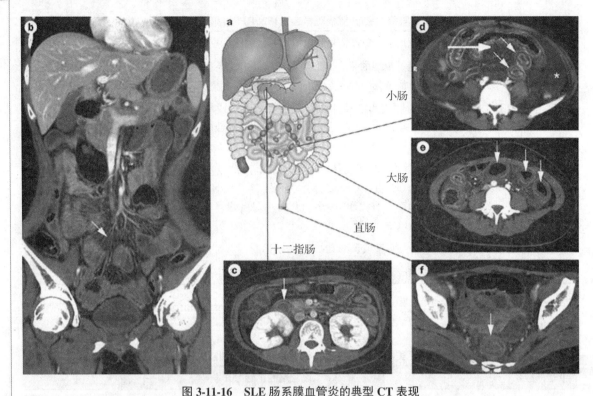

图 3-11-16 SLE 肠系膜血管炎的典型 CT 表现

b. 矢状切面，腹部 CT 显示肠系膜血管怒张（梳征）；c. 十二指肠显示"靶征"；
d. 小肠的梳征和靶征，腹水；e. 大肠管壁弥漫性增厚；f. 直肠受累显示典型的靶征

10. 其他 SLE 可出现眼部受累，眼底改变包括出血、视神经乳头水肿、视网膜渗出等，视网膜血管炎及视神经炎是严重并发症，可导致失明。SLE 可继发干燥综合征，出现口干、眼干和其他外分泌腺受累表现。

【辅助检查】

1. 一般检查 SLE 的全血细胞分析常见一系或多系减少；尿常规检查可出现尿蛋白，尿中红、白细胞升高，管型尿。血沉在 SLE 活动期常升高，但 C- 反应蛋白通常不高，若 C- 反应蛋白升高需警惕感染可能。血清补体 C3、C4 水平降低与 SLE 病情活动相关，可作为评估病情活动和疗效的指标之一。免疫球蛋白 IgG 及 γ 球蛋白经常也会升高。

2. 自身抗体 SLE 诊断最重要的自身抗体是抗核抗体（ANA），在 SLE 患者中的阳性率可高达 98%。ANA 阴性的 SLE 非常少见，尤其是在成年人中，若反复多次阴性提示诊断 SLE 可能性低。

抗核抗体谱（ANAs）包括一系列针对细胞核中抗原成分的自身抗体。其中 IgG 型抗双链 DNA（ds-DNA）抗体是 SLE 患者的特异性抗体，特异性在 95% 以上，敏感性为 40% ～ 70%，与疾病活动度相关；抗 SM 抗体是 SLE 诊断的标记性抗体，特异性高达 98%，但敏感性仅 20% ～ 40%，该抗体与病情活动无关；抗核小体（AnuA）抗体及抗膜 DNA（m-DNA）抗体也是 SLE 诊断比较特异性的抗体，与狼疮肾炎有关；抗组蛋白（AHA）抗体通常与药物性狼疮有关；抗 RNP、抗 SSA、抗 SSB 等抗体也可出现在 SLE 患者中，但并不特异，也见于其他自身免疫病。

SLE 还可以出现多种抗磷脂抗体阳性，包括抗心磷脂抗体（ACL）、抗 β₂- 糖蛋白 I 和狼疮抗凝物等，出现高滴度抗磷脂抗体阳性需考虑合并抗磷脂综合征的可能性。溶血性贫血患者可出现抗红细胞抗体，直接 Coombs 试验阳性。血小板减少患者可出现抗血小板抗体。而神经精神性狼疮患者有神经元抗体阳性。SLE 也可出现类风湿因子（RF）的阳性。表 3-11-9 总结

了 SLE 常见的自身抗体。

表3-11-9　SLE常见的自身抗体

抗体	敏感性（%）	特异性（%）
ANA	89～97	80
dsDNA	40～70	97
AHA	30～70	50
m-DNA	80	97
AnuA	82～86	92
Sm	20～40	98
RNP	45～60	87～94
SS-A（Ro）	25～35	70
SS-B（La）	15～20	40
ACL	20～40	75
RF	25	30

【诊断标准】

目前最常用的诊断标准是美国风湿病学会（ACR）于 1997 年提出的 SLE 分类标准（表3-11-10），该标准共包含 11 项内容，先后或同时符合 4 项或 4 项以上者，可分类诊断为 SLE，其敏感性为 97%，特异性为 89%。

表3-11-10　ACR SLE分类标准（1997）

	项目	内容
1	颊部红斑	遍及颊部的扁平或高出皮肤的固定性红斑，常不累及鼻唇沟附近皮肤
2	盘状红斑	隆起的红斑上覆有角质性鳞屑和毛囊栓塞，旧病灶可有萎缩性瘢痕
3	光过敏	患者自述或医生观察到日光照射引起皮肤过敏
4	口腔溃疡	医生检查到口腔或鼻咽部溃疡，常为无痛性
5	关节炎	非侵蚀性关节炎，常累及 2 个或 2 个以上关节
6	浆膜炎	胸膜炎或心包炎
7	肾损害	尿蛋白 0.5 g/24 h，或 "3+"，或细胞管型
8	神经系统异常	抽搐或精神病，非药物或代谢紊乱所致
9	血液学异常	溶血性贫血或白细胞 $< 4.0 \times 10^9$/L，或淋巴细胞 $< 1.5 \times 10^9$/L，或血小板 $< 100 \times 10^9$/L
10	免疫学异常	抗 dsDNA 抗体或抗 Sm 抗体阳性，或抗磷脂抗体阳性（ACL 或狼疮抗凝物阳性，或梅毒血清试验假阳性＞6 个月）
11	抗核抗体阳性	免疫荧光法或其他等效试验中 ANA 滴度异常，排除药物诱导狼疮

而在 2012 年，系统性红斑狼疮国际协作小组（SLICC）对 ACR 的分类标准进行了修订（表 3-11-11）。SLICC 的狼疮分类标准如下：

（1）17 项标准中至少满足 4 项，包括 11 项临床标准中的至少 1 项和 6 项免疫学标准中的 1 项。

（2）经活检证实的狼疮肾炎加 ANA 或抗 dsDNA 抗体阳性。

表3-11-11　SLICC SLE分类标准（2012）

临床标准		免疫学标准	
1	急性或亚急性皮肤狼疮	1	ANA 高于正常值
2	慢性皮肤狼疮	2	抗 dsDNA 抗体高于正常值（ELISA 方法 2 次均高于正常值 2 倍）
3	口腔或鼻咽部溃疡	3	抗 Sm 抗体阳性
4	非瘢痕形成引起的脱发	4	抗磷脂抗体： 狼疮抗凝物阳性； 梅毒试验假阳性； 抗心磷脂抗体（2 次异常或中高滴度）； 抗 β_2-GP1 抗体阳性
5	滑膜炎：医生观察到的 2 个或以上肿胀关节或者伴有晨僵的关节压痛	5	低补体：C3、C4 或 CH50
6	浆膜炎	6	直接 Coombs 试验阳性（非溶血性贫血）
7	肾：尿蛋白 / 肌酐异常（或 24 h 尿蛋白＞500 mg）或红细胞管型		
8	神经系统：癫痫发作、精神异常、多发性单神经炎、脊髓炎、外周或脑神经病变、脑炎（急性精神错乱状态）		
9	溶血性贫血		
10	白细胞减少（＜ 4000/mm^3 至少 1 次）或淋巴细胞减少（＜ 1000/mm^3 至少 1 次）		
11	血小板减少（＜ 100 000/mm^3 至少 1 次）		

【病情活动度和轻重程度评估】

SLE 的临床症状，尤其是新近出现的症状，通常提示疾病的活动，与 SLE 相关的部分实验室指标如抗 dsDNA、补体、血沉等也与疾病的活动有关。国际上通用的 SLE 活动性判断标准包括系统性红斑狼疮疾病活动度评分（systemic lupus erythematosus disease activity index，SLEDAI）、系统性红斑狼疮活动性量表（systemic lupus activity measure，SLAM）等。其中以 SLEDAI 评分（表 3-11-12）最为常用，来评估 SLE 的病情活动度：0 ～ 4 分，基本无活动；5 ～ 9 分，轻度活动；10 ～ 14 分，中度活动；≥ 15 分，重度活动。

而根据受累脏器的严重程度及 SLEDAI 评分的不同，可将 SLE 分为轻型、中型、重型和狼疮危象。轻型 SLE：诊断明确或高度怀疑者，但临床无明显内脏损害，SLEDAI 评分＜ 10 分。中型 SLE：有明显内脏受累且需要治疗的患者，SLEDAI 评分在 10 ～ 14 分。重型 SLE：具有上述症状，同时伴有一个或数个脏器受累，SLEDAI 评分 ≥ 15 分。狼疮危象（lupus crisis）指急性的、危及生命的重症 SLE，包括急进性狼疮性肾炎、严重的中枢神经系统损害、严重的溶血性贫血、血小板减少性紫癜、粒细胞缺乏症、严重心脏损害、严重的狼疮性肺炎、严重的狼疮性肝炎、严重的血管炎等。

表3-11-12　SLEDAI评分

临床表现	计分	临床表现	计分	临床表现	计分	临床表现	计分
癫痫发作	8	脑血管意外	8	蛋白尿	4	心包炎	2
精神病	8	血管炎	8	脓尿	4	补体降低	2

续表

临床表现	计分	临床表现	计分	临床表现	计分	临床表现	计分
器质性脑病	8	关节炎	4	脱发	2	抗 dsDNA 增加	2
视觉障碍	8	肌炎	4	新发皮疹	2	发热	1
脑神经病变	8	管型尿	4	黏膜溃疡	2	白细胞减低	1
狼疮性头痛	8	血尿	4	胸膜炎	2	血小板减少	1

【诊断思路】

有多系统受累临床表现（具备上述 2 个以上系统的症状），伴有自身免疫紊乱的证据，应警惕系统性红斑狼疮。由于 SLE 临床表现复杂多样，很多患者早期可出现不典型 SLE 表现：如抗生素治疗无效的反复发热；反复发作的胸膜炎、心包炎；不明原因肝炎、眼炎、肺炎；原因不明的反复癫痫发作或出现精神症状等，均需要提高警惕，避免延误诊断和治疗（图 3-11-17）。

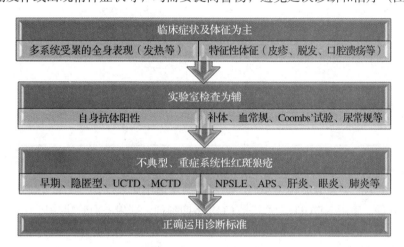

UCTD：未分化结缔组织病；MCTD：混合性结缔组织病；NPSLE：神经精神性狼疮；
APS：抗磷脂综合征

图 3-11-17　SLE 的诊断思路

【治疗】

1. 一般治疗

（1）对患者的健康宣教非常重要，让患者能够正确认识疾病，主动参与到疾病的诊疗计划制订中，让患者认识到规律用药及长期随访的必要性。避免紫外线暴露，使用防护紫外线物品，避免情绪波动及过度疲劳。

（2）对症治疗和去除各种影响疾病预后的因素，如注意控制高血压、高血糖，防治各种感染。

2. 药物治疗　目前系统性红斑狼疮尚无治愈的方法，所以医生的治疗目标是致力于让绝大多数患者达到疾病的完全缓解，对于无法完全缓解的患者应该适当调整策略，将患者症状缓解至较轻至可接受的范围，以避免或延缓不可逆的组织脏器损害。患者在治疗过程中还会出现一些药物的副作用，所以医生在用药时需要权衡利弊，掌握好治疗的风险与效益比。具体的治疗方案选择取决于以下因素：①病情是否危及生命，是否损伤内脏，是否需要积极治疗；②疾病是否可逆；③预防疾病并发症的最佳途径及其治疗方法（表 3-11-13）。

表3-11-13　SLE的治疗药物选择

	NSAIDs	抗疟药	糖皮质激素	免疫抑制剂
全身不适	+	+	+	−
发热	+	−	+	−

续表

	NSAIDs	抗疟药	糖皮质激素	免疫抑制剂
浆膜炎	+	−	+	−
关节炎	+	+	+	+
关节痛	+	+	+	−
肌肉痛	+	+	+	−
肌炎	−	−	+	+
蝶形/盘状红斑	−	+	+	−
肾炎	−	+	+	+
血管炎	−	−	+	+
神经系统症状	−	−	+	+
心肌炎	−	−	+	+
狼疮肺炎	−	−	+	+
溶血性贫血	−	−	+	+
血小板减少	−	−	+	+
雷诺	−	−	?	?
脱发	−	−	?	?

（1）非甾体抗炎药（non-steroidal anti-inflammatory drugs，NSAIDs）：可用于缓解 SLE 的乏力、疼痛等症状，尤其是控制关节炎和关节痛。应警惕消化道出血风险，肝、肾功能等方面的副作用。此外对于 SLE 患者，使用 NSAIDs，尤其是 COX-2 抑制剂，罹患心血管疾病风险会更高。

（2）抗疟药（anti-malarials）：可控制皮疹和减轻光过敏，也可控制关节症状，对于重症患者也有效，能够帮助稳定 SLE 病情和减少激素的副作用，是 SLE 的基础用药。此外，抗疟药能够降低 SLE 患者心血管事件的发生，亦可在妊娠期使用，减少疾病复发。常用抗疟药是硫酸羟氯喹。副作用主要警惕眼底病变。

（3）糖皮质激素（glucocorticoids）：具有强大的抗炎和免疫抑制作用，目前仍是 SLE 的基础用药，包括外用、口服及静脉剂型。局部应用激素主要治疗皮疹，但面部尽量避免使用强效外用激素。SLE 患者的激素用量应遵循个体化的原则，对于重型 SLE，糖皮质激素标准用量是 1 mg/kg，病情稳定后应逐渐减量，同时在治疗过程中同时或适时加用免疫抑制剂，以更快缓解病情及维持稳定，避免长期使用较大剂量激素导致的严重副作用。对于有重要脏器受累乃至出现狼疮危象的患者，可以使用大剂量激素冲击治疗。激素冲击治疗药物通常选择静脉甲基强的松龙（methylprednisolone，MP），200～1000 mg/d 连续 3 天。

SLE 患者的激素治疗时间较长，需注意其副作用（图 3-11-18）。副作用包括感染、骨质疏松、负氮平衡、食欲增加、水钠潴留、低血钾、高血压、高血糖倾向、消化性溃疡、缺血性骨坏死、白内障、青光眼等。

（4）免疫抑制剂：主要用于有脏器损害的 SLE 患者。常用免疫抑制剂包括环磷酰胺、霉酚酸酯、硫唑嘌呤、环孢素、他克莫司、甲氨蝶呤、来氟米特等。其中环磷酰胺是治疗 SLE 的经典免疫抑制剂。在狼疮肾炎及血管炎患者中，环磷酰胺与激素联合治疗能有效诱导疾病缓解，阻止和逆转病变的发展，改善远期预后。目前霉酚酸酯在狼疮肾炎中也可作为诱导缓解的首选药物，替代环磷酰胺。近年来新的研究提出"多靶点治疗"及"强化治疗"等观点，可联合使用免疫抑制剂，如霉酚酸酯和他克莫司联合治疗狼疮肾炎等。免疫抑制剂常见副作用包括骨髓抑制、肝肾功能损害、胃肠道反应等。此外使用环磷酰胺时需警惕其对性腺的抑制作用，尤其是造成女性卵巢功能衰竭。

（5）生物制剂：目前可用于治疗 SLE 的生物制剂主要机制都是拮抗 B 细胞。抗 CD20 单抗（利妥昔单抗）在部分狼疮患者中证实有效，但对于狼疮肾炎的疗效还存在争议。贝利木单抗（抗 B 淋巴细胞刺激因子 BLYS 单抗）是目前 FDA 唯一批准治疗 SLE 的生物制剂。此外，近期的研究证实小剂量白介素（IL）-2 对于治疗 SLE 安全有效。

【预后】

与过去相比，SLE 的预后已显著改善，5 年生存率大约 95%，10 年生存率大约 90%，而 20 年生存率大约 78%。急性期患者的死亡原因主要是 SLE 所致多脏器损

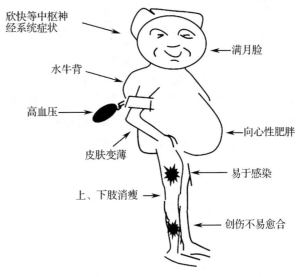

图 3-11-18　糖皮质激素的副作用

害和感染，患者远期死亡的主要原因是慢性肾功能不全及心血管事件等。血清肌酐持续升高、肾病综合征、贫血、低蛋白血症、低补体血症、抗磷脂抗体阳性、男性、社会经济地位低下群体等是预后不良的指征。

案例分析 3-11-2

1. 病历摘要

患者女性，34 岁。2 年前出现双手腕、双肘关节肿痛，无晨僵。2 个月前出现发热，体温波动在 37.4 ～ 39℃之间，逐渐出现四肢肌肉疼痛、肌无力，下蹲及起床困难，双手指小关节肿痛明显。20 余天前出现活动后喘憋，化验发现血细胞"三系减低"。既往史无特殊。

体格检查：体温 37℃，呼吸 14 次 / 分，血压 90/60 mmHg，脉搏 90 次 / 分。颈部可扪及 3 ～ 4 枚蚕豆大小淋巴结，质韧，活动可，无压痛，口唇苍白。心、肺、腹查体无明显异常。双手皮温低，指端可见小溃疡。双手中指 PIP 肿胀、压痛阳性，下蹲及起床困难，四肢肌力 4 级，肌张力正常。

血常规：WBC 2.70×10^9/L ↓，中性粒细胞 66.23%，Hb 80.3 g/L ↓，PLT 35.5×10^9/L ↓。

尿常规：蛋白质 1.0 g/L，镜检大量红细胞，白细胞 40/HP。

生化检查：谷草转氨酶 55 U/L ↑，白蛋白 25.9 g/L ↓，乳酸脱氢酶 303 U/L ↑，肌酸激酶 240 U/L，CRE 70 μmol/L ↑，BUN 6.5 mmol/L ↑。血沉 103 mm/h ↑。免疫球蛋白 G 36.0 g/L ↑，类风湿因子 290 IU/ml ↑。抗核抗体 1：320。

2. 思考题

（1）诊断及诊断依据。

（2）鉴别诊断及依据。

（3）进一步检查。

案例分析 3-11-2 参考答案

（刘　田　栗占国）

第三节　干燥综合征

干燥综合征（Sjögren's syndrome，SS）是以淋巴细胞浸润泪腺、唾液腺等外分泌腺引起口、眼干燥为特征的一种慢性、缓慢进展的自身免疫性疾病。大约 1/3 的患者合并肺、神经、肾等系统受累，少部分患者将发展为恶性淋巴瘤。该疾病可单独出现，称为原发性 SS（primary SS，pSS），或继发于另一诊断明确的结缔组织病，称为继发性 SS。

SS 可在任何年龄段发病，包括儿童和青少年，常见于中年女性，女性与男性的患病比例为 9：1。我国原发性 SS 的患病率为 0.5%～1%，30% 的其他风湿免疫病患者可罹患继发性 SS。

【病因和发病机制】

SS 的疾病特点为 T 淋巴细胞浸润外分泌腺体和 B 淋巴细胞反应亢进。多达 25% 的患者表现为寡克隆 B 细胞发展过程，其以冷凝单克隆免疫球蛋白（IgMκ）以及类风湿因子活性为特征。

SS 患者的血清中常包含非器官特异性的自身抗原，例如免疫球蛋白（类风湿因子）以及可提取的核和胞质抗原（Ro/SS-A 抗体，La/SS-B 抗体）。Ro/SS-A 抗原由两个连接于胞质 RNA 的多肽（分别是 52 kDa 和 60 kDa；kDa，千道尔顿）组成，而 48 kDa 的 La/SS-B 蛋白连接于 RNA 聚合酶Ⅲ转录产物。抗 Ro/SS-A 和 La/SS-B 抗体通常在确诊时检出，并且与疾病的早期起病、长期的病程、唾液腺体肿大和小唾液腺更严重的淋巴细胞浸润相关。

浸润外分泌腺的主要细胞为活化的 T 和 B 淋巴细胞。T 细胞在轻微损伤中为主导，而 B 细胞在更严重的损伤中占主导。巨噬细胞和树突状细胞也被检出，白介素（IL）-18 阳性的巨噬细胞与腮腺肿大、补体 C4 降低有关，而上述两个指标是发生淋巴瘤的危险预测因素。

导管和腺泡上皮细胞也在诱发和持续自身免疫性损伤中有重要作用：

（1）表达Ⅱ型主要组织相容性复合物（MHC）分子、共刺激分子，并且在细胞膜上异常表达的细胞内抗原，进而可以提供主要的信号活化淋巴细胞。

（2）异常分泌维持持续的自身免疫损伤所需要的前炎症细胞因子和淋巴细胞趋化因子，并且导致约 1/4 的患者形成更复杂的异位生发中心。

（3）表达固有（innate）免疫的功能受体，特别是 Toll 样受体（TLRs）3、7 和 9，其可导致长久、持续的自身免疫应答。

浸润的 T 和 B 细胞均有抵御凋亡的倾向性。在 SS 患者体内，B 细胞活化因子（BAFF）的水平升高，特别是具有高球蛋白血症的患者，很可能可以解释该抗凋亡效应。腺体上皮细胞似乎对 BAFF 产生有积极作用，它可能在Ⅰ型干扰素和病毒或合成的双链 RNA 的刺激后表达和分泌。上皮活化的触发因子表现为持续的肠道病毒（很可能是柯萨奇病毒株）感染。Ⅰ型和Ⅱ型干扰素信号分别在导管上皮细胞和 T 细胞中被描述和检出，提示在疾病发展过程中干扰素具有直接和交叉的调节效应。

M3 受体介导的类胆碱能活性缺乏以及水通道蛋白 5 的重新分布，被提出可导致神经上皮的功能异常和腺体分泌减少。

在遗传方面，无论患者的种族来源如何，Ⅱ型人类白细胞抗原（HLA）基因的分子分析显示 SS 与 HLA DQA1*0501 等位基因高度相关。全基因组关联研究显示 IRF-5 和 STAT-4 基因的单核苷酸多态性发生率的增加，参与了Ⅰ型干扰素通路的活化。

【临床表现】

SS 起病多呈隐袭性和慢性进行性，临床表现多样，症状轻重不一。大部分 SS 患者的症状与泪腺和唾液腺的分泌功能减低相关。外分泌腺病变引起的口干、眼干可以是 SS 唯一的首发症状，持续多年，也可以伴发多种系统病变。除累及外分泌腺外，本病还可累及肾、肺、消化系统等腺体外其他器官，故而是一组累及多器官、多系统的临床症候群。

知识拓展：干燥综合征患者的临床表现

（一）外分泌腺功能减退相关临床表现

主要为口干燥症、干燥性角结膜炎、气道干燥、萎缩性胃炎、亚临床胰腺炎、阴道及皮肤干燥等症状。可出现腮腺炎、猖獗龋。查体可表现为口腔黏膜干燥，舌面干裂、暗红，舌乳头萎缩；牙冠变黑，牙质片状剥落后留有黑色残根；腮腺及颌下腺肿大伴压痛；角结膜干燥，欠光泽，球结膜血管扩张、角膜周围充血，有黄白色黏稠丝状分泌物，偶见泪腺肿大。

（二）腺体外相关临床表现

腺体外（系统性）临床表现可见于 1/3 到 3/4 的 pSS 患者，极少见于类风湿关节炎等继发的 SS。pSS 患者易出现全身症状，包括乏力、疲劳、低热等，少数患者可出现高热。因受累系统不同可出现如下临床表现：

1. 皮肤　可出现紫癜样皮疹、荨麻疹样皮疹、结节性红斑、雷诺现象、皮肤溃疡等，与高球蛋白、冷球蛋白血症、血管炎相关。查体表现为下肢米粒大小、边界清楚的红丘疹，压之不褪色，消退后遗有褐色色素沉着。

2. 骨骼肌肉　可表现为非侵蚀性关节炎、肌炎。查体可出现关节肿胀、压痛、活动受限，一般不出现关节畸形。可有肌痛、肌无力等。

3. 呼吸系统　出现支气管炎、肺大疱、间质性肺炎，甚至肺动脉高压，少数可出现呼吸衰竭。查体可表现为呼吸音减低、闻及 Velcro 啰音等。

4. 肾受累　主要累及远端肾小管，表现为肾小管酸中毒、低钾周期性麻痹、肾钙化、肾结石、肾性尿崩症、肾性软骨病等；肾小球肾炎罕见，见于合并混合型冷球蛋白血症或系统性红斑狼疮的患者。

5. 消化系统　因胃肠道外分泌腺体功能异常出现萎缩性胃炎、慢性腹泻等非特异性症状；部分患者可并发自身免疫性肝病，其中原发性胆汁性胆管炎多见。

6. 神经系统　中枢及周围神经均可受累，周围神经损害多见。可出现感觉、运动神经异常，表现为轻偏瘫、脊髓病、无菌性脑膜炎等。查体可因受累神经出现相应体征。

7. 血液系统　可表现为白细胞和（或）血小板减少。淋巴瘤发生率显著高于正常人，常见类型为结外、低分化的边缘型 B 细胞淋巴瘤。持续腮腺肿大、紫癜、白细胞减少、冷球蛋白血症、低补体 C4 和小唾液腺异位生发中心形成是淋巴瘤发展的危险因素。

【辅助检查】

1. 常规化验　血常规、尿常规、肝肾功能、电解质、血沉、C- 反应蛋白等。

2. 特殊实验室检查　免疫球蛋白、蛋白电泳及自身抗体，包括类风湿因子、抗核抗体、抗 SSA 及抗 SSB 抗体、抗 α-fodrin、抗毒蕈碱受体 3 抗体等。

3. 泪腺功能检查　包括 Schirmer's 试验、角膜荧光染色、泪膜破裂试验。

4. 唾液腺功能检查　包括唾液流量、腮腺造影、腮腺超声、唾液腺放射性核素扫描、唾液腺闪烁扫描及磁共振、唇腺活检等，其中下唇腺病理示淋巴细胞灶 ≥ 1 个（指 4 mm² 组织内至少有 50 个淋巴细胞聚集于唇腺间质者为一个灶）为诊断金标准。

5. 系统评估　SS 可出现全身各个系统受累，因此需完善胸片 / 胸部 CT、氯化铵负荷试验、神经系统检查等。

【诊断及诊断依据】

（一）干燥综合征的诊断应至少包括以下 4 部分：

1. 首先确定是否为 SS 可疑患者　是否有 SS 典型临床症状及体征，包括口干、眼干、反复腮腺肿大、猖獗龋等表现。

2. 是否有 SS 相关的特殊检查　干眼症、唾液腺功能受损、高球蛋白血症、自身抗体阳性、唇腺病理阳性等阳性结果。

3. SS 严重程度评估　评估各个系统以确定是否有多系统受累，包括神经系统、肺、肾、关节骨骼、皮肤等表现。

4. 是否能除外其他疾病　包括肝炎、淋巴瘤、结节病、移植物抗宿主病等。

（二）分类（诊断）标准

目前诊断标准有 2002 年、2012 年、2016 年修订的版本，常用的为 2002 年国际分类标准，见表 3-11-14，敏感性 88.3% ~ 89.5%，特异性 95.2% ~ 97.8%。

表3-11-14　2002年干燥综合征国际分类（诊断）标准

Ⅰ.口腔症状：3 项中有 1 项或 1 项以上	Ⅲ.眼部体征：任 1 项或 1 项以上阳性
1. 每日感口干，持续 ≥ 3 个月	1. Schirmer Ⅰ 试验（+）（≤ 5 mm/5 min）
2. 成年后腮腺反复或持续肿大	2. 角膜染色（+）（≥ 4 van Bijsterveld 计分法）
3. 吞咽干性食物时需用水帮助	Ⅳ.组织学检查：下唇腺病理示淋巴细胞灶 ≥ 1 个（4 mm^2 组织内至少有 50 个淋巴细胞聚集于唇腺间质者为 1 灶）
Ⅱ.眼部症状：3 项中有 1 项或 1 项以上	Ⅴ.唾液腺受损：任 1 项或 1 项以上阳性
1. 每日感到不能忍受的眼干，持续 ≥ 3 个月	1. 唾液流率（+）（≤ 1.5 ml/15 min）
2. 有反复的砂子进眼或砂磨感觉	2. 腮腺造影（+）
3. 每日需用人工泪液 ≥ 3 次	3. 唾液腺同位素检查（+）
	Ⅵ.自身抗体：抗 SSA 或抗 SSB（+）（双扩散法）

注：^{a} 排除标准：既往头颈部放疗，丙型肝炎病毒感染，获得性免疫缺陷综合征，已存在的淋巴瘤，结节病，移植物抗宿主病，应用抗胆碱药物。

^{b} 原发性 SS：6 项中出现任意 4 项，只要Ⅳ项（组织病理学）或Ⅵ项（血清学）阳性；或 4 条客观标准（Ⅲ，Ⅳ，Ⅴ，Ⅵ）中任意 3 项阳性。

^{c} 在有潜在相关疾病的患者（比如，另一种确定的结缔组织病），出现Ⅰ或Ⅱ项加Ⅲ、Ⅳ、Ⅴ中的任意 2 项提示继发性 SS。

【治疗】

SS 尚无根治方法，主要是替代和对症治疗。治疗目的是预防因长期口、眼干燥造成的局部损伤，防治疾病的系统损害。

1. 改善口干、眼干的药物　停止吸烟、饮酒及避免服用可引起口干的药物。保持口腔清洁，使用含氟漱口液，减少龋齿和口腔继发感染的可能。各种人工替代品如人工泪液、唾液等可减轻局部症状。毒蕈碱胆碱能受体激动剂皮罗卡品和 Cevimeline 可改善症状。此外，甲基纤维素的润滑眼膏可保护角膜、结膜。

2. 系统性治疗　对出现腺体外表现如肺间质病变、肝肾损伤、神经系统和血液系统损害等的患者，应给予糖皮质激素治疗，合并重要脏器受累时应选择免疫抑制剂，具体剂量应根据病情轻重决定。此外对于合并原发性胆汁性胆管炎者可加用熊去氧胆酸。

3. 生物制剂　抗 CD20 单抗可通过清除 B 细胞改善 SS 病情，可用于常规治疗方案效果欠佳的患者。

4. 对症治疗　低钾血症以静脉或口服补钾为主，NSAIDs 药物对肌肉、关节疼痛有一定疗效，出现恶性淋巴瘤应积极进行化疗等。

案例分析 3-11-3

1. 病历摘要

患者女性，46 岁，口、眼干燥 3 年，夜尿增多 1 个月。3 年前出现口干、眼干，症状逐渐加重，表现为饮水量增加、反复眼睛磨砂感、哭时泪少。近 1 个月夜尿次数增加至 5 ~ 6 次 / 晚，伴有双下肢乏力，休息后无改善。既往无糖尿病、肝炎及肿瘤病史，无吸烟、饮酒史，无外伤及手术史。

体格检查：神清，精神弱。体温 36.7℃，血压 109/68 mmHg，呼吸 14 次 / 分，脉搏 78 次 / 分。舌面干燥，有裂纹。心肺查体（−）。腹部膨隆，无压痛、反跳痛及肌紧张。双下肢肌力 4− 级。

2. 思考题

（1）请简述为明确诊断需补充的病史、体格检查内容。

（2）请提出为进一步诊治需完善的检查项目。

（3）请提出该患者的最可能诊断和诊断依据，以及鉴别诊断及依据。

（4）请提出该患者的治疗方案。

案例分析 3-11-3 参考答案

（何　菁　粟占国）

运动系统疾病

第一节 骨 折

【病因和发病机制】

骨是骨骼系统的主要器官，构成人体的支架，起着保护、支持和运动的作用。骨组织是一种特殊的结缔组织，是骨的结构主体，由数种细胞和骨基质组成，骨细胞位于骨组织内部，成骨细胞和破骨细胞分布在骨质边缘。受多种激素调节，成骨细胞和破骨细胞处在动态平衡中，维持着骨的活性和强度。

骨折的发生，是由于超过骨骼所能承受的外力，造成骨连续性的中断。对于正常强度的骨骼，通常是由于意外暴力造成。暴力的大小与造成骨折的粉碎程度、移位大小、合并损伤的情况相关。车祸、高处坠落伤等大的暴力造成的骨折通常称为高能量损伤，日常生活中意外跌倒造成的骨折通常称为低能量损伤。有的骨折则可能由于轻微的外力造成，这类外力通常不会造成骨折，发生骨折的原因是由于骨骼本身的强度因为某些疾病而降低，称为病理性骨折（pathologic fracture）。低于导致骨折的外力反复作用，则会造成应力性骨折（stress fracture）。

【临床表现】

在采集病史时，要详细询问患者受伤的过程，包括受伤时情景、暴力的大小、受力点和受力方向，受伤是否与本人的身体情况有关（如头晕摔倒），询问疼痛的部位和严重程度，是否出现功能的丧失（如下肢受伤后不能行走）。

对高能量损伤，患者可能合并头颈、胸、腹、脊柱、骨盆、四肢的多发创伤。多发创伤（multiple trauma）是指在同一致伤因素作用下，人体同时或相继遭受 2 个以上解剖部位的严重创伤，而这些创伤即使单独存在也属于严重创伤者。此时患者损伤严重程度评分超过 18 分，可表现出意识障碍、呼吸衰竭、休克、凝血功能障碍等危重表现，需要紧急抢救。

在大多数情况下，骨折的诊断是很明显的，患者表现为骨折部位的疼痛和功能丧失，体格检查可以发现骨折部位的肿胀、畸形、反常活动和摩擦音。

要非常注意骨折可能的伴发损伤，如果不能及时发现、诊断和治疗，可能造成严重后果。如果骨折部位软组织损伤造成骨折断端与外界相通，称为开放性骨折（open fracture）。肢体的开放性骨折容易发现，而会阴部的开放性骨折（例如开放在直肠、阴道等处）容易漏诊。骨折可能造成邻近神经血管的损伤，比如肱骨干骨折可能合并桡神经损伤，股骨髁上骨折可能合并股动脉损伤。

骨筋膜室综合征（osteofascial compartment syndrome）是由于骨、骨间膜、肌间隔和深筋膜形成的骨筋膜室在创伤后压力增高，造成筋膜室内肌肉和神经缺血而产生的综合征。早期表现为严重疼痛、感觉异常，晚期会发展为肌肉和神经坏死，进而进展为缺血性挛缩，造成严重后果。胫骨近端骨折会造成小腿的骨筋膜室综合征，儿童肱骨髁上骨折会造成前臂的骨筋膜室综合征。

【辅助检查】

1. 普通 X 线检查 首选，通常可以显示骨折部位、粉碎程度和移位情况。

2. CT 检查　有助于显示骨折的细微特征，用于三维形态复杂的部位，如骨盆、跟骨等，以及关节部位骨折。

3. MRI 检查　不作为骨折的常规检查，通常用于病理性骨折、疲劳骨折等特殊情况。

【诊断和鉴别诊断】

依据患者的临床表现和影像学检查，常常可以做出骨折的诊断。同时需要诊断是闭合性骨折还是开放性骨折，并诊断可能的合并损伤和神经血管损伤。还需要对骨折进行分类，AO/OTA（Arbeitsgemeinschaft für Osteosynthesefragen/Orthopaedic Trauma Association）分型是最常用的分类方法：①首先确定骨折部位：骨折发生在哪块骨骼，如果是长骨，骨折发生在骨干还是两端临床关节部位；②其次分析骨折形态：对骨干部位，骨折可能是横行骨折、斜行骨折、螺旋形骨折，甚至是粉碎性骨折，对两端临床关节部位，需要分析骨折累及关节面的范围和粉碎程度。

骨折需要与病理性骨折、应力性骨折相鉴别。骨的原发性或转移性肿瘤是病理性骨折最常见的原因，特别是溶骨性的原发或转移性骨肿瘤。应力性骨折，又称为疲劳骨折、行军骨折，多因骨骼系统长期受到非生理性应力所致，好发于胫骨、跖骨等负重部位，临床上无典型的外伤史，早期 X 线平片通常为阴性，容易漏诊或误诊。

【治疗】

1. 多发创伤的救治　多发创伤救治过程中，早期是抢救生命。在院内急救阶段，推荐按照高级创伤生命支持（advanced trauma life support）的救治原则，依照气道（airway）、呼吸（breathing）、循环（circulation）、制动（disability）、暴露（exposure）和环境的顺序，发现那些危及生命的急性情况，并给予紧急治疗（黄金 1 小时）。在这个阶段，急诊科、相关外科专业、麻醉科、ICU 的多学科协作非常重要。

2. 骨折治疗的目标　获得骨折的愈合，恢复肢体的功能，避免并发症。正常的骨折愈合过程是一个复杂的过程，可以分为：炎症反应期、软骨痂期、硬骨痂期、重塑期。骨折愈合可以分为直接愈合（一期愈合）和间接愈合（二期愈合）。直接愈合是指哈弗氏管直接生长通过骨折部位，影像学上没有骨痂形成，通常发生在骨折坚强固定后。间接愈合是指骨折部位有骨痂形成的愈合方式，通常发生在骨折弹性固定后，优点是骨折愈合后强度更好，再骨折风险低。

3. 骨折治疗方法　为了达到骨折治疗的目标，需要按照骨折情况选择是否进行复位和固定，积极进行功能锻炼。依据治疗手段的不同，可以分为手术治疗和非手术治疗。对多数骨折首先考虑是否可以采取非手术治疗，如果非手术治疗不能达到前述的治疗目标，则需要进行手术治疗。

（1）闭合复位：石膏（或支具）外固定是常用的非手术治疗方法。治疗原则：①对移位的骨折应进行复位，以减少软组织的并发症；②复位前进行恰当的镇痛；③采用轴向牵引，反受伤机制的方法进行复位；④复位要尽量纠正和恢复长度、成角和旋转对位；⑤对不同的骨折部位，常常有特定的复位手法；⑥固定应该制动骨折近端和远端的关节；⑦固定采取三点固定原则；⑧固定方法应保护软组织，例如保护骨性突起部位，避免继发肿胀引起的相关并发症。

石膏（或支具）外固定的可能并发症有：①复位丢失；②骨突部位的软组织压迫坏死；③骨筋膜室综合征；④石膏的热损伤；⑤石膏去除时的损伤；⑥下肢深静脉血栓和肺栓塞；⑦骨折邻近关节僵硬。

（2）骨折手术治疗：也主要包括骨折的复位和固定。骨折的手术复位可以分为切开复位和闭合复位。切开复位是指手术暴露骨折部位，这种方法可以达到骨折的精确复位，缺点是会带来相应的软组织损伤。闭合复位又称为间接复位，是指不暴露骨折部位的复位方法，这通常需要 X 线等辅助判断复位情况。骨折的手术固定方法包括：钢板、螺丝钉、髓内针、外固定架等。传统的骨折治疗的 AO 原则是：骨折块解剖复位、保护骨折端血运、坚强稳定的内固定、早期开始功能锻炼。这些治疗原则仍适用于很多骨折类型，例如移位的关节内骨折、多数尺桡骨骨折。对很多骨干骨折，例如股骨干骨折、胫骨干骨折等，治疗原则逐步转变为：骨折块功能复位、保护骨折端血运、相对稳定的内固定、早期开始功能锻炼。

4. 开放性骨折的治疗 需要按照开放伤口的大小、软组织损伤程度、污染程度等进行分级（例如 Gustilo 分级，见表 3-12-1）。开放性骨折的治疗目标：①预防感染和骨髓炎；②获得骨折愈合；③恢复肢体功能。开放性骨折的治疗包括：①创面用盐水纱布覆盖，对出血部位进行加压包扎止血；②尽快应用静脉抗生素；③急诊进行手术治疗：开放伤口清创探查、冲洗，骨折固定，对创面尽快覆盖；必要时选择截肢手术。

表3-12-1 开放性骨折的Gustilo分级

分级	伤口情况	污染程度	软组织损伤情况	骨折情况
I	小于 1 cm	清洁	轻度损伤	简单骨折，或轻微粉碎
II	1～10 cm	中度污染	中度损伤，伴肌肉损伤	中度粉碎骨折
III A	超过 10 cm	严重污染	严重损伤，伴有挫挤伤	中度粉碎骨折，有足够的软组织覆盖
III B	超过 10 cm	严重污染	有严重软组织缺损	需要重建手术
III C	超过 10 cm	严重污染	严重损伤伴有需修复的血管损伤	需要重建手术

5. 儿童骨折的治疗 有其特殊性：生长板和骨化中心的存在导致儿童会发生一些特殊的骨折类型（例如骨骺损伤），可能会影响骨骼的发育；长骨的骨膜厚，弹性更大，骨折愈合速度快。在治疗过程中，需要充分考虑到儿童骨折的特点。

6. 骨折治疗的可能并发症

（1）骨折延迟愈合和不愈合：骨折延迟愈合是指骨折尚未愈合，但仍有愈合可能；骨折不愈合是指骨折已经不能愈合。两者的界限很难确定，对具体的时间还存在争论，通常认为骨折后 4 个月仍未愈合为延迟愈合，骨折后 6 个月仍未愈合为不愈合。美国 FDA 对骨折不愈合诊断标准为骨折后 9 个月。造成骨折不愈合的原因：生物学原因（如骨折块的血液供应破坏）、力学原因（如骨折固定后不稳定）、感染、全身因素等。骨折不愈合可以分为：肥大性不愈合、萎缩性不愈合、感染性不愈合。

（2）骨折畸形愈合：骨折畸形愈合会影响肢体的力线，进而影响关节的活动、软组织平衡等，造成功能的丧失，此外还会影响美观。需要判断畸形所造成肢体长度、旋转对位、已经在不同平面成角的严重程度。对于骨折畸形愈合的患者，需要综合判断畸形矫正的优点和缺点，选择恰当的治疗方案。

（3）感染和骨髓炎：感染是开放性骨折或者闭合性骨折手术治疗后的常见并发症。早期表现为发热、局部红肿、疼痛，晚期可发展为骨髓炎，出现窦道，经久不愈。治疗需要考虑到患者全身因素和局部因素，明确诊断和致病菌。通常需要手术扩创，结合使用敏感抗生素。骨髓炎的治疗更为困难，还需要手术去除感染坏死的骨质和内固定物。

案例分析 3-12-1

1. 病历摘要

患者男性，56 岁，骑自行车摔伤导致右上臂疼痛 3 小时。体格检查：右上臂肿胀，畸形和反常活动明显，未见开放性伤口，右侧上肢无神经血管损伤。患者无其他合并损伤，X 线检查如图 3-12-1。伤后 3 周 X 线检查如图 3-12-2。

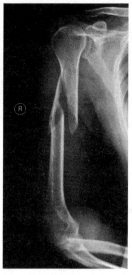
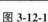
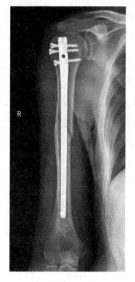

图 3-12-1　　　　　　　　　　图 3-12-2

2. 思考题
（1）诊断及骨折形态描述。
（2）该骨折的治疗原则。
（3）描述伤后 3 周 X 线检查结果。

案例分析 3-12-1 参考答案

（杨明辉　吴新宝）

第二节　椎间盘突出

【解剖和发病机制】

椎间盘是位于脊椎椎体间的纤维软骨，由外周的纤维环、居中的髓核及上下软骨终板构成。椎间盘可以缓冲椎体之间的垂直压力，并起到连接并稳定脊椎的作用。以腰椎为例，椎间盘后方是椎管，为马尾神经和神经根走行的部位。

本节仅介绍最常见的腰椎间盘突出。腰椎间盘突出的始动因素是椎间盘退变，为椎间盘退行性疾病（degenerative disc disease，DDD）的一种，隐匿起病，无临床表现，大部分是在磁共振成像（magnetic resonance imaging，MRI）检查后发现。椎间盘退变会引起外周纤维环撕裂，最好发的部位在后方的纤维环，居中的髓核通过纤维环的破口进入外周，甚至突破后纵韧带进入到椎管。

突出的腰椎间盘会挤压邻近的神经根，产生机械性压迫，并造成神经根损伤，诱发炎症反应引起神经根性疼痛，称为腰椎间盘突出症。如果突出的椎间盘巨大，占据椎管空间，挤压硬膜内的马尾神经，会造成马尾神经急性功能障碍。

【分型】

（一）椎间盘突出按照形态可以分成不同类型

1. 突出（protrusion）　膨出的椎间盘局限性移位超过椎体边缘，但髓核没有突破纤维环。

2. 脱出（extrusion）　髓核突破纤维环的破口，但没有突破后纵韧带，髓核组织仍然和椎间盘相连。

3. 游离（sequestration）　髓核组织突破后纵韧带，在椎管内游离。

（二）椎间盘突出按照横断面上突出的方向分成不同类型

1. 中央型　向后正中方向突出，挤压硬膜囊，突出的椎间盘组织巨大时会造成马尾神经受压，引起马尾综合征。

2. 后外侧型　最多见。向后外侧突出，在椎间孔内侧，挤压行走根（traversing nerve），例如 $L_{4/5}$ 椎间盘后外侧突出引起 L_5 神经根受压。

3. 极外侧型　向椎间孔或椎间孔外突出，挤压出口根（exiting nerve），例如 $L_{4/5}$ 椎间盘极外侧突出引起 L_4 神经根受压。

【临床表现】

腰椎间盘突出症在 30～50 岁的男性好发，危险因素包括外伤、肥胖、经常负重性质的职业、腰骶交界区畸形以及易感的遗传因素等，以 $L_{4/5}$、L_5/S_1 间盘突出多见。

（一）症状

1. 疼痛特点　急性出现的单侧下肢放射性疼痛和一侧腰部、臀部疼痛，多在弯腰用力时出现。疼痛的部位符合神经根的体表感觉分布区，以 L_5 神经根受压为例，疼痛从臀部开始，经过大腿后外侧、小腿前外侧至足背。活动时（行走、站立、弯腰）或久坐症状加重，增加腹压的动作，例如咳嗽、喷嚏或用力排便时疼痛也会加重，卧床休息时症状缓解。疼痛可以锐性或钝性的酸胀感为著。疼痛程度多样，急性疼痛经过休息后多在 2 周内缓解。有些患者会合并有腰痛。

2. 神经根功能障碍　包括麻木和下肢无力，但此症状发生率低。表现为该神经根的体表感觉分布区麻木，可间断或持续，持续性疼痛需要警惕神经根不可逆性损伤。下肢无力表现为神经根支配的肌群力量减弱，需要警惕神经根不可逆性损伤或马尾神经损伤可能。

3. 马尾综合征　属于骨科急症，需要在 48 小时内手术。常表现为双下肢麻木（尤其是鞍区）、无力和二便功能障碍（二便失禁）。如出现上述症状，需要警惕此病。

（二）体征

1. 腰椎侧弯　部分患者腰部出现抗痛性侧弯，躯干倾斜，腰椎生理曲度消失。

2. 直腿抬高试验（straight leg raising，SLR）　患者平卧，检查者站在患者一侧，先抬起健侧下肢，抬起过程中检查者一只手按住膝关节，防止膝关节屈曲，另一只手托起足跟，并注视患者面部表情，抬起下肢和床面的夹角小于 70°，如果患者出现患侧下肢放射性疼痛，即为健侧直腿抬高试验阳性，对诊断腰椎间盘突出特异性强。同理检查患侧。该检查是坐骨神经痛的特异性检查。

3. 直腿抬高试验加强试验　SLR 检查过程中，抬起下肢至患者出现症状时，略微降低患肢至下肢症状刚消失，这时被动背伸患者的踝关节，下肢症状再次出现为阳性。

4. 弓弦试验　对有些患者行 SLR 检查时，由于腘绳肌痉挛，无法诱发出下肢症状，采用此方法。患者平卧，患侧屈髋屈膝各 90°，维持屈髋 90° 不变，一只手托起足跟上抬，另一只手托住膝关节，患者出现症状时，略微降低足跟至下肢症状刚消失，用托住膝关节手的拇指挤压腘窝，患者下肢症状复现为阳性。

5. 神经系统检查　下肢感觉、肌力、腱反射检查。大多数患者无神经功能障碍或仅有轻度的感觉异常。如患者出现感觉、肌力障碍以及鞍区感觉异常，需要警惕马尾综合征。

【影像学检查】

1. 腰椎正侧位平片　椎间隙变窄，周围有骨赘形成，终板硬化。部分患者出现姿势性侧弯畸形，腰椎生理曲度消失等，均为抗痛性表现。

2. 腰椎 MRI 平扫　诊断椎间盘突出的重要辅助检查。T2 加权相矢状位上可以看到椎间盘信号减低，向后方突出。横断位上可以看到椎间盘突出的方向（见图 3-12-3）。

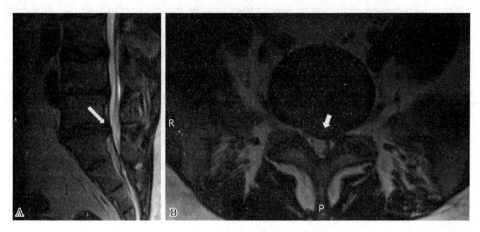

图 3-12-3　腰椎 MRI

A 图为矢状位图像，B 图为横断位图像，L$_5$/S$_1$ 左侧旁中央间盘突出，如 A 图和 B 图白色箭头所示。

3. 腰椎间盘 CT 平扫　如果患者无法行 MRI 检查，可作为替代辅助检查，也是术前常规检查之一，对于判断是否存在环状骨骺分离和骨化有帮助（见图 3-12-4）。

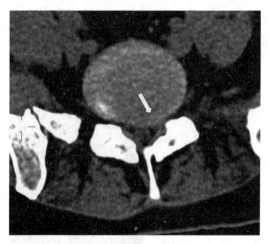

图 3-12-4　腰椎横断位 CT

【诊断和鉴别诊断】

诊断腰椎间盘突出症，需要结合病史、体征和影像学检查。仅有 MRI 显示椎间盘突出，不能称为腰椎间盘突出症。下肢疼痛除了是由腰椎间盘突出所致，其他系统疾病也可能会造成类似症状，鉴别诊断如下：

1. 下肢动脉闭塞疾病　老年患者常见，由于下肢动脉缺血造成下肢疼痛。鉴别点：多为双侧起病，疼痛剧烈，疼痛区域非神经根分布，多在下肢肌肉做功（行走、爬楼梯）时出现，SLR 阴性，血管 B 超或造影提示狭窄。

2. 髋、膝关节骨关节病　表现为单侧肢体疼痛。鉴别点：疼痛部位很少超过膝关节水平，髋关节疼痛多在大腿前方和腹股沟区，膝关节疼痛多在膝关节内侧，且关节活动或负重时会出现疼痛；查体：髋膝关节活动会诱发疼痛，SLR 阴性；X 光片提示髋、膝关节异常。

3. 脊柱肿瘤、感染　也会引起神经根性疼痛。鉴别点：多伴有腰痛和全身症状（发热、食欲差及消瘦等），夜间痛和静息痛明显；腰椎影像学提示腰椎骨性破坏。

4. 神经根炎　表现为剧烈的神经根性疼痛，常见致病原因为带状疱疹病毒。鉴别点：静息痛和夜间痛明显，和活动不相关，双侧症状或多神经根受累多见，SLR 为阴性。

【治疗】

仅影像学提示为椎间盘突出，而没有神经根症状的患者无需治疗和观察。诊断为腰椎间盘突出症的患者，大部分预后良好，根性疼痛一般在2周之内缓解，80%以上的患者无需手术治疗。

1. 保守治疗 对于急性起病患者，治疗目的为缓解疼痛和改善功能。短期内使用非甾体抗炎药（non-steroidal anti-inflammatory drugs，NSAIDs）和肌肉松弛剂可能迅速缓解疼痛，也可以考虑神经根阻滞缓解症状，或使用物理治疗改善患者症状。日常活动方面，以休养为主，如果患者疼痛可以忍受，可进行简单的日常活动，除非患者剧烈疼痛无法下地行走，不建议长时间卧床。患者疼痛减轻后，在康复师的指导下进行腰背肌锻炼以及神经松动练习。

2. 手术治疗 对正规保守治疗2个月以上仍然剧烈疼痛并严重功能障碍的患者，可以考虑手术治疗。其他手术适应证包括：急性出现并加重的神经功能障碍（感觉减退或肌力减退），马尾综合征。手术治疗的目的为去除突出的间盘组织和神经减压。多种手术技术可以选择，以腰椎板开窗间盘摘除术、椎间孔镜间盘切除术为主。

案例分析 3-12-2

1. 病历摘要

患者男，43岁，左下肢放射性疼痛3个月，疼痛从腰部经过臀部、大腿后侧以及小腿后外侧至足背，活动后疼痛加重，卧床休息缓解，发作频率和程度逐渐加重，患者同时自觉身体倾斜，口服NSAIDs无缓解。不伴有腰痛，不伴有下肢麻木、无力症状，不伴有发热、食欲不振等全身症状。日本骨科协会评估治疗分数（Japanese orthopaedic association scores，JOA）评分11分。查体：视诊如图3-12-5所示。

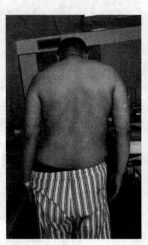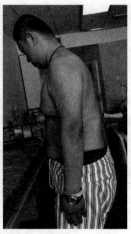

图 3-12-5　患者体位相

2. 思考题

（1）请描述该患者的姿势。

（2）请补充查体内容。

（3）请提出该患者的进一步辅助检查内容。

（4）结合患者的临床表现和影像学检查（图片见二维码），请推荐适合该患者的治疗方法。

案例分析3-12-2参考答案

（吴静晔　孙宇庆）

第三节　骨关节病

骨关节病（osteoarthrosis，osteoarthropathy）又称骨关节炎（osteoarthritis，OA），是一种

慢性、非炎症性关节疾病，以关节软骨退变、损伤，关节边缘骨赘形成、软骨下骨硬化和关节畸形为特征。多发于中老年人群，国内流行病资料显示 40 岁以上人群的 OA 患病率为 46.3%，70 岁以上为 62.0%。骨关节炎的女性发病多于男性，常见于活动量大或者负重大的关节，如膝关节、髋关节、手部各关节等。

【病理特征】

骨关节炎的病理变化最初发生于关节软骨，以后侵犯软骨下骨以及滑膜等关节周围组织，以关节面及其边缘的软骨变性以及新骨形成为主要特征。病理表现在全关节内结构的损伤，包括关节软骨、滑膜、脂肪垫、半月板以及韧带等。患者膝关节关节镜下表现包括：软骨损伤，滑膜充血增生、骨赘形成、半月板撕裂、交叉韧带和骨赘之间撞击、关节内游离体等。

【分类及发病机制】

骨关节炎的发病机制尚不清楚，一般认为与衰老、创伤、炎症、肥胖、代谢和遗传等因素有关。目前认为致病因素可以分为全身的生物因素和力学因素。按病因学分类，骨关节炎有原发性和继发性两种。

原发性骨关节炎发生机制包括：①年龄：随年龄增加，神经肌肉功能下降，对关节的动力学保护减弱，容易使关节出现各种微损伤，其次中老年人群骨内有机成分丢失，无机物含量升高，使骨骼的弹性和韧性变差。关节供血减少可导致关节软骨结构和功能退变。②体重过大：体重升高导致关节负重增加，同时其姿势、步态及运动习惯改变都可能使关节活动时受到的机械损伤增加。③性别：50 岁以后的妇女比同年龄男性有更高的骨关节炎患病率，可能和关节中的雌激素受体有关，后者会影响调节软骨分解与合成代谢的促炎细胞因子和生长因子的水平。所以当关节的抗负荷能力下降后，外力超过关节软骨的承受能力，会导致软骨在结构和功能上的损伤，而关节保护能力的下降，进一步增加了关节损伤的风险。

继发性骨关节炎包括多种可导致关节内受力和稳态情况改变的因素，如骨折后的创伤性关节炎、关节发育不良（如髋臼发育不良）、韧带损伤导致关节稳定性下降等。

【临床表现】

本病起病缓慢，疼痛是骨关节炎的最常见症状，为关节在负重下的疼痛，休息可缓解。晨僵时间在 30 分钟内，活动后多可缓解。疼痛也可在天气阴冷或下雨天症状加重，严重者可引起关节活动度的下降等功能障碍。骨关节炎的常见体征为关节间隙的压痛，关节肿胀、膨大也是常见的体征。活动时可以出现关节摩擦感和关节响声；重度关节炎可以出现因屈曲挛缩、对线不良、半脱位或膨大而引起的关节畸形。伴发炎症时可出现关节部位皮温升高、皮肤微红以及肿胀。

【影像学检查】

1. X 线检查　X 线检查为骨关节炎诊断及观察病情进展的主要手段。骨关节炎早期可无明显变化，后期可出现关节间隙不对称狭窄，这种关节间隙减小特征性地分布于承受最大压力的区域，如髋关节的外上侧和膝关节的内侧胫股间隙，与受累部位的软骨丢失有关。关节面下骨硬化和囊样变性也是常见的 X 线片表现，骨硬化与骨新生、骨小梁沉积有关，随着软骨间隙狭窄的增加，硬化程度加重，可延伸到邻近的骨段。囊变形成是骨关节炎的一大特征，囊变通常为多发，不规则，大小各异，在囊变的边缘 X 线上可见特征性的骨硬化缘。骨赘形成也是主要特征之一，发生于退行性病变关节的低应力区，大多数为边缘性。在影像学上表现为包绕关节边缘的大小各异的新骨，多在关节的一侧更加突出，严重患者可显示出关节变形或关节半脱位。原发性膝关节骨关节炎（Kellgren-Lawrence，K-L）分级见图 3-12-6。0 级：正常；Ⅰ级：关节间隙可疑变窄，可能有骨赘；Ⅱ级：有明显骨赘，关节间隙可疑变窄；Ⅲ级：中等量骨赘，关节间隙变窄较明显，有硬化性改变；Ⅳ级：大量骨赘，关节间隙明显变窄，严重硬化性病变及明显畸形。

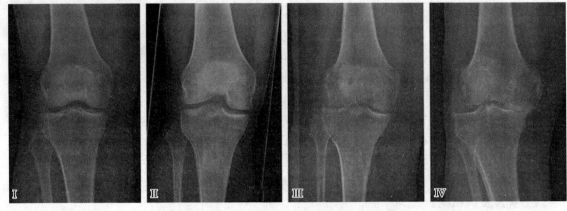

图 3-12-6　原发性膝关节骨关节炎 K-L 分级

2. 磁共振成像　MRI 可对软组织成像，故可直接观察到关节软骨、滑膜、半月板、关节周围韧带和关节周围软组织等情况。MRI 通过连续多层扫描，可对早期细微变化的创伤进行观察和诊断，可检测到关节软骨丢失、软骨下囊性变、反应性骨髓水肿等。

【诊断】

根据患者的症状、体征、关节滑液及典型 X 线表现等，诊断骨关节炎并不难。对不典型关节受累（如掌指、腕、肘、肩或踝关节）的骨关节炎患者应考虑有无原发性疾病。各项关节炎的分类标准（1995 年美国风湿协会修订）如下：

1. 膝骨关节炎分类标准

✧ 临床标准：

（1）前 1 个月大多数时间有膝痛。

（2）有骨摩擦音。

（3）晨僵时间＜ 30 分钟。

（4）年龄＞ 38 岁。

（5）有骨性膨大。

同时满足 1、2、3、4 项，或 1、2、5 项，或 1、4、5 项者可做出膝骨关节炎诊断。

✧ 临床 + 实验室 + 放射学标准：

（1）前 1 个月大多数时间有膝痛。

（2）骨赘形成。

（3）关节液检查符合骨关节炎。

（4）年龄＜ 40 岁。

（5）晨僵时间＜ 30 分钟。

（6）有骨摩擦音。

同时满足 1、2 项，或 1、3、5、6 项，或 1、4、5、6 项者可做出膝骨关节炎诊断。

2. 髋骨关节炎分类标准

✧ 临床标准：

（1）前 1 个月大多数时间有髋痛。

（2）内旋＜ 15°。

（3）血沉＜ 45 mm/h。

（4）屈曲＜ 115°。

（5）内旋＞ 15°。

（6）晨僵时间＜ 60 分钟。

（7）年龄＞50 岁。

（8）内旋时疼痛。

同时满足 1、2、3 项，或 1、2、4 项，或 1、5、6、7、8 项者可做出髋骨关节炎诊断。

◇ 临床＋实验室＋放射学标准：

（1）前 1 个月大多数时间有髋痛。

（2）血沉＜20 mm/h。

（3）X 线片有骨赘形成。

（4）X 线片髋关节间隙狭窄。

同时满足 1、2、3 项，或 1、2、4 项，或 1、3、4 项者可做出髋骨关节炎诊断。

3. 手骨关节炎分类标准

◇ 临床标准：

（1）前 1 个月大多数时间有手痛，发酸，发僵。

（2）10 个指定的指间关节中有硬性膨大的＞2 个。

（3）掌指关节肿胀＜2 个。

（4）远端指间关节硬性组织肥大＞2 个。

（5）10 个指定的关节中有畸形的＞1 个。

同时满足 1、2、3、4 项，或 1、2、3、5 项可做出手骨关节炎诊断。

【鉴别诊断】

1. 类风湿关节炎　发病年龄多为 30 ～ 50 岁，以多发性、对称性四肢大小关节受累为主，而骨关节炎以远端指间关节较为常见。类风湿关节炎多伴有全身症状，同时类风湿因子（rhumatoid factor，RF）检测常为阳性，此为与骨关节炎最重要的鉴别点之一。

2. 强直性脊柱炎　青年男性多发，以下腰痛为早期主要症状，在 X 线片上病变以骶髂关节炎为主，并且晚期可出现"竹节样"脊柱，90% 的患者 HLA-B27 阳性，可以与骨关节炎鉴别。

3. 其他类型关节炎　如银屑病性关节炎，也可同时伴有远端指间关节损害，但伴有原发病的皮肤损害，可进行鉴别。血友病性关节炎，多伴有反复出血倾向，家族史等，可与骨关节炎进行鉴别。

【治疗】

骨关节炎是一种退行性疾病，目前尚无有效的根治方法。可通过各种治疗干预方法来达到减轻疼痛、保持和改善关节活动度以及预防关节功能障碍的目的。

1. 患者教育　由于该病的发生与患者的年龄、体重、遗传、代谢等因素有关，因此应教育患者合理饮食、规律生活。应避免过重的负荷，调整劳动强度。使用护膝、楔形鞋垫、把手、手杖等减轻关节负荷。肌肉协调运动和肌力增强可减轻关节疼痛症状，流行病学研究的证据显示，膝骨关节炎患者的总体健康状况能够影响其日常生活。Minor 等合作研究发现，骨关节炎患者在医生指导下进行 12 周有氧运动后，其运动耐力、握力、灵活性较对照组有明显提高，对于膝骨关节炎患者，适当运动不会增加关节疼痛等症状。在医生指导下改善步态，同时进行以减肥为目的的步行对提高关节的活动功能也有较重要意义。

2. 物理治疗　是骨关节炎的重要治疗方法之一，可以与有氧运动进行有效配合，有助于提高患者肌力，并且对于改善关节活动范围、增强局部血液循环、增强关节功能有重要的作用。

3. 药物治疗

（1）非甾体类抗炎药：是一类抗炎、镇痛和退热药物，主要用于缓解关节的疼痛，减少关节的僵硬，同时减轻关节的炎症，从而改善关节功能。其代表药物主要包括阿司匹林、布洛芬、吲哚美辛、双氯芬酸、萘普生、塞来昔布等。

（2）氨基葡萄糖：具有缓解临床症状和改善病情的作用。目前各骨关节炎治疗指南对于氨基葡萄糖的疗效尚存争议，但大部分证据证明处方药结晶型硫酸氨基葡萄糖和普通的膳食补充剂存在较大差异，前者可以进入关节发挥其药效。可与非甾体抗炎药同时服用，该药物可有轻度胃肠不适、恶心、便秘等不良反应，由于其为葡萄糖的衍生物，对糖尿病或糖代谢异常的患者应密切观察血糖情况。

4. 手术治疗　当患者伴有持续性疼痛或进行性畸形，可以考虑手术治疗，手术的方法选择需根据患者的年龄、性别、职业、生活习惯等因素而定。可选择的手术方法包括截骨术、关节置换术、关节成形术、关节融合术等。

（1）截骨术：当严重关节炎伴有膝内翻或外翻时，可采用胫骨或股骨角度截骨术，以缓解疼痛，改善关节的承重分布。有学者认为，任何关节置换术都存在机械松动和失败的危险，因此相对年轻、活动较多或从事体力劳动的体重较重的患者建议考虑使用截骨术而不是关节置换术。

（2）人工关节置换术：为晚期关节炎患者的常用手术方式，对解除患者的痛苦、改善关节功能、提高生活质量有较明显的作用。美国国立健康研究院提出，全关节置换术手术指征包括：有关节损害的放射线证据及中重度持续性疼痛或残疾者，或经多种非手术疗法不能有效缓解疼痛和残疾者，同时应尽量避免对可使用其他治疗方法的年轻人行关节置换术。

（3）关节成型或融合术：可用于手指、足趾等部位的小关节。

案例分析 3-12-3

1. 病历摘要

患者男性，75 岁，左膝关节行走疼痛 5 年，加重 2 个月，来门诊就诊。疼痛位于膝关节内外间隙以及髌骨周围。既往高血压、糖尿病病史 10 余年，控制可。吸烟 20 年，每日 2 支，不饮酒。无外伤、手术史。查体：神清语利，体温 36.8℃，血压 180/90 mmHg，呼吸 14 次 / 分，心率 80 次 / 分。查体：膝关节局部肿胀，浮髌征（＋），伸直受限，屈曲畸形 20°，屈曲 90°。

2. 思考题

（1）请简述为明确诊断需要补充的病史、体格检查内容。

（2）请提出为进一步诊治需要完善的辅助检查项目。

（3）请给出该患者的最可能诊断和诊断依据，鉴别诊断以及依据。

（4）请提出针对该患者膝关节疼痛的主要治疗方案和风险。

案例分析 3-12-3 参考
答案

（顾建明　张春雨）

第四节　软组织损伤

软组织是指人体运动系统中除了骨骼以外的部分，包括皮肤、肌肉、韧带、筋膜、肌腱、滑囊、滑膜、脂肪、关节囊、椎间盘、神经、血管、淋巴管等组织。当这些组织受到体外或体内不同致伤因素的作用，超过了人体的承受力，造成了组织破坏和组织生理功能紊乱，即为软组织损伤。

【病因】

急性软组织损伤常常因为不慎跌倒、外力撞击、从高处坠落、闪挫拉伤等造成疼痛、肿胀、活动受限等症状，我们称为外伤或急性外伤。慢性软组织损伤可以因急性软组织损伤没有及时处理或治疗不彻底逐渐转化而来。但更多的是在人体不注意的情况下逐渐发生的，如长期从事某项工作保持单一体位或反复做某个特定动作。长期保持某一种姿势，可以使人体在静态中的相关肌肉、韧带、筋膜长时间保持紧张状态，使张力增高，血液循环减慢，导致纤维组织慢慢发生病理改变。频繁重复一个动作，使相关的软组织不断收缩牵拉，点点滴滴的损伤，日久成病，我们称积累性损伤或劳损。当然随着年龄增长，软组织也会不断退化形成损伤，此为内因性慢性软组织损伤。显然，慢性软组织损伤在临床中远远多于急性软组织损伤。

【预后】

急性软组织损伤疾患通过治疗大多可以治愈，有一部分未经正规治疗则转化成慢性。但多数慢性软组织损伤起病即表现为慢性。如会计、收银员、搬运工、打字员等长期处于某种姿势，肌肉持续收缩，即便停止工作，肌肉仍不能恢复舒张状态，医学上称为"静态残余张力"。它是一个缓慢的过程，力的载荷速度很慢，受力点主要是肌腱和骨连接面，主要是骨膜部位。积累性损伤同样会使肌肉纤维、微细血管、韧带轻度撕裂和出血，人体在进行修复过程中会发生瘢痕和粘连，出现骨质增生、韧带增生肥厚、神经通道或腱鞘狭窄等，其病理变化复杂，症状常以综合形式表现。慢性软组织损伤是长时期逐渐形成的，短期内不易观察到，待症状明显时，已经出现了器质性改变。

【病理】

慢性软组织损伤的病理变化主要包括三个方面：粘连、瘢痕、挛缩，被称为慢性软组织损伤的三大病理变化。粘连是指组织与组织之间相互隔离、相互运动的组织，在损伤后出现异常粘连和连接，造成或大或小的运动障碍；瘢痕是组织损伤后，人体自我修复形成的，是结缔组织与纤维组织硬化的病理组织；挛缩是组织损伤后，组织的伸缩功能出现障碍，不能舒展到正常长度及宽度。

【诊断】

慢性软组织损伤的诊断目前只有靠患者主诉和医务人员临床经验判断，尚无特定的诊断设备可用，所以往往容易误诊、漏诊。慢性软组织损伤的治疗需要在确诊后根据病情的严重程度选择合适的方法，如消除病因（如改变生活、工作、学习的习惯）、理疗、康复锻炼、局部封闭或手术治疗。下面介绍几种常见的慢性软组织损伤。

一、狭窄性腱鞘炎

狭窄性腱鞘炎是临床上较为常见的疾病，一些需要长期重复劳损肌腱的职业，如打字员、演奏家、货物搬运或需要长时间电脑操作的行业等，都会引发或加重此病。常见部位为手腕、手指等位置。女性及糖尿病患者更容易患上此病。患者会感到关节疼痛、僵硬，通常关节僵硬的感觉在起床后最为明显，活动后会有所缓解，但随着活动的增加，症状再次加重。受影响的关节肿胀，甚至会出现弹响，导致关节活动障碍。

腱鞘就是套在肌腱外面的双层套管样密闭的滑膜管，是保护肌腱的滑液鞘。腱鞘与肌腱的关系就像刀与刀鞘的关系。腱鞘分两层包绕着肌腱，两层之间有一空腔即滑液腔，内有腱鞘滑液。内层与肌腱紧密相贴，外层衬于腱纤维鞘里面，共同与骨面结合，具有固定、保护和润滑肌腱，使其免受摩擦或压迫的作用。肌腱长期在此过度摩擦，即可发生肌腱和腱鞘的损伤性炎症，引起肿胀，腱鞘显得相对狭窄，这种情况便称为狭窄性腱鞘炎。最多见的是桡骨茎突狭窄性腱鞘炎和屈指肌腱腱鞘炎（扳机指）。若不治疗，便有可能发展成永久性活动不便。桡骨茎突狭窄性腱鞘炎受累肌腱为拇长展肌腱和拇短伸肌腱（图 3-12-7）。

症状出现在腕部拇指一侧的骨突（桡骨茎突）处，表现为桡侧骨突周围有明显的疼痛和拇指活动受阻，局部压痛。自我检查时可把拇指紧握在其他四指内，并向腕的内侧做屈腕活动，则桡骨茎突处出现剧烈疼痛。此检查称为握拳尺偏试验（图 3-12-8）。

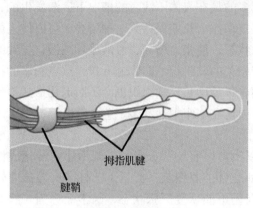

拇指肌腱

腱鞘

图 3-12-7　拇指肌腱

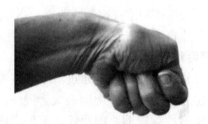

图 3-12-8　握拳尺偏试验

屈指肌腱腱鞘炎多发生于拇指与中指或示指的掌指关节手掌面，受累肌腱为屈指肌腱和拇长屈肌腱。患者常主诉清晨醒来时症状特别明显，患指表现为屈伸功能障碍，疼痛有时向腕部放射，指关节屈曲处有压痛，并可触到增厚的腱鞘就像豌豆大小的结节。当弯曲患指时，突然停留在半弯曲位，手指既不能伸直，又不能屈曲，像被突然"卡"住一样，用另一手协助扳动后，手指又能活动，产生像扳枪栓样的动作并常伴有弹响，所以又被称为"扳机指"或"弹响指"。

【预防】

（1）在从事洗衣、做饭、编织毛衣、打扫卫生等家务劳动时，要注意手指、手腕的正确姿势，不要过度弯曲或后伸。提拿物品不要过重。手指、手腕用力不要过大。

（2）连续工作时间不宜过长，工作结束后，要揉搓手指和手腕，再用热水泡手。

（3）注意保暖，防止受寒。

（4）常使用电脑和玩手机易患腱鞘炎。对于长期伏案办公人员来说，应采用正确的工作姿势，尽量让双手平衡，手腕能触及实物，不要悬空。

（5）手腕关节做 360°的旋转，或将手掌用力握拳再放松，来回多做几次，或将手指反压或手掌反压几下，都可以有效缓解手部的酸痛。

（6）感觉身体关节疲劳时可以泡个热水澡，舒解一下紧绷的肌肉，或在酸痛的部位进行热敷。

【治疗】

患处可热疗、按摩及充分休息 3 周左右，特别要减少引起症状的手部动作，一般能明显缓解，但容易复发。这些处理无效后可行局部封闭治疗，可使早期腱鞘炎得到缓解，每周封闭一次，但要注意不要次数太多，还要注意操作手法，否则易引起肌腱断裂。上述方法治疗均无效或反复发作时，可考虑做腱鞘切开术。

二、肱骨外上髁炎和肱骨内上髁炎

1. 肱骨外上髁炎的病因和症状　肱骨外上髁炎为伸肌总腱起点处的慢性损伤性炎症，又称网球肘（图 3-12-9）。其病因主要是因为手腕伸肌肌腱的急性拉挫伤或是慢性过度使用，造成肌腱与骨头接合处（肱骨外上髁）反复的细微撕裂伤而导致发炎的现象。在前臂过度旋前或旋后位，被动牵拉和主动收缩伸肌，在伸肌总腱起点处产生较大张力，基本病理变化是慢性损伤性炎症。

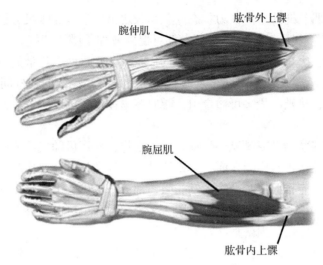

图 3-12-9　肱骨内、外上髁的解剖

　　网球运动中经常会使用到的"反拍击球"动作，会使手腕伸肌肌群在击球的瞬间承受强大的反作用力，重复动作的结果，就容易造成网球肘。但事实上，羽毛球选手、以手腕操作为主的工人、厨师、家庭主妇，只要是常需使用到手腕反复伸展动作或用力的人群，都是网球肘的好发者。它的临床症状以肘关节外侧的疼痛为主，当手腕伸展用力或提重物时即可引起此疼痛，严重时会引起手部甚至前臂酸痛无力，以及肘部的活动受限。

　　2. 肱骨内上髁炎的病因和症状　　肱骨内上髁炎为手腕屈肌和旋前肌处的慢性损伤性炎症，又称为高尔夫球肘。其受伤的机制主要是因为手腕屈肌、旋前肌的过度使用，导致肌腱源头的微细撕裂受伤，长期慢性损伤会造成肱骨内上髁与肌腱接合处的发炎、退变（图 3-12-8）。高尔夫球肘与不正确的运动技巧有关，挥杆时过猛的加速过程使肘部内侧承受强大的外翻力量，易造成此运动伤害。除了高尔夫球运动，其他运动员如棒球投球、网球、保龄球、橄榄球等，或是从事需要反复前臂及手腕活动的职业的人，如木工、铅管工及切肉工人，都是高尔夫球肘的好发对象。其临床症状与网球肘相似，但痛点出现在肘关节内侧，且症状在手腕用力屈曲、旋前动作或握拳时会加剧。

　　3. 治疗　　一般而言，网球肘和高尔夫球肘均靠临床症状和骨科体格检查即可诊断。二者的治疗均以保守治疗为主。在急性期，应先停止引起不适的活动，并给予冰敷以降低肌腱组织肿胀和疼痛，若没有禁忌证，可口服 1 ～ 2 周的非类固醇类消炎止痛药。若症状无法完全缓解，则应给予热敷，也可以进行物理治疗（热疗、电疗等），白天活动时可以护肘固定，以免肌腱组织反复受伤。症状较严重的患者可考虑在压痛点处局部注射类固醇的治疗。若在 6 个月的非手术治疗后仍无效，且排除其他病理因素后，则应考虑做肱骨部位肌腱松解术。

三、腰肌劳损

　　腰肌劳损又称功能性腰痛、慢性下腰损伤、腰臀肌筋膜炎等，实为腰部肌肉及其附着点筋膜或骨膜的慢性损伤性炎症，是腰痛的常见原因之一，为临床常见病、多发病，发病因素较多。其日积月累，可使肌纤维变性，甚而少量撕裂，形成瘢痕、纤维索条或粘连，遗留长期慢性腰背痛。

　　【病因】

　　1. 急性腰扭伤后及长期反复的腰肌劳损

　　2. 治疗不及时或处理方法不当

　　3. 长期反复的过度腰部运动及过度负荷　　如长时期坐位、久站或从弯腰位到直立位手持重物、抬物均可使腰肌长期处于高张力状态，久而久之可导致慢性腰肌劳损。

4. 气候环境条件　气温过低或湿度太大都可促发或加重腰肌劳损。腰肌劳损是局部软组织的损伤，而腰椎间盘突出症是压迫神经导致的症状。鉴别这两个病最简单的就是前者疼痛局限在腰部，后者会有疼痛放射到臀部、大腿、小腿或是脚。轻微的腰椎间盘突出症可卧床休息、睡硬板床、理疗、热敷，最多可做牵引；腰肌劳损休息就可以缓解。

【症状】

腰肌劳损的主要症状为腰或腰骶部疼痛，反复发作，疼痛可随气候或劳累程度而变化，时轻时重，历久不愈。腰部可有广泛压痛，脊椎活动多无异常，急性发作时，各种症状均明显加重，并可有肌肉痉挛、脊椎侧弯和功能活动受限，部分患者可有下肢牵拉性疼痛，但无放射痛和皮肤麻木感。疼痛的性质多为钝痛，可局限于一个部位，也可散布整个背部，腰部酸痛或胀痛，部分刺痛或灼痛。腰肌劳损的症状常有如下特点：

（1）腰部疼痛程度时强时弱，开始表现为间歇性疼痛，逐渐变为持续性疼痛，并逐渐加剧。

（2）按摩之后疼痛可减轻，用手捶腰可减轻疼痛。适当活动能减轻，活动过度又加重，且反复发作。

（3）早晨起床时腰痛严重，活动以后好转，白天症状较轻，夜间加重，甚至可影响睡眠。工作或训练时减轻或消失，休息时腰痛。

（4）疼痛随天气变化，受凉或阴雨天疼痛加重。

（5）弯腰工作常觉困难，弯腰时间稍久疼痛加剧。

（6）腰痛范围较广，疼痛难以形容，比如隐痛、胀痛、酸痛，有的还伴有沉重感。腰肌劳损症状表现为慢性疼痛，且多无明显诱发因素。疼痛发作时患者常感到腰部又酸又胀，休息片刻后能够得到缓解。若卧床太久，又会感觉不舒服，稍微活动之后反而有所好转，但活动过久则又加重疼痛。劳累时加重，休息时减轻，适当活动和经常改变体位时减轻，活动过度又加重。不能坚持弯腰工作。常被迫时时伸腰或以拳头击腰部以缓解疼痛。腰部有压痛点，多在骶棘肌处，髂骨脊后部、骶骨后骶棘肌止点处或腰椎横突处。腰部外形及活动多无异常，也无明显腰肌痉挛，少数患者腰部活动稍受限。腰部酸痛或胀痛是由腰肌劳损疾病引起的，在劳累时酸痛或胀痛会加重是腰肌劳损的一种临床表现。治疗上以非手术治疗为主，如各种非手术疗法无效者，可施行手术治疗。

【预防】

1. 防止潮湿、寒冷或受凉　不要随意睡在潮湿的地方。根据气候的变化，随时增添衣服，出汗及淋雨之后，要及时更换湿衣或擦干身体。

2. 及时治疗　出现急性腰扭伤时应积极治疗，安心休息，防止转成慢性。

3. 做好防范　体育运动或剧烈活动前要做好准备活动。

4. 纠正不良的工作姿势　如弯腰过久或伏案过低等。在僵坐1小时后要更换姿势。同时，可以使用腰部有突起的靠垫为腰部缓解压力，有助于避免出现腰肌劳损。背重物时，胸腰稍向前弯，髋膝稍屈，迈步要稳，步子不要大。

5. 防止过劳　腰部作为人体运动的中心，过度劳累必然会造成损伤而出现腰痛，因此，在各项工作或劳动中要注意劳逸结合。

6. 控制体重　身体过于肥胖，必然给腰部带来额外负担，特别是中年人和妇女产后，应控制饮食，加强锻炼。

【治疗】

1. 药物治疗　主要为消炎止痛药、注射皮质类固醇及口服非甾体抗炎药，局部外用肌松药及镇痛药。

2. 物理治疗　在医生指导下，选用适当的物理治疗如电磁、超声波、红外线等，可以增强治疗效果。

3. 封闭治疗　有固定压痛点者可考虑封闭治疗。可用 0.5% ～ 1% 普鲁卡因加醋酸强地松龙或醋酸氢化可的松做痛点封闭。

4. 功能锻炼　适当进行功能锻炼，加强腰背肌力量，防止肌肉张力失调，如采取俯卧位，去枕，然后用力挺胸抬头，双手、双脚向空中伸展；也可仰卧床上，去枕，采取头部用力向后顶床，抬起肩部的动作。

案例分析 3-12-4

1. 病历摘要

患者男，38 岁，主诉其右手肘外侧至前臂处疼痛数日，甚至严重到手部酸重无力，连拿茶杯都有困难。询问病史后发现他有打网球的运动嗜好。

2. 思考题

请问该患者的诊断是什么？

案例分析 3-12-4 参考答案

案例分析 3-12-5

1. 病历摘要

患者女，45 岁，以左手按压右手肘走进诊室，主诉其 1 个多月前开始学习打高尔夫球，但这一两周以来，开始出现右手肘内侧肿痛的症状，晚上拉棉被时会痛醒。

2. 思考题

请问该患者的诊断是什么？

案例分析 3-12-5 参考答案

（孙宇庆）

第13章

理化因素所致疾病

第一节　有机磷杀虫药中毒

有机磷杀虫药中毒是接触有机磷农药引起的以胆碱酯酶活性下降，出现毒蕈碱样、烟碱样和中枢神经系统症状为主的全身性疾病。有机磷农药是农业生产中运用最广泛、用量最大的农药，因自杀、误服或使用时防护不当而导致有机磷中毒的患者屡见不鲜。有机磷农药中毒后病情进展快，死亡率高。因有机磷农药的种类不同，毒性强弱不同，且不同人群对毒物的敏感性不同，故有机磷农药中毒患者的临床表现亦不尽相同，临床上容易误诊、误治。

【发病机制】

有机磷杀虫药多为油状液体，分子中含硫的品种多有蒜臭味。一般挥发性大，易溶于有机溶剂，微溶或不溶于水。对氧、热、光稳定，除敌百虫外，遇碱迅速被水解破坏。

有机磷杀虫药通过亲电子性磷与胆碱酯酶（ChE）结合，形成磷酰化 ChE，抑制 ChE 活性，特别是乙酰胆碱酯酶（AChE）的活性，使 AChE 失去分解乙酰胆碱的能力，乙酰胆碱在生理效应部位蓄积，产生一系列胆碱能神经过度兴奋的表现：累及交感、副交感神经节前纤维、副交感神经节后纤维、横纹肌的运动神经肌肉接头、控制汗腺分泌和血管收缩的交感神经节后纤维以及中枢神经系统，出现相应的症状和体征。

【临床表现】

急性口服中毒的潜伏期为 5～10 分钟，首发症状有恶心、呕吐。全身症状与摄入量相关。经皮肤接触中毒者，潜伏期长，症状相对较轻。

1. 胆碱能危象　胆碱能危象是急性有机磷农药中毒的典型表现，包括：①毒蕈碱样作用：多汗、瞳孔缩小、流涎、恶心、呕吐、腹痛、腹泻、支气管痉挛伴分泌物增多、心跳减慢；②烟碱样作用：肌张力增强、肌纤维震颤、肌束颤动，心率快，甚至全身抽搐，可因呼吸肌麻痹死亡；③中枢神经系统效应：头晕、头痛、眼花、乏力、言语障碍、意识模糊，甚至昏迷、抽搐，可因中枢性呼吸衰竭死亡；④心血管障碍：早期心率快、血压高，严重者出现中毒性心肌炎、心力衰竭及多种心律紊乱。

2. 中间期肌无力综合征（IMS）　急性有机磷中毒后 1～4 天，个别 7 天后胆碱能危象消失，神志清楚，出现以屈颈肌和四肢近端肌肉、脑神经运动支所支配的肌肉以及呼吸肌的肌力减弱或麻痹为特征的临床表现。因其发生在急性中毒胆碱能危象控制之后、迟发性神经病变发生之前，因而命名为 IMS。一般持续 2～3 天，个别长达 1 个月。肌力恢复顺序是先脑神经支配的肌肉，然后是呼吸肌，最后是肢体近端肌肉和屈颈肌肌力恢复。

3. 迟发性周围神经病变　少数急性中毒患者在急性中毒症状恢复后 2～4 周，出现进行性肢体麻木、刺痛，呈对称性手套或袜套样感觉异常，伴四肢无力，双手不能持物，双下肢不能走路，肢体萎缩无力。肌电图提示失神经电位和运动神经传导速度减慢。一般下肢重于上肢病变，6～12 个月后逐渐恢复。

【诊断标准】

1. 诊断原则　根据短时间接触有机磷的病史，相应的临床表现，结合全血 ChE 活性降低，进行综合分析，排除其他疾病后，方可诊断。如患者血、尿、胃液等体液的毒物检测可查到有机磷农药或代谢产物，可明确诊断。

2. 诊断及分级标准

（1）轻度中毒：短时间内接触较大量的有机磷农药后，在 24 小时内出现头晕、头痛、恶心、呕吐、多汗、胸闷、视物模糊、无力等症状，瞳孔可能缩小。全血 ChE 活性一般在 50% ～ 70%。

（2）中度中毒：除轻度症状外，还有肌束震颤、瞳孔缩小、轻度呼吸困难、流涎、腹痛、腹泻、步态蹒跚、意识清楚或模糊。全血 ChE 活性一般在 30% ～ 50%。

（3）重度中毒：除中度症状外，并出现下列情况之一者，可诊断为重度中毒：肺水肿，昏迷，呼吸肌麻痹，脑水肿。全血 ChE 活性一般在 30% 以下。

（4）迟发性神经病：在急性重度中毒症状消失后 2 ～ 3 周，有的病例可出现感觉、运动型周围神经病，神经 - 肌电图检查显示神经源性损害。

【治疗原则】

急性有机磷杀虫药中毒发病急，进展快，必须及时进行救治。治疗原则主要是清除毒物、使用特效解毒剂及综合对症治疗，对 IMS 和症状反跳等予以相应治疗。目前主要应用抗胆碱药和肟类复能剂，原则上早期、足量、反复、足疗程。注意阿托品化，避免阿托品过量或中毒。对于昏迷和呼吸肌麻痹的患者应尽早气管插管或气管切开，必要时呼吸肌辅助通气。对严重中毒者，积极防治肺水肿、脑水肿，并做好心电监护，加用糖皮质激素，维持水电解质平衡，适当碱化尿液。血液灌流、血浆置换、连续肾替代疗法（CVVH）等血液净化技术在治疗重度有机磷农药中毒中具有一定的疗效。另外，尽早肠内营养有助于有机磷农药中毒的恢复。难治性休克，肺、肝、脑等多脏器功能障碍（MODS）是有机磷杀虫药中毒的治疗难点，如能早期诊断，尽早对症治疗，则预后良好。

案例分析 3-13-1

1. 病历摘要

患者男性，50 岁，主诉"意识不清 14 小时"。患者于昨日 20:00 许被发现躺在家中，意识不清，呼之不应，屋内有打碎的农药瓶，身上散发浓烈刺激性气味，身旁有呕吐物，约 30 分钟后被送至当地医院，给予清水洗胃，并给予气管插管接呼吸机辅助通气，化验血清胆碱酯酶 < 200 U/L。现为进一步诊治转到我院急诊。

体格检查：T 36.0℃，P 60 次 / 分，R 16 次 / 分，BP 85/50 mmHg，浅昏迷，周身皮肤潮湿，双侧瞳孔等大等圆，直径约 2 mm，对光反射迟钝。听诊双肺呼吸音粗糙，可闻及散在湿啰音，心界不大，心律齐，各瓣膜听诊区未闻及明显病理性杂音。腹部平坦，肝、脾肋下未及，肠鸣音活跃。四肢活动不受限制，双侧巴宾斯基征未引出。

辅助检查：血常规 WBC 11×10^9/L，中性粒细胞 75%，Hb 120 g/L，PLT 280×10^9/L。血生化：K^+ 3.2 mmol/L、ALB 32 g/L、ChE 400 U/L，余电解质、肝肾功能、心肌酶指标基本正常。胸部 X 线片示双肺渗出性改变。

2. 思考题

请分析本例患者可能的诊断，需要考虑的鉴别诊断，进一步检查与治疗。

案例分析 3-13-1 参考答案

（董建光　邱泽武）

第二节   急性一氧化碳中毒

一氧化碳（carbon monoxide，CO）为无臭、无味、无刺激性的剧毒气体，比空气略轻。微溶于水，易溶于氨水，易燃、易爆，在空气中燃烧时火焰呈蓝色。在化学工业中，CO 为合成光气、甲醇、羰基镍等的原料。CO 遇氧燃烧后生成二氧化碳。凡含碳物质不充分燃烧，均可产生 CO，如炼钢、炼焦、矿井放炮、内燃机排放的废气等。常常因生产中防护不当或工作场所通风不良造成 CO 中毒。家庭用煤炉、煤气热水器、产生的 CO 及煤气泄漏是生活性 CO 中毒的常见原因。人吸入空气中 CO 量超过 0.01%，即有急性中毒的危险；超过 0.5% ～ 1%，1 ～ 2 分钟即可使人昏倒并快速死亡；空气中浓度超过 12.5% 有引起爆炸的危险（爆炸界限 12.5% ～ 74.2%）。急性一氧化碳中毒是吸入较高浓度一氧化碳（CO）后引起的急性脑缺氧性疾病；少数患者可有迟发神经精神症状。部分患者可有其他脏器的缺氧性改变。

【中毒机制】

CO 吸收入血后，与血红蛋白迅速形成不易解离的碳氧血红蛋白（HbCO）。HbCO 不仅不能携带氧，而且影响 HbO_2 的解离，阻碍氧的释放和传递，导致低氧血症，引起组织缺氧。CO 还可与肌球蛋白结合，影响细胞内氧的弥散，损害线粒体功能。CO 与还原型细胞色素氧化酶的二价铁结合，抑制酶活性，影响细胞呼吸和氧化过程，阻碍对氧的利用。由于中枢神经系统对缺氧耐受性差，缺氧后可发生血管壁细胞变性、水肿、渗透性增加，引起急性脑水肿，以及继发性脑血液循环障碍及血管病变，严重时可发生血栓形成，并可造成皮质或基底节的局灶软化或坏死，或广泛的脱髓鞘病变，致使少数患者发生迟发性神经精神障碍。

【临床表现】

急性中毒临床表现与血液中碳氧血红蛋白浓度成正比，常分为以下几种类型：

1. 轻度中毒   血液中碳氧血红蛋白浓度在 10% ～ 20%。患者出现剧烈头痛、头晕、心悸、四肢无力、口唇黏膜呈樱桃红色、恶心、呕吐、视物不清、感觉迟钝，或有短暂的晕厥、谵妄、抽搐、意识不清、幻觉等。离开中毒环境并吸入新鲜空气后，症状很快消失。

2. 中度中毒   血液中碳氧血红蛋白浓度 30% ～ 40%。上述症状加重，患者出现呼吸困难，口唇、指甲、皮肤、黏膜呈樱桃红色，意识丧失，呈轻度或中度昏迷，各种反射正常或迟钝，对外界强烈刺激尚有反应。吸入新鲜空气或氧气后可很快苏醒而恢复，一般无并发症和后遗症。

3. 重度中毒   血液中碳氧血红蛋白浓度达 50% 以上。患者处于深昏迷状态，出现惊厥，呼吸困难以至呼吸衰竭，即所谓"卒中型"或"闪击样"中毒。可并发脑水肿、肺水肿、心肌损害、心律失常或传导阻滞、休克、上消化道出血，昏迷时间较长者神经系统、肝、肾及皮肤可有损害表现。死亡率高，抢救后存活者，常有不同程度的后遗症。3% ～ 30% 的患者在意识恢复后有 2 ～ 60 天的假愈期，出现迟发性脑病的症状，表现为痴呆、定向障碍、行为异常、震颤麻痹综合征、偏瘫、癫痫、感觉运动障碍。

急性一氧化碳中毒时还可见皮肤红斑、水疱、肌肉肿痛，心电图或肝、肾功能异常，单神经病或听觉前庭器官损害等。另外，长期低浓度接触 CO 可出现头晕、头痛、失眠、乏力和记忆力减退等症状。

【诊断与鉴别诊断】

根据一氧化碳接触史及中枢神经系统损害的症状和体征，诊断一般不难。工业性一氧化碳中毒多见于意外事故，常为集体性中毒；家庭中常因煤球炉取暖而门窗紧闭，使用煤气热水器不当或煤气泄漏及通风不良时发生中毒。详细询问病史是确定诊断的主要依据。中毒现场的劳动卫生调查资料及空气中一氧化碳浓度及时测定的结果对诊断有参考意义。血中 HbCO 测定有诊断价值。头部 CT 检查，严重者可见大脑深部白质或双侧苍白球部位有病理性密度减低区。本病以急性脑缺氧引起的中枢神经损害为主要临床表现，故不同程度的意识障碍是临床诊断和分级的重要依据。急性一氧化碳中毒患者如继发脑水肿（意识障碍加重，出现抽搐或去大脑强直，病理反射阳性，脑电图慢波增多或视神经乳头水肿）、肺水肿、呼吸衰竭、休克、严重心肌损害或上消化道出血，皆提示病情严重。血液碳氧血红蛋白（HbCO）如果高于 10%，提示有较高浓度一氧化碳接触史，对本病诊断及鉴别诊断有意义。脱离中毒现场后，血中 HbCO 浓度即下降。

病史询问困难时，应与脑血管意外、脑膜脑炎、糖尿病酮症酸中毒、亚硝酸盐中毒等相鉴别。

【治疗原则】

迅速将患者移离中毒现场至通风处，松开衣领，保持呼吸道通畅，注意保暖，密切观察意识形态。及时进行急救和治疗，纠正缺氧和防治脑水肿。

轻度中毒者给予氧气吸入及对症治疗；中度及重度中毒者应积极给予常压口罩吸氧治疗，有条件时高压氧治疗。重度中毒者视病情给予防治脑水肿、促进脑血液循环、维持呼吸循环功能及解痉等对症及支持治疗。也有报道对于重症一氧化碳中毒患者无法行高压氧治疗者可行体外膜肺氧合治疗（ECMO），有助于快速恢复神志。加强护理、积极防治并发症及预防迟发性脑病。对迟发性脑病者，可给予高压氧、糖皮质激素、血管扩张剂或抗帕金森病药物与其他对症和支持治疗。长春西汀、依达拉奉、神经节苷脂、醒脑静、鼠神经生长因子、丁苯酞、奥拉西坦等药物在临床被认为对防止迟发性脑病有一定的作用。

案例分析 3-13-2

1. 病历摘要

患者男性，25 岁，主诉"被发现意识不清 1 小时"。患者于今晨 07:00 许被发现躺在家中，仰面倒在床上，意识不清，呼之不应，屋内有煤炉取暖，身旁有呕吐物。约 30 分钟后被送至当地医院。

体格检查：T 36.5 ℃，P 80 次 / 分，R 25 次 / 分，BP 95/60 mmHg，SpO_2 90%，浅昏迷，周身皮肤潮湿，呼吸急促，面色潮红，口唇紫绀，双侧瞳孔等大等圆，直径约 3 mm，对光反射灵敏。听诊双肺呼吸音粗糙，可闻及散在湿啰音，心界不大，心律齐，各瓣膜听诊区未闻及明显病理性杂音。腹部平坦，肝、脾肋下未及，肠鸣音活跃。四肢活动不受限制，双侧巴宾斯基征未引出。

辅助检查：血常规 WBC 11×10^9/L，中性粒细胞 80%，Hb 120 g/L，PLT 285×10^9/L。血气分析示 COHb 30%；血生化：肌酸激酶 500 mmol/L，余电解质、肝肾功能、心肌酶指标基本正常。

2. 思考题

请分析本例患者可能的诊断，需要考虑的鉴别诊断，进一步检查与治疗。

案例分析 3-13-2 参考答案

（董建光　邱泽武）

第三节　杀鼠剂中毒

临床常见的杀鼠剂主要为两类：致惊厥杀鼠剂和抗凝血杀鼠剂，在不同阶段，其中毒类别有所差异，必须结合流行病学及毒物检测进行甄别。

一、抗凝血杀鼠剂中毒

抗凝血杀鼠剂是目前最常用的一类杀鼠剂。第一代抗凝血杀鼠剂有敌鼠钠盐、杀鼠灵、杀鼠迷（立克命）、杀鼠酮、氯敌鼠等，现较少应用。20 世纪 70 年代出现第二代抗凝血杀鼠剂，因急性毒力较强，已成为目前应用最广泛的杀鼠剂。主要有溴敌隆、溴鼠隆、杀它仗、鼠得克等。抗凝血杀鼠剂无色、无味，呈脂溶性，半衰期长（16 ～ 220 天），抗凝作用比华法林高100 余倍。抗凝血杀鼠剂中毒可引起多个器官的广泛出血，严重者可导致死亡，部分患者因症状不典型、中毒史隐匿，接诊医师未选择特异性检查手段，使得误诊率居高不下。

【发病机制】

抗凝血杀鼠剂主要通过阻止体内肝对维生素 K 的利用达到抗凝目的，从而出现凝血障碍和出血症状。维生素 K 是参与肝细胞微粒体羧化酶的辅酶，传递羧基使依赖维生素 K 凝血因子 II、VII、IX、X 和蛋白 C、蛋白 S 前体分子氨基端的谷氨酸残基羧基化，形成 γ- 羧基谷氨酸。第二代抗凝血杀鼠剂的分解产物亚苄基丙酮可进一步损害毛细血管壁，使血管壁脆性及通透性增强，从而更易出血。

【临床表现】

患者中毒后经 3 ～ 7 天潜伏期，出现恶心、呕吐、腹痛、食欲减退、精神不振、低热等症状，中毒量小者无出血现象，可不治自愈。中毒量较大者，患者除出现上述症状外，还可导致广泛出血，首先出现尿血、鼻出血、牙龈出血、皮下出血，重者出现咯血、呕血、便血及其他重要脏器出血，可并发休克，甚至因脑出血、肺出血等导致死亡。

【诊断标准】

抗凝血杀鼠剂中毒诊断主要依据临床表现及实验室检查：①临床有广泛性多部位出血；②有明确或可疑杀鼠剂接触史；③凝血酶原时间（PT）、活化部分凝血活酶时间（APTT）延长，纤维蛋白原、肝功能、血小板、D- 二聚体正常；④维生素 K_1 治疗有效；⑤II、VII、IX、X 凝血因子活性减低；⑥血液、呕吐物和（或）食物等样品中检出抗凝血杀鼠剂成分。满足上述第 1 ～ 3 条即可拟诊，加第 4 条可临床诊断，加第 5 和（或）6 条可确诊。

基层医院检查手段少，当患者出现 PT、APTT 明显延长，无出血性疾病史及家族史，无慢性肝病史，未服用华法林等抗凝药物，无导致弥漫性血管内凝血（diffuse intravascular coagulation，DIC）的基础疾病，输注正常血浆能够纠正机体凝血功能，维生素 K 依赖凝血因子活性明显降低时，应高度怀疑抗凝血杀鼠剂中毒，经维生素 K_1 治疗有效更支持诊断。

【误诊原因及防范措施】

误诊主要原因：①问诊及体格检查不细致；②患者主述或代述病史不确切；③经验不足、缺乏对该病的认识；④患者故意隐瞒病情；⑤诊断思维方法有误。

防范误诊启示：①加强抗凝血杀鼠剂危害的宣传教育；②加强临床医师培训，提高对本病的认识和鉴别诊断能力；③认真询问病史和仔细进行体格检查，抓住本病特征性表现；④加强医院软硬件建设，完善检测项目及提高检查水平；⑤建立诊疗规范，指导本病的快速诊治。

【治疗原则】

对于口服中毒患者，早期立即清水洗胃，催吐，导泻，胃管内注入活性炭 50 ～ 100 g 吸附毒物。维生素 K_1 为治疗抗凝血杀鼠剂中毒的特效药物，误服毒物后如果无明显出血表现，且凝血酶原时间（PT）正常，可予一般对症治疗，并继续观察 4 ～ 5 天；如果轻微出血且 PT 轻度异常，可予维生素 K_1 10 ～ 20 mg/d 静脉滴注；严重出血患者给予维生素 K_1 40 ～ 100 mg/d 静脉滴注，待出血好转后渐减量，直到 PT 恢复正常。维生素 K_1 治疗时间要足够，长者需要维持 2 个月以上，疗程过短会造成病情复发。维生素 K_3、K_4 等合成药物对此类鼠药中毒无效。

对于严重出血患者，还可以短期内使用新鲜全血或冷冻血浆，但作用不持久。对于体内毒物浓度较高患者，可行血液灌流清除体内毒物。此类中毒患者应避免使用血浆增容剂，如右旋糖苷和羧甲淀粉，因其可干扰机体正常的凝血功能。

二、致惊厥杀鼠剂中毒

致惊厥杀鼠剂主要包括有机氟类杀鼠剂和中枢神经系统兴奋类杀鼠剂，前者常见有氟乙酰胺和氟乙酸钠，后者常见有鼠特灵、毒鼠硅、鼠立死、毒鼠强等。误服、自杀和投毒为其主要中毒原因。致惊厥杀鼠剂毒性强，中毒后起病急，进展快，以抽搐、意识障碍等为主要临床表现。人大量误服后如救治不力，则病死率高，国内外早已禁用，但因该药价格便宜且杀鼠效果好，民间仍有该类药物流传及使用，从而造成误服或自杀而中毒者仍为数不少。

【发病机制】

1. 有机氟类杀鼠剂　毒理作用主要为氟乙酰胺（或氟乙酸钠）进入人体后脱胺（钠）而形成氟乙酸，该酸在体内与三磷腺苷和辅酶接触，进而与草酰乙酸作用生成氟柠檬酸，破坏三羧酸循环，干扰氧化磷酸化过程。此外，体内氟柠檬酸的堆积和丙酮酸代谢受阻，终致心肌、脑、肝、肾等重要组织器官产生难以逆转的病理改变。体内氟柠檬酸、氟乙酸对神经系统有直接的毒性作用，对心脏亦有明显损害。氟离子还可与体内钙离子相结合，使血钙下降。

2. 中枢神经系统兴奋类杀鼠剂　拮抗 γ- 氨基丁酸（GABA），阻断 GABA 受体，GABA 被抑制后中枢神经呈现过度兴奋而导致惊厥。

【临床表现】

1. 有机氟类杀鼠剂中毒　临床以中枢神经系统兴奋、抽搐、痉挛为特征，伴有重要脏器损害。中毒潜伏期 0.5 ～ 6.0 小时，先表现为恶心、呕吐、上腹部不适、头晕、头痛、烦躁不安、意识恍惚、肌肉颤动、瞳孔缩小、二便失禁、肠麻痹，严重者出现全身阵发性或强直性抽搐，反复发作，进行性加重，终因呼吸衰竭死亡。病程长者伴有心律失常、心肌损害，部分患者出现发音困难、中毒性脑病。

2. 中枢神经系统兴奋类杀鼠剂中毒　轻者表现为头痛、头晕、乏力、恶心、呕吐、口唇麻木、酒醉感；重者为突然晕倒，癫痫样发作，发作时全身抽搐、口吐白沫、尿失禁、意识丧失，心肌损害者可致中毒性心肌炎。

3. 诊断要点　本病诊断主要依据临床表现和实验室检查：

（1）有致惊厥杀鼠剂食入史和接触史。

（2）神经系统表现：轻者头晕、头痛、肌肉颤动、烦躁、意识恍惚、易激动等，重者昏迷、阵发性抽搐、呼吸衰竭等。

（3）心血管系统表现：心悸、心动过速，部分患者出现致命性心律失常，心电图示 QT 间期延长、ST 段改变等以及心肌酶谱变化。

（4）消化系统表现：口服中毒者有恶心、呕吐、消化道不适等症状，部分患者有肝损伤。

（5）其他表现：重者可伴有心、肝、肾、脑等多脏器功能障碍。

（6）实验室检查：有机氟类杀鼠剂中毒者血氟、尿氟增高，血柠檬酸增高，血钙、血糖降低。患者血、尿、胃液毒理学检查检出毒物可明确诊断。

4. 鉴别诊断　致惊厥杀鼠剂中毒患者无特异性临床表现，重者以抽搐为主要症状，常误诊为神经系统疾病，应予以鉴别。接诊医师常先入为主，导致不能客观而全面地收集、分析和评价临床资料，尤其是在神经内科、神经外科，遇到昏迷、抽搐患者容易误诊为癫痫、颅内感染、脑炎、脑血管病、脑挫裂伤、高热惊厥等。

5. 治疗原则

（1）皮肤污染者，要及时清洗。误服者可用 1 ∶ 5000 高锰酸钾溶液洗胃，后用活性碳灌胃、导泻。

（2）有机氟类杀鼠剂中毒用乙酰胺（又名解氟灵），成人每次 2.5～5 g，2～4 次 / 日，肌内注射。儿童按 0.1～0.3 g/（kg·d），分 2～4 次肌内注射，首次量可为全量的一半。危重患者可静脉滴注。

（3）重点是控制抽搐，给予巴比妥类和地西泮类药物合用，必要时用丙泊酚。

（4）对危重者考虑血液灌流，清除毒物。

（5）对症支持治疗：保护心脏，积极防治脑水肿，以及给予止痉剂、降颅压、能量合剂，加强心电监护，维持水、电解质及酸碱平衡。

案例分析 3-13-3

1. 病历摘要

患者女性，67 岁，主诉"间断呕吐 8 天，凝血功能障碍 5 天"。患者于 8 天前开始出现间断恶心、呕吐，进食后加重，次日就诊于县医院中医内科，灌肠通便、输液对症治疗（具体不详）。化验血常规 WBC 9.3×10^9/L，Hb 127 g/L，HCT 0.36，中性粒细胞 85%，尿 PRO "1+"。3 日后出现鼻出血、茶色尿，化验血常规 WBC 6.4×10^9/L，Hb108 g/L，HCT 0.3，中性粒细胞 76%；生化：BUN 21.09 mmol/L，Cr 384.9 μmol/L，UA 524 μmol/L，TP 59.3 g/L，ALB 35.3 g/L，CRP 21.3（< 10），hs-CRP > 5（< 3）；凝血功能：PT 59.3 s、TT 14.6 s、INR 11.23、APTT 50.3 s。乙肝 + 梅毒 + 丙肝 + 艾滋病（－）。血沉 24 mm/h（0～15 mm/h）。

为进一步诊治就诊于上级医院，完善肾损伤继发因素，筛查无明确免疫、血液继发因素，不除外肾前性因素，予补液治疗，复查肌酐 650 μmol/L，PT 测不出，APTT 62 s。既往有精神分裂症病史。

体格检查：T 37.5 ℃，P 90 次 / 分，R 25 次 / 分，BP 105/65 mmHg，SpO$_2$ 92%，神志清楚，周身皮肤干燥，无黄染及出血点，呼吸急促，口唇轻度发绀，双侧瞳孔等大等圆，直径约 3 mm，对光反射灵敏。听诊双肺呼吸音粗糙，可闻及散在湿啰音，心界不大，心律齐，各瓣膜听诊区未闻及明显病理性杂音。腹部平坦，肝、脾肋下未及，肠鸣音活跃。四肢活动不受限制，双侧巴宾斯基征未引出。

辅助检查：血常规：WBC 7.85×10^9/L，中性粒细胞 80%，Hb 89 g/L，HCT 0.24。血生化：BUN 35.7 mmol/L，Cr 577 μmol/L，TP 49 g/L，ALB 24.5 g/L。IgG、IgA、IgM、补体 C3、补体 C4 均正常范围，血清铁组合基本正常。余电解质、肝功能、心肌酶指标基本正常。

2. 思考题

请分析本例患者可能的诊断，需要考虑的鉴别诊断，进一步检查与治疗。

案例分析 3-13-3 参考答案

（董建光　邱泽武）

第四节　急性酒精中毒

乙醇即酒精，是一种无色、无味的碳氢化合物，能溶于水，具有水溶性和脂溶性，分布容积为 0.6 L/kg，可自由地通过细胞膜到达身体各处。乙醇分子量为 46.07，存在于所有含酒精的饮料中，由谷类、蔬菜和水果中的糖经酵母菌发酵产生。一次饮大量酒精，可对人体神经系统、肝产生伤害，导致中毒。

【中毒机制】

乙醇因其脂溶性，可快速有效地从胃肠道吸收。摄入的乙醇 90% 以上经酶的氧化作用而消除，仅有 5% ～ 10% 以原型经肾和肺排出。乙醇的氧化作用主要在肝进行。急性乙醇中毒使有心脏病的患者心输出量降低，出现心律失常（心房颤动及非持续性室性心动过速）。小剂量乙醇仅为中枢神经系统的抑制剂，大剂量时则可产生全身普遍抑制。当血中乙醇达到极高浓度，就会出现反射丧失、昏迷，甚至致死性的呼吸抑制。乙醇抑制糖原异生，使肝糖原下降，导致低血糖。

乙醇毒性反应的作用机制可能是多因素的，与挥发性麻醉剂一样，乙醇通过溶解在细胞的脂质膜及脂质基质抑制中枢神经系统。此外乙醇还通过与 γ- 氨基丁酸（GABA）受体及相关氯离子通道相互作用，增强 GABA 中介的突触抑制。

【临床表现】

1. 急性期　常引起面色潮红、心动过速、出汗增多、瞳孔散大、语言障碍、运动失调、意识改变、情绪不稳定、眼球震颤等。消化道症状为恶心、呕吐。乙醇中毒程度不同，阶段不同，其临床表现亦不同，严重者出现昏迷、呼吸抑制而死亡。

2. 清醒期　行为基本正常。

3. 欣快期　轻度精神愉快、好交际、健谈、自信增强、反射下降，注意力、判断力、自控力下降。

4. 兴奋期　情绪不稳、反射减低、重要的判断力丧失、记忆与理解力减退，感觉反射下降，反应时间延长，部分肌肉不协调。

5. 意识模糊期　定向力障碍、精神错乱、头昏、情感夸大状态（恐惧、愤怒、悲痛等），感觉失调（复视等），对颜色、形态、运动、大小的知觉失调，痛觉减退，平衡及肌肉运动失调，步态蹒跚、言语含糊。

6. 木僵期　情感淡漠、全身乏力、接近瘫痪，对刺激反应显著降低、肌肉明显不协调、不能站立行走，呕吐，二便失禁，清醒程度下降，睡眠时呈木僵状态。

7. 昏迷期　意识完全丧失、昏迷，感觉丧失，反射抑制或消失，体温低于正常、二便失禁，呼吸循环抑制致死。

双硫仑反应是指在应用某些药物（如头孢菌素类）治疗期间，饮酒或应用含乙醇药物导致体内"乙醛蓄积"的中毒反应。该病临床并不常见。据报道可引起双硫仑反应的药物包括头孢菌素类、硝基咪唑类、磺脲类降糖药、呋喃唑酮、灰黄霉素、酮康唑、氯霉素、丙卡巴肼等，啤酒、白酒、黄酒、果酒等均可引起，且用药前、用药期间或停药后饮酒均有可能出现。患者突发胸闷、心悸、气短、面部潮红、口干、出汗、寒战、恶心、呕吐、腹痛、头痛、头晕、嗜睡、视物模糊、精神错乱等表现，甚至口唇发绀、喉头水肿、呼吸困难、血压下降、意识模糊、休克等，其症状轻重与饮酒量成正比。

【诊断要点及鉴别诊断】

急性酒精中毒诊断主要依靠饮酒病史及其相关的症状，呼出气有酒精味，同时呼出气及血液酒精检查显示一定的酒精浓度。

急性酒精中毒常表现恶心、呕吐等消化道症状，应与急性酒精性胃炎、消化性溃疡、胃肠炎以及其他疾病所致的消化道症状相鉴别。

急性酒精中毒是阴离子间隙增大性酸中毒，应该与癫痫发作、脓毒血症、低血压、低氧血症、酒精性酮症酸中毒、与醇类摄入（尤其是甲醇和乙二醇）相关的乳酸性酸中毒、尿毒症和糖尿病性酮症酸中毒等鉴别。毒物检查可排除。

昏迷患者应注意排除其他可以引起昏迷的疾病。

【治疗原则】

急性酒精中毒轻者只需卧床休息，防止受凉，数小时后自行恢复。严重者应给予积极治疗，原则如下：

1. 为患者保温　纠正低体温状态，严密观察病情，注意呼吸频率和节律。

2. 糖胰岛素疗法　可给予 10% 葡萄糖 500 ml 静脉注入，加胰岛素 12 U，维生素 B_6 注射液 100 mg，并给予维生素 B_1 100 mg 肌内注射；应注意低血糖的发生。

3. 保护气道，防止误吸　必要时气管插管或呼吸机辅助呼吸。

4. 特效解毒剂　尚无针对乙醇受体的特效解毒剂。急性酒精中毒昏迷或呼吸状态不佳及休克患者给予纳洛酮或纳美芬，对酒精中毒昏迷患者有唤醒作用。

5. 清除未吸收毒物　乙醇经胃肠吸收极快，因而一般不需诱吐或洗胃。但如果患者摄入乙醇量极大或同时服用其他药物，并在服后短时内到达医院，则可以洗胃。血液透析可清除体内乙醇，用于昏迷期患者。

6. 支持对症治疗　烦躁不安或过度兴奋者给予地西泮，禁用吗啡、巴比妥类药物。昏睡期患者避免用镇静剂。伴有脑水肿者给予脱水治疗；有出血倾向予维生素 K 及新鲜血浆；酒精成瘾者常发生低镁、低钾或低磷血症，应及时补充。

7. 中毒后处理　给予无刺激性流质饮食及对症治疗。胃部不适者，口服氢氧化铝凝胶或硫糖铝片，或德诺等胃黏膜保护剂。头痛者可用颅痛定等药物治疗。

案例分析 3-13-4

1. 病历摘要

患者男性，35 岁，主诉"被发现意识不清 1 小时"。患者于今日 13：00 在与同事一起进食午餐后渐出现意识不清，言语含糊不清，不能正确对答，身旁有呕吐物，午餐时饮白酒一瓶。既往体健。

体格检查：T 36.5℃，P 100 次 / 分，R 15 次 / 分，BP 100/65 mmHg，SpO_2 95%，意识模糊，周身皮肤潮湿，呼吸急促，面色潮红，口唇无发绀，双侧瞳孔等大等圆，直径约 3 mm，对光反射灵敏。听诊双肺呼吸音粗糙，可闻及散在湿啰音，心界不大，心律齐，各瓣膜听诊区未闻及明显病理性杂音。腹部平坦，肝、脾肋下未及，肠鸣音活跃。四肢活动不受限制，双侧巴宾斯基征未引出。

2. 思考题

请分析本例患者可能的诊断，需要考虑的鉴别诊断，进一步检查与治疗。

（董建光　邱泽武）

案例分析 3-13-4 参考答案

第五节　重金属中毒

随着现代工矿业的发展，重金属的应用也越来越广泛，因此生活环境中含重金属的废物和生活用品日益增加，各地均有重金属中毒事件发生。重金属是指元素周期表中 43 号以上、原子量大于 20 的金属元素及其化合物。常见的有铅及其化合物、四乙基铅和四甲基铅，金属汞、无机汞化合物、有机汞化合物，镉、铟、锡、有机锡、锑、钡、钽、钨、铊、铋等共 117 种。

一、铅及其化合物

铅及其化合物对人体各组织均有毒性，临床表现多种多样。随着人们对工作时防护措施的改善，职业性铅中毒较前减少，而环境污染导致的铅中毒相对增加。服用含铅的中药，如黑锡丹、樟丹、红丹和长期饮含铅壶中的酒，均可导致中毒。铅矿开采、铅冶炼、铸件、浇板、焊接、喷涂、蓄电池制造、油彩等工艺的铅烟、铅尘，工厂含铅的废水、废气和废渣等污染大气、水源和农作物，均可危及附近居民。随着机动车数量的增加，含铅的汽车尾气也是铅污染的重要来源。儿童乘坐机动车、上学接触油漆桌椅、玩具、书本、画册等机会增多，喜爱吃烧烤、爆米花、松花蛋、油炸食品等都会导致血铅增高。

【铅的理化特性及毒代动力学】

铅是一种蓝灰色软金属，是一种不可降解、可损害多脏器的重金属环境污染物，当被加热到 $400 \sim 500℃$ 时有大量的铅蒸气逸出，并迅速氧化，凝结为铅烟尘。铅及其化合物主要经呼吸道和消化道吸收，急性中毒以后者为主。无机铅一般不经皮肤吸收。醋酸铅、油酸铅、环烷酸铅及四乙基铅能经皮肤吸收引起中毒。铅在体内代谢相当缓慢，血液中半衰期 35 天，软组织中 40 天，而在骨中长达 $20 \sim 30$ 年。铅吸收入血后进入血液循环，主要以磷酸氢铅、甘油磷酸化合物、蛋白复合物或铅离子状态分布至全身各个组织。最后约 95% 以不溶性磷酸铅稳定地沉积于骨骼系统，仅少量存留于肝、脾、肾、脑、肌肉等软组织和血液。血液中的铅约95% 在红细胞内。血液与软组织中的铅保持一定的动态平衡。铅主要通过肾排泄，小部分随粪便、汗腺、唾液和月经排泄，头发也能排出少量铅，铅还能通过胎盘和乳汁排出。吸入的铅可经呼吸道排出一部分。人口服铅的最小致死量为 5 mg/kg。

【中毒机制】

铅是带正电的金属，对带负电的巯基具有高度亲和力，其毒性作用机制主要是抑制各个器官中与巯基有关的酶，从而表现出毒性作用。氧化应激被认为是铅中毒的主要机制，氧化应激能生成活性氧自由基，继而直接对 DNA 分子进行破坏，同时，还能攻击生物膜上的多不饱和脂肪酸，从而破坏膜相结构，损伤细胞正常功能，对机体产生严重损害。

【临床表现】

急性铅中毒以腹部绞痛、贫血、中毒性肝炎三大症状为主要表现。严重者可出现中毒性肾病及中毒性脑病。

1. 消化系统症状 患者口内有金属味道，流涎、恶心、顽固性呃逆、呕吐、阵发性腹部绞痛、便秘或腹泻等症状，粪便可呈黑色。严重中毒者可发生中毒性肝炎，表现为肝大、转氨酶增高，部分患者出现黄疸。

2. 血液系统症状 贫血为急性铅中毒的主要表现之一。患者有头晕，乏力，皮肤、黏膜、指甲苍白。部分患者出现溶血。血液中红细胞及血红蛋白明显降低，网织红细胞和点彩红细胞增加。

3. 泌尿系统症状 肾损害早期为近曲小管损害，出现低分子蛋白尿，如 $β_2$- 微球蛋白；严重者出现血尿，甚至少尿，无尿，尿素氮、肌酐升高等肾衰竭的表现。

4. 神经系统症状 周围神经炎、腕下垂、脑病。

5. 其他 铅对机体的体液及细胞免疫功能、生殖能力均有一定的毒性作用。血铅含量增加可造成机体免疫力下降。妇女可不孕、早产、流产、死胎，男性可有精液减少、精子活动减弱和形态改变。

【诊断依据】

铅中毒诊断主要依靠铅的摄入或接触史、临床表现及实验室检查。

1. 血铅、尿铅的测定　血铅增高＞ 2.4 μmol/L（50 μg/L），说明新近有铅的接触。尿铅增高＞ 0.39 μmol/L，意义同血铅，但易受其他因素影响。我国高铅血症的标准为连续 2 次静脉血铅浓度 ≥ 100 μg/L 且＜ 200 μg/L，儿童铅中毒标准为 ≥ 200 μg/L。

2. 血细胞分析　血液中红细胞及血红蛋白明显降低，网织红细胞和点彩红细胞增加。

3. 超声　职业性慢性铅中毒患者的肝、脾存在一定损害，应引起重视。

4. 头颅 MRI　职业性慢性铅暴露可引起脑结构和代谢的改变。

5. 神经肌电图　可见周围感觉神经和运动神经传导速度减慢。

【治疗措施】

1. 清除毒物　首先要脱离毒源及中毒环境，避免中毒加重。对于吸入中毒者，立即脱离中毒环境，脱去污染的衣物、鞋、帽等，然后用肥皂和清水冲洗干净。对于口服者，要尽快催吐、洗胃排毒。临床上常见因用硫酸铜溶液催吐而中毒，故如采用硫酸铜溶液催吐，应注意合适的浓度及剂量，一般用 0.5% ～ 1% 硫酸铜或硫酸锌溶液，先喝少量，逐渐增加至呕吐。可采用 1% 硫酸钠或硫酸镁溶液反复、彻底洗胃，并给予蛋清液或牛奶保护胃黏膜或沉淀铅。洗胃后从胃管注入硫酸镁 50 ml 或甘露醇进行导泻。导泻效果差者应及时给予灌肠。

2. 驱铅疗法　主要为金属螯合剂，EDTA-CaNa$_2$ 是治疗铅中毒首选驱铅药物，疗效肯定、可靠。在治疗过程中，由于尿中钙、锌等微量元素增加，可在治疗期间补充多种微量元素。二巯丁二酸胶囊因性质较稳定，口服可吸收，应用方便，副作用小，已在铅、汞等重金属治疗中推广使用。

3. 其他对症治疗　对腹部绞痛者可给予 10% 葡萄糖酸钙 10 ～ 20 ml 缓慢静脉推注；阿托品 0.5 ～ 1.0 mg 或山莨菪碱 10 mg 肌内注射；局部可热敷，针灸。针对中毒性的脑病、肝病、肾病等，予以保护肝、肾、脑等重要脏器功能，营养神经，补充 B 族维生素，注意维持水、电解质及酸碱平衡，脱水降颅压，防治休克。必要时使用激素抗炎，稳定溶酶体膜。贫血者，口服铁剂。四乙基铅中毒者可以用巯乙胺络合。

4. 中药治疗　葛根素、槲皮素、姜黄素、大蒜素和褪黑素，这 5 种药物能有效降低血铅含量，提高体内抗氧化酶活性并降低氧化应激水平，修复铅对细胞、器官组织的损伤，具有很高的临床应用价值。

二、汞及其化合物

汞（mercury，Hg）是室温下唯一呈液态的金属，比重为 13.5，在常温下能蒸发，其蒸气比空气重约 6 倍，不溶于水，也不溶于有机溶剂、稀盐酸、稀氢溴酸、冷硫酸等，但可溶于热硫酸、硝酸、脂类、戊烷等。汞的化学性质较稳定，不易与氧作用，但易与硫作用生成硫化汞，与氯作用生成氯化汞（HgCl$_2$ 也称升汞）和氯化亚汞（Hg$_2$Cl$_2$，也称甘汞）。汞能溶解很多金属，如与金、银、锡、镉、铅等生成合金，称为汞齐。汞及其化合物均有毒性。

【中毒机制】

汞与蛋白质巯基有特殊的亲和力，与酶的巯基结合，抑制含巯基酶的活性，造成机体的代谢障碍是汞中毒的生化基础。在体内金属汞可逐渐氧化成 Hg^{2+}，激活 Ca^{2+} 介导的细胞生化反应，生成花生四烯酸及其代谢产物（血栓素、丙二醛、白三烯）、氧自由基，造成细胞的损伤，特别是使中枢神经和自主神经的功能受到损害。汞还可引起免疫功能紊乱，产生自身抗体，诱发肾病综合征或肾小球肾炎。汞可以由唾液腺排出，与口腔内食物残渣分解产生的硫化氢相结合生成硫化汞，对口腔黏膜有强烈的刺激作用。人吸入 1 ～ 3 mg/m^3 的汞蒸气数小时可发生急性中毒。

【临床表现】

由于侵入途径及汞的化学形式不同，急性中毒的临床表现也各有不同。

1. 金属汞经呼吸道吸入　肺泡和间质渗出性炎症可引起肺水肿。吸入高浓度汞蒸气（$> 1.0 \text{ mg/m}^3$），汞蒸气无色、无味、无刺激性，短时间的接触可能没有症状，在一段时间后方感口中有金属味；如果在有毒环境中暴露时间较长（$> 3 \sim 5$ 小时），则有头痛、头晕、恶心、呕吐、腹痛、腹泻、寒战、发热。继而出现咳嗽、咳痰、胸痛，严重者呼吸困难、发绀，甚至出现非心源性肺水肿。几天后，口内有金属味、牙龈肿痛、牙齿松动，牙龈可见蓝黑色汞线。少数有急性肾衰竭、肝功能异常、抽搐等。

2. 无机汞化合物经消化道摄入　无机汞盐中毒是非职业性中毒的主要方式，常见毒物有氯化汞及氧化汞。主要表现为化学性坏死性胃肠炎，有严重的恶心、呕吐、口咽黏膜烧灼感和腹泻。除腹痛外，可发生明显的呕血、便血。氯化汞的致死量为 $30 \sim 50 \text{ mg/kg}$。重度中毒的标志是出血性胃肠炎伴大量体液丧失，从而导致休克和急性肾小管坏死。肾是无机汞的主要靶器官。急性无机汞盐摄入引起中毒可导致肾衰竭。

甲基汞中毒的主要症状为神经系统症状，急性期出现消化道症状、震颤、呼吸窘迫及皮炎等。急性期后进入症状相对缓解期（数周至数月），之后出现口唇、鼻、四肢远端感觉异常、头痛、疲劳、震颤，更严重患者出现共济失调、构音障碍、视野缩小或视力丧失。

【诊断依据】

根据确切的职业史或生活史，临床表现和有关实验室检查，排除其他原因引起的类似疾病，即可诊断。

1. 中毒病史　生活中汞中毒多由误服或过量服用含汞的药物如升汞、甘汞、中药轻粉、朱砂等引起；工业生产中多由于意外事故或制造汞剂药丸、馏金作业、含汞仪表的环境，汞蒸气浓度过高，通风不好时引起；食用含汞农药（西力生、赛力散）拌的种子也可引起汞中毒。

2. 临床特征　出现腐蚀性胃肠炎或坏死性肾病的典型表现。

3. 辅助检查　血汞、尿汞正常参考值上限分别为 10 mg/L、0.05 mg/L，汞进入机体后需经过一段时间尿中汞才升高，因而不适于作为急性中毒的判定指标（0.01 mg/L）。

4. 驱汞试验　用二巯丙磺钠 0.25 g 肌内注射，或二巯基丁二钠 0.5 g 静脉注射，如尿汞排泄增加，提示体内汞负荷过量。

【治疗措施】

1. 脱离中毒环境　立即脱离中毒环境，清洗污染皮肤，清扫屋内残存汞，口服者可催吐。

2. 促进体内汞排出　口服大量金属汞后可给予牛奶、蛋清口服，保护胃肠黏膜，拍摄 X 线腹部平片观察金属汞在肠内的部位，采取变换体位促进其排出。

3. 驱汞治疗　及早使用巯基络合剂驱汞，可用二巯丙磺酸钠，每次 5 mg/kg，肌内或静脉注射。

4. 对症支持治疗　注意保护肝、肾功能，补液及维持水、电解质平衡，保护胃肠道黏膜，吸入者予以防治肺部感染及化学性肺炎。

三、铊及其化合物

铊是一种银白色软金属，不溶于水，难溶于盐酸，但易溶于硝酸和硫酸。其单质及化合物被广泛应用于军事工业、现代高科技产业、化工行业及医学领域中。铊及其化合物均为剧毒类神经毒物，具有很强的蓄积作用，常见的铊化合物有氯化铊、碘化铊、硫酸铊、乙酸铊、碳酸铊、硝酸铊和氢氧化铊。接触铊及其化合物的工业有：采矿、提炼、合金、染料、光学玻璃、制药及化工等。铊中毒途径多为经胃肠道口服、呼吸道吸入及皮肤接触等。急性铊中毒多因口服引起，而慢性铊中毒多因职业性接触引起，目前职业性接触铊中毒已少见，中毒事件多为误食或故意投毒。

【中毒机制】

铊及其化合物进入肺或消化道后，经血液吸收，很快分布至全身各脏器，并大量蓄积在肾、骨骼、肝、脑、小肠及肌肉组织中。

铊对钾离子的竞争性抑制作用，影响 Na^+-K^+-ATP 酶活性；铊离子在细胞内积聚，通过竞争性抑制 K^+ 的生理作用而产生中毒效应，铊在含钾量高的组织中聚集并产生症状。铊可特异性与蛋白或酶分子巯基结合，干扰其生物活性。铊能与线粒体表面的巯基结合，抑制氧化磷酸化过程，干扰含硫氨基酸的代谢。铊在体内还可与核黄素和巯基牢固结合，干扰电子传递机制，导致能量代谢紊乱。

【临床表现】

急性铊中毒主要表现为神经系统、胃肠道症状，并可伴有肝肾功能、毛发、心肌损害等改变。

1. 消化系统　经口摄入中毒者胃肠道症状较明显，口服后潜伏期为 12～24 小时，个别长达 48 小时，表现为恶心、呕吐、腹部烧灼感、阵发性腹部绞痛、胃肠道出血、腹泻等，亦可出现中毒性肝炎。

2. 神经系统　于中毒后 3～5 天出现明显的神经系统症状，首先感下肢酸、麻、蚁爬感、疼痛及触觉过敏，双脚踏地时疼痛异常，由脚底开始逐渐向上蔓延至双腿，直到躯干。运动障碍出现稍晚，开始双下肢无力，继而下肢麻痹、肌肉萎缩，但上肢较少波及。中枢神经系统受累产生急性中毒性脑病，表现为谵妄、惊厥或昏迷，脑神经受累出现上睑下垂、球后视神经炎等。

3. 脱发　一般在中毒后 7～10 天左右发生（图 3-13-1）。开始为斑秃，以后头发可全部脱落，胡须、腋毛、阴毛和眉毛也可脱落，但眉毛内侧 1/3 常不受累。

4. 皮肤　中毒 3～4 周后，指甲可见白色横纹（Mees 纹）（图 3-13-2），趾甲偶可见，牙龈色素沉着，皮肤干燥脱屑，并可有各种皮疹。

5. 其他　可出现心肌损害、高血压，严重中毒者有肾病变，如蛋白尿、血尿等。部分患者可出现痴呆、甲状腺功能不全、睾丸萎缩。

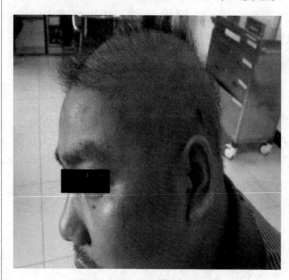

图 3-13-1　铊中毒患者脱发

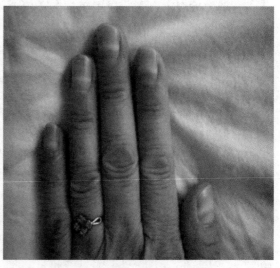

图 3-13-2　铊中毒患者 Mees 纹

【诊断依据】

急性铊中毒主要诊断依据：

（1）有铊接触史，或有可能接触到铊，且具有铊中毒的症状。

（2）有特征症状，包括胃肠道炎症、上行性外周神经病变表现或昏迷和脱发。此外，患者的指甲上出现米氏纹是确诊铊中毒的重要依据。

（3）对血液、尿液、毛发等生物样本的检测是确诊铊中毒的依据，其中尿液的检测尤为重要。慢性中毒早期症状不典型，易于误诊，如有以下临床表现：脱发、乏力、外周神经病变，结合尿铊有助于诊断。神经肌电图检查示神经源性损害。

【治疗原则】

（1）急性口服中毒给予催吐、洗胃、导泻，可用 1% 碘化钾或碘化钠溶液洗胃，使其生成不溶性的碘化铊。

（2）吸入中毒者应尽快脱离中毒现场，皮肤吸收者用清水清洗污染的皮肤。

（3）口服普鲁士蓝阻断铊的肠肝循环，增加铊的排泄。通常与利尿药同时使用，以提高排铊的效率。

（4）大量静脉补液，促进毒物排泄并维持体液平衡。适当补钾可以提高血钾浓度，增加 K^+ 与铊的交换，使铊离子自细胞内释放入血以利排泄。

（5）血液灌流可起到有效排铊的作用。

案例分析 3-13-5

1. 病历摘要

患者女性，48 岁，主诉"肢体疼痛、脱发、外阴炎 4 个月余"。患者于 2018 年 6 月初感双侧足部疼痛，几天后发展至双下肢及腰部疼痛，并出现外阴炎，偶感双侧乳房针刺样疼痛，逐渐发生下腹部麻木，并出现脱发，遂就诊于县医院。给予检查、理疗后，上述症状较前好转。为明确原因，于 6 月中旬就诊于当地市医院，该院在完善肌电图及腰椎磁共振检查后，给予治疗（具体不详），患者自觉症状明显好转。10 月 4 日患者再次感觉双足疼痛，考虑为足茧所致，遂就诊于当地县医院皮肤科，后出现双下肢、左侧乳腺及腰部疼痛，并感头皮麻痛，并间断出现视物模糊。13 日在当地市职业病防治医院检查，发现尿铊 4.54 mg/L，血铊 360.13 μg/L。为进一步诊疗就诊于我院中毒急诊，血常规、生化及凝血未见明显异常。既往体健。

体格检查：体温 36.5℃，心率 68 次/分，呼吸 22 次/分，血压 126/71 mmHg。

发育正常，营养中等，神志清楚，平车推入病房。全身皮肤无黄染、出血点。全身浅表淋巴结未触及肿大。双侧球结膜无充血、水肿，巩膜无黄染，双侧瞳孔等大等圆，直径约 3 mm，对光反射灵敏。鼻唇沟两侧对称，示齿口角无歪斜，伸舌居中。颈软无抵抗。双肺呼吸音清，未闻及明显干、湿啰音。心界无明显扩大，心率 68 次/分，律齐，心音有力，各瓣膜听诊区未闻及病理性杂音。腹平坦，乳头平面以下麻木感，外阴部疼痛，未见红肿、皮疹及明显破溃，全腹无压痛、反跳痛及肌紧张，肝、脾肋下未触及，肠鸣音 4 次/分。四肢无畸形，双下肢无水肿。双下肢及下腹部痛觉过敏，且肢体远端著，无杵状指（趾），足背动脉搏动正常存在。四肢肌力 V 级，肌张力无增高或减弱，生理反射存在，病理反射未引出。

辅助检查：肌电图结果示左下肢腓总神经运动传导异常。血细胞分析示：白细胞 8.95×10^9/L，红细胞 4.38×10^{12}/L，血红蛋白 126 g/L，血小板 186×10^9/L；血生化示：肌酐 53 μmol/L，谷草转氨酶 15 U/L，谷丙转氨酶 23 U/L。

2. 思考题：

请分析本例患者可能的诊断，需要考虑的鉴别诊断，进一步检查与治疗。

案例分析 3-13-5 参考答案

（董建光　邱泽武）

知识拓展：高原的分类

第六节 高原病

高原病（high altitude disease，HAD）是指在高原低压、低氧环境下发生的一类高原特发性疾病，根据发病急缓分为急性高原病和慢性高原病。

一、急性高原病

急性高原病（acute high altitude disease，AHAD）一般指由平原进入高原或由高原进入更高海拔地区时，人体在数小时至数天内对低气压低氧不适应，引起代偿功能失调后，所表现出的一类高原疾病。我国按不同表现将其分为急性轻型高原病（acute mild altitude disease，AMAD）、高原肺水肿（high altitude pulmonary edema，HAPE）和高原脑水肿（high altitude cerebral edema，HACE）三种类型。

（一）急性轻型高原病

急性轻型高原病也称急性高原反应（acute mountain sickness，AMD），是指机体由平原进入到高原地区或久居高原进入到更高海拔地区，在数小时至 1 ~ 3 天内出现头痛、头晕、恶心、呕吐、心悸、胸闷、气短、乏力、纳差、睡眠障碍等一系列临床综合征。高原低压低氧是急性轻型高原病的根本原因。

【发病机制】

1. 低氧血症 急性轻型高原病患者对高原低压低氧环境反应迟钝，肺通气和流速显著降低，残气量显著增加，弥散功能减弱，摄氧减少。同时，急性缺氧时肺泡表面活性物质合成减少，导致肺泡氧合效率降低，引起动脉血氧分压（$PaCO_2$）和血氧饱和度（SaO_2）显著降低。

2. 体液重分配 机体暴露于高原环境可导致体液重分配，既可引起脱水，也可引起液体潴留。一般发生急性轻型高原病患者多伴有抗利尿反应，发生液体潴留，而高原适应良好者则出现轻度利尿反应，发生脱水。其机制与体内抗利尿激素（ADH）、肾素 – 血管紧张素 – 醛固酮系统（RAAS）及心房钠尿肽（ANP）的改变相关。

3. 颅内压增高 急性轻型高原病患者出现的头痛、头晕、恶心、呕吐等症状与颅内压增高相关。可能机制为：①高原缺氧引起脑血管扩张，导致脑血流增加，引起毛细血管压增高；②缺氧导致脑毛细血管通透性增高，引起血管内外液体交换失衡；③缺氧导致脑细胞能量供给不足，细胞膜钠泵功能障碍，引起细胞内外液体交换失衡。

【临床表现】

1. 症状 主要临床症状依次为头痛、头晕、气促、心慌、食欲减退、倦怠、乏力、恶心、呕吐、腹胀、腹泻、胸闷、失眠、眼花、嗜睡、眩晕、鼻出血等症状。其中头痛、头晕是最早出现的症状，多呈持续性。部分患者头痛、头晕剧烈，常伴记忆力减退，判断力下降。同时，由于缺氧，导致胃肠道血流减少而引起消化功能紊乱。

2. 体征 急性轻型高原病常见体征是心率加快、呼吸深快，血压轻度异常，颜面和（或）四肢水肿、发绀等。心率多在 100 次 / 分左右，心音增强，口唇、面部可出现发绀。这种反应出现很快，初上高原者数小时至 1 ~ 3 天内出现症状，5 ~ 10 天可逐渐缓解。

【辅助检查】

排除心脏原发疾病，心电图一般无特异性改变，多显示心率显著快于进高原前，血气主要表现为 PaO_2 及 SaO_2 明显降低。

【诊断】

进入高原或由高原进入更高地区发生的一系列症状及体征，经过在高原短期适应或经过对症治疗，症状及体征显著减轻或消失。目前国际上通过 Lake Louise 国际急性高原反应评分标准进行诊断，当症状计分值＞ 4 分时考虑为急性轻型高原病。

【治疗原则】

1. 休息　轻者一般不需要特殊治疗，休息 3 ～ 5 天即可自愈。中度和重度者要避免过多活动。

2. 吸氧　吸氧可以缓解患者高原恐惧心理，稳定情绪，减轻某些症状反应（如头痛、头晕、气促等），改善睡眠。但应注意采用低流量（1 ～ 2 L/min）持续性给氧方式进行吸氧。

3. 预防感冒，防治感染　进入高原前，尽量不要感冒，一旦发现，及时服用抗感冒药。

4. 药物治疗　头痛、头晕可服用去痛片、氨非苯等，也可服用阿司匹林，但应注意其副作用。恶心、呕吐可服用甲氧氯普胺片，也可肌内注射氯丙嗪进行预防。水肿明显者可服用速尿或氨茶碱片进行治疗。睡眠障碍可小剂量服用地西泮进行治疗。

【预防】

充分、恰当的预防措施可以有效减少或预防急性轻型高原病的发生：①保持良好的心态；②防寒保暖，避免上呼吸道感染；③进入高原初期注意休息，避免剧烈运动，保证充足睡眠；④进行阶梯适应训练。

（二）高原肺水肿

高原肺水肿（high altitude pulmonary edema，HAPE）是指人体进入高原或由高原进入更高海拔地区时，由于高原缺氧导致肺动脉压突然升高、肺血容量增加、毛细血管内液体渗出至肺间质及肺泡而引起的以肺间质或肺泡水肿为特征的高原特发病，是一种非心源性肺水肿。HAPE 发病率为 0.5% ～ 1%，往往在急性高原反应的基础上发病，发病高峰在进入高原 3 天内。

【发病机制】

1. 肺动脉压增高

（1）高原缺氧引起肺动脉不均一收缩，血液转移至收缩弱的部位，导致该部位毛细血管内压增高。

（2）高原缺氧引起血管内皮细胞损伤，内皮细胞分泌的扩血管物质减少，缩血管物质增多，导致肺动脉压增高。

（3）血管内皮细胞损伤引起局部血栓形成。

2. 肺毛细血管通透性增高

（1）肺动脉压增高对血管造成机械性损伤。

（2）缺氧时炎症细胞聚集，分泌炎症因子、活性氧等物质，引起血管内皮细胞通透性增加。

3. 肺血容量增加　高原缺氧环境下，部分人会出现水、电解质代谢紊乱，导致钠水潴留，引起肺血容量增加。

【临床表现】

1. 症状　早期患者出现疲乏、全身无力、头痛、头晕、胸闷、心悸、气促、精神萎靡、神志恍惚等症状，继之出现咳嗽，咳出白色或黄色泡沫痰，重者咳出粉红色或血性泡沫痰，痰量少至几口，多至大量从鼻、口涌出，患者烦躁不安，不能平卧，神志模糊以至昏迷。剧烈咳嗽、咯粉红色泡沫痰是其典型特征。

2. 体征　突出体征是肺部有湿啰音，重者双肺布满湿啰音，并伴痰鸣音，心音常被遮盖，轻者双肺或一侧肺底可闻及细湿啰音。患者颜面、口唇、甲床明显发绀，重者面色灰暗。

【辅助检查】

1. 血常规检查　白细胞大多正常或轻度增高，中性粒细胞正常或轻度增高。如白细胞及中性粒细胞增高，表明合并感染。

2. X 线检查　患者双肺可见以肺门为中心向单侧或双侧肺野呈斑点状或云絮状浸润的模糊阴影，分布形状如"蝙蝠翼"或"蝶形"，向外呈扇形伸展，肺尖及肺底可不受累。

3. 心电图检查　患者常出现窦性心动过速，心电轴右偏，右束支传导阻滞，肺性 P 波或高尖 P 波，T 波倒置及 ST 段下降等改变。

【诊断】

（1）近期抵达高原，出现静息时呼吸困难、胸部压塞感、咳嗽、咳白色或粉红色泡沫痰，患者感全身乏力或活动能力减低。

（2）一侧或双侧肺野出现湿啰音或喘鸣，中央性发绀，呼吸、心动过速。

（3）胸部 X 线片可见以肺门为中心向单侧或双侧肺野呈点片状或云絮状浸润阴影，常呈弥漫性，不规则性分布，亦可融合成大片状阴影。

（4）临床及心电图等检查排除心肌梗死、心力衰竭、肺炎等其他心肺疾患。

（5）经卧床休息、吸氧等治疗或低转，症状迅速好转，X 线征象可于短期内消失。

【治疗原则】

（1）早发现、早诊断、早治疗。最可靠、有效的方法是立即下降海拔至少 1000 m，并绝对卧床休息，取斜坡卧位。

（2）吸氧是治疗的关键，强调早期给氧。吸氧 4 ~ 6 L/min，缓解后改为 2 ~ 3 L/min，注意不能断然停氧，以免病情反复加重。高压氧舱治疗更为有效。

（3）使用硝苯地平等扩血管药物降低肺动脉压，可有效改善患者临床症状及体征，但对于伴有脱水或血压下降的患者应慎用。脱水剂或利尿剂减少肺血容量，糖皮质激素降低肺毛细血管通透性并提高机体应激能力。合并呼吸道感染者给予抗生素治疗。

【预防】

（1）进入高原前的准备：①了解高原环境特点及 HAPE 基本知识，消除恐惧心理，保持心情舒畅；②进行健康体检，患有严重器质性心血管疾病或肺部疾病者不宜进入高原，发生上呼吸道感染者应待疾病痊愈后再进入高原；③进行低氧耐受性训练，提高机体抗缺氧能力，避免急进高原。

（2）进入高原后要注意休息，逐渐增加活动量，避免过度劳累。注意保暖，避免受寒感冒。

（3）患过高原肺水肿的人容易再次发病，进入高原前要适当服用预防药物，进入高原后要给予低流量持续吸氧，必要时按高原肺水肿治疗方案进行治疗，以预防高原肺水肿的发生。

知识拓展：进入高原
的注意事项

（三）高原脑水肿

高原脑水肿（high altitude cerebral edema，HACE）是指人体急速进入高原或从高原迅速进入更高海拔地区，由于高原低压、缺氧，引起严重脑功能障碍，出现严重的神经精神症状、共济失调甚至昏迷的一种高原特发病。其特点是起病急骤，进展迅速，常合并高原肺水肿、多器官功能衰竭等，病死率高。高原脑水肿的发病率为 0.5% ~ 2%，高原缺氧是发生高原脑水肿的根本原因。

【发病机制】

1. 脑细胞能量代谢障碍　高原低氧使脑细胞代谢发生障碍，能量生成不足，细胞膜钠泵功能障碍，导致细胞水肿。

2. 脑微血管通透性增高　低氧使脑微血管内皮细胞受损，微血管通透性增高，液体渗出，形成间质性脑水肿。

3. 脑微循环流体静压增高　低氧导致脑血管扩张和脑血流量增加，同时高原低氧引起的机体水、电解质紊乱，导致水钠潴留，进一步增加脑血流量。

【临床表现】

高原脑水肿的突出临床表现是意识丧失。患者在意识丧失前出现剧烈头痛、恶心、呕吐、烦躁不安、躁动、谵妄等症状。可出现发绀、呼吸困难、视物模糊、颈强直或抵抗、对光反射迟钝、瞳孔散大、视神经乳头水肿等体征。

【辅助检查】

1. 血常规检查　大多数患者白细胞及中性粒细胞增高，随着脑水肿的好转而很快恢复正常，合并细菌感染则白细胞及中性粒细胞显著增高。

2. 脑脊液检查　脑脊液压力常轻度到中度增高，增高范围 18 ～ 60 cmH$_2$O（1.76 ～ 5.88 kPa），脑脊液蛋白可轻度增高，生化检查正常。

3. 眼底检查　常见视网膜及视神经乳头水肿，中心静脉淤滞，部分患者可见视网膜出现点片状或火焰状出血。

4. 影像学检查　头颅 CT 扫描可见大脑呈弥漫性密度减低，脑室、脑池变小，脑沟变浅、消失，外侧裂变小等脑水肿表现。MRI 检查可见 T2WI 期信号延长改变，病变主要在白质。

5. 脑电图检查　脑电图检查均呈异常表现，主要表现为枕区 α 波的急剧减少或消失，以 δ 波为主的慢波占优势，并呈弥漫性异常分布。

【诊断】

（1）近期进入高原（3000 m 及以上），或由高原进入更高海拔地区，出现严重头痛、呕吐症状，经现场卧床、低流量吸氧等对症治疗症状无缓解。

（2）出现表情淡漠、精神忧郁或烦躁不安、步态蹒跚、颅内压增高体征、脑膜刺激征和（或）锥体束征阳性等精神神经症状。

（3）眼底检查出现视神经乳头水肿及（或）视网膜出血、渗出。

（4）脑脊液压力增高，细胞数及蛋白含量无变化。

（5）影像学检查出现脑水肿征象，脑电图检查可见以慢波异常为主的表现。

（6）排除其他原因引起的神经精神症状，与昏迷加以鉴别。

【治疗】

患者绝对卧床休息，降低氧耗。低浓度、低流量、持续给氧方式吸氧（2 ～ 4 L/min）。使用脱水利尿药消除脑水肿，降低颅内压，糖皮质激素减轻毛细血管和细胞膜的通透性及炎症反应，纠正水、电解质、酸碱平衡紊乱，应用抗生素预防和控制感染，代谢类药物促进脑细胞代谢及改善脑循环。在及时组织就地抢救的同时，应尽早转送患者至低海拔地区或平原，但在病情未稳定的情况下，严禁长途运送患者。

【预防】

加强对高原脑水肿的健康教育，克服紧张、恐惧心理。进行健康体检，患有严重的心肺疾病者，不建议进入高原。进入高原前进行耐低氧训练，缓进高原。进入高原后注意休息，避免剧烈运动，合理安排饮食，注意保暖，避免感冒，及时巡查，做到早发现、早诊断、早治疗。

二、慢性高原病

慢性高原病（chronic mountain sickness，CMS）指长期居住在海拔 2500 m 以上地区的人群，因对高原环境习服不良或丧失适应而发生的临床综合征，以红细胞增多、肺动脉高压和低氧血症为特征，高原缺氧是主要发病原因。高原移居者和世居者均可发病。慢性高原病主要有高原红细胞增多症（high altitude polycythemia，HAPC）、高原心脏病（high altitude heart disease，HAHD）、高原衰退症（high altitude deterioration，HADT）等。

知识拓展：高原适应
与高原习服

（一）高原红细胞增多症

高原红细胞增多症是指长期居住在海拔 2500 m 以上地区的居民，对高原低氧环境失去习服而导致的临床综合征，其特征是红细胞过度增多（女性 Hb ≥ 190 g/L，男性 Hb ≥ 210 g/L）和低氧血症，是最常见的一种慢性高原病，男性多于女性。青藏高原是世界上 HAPC 发生率最高的地区。高原环境下低氧通气反应（hypoxic ventilatory response，HVR）降低，促红细胞生成素分泌增加，血红蛋白 – 氧亲和力下降及吸烟、肥胖、睡眠呼吸紊乱等因素参与了该病的发生发展。

HAPC 患者临床主要表现为头痛、头晕、气短、胸闷、心悸、乏力、睡眠障碍、精神萎靡、耳鸣、消化功能紊乱，重者出现昏厥、视物模糊、杵状指（趾）、手指脚趾麻木、感觉异常等症状。主要征象是口唇、面颊部、耳郭边缘、指（趾）甲床等部位呈青紫色，面部毛细血管扩张呈紫红色条纹。眼结膜及咽部充血，舌质紫色，部分患者有颜面和下肢水肿。实验室检查主要表现为血红蛋白浓度和红细胞数异常增高，血气分析表现为显著的低氧血症及相对高碳酸血症。

HAPC 诊断标准为海拔 2500 m 以上高原发病，男性 Hb ≥ 210 g/L，血细胞比容 ≥ 65%；女性 Hb ≥ 190 g/L，血细胞比容 ≥ 60%；伴肢体麻木、出血倾向、精神萎靡、感觉异常等精神神经症状，排除其他原因者即可诊断为高原红细胞增多症。

高原红细胞增多症最有效的治疗是下送平原或低海拔地区，可就地采取吸氧、药物治疗、放血疗法等措施进行治疗，但效果不满意。

（二）高原心脏病

高原心脏病是由于高原慢性缺氧，引起肺动脉高压、右心室肥大、右心室功能不全，最终导致心力衰竭的一种慢性高原病，儿童发病率高于成人。缺氧引起的肺动脉高压是本病的中心环节。

小儿高原心脏病早期症状为烦躁不安、夜啼不眠、食欲缺乏、咳嗽、口唇发绀，继而出现精神萎靡、呼吸急促、心率加快、水肿、尿少等，最终发展为右心衰竭。成人发病缓慢，症状逐渐加重，早期仅有慢性高原反应及轻度肺动脉高压的表现，随着病情的进一步发展，出现心悸、胸闷、颈静脉充盈、肝大、下肢水肿等右心功能不全的表现。

小儿高原心脏病患者发育一般较差，呼吸急促、鼻翼扇动、口唇发绀明显、心率增快、心界扩大，多数患儿于心前区或三尖瓣区可闻及Ⅱ～Ⅲ级收缩期吹风样杂音，肺动脉瓣第二心音亢进或分裂。成人常有代偿性肺气肿体征，部分患者有杵状指，口唇、甲床发绀，血压多正常，心界轻度扩大，心率加快等体征。

高原心脏病患者心电图检查可见以右心室肥厚为主要表现，超声心动图可见右室流出道扩张、增宽，右室内径增大、左房内径无明显变化、右室流出道与左房内径比值增大、右室前壁厚度增加。X 线检查可见肺血管密度增多和肺淤血可同时存在。肺动脉段凸出，圆锥膨隆，可呈动脉瘤样凸起；右心房和（或）右心室增大，心脏呈二尖瓣型，右下肺动脉外径增宽。

本病特效治疗是下转平原或低海拔地区，就地治疗以改善氧供、减少氧耗、降低肺动脉压、对症支持治疗为基本原则。

案例分析 3-13-6

1. 病历摘要

患者女，28 岁，由上海乘飞机来青海湖旅游。到达当地后出现发热、头痛、头晕、恶心等不适。自行服用感冒药物（具体不详）后症状无缓解。第二天上述症状加重，并出现咳嗽、咳痰、胸闷，伴呼吸困难，遂到医院就诊。

查体：患者神志恍惚、精神萎靡，口唇发绀明显，指甲床轻度青紫。双肺叩诊过清音，听诊呼吸音粗，双肺上野可闻及密集湿啰音，以右侧为著。心脏检查无异常。

实验室检查：血常规：WBC 15.2×10^9/L，中性粒细胞百分比 84.2%，淋巴细胞百分比 8.9%。血红蛋白：130 g/L。

X 线检查：双肺中上野见大片状模糊阴影，密度较淡，以右肺为主。心影形态及大小如常，两侧膈面光滑，肋膈角锐利。

2. 思考题

（1）该患者发病是否与高原相关？

（2）该患者可能的诊断是什么？

（3）试分析该患者发病的病理生理学过程。

案例分析 3-13-6 参考答案

（刘永年）

第14章

康复

第一节　康复概述

一、康复

康复（rehabilitation）作为一门医学专业，是在第二次世界大战期间由 Howard A.Rusk 提出的。他在对战争中受伤士兵的治疗中提出仅仅治疗患者躯体本身的伤痛是不够的，还需要对患者的心理给予关怀，给予患者医药以外的支持，提高患者生活质量，最终帮助患者回归家庭、重返社会，由此提出了康复医学的理念。

世界卫生组织（World Health Organization，WHO）将康复定义为"采取一切措施以减轻残疾带来的影响并使残疾人重返社会"。"康复不仅是指残疾人适应周围的环境，还包括调整残疾人的周围环境和社会条件以利于他们重返社会"。因此，康复是综合协调地应用各种措施，以减少病、伤、残者的躯体、心理和社会的功能障碍，发挥其最高潜能，提升患者生活质量，使其能回归家庭、重返社会。

二、康复医学

康复医学（rehabilitation medicine）是以康复为目的，研究有关功能障碍的预防、诊断、评估、治疗、训练和处理的一门医学学科。康复医学和预防医学、保健医学、临床医学并称为"四大医学"。康复医学是具有独立的理论基础、功能测评方法、治疗技能和规范的临床医学应用学科，旨在加速人体伤病后的恢复进程，预防和（或）减轻其后遗功能障碍程度，最大限度地达到和维持个体最佳功能状态和独立生活能力，帮助病、伤、残者回归社会，提高其生存质量。

第二节　康复医学主要内容

一、康复基础学

康复基础学是指康复医学的理论基础，重点是与康复功能训练，特别是主动功能训练有关的功能解剖学、生理学、人体发育及运动学，以及与患者生活和社会活动密切相关的环境改造学。

功能解剖学是研究正常人体形态结构与功能的科学，可分为系统解剖学和局部解剖学。系统解剖学是按人体功能系统分别研究各个器官的形态结构与功能，所涉及的康复基础包括运动系统（运动生物力学、运动生化以及制动对机体的影响）、神经系统、循环系统、呼吸系统、内分泌系统、泌尿生殖系统等。局部解剖学是研究人体各局部器官的形态结构与功能。

生理学是一门研究生物体功能活动规律的科学。它研究生命活动的新陈代谢、生物体对外界环境变化的反应及兴奋性和生殖，探讨人体功能活动的调节方式，如神经调节、体液调节和自身调节，以及发生功能变化时的反馈调节。

人体发育学是一门研究人体发生、发育过程及其变化规律的科学。人体的发育涉及从生命开始到生命结束的各个时间段，不同时间段人体的结构和功能按照不同的规律进行生长、发育、统合。其中重点是小儿的发育过程，包含了小儿神经的发育、运动功能的发育、认知功能的发育、言语功能的发育。

二、康复功能评定学

康复功能评定学是指在临床检查的基础上，对病、伤、残者的功能状况及其水平进行客观、定性和（或）定量的描述，并对结果做出合理解释的过程，又称为功能评定。康复功能评定的目的是制订合理的康复目标。康复最终目标是尽最大可能使患者生活独立，改善生活质量，减少对家庭、社会的负担。

评定主要包括：①运动功能评定：如肌力、肌张力、关节活动范围、步态分析、平衡与协调功能、感觉功能、心肺运动试验等评定；②生物力学评定；③日常生活活动能力与社会功能评定：包括日常生活活动能力评定和生活质量评定；④脑高级功能评定：包括言语功能评定、吞咽功能评定、心理功能评定等；⑤神经生理功能检查：如肌电图、诱发电位、低频电诊断等；⑥康复医学科特殊问题的评定：如压疮、疼痛、二便和性功能等的评定；⑦环境评定；⑧就业前评定。康复功能评定能够使"诊断"更精确、更细化，并将功能水平数量化，从而制订有效、适合的康复治疗计划。

三、康复治疗学

康复治疗可定义为主动的、动态的过程，是帮助残患者重获知识和技能，最大程度恢复躯体、精神和社会的功能。康复治疗是最大可能地增加功能能力，将患者的残疾与残障水平降低到最低程度，从而促进活动能力和参与能力。康复治疗学包括以下方面。

（一）物理治疗（physiotherapy，PT）

物理治疗是以运动治疗为主要组成部分，以物理因子治疗（电、热、冷、光等物理因子）为辅助手段，来进行治疗、康复的方法。

运动治疗强调力的应用，是通过手法操作、医疗体操以及器械锻炼等，通过某些方式（主动或被动运动）的运动，达到改善躯体功能的治疗方法。如肢体瘫痪后通过运动训练将不正常的运动模式转变为正常或接近正常的模式，增强对肢体运动的控制能力及运动耐力，改善运动协调性和平衡等。

（二）作业治疗（occupational therapy，OT）

WHO 给作业治疗的定义是"通过选择性的作业活动治疗有身体及精神疾病患者或伤残人士，其目的是使患者在躯体、心理和社会生活方面最大限度地恢复他们的功能水平和独立性，参与及贡献社会。"

作业治疗是针对病、伤、残者的功能障碍，指导参与选择性、功能性作业活动的治疗方法。有效的作业治疗需要患者主动地参与选择性活动，以达到有目的地利用时间、精力进行日常生活活动、工作和娱乐。在患者进行选择性活动的过程中，达到身体功能、心理社会功能和生活能力的康复。选择性活动不仅包括那些可以达到治疗目标的活动，而且包括那些对患者适应环境和适应工作有帮助的活动。作业治疗的主要目的是学习和获得新的技能、提高日常生活活动能力，利用环境改造以达到减轻残疾、增加活动能力与参与能力、提高生活质量的目的。

（三）言语治疗（speech therapy，ST）和吞咽治疗

言语治疗是针对交流能力障碍的患者，通过各种手段改善患者的言语功能，促进其交流能力的提升。

其中鉴别言语（如构音异常、言语异常或流畅度异常等）或语言障碍（如失语症）的类型是至关重要的。对于不同类型给予针对性的练习，如发音器官练习、构音结构练习、单音刺激、物品命名练习、读字练习、情景会话练习等方法，促进患者交流能力的获得或再获得。

近年来，康复医学界越来越重视神经系统损伤后导致的吞咽功能障碍。针对吞咽障碍的患者进行针对性评估以及直接或间接的口腔、面部等运动能力的训练，以及摄食训练和摄食 - 吞咽障碍的综合训练，有助于恢复患者的进食能力。

（四）康复工程（rehabilitation engineering）

康复工程是应用现代工程学的原理和方法，研究患者以及残疾人士全面康复中的工程技术问题，研究其能力障碍和社会的不利条件，通过义肢、矫形器、辅助具以及环境改造等途径，以最大限度恢复、代偿或重建躯体功能的治疗措施，是重要的康复手段之一。特别是对于一般治疗方法效果不理想的身体器官缺损和功能障碍者，它是一种主要、有时甚至为唯一的治疗手段。

义肢和矫形（prosthetics &orthotics）属于康复工程范畴，是跨临床医学、生物医学、生物力学、机械工程等多门学科的边缘学科。义肢是使截肢（amputation）者重新获得功能和正常外表形象的装置，是为弥补截肢者肢体缺损而制造装配的人工肢体。矫形器是在人体生物力学的基础上，作用于人体四肢或躯干，以预防、矫正肢体畸形，治疗骨、关节、神经和肌肉疾病及功能代偿的体外装置，它是利用矫形器治疗疾病和训练患者功能的学科及技术，在康复医学领域占有十分重要的地位。

四、临床康复

各临床学科的系统疾病在所有阶段中，都应有康复的介入。康复介入的越早，结局越好。目前已形成多个临床康复亚专业，如肌肉骨骼康复学、神经康复学、内外科疾患康复学、儿童康复等。

1. 肌肉骨骼康复　是研究人体肌肉骨骼疾病的临床处理、功能评定和康复治疗的专业。涉及的主要疾病包括骨折、运动创伤、截肢、关节置换术、骨关节炎、类风湿关节炎、颈椎病、下背痛、脊柱侧弯、骨质疏松、软组织损伤和烧伤等。

2. 神经康复　是研究人体周围和中枢神经系统疾病的临床特点、功能评定、康复治疗和功能结局的专业。颅脑损害的疾病包括脑卒中、脑外伤、多发性硬化、帕金森病、阿尔茨海默病等，以及脊髓损害的疾病包括脊髓损伤、脊髓炎等。周围神经损害的疾病包括脊神经病变、神经丛和神经干损伤等。

3. 内外科疾患康复　是研究内科系统疾病，如心肺疾病、原发性高血压、糖尿病、肿瘤等，以及外科系统疾病，如下肢静脉曲张、乳腺炎、前列腺炎等的临床特点、康复评定和治疗。

4. 儿童康复　是研究儿科系统疾病，如儿童发育障碍、脑瘫、自闭症等。

第三节　残疾分类与预防

残疾（disability）是指由于各种躯体、身心、精神疾病或损伤以及先天性异常所致的人体解剖结构、生理功能的异常和（或）丧失，造成机体长期、持续或永久性的身心功能障碍的状态，并且这种功能障碍不同程度地影响身体活动、日常生活、工作、学习和社会交往活动能力。

一、残疾分类

（一）ICIDH 分类

WHO 在 1980 年的"国际病损、失能与残障分类"（International Classification of Impairments, Disabilities and Handicaps, ICIDH）中指出，残疾（disability）是指较严重的残损造成的个体

功能能力和整体水平活动的丧失或降低，使患者不能以正常的行为、方式和范围进行各种活动。该分类是从身体、个体和社会三个层次反映功能损害程度。其中将残疾划分为三个独立的类别，即残损、残疾、残障，认为此三者之间有递进关系，但在某种程度上将此三者割裂开来，有一定的片面性。但是由此分类发展出来的三级康复预防却沿用至今。

1. 残损（impairments）　残损是器官或系统水平的功能障碍，指各种原因所导致的身体结构、外形、器官或系统生理功能以及心理功能的异常，干扰了个人正常生活活动，如关节疼痛、活动受限、呼吸困难、骨折等，对日常生活、工作的速度、效率、质量产生一定影响，但实际操作能独立完成。残损是临床疾病诊断中的重要组成部分，亦是康复评定的基础。

2. 残疾（disability）　残疾是指个体水平上的残疾，它是由于残损造成的能力受限或丧失，使个体不能完成正常的功能活动。残疾一般是建立在病损基础上的，但并非所有的病损都会造成残疾。心理因素也可成为加重功能障碍的主要原因，因此功能评估时除考虑生理障碍外还应考虑心理因素，另外还应考虑其职业。如钢琴家失去一个手指，将失去弹奏钢琴的能力，而乐团行政管理人员失去一个手指几乎不会影响其工作。

3. 残障（handicap）　残障是指社会水平的残疾，指残疾者由于残损或残疾而导致不能完成社会活动、交往，或担当正常的社会角色，包括工作、学习、社交等。

（二）ICF 分类

2001 年，WHO 根据当前残疾分类发展的需要，将 ICIDH 修改为《国际功能、残疾和健康分类》（International Classification of Functioning，Disability and Health，ICF）。该分类提供了能统一和标准地反映所有与人体健康有关的功能和失能的功能状态分类，诠释了一种多角度的分类方法，成为一种全新的医学模式。

ICF 的提出是一个关于残疾观念的根本改变。以往的医学模式认为残疾是个人问题，并将其作为由疾病、创伤或健康状态所导致的结果。而 ICF 的核心理论是采用生物－心理－社会学的模式，从强调人的残疾状态转变为更关注人的整体健康水平，从患者（残疾人）融入社会的角度出发，将残疾问题作为一种社会性问题。注重看待个体活动能力受限和社会参与限制。功能障碍受环境因素和个人因素的交互影响（见图 3-14-1）。

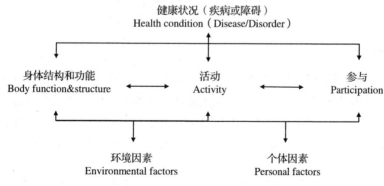

图 3-14-1　功能障碍的影响因素

根据 ICF 的指导框架，康复医疗的过程包括以下 3 个主要方面：

（1）通过康复训练和治疗的路径，改善患者自身功能以适应环境。

（2）通过代偿和替代的路径，提供患者适应环境的新能力。

（3）通过改造硬环境（建筑、无障碍设施、医疗等）和软环境（政府政策、社会态度和关系等），以保障患者的康复，并使患者在功能障碍的情况下可以适应社会。

因此，对残疾问题的管理要求全社会行动，强调社会集体行动，要求改造环境以使残疾人充分参与社会生活的各个方面。

二、残疾的预防

由于人类疾病谱的改变，疾病预防的重点也已从生物学预防进入生物 - 社会预防阶段，特别对慢性病的预防以及因慢性病所导致的残疾预防均已成为当前卫生工作者的重点之一。残疾预防是康复医学的重要内容，与康复治疗相互补充。根据预防医学三级预防，残疾的预防也应在国家、地区、社区以及家庭不同层次进行三级预防。

（一）疾病的三级预防

1. 一级预防　亦称病因预防，是针对致病因素的预防措施，又分两大方面：一是针对环境的措施，包括消除环境污染以减少其造成的危害，开展健康教育等；二是针对人体的措施，包括讲究卫生、做好预防接种、慎重选用医学措施和药品等。

2. 二级预防　就是临床前期预防，即强调早期发现、早期诊断、早期治疗，使疾病得到及早、彻底治愈。这需要人群对疾病认识的普及，以及提高医务人员的素质，两者缺一不可。

3. 三级预防　即临床预防，对已患疾病应认真治疗，防止恶化，预防并发症。

（二）残疾的三级预防

1. 一级预防　指预防可能导致残疾的各种损伤或疾病，避免发生原发性残疾的过程，旨在减少损伤的发生，能最有效地预防残疾，可降低残疾发生率的70%。例如通过从青少年开始进行积极的运动锻炼和生活方式修正，减少或预防冠心病以及脑血管疾病的发生，从而预防冠心病或脑血管意外导致的残疾。

2. 二级预防　指疾病或损伤发生之后，采取积极主动的措施限制或逆转由病损造成的残疾，可降低残疾发生率的10%～20%。例如在脑血管意外之后，早期进行肢体的被动活动以预防关节挛缩，采取合适的体位避免痉挛畸形，定时翻身以避免发生压疮等。

3. 三级预防　指残疾已经发生，采取各种积极的措施防止不可逆转的病损恶化为失能或残障，以减少残疾残障给个人、家庭和社会所造成的影响。这是康复预防中康复医学人员涉入最深和最多的部分。

第四节　康复效益

一、功能效益

随着社会的发展和经济生活水平的提高，患者对医疗的要求已不满足于以往伤病的临床治愈，进一步提出要求功能的改善与恢复以及生活质量的提高。康复医学正是适应了这种需要。康复医学医疗服务的最终目的就是满足人民群众得到优质、高效、方便的康复医疗服务需求，也就是合理利用有限的条件，最大程度地提高康复医学医疗服务的水平，改善患者的功能，提高他们的生活质量。

康复带来的功能效益是显而易见的，例如对于脑卒中患者，早期的康复介入，使脑卒中患者功能恢复的疗效明显提高，使患者躯体和心理上都能够更好地恢复，提高患者生活质量，降低其致残程度，增加回归社会和家庭的机会。可见，科学的康复治疗通过合理的康复手段，可帮助患者避免各种并发症和后遗症，增强战胜伤病的信心，不但有利于原发伤病的好转，而且在功能障碍的改善与恢复方面也远比自然恢复要好得多。

二、医疗效益

早期康复治疗的介入能够预防废用综合征和误用综合征的发生。废用综合征是指长期卧床不活动，或活动量不足及各种刺激减少的患者，由于全身或局部的生理功能衰退，而出现关节挛缩、泌尿系统与肺部感染、压疮、深静脉血栓、便秘、肌肉萎缩、肺功能下降、直立性低血压、智力减退等一系列综合征。大多数废用综合征的表现可以通过积极的康复训练得到预防。误用综合征是指不正确、不科学的治疗造成的人为综合征。以脑卒中患者为例，由于发病后对肢体及关节不正确的摆放和不合理用力所致的炎症、韧带、肌腱和肌肉等的损伤、骨关节变形、痉挛状态的增强、强肌和弱肌不平衡加剧，以及形成"划圈"步态和上肢"挎篮"状等。如果在患病早期就开始正确的训练，可完全或部分预防这种异常表现。康复治疗的早期介入还可以减少许多可能发生的并发症，这些并发症往往会影响到患者的预后。康复医学减少了并发症的发生，实际上大大节省了医疗费用。

三、社会经济效益

康复医学医疗服务强调在综合性医院中的早期康复、早期服务，使得急诊科、神经内外科、骨科、重症科、老年科的危重患者得到有效的帮助，增强患者的体质，防止并发症和某些后遗症的发生，改善全身各脏器、各系统的功能，大大有利于原发伤病的好转与治愈，大大节省患者的医疗费用。并且康复能够有效地使残疾人功能重建，预防短、长期并发症，增加就业和回归社会与家庭的机会，从而增加经济效益、社会效益。

第五节　康复医学的工作方式与流程

世界卫生组织提出康复服务的方式有三种：机构康复（institution-based rehabilitation，IBR）、上门康复服务（out-reaching rehabilitation service，ORS）和社区康复（community-based rehabilitation，CBR）。其中康复机构主要有综合医院中的康复医学科及专科康复医院（或中心），前者主要针对早期和急性期的康复，后者主要针对稳定期的康复，上门康复服务及社区康复主要针对恢复期的康复。

一、机构康复

机构康复是指利用先进的设备和现代康复技术，对病、伤、残者开展功能训练、康复医疗、辅具制作、社会适应等多方面的康复。机构康复一般是在综合医院中的康复医学科、康复门诊、专科康复门诊、康复医院（或中心）、专科康复医院（或中心）以及特殊的康复机构等进行的康复。它具有完善的康复设备，有正规训练的各类康复专业人员，工种齐全，具有较高的专业技术水平，能解决病、伤、残各种康复问题。康复服务水平高，但病、伤、残者必须去到该机构，方能接受康复服务。

机构康复进行整体康复，是各级各类康复医疗机构从事康复医疗业务中应遵循的基本原则之一。所谓整体康复，就是从躯体上、心理上、职业教育上和社会交往能力等方面，对残疾患者进行全面而综合性的康复，康复的着眼点不仅是遭受损害的功能障碍的器官或肢体，更重要的是将残疾患者作为和健全人平等看待的整体"人"，应能进行正常的家庭和社会生活，从事适宜的工作和劳动。

二、社区康复

社区康复和机构康复是相辅相成的。1981 年 WHO 定义社区康复（community based rehabilitation，CBR）是"在社区的层次上采取的康复措施，这些措施是利用和依靠社区的人力资源而进行的，包括依靠有残损、残疾、残障的人员本身，以及他们的家庭和社会。"

根据国际上对社区康复所下定义，结合我国国情和社区康复实践，我国的社区康复定义为："是社区建设的重要组成部分，是在政府领导下，相关部门密切配合，社会力量广泛支持，残疾人及其亲友积极参与，采取社会化方式，使广大残疾人得到全面康复服务，实现机会均等，充分参与社会生活的目标"。

社区康复主要利用区（县）、街道（乡）和民政、残疾人联合会（残联）等部门，同时结合当地社会的人力、物力、文化、环境等资源，充分利用社区资源，鼓励病、伤、残者及其家庭的积极参与，为病、伤、残者方便快捷、简便实用地提供全面康复服务。社区康复的优点就是服务面广、实用易行、方便快捷、费用低，有利于残疾人回归家庭和社会，应大力推广，以解决大部分残疾人的康复问题。

机构康复与社区康复的比较详见表 3-14-1。

表3-14-1　机构康复与社区康复的比较

机构康复	社区康复
较高的资金投入	低成本投入
现代康复技术	适宜当地情况的康复技术
专业性强的工作人员	一专多能的全科型康复人才
短期效果显著	回归家庭、社会等长期效果好
花费较高	花费较低
强调功能恢复，但是与社会、生活隔绝	强调全面康复，充分参与社会活动

三、工作方式

康复治疗需要多学科、多专业的共同参与，因此多学科、多专业人员共同组成的康复团队——康复协作组（team work）是康复工作的主要方式。

康复治疗的各种干预要由有关功能康复的学科进行跨学科性合作、协同完成，亦即采取跨学科性的团队工作方式。康复治疗组组长一般为康复医师，成员包括物理治疗师、作业治疗师、传统康复治疗师、义肢矫形师、语言治疗师、心理治疗师、康复护士、社会工作者、职业咨询师、患者或其主要照顾者等。康复医师必须能够运用最佳的方式与这些人员进行沟通，以满足患者的各方面需要和提供相应的服务。在组长组织协调下，全组成员发挥本学科的技术专长，围绕一个共同目标——患者功能最大限度地恢复，而互相配合、沟通、协调地完成自己应尽的职责，详见图 3-14-2。在患者康复的全过程中，全组成员从不同角度对患者进行检查评定，在治疗方案拟订中各抒己见，讨论患者功能障碍的性质、部位、严重程度、发展趋势、预后、转归，提出各自对策（包括初期、中期、末期评定），最后由康复医师归纳总结为一个完整的、分阶段性的治疗计划，由各专业人员分头辅助实施。

关于协作组工作方法的优缺点，有不同的看法。一般认为其优点是：处理全面，技术精良，质量较高；其缺点则是：分工过细，需要专业人员太多，对于康复事业不发达的国家不易实现。此外，协作组需要较好的管理和组织，否则成员之间容易产生相互依赖、脱节、矛盾等现象。

四、工作流程

在康复过程中，有些患者可能只经历某一阶段即可恢复工作能力，而有些患者经历较长时间的努力，仍不能生活自理，终生需要他人帮助。所以，在康复流程中的各种机构，均应设置良好的康复服务设施，以满足患者的需要。从医疗机构方面讲，康复病房、康复门诊和社区康复三者各自侧重点不同，其工作内容与流程也不相同。

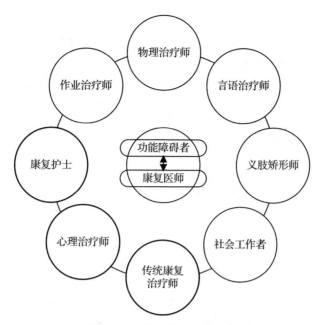

图 3-14-2 康复治疗组的组成

（一）康复病房工作流程

康复病房一般拥有一支专业化的康复团队，其人员分工较细，专业技术水平较高，有着较强的康复诊疗实力，康复对象大多是病情不稳定、功能障碍较重的患者。其康复流程主要包括以下几个阶段（图 3-14-3）：信息采集—建立病案—功能评定—制订计划—实施计划—评定再计划。从入院时就需要掌握患者的全身状况、心理状态、一般情况等，建立病案，成立康复治疗协作组。在制订康复计划前，先进行功能评定（初期评定），掌握患者各种功能障碍程度、致残原因、残存功能和康复潜力，并以此为依据，预测康复的预后，拟订患者康复的长、短期目标及康复计划，制定行之有效的康复治疗方案，实施康复治疗。康复治疗到一定阶段再次评定（中期评定），判定治疗效果，更改短期目标，调整计划，制订新的治疗方案，继续康复治疗，通过反复再评定，确认患者恢复已达最佳状态。治疗结束后，对患者进行一次全面的评定（末期评定），以便决定患者今后的去向。功能恢复到可从事某种职业即回归社会，或者回归家庭。

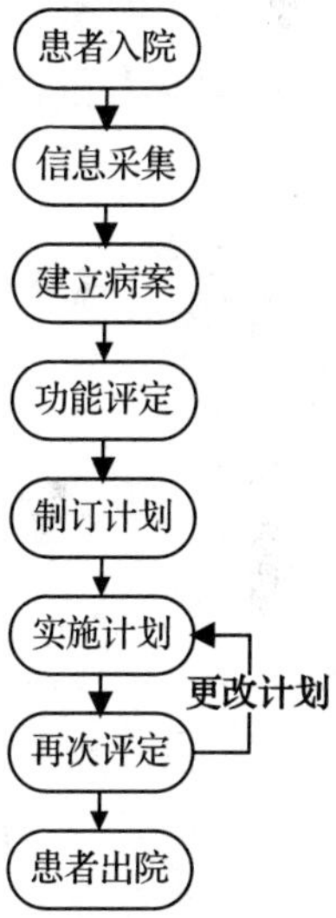

（二）康复门诊工作流程

康复门诊的对象大多是功能障碍相对较轻、病情稳定、不需住院治疗的患者，或者是住院患者好转出院后转入门诊康复的患者。门诊康复工作的流程与康复病房工作流程区别在于是否住院，其他工作相同。

患者入院 → 信息采集 → 建立病案 → 功能评定 → 制订计划 → 实施计划 → 再次评定 → 患者出院

更改计划

图 3-14-3 康复病房工作流程

第六节 康复医学的地位

一、康复医学在现代医学中的地位

现代临床医学强调从生物、心理和社会三个方面制订符合实际的诊断和治疗方案。这一新型医学模式促使医学更全面地探明人类的心理变化和躯体疾病之间的内在联系，更深刻地揭示人类为战胜疾病与维护健康而斗争的科学本质，并据此探索出预防和治疗疾病的更全面、更有效的方法。

康复医学强调的功能康复是重要的。一方面坚持重视原发疾病的基础治疗和预防，另一方面重视积极鼓励患者主动参与、身体力行，给予心理支持，并结合综合的、协调的、多方面的康复措施来关怀、支持患者，充分体现生物－心理－社会医学康复新模式。这种新模式的实施也会大大促进康复医学的发展。

二、与临床医学的关系

康复医学与临床医学有关。其关联不仅在于康复过程中同时进行临床治疗和干预，而且临床治疗过程中需要康复的早期和积极介入。康复医学和临床医学特别是在疾病的急性期、亚急性期有着密切的联系和相互渗透。

三、与预防医学、保健医学的关系

康复医学与预防医学有关。康复医学强调针对残疾的三级预防：通过积极的措施和健康教育等预防疾病的发生，这是一级预防；在疾病发生后，通过积极的康复干预手段避免发生合并症、继发性功能障碍和残疾，这是二级预防；针对发生的严重的功能障碍和残疾，积极进行康复的治疗或功能替代等措施，提高其功能和生活质量，这是三级预防。康复医学与预防医学在上述内容上是一致的。

康复医学与保健医学有关。保健医学强调的是通过积极的健身和锻炼，从而提高机体抵抗疾病的能力和对外界环境的适应能力。这是与康复医学强调的主动训练等康复措施相一致的。

 案例分析 3-14-1

1. 病历摘要

患者女性，75岁。主因"外伤后左髋疼痛10天、左髋置换术后7天"入康复医学科。

现病史：患者10天前如厕时不慎摔倒，即出现左髋部剧烈疼痛伴活动受限，不能站起及行走，就诊于我院急诊。行左髋关节X线检查示：左侧股骨颈骨折。即收入骨科，7天前行左髋人工关节置换术。术后第2天患者开始床上功能锻炼，目前仍存在左髋周疼痛、肿胀、活动受限、左下肢无力，可独立完成进食、穿脱衣服和床上平移，1人辅助下可完成床椅转移、如厕，可双手扶助行器行走10米左右。为进一步改善症状、提高功能，收入康复医学科。患者自发病来，精神可，因疼痛导致食欲、睡眠较差，稍感乏力，二便如常，体重无明显下降。

既往史：否认高血压、心脏病、糖尿病等慢性病史，否认肝炎、结核等传染病史，否认手术、外伤、输血史及过敏史。

个人史：否认疫区、毒物、放射线接触史。不嗜烟酒。从事教师工作30余年，退休15年，爱好摄影。爱人1年前因肺癌去世，现独自居住在楼房2楼，无电梯。

家族史：否认家族遗传病史。

专科查体：左髋后外侧可见长约15 cm手术切口，伤口愈合良好，稍红肿，未见渗出。伤口周围皮温稍高，压痛（+），左下肢轻度肿胀，双下肢周径：髌上10 cm左侧：36 cm，右侧：33 cm；髌骨中点左侧：35 cm，右侧：31 cm；髌下10 cm左侧：28 cm，右侧：27 cm。左髋关节活动范围：主动屈曲60°、被动屈曲65°；主动外展 30°、被动外展 35°；内收可至中立位；伸髋时患者因疼痛不能配合。左下肢肌力：屈髋 3- 级，外展 3 级，伸膝 3+ 级，屈膝 4 级，踝背屈、跖屈 5 级（近端肌力检查患者因左髋疼痛不敢用力）；双上肢及右下肢肌力 5 级。患者术后卧位时一直保持仰卧位未曾翻身，可独立完成床上平移，1 人辅助下完成床椅转移。坐位平衡 3 级，双手持助行器可完成坐站转移和平地行走 10 米，站立平衡 3 级，行走时左下肢因疼痛不敢负重。

辅助检查：左髋关节 X 线正侧位（2018-11-23）示左侧股骨颈骨折；左髋关节 X 线正侧位（2018-11-26）示左侧股骨颈骨折，股骨头置换术后。

2. 思考题

为患者制订目前的诊断、康复评定和治疗计划。

案例分析 3-14-1 参考答案

（王宁华　王荣丽）

中英文专业词汇索引

主要参考文献

[1] 于锋，闻德亮. 临床医学概论. 2 版. 北京：人民卫生出版社，2016.

[2] 万学红，卢雪峰. 诊断学. 9 版. 北京：人民卫生出版社，2018.

[3] 曹克将. 临床诊断学. 2 版. 北京：高等教育出版社，2016.

[4] 王卫平，孙锟，常立文. 儿科学. 北京：人民卫生出版社，2018.

[5] 中华医学会儿科学会神经学组. 热性惊厥诊断治疗与管理专家共识（2017 实用版）. 中华实用儿科临床杂志，2017，32（18）：1379-1381.

[6] 王欣，康熙雄. 诊断学. 北京：北京大学医学出版社，2018.

[7] 中国心电学会危急值专家工作组. 心电图危急值 2017 中国专家共识. 临床心电学杂志，2017，26（06）：401-402.

[8] 沈逸华. 心肺运动试验的指标及结果解读. 中华高血压杂志，2019，27（01）：84-88.

[9] 于潇涵. 心肺运动试验在心血管疾病中应用的研究进展. 中西医结合心脑血管病杂志，2017，15（02）：176-179.

[10] 中国心脏联盟晕厥学会直立倾斜试验专家组. 直立倾斜试验标准操作流程中国专家推荐意见. 中国循环杂志，2016，31（8）：807-808.

[11] 陈孝平，汪建平，赵继宗. 外科学. 北京：人民卫生出版社，2018.

[12] 中国新生儿复苏项目专家组. 中国新生儿复苏指南（2016 年北京修订）. 中华围产医学杂志，2016，19（7）：481-486.

[13] 王志刚. 血液净化学. 4 版. 北京：北京科学技术出版社，2016.

[14] 左力. 血液净化手册. 北京：人民卫生出版社，2016.

[15] 宋岳涛. 老年综合评估. 北京：中国协和医科大学出版社，2018.

[16] 陈旭娇. 老年综合评估技术应用中国专家共识. 中华老年医学杂志，2017，36（5）：471-477.

[17] 中国医师协会睡眠医学专业委员会. 成人阻塞性睡眠呼吸暂停多学科诊疗指南. 中华医学杂志，2018，98（24）：1902-1914.

[18] 呼吸系统疾病基层诊疗指南编写专家组. 成人阻塞性睡眠呼吸暂停基层诊疗指南（2018 年）. 中华全科医师杂志，2019，18（1）：21-29.

[19] 中华医学会呼吸病学分会. 中国成人社区获得性肺炎诊断和治疗指南（2016 年版）. 中华结核和呼吸杂志，2016，39（4）：1-27.

[20] 中华医学会呼吸病学分会感染学组. 中国成人医院获得性肺炎诊断和治疗指南（2018 年版）. 中华结核和呼吸杂志，2018，41（4）：255-280.

[21] 中华人民共和国卫生行业标准《WS 288-2017 肺结核诊断》. 2017.

[22] 中华医学会结核病学分会临床检验专业委员会. 结核病病原学分子诊断专家共识. 中华结核和呼吸杂志，2018，41（9）：688-695.

[23] 中华医学会呼吸病学分会哮喘学组. 支气管哮喘防治指南. 中华结核和呼吸杂志，

2016，39（9）：675-697.

[24] 葛均波，徐永健，王辰．内科学．9 版．北京：人民卫生出版社，2018.

[25] 中国高血压防治指南修订委员会．中国高血压防治指南（2018 年修订版）．心脑血管病防治，2019，19（1）：1-45.

[26] 中国成人血脂异常防治指南修订联合委员会．中国成人血脂异常防治指南（2016 年修订版）．中国循环杂志．2016，31（10）：937-953.

[27] 汪忠镐．血管淋巴管外科学．北京：人民卫生出版社，2014.

[28] 孙立忠．主动脉夹层诊断与治疗规范中国专家共识．中国胸心血管外科杂志，2017，33（11）：641-654.

[29] 郭伟，刘峰，葛阳阳．B 型主动脉夹层腔内治疗共识和争议．中国实用外科杂志，2017，37（12）：1339-1345.

[30] 刘大为．实用重症医学．北京：人民卫生出版社，2017：401-434.

[31] 中华医学会消化病学分会．中国慢性胃炎共识意见精简版（2017 年）．上海医学，2017，40（12）：705-708.

[32] 中国医师协会胰腺病专业委员会慢性胰腺炎专委会．慢性胰腺炎诊治指南（2018）．临床肝胆病杂志，2019，35（1）：45-51.

[33] 梅长林，余学清．内科学 – 肾内科分册．北京：人民卫生出版社．2018.

[34] 吴阶平．吴阶平泌尿外科学．济南：山东科学技术出版社，2017.

[35] 中华医学会妇产科学分会妇科内分泌学组．排卵障碍性异常子宫出血诊治指南．中华妇产科杂志，2018，53（12）：801-807.

[36] 中华医学会妇产科学分会绝经学组．围绝经期异常子宫出血诊断和治疗专家共识．中华妇产科杂志，2018，53（6）：396-401.

[37] 谢幸，孔北华，段涛．妇产科学．9 版．北京：人民卫生出版社，2018.

[38] 蔡威，孙宁，魏光辉．小儿外科学．北京：人民卫生出版社，2018.

[39] 中华医学会内分泌学分会．成人甲状腺功能减退症诊治指南．中华内分泌代谢杂志，2017，33（2）：167-180.

[40] 中华人民共和国国家卫生健康委员会．甲状腺癌诊疗规范（2018 年版）．中华普通外科学文献，2019，13（1）：1-15.

[41] 文松，萧文泽，金建兰，龚敏，周里钢，胰高血糖素样肽 -1 通过特定脑神经核调节食欲．中华内分泌代谢杂志，2018，34（2）：83-88.

[42] 中华医学会风湿病学分会．2016 中国痛风诊疗指南．中华内科杂志，2016，55（11）：892-899.

[43] 中华医学会骨质疏松和骨矿盐疾病分会．原发性骨质疏松防治指南（2017 版）．中华骨质疏松和骨矿盐疾病杂志，2017，10（5）：413-443.

[44] 贾建平．神经病学．9 版．北京：人民卫生出版社，2017.

[45] 中华医学会神经病学分会帕金森病及运动障碍学组．中国帕金森病的诊断标准（2016 版）．中华神经科杂志，2016，49（04）：268-271.

[46] 中国痴呆与认知障碍写作组，中国医师协会神经内科医师分会认知障碍疾病专业委员会．2018 中国痴呆与认知障碍诊治指南（二）：阿尔茨海默病诊治指南．中华医学杂志，2018，98（13）：971-977.

[47] 武力勇，郝树森．阿尔茨海默病的精准诊疗．脑与神经疾病杂志，2018，26（1）：52-57.

[48] 陆林．沈渔邨精神病学．6 版．北京：人民卫生出版社．2018.

[49] 陈尔真，刘成玉．临床医学概论．北京：人民卫生出版社，2015．

[50] 中华人民共和国国家卫生健康委员会．手足口病诊疗指南（2018 版）．中华传染病杂志，2018，36（5）：257-263．

[51] 中华医学会感染病学会艾滋病丙型肝炎学组．中国艾滋病诊疗指南（2018 版）．中华内科杂志，2018，57（12）：867-884．

[52] 徐小元，段钟平．传染病学．北京：北京大学医学出版社，2018．

[53] 中华医学会肝病学分会，中华医学会感染病学分会．慢性乙型肝炎防治指南（2015 年更新版）．临床肝胆病杂志，2015，31（12）：1941-1960．

[54] 中华医学会肝病学分会，中华医学会感染病学分会．丙型肝炎防治指南（2015 年更新版）．中国肝脏病杂志，2015，7（03）：19-35．

[55] 中华医学会感染病学分会肝衰竭与人工肝学组，中华医学会肝病学分会重型肝病与人工肝学组．肝衰竭诊治指南（2018 年版）．现代医药卫生，2018，34（24）：3897-3904．

[56] 中华人民共和国国家卫生和计划生育委员会．原发性肝癌诊疗规范（2017 年版）．临床肝胆病杂志，2017，33（8）：114-126．

[57] 于峰．临床医学概论．2 版．北京：人民卫生出版社，2016．

[58] 郑毅，温晓宏．关于骨关节炎概念及治疗指南的更新．中华风湿病学杂志，2017，30（21）：1-3．

[59] 董建光，邱泽武．1000 例有机磷农药中毒误诊分析．临床急诊杂志，2016，17（10）：739-742．

[60] 董建光，邱泽武，崔昌星等．抗凝血杀鼠剂中毒的诊疗现状．解放军医药杂志，2017，29（5）：114-116．

[61] 董建光，龙剑海，张鹏等．抗凝血杀鼠剂中毒 71 例临床分析．中国急救医学，2017，37（7）：593-597．

[62] 董建光，龙剑海，鲁晓霞等．抗凝血杀鼠剂中毒 27 例误诊误治剖析．临床误诊误治，2017，30（6）：33-35．

[63] 董建光，冯书芳，李盟等．铅中毒的诊断及治疗．灾害医学与救援，2018，7（1）：61-64．

[64] 赵骏秀，彭晓波，王春燕等．普鲁士蓝或联合血液灌流治疗急性铊中毒的疗效分析．中华危重病急救医学，2018，30（7）：695-698．

[65] 林国东，骆媛，龙剑海等．铊中毒致中枢神经系统氧化应激损伤机制的研究进展．中国急救医学．2017，37（8）：758-761．

[66] 王建枝，钱睿哲．病理生理学．北京：人民卫生出版社，2015．

[67] 王宁华．康复医学概论．北京：人民卫生出版社，2018．

[68] Innes JA. Macleod's Clinical Examination. 14th ed. Amsterdam：Elsevier, 2018.

[69] Mark HS. Textbook of Physical Diagnosis：History and Examination. 7th ed. Philadelphia：Saunders Company, 2014.

[70] Henry MS. Mosby's Guide to Physical Examination. 7th ed. NewYork：Mosby, 2010.

[71] Allan VA. Diagnostic Approach to Palpitations. Am Fam Physician. 2005, 71（4）：743-750.

[72] Trayes KP, Studdiford JS, Pickle S, et al. Edema：diagnosis and management. Am Fam Physician. 2013, 88（2）：102-110.

[73] Shen WK, Sheldon RS, Benditt DG, et al. 2017 ACC/AHA/HRS Guideline for the Evaluation and Management of Patients With Syncope: Executive Summary: A Report of the American College of Cardiology/American Heart Association Task Force on Clinical Practice Guidelines and the Heart Rhythm Society. Journal of the American College of Cardiology, 2017, 70 (5): 620-63.

[74] Brignole M, Moya A, De lange FJ, et al. 2018 ESC Guidelines for the diagnosis and management of syncope. European Heart Journal, 2018, 39 (21): 1883-1948.

[75] Daugirdas JT. Handbook of Dialysis. 5th ed. Philadelphia: Lippincott Williams & Wilkins, 2017.

[76] Ostrowski J, Rutkowski B, Więcek A, et al. The 50th anniversary of haemodialysis in Krakow. Clin Kidney J, 2013, 6 (2): 246-249.

[77] Eknoyan G. The wonderful apparatus of John Jacob Abel called the "artificial kidney". Semin Dial, 2009, 22 (3): 287-296.

[78] Zepeda-Orozco D, Quigley R. Dialysis disequilibrium syndrome. Pediatr Nephrol, 2012, 27 (12): 2205-2211.

[79] Saha M, Allon M. Diagnosis, Treatment, and Prevention of Hemodialysis Emergencies. Clin J Am Soc Nephrol, 2017, 12 (2): 357-369.

[80] Kristensen SD, Knuuti J, Saraste A, et al. 2014 ESC/ESA Guidelines on non-cardiac surgery: cardiovascular assessment and management: The Joint Task Force on non-cardiac surgery: cardiovascular assessment and management of the European Society of Cardiology (ESC) and the European Society of Anaesthesiology (ESA). Eur Heart J, 2014, 35 (35): 2383-2431.

[81] Ary S N, Victor G M P, Giancarlo C, et al. Should we treat fever in critically ill patients? A summary of the current evidence from three randomized controlled trials. Einstein, 2014, 12 (4): 518-523.

[82] Shigeki K, Satoshi Y, Tomoyuki E, et al. Body temperature abnormalities in non-neurological critically ill patients: a review of the literature. J Intensive Care, 2014, 2 (1): 14-19.

[83] Carl OS, Martin GW, Anna H, et al. The global need for essential emergency and critical care. Critical Care, 2018, 22 (2): 284-288.

[84] Huss A. Multidimensional preventive home visit programs for community-dwelling older adults: a systematic review and meta-analysis of randomized controlled trials. J Gerontol A Biol Sci Med Sci, 2008, 63 (3): 298-307.

[85] Ellis G. Comprehensive geriatric assessment for older adults admitted to hospital. Cochrane Database Syst Rev. 2011, (7): CD006211. doi: 10. 1002/14651858. CD006211. pub2.

[86] Flood KL. Effects of an acute care for elders unit on costs and 30-day readmissions. JAMA Intern Med, 2013, 173 (11): 981-987.

[87] Treatment of Tuberculosis: Guidelines. 4th ed. Geneva: World Health Organization, 2010.

[88] GOLD Executive Committee. Global strategy for the diagnosis, management, and prevention of chronic obstructive pulmonary disease (Revised 2018).

[89] Bonow RO, et al. Braunwald's Heart Disease: a Textbook of Cardiovascular Medicine, 9th ed. Philadelphia: Elsevier, 2012.

[90] Jameson JL. Harrison's Principles of Internal Medicine. 20th ed. New York：McGraw-Hill, 2018.

[91] Williams B, Mancia G, Spiering W, et al. 2018 ESC/ESH Guidelines for the management of arterial hypertension. Kardiol Pol, 2019, 77（2）：71-159.

[92] Whelton PK, Carey RM, Aronow WS, et al. 2017 ACC/AHA/AAPA/ABC/ACPM/AGS/APhA/ASH/ASPC/NMA/PCNA Guideline for the Prevention, Detection, Evaluation, and Management of High Blood Pressure in Adults：Executive Summary：A Report of the American College of Cardiology/American Heart Association Task Force on Clinical Practice Guidelines. Circulation, 2018, 138（17）：e426-e483.

[93] Grundy SM, Stone NJ, Bailey AL, et al. AHA/ACC/AACVPR/AAPA/ABC/ACPM/ADA/AGS/APhA/ASPC/NLA/PCNA Guideline on the Management of Blood Cholesterol. Circulation, 2019, 13：e1082-e1143.

[94] 2018 ESC/EACTS Guidelines on myocardial Revascularization. European Heart Journal, 2018, 5：1-96.

[95] Fourth Universal Definition of Myocardial Infarction. European Heart Journal, 2019, 40（3）：237-269, https：//doi. org/10. 1093/eurheartj/ehy462.

[96] Baumgartner H, Falk V, Bax JJ, et al. 2017 ESC/EACTS Guidelines for the management of valvular heart disease. European Heart Journal, 2017, 36：1-53.

[97] Erbel R, Aboyans V, Boileau C, et al. 2014 ESC Guidelines on the diagnosis and treatment of aortic diseases：Document covering acute and chronic aortic diseases of the thoracic and abdominal aorta of the adult. European Heart Journal, 2014, 35（41）：2873-2926.

[98] Chaikof EL, Brewster DC, Dalman RL, et al. The care of patients with abdominal aortic aneurysm：the Society for Vascular Surgery practice guidelines. Journal of Vascular Surgery, 2009, 50（4 Suppl）：S2-S49.

[99] Svensson LG, Kouchoukos NT, Miller DC, et al. Expert consensus document on the treatment of descending thoracic aortic disease using endovascular stent-grafts. The Annals of Thoracic Surgery, 2008, 85（1 Suppl）：S1-S41.

[100] Mastracci TM, Greenberg RK, Eagleton MJ, et al. Durability of branches in branched and fenestrated endografts. Journal of Vascular Surgery, 2013, 57（4）：926-933.

[101] Clare R, Jorgensen J, Brar SS. Open Versus Endovascular or Hybrid Thoracic Aortic Aneurysm Repair. Current Atherosclerosis Reports, 2016, 18（10）：60.

[102] Silaschi M, Byrne J, Wendler O. Aortic dissection：medical, interventional and surgical management. Heart, 2017, 103（1）：78-87.

[103] Regitz-Zagrosek V, Roos-Hesselink J, Bauersachs J, et al. 2018 ESC Guidelines for the management of cardiovascular diseases during pregnancy. Eur Heart J, 2018, 39（34）：3165-3241.

[104] Dohner H, Estey E, Grimwade D, et al. Diagnosis and management of AML in adults：2017 ELN recommendations from an international expert panel. Blood, 2017, 129（4）：424-447.

[105] Wen S. An overview of energy and metabolic regulation. Sci China Life Sci, 2018.

[106] Zhao L. Gut bacteria selectively promoted by dietary fibers alleviate type 2 diabetes.

Science, 2018. 359 (6380): 1151-1156.

[107] Furtado RH. Dapagliflozin and Cardiovascular Outcomes in Patients with Type 2 Diabetes and Prior Myocardial Infarction: A Sub-analysis From DECLARE TIMI-58 Trial. Circulation, 2019.

[108] Nancy C, Annetee M. Guidelines for the management of severe traumatic brain injury. Fourth edition. Neurosurgery, 2017, 80: 6-15.

[109] Ingrid ES, Samuel B, Giuseppe C, et al. ILAE Classification of the Epilepsies Position Paper of the ILAE Commission for Classification and Terminology. Epilepsia, 2017, 58 (4): 512-521.

[110] Fisher RS, Cross JH, D'Souza, et al. Instruction manual for the ILAE 2017 operational classification of seizure types. Epilepsia, 2017, 58 (4): 531-542.

[111] Postuma RB, Berg D, Stern M, et al. MDS clinical diagnostic criteria for Parkinson's disease. Mov Disord, 2015, 30 (12): 1591-1601.

[112] Chen SD, Chan P, Sun SG, et al. The recommendation of Chinese Parkinson's disease and movement disorder society consensus on therapeutic management of Parkinson's disease. Translational Neurodegeneration, 2016, 5: 12.

[113] Stein MB. Generalized Anxiety Disorder. N Engl J Med, 2015, 373: 2059-2068.

[114] Huang YQ, Wang Y, Wang H, et al. Prevalence of mental disorders in China: a cross-sectional epidemiological study. Lancet Psychiatry. Published Online February 18, 2019.

[115] Huang YQ, Wang Y, Wang H, et al. Prevalence of mental disorders in China: a cross-sectional epidemiological study. Lancet Psychiatry, 2019, 6 (3): 211-224.

[116] European Association for the Study of the Liver. EASL 2017 Clinical Practice Guidelines on the management of hepatitis B virus infection. J Hepatol, 2017, 67: 370-398.

[117] Li K, Lin T, Fan X, et al. Systematic review and meta-analysis of comparative studies reporting early outcomes after robot-assisted radical cystectomy versus open radical cystectomy. Cancer Treat Rev, 2013, 39 (6): 551-60.

[118] Gary SF, Ralph CB, Sherine EG, et al. KELLEY & FIRESTEIN'S Textbook of Rheumatology. 10th ed. Philadelphia: ELSEVIER, 2017: 1115-212.

[119] Smolen JS, Aletaha D, Barton A, et al. Rheumatoid arthritis. Nat Rev Dis Primers, 2018, 4: 18001.

[120] Smolen JS, Aletaha D, McInnes IB. Rheumatoid arthritis. Lancet, 2016, 388 (10055): 2023-2038.

[121] Gary SF. Kelly's Textbook of Rheumatology. 9th ed. London: Saunders, 2013.

[122] Dennis L. Kasper. Harrison's Principles of Internal Medicine. 19th ed. New York: McGraw-Hill Education, 2015.

[123] Steven RG. Rothman-Simeone and Herkowitz's The Spine. 7th ed. Philadelphia: Elsevier, 2018: 839-868.

[124] Ana FG, Cristiana S, Dulce N, et al. Delayed leukoencephalopathy after acute carbon monoxide intoxication. Neuroradiology, 2014, 8 (5): 1-8.

[125] Mauricio FV. Acute methanol poisoning. Images in Neurology, 2018, 76 (9): 636-637.

[126] Lin G, Yuan L, Bai L, et al. Successful treatment of a patient with severe thallium

poisoning in a coma using Prussian blue and plasma exchange：A case report．Medicine (Baltimore)，2019，98（8）：e14629．

[127] Luks AM，Swenson ER，Bartsch P．Acute high-altitude sickness．Eur Respir Rev，2017，26（143）：160096．

[128] Dehnert C，Bartsch P．Acute Mountain Sickness and High-Altitude Cerebral Edema．Ther Umsch，2017，74（10）：535-541．

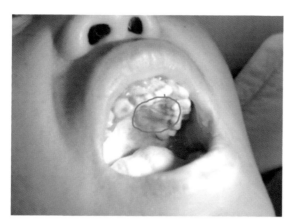

图 3-6-1　一例急性白血病口腔炎

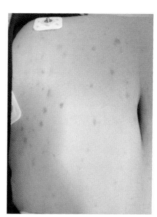

图 3-6-2　上腹部皮肤出血

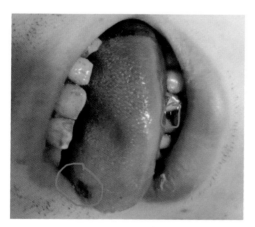

图 3-6-3　口腔广泛出血

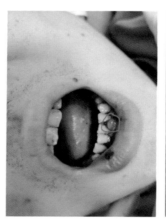

图 3-6-4　牙龈增生肿胀

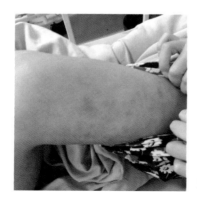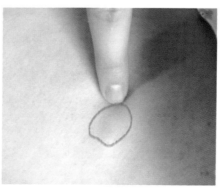

图 3-6-5　白血病皮肤浸润

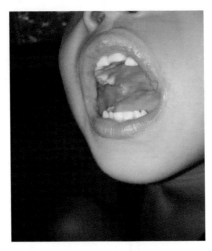

图 3-9-3　患儿口咽部皮损

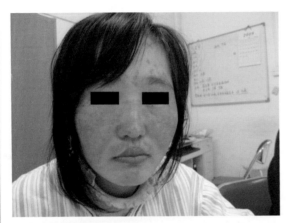

图 3-11-12　SLE 患者的面部蝶形红斑

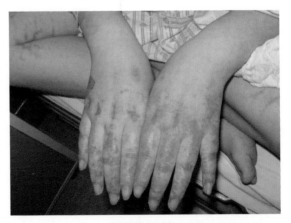

图 3-11-13　SLE 患者的手指皮肤血管炎

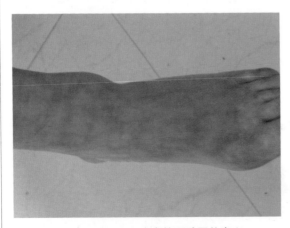

图 3-11-14　SLE 患者的下肢网状青斑

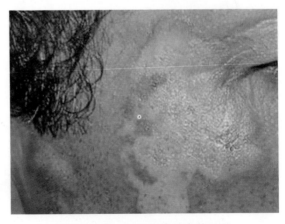

图 3-11-15　SLE 患者的盘状红斑